产 科 影 像 学
胎儿诊断与监护

OBSTETRIC IMAGING
Fetal Diagnosis and Care
2nd Edition

主　编　JOSHUA A. COPEL　　MARY E. D'ALTON
　　　　HELEN FELTOVICH　　EDUARD GRATACÓS
　　　　DEBORAH KRAKOW　　ANTHONY O. ODIBO
　　　　LAWRENCE D. PLATT　BORIS TUTSCHEK

主　译　任　敏　周毓青　刘宇杰

上海科学技术出版社

图书在版编目（CIP）数据

产科影像学：胎儿诊断与监护／（美）约书亚 A.科佩尔等主编；任敏，周毓青，刘宇杰主译. -- 上海：上海科学技术出版社，2023.10
书名原文：Obstetric Imaging（2nd Edition）：Fetal Diagnosis and Care
ISBN 978-7-5478-6223-0

Ⅰ.①产… Ⅱ.①约… ②任… ③周… ④刘… Ⅲ.①胎儿—影像诊断 Ⅳ.①R714.5

中国国家版本馆CIP数据核字（2023）第103506号

上海市版权局著作权合同登记号　图字：09 - 2021 - 0758 号

产科影像学

胎儿诊断与监护

主　编　JOSHUA A. COPEL　　MARY E. D'ALTON
　　　　HELEN FELTOVICH　　EDUARD GRATACÓS
　　　　DEBORAH KRAKOW　　ANTHONY O. ODIBO
　　　　LAWRENCE D. PLATT　BORIS TUTSCHEK
主　译　任　敏　周毓青　刘宇杰

上海世纪出版（集团）有限公司
上海科学技术出版社　出版、发行
（上海市闵行区号景路 159 弄 A 座 9F - 10F）
邮政编码 201101　　www. sstp. cn
山东韵杰文化科技有限公司印刷
开本 889×1194　1/16　印张 53.5
字数：1280 千字
2023 年 10 月第 1 版　2023 年 10 月第 1 次印刷
ISBN 978 - 7 - 5478 - 6223 - 0/R · 2787
定价：448.00 元

本书如有缺页、错装或坏损等严重质量问题，请向工厂联系调换

Elsevier (Singapore) Pte Ltd.

3 Killiney Road，

#08 - 01 Winsland House I，

Singapore 239519

Tel：(65) 6349 - 0200；Fax：(65) 6733 - 1817

Obstetric Imaging：Fetal Diagnosis and Care，Second Edition

Copyright © 2018 by Elsevier，Inc. All rights reserved.

Previous edition copyrighted 2012

ISBN：978 - 0 - 323 - 44548 - 1

This translation of Obstetric Imaging：Fetal Diagnosis and Care，Second Edition by Joshua A. Copel, Mary E. D'Alton, Helen Feltovich, Eduard Gratacós, Deborah Krakow, Anthony O. Odibo, Lawrence D. Platt and Boris Tutschek was undertaken by Shanghai Scientific & Technical Publishers and is published by arrangement with Elsevier (Singapore) Pte Ltd.

Obstetric Imaging：Fetal Diagnosis and Care，Second Edition by Joshua A. Copel, Mary E. D'Alton, Helen Feltovich, Eduard Gratacós, Deborah Krakow, Anthony O. Odibo, Lawrence D. Platt and Boris Tutschek 由上海科学技术出版社有限公司进行翻译，并根据上海科学技术出版社有限公司与爱思唯尔（新加坡）私人有限公司的协议约定出版。

《产科影像学——胎儿诊断与监护》（主译　任　敏　周毓青　刘宇杰）

ISBN：978 - 7 - 5478 - 6223 - 0

Copyright © 2023 by Elsevier (Singapore) Pte Ltd. and Shanghai Scientific & Technical Publishers.

注　意

本译本由 Elsevier (Singapore) Pte Ltd. 和上海科学技术出版社有限公司完成。相关从业及研究人员必须凭借其自身经验和知识对文中描述的信息数据、方法策略、搭配组合、实验操作进行评估和使用。由于医学科学发展迅速，临床诊断和给药剂量尤其需要经过独立验证。在法律允许的最大范围内，爱思唯尔、译文的原文作者、原文编辑及原文内容提供者均不对译文或因产品责任、疏忽或其他操作造成的人身及/或财产伤害及/或损失承担责任，亦不对由于使用文中提到的方法、产品、说明或思想而导致的人身及/或财产伤害及/或损失承担责任。

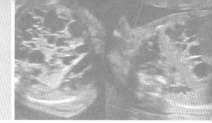

内容提要

 《产科影像学：胎儿诊断与监护》是 Elsevier（Saunders）出版的"Expert Series"之一，由国际顶尖的妇产科学、生殖医学、母胎医学和影像学专家共同编写，代表着该领域的顶尖水平。内容涵盖了几乎所有的胎儿宫内疾病病种，对疾病的概述、流行病学、病因学、病理生理学、临床表现、影像学诊断和鉴别诊断，以及产前、产后的治疗和干预手段，都做了全面介绍，重点阐述了疾病的超声、X 线、MRI 等影像学表现。书中配有大量典型影像学图片，内容丰富、全面，编写理念先进，侧重于疾病的影像学特征分析，以及鉴别诊断和诊断流程，强调临床思维的训练；同时兼顾临床和病理医生，对重点内容以典型特征、要点的形式进行总结，提纲挈领，方便读者阅读和记忆。本书对于每天不断进行胎儿疾病诊断与鉴别的影像工作者、病理医生和临床医生而言，具有重要的参考价值。

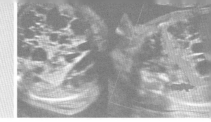

译者名单

主　译　任　敏　上海市第一妇婴保健院
　　　　周毓青　上海市长宁区妇幼保健院
　　　　刘宇杰　三亚中心医院（海南省第三人民医院）

副主译　（按姓氏汉语拼音排序）
　　　　陆　彧　上海市第一妇婴保健院
　　　　吕小利　上海市第一妇婴保健院
　　　　陶　阳　三亚中心医院（海南省第三人民医院）
　　　　杨丽娟　上海市第一妇婴保健院
　　　　张会萍　上海市长宁区妇幼保健院

译　者　（按姓氏汉语拼音排序）
　　　　白　博　上海市长宁区妇幼保健院
　　　　蔡　能　三亚中心医院（海南省第三人民医院）
　　　　陈华弘　三亚中心医院（海南省第三人民医院）
　　　　陈田田　上海市长宁区妇幼保健院
　　　　陈蕴琪　上海市第一妇婴保健院
　　　　董立平　上海交通大学医学院附属第六人民医院
　　　　高月秋　上海市黄浦区瑞金二路街道社区卫生服务中心
　　　　龚菁菁　上海市长宁区妇幼保健院
　　　　郭　强　复旦大学附属中山医院青浦分院
　　　　韩慧娟　上海市长宁区妇幼保健院
　　　　郝克红　上海市第一妇婴保健院
　　　　何　萍　上海市第一妇婴保健院
　　　　何碧媛　上海市长宁区妇幼保健院
　　　　何文梅　三亚中心医院（海南省第三人民医院）
　　　　洪海燕　三亚中心医院（海南省第三人民医院）
　　　　胡　丹　上海市第一妇婴保健院
　　　　姜中慧　哈尔滨医科大学附属第二医院
　　　　焦骏杰　上海市长宁区妇幼保健院
　　　　寇　莹　三亚中心医院（海南省第三人民医院）
　　　　李　微　上海市第一妇婴保健院
　　　　李克婷　上海市第一妇婴保健院

林　琳　三亚中心医院(海南省第三人民医院)

刘　畅　同济大学附属第十人民医院

刘雪梅　上海中医药大学附属曙光医院

卢先烨　三亚中心医院(海南省第三人民医院)

宋　芬　上海市长宁区妇幼保健院

孙传青　上海市第一妇婴保健院

汤丽华　上海嘉会国际医院

陶久志　上海市长宁区妇幼保健院

王　磊　中国福利会国际和平妇幼保健院

王明敏　上海市第一妇婴保健院

吴晶晶　上海市长宁区妇幼保健院

薛盛林　上海市长宁区妇幼保健院

杨　丽　深圳市宝安区妇幼保健院

杨　清　上海市第一妇婴保健院

杨宏宇　上海市第一妇婴保健院

云永子　三亚中心医院(海南省第三人民医院)

张弘琴　上海市长宁区妇幼保健院

张家荣　海南热带海洋学院

庄太红　三亚中心医院(海南省第三人民医院)

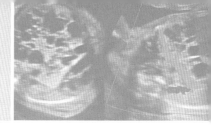

编写人员名单

主编

JOSHUA A. COPEL, MD
Professor and Vice Chair
Clinical Operations
Obstetrics, Gynecology, and Reproductive Sciences
Professor of Pediatrics
Yale School of Medicine
New Haven, Connecticut

MARY E. D'ALTON, MB, BCh, BAO
Willard C. Rappleye Professor and Chair
Department of Obstetrics and Gynecology
Columbia University College of Physicians and Surgeons
Director
Obstetrics and Gynecology Services
Columbia University Medical Center
New York, New York

HELEN FELTOVICH, MD, MS
Physician
Maternal-Fetal Medicine
Department of Obstetrics and Gynecology
Intermountain Healthcare
Provo, Utah

EDUARD GRATACÓS, MD, PhD
Director
Barcelona Center for Maternal-Fetal and Neonatal Medicine
Hospital Clinic and Hospital Sant Joan de Deu
Clinical Institute of Gynecology, Obstetrics, and Neonatology
Professor of Obstetrics and Gynecology
University of Barcelona
Barcelona, Spain

DEBORAH KRAKOW, MD
Professor
Obstetrics and Gynecology, Orthopaedic Surgery, and Human Genetics
David Geffen School of Medicine at UCLA
Los Angeles, California

ANTHONY O. ODIBO, MD, MSCE
Professor
Fetal Care Center
Division of Maternal-Fetal Medicine
Department of Obstetrics and Gynecology
Morsani College of Medicine
University of South Florida
Tampa, Florida

LAWRENCE D. PLATT, MD
Professor
Department of Obstetrics and Gynecology
David Geffen School of Medicine at UCLA
Center for Fetal Medicine and Women's Ultrasound
Los Angeles, California

BORIS TUTSCHEK, MD, PhD
Consultant Obstetrician and Gynecologist
Prenatal Zurich
Zürich, Switzerland
Professor of Obstetrics and Gynecology
Medical Faculty
Heinrich Heine University
Düsseldorf, Germany

编者

Sonya S. Abdel-Razeq, MD
Assistant Professor

Maternal-Fetal Medicine
Obstetrics, Gynecology, and Reproductive Sciences
Yale School of Medicine

New Haven, Connecticut
  *Cytomegalovirus, Rubella, Toxoplasmosis, Herpes
  Simplex Virus, and Varicella*

Yalda Afshar, MD, PhD
Department of Obstetrics and Gynecology
Division of Maternal-Fetal Medicine
University of California, Los Angeles
Los Angeles, California
  Turner Syndrome（Monosomy X）

Marta Arigita, MD
Obstetric and Gynecologic Resident
Fetal I+D Fetal Medicine Research Center
Center for Maternal-Fetal and Neonatal Medicine
Hospital Clínic and Hospital Sant Joan de Déu
Clinical Institute of Gynecology, Obstetrics, and Neonatology
Barcelona, Spain
  Cystic Hygroma

Abigail A. Armstrong, MD
Department of Obstetrics and Gynecology
University of California, Los Angeles
Los Angeles, California
  Mosaic Trisomies 8, 9, and 16

Mert Ozan Bahtiyar, MD
Director, Fetal Care Center
Associate Professor
Obstetrics, Gynecology, and Reproductive Sciences and
  Nursing
Yale School of Medicine
New Haven, Connecticut
  Atlas of Selected Normal Images
  Parvovirus B19 Infection During Pregnancy

Ahmet Baschat, MD
Professor of Gynecology and Obstetrics
The Johns Hopkins Center for Fetal Therapy
Baltimore, Maryland
  Doppler Ultrasound Evaluation of the Fetus and Placenta

Marc U. Baumann, MD, PhD
Consultant Obstetrician and Gynecologist
University Hospital of Bern
Bern, Switzerland
  Hepatic Anomalies

Mar Bennasar, MD
Maternal-Fetal Senior Specialist
Fetal I+D Fetal Medicine Research Center
Barcelona Center for Maternal-Fetal and Neonatal
  Medicine
Hospital Clínic and Hospital Sant Joan de Déu
Clinical Institute of Gynecology, Obstetrics, and Neonatology
Augus Pi i Sunyer Biomedical Research Institute
University of Barcelona
Center for Biomedical Research on Rare Diseases
Barcelona, Spain
  Cystic Hygroma
  Aortic Stenosis and Aortic Atresia

  Hypoplastic Left Heart Syndrome and Mitral Atresia
  Aortic Coarctation
  Interruption of the Aortic Arch
  Aortic Arch Anomalies
  Tetralogy of Fallot
  Transposition of Great Arteries
  Double-Outlet Right Ventricle
  Common Arterial Trunk

Richard L. Berkowitz, MD
Professor
Maternal-Fetal Medicine
Columbia University Medical Center
New York, New York
  Cordocentesis and Fetal Transfusion
  Multifetal Pregnancy Reduction

Amar Bhide, MD
Consultant in Fetal Medicine
Fetal Medicine Unit
St. George's Hospital
London, United Kingdom
  Vascular Cerebral Anomalies

Harm-Gerd K. Blaas, MD, PhD
Department of Laboratory Medicine
Children's and Women's Health
Norwegian University of Science and Technology
National Center for Fetal Medicine
St Olavs Hospital
Trondheim, Norway
  Holoprosencephaly

April T. Bleich, MD
Maternal-Fetal Medicine
Obstetrix Medical Group
Fort Worth, Texas
  Abnormal Kidney Location
  Multicystic Dysplastic Kidney
  *Autosomal Recessive（Infantile）Polycystic Kidney
  Disease*

Rachael J. Bradshaw, MS, CGC
Genetic Counselor, Assistant Professor
St. Louis University School of Medicine
Department of Pediatrics
St. Louis Fetal Care Institute
St. Louis, Missouri
  Cornelia de Lange Syndrome
  Meckel-Gruber Syndrome
  Noonan Syndrome
  Smith-Lemli-Opitz Syndrome

Thorsten Braun, MD, PhD
Consultant Obstetrician and Gynecologist
Charité — University Medicine Berlin
Department of Obstetrics
Campus Virchow Klinikum
Berlin, Germany
  Intestinal Obstruction

Fallon R. Brewer, MS, CGC
Genetic Counselor
Department of Genetics
University of Alabama at Birmingham
Birmingham，Alabama
  Goldenhar Syndrome
  Pierre Robin Sequence
  Prune-Belly Syndrome
  Sirenomelia
  VATER Association

Angela Burgess, MD, PhD
Richmond University Medical Center
Mount Sinai Consortium
Department of Obstetrics and Gynecology
Staten Island，New York
  Lymphedema and Lymphatic Malformations

Alison G. Cahill, MD, MSCI
Associate Professor
Department of Obstetrics and Gynecology
Washington University School of Medicine
St. Louis，Missouri
  Miller-Dieker Syndrome（17p13.3 Deletion Syndrome）

Katherine H. Campbell, MD, MPH
Assistant Professor
Obstetrics，Gynecology，and Reproductive Sciences
Yale School of Medicine
New Haven，Connecticut
  Gastroschisis
  Omphalocele

Frederic Chantraine, MD, PhD
Consultant Obstetrician and Gynecologist
Department of Obstetrics and Gynecology
CHR Citadelle
University of Liege
Liege，Belgium
  Abdominal Cysts

Tamara T. Chao, MD
Maternal-Fetal Medicine
MultiCare Health System
Tacoma，Washington
  Abnormal Kidney Size
  Duplicated Collecting System
  Posterior Urethral Valves

Debnath Chatterjee, MD
Associate Professor of Anesthesiology
Children's Hospital Colorado/University of Colorado
  School of Medicine
Director of Fetal Anesthesia
Colorado Fetal Care Center
Aurora，Colorado
  Open Fetal Surgery

Jaclyn M. Coletta, MD
Assistant Professor
Maternal-Fetal Medicine

Columbia University Medical Center
New York，New York
  Chorioangioma
  Choriocarcinoma
  Gestational Trophoblastic Disease
  Vasa Previa

Elena Contro, MD, PhD
Consultant in Obstetrics and Gynecology
S. Orsola-Malpighi University Hospital
Bologna，Italy
  Intracranial Hemorrhage，Cysts，Tumors，and Destructive
    Lesions
  Neural Tube Defects

Joshua A. Copel, MD
Professor and Vice Chair
Clinical Operations
Obstetrics，Gynecology，and Reproductive Sciences
Professor of Pediatrics
Yale School of Medicine
New Haven，Connecticut
  Thymus
  Fetal Adrenal Abnormalities
  Gastroschisis
  Omphalocele
  Cytomegalovirus，Rubella，Toxoplasmosis，Herpes
    Simplex Virus，and Varicella

Fatima Crispi, MD, PhD
Department of Maternal-Fetal Medicine
BCNatal，Hospital Clínic and Hospital Sant Joan de Déu
University of Barcelona
Barcelona，Spain
  Choanal Atresia
  Double-Inlet Single Ventricle
  Atrial Isomerism
  Anomalies of Pulmonary Venous Return
  Anomalies of Systemic Venous Return
  Cardiomyopathy
  Cardiac Tumors
  Arrhythmias

Timothy M. Crombleholme, MD
Professor of Pediatric Surgery
Children's Hospital Colorado/University of Colorado
  School of Medicine
Aurora，Colorado
  Open Fetal Surgery

Sarah N. Cross, MD
Assistant Professor
Division of Maternal-Fetal Medicine
Department of Obstetrics，Gynecology，and Women's
  Health
University of Minnesota
Minneapolis，Minnesota
  Cytomegalovirus，Rubella，Toxoplasmosis，Herpes
    Simplex Virus，and Varicella

Mónica Cruz-Lemini, MD, PhD
Clinical Researcher

Fetal Medicine and Surgery Research Unit
Neurodevelopmental Research Unit "Dr. Augusto Fernández Guardiola"
Neurobiology Institute
National Autonomous University of Mexico — Campus Juriquilla
Querétaro, Mexico
  Congenital Cystic Adenomatoid Malformation of the Lung
  Hydrothorax
  Other Thoracic Tumors and Masses

Rogelio Cruz-Martínez, MD, PhD
Head and Professor
Fetal Medicine and Surgery Research Unit
Women and Children's Specialty Hospital of Querétaro
Neurodevelopmental Research Unit
Neurobiology Institute
National Autonomous University of Mexico — Campus Juriquilla
Querétaro, Mexico
  Congenital Cystic Adenomatoid Malformation of the Lung
  Bronchopulmonary Sequestration
  Hydrothorax
  Scimitar Syndrome
  Congenital High Airways Obstruction Syndrome (CHAOS) and Bronchial Atresia

Andrea Dall'Asta, MD
Obstetrics and Gynecology Unit
University of Parma
Parma, Italy
  Neural Tube Defects

Mary E. D'Alton, MB, BCh, BAO
Willard C. Rappleye Professor and Chair
Department of Obstetrics and Gynecology
Columbia University College of Physicians and Surgeons
Director
Obstetrics and Gynecology Services
Columbia University Medical Center
New York, New York
  Nuchal Translucency
  Placental Abruption
  Placenta Accreta
  Chorioangioma
  Choriocarcinoma
  Placenta Circumvallata
  Gestational Trophoblastic Disease
  Placenta Previa
  Vasa Previa
  Chorionicity of Multiple Gestations
  Monochorionic Monoamniotic Twin Gestations
  Monochorionic Diamniotic Twin Gestations
  Dichorionic Diamniotic Twin Gestations

Francesco D'Antonio, MD, PhD
Department of Clinical Medicine
Faculty of Health Sciences
UiT/The Arctic University of Norway
Department of Obstetrics and Gynaecology
University Hospital of Northern Norway

Tromsø, Norway
  Ventriculomegaly

Jodi S. Dashe, MD
Professor of Obstetrics and Gynecology
University of Texas Southwestern Medical Center
Director of Prenatal Diagnosis
Parkland Health and Hospital Systems
Dallas, Texas
  Abnormal Kidney Location
  Abnormal Kidney Size
  Bilateral Renal Agenesis
  Unilateral Renal Agenesis
  Renal Pelvis Dilatation
  Duplicated Collecting System
  Posterior Urethral Valves
  Multicystic Dysplastic Kidney
  Autosomal Recessive (Infantile) Polycystic Kidney Disease

Luc De Catte, MD, PhD
Consultant
Fetal Medicine
Department of Obstetrics and Gynecology
University Hospitals Leuven
Leuven, Belgium
  Congenital Diaphragmatic Hernia

Francesca De Musso, MD
Hospital Delafontaine
Saint-Denis, France
  Intracranial Hemorrhage, Cysts, Tumors, and Destructive Lesions
  Neural Tube Defects

Valentina De Robertis, MD
Fetal Medicine Unit
Di Venere and Sarcone Hospitals
Bari, Italy
  Corpus Callosum and Septum Pellucidum Anomalies

Jan Deprest, MD, PhD
Department of Obstetrics and Gynecology
University Hospitals Leuven
Leuven, Belgium
  Congenital Diaphragmatic Hernia

Roland Devlieger, MD, PhD
Professor
Department of Obstetrics and Gynecology
University Hospitals Leuven
Leuven, Belgium
  Congenital Diaphragmatic Hernia

Anke Diemert, MD
Department of Obstetrics and Fetal Medicine
University Medical Center — Hamburg
Hamburg, Germany
  Fetal Spleen

Lindsey Drehfal, MS
Research Assistant

Quantitative Ultrasound Laboratory
Department of Medical Physics
University of Wisconsin
Madison，Wisconsin
  Elasticity Imaging in Obstetrics

Elisenda Eixarch, MD, PhD
Maternal-Fetal Consultant
Department of Maternal-Fetal and Neonatal Medicine
BCNatal，Hospital Clínic and Hospital Sant Joan de Déu
University of Barcelona
Barcelona，Spain
  Orbital Defects：Hypertelorism and Hypotelorism
  Facial Dysmorphism
  Neck Teratoma

Alexander Engels, MD
Department of Development and Regeneration
University Hospitals Leuven
Leuven，Belgium
  Congenital Diaphragmatic Hernia

Jakob Evers, MD
Chief Physician
Luzerner Kantonsspital
Obstetrics and Gynecology
Departement Sursee
Sursee，Switzerland
  Megacystis-Microcolon-Intestinal Hypoperistalsis Syndrome

Tiziana Fanelli, MD
Fetal Medicine Unit
Di Venere and Sarcone Hospitals
Bari，Italy
  Corpus Callosum and Septum Pellucidum Anomalies

Helen Feltovich, MD, MS
Physician
Maternal-Fetal Medicine
Department of Obstetrics and Gynecology
Intermountain Healthcare
Provo，Utah
  Cervical Length and Spontaneous Preterm Birth
  Doppler Ultrasound Evaluation of the Fetus and Placenta

Susana Fernández, MD
  Fetal Thyroid Masses and Fetal Goiter

Francesc Figueras, MD
Associate Professor
Obstetrics and Gynecology Department
University of Barcelona
Head of High-Risk Obstetrics
Department of Maternal-Fetal Medicine
BCNatal，Hospital Clínic and Hospital Sant Joan de Déu
University of Barcelona
Barcelona，Spain
  Facial Dysmorphism

Perry Friedman, MD
MFM Fellow

Beaumont Hospital
Royal Oak，Michigan
  Polyhydramnios
  Oligohydramnios

Tiziana Frusca, MD
Obstetrics and Gynecology Unit
University of Parma
Parma，Italy
  Neural Tube Defects

Karin M. Fuchs, MD
Assistant Professor
Department of Obstetrics and Gynecology
Division of Maternal-Fetal Medicine
Columbia University Medical Center
New York，New York
  Amniotic Band Sequence
  Cord Cyst
  Cord Varix
  Limb-Body Wall Complex
  Chorionicity of Multiple Gestations
  Monochorionic Monoamniotic Twin Gestations
  Monochorionic Diamniotic Twin Gestations
  Dichorionic Diamniotic Twin Gestations

Julie A. Gainer, DO
Utah Valley Regional Medical Center
Maternal Fetal Medicine
Intermountain Healthcare
Provo，Utah
  Triploidy

France Galerneau, MD, FRCS(C)
Associate Professor
Obstetrics，Gynecology，and Reproductive Sciences
Yale University School of Medicine
New Haven，Connecticut
  Fetal Hepatic Calcification
  Beckwith-Wiedemann Syndrome

Stephanie L. Gaw, MD, PhD
Assistant Professor
Division of Maternal-Fetal Medicine
Department of Obstetrics，Gynecology，and Reproductive
  Sciences
University of California，San Francisco
San Francisco，California
  Trisomy 13
  Trisomy 18
  Trisomy 21
  Mosaic Trisomies 8，9，and 16

Kobina Ghartey, MD
  Twin Reversed Arterial Perfusion Sequence

Tullio Ghi, MD, PhD
Department of Obstetrics
University of Parma
Parma，Italy
  Intracranial Hemorrhage， Cysts， Tumors， and

Destructive Lesions
Neural Tube Defects

Katherine R. Goetzinger, MD, MSCI
Assistant Professor
Department of Obstetrics, Gynecology, and Reproductive
  Sciences
University of Maryland School of Medicine
Baltimore, Maryland
  Fryns Syndrome
  Pentalogy of Cantrell
  Cystic Fibrosis
  Tuberous Sclerosis
  Miller-Dieker Syndrome（17p13.3 Deletion Syndrome）

Olga Gómez, MD, PhD
Maternal-Fetal Consultant
Department of Maternal-Fetal Medicine
Barcelona Center for Maternal-Fetal and Neonatal
  Medicine
Hospital Clínic and Hospital Sant Joan de Déu
University of Barcelona
Center for Biomedical Research on Rare Diseases
Barcelona, Spain
  Cleft Lip and Palate
  Micrognathia and Retrognathia
  Facial Dysmorphism
  Ultrasound of Normal Fetal Heart
  Ventricular Septal Defect
  Atrioventricular Septal Defect
  Tricuspid Atresia
  Ebstein Anomaly and Tricuspid Dysplasia
  Pulmonary Stenosis and Atresia

Eduard Gratacós, MD, PhD
Director
Barcelona Center for Maternal-Fetal and Neonatal Medicine
Hospital Clinic and Hospital Sant Joan de Deu
Clinical Institute of Gynecology, Obstetrics, and Neonatology
Professor of Obstetrics and Gynecology
University of Barcelona
Barcelona, Spain
  Congenital Cystic Adenomatoid Malformation of the
    Lung
  Bronchopulmonary Sequestration
  Hydrothorax
  Scimitar Syndrome
  Other Thoracic Tumors and Masses

Carole Gravino, RDMS, FE
Yale-New Haven Hospital
New Haven, Connecticut
  Atlas of Selected Normal Images

Maureen S. Hamel, MD
Division of Maternal Fetal Medicine
Department of Obstetrics and Gynecology
Women & Infants Hospital of Rhode Island
Providence, Rhode Island
  Cloacal Abnormalities

Christina S. Han, MD
Department of Obstetrics and Gynecology
David Geffen School of Medicine at UCLA
University of California, Los Angeles
Center for Fetal Medicine and Women's Ultrasound
Los Angeles, California
  Fetal Adrenal Abnormalities
  Fetal Biophysical Profile

Lorie M. Harper, MD, MSCI
Associate Professor
Division of Maternal Fetal Medicine
Department of Obstetrics and Gynecology
University of Alabama at Birmingham
Birmingham, Alabama
  Goldenhar Syndrome
  Pierre Robin Sequence
  Prune-Belly Syndrome
  Sirenomelia
  VATER Association

Wolfgang Henrich, MD, PhD
Professor and Head
Department of Obstetrics
Charité — University Medicine Berlin
Berlin, Germany
  Intestinal Obstruction
  Choroid Plexus Anomalies: Cysts and Papillomas

Jennifer S. Hernandez, MD
Maternal-Fetal Medicine
Obstetrix Medical Group
Fort Worth, Texas
  Bilateral Renal Agenesis
  Unilateral Renal Agenesis
  Renal Pelvis Dilatation

Mauricio Herrera, MD
Director
Department of Maternal Fetal Medicine
Colombia University Clinic
Colsánitas Clinic
Bogotá, Colombia
  Congenital Zika Virus Syndrome

Cara C. Heuser, MD
Division of Maternal-Fetal Medicine
Intermountain Healthcare
Department of Obstetrics and Gynecology
University of Utah School of Medicine
Salt Lake City, Utah
  Caudal Regression Syndrome

June Y. Hou, MD
Assistant Professor
Division of Gynecologic Oncology
Department of Obstetrics and Gynecology
Columbia University Medical Center/New York Presbyterian
  Hospital
New York, New York
  Choriocarcinoma

Gestational Trophoblastic Disease

Michael House, MD
Associate Professor
Division of Maternal Fetal Medicine
Tufts Medical Center
Boston，Massachusetts
Cervical Length and Spontaneous Preterm Birth

Lisa W. Howley, MD
Co-Director，Fetal Cardiology Program
Assistant Professor of Pediatrics
Children's Hospital Colorado/University of Colorado
　School of Medicine
Aurora，Colorado
Open Fetal Surgery

Rebecca S. Hulinsky, MS, CGC
Intermountain Healthcare
Salt Lake City，Utah
Caudal Regression Syndrome

Jon A. Hyett, MBBS, BSc, MD, MRCOG, FRANZCOG
Head of Department
High-Risk Obstetrics
Royal Prince Alfred Hospital
Head of Discipline
Obstetrics，Gynecology，and Neonatology
University of Sydney
Sydney，Australia
Intraabdominal Masses

G. Marc Jackson, MD
Division of Maternal-Fetal Medicine
Intermountain Healthcare
Department of Obstetrics and Gynecology
University of Utah School of Medicine
Salt Lake City，Utah
Caudal Regression Syndrome

Joses A. Jain, MD
Clinical Fellow
Department of Obstetrics and Gynecology
Division of Maternal Fetal Medicine
Columbia University Medical Center
New York，New York
Amniotic Band Sequence
Cord Cyst
Cord Varix
Limb-Body Wall Complex

Anthony Johnson, DO
Professor of Obstetrics，Gynecology，and Reproductive
　Sciences
Professor of Pediatric Surgery
University of Texas School of Medicine at Houston
McGovern Medical School
Co-Director，The Fetal Center
Memorial Hermann Children's Hospital
Houston，Texas
Nonimmune Hydrops Fetalis

Immune Hydrops Fetalis

Clark T. Johnson, MD, MPH
Assistant Professor
Department of Gynecology and Obstetrics
Johns Hopkins Medicine
Baltimore，Maryland
Congenital Syphilis

Franz Kainer, MD, PhD
Professor
Department of Perinatal Medicine and Obstetrics
Clinic Hallerwiese
Nürnberg，Germany
Sacrococcygeal Teratoma and Fetus in Fetu

Karim D. Kalache, MD, PhD
Professor of Obstetrics and Gynecology
Weill Cornell Medical College — Qatar
Obstetrics and Gynecology Department
Sidra Medical and Research Center
Doha，Qatar
Biliary Anomalies

Katherine S. Kohari, MD
Assistant Professor
Department of Obstetrics，Gynecology，and Reproductive
　Sciences
Yale University School of Medicine
New Haven，Connecticut
Echogenic Bowel

Deborah Krakow, MD
Professor
Obstetrics and Gynecology，Orthopedic Surgery，and
　Human Genetics
David Geffen School of Medicine at UCLA
Los Angeles，California
Skeletal Dysplasias：An Overview
Atelosteogenesis Disorders
Campomelic Dysplasia
Chondrodysplasia Punctata
*DTDST Dysplasia（Including AOII and Achondrogenesis
　IB）*
*FGFR3 Disorders：Thanatophoric Dysplasia，Achondroplasia，
　and Hypochondroplasia*
Hypophosphatasia
Osteogenesis Imperfecta
Radial Ray Deficiency
Russell-Silver Syndrome
Short Rib Thoracic Dysplasia With or Without Polydactyly
Spondyloepiphyseal Dysplasia Congenita
Other Type II Collagen Disorders
Acrofacial Dysostosis
Spinal Abnormalities and Klippel-Feil Syndrome
Abnormal Hands：Focus on the Thumbs
Craniosynostosis
Clubfoot（Talipes Equinovarus）and Clenched Hands

Wesley Lee, MD
Division Director
Women's and Fetal Imaging

Professor
Department of Obstetrics and Gynecology
Baylor College of Medicine
Texas Children's Hospital
Houston, Texas
  22q11.2 Deletion Syndrome
  Chromosome 4p Deletion Syndrome（Wolf-Hirschhorn Syndrome）
  Chromosome 5p Deletion Syndrome（Cri du Chat Syndrome）

Tally Lerman-Sagie, MD
Professor of Pediatrics and Child Neurology
Sackler School of Medicine
Tel Aviv University
Head, Pediatric Neurology Unit
Co-Director, Metabolic Neurogenetic Clinic
Co-Director, Fetal Neurology Clinic
Wolfson Medical Center
Holon, Israel
  Cerebellar Anomalies

Liesbeth Lewi, MD, PhD
Professor
Department of Obstetrics and Gynecology
University Hospitals Leuven
Leuven, Belgium
  Congenital Diaphragmatic Hernia

Ling Li, MD, PhD
University of Nebraska Medical Center
Pediatric Cardiology
Omaha, Nebraska
  Thymus

Heather S. Lipkind, MD, MS
Associate Professor
Department of Obstetrics, Gynecology, and Reproductive Sciences
Yale University School of Medicine
New Haven, Connecticut
  Cytomegalovirus, Rubella, Toxoplasmosis, Herpes Simplex Virus, and Varicella

Ryan E. Longman, MD
Director, Reproductive Genetics
Department of Obstetrics and Gynecology
University of Miami Miller School of Medicine
Miami, Florida
  CHARGE Syndrome
  Klippel-Trénaunay-Weber Syndrome
  Neu-Laxova Syndrome
  Poland Sequence

Adetola F. Louis-Jacques, MD
Fellow
Division of Maternal-Fetal Medicine
Department of Obstetrics and Gynecology
Morsani College of Medicine
University of South Florida
Tampa, Florida
  Meckel-Gruber Syndrome

Smith-Lemli-Opitz Syndrome

Lindsay Maggio, MD, MPH
Division of Maternal-Fetal Medicine
Department of Obstetrics and Gynecology
Morsani College of Medicine
University of South Florida
Tampa, Florida
  Holt-Oram Syndrome

Urania Magriples, MD
Associate Professor
Maternal-Fetal Medicine
Yale School of Medicine
New Haven, Connecticut
  Intrauterine Growth Restriction

Gustavo Malinger, MD
Director
Division of Ultrasound in Obstetrics and Gynecology
Lis Maternity Hospital
Tel Aviv Sourasky Medical Center
Associate Clinical Professor
Sackler School of Medicine
Tel Aviv University
Tel Aviv, Israel
  Cortical Development and Disorders
  Cerebellar Anomalies
  Congenital Zika Virus Syndrome

Stephanie Martin, DO
Director, Southern Colorado Maternal-Fetal Medicine
Director, Maternal-Fetal Medicine/Centura Southstate
Colorado Springs, Colorado
  Clubfoot（Talipes Equinovarus）

Josep M. Martinez, MD, PhD
Senior Consultant in Fetal Medicine
Department of Maternal-Fetal Medicine
BCNatal, Hospital Clínic and Hospital Sant Joan de Déu
University of Barcelona
Barcelona, Spain
  Ultrasound of Normal Fetal Heart
  Ventricular Septal Defect
  Atrioventricular Septal Defect
  Tricuspid Atresia
  Ebstein Anomaly and Tricuspid Dysplasia
  Pulmonary Stenosis and Atresia
  Aortic Stenosis and Aortic Atresia
  Hypoplastic Left Heart Syndrome and Mitral Atresia
  Aortic Coarctation
  Interruption of the Aortic Arch
  Aortic Arch Anomalies
  Tetralogy of Fallot
  Transposition of Great Arteries
  Double-Outlet Right Ventricle
  Common Arterial Trunk
  Double-Inlet Single Ventricle
  Atrial Isomerism
  Anomalies of Pulmonary Venous Return
  Anomalies of Systemic Venous Return
  Cardiomyopathy

Cardiac Tumors
Arrhythmias

Ahmed I. Marwan, MD
Assistant Professor of Surgery and Pediatrics
Colorado Fetal Care Center
Division of Pediatric Surgery
Children's Hospital Colorado/University of Colorado
  School of Medicine
Aurora, Colorado
  Open Fetal Surgery

Audrey Merriam, MD
Maternal-Fetal Medicine Fellow
Obstetrics and Gynecology
Columbia University
New York, New York
  Placental Abruption
  Placenta Circumvallata
  Placenta Previa

Silke A. M. Michaelis, MD
Obstetrics
Spitalzentrum Biel — Centre Hospitalier Bienne
Biel-Bienne, Switzerland
  Biliary Anomalies

Jena Miller, MD
Assistant Professor
The Johns Hopkins Center for Fetal Therapy
Baltimore, Maryland
  Doppler Ultrasound Evaluation of the Fetus and
    Placenta

Russell S. Miller, MD
Assistant Professor
Obstetrics and Gynecology
Columbia University Medical Center
New York, New York
  Radiofrequency Ablation
  Selective Laser Photocoagulation
  Fetal Shunts
  Twin-Twin Transfusion Syndrome
  Twin Reversed Arterial Perfusion Sequence

Anne-Elodie Millischer, MD
Pediatric Imaging and Maternal-Fetal Center
Necker Hospital — Sick Children
AP-HP
Paris Descartes University
Paris, France
  Magnetic Resonance Imaging in Obstetrics

Ana Monteagudo, MD
Clinical Professor of Obstetrics and Gynecology
New York University School of Medicine and Icahn
  School of Medicine at Mount Sinai
Carnegie Imaging for Women
New York, New York
  Pregnancy of Unknown Location, Early Pregnancy Loss,
    Ectopic Pregnancy, and Cesarean Scar Pregnancy

Leslie Moroz, MD, MSc
Clinical Fellow
Critical Care and Maternal-Fetal Medicine
New York Presbyterian/Columbia University Medical
  Center
New York, New York
  Placenta Accreta

Claudia Mosquera, MD
Physician
The Valley Hospital
Ridgewood, New Jersey
  Radiofrequency Ablation

Unzila A. Nayeri, MD
Assistant Professor Obstetrics and Gynecology
University of Miami Miller School of Medicine
Miami, Florida
  Parvovirus B19 Infection During Pregnancy

Sarah Obican, MD
Assistant Professor
Division of Maternal-Fetal Medicine
Department of Obstetrics and Gynecology
Morsani College of Medicine
University of South Florida
Tampa, Florida
  Holt-Oram Syndrome

Anthony O. Odibo, MD, MSCE
Professor
Fetal Care Center
Division of Maternal-Fetal Medicine
Department of Obstetrics and Gynecology
Morsani College of Medicine
University of South Florida
Tampa, Florida
  Septooptic Dysplasia
  Walker-Warburg Syndrome
  Cornelia de Lange Syndrome
  Fraser Syndrome
  Meckel-Gruber Syndrome
  Noonan Syndrome
  Roberts Syndrome
  Pontocerebellar Disorders
  Smith-Lemli-Opitz Syndrome

Dotun Ogunyemi, MD
System Vice Chair
Beaumont Health
MFM Fellowship Director
Beaumont Hospital
Royal Oak, Michigan
Professor
William Beaumont School of Medicine
Oakland University
Rochester Hills, Michigan
  Polyhydramnios
  Oligohydramnios

Aris T. Papageorghiou, MD
Consultant in Obstetrics and Fetal Medicine
Fetal Medicine Unit
St. George's Hospital
University of London
London, United Kingdom
Ventriculomegaly

Felicity J. Park, BAppSci, MBBS, FRANZCOG, cMFM
Senior Staff Specialist
Department of Obstetrics and Gynecology
John Hunter Hospital
Newcastle, Australia
Intraabdominal Masses

Christian M. Pettker, MD
Assistant Professor
Department of Obstetrics, Gynecology, and Reproductive Sciences
Yale School of Medicine
New Haven, Connecticut
Ambiguous Genitalia

Gianluigi Pilu, MD
Associate Professor
Department of Medical and Surgical Sciences
University of Bologna
Bologna, Italy
Intracranial Hemorrhage, Cysts, Tumors, and Destructive Lesions
Neural Tube Defects

Lawrence D. Platt, MD
Professor
Department of Obstetrics and Gynecology
David Geffen School of Medicine at UCLA
Center for Fetal Medicine and Women's Ultrasound
Los Angeles, California
Fetal Biophysical Profile
Introduction to Aneuploidy
Trisomy 13
Trisomy 18
Trisomy 21
Turner Syndrome (Monosomy X)
Mosaic Trisomies 8, 9, and 16

Bienvenido Puerto, PhD
Maternal-Fetal Senior Consultant
Fetal I+D Fetal Medicine Research Center
Barcelona Center for Maternal-Fetal and Neonatal Medicine
Hospital Clínic and Hospital Sant Joan de Déu
Clinical Institute of Gynecology, Obstetrics, and Neonatology
August Pi i Sunyer Biomedical Research Institute
University of Barcelona
Center of Biomedical Research on Rare Diseases
Barcelona, Spain
Cleft Lip and Palate
Orbital Defects: Hypertelorism and Hypotelorism

Choanal Atresia
Micrognathia and Retrognathia
Facial Dysmorphism
Cystic Hygroma
Neck Teratoma
Fetal Thyroid Masses and Fetal Goiter
Congenital High Airways Obstruction Syndrome (CHAOS) and Bronchial Atresia

Melissa Quinn, MBA, RDMS
Division Administrator
Division of Maternal-Fetal Medicine
Department of Obstetrics and Gynecology
Columbia University Medical Center
New York, New York
Amniocentesis
Chorionic Villus Sampling

Luigi Raio, MD
Professor
Department of Obstetrics and Gynecology
University of Bern, Inselspital
Bern, Swizerland
Megacystis-Microcolon-Intestinal Hypoperistalsis Syndrome

Georgios Rembouskos, MD
Fetal Medicine Unit
Di Venere and Sarcone Hospitals
Bari, Italy
Corpus Callosum and Septum Pellucidum Anomalies

Ivan M. Rosado-Mendez, PhD, MSc
Associate Investigator
Institute of Physics
National Autonomous University of Mexico
Mexico City, Mexico
Ultrasound Physics for the Clinician

Andrea Rossi, MD
Department of Pediatric Neurology
G. Gaslini Children's Research Hospital
Genoa, Italy
Corpus Callosum and Septum Pellucidum Anomalies

Francesca Maria Russo, MD
Research Fellow
Department of Obstetrics and Gynecology
University Hospitals Leuven
Leuven, Belgium
Congenital Diaphragmatic Hernia

Laura Salazar, MD
Maternal-Fetal Fellow Researcher
Fetal I+D Fetal Medicine Research Center
Barcelona Center for Maternal-Fetal and Neonatal Medicine
BCNatal, Hospital Clínic and Hospital Sant Joan de Déu
Clinical Institute of Gynecology, Obstetrics, and Neonatology
August Pi i Sunyer Biomedical Research Institute
University of Barcelona

Center for Biomedical Research on Rare Diseases
Barcelona，Spain
Cystic Hygroma

Laurent J. Salomon, MD, PhD
Pediatric Imaging and Maternal-Fetal Center
Necker Hospital — Sick Children
AP-HP
Paris Descartes University
Paris，France
Magnetic Resonance Imaging in Obstetrics

Amber Samuel, MD
Physician
Obstetrix Medical Group of Houston
Houston，Texas
Selective Laser Photocoagulation

Magdalena Sanz-Cortés, MD, PhD
Associate Professor
Obstetrics and Gynecology
Baylor College of Medicine
Houston，Texas
Micrognathia and Retrognathia
Neck Teratoma
Fetal Thyroid Masses and Fetal Goiter

Anna Katerina Sfakianaki, MD, MPH
Associate Professor
Maternal-Fetal Medicine and Family Planning
Department of Obstetrics，Gynecology，and Reproductive
  Sciences
Yale School of Medicine
New Haven，Connecticut
Pregnancy of Unknown Location，Early Pregnancy Loss，
  Ectopic Pregnancy，and Cesarean Scar Pregnancy

Jeanne S. Sheffield, MD
Professor of Gynecology and Obstetrics
Director of the Division of Maternal-Fetal Medicine
Johns Hopkins Medicine
Baltimore，Maryland
Congenital Syphilis

Sara Shelley, MGC
Instructor
Department of Obstetrics，Gynecology，and Reproductive
  Sciences
University of Maryland School of Medicine
Baltimore，Maryland
Fryns Syndrome
Tuberous Sclerosis

Michelle Silasi, MD
Assistant Professor
Department of Obstetrics，Gynecology，and Reproductive
  Sciences
Yale School of Medicine
New Haven，Connecticut
Fetal Macrosomia

Robert Silver, MD
Professor
Department of Obstetrics and Gynecology
University of Utah School of Medicine
Salt Lake City，Utah
Lymphedema and Lymphatic Malformations

Lynn L. Simpson, MD
Professor
Obstetrics and Gynecology
Columbia University Medical Center
New York，New York
Radiofrequency Ablation
Selective Laser Photocoagulation
Fetal Shunts
Twin-Twin Transfusion Syndrome
Twin Reversed Arterial Perfusion Sequence

Rachel G. Sinkey, MD
Department of Obstetrics and Gynecology
Division of Maternal-Fetal Medicine
Morsani College of Medicine
University of South Florida
Tampa，Florida
Cornelia de Lange Syndrome
Noonan Syndrome
Pontocerebellar Disorders

Saul Snowise, MD
Assistant Professor of Obstetrics，Gynecology，and
  Reproductive Sciences
University of Texas School of Medicine at Houston
McGovern Medical School
Houston，Texas
Nonimmune Hydrops Fetalis
Immune Hydrops Fetalis

Pascale Sonigo, MD
Pediatric Imaging and Maternal-Fetal Center
Necker Hospital — Sick Children
AP-HP
Paris Descartes University
Paris，France
Magnetic Resonance Imaging in Obstetrics

Hindi E. Stohl, MD, JD
Director，Division of Maternal-Fetal Medicine
Harbor-UCLA Medical Center
Torrance，California
Introduction to Aneuploidy

Jens H. Stupin, MD
Departments of Gynecology and Obstetrics
Charité — University Medicine Berlin
Berlin，Germany
Choroid Plexus Anomalies：Cysts and Papillomas

Ilan E. Timor-Tritsch, MD
Professor of Obstetrics and Gynecology
New York University School of Medicine
New York，New York

Pregnancy of Unknown Location, Early Pregnancy Loss, Ectopic Pregnancy, and Cesarean Scar Pregnancy
Congenital Zika Virus Syndrome

Ants Toi, MD
Professor of Radiology
Professor of Obstetrics and Gynecology
University of Toronto
Radiologist
Department of Medical Imaging
Mt. Sinai Hospital
Toronto, Ontario, Canada
Cortical Development and Disorders

Gloria Too, MD
Maternal-Fetal Medicine Clinical Fellow
Columbia University Medical Center
New York, New York
Cordocentesis and Fetal Transfusion
Multifetal Pregnancy Reduction

Boris Tutschek, MD, PhD
Consultant Obstetrician and Gynecologist
Prenatal Zurich
Zürich, Switzerland
Professor of Obstetrics and Gynecology
Medical Faculty
Heinrich Heine University
Düsseldorf, Germany
Abdominal Cysts
Hepatic Anomalies
Fetal Spleen
Three-Dimensional Ultrasound: Techniques and Clinical Applications

Methodius G. Tuuli, MD, MPH
Associate Professor
Department of Obstetrics and Gynecology
Washington University School of Medicine
St. Louis, Missouri
Septooptic Dysplasia
Walker-Warburg Syndrome
Fraser Syndrome
Roberts Syndrome

Ignatia B. Van den Veyver, MD
Professor
Department of Obstetrics and Gynecology
Professor and Director
Clinical Prenatal Genetics Service
Department of Molecular and Human Genetics
Baylor College of Medicine
The Jan and Dan Duncan Neurological Research Institute
Texas Children's Hospital
Houston, Texas
22q11.2 Deletion Syndrome
Chromosome 4p Deletion Syndrome (Wolf-Hirschhorn Syndrome)
Chromosome 5p Deletion Syndrome (Cri du Chat Syndrome)

Tim Van Mieghem, MD, PhD
Department of Obstetrics and Gynecology
Mount Sinai Hospital and University of Toronto
Toronto, Canada
Congenital Diaphragmatic Hernia

Joy Vink, MD
Assistant Professor
Co-Director, Preterm Birth Prevention Center
Division of Maternal-Fetal Medicine
Department of Obstetrics and Gynecology
Columbia University Medical Center
New York, New York
Amniocentesis
Chorionic Villus Sampling
Diagnostic Procedures in Multiples

Paolo Volpe, MD
Fetal Medicine Unit
Di Venere and Sarcone Hospitals
Bari, Italy
Corpus Callosum and Septum Pellucidum Anomalies

Carmela Votino, MD
Fetal Medicine Unit
Di Venere and Sarcone Hospitals
Bari, Italy
Corpus Callosum and Septum Pellucidum Anomalies

Jennifer M. Walsh, MB, BCh, BAO, PhD, MRCOG, FRCPI
Department of Obstetrics and Gynecology
Columbia University Medical Center
New York, New York
Nuchal Translucency

Erika F. Werner, MD, MS, FACOG
Division of Maternal Fetal Medicine
Department of Obstetrics and Gynecology
Women & Infants Hospital of Rhode Island
Providence, Rhode Island
Cloacal Abnormalities

Lisa C. Zuckerwise, MD
Clinical Instructor/Maternal Fetal Medicine Fellow
Department of Obstetrics, Gynecology, and Reproductive Sciences
Division of Maternal-Fetal Medicine
Yale University School of Medicine
New Haven, Connecticut
Thymus

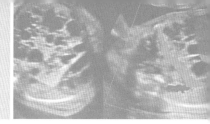

译者前言

　　超声医学的发展日新月异、蒸蒸日上。经过 60 多年的发展,超声医学技术正从传统的解剖成像向着功能成像、智能精准成像方向大踏步地迈进。2020 年 9 月超声医学从"影像医学与核医学"中独立出来,成为独立的临床医学二级学科,为影像学三大领域之一。目前,超声医学在临床诊断,尤其是产前胎儿畸形的诊断和监护方面,发挥着举足轻重的作用。

　　Obstetric Imaging：Fetal Diagnosis and Care 第一版出版于 2012 年,由耶鲁大学医学院的 Joshua A. Copel 牵头并联合美国、西班牙及德国多名妇产科学、生殖医学、母胎医学和影像学专家倾心完成。2017 年,随着胎儿成像质量和相关遗传学知识的进步,主编在取得所有编者同意的情况下,对本书进行了再版。第二版共计 173 章,以最新的图像为特色,对遗传学信息部分进行了重新整合,还增加了领域内最新技术的介绍。全书将胎儿疾病进行了系统、科学的分类,对每一系统疾病的多个疾病进行了详述,从疾病的概述、流行病学、病因学、病理生理学,到临床表现、影像学诊断和鉴别诊断,再到产前、产后的治疗和干预手段,都做了全面细致的介绍,内容丰富,语言精炼。同时,作为一本影像学著作,本书配以大量标准化的影像学图片,从超声到 MRI、X 线、CT 及病理标本等图片,将最新胎儿影像学应用进展以图片的方式展示给大家,简单易懂,图文并茂。每一章的文末,又提炼了疾病的"医生须知"和诊疗"要点",对内容进行归纳总结,提纲挈领,重点突出。该书不论是对超声科医生还是临床医生,都是一本非常有价值的参考书。

　　上海市第一妇婴保健院、上海市长宁区妇幼保健院、三亚中心医院(海南省第三人民医院)作为主译单位联合另外 6 家兄弟单位,历时近 1 年完成了本书的翻译工作。翻译时译者力求将原著以最"原始"的形态呈现给大家。在本书即将出版之际,特别感谢参与翻译工作的每位译者,感谢你们的辛苦付出和精益求精的精神。特别感谢张家荣老师在本书翻译过程中给予的指导。

　　由于我们的水平有限,难免存在疏漏,欢迎读者批评指正。感谢大家的支持!

任　敏　周毓青　刘宇杰

2022 年 11 月于上海

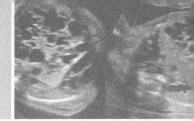

英文版前言

5年前本书第一版出版以来，我们已经看到了胎儿成像质量方面的许多改进，以及相关遗传学知识的爆炸式增长。本版以最新的图像和视频为特色，并对遗传学信息包括骨骼发育不良部分进行了重新整合。还有一个独特的新增部分，就是介绍我们领域使用的最新技术。

这个版本的更新源于编者们的创新性思维和坚持不懈的努力。我很幸运，第一版的所有编者都同意再版，Deborah Krakow 同意加入团队，负责遗传学和骨骼发育不良部分的编撰。与第一版相比，本书的格式更适合印刷和网络访问。本书的所有参考资料均可在网页版本中查询。

我衷心感谢 Elserier 的编辑 Robin Carter，以及我们的文案内容专员 Anne Snyder，他们做了很多工作来推动项目的进展。最后，所有章节的作者在工作中的杰出贡献都值得肯定。所有的主编与我一样都非常感激各位编者在编撰这本书时所做的一切努力。

Joshua A. Copel, MD

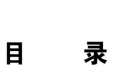

目　　录

第 **1** 部分

正常图像合集

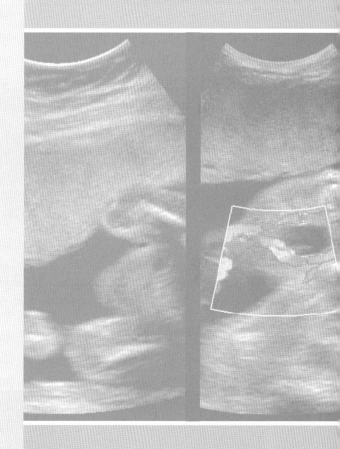

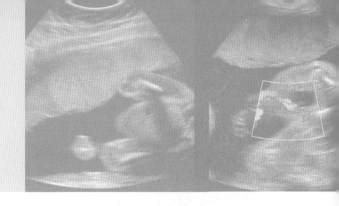

第1章

正常图像合集

MERT OZAN BAHTIYAR | CAROLE GRAVINO

郝克红 译，杨丽娟 任敏 审校

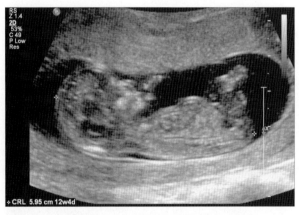

图 1.1 顶臀径 (CRL) 是胎儿颅顶到臀最底部的距离，用于估计孕龄。

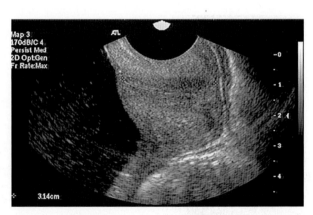

图 1.2 经阴道超声检查，矢状面显示宫颈管长轴。宫颈内口和外口均可清晰显示。宫颈长度是沿宫颈管内口到外口的距离。

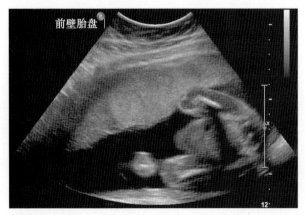

图 1.3 子宫矢状面显示前壁胎盘。

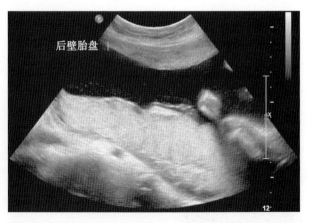

图 1.4 子宫矢状面显示后壁胎盘。

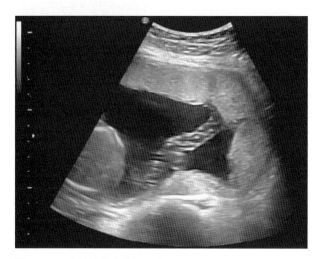

图 1.5 正常的胎盘脐带插入点。

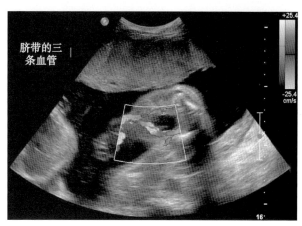

图 1.6 胎儿脐带腹壁插入点。脐动脉起源于髂动脉,沿膀胱两侧走行。脐静脉向头侧走行,汇入胎儿门静脉循环系统。

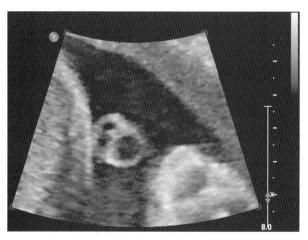

图 1.7 脐带横切面。脐带由一条静脉和两条稍细的动脉组成。

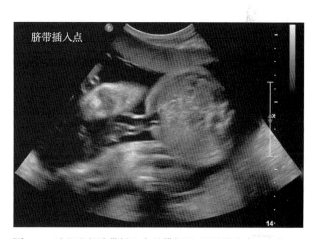

图 1.8 胎儿腹部脐带插入点处横切面,显示腹壁中央完整。

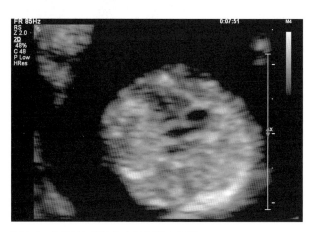

图 1.9 妊娠 12 周胎儿心脏四腔心切面。

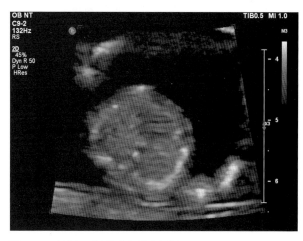

图 1.10 妊娠 12 周胎儿心脏室间隔。

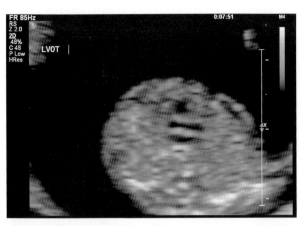

图 1.11　妊娠 12 周胎儿左心室流出道(LVOT)。

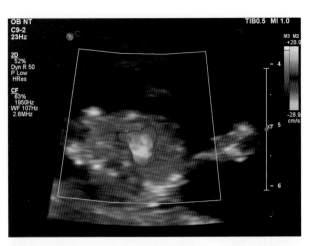

图 1.12　妊娠 12 周胎儿心脏三血管切面彩色多普勒血流。

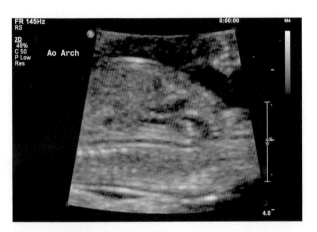

图 1.13　妊娠 12 周胎儿主动脉弓(Ao Arch)。

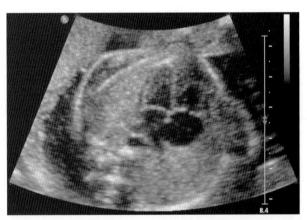

图 1.14　胎儿胸部横切获得四腔心切面。此切面可显示心脏和心腔的大小、肺静脉汇流入心房、心室形态、房室连接类型，以及心房、房室、室间隔的完整性。

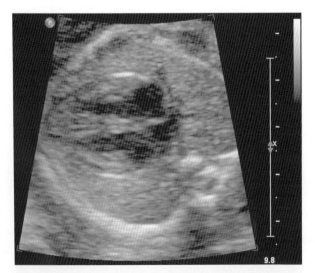

图 1.15　胎儿左侧横位四腔心切面。室间隔显示清晰完整。

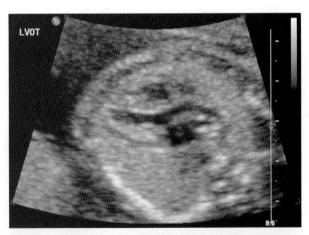

图 1.16　由横位四腔心切面顺时针或逆时针转动探头可获得左心室流出道(LVOT)切面。左心室流出道切面可显示左心室入口。以二尖瓣前瓣区分流入道和流出道。

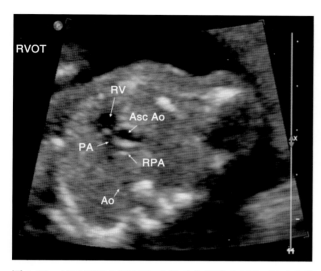

图 1.17　显示四腔心切面后,向胎儿头侧滑动探头,即可获得右心室流出道(RVOT)切面。右心室流出道向上向后走行延伸至主肺动脉(PA)。Ao:主动脉;Asc Ao:升主动脉;RPA:右肺动脉;RV:右心室。

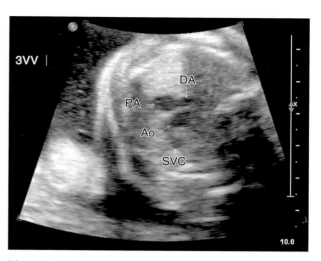

图 1.18　显示右心室流出道切面后,探头向胎儿头侧滑动,即可获得三血管切面(3VV)。Ao:主动脉;DA:动脉导管;PA:肺动脉;SVC:上腔静脉。

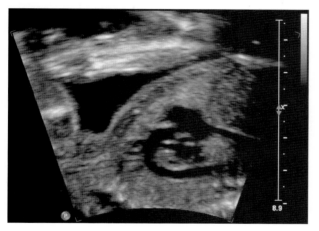

图 1.19　主动脉弓矢状面。主动脉弓连接右侧无名动脉或头臂动脉、左侧颈总动脉和左锁骨下动脉。

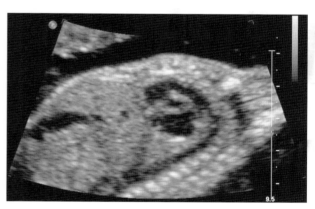

图 1.20　动脉导管弓旁矢状面。导管弓像曲棍球棍一样,没有向头侧发出分支血管。

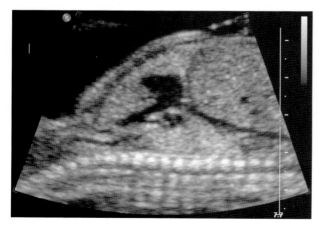

图 1.21　下腔静脉和上腔静脉矢状面。上下腔静脉均汇入右心房。

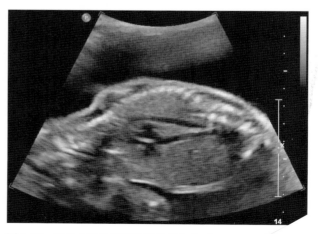

图 1.22　胎儿主动脉和下腔静脉旁矢状面。

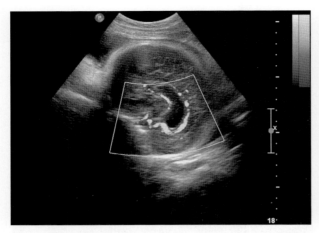

图 1.23　胼胝体矢状面。能量多普勒显示大脑前动脉的分支，大脑前动脉发出胼周动脉。

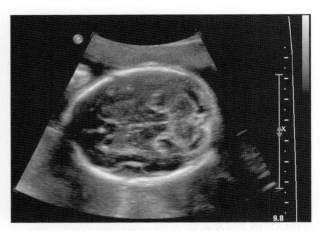

图 1.24　妊娠中期胎儿颅后窝切面。此切面可显示小脑的形态和大小、小脑延髓池和颈项皮肤厚度。透明隔腔在前方显示。

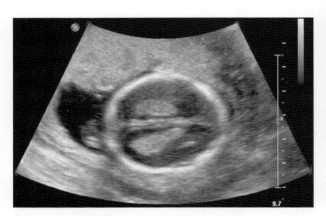

图 1.25　妊娠中期胎儿侧脑室横切面显示脉络膜。

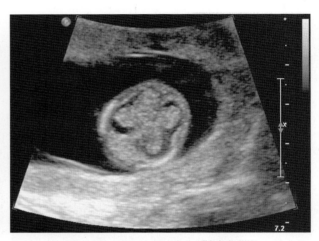

图 1.26　妊娠早期胎儿侧脑室横切面显示脉络膜。

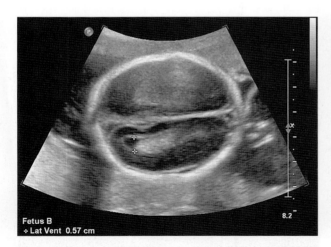

图 1.27　侧脑室水平颅内横切面。经过脉络膜水平可测量侧脑室后角宽度(Lat Vent)，小于 10 mm 为正常。

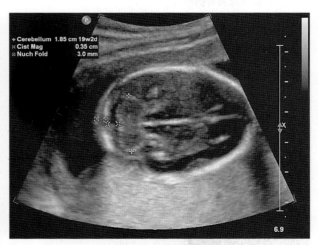

图 1.28　小脑水平胎儿头部横切面显示颅后窝。此切面可测量小脑(Cerebellum)横径、小脑延髓池(Cist Mag)宽度和颈项皮肤厚度(Nuch Fold)。

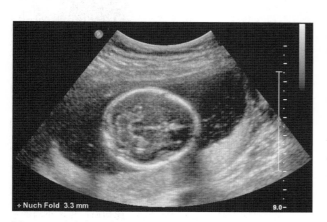

图 1.29 小脑水平胎儿头部横切面。此切面可测量颈项皮肤厚度（Nuch Fold）。测量时应将测量键置于枕骨最外缘和皮肤最外缘。

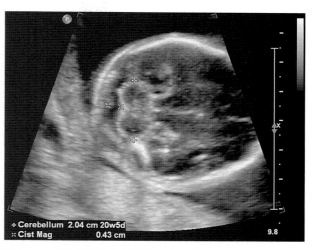

图 1.30 小脑水平胎儿头部横切面。此切面可显示颅后窝，包括小脑（Cerebellum）和小脑延髓池（Cist Mag）。

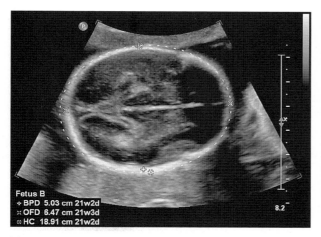

图 1.31 双顶径（BPD）水平胎头横切面。要获得双顶径，切面必须包括第三脑室、丘脑和透明隔。测量 BPD 时光标放置于一侧颅骨板外缘和对侧颅骨板内缘。测量头围（HC）时光标放置于近侧和远侧颅骨板外缘。OFD：枕额径。

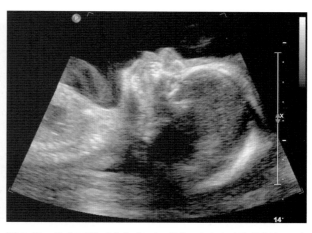

图 1.32 胎儿面部正中矢状面。此切面可显示胎儿侧颜。鼻骨、上颌骨、下颌骨、上唇、下唇均可显示。

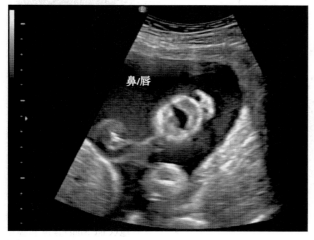

图 1.33 面部冠状面。此切面可显示鼻尖、鼻孔、上唇，并显示上唇的连续性。

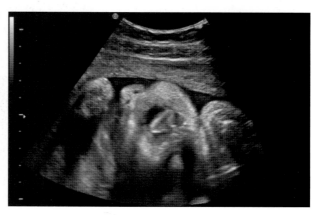

图 1.34 面部冠状面。此切面可显示胎儿舌。

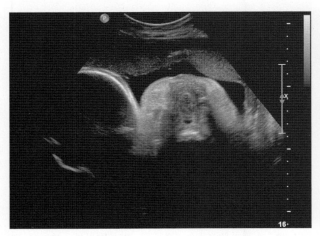

图 1.35 胎儿头部横切面。此切面可显示胎儿上颚，为半圆形回声结构。

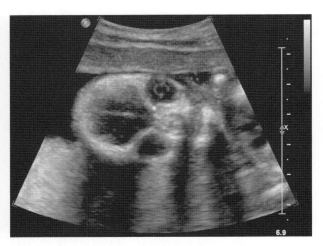

图 1.36 胎儿面部冠状面。此切面可显示胎儿眼眶。

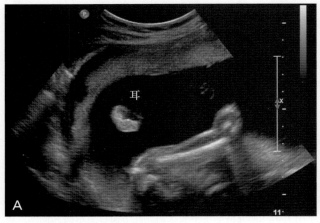

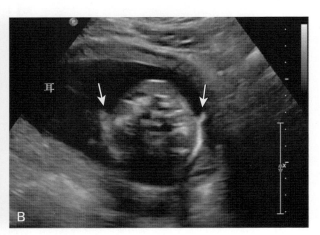

图 1.37 胎耳旁矢状面(A)和横切面(B)。

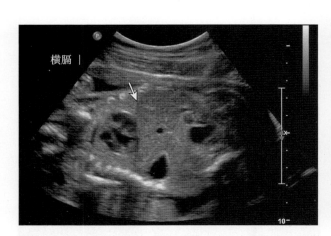

图 1.38 胎儿横膈矢状面。胎儿横膈为弧形低回声结构，分隔腹腔和胸腔。

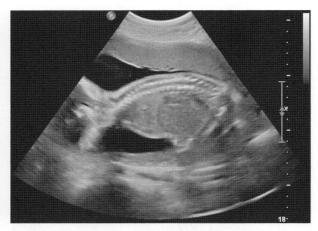

图 1.39 胎儿肺和横膈矢状面。肺的回声比肝脏稍强，低回声的横膈将两者分隔开。

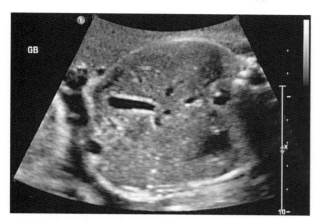

图 1.40 胎儿腹部横切面。妊娠 7～15 周时胎儿胆囊(GB)呈泪滴状,充满液体。妊娠期正常的胆囊可以呈现不同的形状和大小。

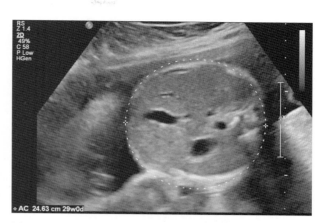

图 1.41 胎儿腹部横切面。为精确测量腹围(AC),需要显示胃泡、脐静脉肝内段和门静脉左支。光标紧贴皮肤边缘。

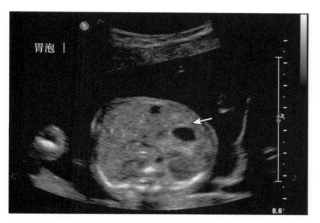

图 1.42 胎儿腹部横切面。此切面可显示充满液体的胎儿胃泡。

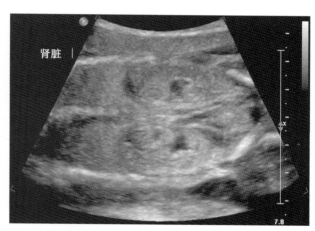

图 1.43 胎儿双侧肾脏冠状面。

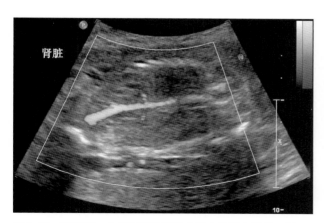

图 1.44 冠状面。此切面可显示肾动脉血流供应胎儿双肾。

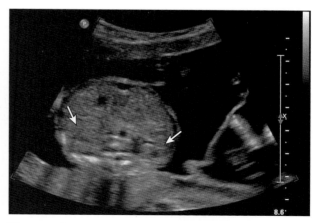

图 1.45 胎儿腹部横切面。胎儿肾脏(箭头)横切面呈圆形,毗邻双侧腰椎骨化中心。

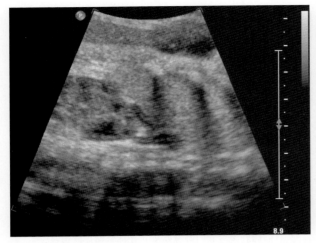

图 1.46 左侧或者右侧肾脏矢状面。此切面可显示三角形的肾上腺毗邻肾脏上极。

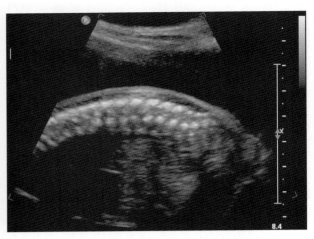

图 1.47 胎儿腰骶部水平脊柱矢状面。被覆皮肤完整有助于排除大型神经管缺陷。

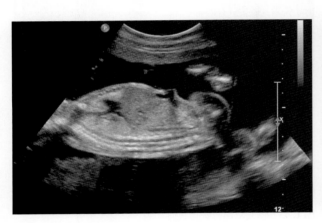

图 1.48 胎儿脊柱矢状面。

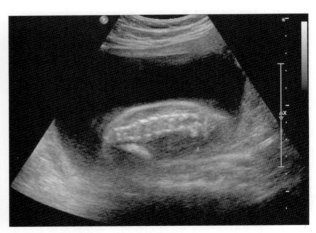

图 1.49 胎儿脊柱冠状面。此切面可显示平行排列的脊柱和骨化中心。

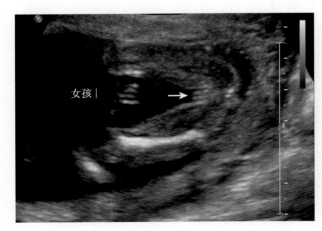

图 1.50 女性外生殖器冠状面。大阴唇和小阴唇可清晰辨认。

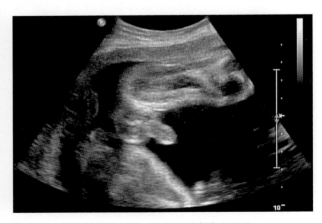

图 1.51 胎儿阴茎超声图。阴茎和阴囊清晰可见。

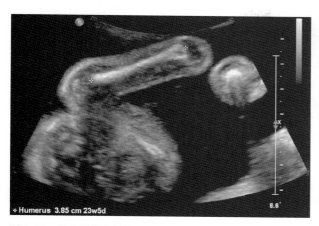

图1.52 胎儿肱骨长轴切面。测量时从骨干的一端开始,只包括骨化部分。

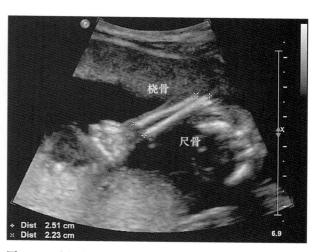

图1.53 胎儿前臂长轴切面。虽然尺骨和桡骨末端在同一水平,但尺骨近端比桡骨长。

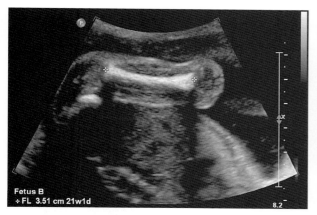

图1.54 胎儿股骨长轴切面。测量时从骨干的一端开始,只测量骨化部分。FL:胎儿股骨长度。

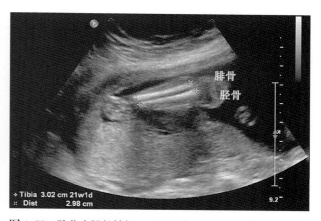

图1.55 胎儿小腿长轴切面。胫骨靠近内侧,近端比腓骨长。

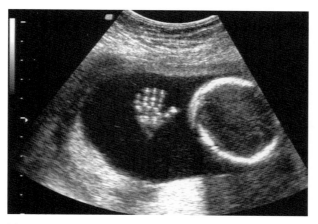

图1.56 胎儿手部冠状面。此切面可显示发育中的指骨细节。

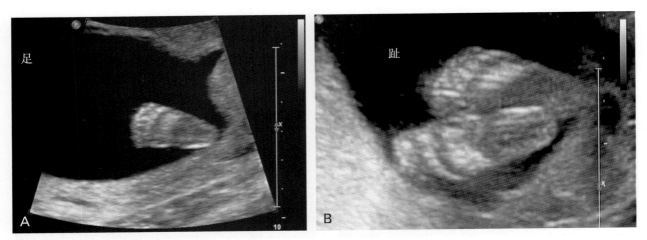

图 1.57 胎足(A)和胎儿足趾(B)横轴切面。近端足趾骨化中心和跖骨骨化中心均可显示。

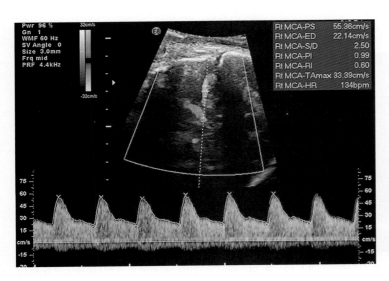

图 1.58 大脑中动脉,Willis 环的主要分支,在胎儿氧合适应中发挥重要作用。胎儿缺氧时,血流被重新分配,大脑血流量增加。胎儿头部横切面显示,大脑中动脉长轴与超声声束平行。在大脑中动脉近端,靠近 Willis 环起始点处测量其流速是最准确的。

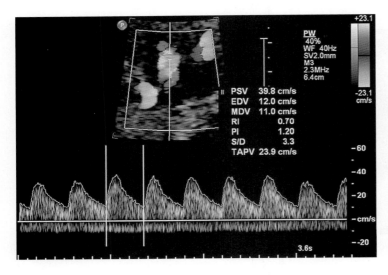

图 1.59 脐动脉多普勒流速,在脐带的游离段取样测量,反映胎盘阻力。正常情况下,脐动脉循环是低阻循环。EDV:舒张末期流速;MDV:舒张期平均流速;RI:阻力指数;PI:搏动指数;PSV:收缩期峰值流速;S/D:收缩期峰值流速/舒张末期流速;TAPV:时间平均峰值流速。

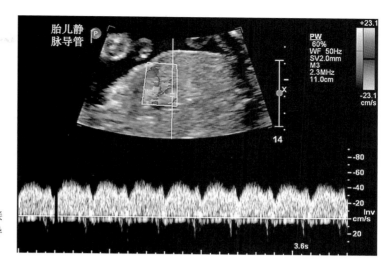

图 1.60 胎儿静脉导管将大部分血液从脐静脉直接分流到下腔静脉,绕过胎儿肝脏。通过测量静脉导管血流预测生长受限胎儿的受损状态。

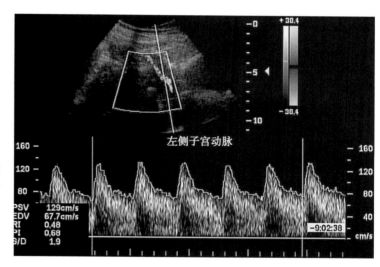

图 1.61 多普勒测量子宫动脉流速是在宫体-宫颈交界部位,血管进入子宫之前,子宫动脉与髂内动静脉相交处测量。正常情况下,子宫血流为低阻状态。波形中出现切迹,以及血流阻力增加,都标志着子宫循环状态异常,可能与生长受限、子痫前期、早产等并发症相关。

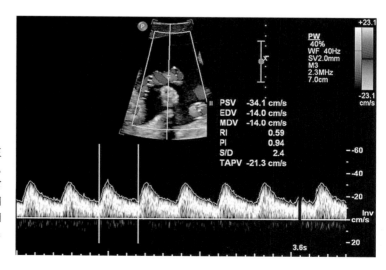

图 1.62 妊娠晚期脐动脉多普勒流速(UADV)。正常情况下,随着孕周增加,舒张末期血流增加。UADV通常用于评估宫内生长受限和羊水过少时宫内和胎盘环境。EDV:舒张末期流速;MDV:舒张期平均流速;RI:阻力指数;PI:搏动指数;PSV:收缩期峰值流速;S/D:收缩期峰值流速/舒张末期流速;TAPV:时间平均峰值流速。

第 **2** 部分

胸　腔

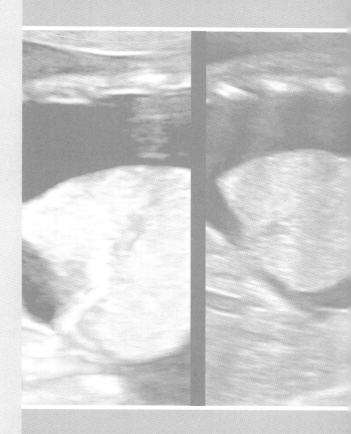

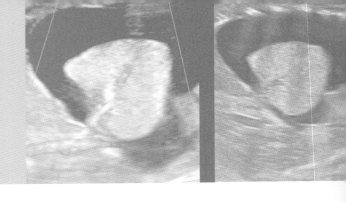

第2章

先天性肺囊腺瘤畸形

ROGELIO CRUZ-MARTÍNEZ | MÓNICA CRUZ-LEMINI | EDUARD GRATACÓS

郝克红 译，杨丽娟　任敏 审校

一、引言

先天性肺囊腺瘤畸形（congenital cystic adenomatous malformations，CCAM）是产前诊断最常见的肺发育异常。

CCAM是一种肺内病变，典型的超声（US）图像表现为高回声，伴有或不伴有囊性成分。双侧肺、无论性别、各种族均可发病。大多数产前诊断为CCAM的胎儿预后良好，但由于CCAM肿块的生长模式不可预测，仍需要进行正确的识别和持续监测。

二、疾病概述

（一）定义　CCAM是一种发育性、非遗传性肺内病变，通常表现为肺内囊性和实性混合的肿块，肿块包含异常错构或发育不良的肺组织和支气管肺泡结构。一般认为，CCAM来源于胚胎肺发育早期不成熟的小支气管异常发育[1]。

（二）发病率和流行病学　CCAM是最常见的胎儿肺内高回声病变，占发现的胎肺异常的50%～75%[2]。这些病变在妊娠期可能呈现较大的变化趋势，超过一半的病例会自发消退或完全消失[3,4]。因此，产后研究可能低估了这类肺部病变的实际发病率，通常引用的发病率为1/35 000～1/25 000[5]。在对非特定人群的产前研究中发现，其发病率为1/6 000～1/4 000[6]。随着时间推移，由于超声设备的发展，产前诊断率会显著增加。因此，CCAM准确的产前发病率仍是未知的，可能未来会有变化。

（三）病因和病理生理学　CCAM的特征是缺乏正常的肺泡，起源于具有各种上皮层的末端支气管异

常增生和囊性扩张。

CCAM可表现为以实性为主、以囊性为主或囊性和实性混合的结构。Stocker等[7]根据囊肿直径将其分成三种类型，这可能代表了支气管树水平发育不良的起源差异。

1. Ⅰ型（大囊型）　特征是单个或多个囊肿直径大于2 cm，囊肿内衬有纤毛的假复层柱状上皮。此类占产后CCAM病例的近50%。它常引起纵隔压迫，但很少合并其他异常，预后一般较好。

2. Ⅱ型（中囊型）　占CCAM病例的40%，单个或多个囊肿直径小于2 cm，囊肿内衬混合纤毛上皮、柱状上皮和立方上皮，上皮层下有一层薄薄的纤维肌层。

3. Ⅲ型（小囊型）　主要为实性病变，伴有小囊肿（小于0.5 cm）。此类占CCAM病例的10%，组织学上由肺泡样结构组成，内衬纤毛立方上皮，被内衬非纤毛立方上皮的微小肿块分隔开。

因此，Ⅰ型多表现为近端支气管树、主支气管异常，而Ⅲ型多表现为远端末梢肺泡组织异常改变。Ⅱ型和Ⅲ型常伴有其他畸形，预后较差。

Stocker等[7]后来扩展了上述分类，增加了另外两种类型。0型，肺泡异常增生或发育不全，非常少见，累及所有肺叶，不能存活。Ⅳ型，由末梢肺泡的错构畸形引起的大的薄壁外周囊肿。

Adzick等[8]根据超声表现提出了另一种更适合临床的分类方法，他们将产前诊断的这种肺部病变分为两组：①大囊型（Ⅰ型），囊肿直径大于5 mm，超声表现为囊性肿块；②小囊型（Ⅱ型），囊肿直径小于5 mm，超声上表现为实性病变。囊肿的存在与否非常重要，

因为这决定了发生胎儿水肿时的治疗方案。

三、疾病表现

（一）临床表现 CCAM 表现为高回声实性或囊性胸腔肿块。囊肿可以单发或多发，小或大到占据整个肿块。CCAM 通常是单侧和单叶的，好发于肺下叶。肿块通常在妊娠中期发现，开始会有轻微增大。一半的病例肺内高回声病变在产前有明显退化，通常在妊娠 32 周左右[3]。肿块较大时会导致纵隔移位、心脏向胸腔对侧移位、膈肌被压扁、食管受压导致羊水过多，心脏直接受压、静脉回流受阻，这常在伴有胎儿水肿的病例中发生，非常罕见。

孤立发生 CCAM 的病例染色体异常的风险并没有显著增加[3,8]。8%～12% 的病例发现有相关畸形[9,10]，常为肾脏畸形、先天性膈疝、气管食管瘘和先天性心脏病[3,11,12]。

产前诊断的 CCAM 预后取决于病变大小、肺发育不全的程度、相关畸形的存在和胎儿水肿的进展。通过囊腺瘤畸形的体积与胎儿头围的比值[简称肺头比（CVR），CVR＝长×高×宽×0.52/头围]评估肺肿块大小，用于预测水肿的发生与发展[13]。CVR 大于 1.6 表示发生水肿的风险为 75%，而 CVR 小于 1.5 则表示发生水肿的风险为 3%。

（二）影像学表现

1. 超声表现 一种肺部囊性回声肿块。需使用常规的频谱、彩色或能量多普勒超声来评估肺部囊肿的位置、大小、存在和血供。Ⅰ 型病变以囊性肿块为主，囊肿较大（图 2.1）；Ⅱ 型病变以实性肿块为主，囊肿较小（图 2.2）；Ⅲ 型病变为均匀的实性高回声肿块（图 2.3）。

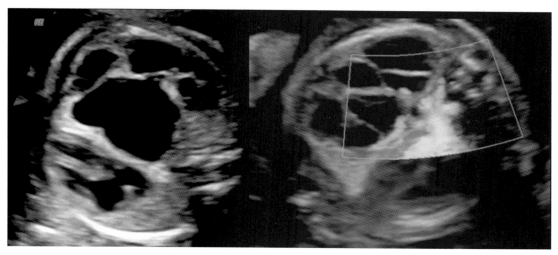

图 2.1 妊娠 22 周胎儿左肺内大囊型 CCAM 超声图像。有明显的纵隔移位，血供来自肺动脉。

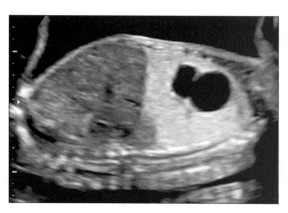

图 2.2 一个较大 CCAM 的矢状面，主要为实性成分，伴有两个中等大小的囊肿。

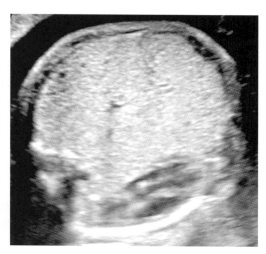

图 2.3 一个较大的小囊型 CCAM 轴向切面。左肺均匀高回声实性肿块，造成明显的纵隔移位。正常的右肺位于心脏后面，几乎不可见。

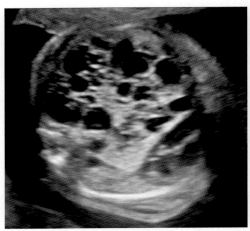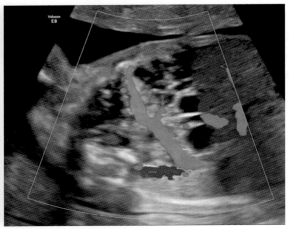

图 2.4　左肺囊实性肿块。彩色多普勒可显示供血动脉直接起源于主动脉,因而诊断为 CCAM - BPS 混合型。

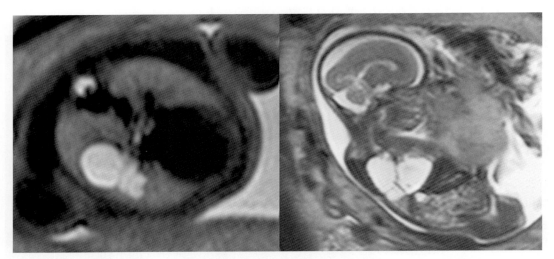

图 2.5　妊娠 29 周大囊型 CCAM 胎儿 MRI 表现。胎儿胸部横切面和矢状面显示右肺内高信号的囊性病变。

所有类型的 CCAM,血液供应通常来自肺血管,但有时肿块可能有体循环供血,与支气管肺隔离症(BPS)相似(见第 3 章),这些称为 CCAM - BPS 混合型病变(图 2.4)。

检查应包括胎儿心脏超声和全面的超声评估,以排除相关畸形、水肿和心脏失代偿的早期表现,如三尖瓣反流、静脉导管多普勒血流异常、羊水过多。尤其是伴有相关畸形时,应该重视核型分析。

对 CCAM 胎儿必须密切随访。根据肺部病变的类型和大小,超声监测应安排 2 周或每周一次。

2. 磁共振成像(MRI)表现　已被用于评估胎儿肺部肿块,但未显示出比超声更有实质性优势(图 2.5)。

> **典型特征**
>
> 单侧回声增强、界限清楚、实性或囊性肺部病变,累及部分肺组织,以肺下叶为主。其缺乏来自体循环的动脉血供。

四、影像鉴别诊断

CCAM 的鉴别诊断应考虑以下几个肺部病变。

1. 小叶内隔离肺　BPS 通常是边界清楚的实性回声肿块,接受体循环动脉供血。这个特征是有诊断意义的,但并不总是容易找到。超声也难以区分 BPS 与小囊型 CCAM。综上所述,囊性病变如 CCAM 临床和组织学特征都很明显,也可能是体循环供血。这两种疾病之间没有明显的组织学区别,混合型也很常见[14,15]。

2. 先天性肺气肿(CLE) CLE 是肺叶过度膨胀而不破坏肺泡,通常位于肺上叶。超声也难以区分 CLE 与小囊型 CCAM,实性病变的性质有时仅通过病理证实。

3. 支气管闭锁或支气管源性囊肿引起远端支气管梗阻 病变表现为实性回声肿块,累及一个肺叶或全肺。支气管阻塞引起的支气管树扩张有助于鉴别支气管闭锁和 CCAM。

4. 先天性膈疝(CDH) 评估胃的位置,观察疝出肠袢的蠕动情况,直接观察膈肌,这些都有助于鉴别诊断。

五、治疗方案概要

(一)产前 伴有胎儿水肿但核型正常、无其他相关畸形的病例才考虑给予产前干预。明显的纵隔移位、羊水过多或静脉导管多普勒血流异常提示发生水肿风险高,但尚不明确是否应在这些情况下进行胎儿治疗。

1. 侵入性胎儿治疗 胎儿期干预包括开放式胎儿手术[17]、囊肿穿刺[18]、胸腔-羊膜腔分流术[19,20]、经皮激光消融术[21]和胎儿镜手术[16]。虽然报道有50%的成功率,但开放式胎儿手术因其相关并发症及侵入性操作,目前仍有争议。

放置胸腔-羊膜腔分流器是一种选择。分流器应放置在主要囊肿或囊肿最明显的区域。

如果分流器安装正确,大多数病例 CCAM 体积减小,水肿迅速改善[12]。

对于妊娠 34 周后诊断为 CCAM 和胎儿水肿的病例,希望可以延长孕周,同时用类固醇激素促胎肺成熟。这些病例的主要目标是达到足够的体重(通常为 2 kg),以允许产后使用体外膜氧合,这可能是确保产后生存的关键。

对于小囊型病变,分流术或经皮穿刺不可行,建议采用经皮激光消融术[21]或胎儿镜手术[16]。当然,考虑这些技术作为治疗性选择仍需要进一步的研究。

2. 药物治疗 据报道,母体给予倍他米松促胎肺成熟可减小肿块,并改善部分伴有大型复杂性 CCAM 胎儿的水肿状况[22,23]。

其机制尚不清楚,可能是类固醇激素加速病变的成熟或退化。虽然这系列的报道较少,但尝试将皮质类固醇作为一线治疗似乎是合理的,因此对于那些应用皮质类固醇治疗而病情仍在进展的病例,可以考虑侵入性治疗。

(二)产后 产后手术治疗是常规处理,手术时机取决于呼吸系统受损害的程度。如果婴儿情况稳定,手术可以推迟到出生后几周或几个月。

医生须知

CCAM 是胎儿胸腔肿块最常见的原因。只要剩余足够的正常肺组织,预后一般良好。若出现水肿,围产期死亡率几乎为100%。此类病例应转诊至有经验的胎儿干预治疗中心。

要点

- CCAM 是胎儿胸腔肿块最常见的原因。
- 常在产前明显退化。
- 特征是缺乏正常的肺泡,起源于具有各种上皮层的末端支气管异常增生和囊性扩张。
- 肺动脉供血。
- 组织学表现可能与支气管肺隔离症相同。
- 常见分类基于囊肿的大小。
- 预后取决于肺部肿块的大小。

参考文献见 *www.expertconsult.com.*

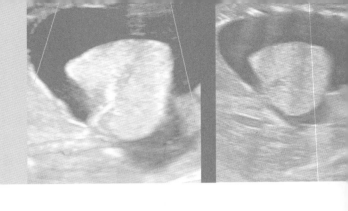

第3章

支气管肺隔离症

ROGELIO CRUZ-MARTÍNEZ | EDUARD GRATACÓS

王明敏 译,杨丽娟 任敏 审校

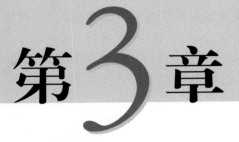

一、引言

支气管肺隔离症(bronchopulmonary sequestration, BPS)是一种由无功能肺组织构成的实性肺损伤,是一种肺的多生叶,与气管支气管树没有连接,其血液来自异常的体循环供血动脉,通常来自降主动脉。BPS可分为两型:合并到正常肺组织中的称为叶内型(intralobar sequestration, ILS);有自己的胸膜覆盖层,与正常肺完全分离的称为叶外型(extralobar sequestration, ELS),ELS也可能位于胸腔外。

二、疾病概述

(一)发病率和流行病学 BPS是继先天性肺囊腺瘤畸形(CCAM)之后第二常见的先天性肺异常。ELS占产前诊断BPS的大多数和产后诊断BPS的25%~50%[1]。这种产前和产后发病率的差异可能是由于很多ILS病变是出生后才形成的[2]。据报道,ELS患者中男性占多数(男女比例为4∶1)[3],但最近的系列报道男性和女性发病率相似[4]。

(二)病因和病理生理学 BPS常发生在左下肺,被认为起源于一个位于尾部的多生肺芽,在肺发育过程中与食管一起向尾端迁移。胸膜形成之前或之后的发育异常分别导致ILS或ELS[3]。ELS可以位于胸腔内(通常在左侧,占所有病例的50%)、前纵隔和后纵隔(8%和6%)或胸腔外,最常见于膈下(高达18%的病例)[4]。ELS和ILS可以共存[5]。ELS具有来自膈上或膈下体循环动脉的血液供应,通常直接来自主动脉[4]。ELS通常(但不总是)回流至腔静脉系统(上腔静脉、奇静脉和半奇静脉),而ILS回流入肺静脉。

三、疾病表现

(一)临床表现 通常产前诊断为胸腔内肿块或腹部肿块,具有特征性超声和多普勒表现。预后评估主要取决于肿块大小、是否存在胸腔积液及胸腔积液的量。BPS通常具有良好的预后和较高自愈率。产前诊断的BPS病例中,75%的肿块在后续产前超声随访中显著消退,只有产后计算机断层扫描(CT)检查才能检测到[6]。消退机制可能与体循环供血动脉的自发性血栓形成有关。

小部分病例表现为巨大肿块,可导致大量胸腔积液和严重的纵隔移位,并可能伴有胎儿水肿。胎儿水肿产生的可能机制是肺部肿块的动静脉分流和高输出量导致的心力衰竭。在某些情况下,食管受压也会引起羊水过多和早产[7]。

新生儿结局取决于下列几个因素。

(1)肿块的大小和位置。由于血管受压,较大的胸腔内肿块可能导致肺发育不全、纵隔移位和胎儿积液。腹腔内ELS一般预后良好。

(2)大量胸腔积液和/或胎儿水肿的发展。这些病例通常有宫内胎儿死亡的风险。

(3)其他合并的异常。

出生后,ELS可能无症状或表现为呼吸窘迫、肺炎、喂养困难,或由于病灶内动静脉分流导致高输出量充血性心力衰竭[8]。最常见的问题是隔离肺段的重复感染,这可能需要紧急切除隔离叶[1]。临床表现也受到相关异常的影响,这种影响在ELS病例中不多见[6]。最常见的并发畸形是胃肠道异常、先天性心脏病、胸壁异常、膈疝和椎体畸形[2,9,10]。

孤立性BPS中未发现明显的染色体异常的风险

增加。

（二）影像学表现

1. **超声表现** BPS 通常表现为高回声，多为明确的均匀实性病变（图 3.1）。通常在妊娠中期检测到，开始时表现出轻微的生长，随后在妊娠后期有时显著消退[6]。如果 ELS 位于膈肌下方，则可能与肾上腺肿块无法区分。BPS 的特征性征象是可探及体循环动脉供血，可以通过使用彩色或能量多普勒超声识别，从降主动脉发出并进入肺部肿块（图 3.2）。

少数 ELS 病例中可能发生胸腔积液。如果体积较大，肺部肿块和胸腔积液可引起纵隔移位和胎儿水肿（图 3.3）。据推测，胸腔积液的机制可能是由于通过受累肺分流而增加的静脉回流[11]。

2. **MRI 表现** 胎儿 MRI 可用来证明供血血管的来源，并与其他肺部病变进行鉴别诊断[12,13]。BPS 病变的初始 MRI 表现为明确的楔形均匀肿块，T2 加权成像时信号强度高于正常肺，低于羊水。部分消退后，BPS 病变的信号强度趋于降低。由于小静脉分辨率差、走行曲折，引流静脉的观察更加困难。

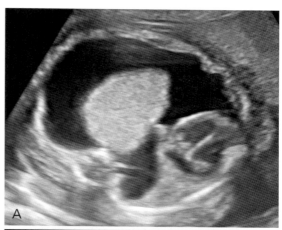

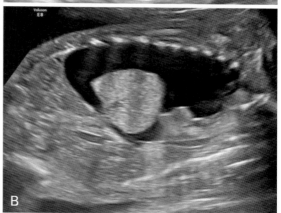

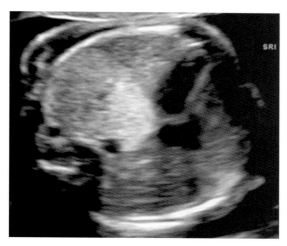

图 3.1 妊娠 27 周胎儿隔离肺的超声图像。胎儿胸部横切面可见一个累及胎儿左下肺的均匀高回声病变。

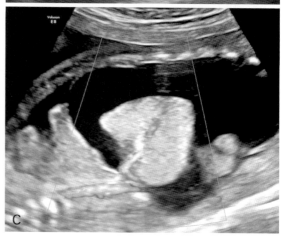

图 3.3 妊娠 26 周胎儿 BPS 合并胸腔积液的超声图像。胎儿胸部的横断面（A）和矢状面（B）视图显示胎儿大量胸腔积液和双侧肺压缩的高回声肿块。（C）能量多普勒超声显示高回声肿块内可见来自降主动脉的血液供应。

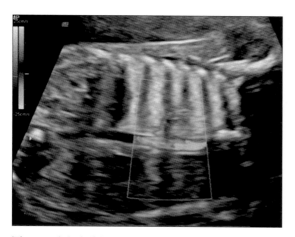

图 3.2 彩色多普勒超声显示肺部肿块的供血动脉分支来源于主动脉。这是 BPS 的特异性征象。

典型特征

- 胸腔或膈下腹部的高回声实质性肿块。
- 直接来自主动脉的血液供应。

四、影像鉴别诊断

1. **先天性肺囊腺瘤畸形（CCAM）** 外观可能相同，但 CCAM 不会显示主动脉供养血管。然而高达 40%的肺部病灶是 CCAM - BPS 混合型，因此囊性肿块也表现为呈现体循环供血动脉[14,15]。

2. **支气管闭锁（bronchial atresia，BA）** 病变通常涉及整个肺部，其表现为肺体积增大呈高回声，伴有膈肌外翻。阻塞远端可见清晰扩张的支气管树是诊断 BA 的要点。与 BPS 相反，BA 具有来自肺动脉的血液供应。

3. **弯刀综合征** 该疾病的特征是右肺全部或部分发育不全，肺静脉异常引流至下腔静脉。可能存在从主动脉向发育不良的肺的异常动脉供应，使该疾病类似于 BPS。在 BPS 中，肿块是呈高回声的，有时还伴有纵隔向对侧移位，而在弯刀综合征中，肺是发育不良的，呈无回声，纵隔移位是向患侧移位[16]。

4. **肾上腺肿块** ELS 可见异常的体循环供血动脉，膈下 ELS 可能与罕见的肾上肿块非常相似，如神经母细胞瘤、中肾母细胞瘤或肾上腺出血。ELS 超声表现为实质性高回声征象，有助于鉴别，MRI 对 ELS 和肾上腺肿块的鉴别诊断非常有帮助[17]。仔细勾勒肾脏和肾上腺的边缘有助于区别这些器官的病变和膈下隔离症。

五、治疗方案概要

（一）产前 很大一部分 BPS 病例在产前消退。因此，没有胎儿胸腔积液或水肿迹象的 BPS 可以期待疗法，每 2 周进行一次产前随访评估，评估肺部肿块的生长和并发症的早期征兆，如羊水过多、胸腔积液、静脉导管多普勒异常或水肿。妊娠 32～34 周之前发生水肿可能是胎儿进行治疗的指征。有研究提到宫内切除异常肺叶（肺叶切除术）的开放式胎儿手术，显示存活率约为 50%[18]，但由于风险高，实际上几乎从未做过。如果有大量胸腔积液，胸腔-羊膜腔分流术是另一种治疗手段[19,20]，但肿块很大时改善是有限的。还可以将聚多卡醇注射到供血动脉中进行经皮硬化疗法[21]，然而这一过程存在酒精分散到全身血管中的潜在风险，因此将该技术作为治疗选择还需要进一步研究[19]。其他胎儿干预措施，如供血动

脉射频消融、间质激光治疗和线圈栓塞也有报道，结果不尽相同[22]。最近一系列研究报道了经皮激光消融供血动脉，显示水肿和胸腔积液的消退，肺部肿块消退，存活率高达 100%，几乎所有病例都不需要新生儿手术[23]。它的进一步研究或许能阐明复杂性 BPS 的治疗选择。

（二）产后 除了非常罕见的复杂病例外，BPS 的预后总体良好，生存率接近 100%[24]。应在具有适当治疗设施的医疗中心进行有巨大肿块或心脏损害迹象胎儿的分娩，以治疗肺发育不全新生儿。肺发育不全的程度是新生儿预后的最重要决定因素。在一些严重的病例中可能需要不同程度的呼吸机支持或体外膜氧合，以及立即胸外科手术。

评估小儿胸部疾病的最基本方法仍然是胸部 X 线平片。当需要更精确地描述胸部肿块时，肺部 CT 和血管造影是最佳选择[25]。CT 具有最广泛的适用性，CT 血管造影在评估供血血管方面也很有价值。

从长远来看，所有的 BPS 患者都需要在出生后进行肿块的切除手术[1]，以尽量减少感染和出血的风险。BPS 患者的恶变率不会增加[4]。长期随访中发现，去除隔离肺组织有利于剩余肺组织的代偿性生长[26]。有研究提出用对病灶供血动脉进行栓塞来治疗隔离肺[27]。

医生须知

小的 BPS 肺肿块可发生自发消退。需要广泛的胎儿随访，评估肺部肿块生长情况和胎儿是否合并积液。孤立性病例染色体异常的风险不高。伴有胸腔积液或水肿的大肿块与围产期高死亡率有关，应转诊至有经验的胎儿手术中心，分娩应在具有新生儿手术能力的三级医疗中心进行。

要点

- BPS 是一种实质性高回声肿块。
- 大多数情况发生在膈肌上方的肺左下叶。
- BPS 有一个体循环供血动脉，可以使用彩色多普勒在产前超声检查中确定。
- 胸腔积液或水肿是进行胎儿干预的指征。

参考文献见 *www.expertconsult.com*.

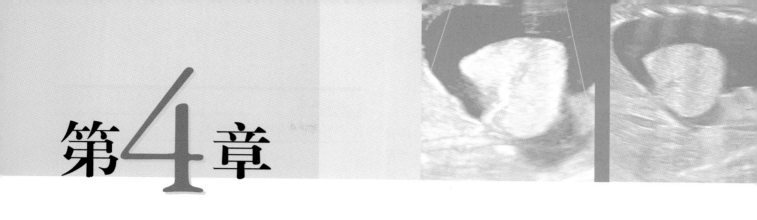

第4章

胸腔积液

MÓNICA CRUZ-LEMINI | ROGELIO CRUZ-MARTÍNEZ | EDUARD GRATACÓS

王明敏 译，杨丽娟 任敏 审校

一、引言

胎儿胸腔积液（又称胸水）是指发生于胎儿的胸腔渗出液，可以单侧发生，也可双侧发生，可能是原发性或继发性[1,2]。

二、疾病概述

（一）定义 胎儿胸腔积液是一种胸腔内渗出液，可单侧或双侧发生[3,4]。它是一个非特异性的表现，通常是其他疾病的病理性临床表现[4]。如果是原发性和孤立性的，则被称为原发性胎儿胸腔积液或产后乳糜胸[5]。

（二）发病率和流行病学 较为罕见，孕妇中的发生率1/15 000～1/8 600[1,6]，男性胎儿的发生率高于女性胎儿（2∶1）[7]。

（三）病因和病理生理学 胸腔积液通常是一种更复杂疾病的一部分，有很多潜在因素[2-4,8]，并经常伴有水肿。

(1) 心血管疾病（50%）和胎儿心律失常。

(2) 结构性畸形（25%），特别是肺部异常，如先天性肺囊腺瘤畸形（CCAM）、支气管肺隔离症（BPS）或先天性膈疝（CDH）[4,9-11]。

(3) 染色体缺陷（6%～17%），最常见的是21-三体综合征和特纳综合征（先天性卵巢发育不全）。

(4) 血液病（同种异体免疫）。

(5) 感染（弓形体、风疹、巨细胞病毒、梅毒、疱疹和细小病毒B19）。

(6) 肺和消化系统疾病。

(7) 代谢紊乱（先天性甲状腺肿）。

(8) 脐带和胎盘异常。

原发性胎儿胸腔积液是排除性诊断[5]，不能在产前确诊[6,12]。

胸腔积液的主要病理生理改变是心脏受压和静脉回流阻塞引起纵隔移位[12]，进而引起的肺发育不全和积液。此外，压迫食管可能导致羊水过多[4,9,13]。

胸腔积液的诊断需要彻底排查潜在原因。必须进行详细的超声检查和核型分析，主要是筛查21-三体综合征、特纳综合征和其他非整倍体[14]。更先进的基因检测可能有助于孤立性病例的诊断，并且已经发现了与该疾病相关的潜在基因[15]。如上所述，原发性胸腔积液是一种排除性诊断，只能在出生后确诊[12,16]。

三、疾病表现

（一）临床表现 可以通过确定胎儿一侧或双侧肺周围的液体渗出来诊断本病，积液形式多样，从轻度单侧积液到大量双侧积液。一部分病例表现为胎儿水肿，这可能妨碍辨别到底胸腔积液是首发症状导致的水肿，还是胸腔积液本身就是水肿问题的一部分。

对于孤立性胸腔积液，当发病为轻度胸腔积液时，进展很难预测。有些病例妊娠后续保持稳定，而有些则发展为严重的胸腔积液[5,12]。严重的病例几乎均演变成水肿。

其中一个主要问题是导致该症状的潜在疾病。双侧胸腔积液、严重胸腔积液伴明显的肺/纵隔压迫和水肿是预后不良的征象[3,8-11,17]。必须提醒父母，即使成功进行产前治疗，仍然存在潜在的严重疾病的风险，这只有在出生后才会变得明显。乳糜胸与嵌合体与各种遗传性疾病有关，其中一些最近被发现与基因突变有关[14,15]。

（二）影像学表现

1. **超声表现** 诊断是基于单侧或双侧胸腔内是否存在游离液体[4,18]。肺在胸腔内自由漂浮,在严重的情况下,肺的体积大大缩小,呈典型的蝴蝶状,在游离液体中漂浮并随着心跳而移动。单侧严重病例表现为严重的纵隔移位和对侧肺受压[17]。根据肺压迫及纵隔移位程度等主观因素,将胸腔积液分为轻度、中度和重度(图 4.1 和图 4.2)。

如上所述,当首次诊断就有胎儿水肿时,很难辨别胸腔积液是水肿的原因还是水肿的后果[5,11,17,19]。

2. **MRI 表现** MRI 不能提供原发性胎儿胸腔积液的额外信息,但它可能有助于排除相关的异常,如CCAM、BPS 或 CDH,而这些异常决定着如何干预[9]。

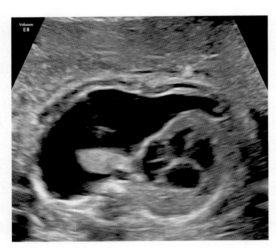

图 4.1 右侧单侧胸腔积液。纵隔明显移位和对侧肺受压,胎儿出现皮下水肿,大多数情况下将迅速演变为全身性胎儿水肿。

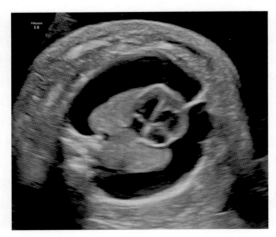

图 4.2 妊娠 33 周胎儿水肿合并双侧严重胸腔积液。双侧肺受压变小,漂浮在游离液体中。没有纵隔移位,因为两侧胸腔压力互补。

典型特征

单侧或双侧肺周围游离液体。

四、影像鉴别诊断

诊断通常非常简单。只有在罕见的大量心包积液病例中,鉴别诊断才具有挑战性,在某些病例中,大量心包积液可能大到占据胸腔的一半。在这种情况下,游离液体包围心脏,肺向后压缩,并紧贴胸壁[4,8-10]。

五、治疗方案概要

（一）产前 产前疾病是进展可变的,10%～20%的孤立性胸腔积液自发消退,且产后结局良好[20]。对于妊娠期间保持稳定的轻度、中度积液也是如此,很多病例在产后治疗中表现出良好的结局[5,20]。

胎儿胸腔积液的侵入性治疗适用于严重孤立性病例[12,17,19]。治疗的目的是降低肺发育不全的风险、预防水肿,在这类疾病中干预性治疗非常重要。因此,即使在没有水肿的情况下,对于纵隔移位非常明显的单侧病例,尤其是伴有羊水过多的病例,通常也会考虑治疗[5,11,12,20-23]。

严重水肿的胎儿是否放置分流可能存在争议。一种合理的方法是,如果水肿合并严重的胸腔积液且排除了其他原因,可以选择与父母讨论放置分流,如果水肿的主要原因是胸腔积液,这可能会大大改善病情。对于胎儿水肿合并轻度或中度胸腔积液,不建议放置分流。

有些医疗中心在进行胸腔-羊膜腔分流术前通过胸腔穿刺进行单次引流。这种减压后可以对心脏进行详细检查,并评估肺的再灌注能力,还能够描述胸腔积液的特征,但在大多数情况下,结果是非特异性的。由于胸腔积液中白细胞数量增加,也可用于核型分析。虽然压力可能会得到充分缓解,但在大多数情况下,液体会在 24 小时内恢复,因此需要长时间减压[5,11,21,22]。胸腔-羊膜腔分流术包括在超声引导下将双猪尾导管引入胸腔,可保证永久性胸腔减压。在双侧病例中,每侧胸腔均需放置一个分流器[1,5,11,13,21,23]。研究表明未经治疗的围产期死亡率可能高于 90%[7,24]。另一些研究中患者的死亡率有所下降,但仍然较高,双侧水肿患者的死亡率高达 50%～60%,非水肿患者的死亡率为 10%～30%[5,12,13,21,22]。这种高死亡率的原因是干预治疗后的胎儿早产、减压治疗后仍无法逆转的肺发育不全、潜在的严重疾病和/或分流放置后的胸腔减压差[5,12,13,17]。

OK-432 是人类来源的 A 组化脓性链球菌的冻干培养混合物，已被用于治疗胎儿乳糜胸，并取得了良好的效果[26,27]。OK-432 是一种生物调节剂，据推测可直接抑制淋巴管产生液体，并产生胸膜粘连（胸膜固定术）。最近的一篇综述报道了应用这种方法治疗水肿胎儿的存活率为 78%，但需要进一步的研究来比较其与胸膜分流术的优劣[28]。

对于妊娠晚期足月儿诊断胸腔积液的病例，可以考虑在胎儿娩出前先行超声引导的胸腔引流，再行选择性剖宫产。这种干预可以使肺部扩张，减少新生儿科医生紧急引流的需要，从而防止延误适当的新生儿呼吸支持[29]。目前还没有公开的数据支持这一战略的好处，但许多中心普遍遵循这一策略。

（二）产后　严重的胸腔积液患儿出生后需要立即进行新生儿护理。胸腔-羊膜腔分流术治疗的病例，必须在胎儿娩出后立即夹住导管，以避免出生时新生儿气胸[12]。

原发性胸腔积液胎儿的诊断必须在出生后确定。胸腔积液在新生儿科通常称为乳糜胸，严格来说，这个术语必须针对产后胸腔积液，因为在缺乏营养的情况下不会产生乳糜。

潜在疾病的存在与否将决定出生后的病情发展情况。孤立性胸腔积液病例的产后管理通常是保守的，可根据需要使用胸腔引流、低甘油三酯的饮食及偶尔使用生长抑素类似物（奥曲肽）。大多数情况下，积液会随着时间的推移而消退，只有在极少数持续存在的病例需要结扎胸导管[16,30]。

医生须知

- 胎儿胸腔积液是多种潜在病因的征兆。
- 一般来说，单侧轻度病例主要是由于淋巴引流系统异常，预后良好。
- 严重病例预后不良，应选择胸腔-羊膜腔分流术。产前治疗可显著降低死亡率，但双侧胸腔积液病例的死亡率仍较高。

要点

- 胸腔积液可单侧或双侧发生，可能是原发性或继发性。
- 80% 的病例与心脏、肺部或染色体异常相关。
- 原发性胎儿胸腔积液是一种排除性诊断。
- 胸腔积液是胎儿治疗的常见指征，特别是在严重的非水肿和/或单侧病例中，胎儿治疗可显著改善预后。

参考文献见 *www.expertconsult.com.*

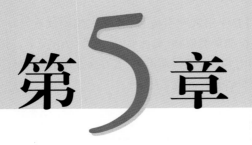

第5章

弯刀综合征

ROGELIO CRUZ-MARTÍNEZ | EDUARD GRATACÓS

王明敏 译，杨丽娟 任敏 审校

一、引言

弯刀综合征（scimitar syndrome，SS）是一种罕见的先天性异常，其特征是部分（通常为右下叶）或完全单侧异常肺静脉引流并伴有同侧肺发育不全[1]。这种异常又称肺静脉阻塞综合征或肺发育不良综合征，于1836年首次被描述[2]。Halasz等[3]首次使用"弯刀"一词来描述右半横膈膜下方或上方流入下腔静脉（IVC）的异常肺静脉轨迹的影像学表现，它是一个宽而轻度弯曲的阴影，形似一把被称为Shimshir的弯刀。1960年，首次使用术语"弯刀综合征"定义了家族发病率和临床谱[4]。

二、疾病概述

（一）定义 SS是一种先天性肺异常，由一条异常静脉构成，该静脉将部分或全部右肺血液流入体静脉循环，通常为下腔静脉，与同侧肺发育不全、右肺动脉发育不全相关，有时还有从降主动脉到发育不良肺的异常体循环动脉供血[5]。可能是由于左侧腔静脉极为罕见，虽然有报道过一些左侧SS的病例，但SS被经典描述为累及右肺[6-8]。

（二）发病率和流行病学 报道的大多数病例为成人或较大的儿童，占先天性心脏病的1/2 000[9]。只有少数产前病例报道[10-12]，活产儿发病率为1/100 000~3/100 000，明显以女性为主[9,13]。

（三）病因和病理生理学 孤立性SS通常是散发性的，与染色体或遗传异常无关，但存在相关畸形的情况下，染色体缺陷的风险增加到50%。与其他畸形的相关性很常见，包括75%的先天性心脏病、先天性肺囊性畸形、先天性膈疝（CDH）和脊柱畸形[11,14-16]。最常见的先天性心脏畸形是持续性左上腔静脉引流至冠状静脉窦[17]，已描述的其他心脏异常包括法洛四联症、主动脉缩窄、主动脉弓异常、房间隔缺损、下腔静脉缺如、肺发育不良和对侧肺静脉狭窄[11,12,14,18,19]。

SS的发病机制尚不清楚。它似乎起源于胚胎发生过程中的肺发育异常[20]。据推测，在胚胎发育过程中通常存在的肺毛细血管丛和体毛细血管丛之间的连接仍然是开放的，导致肺发育不良和同侧肺动脉发育不良。没有证据表明常见的致畸因子对SS的发生有影响。

三、疾病表现

（一）临床表现 通常没有产前表现。右肺发育不全可能导致心脏向右移位。SS通常是一种非致死性异常。虽然极为罕见，但与肺发育不良和对侧肺静脉狭窄共存可能与新生儿死亡率高有关[18]。在没有其他先天性畸形的情况下，预后取决于肺发育不全的程度和受累肺动脉供血异常的存在，这可能导致50%病例中出现肺动脉高压伴心脏左向右分流[9]。在轻度肺发育不全和没有任何异常体循环动脉供应右肺的情况下，预后通常良好。很多情况下出生后是无症状的，并且在很长一段时间内（有时直到成年）临床上没有症状。在婴儿期和儿童期出现症状的相对严重的病例中，常见的临床表现为呼吸困难、发绀、呼吸窘迫或心力衰竭，其原因是继发于异常肺动脉供应的肺血流量增加，以及婴儿期反复呼吸道感染[9,21]。

（二）影像学表现 产前超声的特征表现是肺静脉的异常引流（图5.1和图5.2），以及同侧肺发育不

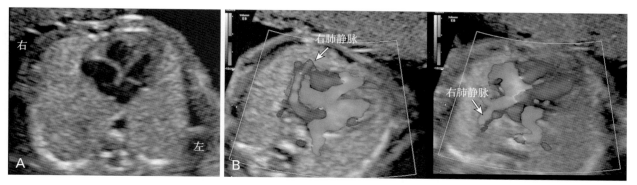

图 5.1 正常胎儿超声图像。(A) 右侧肺通常比左侧肺大；(B) 频谱多普勒超声，观察到两条右肺静脉（箭头）流入左心房。

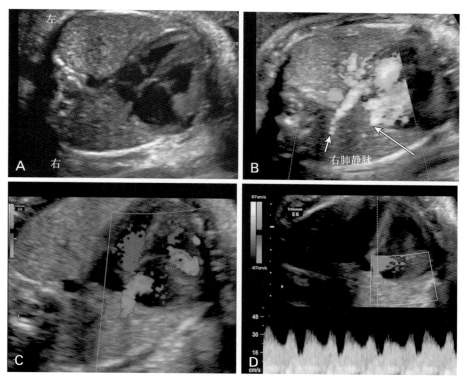

图 5.2 妊娠 25 周胎儿 SS 的超声图像。胎儿胸部横切面显示心脏轻度右移。(A) 与左肺相比，受累的右肺体积缩小，回声正常；(B) 频谱多普勒超声观察到右肺静脉异常引流至右心房；静脉多普勒波形 (D) 可证实右肺静脉异常流入右心房 (C)。

全和纵隔移位。SS 通常可以在妊娠中期通过超声检测到。异常静脉引流通常进入膈下的下腔静脉，但可能与肝静脉、门静脉、冠状静脉窦、右心房相连[1,14]，与上腔静脉[22]或左心房相连不常见[23]。

产前怀疑 SS 时，出生后必须通过放射影像、血管造影或经胸及经食管超声心动图、CT 或磁共振血管造影 (MRA) 来进一步确诊。产后放射学最明显的表现是纵隔移位。典型的表现是特征性"弯刀征"——异常的肺静脉显示为心脏右下边缘处弧形阴影，指向右侧膈肌。

1. 超声表现 已发现的产前超声表现包括与肺发育异常相关的体征[11]。

胸部横切面见右肺发育不全，体积明显小，纵隔明显向右移位。但无 CDH 或肺部肿块的迹象[10]。

频谱或能量多普勒超声可以检测到肺静脉向下腔静脉的异常引流和右肺动脉的轻度狭窄，但在大多数情况下，由于血管较小、血压较低及胎儿期的肺阻抗，检测非常困难或不可能[10,12]。产后心导管插入术仅能显示 70% 的异常引流[10]。

2. MRI 表现 出生后 MRI 或 CT 可证实肺静脉异常，并用于鉴别诊断其他先天性肺病变，如 CDH、BPS 或支气管异常。此外，MRI 在评估胎儿肺中是否存在额外的异常动脉血供方面起着重要作用[24]。该信息制定外科治疗方案时具有重要的临床意义。没有产前使用 MRI 的数据。

四、影像鉴别诊断

必须与其他肺部缺陷进行鉴别诊断,包括 CDH 和 BPS。BPS 与本病显示重叠特征,有 $50\%\sim60\%$ 共存的可能[25]。超声显示双侧肺实质均匀大小正常时,应该直接进行 CDH 的鉴别诊断。BPS 的鉴别诊断不难,应当考虑到以下特征。

(1) SS 主要影响右肺,而 BPS 通常影响左肺。

(2) SS 患者的肺回声不增强,而 BPS 的肺回声增强。

(3) SS 中通常未发现异常的体循环动脉供血[10]。

(4) 纵隔移位在 BPS 中很少发生,如果发生,则是移向患肺的对侧。

五、治疗方案概要

(一) 产前 无。

(二) 产后 SS 很少需要手术矫正。有严重症状或有明显肺动脉高压伴左向右分流的患者需要手术治疗。如果出生后证实发育不全的肺有异常体循环动脉血供,可选择对异常动脉进行栓塞治疗。类似地,左向右分流的病例可以通过手术治疗将异常的"弯刀"静脉重新缝合到左心房[26]。此外,反复肺部感染的病例可进行肺叶切除术。然而,孤立性肺静脉异位引流的病例通常不需要产后干预。

医生须知

- SS 是一种罕见的胎儿缺陷,纵隔向右侧移位的病例需考虑到该病的诊断。
- 肺静脉引流通常是不正常的,在产前诊断极具挑战性,甚至是不可能的。
- 相关异常的风险很高。若怀疑 SS,必须进行针对性的胎儿超声心动图检查以排除其他先天性心脏畸形。

要点

- SS 是纵隔向右移位的罕见原因。
- 右肺发育不全伴右肺静脉异常引流(产前通常不明显)。
- SS 与心脏畸形高度相关。
- "弯刀征"是一种病理征象,特指产后的影像学表现。

参考文献见 *www.expertconsult.com.*

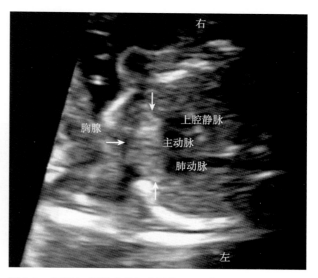

第6章

胸 腺

LISA C. ZUCKERWISE | LING LI | JOSHUA A. COPEL

王明敏 译,杨丽娟 任敏 审校

一、引言

胸腺是一种淋巴上皮器官,在宫内和宫外都具有关键的免疫功能[1,2]。胸腺由第三咽囊和第三鳃裂发育而来,前者产生内胚层衍生的胸腺皮质上皮,后者产生外胚层衍生的胸腺髓质上皮[3,4]。

妊娠9周胸腺增大,此时淋巴细胞和造血细胞从胚胎血管迁移到胸腺上皮细胞空隙。妊娠12周后,胸腺下降至前纵隔,成为一个被包裹的分叶器官,其皮质充满淋巴细胞,髓质因相对缺乏淋巴细胞而更具上皮细胞特性[5]。胸腺在整个胎儿期持续生长[6]。

二、正常解剖

(一)一般解剖描述 胸腺由两个沿中线紧密接触的侧叶组成,部分位于胸部,部分位于颈部,从第4肋软骨向上延伸,接近甲状腺下缘(图6.1)。胸腺被胸骨及胸骨舌骨肌和胸骨甲状腺肌的起源所覆盖[7]。

胸腺的下部位于心包上,由一层筋膜与主动脉弓和大血管分开。在颈部,胸腺位于气管的前表面,在胸骨舌骨肌和胸骨甲状腺肌的后面[7]。

(二)超声表现 胎儿胸腺在超声上显示为位于前上纵隔、心包腹侧、心脏大血管及两肺之间的回声均匀一致的四边形结构。心脏三血管切面或三血管-气管切面可清晰显示,位于血管(肺动脉、主动脉和上腔静脉,气管位于血管右侧)前方(图6.2～图6.5)[8,9]。胎儿胸部横切面,胸腺最常见于胸骨和心脏大血管之间。矢状面胸腺呈三角形或泪滴状(图6.6)。妊娠早中期(17～22周),胸腺的回声与肺回声相似或略强(图6.2和图6.4);妊娠晚期胸腺的回声则较肺回声低(图6.3和图6.5)[10]。

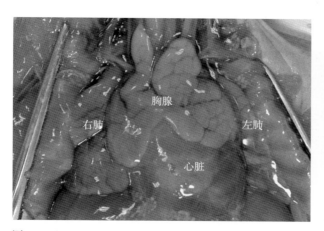

图6.1 妊娠26周2天胎儿的正常胸腺。

图6.2 妊娠20周胎儿的超声图像(三血管切面),显示胸腺呈四边形结构,位于三条血管(主动脉、肺动脉、上腔静脉)前方,回声水平强于肺回声。

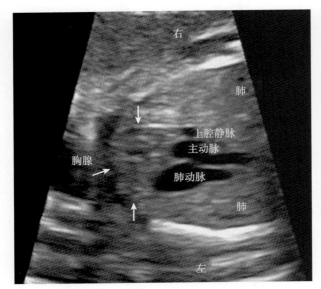

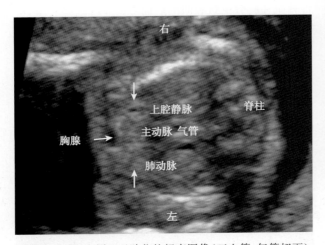

图 6.3 妊娠 28 周胎儿的超声图像(三血管切面),显示胸腺呈四边形结构,位于三条血管(主动脉、肺动脉、上腔静脉)前方,回声水平较肺低。

图 6.4 妊娠 18 周 3 天胎儿的超声图像(三血管-气管切面),显示胸腺呈四边形结构,位于三条血管(主动脉、肺动脉、上腔静脉)和胸腺前面,回声比肺回声稍强。

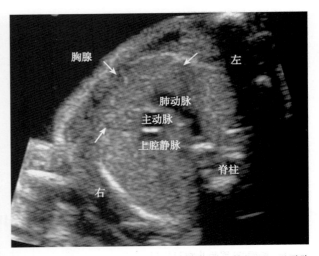

图 6.5 妊娠 24 周 6 天胎儿的超声图像(三血管切面),显示胸腺呈四边形结构,位于三条血管(主动脉、肺动脉、上腔静脉)前面。胸腺回声较肺低。

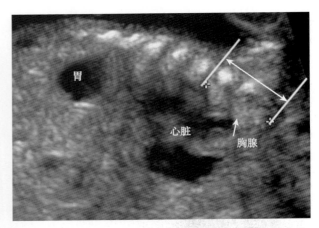

图 6.6 妊娠 21 周 6 天胎儿的超声图像(矢状视图),显示胸腺。

随着三维和四维超声的发展和应用,利用多个平面的三维模型可以重建和测量整个胎儿胸腺,克服了二维超声单平面信息的局限性。使用离线虚拟器官计算机辅助分析(VOCAL)软件,可以从任何方向评估胎儿胸腺的三维形态(图 6.7～图 6.9)[11]。

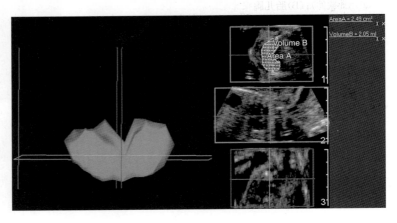

图 6.7 虚拟器官计算机辅助分析计算妊娠 22 周胎儿胸腺体积(QLAB 软件)。显示四幅图像:右侧三幅图像为三个正交平面;左图为重建胸腺体积。右上角显示胸腺体积=2.05 mL。

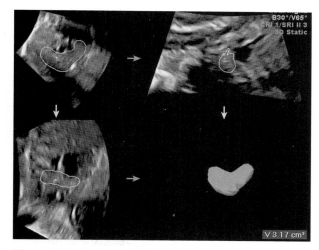

图 6.8　妊娠 26 周胎儿胸腺体积 VOCAL 计算。显示四幅图像:左侧两个图像和右上角是三个正交平面;右下角的图像是重建胸腺体积。右下角显示胸腺体积＝3.17 mL(3.17 cm³)。

英国文献中有几项关于正常胎儿胸腺大小的超声测量数据的研究,Felker 等[9] 对胎儿胸腺前后厚度进行研究,Zallel 等[8] 研究胸腺周长,Jeppesen 等[6] 和 Cho 等[10] 研究胸腺横径,Li 等[11] 研究三维体积。2011 年 Paladini 描述了 thy box 技术,该技术利用血管边界和多普勒(内侧乳腺动脉、后方三条血管和前方胸骨)来识别胸腺并进行测量,证明了良好的可行性和可复制性,可用于妊娠晚期初胸腺的评估[12,13]。

(三)详细解剖描述

1. 正常　胸腺的两个叶通常大小不同,它们偶尔结合在一起形成一个整体,有时被一个中间叶隔开[7]。

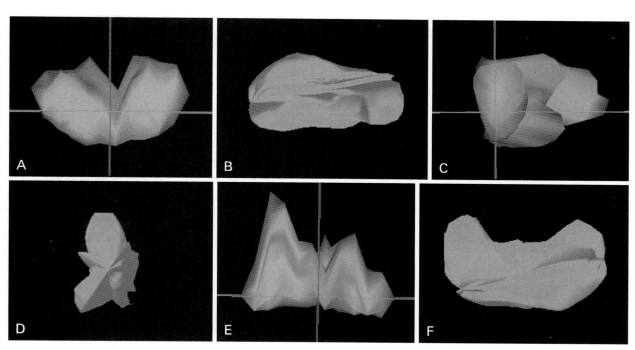

图 6.9　用虚拟器官计算机辅助分析软件通过不同的切面对妊娠 22 周胎儿的胸腺进行体积计算。(A)胎儿胸腺的横切面(飞利浦的 QLAB 软件);(B)胎儿胸腺的横切面(GE 的 4D VIEW 软件);(C)胎儿胸腺的矢状面(飞利浦的 QLAB 软件);(D)胎儿胸腺的矢状面(GE 的 4D VIEW 软件);(E)胎儿胸腺的冠状面(飞利浦的 QLAB 软件);(F)胎儿胸腺的冠状面(GE 的 4D VIEW 软件)。

2. 异常　胸腺发育不全是指胸腺发育不良或退化,胸腺缺如是先天性的胸腺缺失。胸腺发育不全和胸腺缺如已被报道为多种疾病的相关发现,如 22q11.2 缺失(DiGeorge 综合征)[14]、埃利伟综合征(Ellis-van Creveld 综合征)[15]、严重联合免疫缺陷[16]、人类免疫缺陷病毒(HIV)感染[17]、胎儿生长受限(FGR)[18]、急性疾病[19]、酒精暴露[20] 和绒毛膜羊膜炎[21]。

Chaoui 等[22] 和 Barrea 等[23] 研究了产前诊断心脏畸形的一组胎儿的胸腺,发现在胎儿心脏畸形病例中,胸腺缺如或发育不全是 22q11.2 缺失的标志,这一发现的敏感性至少为 90%,特异性为 98.5%。对 74 例经荧光原位杂交(FISH)证实的 22q11.2 缺失胎儿进行进一步研究发现,86% 的胎儿在尸检时发现胸腺异常,53.3% 的胎儿为胸腺缺如,46.7% 的胎儿为胸腺发育不全[24]。综上所述,这些研究表明,通过超声对胸腺进行评估有助于识别胸腺偏小或缺如患者缺失 22q11.2 的风险。

Cromi 等[25]评估了生长受限胎儿的胸腺大小,发现绝大多数生长受限胎儿(58/60,97%)的胸腺大小小于第 5 百分位数,而对照组只有 7/60(11%)的胸腺较小。笔者推测,胎儿胸腺较小是胎儿对营养不良免疫内分泌反应的标志。Ekin 等[26]的一项临床相关研究评估了生长受限胎儿中小胸腺的意义,确定其胸腺明显小于正常生长的对照组。重要的是,他们还发现生长受限的胎儿胸腺较小与各种围产期疾病发病风险显著升高有关,包括早产、呼吸窘迫综合征、早期新生儿败血症和重症监护病房住院时间较长。

Yinon 等[27]、Di Naro 等[28]和 El Haieg 等[29]的研究表明,胎儿胸腺退化(通过小于第 5 百分位数)对胎膜完整早产妇女和胎膜早破的早产妇女均是其胎儿炎症反应综合征的预测因子。Cetin 等[30]发现胎儿胸腺直径减小到第 5 百分位数以下是预测早产、胎膜早破、早期新生儿败血症的一个有帮助的产前标记,在连续 40 例的系列研究中,其敏感性为 100%,特异性为 73%。

3. 相关检查注意事项　当怀疑有 22q11.2 缺失综合征、埃利伟综合征、严重联合免疫缺陷、HIV 感染、胎儿生长受限(FGR)、急性疾病、酒精暴露或绒毛膜羊膜炎时,可对胎儿胸腺进行评估。如果超声检查显示胎儿胸腺明显缩小或缺失,则有必要仔细评估胎儿其他解剖结构,包括胎儿心脏结构,以及考虑遗传咨询和检测。当怀疑胎儿先天性心脏病,特别是圆锥管畸形时,胎儿胸腺的评估可能有助于对相关胎儿疾病的风险进行分层,并为诊断性基因检测提供咨询[11]。在胎儿生长受限、早产或胎膜早破的情况下,胸腺变小可能表明胸腺退化,胎儿预后较差[26-30]。

要点

- 二维超声检查胎儿胸腺显示为前上纵隔的均匀一致的结构。
- 胸腺在整个胎儿期中不断生长。
- 胸腺发育不全和胸腺缺如是各种疾病的相关发现。

参考文献见 *www.expertconsult.com.*

第7章

其他胸部肿瘤

MÓNICA CRUZ-LEMINI | EDUARD GRATACÓS

王明敏 译,杨丽娟 任敏 审校

一、引言

前几章未描述的胸部肿瘤中,有两种较为常见。支气管囊肿位于纵隔和肺,起源于心室憩室的异常出芽[1-4]。淋巴管瘤起源于淋巴系统,在胸部、头部和颈部更常见[5]。

二、支气管囊肿

(一)定义 支气管囊肿是气管支气管树的囊性复制,起源于前肠心室憩室的异常发育[4,6]。

(二)发病率和流行病学 支气管源性囊肿占先天性支气管肺前肠囊性畸形的 20%～30%[7]。据报道,发病率为 1/42 000,但由于晚期诊断和隐藏病例比例高,这一数字可能被低估[8]。这些病例中有一半是在 15 岁以后诊断出来的。产前诊断仅适用于大囊肿。虽然病例数量少,难以做出有意义的估计,但是有研究报道了 70% 的检出率[3]。

(三)病因和病理生理学 支气管囊肿是由原始前肠的腹侧憩室异常出芽引起的。大多数囊肿发生在胎儿出生后 26～40 天。如在支气管发育早期出现,囊肿位于纵隔(30%),通常位于气管和食管之间,随后在肺中发育(70%)[4,9]。囊肿壁类似于支气管,有含纤毛的呼吸道上皮、平滑肌、软骨结构和支气管黏液腺,通常充满厚厚的黏液[4]。

(四)疾病表现

1. 临床表现 儿童和成人中,大多数囊肿无症状,通过常规超声或胸部 X 线片诊断[10]。产前表现取决于囊肿大小、支气管阻塞或纵隔移位的存在与否和位置情况。很少情况下,支气管囊肿会阻塞大支气管,造成类似于支气管闭锁的效果,阻塞远端的液体引流受阻,导致肺增大、回声增强、纵隔移位、肺发育不良、羊水过多和水肿的高风险[4,11]。

2. 影像学表现

(1)超声表现:肺实质或纵隔内单发、清晰、单房、无回声的胸内肿块[7,9]。纵隔和大囊肿往往压迫气管和食管,随后出现羊水过多和/或水肿[11](图 7.1)。由于难以与其他结构区分,观察纵隔内的小囊肿可能具有挑战性,因此若存在纵隔增宽而无明显肿块,则应怀疑纵隔小囊肿。

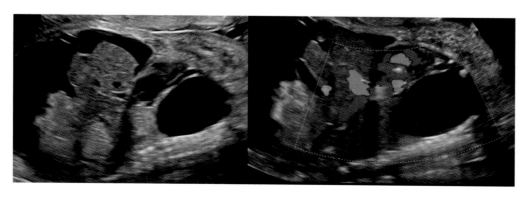

图 7.1 妊娠 25 周的胎儿巨大囊性病变的二维和彩色多普勒成像,右侧胸部的支气管囊肿。胎儿水肿是由于静脉受压回流障碍所致。

（2）MRI 表现：MRI 有助于确认较大和较小的支气管囊肿[9,11,12]。它可能有助于与其他肺畸形的鉴别诊断，更好地识别 CCAM 或 BPS，但报道的错误率仍在 6%～16%[10]。囊肿在 T2 加权成像上显示明显高信号，在 T1 加权成像上可能显示由黏液或出血性内容物引起的高信号[4,11,13]。

要点

- 肺或纵隔内单发、清晰、单房、无回声肿块。
- 纵隔移位可能与此相关，但并非必要诊断。

（五）影像鉴别诊断 主要的鉴别诊断是 BPS 和 CCAM。巨大囊性 CCAM 病变表现为单个囊肿，产前进行鉴别可能很困难或不可能。据报道，这三种不同的异常可在一个病变中同时存在，表明这些畸形有一个共同的胚胎学联系[7]。

鉴别诊断还必须包括重复囊肿和神经肠囊肿。重复囊肿通常位于中纵隔或后纵隔，而神经肠管囊肿通常位于后纵隔，且囊肿与椎管沟通的地方可能存在椎体缺陷[13]。

（六）治疗方案概要

1. 产前 产前干预仅适用于引起纵隔移位的巨大囊肿。子宫内囊肿引流可能与围产期生存率的提高有关，但缺乏相关经验，而且液体可能会再次产生[6,7]。没有胸腔-羊膜腔分流术治疗该疾病的经验[14]。最近有报道称，通过产时子宫外开胸手术切除囊肿进行治疗，以避免出生时出现急性呼吸失代偿[4]。

2. 产后 支气管囊肿在出生后的头几个月可能会继续缓慢生长。但即使没有并发症其大小也可能会以指数速度不断增加，因此通常建议在 2 岁之前切除[10]，以避免反复呼吸道感染。可能需要进行肺实质内囊肿楔形切除、肺节段切除或肺叶切除，预后将取决于肿块的位置和大小[7]。产前诊断的病例，病变一般较大，可能需要在出生时进行紧急手术[15]。

医生须知

- 支气管囊肿是一种非常罕见的病变，表现为纵隔或肺中的单个囊肿。
- 预后取决于病灶的位置和大小，但通常预后是好的。
- 肿块巨大的胎儿需要在三级医疗中心进行择期分娩。

要点

- 支气管良性肿瘤。
- 除了非常大的囊肿外，预后一般良好。

三、淋巴管瘤

（一）定义 淋巴管瘤起源于淋巴系统，多见于胸部、头部和颈部[5]。根据其超声特征，淋巴管瘤通常可分为囊性和海绵状淋巴管瘤。囊性淋巴管瘤也称为水囊瘤，通常位于颈部和胸部，是一个巨大的单房或多房液性病灶。海绵状淋巴管瘤的不同之处在于，由无数的囊性结构组成，更常见于躯干和前臂[16]。

（二）发病率和流行病学 淋巴管瘤的发病率尚不清楚。据估计，活产儿的发病率为 1.1/10 000～5.3/10000，而包括流产、死产和选择性终止妊娠等病例的发病率为 30/10 000[8,17]。淋巴管瘤占儿童良性血管生长的 25%[18]。儿科系列研究表明，50% 的淋巴管瘤在出生时就存在，高达 90% 的淋巴管瘤在 2 岁时变得明显。

（三）病因和病理生理学 基本的病理过程是淋巴池在深层皮下聚集，与淋巴管网络分离，通过垂直扩张的淋巴通道与表浅淋巴小泡沟通。在胚胎发育早期造成淋巴组织和液体的"隔离"，局部扩张，扩张周围形成厚壁和纤维壁[5,8,19]。

位置和大小决定诊断时的胎龄、预后及与其他异常的关联[5,16,20]。70%～80% 发生在颈部（水囊瘤，见第 70 章）。其余 20%～30% 发生在腋窝区、纵隔、四肢、躯干、腹膜后区、腹部内脏、骨盆和胸壁。

虽然颈部囊性淋巴管瘤通常与核型缺陷和其他畸形有关，但产前诊断的非颈部淋巴管瘤并非如此[17]，尤其是妊娠后期诊断的非颈部淋巴管瘤[1,5,16,21]。

染色体核型正常、位置不典型或囊性淋巴管瘤宫内消退的病例，存活率提高。胸部淋巴管瘤通常不会增大，很少与其他异常相关。预后将取决于病变的位置和范围。尽管风险较低，但通常建议将核型作为所有此类胎儿畸形病情检查的一部分（图 7.2）。

（四）疾病表现

1. 超声表现 超声表现为薄壁、多房或多节段性囊肿，具有声像图表现的多形性，大小和形状不尽相同，内部液体多为无回声，也可能是由出血和纤维蛋白沉积引起的可见的弱回声或液平。彩色多普勒

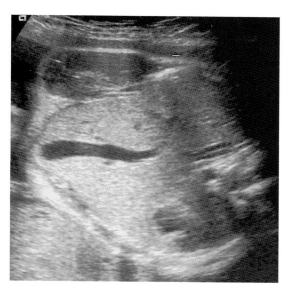

图 7.2　胎儿腹部横切面:影响胸壁和腹壁的胸腹淋巴管瘤的超声图像。

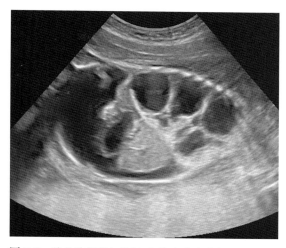

图 7.3　胎儿胸部旁矢状切面:较大肿瘤占据胸腔,横膈反向膨隆。胎儿腹腔大量积水。产前该肿块表现同典型的肺先天性大囊腺瘤畸形,出生后的手术和病理证实为肺淋巴血管瘤。

超声显示内部无血流信号[16,20,21]。

2. MRI 表现　MRI 有助于评估病变的位置和范围,以便更好地描述其特征,为产后治疗提供依据[12,13,22,23]。表现为多房高信号、边界清晰的囊性肿块,有薄壁或厚壁分隔[20,24,25]。

3. 其他检查方法　据报道,三维和四维成像有助于诊断和描述胎儿气道的淋巴管瘤的病变范围[20,25,26]。评估肿块的范围及其与气管的关系,以及吞咽运动时的变化,可以提供胎儿气道的相关信息,有助于制定分娩计划。

（五）影像鉴别诊断　最难鉴别诊断的是巨大囊性 CCAM(图 7.3)。有些病例可能无法鉴别,只能靠手术和病理证实。更罕见的是,淋巴管瘤可能类似于血管瘤和畸胎瘤[19]。畸胎瘤通常是高回声的,主要是实性的,所以通常还可以区分。血管瘤和淋巴管瘤在二维超声上可呈现相同的特征,但多普勒超声可能有助于区分这两种肿瘤。如果排除 CCAM,淋巴管瘤是特异性多囊性肿块的最常见原因。

（六）治疗方案概要

1. 产前　儿科病例偶尔可使用硬化剂治疗,如 OK-432,一种人类来源的 A 组化脓性链球菌的冻干培养混合物[17]。最近有报道在产前使用这种药治疗水囊瘤,但在胸部淋巴管瘤方面没有经验[17,27]。

非常大的肺淋巴管瘤可能与 CCAM 相似具有肿块效应,从而导致肺发育不良、严重纵隔移位和水肿[28,29]。目前尚不清楚分流术或硬化剂治疗是否能改善患者的预后。考虑到超声检查的潜在相似性,也

有可能存在一些未经报道的巨大肺部淋巴管瘤病例由于被认为是 CCAM 而采用了分流治疗。

2. 产后　手术治疗效果和新生儿结局主要取决于肿瘤的大小、位置和类型。手术切除通常是首选治疗方法,局部复发很常见,因为很难完全切除病变[19]。与其他胎儿胸部疾病一样,非常大的肿块可能会导致肺发育不全,以至于新生儿无论是否有强化呼吸支持,都会死于肺功能不全[30]。

医生须知

● 淋巴管瘤是一种非常罕见的囊性异质性病变,可能类似于 CCAM。
● 预后取决于肿块的位置和大小。
● 肿块巨大的胎儿需要在三级医疗中心进行择期分娩。

要点

● 淋巴管瘤是淋巴系统良性肿瘤。
● 预后取决于位置和大小,胸部小淋巴管瘤通常预后良好。
● 巨大肿块可能导致纵隔移位和肺发育不良,预后差。

参考文献见 *www.expertconsult.com*.

第 **3** 部分

后腹腔

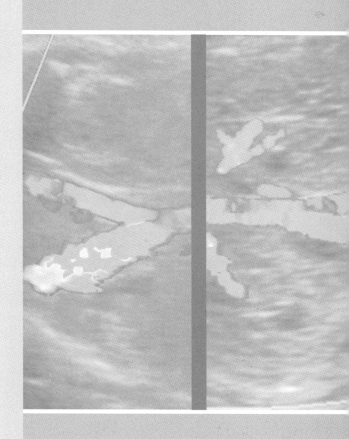

第1篇

肾脏

第8章

肾脏位置异常

APRIL T. BLEICH | JODI S. DASHE

王明敏 译，杨丽娟 任敏 审校

一、引言

肾脏位置异常有三种类型：单纯性肾异位（如盆腔肾）、交叉性肾异位和马蹄肾，统称为肾异位。正常发育过程中，后肾从骨盆移到腹部，并绕纵轴旋转。肾异位可能是由于后肾芽上升失败或上升前融合所致。虽然肾异位相对良性，但它与并发症的风险增加有关，包括膀胱输尿管反流（vesicoureteral reflux, VUR）、肾盂输尿管连接部（ureteropelvic junction, UPJ）梗阻、感染和肾结石[1-4]。患儿通常无症状，如不进行产前诊断，在出现并发症之前，受累新生儿可能不会得到很好的治疗。超声技术的改进使得识别肾异位变得更加容易；然而，这些异常不易察觉，是一个可疑的指标。

二、疾病概述

（一）定义　盆腔肾也被称为单纯性肾异位，指的是位于同一侧但无法向上移动的肾脏。盆腔肾位于骶骨前和主动脉分叉下方[5]。

交叉肾异位时，两个肾脏位于脊柱的同一侧。大多数情况下，异位的一侧肾脏位于正常肾脏下方，并与其融合，称为交叉融合异位。异位肾的输尿管穿过中线，插入膀胱的正常位置[6,7]。

马蹄肾是肾脏下极融合，其峡部穿过中线，通常位于大血管前方，位于肠系膜下动脉正下方，阻止马蹄肾向上移动至正常位置[8,9]。

（二）发病率和流行病学　盆腔肾的新生儿发病率为1/3 000～1/2 000，男性稍多于女性。据报道以左侧为主，12%的病例是双侧的[5]。

交叉异位肾的发病率为1/7 500[12]，男性约为其

2倍。左侧肾交叉到对侧更常见，这意味着两个肾通常位于右侧[6,7,13]。约75%的病例双肾脏融合（即交叉融合异位）[6,7]。

马蹄肾是最常见的肾异位，据报道发病率为1/400，男性的发病率通常是普通的2倍[1,8,14]。

所有形式的肾异位都与其他肾脏异常有关。据报道，50%以上的患者出现肾积水；VUR和UPJ梗阻发生各占约20%（见第12章）[2,5]。据报道，20%的马蹄肾病例伴发肾结石，推测是由淤滞和感染共同引起的[1,3,9]。

肾异位也与其他器官系统异常的高发病率有关。据报道，25%合并生殖道异常，25%合并肌肉骨骼异常，10%合并心脏畸形[1,5]。马蹄肾与染色体异常有关，包括特纳综合征和21-三体综合征、18-三体综合征和13-三体综合征[9,15]。

（三）病因、病理生理学和胚胎学　妊娠6～9周，肾脏从骨盆上升到肾上腺下方的腰部[16]。上升失败导致肾异位，上升失败的机制尚不明确。理论包括输尿管芽发育不良、后肾组织缺陷、遗传异常、血管阻塞和致畸剂暴露[6,10,15,17,18]。异位肾更可能发育不良（见第9章），形状异常，血液供应不典型[19]。盆腔肾是完全的上升失败。交叉肾异位由异常移行到骨盆的对侧所致。交叉肾异位时，双肾旋转不良，可能导致肾盂输尿管交界处狭窄，并随后阻塞[6,18]。交叉的肾脏通常与正常位置肾脏的下极融合，但也有其他情况的融合，如"S"形、"L"形、团块形、圆盘形和上融合的肾脏[15]。在各种形式的交叉异位肾中，位于异常侧的肾输尿管穿过骨盆正常插入膀胱。

马蹄肾被认为是肾包膜成熟前后肾芽融合的结

果。下极在峡部连接,通常位于肠系膜下动脉下方,阻止其正常的内侧旋转和上升。峡部可能由肾组织组成,但通常为纤维。发生融合的原因尚不清楚。理论包括早期胚胎发生中发育时后肾组织的紧密靠近、肾母细胞过多和后肾源细胞异常迁移所致[9,17]。据推测,峡部的异常迁移可能是相关肾恶性肿瘤发病率略微增加的原因[17,20]。

在一个系列研究中,10%的马蹄肾患者的父母和5%的后代也发现有肾脏异常,其中80%是马蹄肾,这表明是常染色体显性遗传[21]。

三、疾病表现

(一)临床表现 肾脏异位的产前诊断主要靠超声(下文讨论)。有些异常通常在产前和产后都未被发现。儿童时期,可能在 VUR 和 UPJ 梗阻相关的尿路感染时,对尿路进行评估时诊断出来。一些马蹄肾患者因肾结石而引起注意。

(二)影像学表现

超声表现:当存在盆腔肾或交叉异位肾时,最初的发现往往是无法在一侧肾窝中检查到正常肾脏(见第 11 章图 11.1)。如果怀疑诊断,重要的是对肾窝进行多切面扫查,并对骨盆进行扫查,以确定诊断是单侧肾发育不全还是肾异位。评估对侧肾脏的异常也很重要。当肾窝中不存在肾脏时,肾上腺变平并充满肾窝,称为肾上腺"平卧"征(见图 10.3 和图 11.2)[22]。正常肾上腺位于肾脏上方,呈杏仁状,皮质低回声,髓质高回声。

盆腔肾通常位于主动脉分叉下方,与骶骨相对[5]。盆腔肾可能很难与周围结构区分,尤其是在妊娠中期,肾周脂肪较少。此外,盆腔肾通常发育不良(图 8.1),可使用参考表进行肾发育不全的诊断(见

第 9 章表 9.1)。肾盂方向异常易导致梗阻,常表现为肾积水(图 8.2 和图 8.3)。扩张程度可能从轻微到严重。对于任何程度的肾积水,建议监测梗阻恶化情况(见第 12 章)。

当出现交叉肾异位时,一个肾通常位于正常水平,第二个肾低于它且旋转不良,经常与它融合(交叉融合异位)(图 8.4)。密切注意肾脏的轮廓和肾门方向可能会有所帮助。融合的肾脏可能呈球状,可以

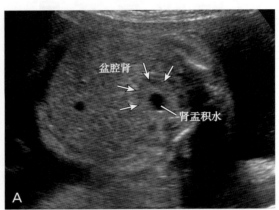

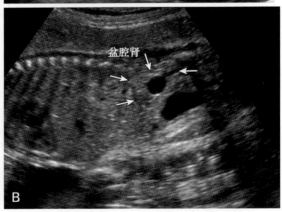

图 8.2 妊娠 24 周时盆腔肾的横向(A)和矢状面(B)图像。可见轻度肾盂扩张。

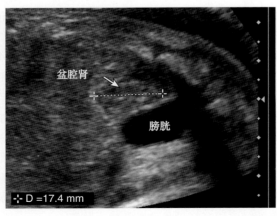

图 8.1 妊娠 26 周时盆腔肾的矢状面图像。肾脏位于膀胱上部后方,发育不良,长度为 17.4 mm。

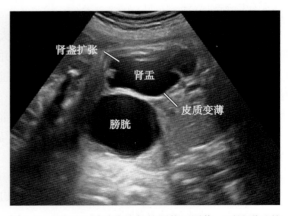

图 8.3 妊娠 35 周时盆腔肾的冠状面图像。可见明显的肾盏扩张和皮质变薄(Ⅳ级肾积水)。

形似代偿性肥大的孤立肾（见第 9 章）。随着妊娠的进展，两个肾脏往往变得容易显现（图 8.5）。彩色多普勒可显示两条独立的肾脏血管（图 8.6）。

马蹄肾下极融合形成一个横穿中线的峡部，位于腹部大血管前方，肠系膜下动脉正下方。虽然肾脏位置较低，但如果仅对肾脏的上极进行成像，则可能

无法正确评估马蹄肾。在没有相关异常的情况下，该异常通常未被诊断。冠状面上马蹄肾可见呈"U"形（图 8.7），而在横切面上，可以看到一个低回声组织桥连接两个肾脏，集合系统轻微向前移位（图 8.8）。由于与染色体异常相关，当存在马蹄肾或任何形式的肾异位合并其他异常时，应进行羊膜腔穿刺术。

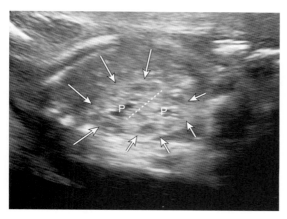

图 8.4 妊娠 20 周时的矢状面图像显示交叉融合异位。虚线表示融合区域。可见两个肾盂（P），肾脏旋转，下极向内侧偏移，肾脏轮廓呈球形。

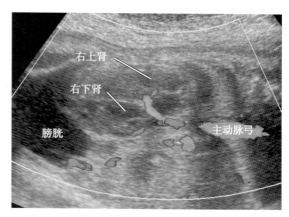

图 8.6 妊娠 38 周时的矢状面图像显示交叉融合异位。可见两个连续的（融合的）肾组织肿块，下一个邻近膀胱。彩色多普勒显示每个肿块有一个单独的血管供应。

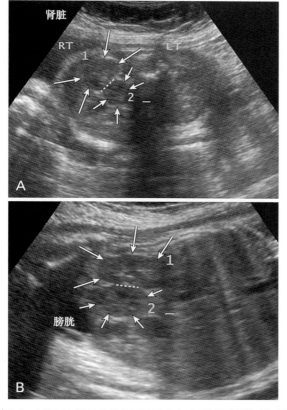

图 8.5 妊娠 38 周时的横切面（A）和矢状面（B）图像，显示胎儿右侧有两个融合的肾脏，并伴有交叉融合异位。虚线表示融合区域。左肾窝未见肾脏。

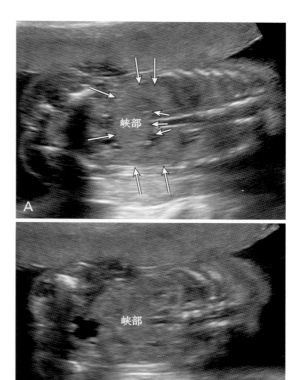

图 8.7 （A、B）妊娠 20 周时马蹄肾的冠状面图像。肾组织的横带（峡部）横跨胎儿骨盆，连接下极。此胎儿同时合并存在 18-三体。

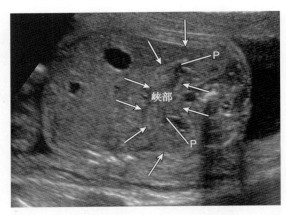

图8.8 妊娠28周时马蹄肾的横切面图像。有一条肾组织带穿过主动脉(峡部)前方的中线。肾盂内侧(P)向前倾斜。

典型特征

- 盆腔肾:肾上腺"平卧"征,肾位于盆腔。
- 交叉肾异位:两侧肾脏位于同一侧,常融合在一起,对侧出现"平躺"肾上腺征。
- 马蹄肾:连接肾脏下极的组织峡部,在冠状面上形成马蹄形。

四、影像鉴别诊断

(1) 单侧肾发育不全。

(2) 正常肾脏。

(3) 位于正常位置的肾脏,伴有肾盂扩张或多囊性发育不良。

(4) 肾肿瘤。

五、治疗方案概要

新生儿期行超声检查以确认诊断并评估梗阻情况。鉴于 VUR 的高发病率,可考虑使用排泄性膀胱尿道造影检查[4]。单纯性肾异位通常是良性临床过程。UPJ 梗阻是外科手术最常见的适应证。马蹄肾和交叉性异位肾时肾肿瘤(包括肾细胞癌、肾母细胞瘤和类癌)的发病率略有增加[1,17,20,23,24]。马蹄肾由于位置较低且缺乏骨骼保护,更容易受到创伤性损伤[9]。

医生须知

与其他胎儿异常相比,肾脏异位的超声检查结果可能不明显。重要的是,要确认两个肾窝中是否存在正常的肾脏,如果其中一个肾不存在,则要尝试确定它是在盆腔中还是与另一侧肾脏在同一侧。马蹄肾较其他形式的肾异位更常见,但产前发现的可能性较小。异位肾出现肾盂扩张时应进行随访,即使在没有扩张的情况下,也应进行妊娠晚期评估(如32周)。产后随访是必要的,以避免与感染、反流和梗阻有关的并发症。

要点

- 有三种类型的异位肾:盆腔肾的新生儿发病率 1/3000～1/2000;交叉异位肾的新生儿发病率为 1/7500;马蹄肾的发病率为 1/400。
- 每种类型的异位肾都与 VUR 和 UPJ 梗阻的发病率增加有关。马蹄肾患者的肾结石发病率增高。
- 妊娠合并肾异位时,应随访是否有肾积水的发生并评估其他脏器异常情况。肾异位合并其他异常时应进行羊膜腔穿刺术获取进一步诊断。

参考文献见 *www.expertconsult.com*.

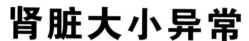

第9章

肾脏大小异常

TAMARA T. CHAO | JODI S. DASHE

杨丽 译,杨丽娟 刘雪梅 郭强 审校

一、引言

妊娠中晚期常规超声检查时,通常不测量胎儿肾脏大小,除非怀疑有异常。下面统计列表不仅包括不同孕周的胎儿肾脏长度数据(表9.1),还包括前后径数据(表9.2)和横径数据(表9.3)[1,2]。肾脏大小的异常可以是正常变异、生理性改变(即代偿性肥大)、

表9.1	根据胎龄的胎儿肾脏长度统计列表(mm)				
孕周(周)	第3百分位	第10百分位	第50百分位	第90百分位	第97百分位
14	7.5	8.0	9.3	10.8	11.6
15	8.8	9.5	11.0	12.8	13.7
16	10.2	11.0	12.7	14.8	15.8
17	11.6	12.5	14.5	16.8	18.1
18	13.1	14.1	16.3	18.9	20.3
19	14.6	15.6	18.2	21.1	22.6
20	16.1	17.2	20.0	23.2	24.9
21	17.5	18.8	21.8	25.4	27.2
22	19.0	20.4	23.6	27.4	29.4
23	20.4	21.9	25.4	29.5	31.6
24	21.8	23.4	27.1	31.5	33.8
25	23.1	24.8	28.8	33.4	35.8
26	24.4	26.2	30.4	35.3	37.8
27	25.6	27.5	31.9	37.1	39.7
28	26.8	28.7	33.4	38.7	41.5
29	27.9	29.9	34.7	40.3	43.2
30	28.9	31.0	36.0	41.8	44.8
31	29.9	32.1	37.2	43.2	46.3
32	30.8	33.0	38.3	44.5	47.7
33	31.6	33.9	39.4	45.7	49.0
34	32.4	34.7	40.3	46.8	50.2
35	33.1	35.4	41.1	47.8	51.2
36	33.7	36.1	41.9	48.7	52.2
37	34.2	36.7	42.6	49.4	53.0
38	34.7	37.2	43.2	50.1	53.8
39	35.1	37.6	43.7	50.7	54.4
40	35.4	38.0	44.1	51.2	54.9
41	35.7	38.3	44.5	51.6	55.4
42	36.0	38.6	44.8	52.0	55.7

注:数据来自 Chitty LS, Altman DG. Charts of fetal size: kidney and renal pelvis measurements, Prenat Diagn 23:891-897,2003。

表9.2	根据胎龄的胎儿肾脏前后径统计列表(mm)				
孕周(周)	第3百分位	第10百分位	第50百分位	第90百分位	第97百分位
14	4.6	5.2	6.5	8.3	9.2
15	5.4	6.0	7.6	9.6	10.7
16	6.2	6.9	8.6	10.9	12.1
17	7.0	7.8	9.7	12.2	13.6
18	7.8	8.7	10.8	13.6	15.1
19	8.6	9.5	11.9	14.9	16.6
20	9.4	10.4	13.0	16.3	18.0
21	10.2	11.3	14.1	17.5	19.4
22	11.0	12.2	15.1	18.8	20.8
23	11.8	13.0	16.1	20.0	22.1
24	12.5	13.8	17.1	21.1	23.3
25	13.2	14.6	18.0	22.2	24.5
26	13.9	15.4	18.9	23.2	25.6
27	14.6	16.1	19.7	24.2	26.6
28	15.2	16.7	20.5	25.1	27.6
29	15.8	17.4	21.2	25.9	28.4
30	16.4	18.0	21.9	26.7	29.2
31	16.9	18.5	22.5	27.3	29.9
32	17.4	19.0	23.1	27.9	30.6
33	17.8	19.5	23.6	28.5	31.2
34	18.2	19.9	24.0	29.0	31.6
35	18.6	20.3	24.4	29.4	32.1
36	18.9	20.6	24.8	29.7	32.4
37	19.2	20.9	25.1	30.0	32.7
38	19.5	21.2	25.3	30.3	32.9
39	19.7	21.4	25.5	30.5	33.1
40	19.9	21.6	25.7	30.6	33.2
41	20.1	21.8	25.8	30.7	33.2
42	20.2	21.9	25.9	30.7	33.2

注:数据来自 Chitty LS, Altman DG. Charts of fetal size: kidney and renal pelvis measurements, Prenat Diagn 23:891-897,2003。

表 9.3　根据胎龄的胎儿肾脏横径统计列表(mm)

孕周(周)	第 3 百分位	第 10 百分位	第 50 百分位	第 90 百分位	第 97 百分位
14	4.4	5.0	6.3	8.0	8.9
15	5.1	5.7	7.3	9.2	10.2
16	5.9	6.5	8.3	10.4	11.6
17	6.6	7.4	9.3	11.7	13.0
18	7.4	8.2	10.3	12.9	14.4
19	8.1	9.0	11.3	14.2	15.7
20	8.9	9.9	12.3	15.4	17.1
21	9.7	10.7	13.3	16.6	18.4
22	10.4	11.5	14.3	17.8	19.7
23	11.2	12.3	15.3	18.9	20.9
24	11.9	13.1	16.2	20.1	22.1
25	12.6	13.9	17.1	21.1	23.3
26	13.3	14.7	18.0	22.1	24.4
27	14.0	15.4	18.9	23.1	25.4
28	14.6	16.1	19.7	24.0	26.4
29	15.2	16.7	20.4	24.9	27.3
30	15.8	17.4	21.1	25.7	28.2
31	16.4	18.0	21.8	26.5	29.0
32	17.0	18.5	22.4	27.2	29.7
33	17.5	19.1	23.0	27.8	30.4
34	17.9	19.6	23.6	28.4	31.0
35	18.4	20.1	24.1	29.0	31.6
36	18.8	20.5	24.6	29.4	32.1
37	19.2	20.9	25.0	29.9	32.5
38	19.6	21.3	25.4	30.3	32.9
39	19.9	21.6	25.7	30.6	33.2
40	20.3	21.9	26.0	30.9	33.5
41	20.5	22.2	26.3	31.1	33.7
42	20.8	22.5	26.5	31.3	33.9

注:数据来自 Chitty LS, Altman DG. Charts of fetal size: kidney and renal pelvis measurements, Prenat Diagn 23:891-897,2003。

肾脏异常或肿瘤的表现,也可以是遗传综合征的组成部分。如果疑有肾脏大小异常,需进一步评估找到根本病理变化,并协助预后咨询。

二、正常解剖

(一) 一般解剖描述　妊娠 11~13 周时可见肾脏,为双侧团块回声,靠近腰椎(图 9.1)[3]。横切面呈圆形,矢状面呈椭圆形,跨越 4~5 个脊椎。随着妊娠期进展,肾脏回声较前降低,肾周脂肪有利于清晰地显示肾脏边缘(图 9.2)。此外,随着肾髓质回声减低,低于周围皮质,皮质髓质分化可见。肾皮质内前

后排列的低回声的肾锥体也可见,特别是妊娠晚期(图 9.3)。皮质髓质分化缺失或异常可能是肾脏疾病的表现(见第 16 章)。到妊娠晚期,肾脏的回声应该低于肝脏和脾脏回声。

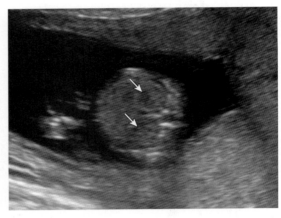

图 9.1　妊娠 13 周胎儿肾脏横切面(箭头)。肾脏呈稍低回声肿块,靠近腰椎。

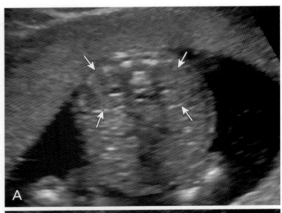
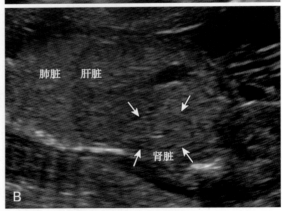

图 9.2　(A)妊娠 18 周胎儿肾脏横切面(箭头)。这个孕龄肾脏很容易显示,可注意到肾盂内生理性尿液。(B)妊娠 18 周胎儿肾脏矢状面。这个胎龄胎儿肾脏(箭头所示)回声低于胎儿肺脏回声,与肝脏的回声相当。随着胎龄的增加肾脏回声继续减低。

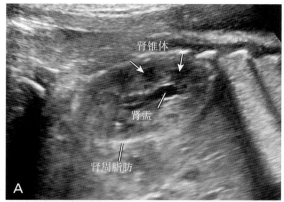

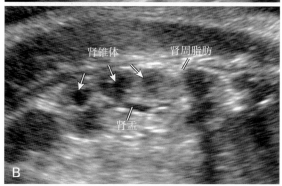

图 9.3 妊娠 32 周（A）和 36 周（B）胎儿肾脏矢状面。肾周脂肪的存在使肾脏边缘显示更清晰。随着胎龄的增加，肾锥体（箭头）回声越来越低。肾盂内存在生理性尿液。

肾脏大小随孕周线性增长[4,5]。在矢状面测量肾脏长度，并使用不同孕周的统计列表来对照评估（表9.1）。妊娠 20 周时胎儿肾脏的平均长度为 20 mm，此后每周增加约 1.1 mm[1]。

（二）详细解剖描述

1. **正常变异** 肾脏大小的正常值范围随着孕周增加而增加，尤其是在妊娠晚期。因此，即使肾脏增大且回声增强，全面评估后未显示其他异常且无异常家族史，结果可能正常[6,7]。肾脏增大的一个常见原因是代偿性肥大，当对侧肾缺如时可能发生，如单侧肾不发育（见第 11 章和图 11.4）或无功能，如多囊性肾发育不良（见第 15 章）。

双肾代偿性肥大时，呈球形，前后径与横径之比发生改变[2]。Cho 等[2] 报道，肾脏前后径与横径之比≥0.9 可以几乎 100% 地准确地识别代偿性肾肥大，低于这个阈值则可能提示另一个有功能的异位肾存在。胎儿生长受限时，长度测量可能保持在正常范围内，而前后径和横径可能异常[8]。生长受限的胎儿肾脏前后径和横径可能与肾素-血管紧张素系统异常有关[8,9]。此外，胎儿生长受限肾单元数量可能减少[10]。

2. **相关检查注意事项** 当胎儿肾脏变大或变小时，"肾脏正常"的诊断应该是排除性诊断。评估肾脏增大时考虑以下几点。

（1）单侧还是双侧肾脏增大：如果是单侧肾脏增大，则应该确定是否双肾均存在，是否对侧肾脏正常。

（2）是否有相关的异常：检查结果可能提示相关综合征，如 Beckwith-Wiedemann（见第 109 章）、Meckel-Gruber（见第 133 章），甚至非整倍体，如 13 - 三体综合征（见第 149 章）。

（3）羊水容量是否正常：如果妊娠中期羊水量严重减少，预后差。肾盂输尿管连接处梗阻（见第 12章）或中胚层肾肿瘤时可出现羊水容量增加。

（4）肾脏回声是否增强（即主观上比肝脏的回声更强）：胎儿肾脏增大、回声增强、非囊性肾相关的疾病包括常染色体隐性或显性遗传多囊肾（见第 16章）、肿瘤（如中胚层肾肿瘤或肾母细胞瘤）、过度生长综合征［如 Beckwith-Wiedemann 综合征（见第 109章）或 Perlman 综合征］、感染［如巨细胞病毒感染（见第 165 章）］。

（5）肾脏增大程度如何：常染色体隐性遗传多囊肾可出现肾脏显著增大（见第 16 章）。相对不显著的增大是非特异性的。

（6）集合系统是否正常：肾脏增大是否是由于肾盂积水（见第 12 章）和肾集合系统重复（见第 13 章）引起的。是否是囊性肾发育不良（压迫性损伤）（图14.5）或膀胱出口梗阻（见第 14 章）。

（7）是否有囊性变，如果有，是否局限于一侧肾脏：如为单侧，可考虑多囊性肾发育不良（见第 15 章）或中胚层肾肿瘤伴囊性变（罕见）。如果双侧，鉴别诊断包括 Meckel-Gruber 综合征和许多其他综合征（见第 16 章和第 133 章）。合并的异常和羊水量可能对预后影响较大。

相反肾脏发育小可能表明肾脏发育不全。较小的肾脏往往超声评估困难。鉴别诊断包括多囊性肾发育不良伴消退（见第 15 章）和梗阻伴压迫性损伤引起的囊性肾发育不良（如膀胱出口梗阻或膀胱输尿管反流）。胎儿生长受限时肾脏往往小。盆腔异位肾通常肾脏发育不全（图 8.1）。

要点

- 当可疑肾脏异常时,肾脏大小的测值有助于诊断。各孕周胎儿肾脏长度、前后径、横径均可通过查统计列表获取。
- 妊娠 20 周胎儿肾脏的平均长度约为 20 mm,此后每周增加约 1.1 mm。
- 胎儿肾脏大小异常可能是正常变异;可能是代偿性肥大;也可能是肾脏异常,如感染、肿瘤、生长异常或综合征的表现。
- 肾脏大小异常的评估应包括羊水量、肾集合系统、肾内囊性变、回声增强或皮质髓质分化异常,以及合并的任何其他器官系统异常。详细的家族史咨询也很重要。

参考文献见 *www.expertconsult.com*.

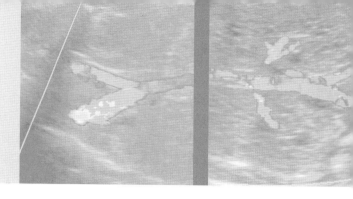

第10章

双侧肾不发育

JENNIFER S. HERNANDEZ | JODI S. DASHE

杨丽 译,杨丽娟 刘雪梅 郭强 审校

一、引言

双侧肾不发育是公认的胎儿致死性畸形。胎儿肾脏缺如引起羊水过少,导致其肺发育不全、特殊面容和固定性肢体位置异常(图 10.1)。Edith Potter 首次描述了这一系列的发现,所以双侧肾发育不全被称为波特综合征(Potter 综合征)[1,2]。此畸形序列本身,可以继发于任何在早期缺乏羊水的情况(不仅仅是肾发育不全所致),称为羊水过少序列或波特序列。

因羊水少导致透声窗受影响,所以诊断胎儿结构缺如往往很困难,诊断双侧肾发育不全尤其具有挑战性。然而,在基于大样本的登记调查中,90%的肾脏发育不全病例在产前已诊断[3,4]。

二、疾病概述

(一)定义 双侧肾不发育是指胎儿先天性双侧肾脏和输尿管的缺失。

(二)发病率和流行病学 最初的波特序列病例中,双侧肾不发育的发生率约为 1/3 000[1]。在基于人群的研究中,应用常规产前超声发现,其发病率为 1/9 000~1/8 000[3,4]。但实际的双侧肾不发育的患儿出生率较低,因为约 2/3 的双侧肾不发育胎儿被选择终止妊娠[3,4]。

双侧肾不发育男性胎儿的发病率是女性的 3 倍[5,6],在糖尿病妊娠中更常见[7]。根据国家出生缺陷预防研究项目的数据,肥胖和吸烟使胎儿双侧肾发

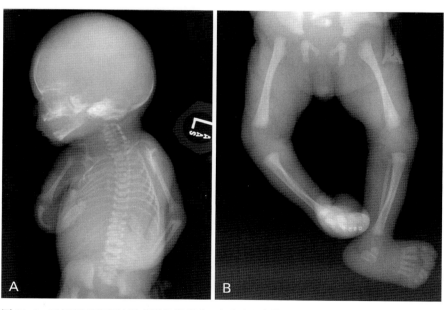

图 10.1 双侧肾不发育的死产婴儿 X 线片,显示手足姿势异常。

育不全的风险增加了大约 1 倍,而在妊娠第 2 个月酗酒的风险则可能增加 3 倍以上[8]。

已报道的病例中占较高百分比的伴发畸形有:VACTERL 联合征(椎体、肛门、心脏、气管、食管、肾脏和四肢异常)占 48%;伴发胃肠闭锁的占 28%[6];超过 50% 的病例中发现了部分性偏侧缺陷,包括肠旋转不良、右肺不完全分叶和永存左上腔静脉[6];非整倍体的发生率为 7%[3,4]。双侧肾不发育也是一些综合征的组成部分,包括鳃肾综合征、Fraser 综合征(见第 128 章)和并腿畸形(见第 144 章)[9,10]。

(三)病因和病理生理学 当输尿管芽在中肾管(Wolffian 管)发育过程中失败或不能诱导周围的后肾间质形成肾小球和肾单位时,就会导致肾脏发育不全[11]。男性通常伴精囊和输精管缺失,女性米勒管畸形和米勒管发育不全的发生率也很高[1,2]。

双侧肾不发育具有明显的家族聚集性,在一级亲属中,复发风险为 5%~6%,肾脏异常的总体患病率为 15%[5,6]。RET(转染重组)酪氨酸激酶信号系统似乎对正常肾单位的大小和功能至关重要[12]。在一项系列研究中,约 30% 的双侧肾不发育胎儿有 *RET* 基因突变的证据[13]。

三、疾病表现

(一)临床表现 由于缺乏羊水,宫高会滞后于胎龄。产前诊断是基于超声发现,然后再展开讨论。

(二)影像学表现

1. 超声表现 通常在妊娠中期的首要发现是羊水严重减少或无羊水。胎儿尿液是妊娠 16~18 周后羊水的主要来源。当检查发现胎儿羊水过少时,特别是在妊娠中期,探查胎儿的肾窝和盆腔尤其重要。胎儿双侧肾发育不全时,肾窝不能探及肾脏,也没有盆腔异位肾,膀胱内也无尿液(图 10.2)。但是,羊水过

少严重影响透声窗,给诊断带来挑战。

超声探查肾窝时,要鉴别肾脏和肾上腺。肾上腺位于肾脏上方,呈杏仁状,有低回声的皮质和高回声的髓质。当肾缺如或异位时,肾上腺"平躺"并填满肾窝,称为肾上腺"平卧"征(图 10.3)[14]。肾上腺即使"平卧"在腰大肌上,也是呈低回声的。

降主动脉的彩色多普勒成像是很有帮助的,因为当肾脏存在时可以清晰地显示出肾动脉,而在肾脏不

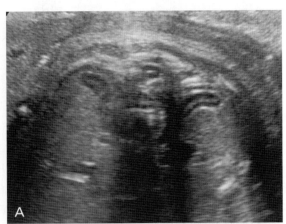

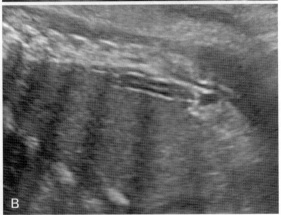

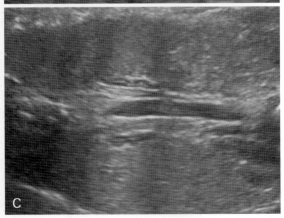

图 10.3 双侧肾不发育。胎儿腹部横切面(A)、矢状面(B)和冠状面(C)图像显示肾上腺位于肾窝。矢状面(B)和冠状面(C)显示肾上腺"平卧"征。

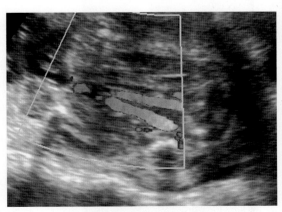

图 10.2 胎儿膀胱的轮廓被脐动脉勾勒出来。膀胱内看不到尿液。注意胎儿周围缺乏羊水。

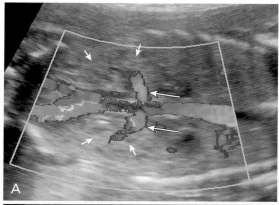

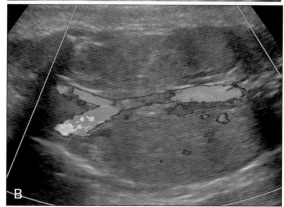

图 10.4　(A)降主动脉彩色多普勒显示正常肾动脉(长箭头)。短箭头表示胎儿肾脏。(B)双侧肾不发育。此图中没有肾动脉起源于降主动脉。

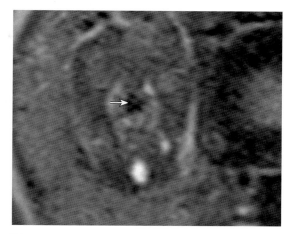

图 10.5　双侧肾不发育胎儿的 MRI 显示膀胱区信号缺失(显示为暗色)(箭头)。

止妊娠的预期,胎儿 MRI 成为这些特殊病例的有效辅助诊断方法。胎儿双侧肾发育正常时,T2 加权成像显示肾盂和膀胱是高信号,与母体脂肪信号强度相同。双侧肾不发育时,膀胱区域和肾盂区域的信号缺失(图 10.5)[21]。

典型特征

- 双侧肾窝无肾脏。
- 双侧肾上腺呈"平卧"征。
- 妊娠 18 周后无羊水。

发育时则不显示肾动脉(图 10.4)[15,16]。超声束垂直于主动脉,获取胎儿腹部冠状面,肾动脉与声束夹角小于 20°。如有必要,可以用股骨长度作为参考,用列线图表来预测肾动脉的位置[15]。

　　妊娠 16 周前,特别是在前 3 个月,诊断肾脏不发育要高度谨慎,因为此孕周羊水量通常是正常的[17,18]。胎儿肾脏如果存在,在妊娠 11～13 周时是可显示的[19,20]。超声探查显示为腹腔双侧高回声团块,回声等同于胎肺(图 9.1)[18]。如果怀疑胎儿肾脏不发育,经阴道超声有助于诊断。由于膀胱逆行充盈或类似膀胱的尿管囊肿,在盆腔可见积聚的液体,这也可能使诊断复杂化[18]。

　　尽管存在上述挑战,但在妊娠中晚期超声诊断胎儿双侧肾不发育的准确性很高。在包括多个欧洲国家的两项大型大样本人群调查统计(欧洲先天畸形监测项目和欧洲超声扫查项目)中,超声诊断双侧肾不发育的敏感性约为 90%,诊断的胎龄中位数是 21 周,其中 2/3 以上的病例在 24 周前诊断[3,4]。

　　2. MRI 表现　胎儿双侧肾不发育通常由超声诊断。然而,在超声检查透声窗不佳的情况下,又有终

四、影像鉴别诊断

　　1. 包括肾脏不发育的综合征

　　(1) 鳃裂肾综合征(常染色体显性遗传)。

　　(2) Fraser 综合征(常染色体隐性遗传)(见第 128 章)。

　　(3) 并腿畸形(见第 144 章)。

　　(4) VACTERL 联合征(见第 146 章)。

　　2. 肾脏外观异常的致命性肾脏异常

　　(1) 常染色体隐性遗传(婴儿型)多囊肾(见第 16 章)。

　　(2) 双侧多囊性发育不良肾脏(见第 15 章)。

　　(3) Meckel-Gruber 综合征(常染色体隐性遗传)(见第 133 章)。

　　3. 缺乏羊水可能影响以下诊断

　　(1) 严重胎儿生长受限。

　　(2) 胎膜早破。

五、治疗方案概要

产前：最近的一个病例报道介绍了向子宫内连续输注羊水的方法治疗胎儿双侧肾不发育，以避免胎儿发生致死性的肺发育不全[22]。这名新生儿在妊娠29周早产出生，出生36小时后进行腹膜透析，尽管需要延长住院治疗，但在论文发表时能够短期生存——等待肾移植[22]。随后的一篇讨论提出，在将连续输注羊水作为双侧肾不发育的一种潜在有效治疗方法之前，必须考虑到婴幼儿期的长期生存和生活质量[23]。

当遇到胎儿单侧肾发育不全时，应告知孕妇，胎儿的直系亲属患单侧肾不发育的风险和其他肾功能异常的风险可能增加[24]。应建议胎儿的父母和兄弟姐妹进行超声检查，孕妇以后妊娠时也必要做相关超声筛查。

医生须知

妊娠16周后发现羊水过少或无羊水，应对胎儿泌尿系统进行详尽评估，并寻找是否伴发其他异常。

参考文献见 *www.expertconsult.com.*

第11章

单侧肾不发育

JENNIFER S. HERNANDEZ | JODI S. DASHE

杨丽 译，杨丽娟 刘雪梅 郭强 审校

一、引言

单侧肾不发育，又称孤立肾，是一种常见的先天性异常。患有孤立肾的人通常无症状，如果未能在产前作出诊断，可能直到出现并发症时才会去医院诊治。如果单侧肾不发育在儿童时期被诊断，则近50%的患儿会伴有相关的肾脏异常，其中包括30%的膀胱输尿管反流（VUR）[1,2]。出生时只有一个肾的患者，与成年时原本有两个肾脏，后来一侧肾切除术的情况并不相同。单侧肾不发育的患者，即使不伴膀胱输尿管反流，但患高血压、肾功能不全和终末期肾脏疾病，甚至进展为需肾移植的风险仍然会增加[3,4]。早期发现单侧肾发育不全可预先缓解上述并发症的进展。超声技术的提高，使得产前超声更容易鉴别诊断出单侧肾不发育。

二、疾病概述

（一）定义 单侧肾不发育是指先天性的一侧肾脏和输尿管的缺如。

（二）发病率和流行病学 单侧肾不发育的新生儿发病率为1/20 000～1/10 000，往往在产前未被发现[5-10]。在一项综述中，产前诊断出来单侧肾发育不全占妊娠的比例为1/8 000；而在欧洲国家常规超声检查的登记人群中，产前诊断的单侧肾不发育占妊娠的比例仅为1/20 000[5,8]。这与双侧肾发育不全的高检出率形成对比，它强调了检查时保持疑问的重要性。在一些研究中，单侧肾不发育以男性为主，但其他研究没有报道[2-4,11]。左肾缺如比右肾缺如更常见[2,11,12]。单侧肾不发育在妊娠前有糖尿病的孕妇中也更为常见[13]。

据报道，30%～50%的儿童出现了膀胱输尿管反流、肾盂输尿管连接（UPJ）梗阻和输尿管膀胱连接梗阻等相关异常[2,5]。在女性中，副中肾管异常很常见，尤其是双角子宫、双子宫和单角子宫[12]。因为青春期月经初潮时会出现阴道积血，这些相关的异常偶然间在 Herlyn-Werner-Wunderlich 综合征（双子宫畸形、不全阴道梗阻和同侧肾发育不全）中首次被发现[14]。男性先天性输精管缺如和精囊囊肿发病率增加[15,16]，其他相关畸形包括骶管发育不良、骨骼异常和中枢神经系统畸形[17]。单侧肾发育不全是几种综合征的一个组成部分，包括鳃裂-眼-面综合征[18]、22q11.2 缺失综合征（见第 154 章）[19]和 Fraser 综合征（见第 128 章）[20]，也是 VACTERL 联合征（椎体、肛门、心脏、气管、食管、肾脏和四肢异常）中出现过的几种肾脏异常之一（见第 146 章）。伴有其他异常情况时，发生非整倍体的风险会增加。

（三）病因和病理生理学 当输尿管芽未能从中肾管中发育，或输尿管芽不能诱导周围的后肾间质形成肾小球和肾单位时，就会导致肾脏发育不全[21]。该病具有显著的家族聚集性。单侧肾发育不全患者的子女中，泌尿生殖系统异常的发生率是12%，其中超过50%为肾发育不全；其他一级亲属患泌尿生殖系统异常的风险也会增加[17]。在一个系列研究中，有证据表明20%的单侧肾发育不全病例 RET（转染重排）基因突变[22]。

单侧肾不发育的患者进展为终末期肾脏疾病的风险有所增加，推测是由于其肾单位总数的整体减少，随后出现滤过多和局灶性肾小球硬化[3,4,23]。从产前或产后影像学角度来看，可能无法将真正的肾不发育与严重肾发育不全(见第 9 章)或多囊性肾发育不良伴退化鉴别(见第 15 章),并且患有这些病变的个体可能对侧看似正常的肾其实也有异常[16,24]。

三、疾病表现

(一)临床表现 单侧肾不发育的产前诊断有赖于超声检查,后面再展开讨论。这种异常通常在产前和产后都未被发现。儿童可能在评估与 VUR 相关的尿路感染时诊断。成人可能出现高血压、蛋白尿或肾功能不全等症状。在许多人一生中,单侧肾发育不全可能仍未得到确诊。

(二)影像学表现

超声表现:通常最初的超声检查发现一侧肾窝内没有显示正常肾声像(图 11.1)。当怀疑可能是单侧肾不发育时,重要的是在肾窝区多切面扫查,并且寻找盆腔是否有肾脏(见第 8 章)。如果一侧肾窝无肾脏声像,肾上腺"平卧"并充填肾窝,这种现象称为肾上腺"平卧征"(图 11.2)[25]。正常肾上腺位于肾脏上方,呈杏仁状,有低回声皮质和高回声髓质。

降主动脉的彩色多普勒成像是一种有帮助的辅助手段。胎儿腹部冠状面成像,声束垂直于主动脉,肾动脉与声束夹角小于 20°可清晰显示。肾动脉仅在有肾的一侧可显示(图 11.3)[26,27]。

通常对侧肾脏会出现代偿性肥大,持续到儿童时期(图 11.4)[11,28]。对侧肾脏异常的风险有所增加,特别是 VUR 和 UPJ 梗阻(见第 12 章)[1,2]。由于单侧肾不发育与其他泌尿生殖系统异常相关,也可能是各种综合征的组成部分,因此有必要进行针对性扫查,并建议行羊膜腔穿刺术。

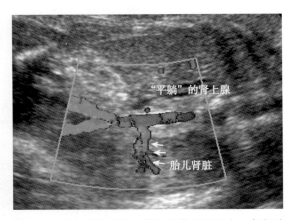

图 11.3 降主动脉彩色多普勒成像显示只有一条肾动脉(箭头)。

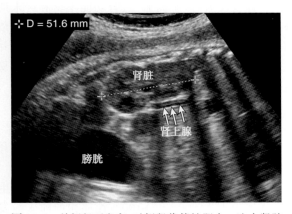

图 11.4 单侧肾不发育,对侧肾代偿性肥大。这个肾脏长度在妊娠 35 周时测量到第 97 百分位。

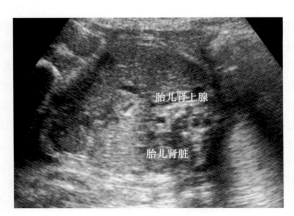

图 11.1 单侧肾不发育:横切面可见一个肾窝内只有肾上腺。

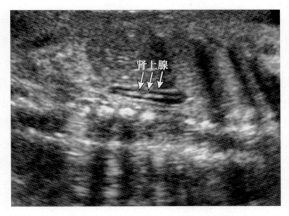

图 11.2 单侧肾不发育的冠状面,肾上腺(箭头所指)变平并充满肾窝,称为"平卧"的肾上腺。皮质为低回声,髓质为高回声。

典型特征
一侧肾脏缺如;肾上腺"平卧征";彩色多普勒显示一侧肾动脉缺如。

四、影像鉴别诊断

（1）肾发育不全（见第 9 章）。

（2）多囊性肾发育不良伴肾退化（见第 15 章）。

（3）盆腔异位肾（见第 8 章）。

（4）融合肾（见第 8 章）。

单侧肾不发育可作为下列综合征的一个组成部分出现：①鳃裂-眼-面综合征（常染色体显性遗传）；②22q11.2 缺失综合征，常染色体显性遗传（见第 154 章）；③Fraser 综合征（常染色体隐性遗传）（见第 128 章）；④VACTERL 联合征（见第 146 章）；⑤Herlyn-Werner-Wunderlich 综合征。

五、治疗方案概要

大多数单侧肾不发育的新生儿是无症状的。该疾病由超声检查得到诊断，同时超声检查也可评估是否有相关的泌尿生殖系统异常。膀胱尿道造影通常用于评估 VUR，而放射性核素扫描可用于评估肾功能。随后对儿童进行一系列的生长、营养状况、血压、蛋白尿或微量白蛋白尿、肌酐浓度评估，偶尔还需进一步其他影像学检查[22]。

对于单侧肾不发育的女性患者，最终要推荐扫查泌尿生殖系统，来认定是否存在副中肾管异常[29]。确诊为单侧肾不发育的婴儿亲属也应该评估是否有肾脏异常[29]。

医生须知

单侧肾不发育是一种经常未被诊断的异常，即使超声可以检测出来。当诊断出单侧肾不发育时，重要的是评估对侧的肾是否有扩张或其他异常。对侧肾没有 VUR 等情况时，有一个正常肾的个体通常无症状，但远期随访高血压和肾功能不全的发病率可能增加。

要点

● 单侧肾不发育是一种常见的异常，新生儿发病率为 1/20 000～1/10 000。

● 当一侧肾缺如，同侧肾上腺呈"平卧征"，彩色多普勒显示一条肾动脉缺如。

● 孤立肾常表现对侧肾代偿性肥大。

● 单侧肾不发育患者需要评估相关异常和长期随访高血压和肾功能不全的进展。

参考文献见 *www.expertconsult.com*.

第12章

肾盂扩张

JENNIFER S. HERNANDEZ | JODI S. DASHE

杨丽 译，杨丽娟 刘雪梅 郭强 审校

一、引言

胎儿肾盂扩张（或增宽）是一种常见的胎儿超声表现，可见于 $1\%\sim5\%$ 的妊娠中[1-4]。肾盂扩张程度与产后尿路病理改变之间有明显的相关性，特别是肾盂输尿管连接处（UPJ）梗阻和膀胱输尿管反流（VUR）[5,6]。然而，正常的肾盂宽度也随着妊娠进展而增大。大多数情况下轻微的肾盂扩张是一种暂时的正常变异[1,5]。胎儿泌尿外科协会将胎儿肾盂扩张称为"潜在疾病的替代指标"，以表示它并不代表病理改变[4]。妊娠中期和晚期肾盂扩张的阈值已经确定，有助于患儿家庭咨询和产后初期管理工作的指导（表12.1）[4-6]。

与肾盂扩张相关且仅有表现为肾盂扩张的疾病有 UPJ 梗阻和 VUR。肾盂扩张也可在输尿管梗阻的情况下发生，如重复肾集合系统（见第13章），以及尿道梗阻，如后尿道瓣膜（见第14章）。

二、疾病概述

（一）定义 胎儿肾盂扩张也被称为尿路扩张或肾积水，但是这些术语不够精准。局限于肾盂的扩张称为肾盂扩张；累及肾盏的扩张则称为肾盏扩张。肾盂测量是在其横断面上前后方向测量。诊断肾盂扩张最常用的阈值是妊娠中期（至20周）为 4 mm，妊娠晚期约32周为 7 mm[4,7,8]。妊娠中期的肾盂宽度阈值是用来筛查需在妊娠晚期再次进行超声评估的指标，同时也认为它是一个略增加 21-三体综合征风险的软指标（见第151章）。妊娠晚期阈值用于识别需要产后评估的病例。基于对超过10万名孕妇的新生儿肾异常的风险评估，建立了轻度、中度和重度肾盂

扩张的标准[5]。已被胎儿泌尿学学会认可，列于表12.1中[4,5]。

表 12.1 肾盂扩张程度的诊断标准

扩张程度	妊娠中期（mm）	妊娠晚期（mm）
轻度	$4\sim<7$	$7\sim<9$
中度	$7\sim\leqslant10$	$9\sim\leqslant15$
重度	>10	>15

注：来自 Nguyen HT, Herndon CDA, Cooper C, et al. The Society for Fetal Urology consensus statement on the evaluation and management of antenatal hydronephrosis, J Pediatr Urol 6: 214-231,2010。

（二）发病率和流行病学 $1\%\sim5\%$ 的肾盂扩张可在妊娠中期发现[1-4]。男女比例是 2:1。1.5% 的妊娠中检测到胎儿肾盂扩张，其中约 1/3 在新生儿期确认有尿路异常[3]。而 $40\%\sim90\%$ 的病例是暂时性的，并没有病理改变[4]。潜在结构异常的发生率随着肾扩张程度的增加而增加：轻度肾积水为 12%，中度肾积水为 45%，重度肾积水为 88%[4,5]。

最常见的相关结构异常是 UPJ 梗阻，发生率为 $10\%\sim30\%$[4,5]。UPJ 梗阻在活产儿中的发病率为 $1/20\,000\sim1/10\,000$，男女比例在 3:1~4:1，以左侧梗阻为主[9,10]。UPJ 梗阻的发病率可能性随着扩张的严重程度增大而增加，发生于 5% 的轻度肾盂扩张，17% 的中度肾盂扩张，超过 50% 的重度肾盂扩张[4,5]。$20\%\sim25\%$ 的病例为双侧[9]。

VUR 也与肾盂扩张有关,发生于约 4% 的轻度肾盂扩张,8%～14% 的中度或重度肾盂扩张[4,5]。在引起胎儿肾积水的原因中,虽然与 UPJ 梗阻相比,VUR 并不是导致胎儿肾积水的常见原因,但它在一般人群中更为常见,约发生在 1% 的个体中[11]。如果产前诊断为肾盂扩张,新生儿期诊断为 VUR,往往男性多见,而且通常会在幼儿期消退。而在儿童期出现症状后才被诊断为 VUR 者,多数为女性,发生肾功能不全的风险更大[12]。

(三) 病因和病理生理学 一过性的肾盂扩张病因尚不清楚。据推测,发育过程中输尿管的微小弯曲或褶皱可能导致短暂的梗阻或反流,或者可能在母体孕激素作用下胎儿输尿管松弛所造成[13]。妊娠 20 周以前肾盂轻度扩张可作为一个略增加 21-三体风险的软指标(见第 151 章)。

UPJ 梗阻的病理生理尚不清楚,似乎是多因素疾病[10]。潜在的原因包括不完全再通导致狭窄、胎儿血管压迫、神经支配异常和肌肉连续性损伤影响输尿管的正常蠕动[10]。

输尿管胚芽位置异常,与后肾中胚层分化较差的部分连接,增加了发育不全或发育不良的可能性,从而出现了 VUR[11]。输尿管芽的位置异常也可导致膀胱输尿管瓣发育异常,从而引起反流。在受累个体的父母和兄弟姐妹中,VUR 确诊多达 50%[11,14],与常染色体显性遗传一致[11,15-17]。

三、疾病表现

超声表现:肾盂扩张宽度的测量是在胎儿肾脏横切面由前向后进行测量,卡尺置于积液的内缘(图 12.1)。应多个切面扫查图像,以确定梗阻的水平或泌尿系统的其他任何病理改变。在大多数情况下,胎儿肾盂扩张是一个孤立的表现。除非有异常的情况,胎儿输尿管在超声检查中通常是不可见的。输尿管扩张提示输尿管膀胱连接处反流或梗阻,如输尿管囊肿(见图 13.4 和 13.5)。当尿道梗阻时,也可出现明显的肾积水,如后尿道瓣膜(见图 14.6)。2014 年一项多学科共识建议肾盂扩张的超声描述要包括累及肾脏是左侧、右侧还是双侧、肾盏扩张程度、是否合并肾实质异常、膀胱或尿道异常、胎儿性别、羊水评估及其他器官系统的任何异常[18]。

肾盂扩张胎儿羊水量通常正常。有两种肾脏异常可能导致羊水过多,UPJ 梗阻是其中之一;另一种是中胚层肾脏肿瘤。羊水过少并不常见,通常只发生在严重的双侧 UPJ 或单侧 UPJ 伴对侧肾异常的情况

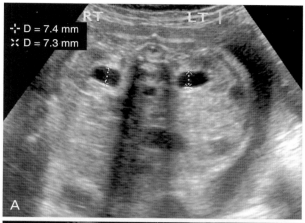
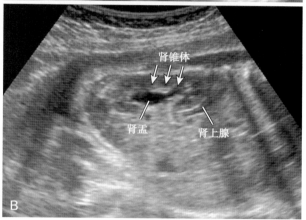

图 12.1 妊娠 32 周时,横切面(A)和矢状面(B)显示双侧肾盂轻度扩张(Ⅰ级肾积水)。每个肾盂前后直径为 7 mm。光标放置在肾盂边界的内缘。矢切面(B)中,低回声肾锥体(箭头)很容易与高回声皮质和无回声肾盂区分开。可见正常的肾上腺。

下,如多囊性肾发育不良(见第 15 章)[19]。

当妊娠中期出现轻度肾盂扩张时,重要的是确认它是否是孤立性存在的。考虑到肾盂扩张使胎儿 21-三体综合征的风险增加,应建议行羊膜腔穿刺术(见第 111 章)。建议在妊娠 32 周时再增加一次超声评估[8]。80% 的轻度肾积水病例会在妊娠中期后分娩前消退[1]。如果扩张严重,或者肾盏扩张或肾皮质变薄,应该需要进一步影像学检查。妊娠晚期胎儿肾盂测量大于 7 mm 通常需要做新生儿肾脏评估[1,4,7,8]。

1993 年,胎儿泌尿外科学会根据不同程度肾盂扩张导致的肾形态变化制定了肾积水分级系统(表 12.2)[20]。这一分级制度是为儿童而不是胎儿制定的,但它经常被应用于产前诊断。如果扩张局限于肾盂(肾盂扩张),则为 Ⅰ 级肾盂积水(图 12.1)。如图 12.1B 所示,妊娠晚期无回声的肾盂很容易与低回声的肾锥体区分。如果肾盏也显示扩张,则为 Ⅱ 级肾盂

积水(图 12.2)。肾盏扩张呈圆形(肾盏扩张),表示Ⅲ级肾盂积水(图 12.3)。肾盏应显示与肾盂相通,以排除多囊性肾发育不良和其他囊性肾异常(见第15 章)。如果伴肾实质变薄,则诊断为Ⅳ级肾盂积水(图 12.4、图 12.5 和图 8.3)。一旦肾皮质变薄,肾盏可能可见,也可能不可见。

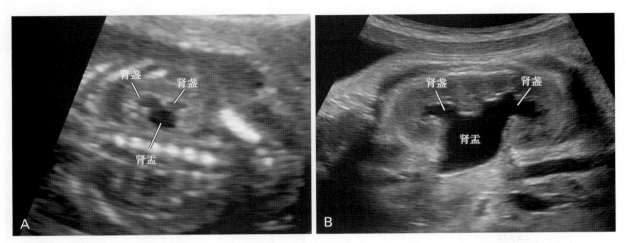

图 12.2 同一例患者妊娠 18 周(A)和 34 周(B)Ⅱ级肾积水冠状面图像。可见肾盏,但并未明显扩张。

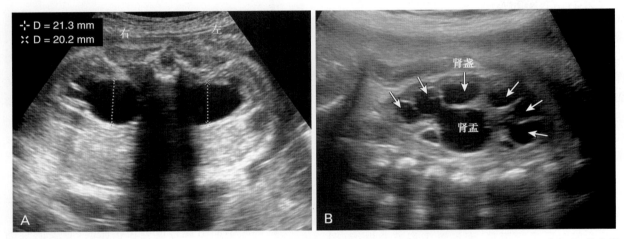

图 12.3 妊娠 35 周时,胎儿肾脏横切面(A)和矢状面(B)图像显示双侧Ⅲ级肾积水。肾盂前后直径约 2 cm。虽然肾盏(箭头所指)呈圆形,但皮质仍清晰显示。

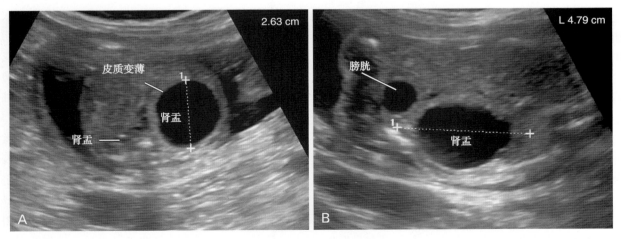

图 12.4 妊娠 18 周胎儿肾脏横切面(A)和冠状面(B)图像显示单侧Ⅳ级肾积水。受累肾盂的前后直径约为 26 mm,皮质明显变薄,肾脏增大(长 48 mm)。注意对侧肾,肾盂内液体量正常。

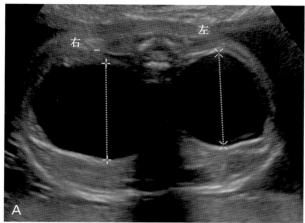

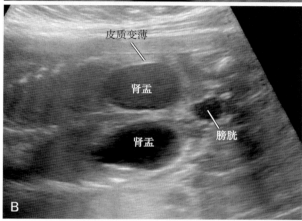

图 12.5 妊娠中期双侧Ⅳ级肾积水横切面(A)和冠状面(B)图像。妊娠 26 周时肾盂前后直径大于 35 mm。婴儿被证实有 UPJ 梗阻。

分级	肾中央集合系统	肾实质厚度
0	完好	正常
Ⅰ	轻度肾盂分离	正常
Ⅱ	肾盂肾盏中度程度分离，但局限于肾缘内	正常
Ⅲ	肾盂明显分离，肾盂扩张超出肾缘，并肾盏扩张	正常
Ⅳ	肾盂肾盏进一步扩张	变薄

表 12.2 胎儿泌尿外科学会对肾积水的分类

注：来自 Fernbach SK, Maizels M, Conway JJ. Ultrasound grading of hydronephrosis: introduction to the system used by the Society for Fetal Urology, Pediatr Radiol 23: 478-480, 1993.

典型特征

肾盂扩张，有或没有肾盏扩张。

四、影像鉴别诊断

(1) 暂时性的(生理)肾盂积水。

(2) UPJ 梗阻。

(3) VUR。

(4) 巨输尿管症。

(5) 输尿管囊肿或重复集合系统。

(6) 后尿道瓣膜(膀胱出口梗阻)。

(7) 多囊性肾发育不良。

五、治疗方案概要

产后：新生儿肾脏超声是最初的影像学检查方法。通常在出生第 2 天或之后进行检查，因为正常的初生新生儿脱水可能会掩盖肾盂积水[4]。如果检查正常，建议在 1 个月时进行第二次检查。如果第二次检查正常，是否需要进一步随访存在争议，因为一小部分婴儿(1%～5%)复发，出现典型的严重肾盂积水[4]。关于是否有必要要做排泄性膀胱尿道造影，目前还缺乏共识，胎儿泌尿学协会表示，没有明确的证据支持或不支持 VUR 的产后进一步影像学检查[4]。尿路感染风险增加的患者通常采用预防性抗生素治疗。除最严重的病例外，大多数泌尿科医生最初会对患者进行放射学检查去跟踪随访，仅在肾盂积水恶化或肾功能减退的情况下考虑手术治疗[4,21]。大约 25% 的 UPJ 梗阻病例最终需要手术修复[4]。

医生须知

肾盂扩张是一种常见的症状，通常是暂时性的，但也有发生显著肾脏病理改变的风险，特别当伴有进展性或严重的肾盂扩张、肾盏扩张或输尿管扩张的情况。重要的是在妊娠晚期进行重新评估，并对肾积水继续存在的胎儿进行新生儿期追踪随访。

要点

- 肾盂扩张见于1%~5%的妊娠。
- 三种最常见的病因是暂时性（生理性）肾积水、UPJ梗阻和VUR。
- 如果妊娠中期诊断为肾盂扩张，则在妊娠晚期应再次进行超声随访，以鉴别出持续性或进一步恶化的肾积水。妊娠晚期胎儿肾盂扩张测量7mm或以上通常需要新生儿评估。
- 增加产后病理改变可能性的因素包括中度或重度肾盂积水（妊娠晚期肾盂扩张≥10mm），肾盏扩张或皮质变薄，以及输尿管扩张。

参考文献见 *www.expertconsult.com*.

第13章

重复集合系统

TAMARA T. CHAO | JODI S. DASHE

杨丽 译,杨丽娟 刘雪梅 郭强 审校

一、引言

肾集合系统的重复,又称重复肾,是一种较少见的肾脏异常,常见于女性。重复肾的上极和下极,称为两极,每极有各自有引流的输尿管。重复肾约1/3由上极输尿管引流;2/3由下极输尿管引流[1]。

很多重复肾患者无症状,且没有肾功能损害。那些产前或产后被关注到的患者通常是出现了一侧或者两侧输尿管异常的并发症。上极输尿管可能在膀胱内形成输尿管囊肿,可引起梗阻,导致肾上极没有功能或功能明显减低[2,3]。下极输尿管膀胱段可能短,导致膀胱输尿管反流(VUR)。出现上述并发症的重复肾,也有相应超声表现,使之可以在产前检出。临床上,重复肾的明显表现可能为产前上极肾盂积水、上极输尿管扩张和下极肾盂积水、膀胱内输尿管囊肿。

二、疾病概述

(一)定义 重复肾是指肾脏被分成独立的上极和下极两部分,每部分均由独立输尿管引流。如果是完全性重复,上极输尿管和下极输尿管各自独立引流。如果部分性重复,在引流入膀胱之前,输尿管会融合,形成分叉输尿管。输尿管囊肿常与完全性重复有关,是指输尿管末端呈囊性扩张,通常位于膀胱内,偶尔位于泌尿生殖系统的其他部位。

(二)发病率和流行病学 重复肾的发病率是很难精确估计的,因为大多数病例未在产前或在儿童时期确诊。基于1990年以来的数据,产前检测出的重复肾发生率为1/5 000~1/3 000[4,5]。在尸检研究中,重复肾(包括部分性重复)的发病率约

为1/125[6,7]。

重复肾在女性中常见,是男性的2倍,并且80%的女性病例合并输尿管囊肿[1,8]。15%~20%的病例为双侧[1,8]。单侧病变常见于左肾[9]。重复肾通常是散发病例,但在一些家族中发病率增加,呈现出具有不完全外显率和可变异表型的常染色体显性遗传[10,11]。

(三)病因和病理生理学 当中肾管(Wolffian管)产生额外的输尿管芽,并与后肾间质独立融合,形成完全性重复肾[8]。离泌尿生殖窦近的输尿管芽形成下极输尿管,位于头侧的输尿管芽形成上极输尿管[12,13]。当单个输尿管芽与后肾间充质融合前分裂,则形成部分性重复[2,8]。

上、下极输尿管进入膀胱时的解剖关系被称为Weigert-Meyer规则[12,13]。上极输尿管穿过下极输尿管,在中间和远端(下方)插入下极输尿管;或异位于膀胱,偶尔位于泌尿生殖道的其他部位[8],包括子宫、阴道、尿道、射精管、输精管、附睾或精囊。上极输尿管常形成输尿管囊肿,即伴有输尿管口狭窄的膀胱内段的输尿管囊性扩张。因重复系统的输尿管囊肿引起的梗阻时,2/3的患者肾上极部分功能差[3]。下极输尿管最终引流至膀胱三角区。下极输尿管膀胱内段比正常短,可导致VUR,最终可致囊性肾发育不良。

三、疾病表现

(一)临床表现 重复肾的产前诊断依赖于超声检查,大多数病例产前无明显症状,很多没有肾损害的病例一生都未被诊断[1,8]。部分患儿可出现继发于

膀胱输尿管反流的尿路感染。较少见的是，某些患者可能会在评估高血压或肾功能不全时被发现肾重复系统。更罕见的情况是，上极输尿管汇入膀胱以外的其他部位引起症状，如输尿管汇入阴道内引起的尿失禁[14]。

（二）影像学表现

超声表现：典型的超声表现为上、下极肾盂扩张，两者之间有正常肾组织（图13.1）。受累部位的肾积水程度不等，可从单纯的肾盂扩张到肾盏明显扩张伴肾皮质变薄（图13.1）。上下极肾盂之间有正常肾组织存在。鉴别重复肾与其他原因引起的肾盂扩张（见第12章）。随着超声技术的进展，有可能诊断出没有任何肾盂扩张的重复肾，称为简单型重复肾（图13.2）。双肾动脉的显示进一步支持了该诊断（图13.2）。肾脏的长度通常超过第95百分位数（图

13.2和表9.1）[9,15]。当发现肾盂扩张时，在肾脏矢状面和横断面扫查非常重要，这样就不会遗漏重复系统。单个扩张的且位于异常位置的肾盂（肾内高位或低位）提示有必要仔细检查肾实质、从肾盂引出的输尿管和膀胱（图13.3）。

上极部分的肾盂扩张往往更严重，可见上极输尿管扩张（图13.3和图13.4）。这种扩张通常继发于膀胱内的输尿管囊肿（图13.5），输尿管囊肿未显示时不能排除诊断。在某些情况下，因为输尿管膨出压迫膀胱壁，或位于膀胱内、膀胱刚刚排空或引流位置异常等原因而难以显现[5]。在罕见情况下，膀胱内的输尿管囊肿会引起尿道阻塞，导致膀胱出口处梗阻（见第14章）[16,17]。15%～20%的病例为双侧重复肾，有可能看到两侧输尿管囊肿的情况（图13.6）[1,8]。

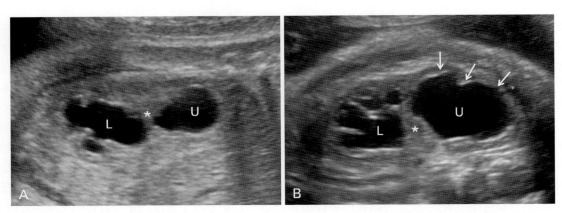

图13.1 （A、B）双肾集合系统的上极（U）和下极（L）肾盂扩张。星号表示中间正常的肾组织。如果存在肾盂积水，其程度可从单纯的肾盂扩张到肾盏明显扩张伴肾皮质变薄（箭头所指）。

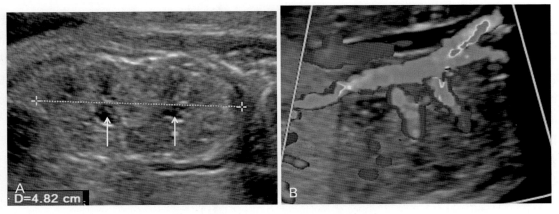

图13.2 简单型重复肾。重复肾可见两个肾盂，中间有一条正常肾组织带。（A）妊娠32周时，肾脏增大，每个肾盂内有一定量的生理性积液（箭头），皮质和髓质分界正常；（B）彩色多普勒显示两条肾动脉灌注入肾脏。

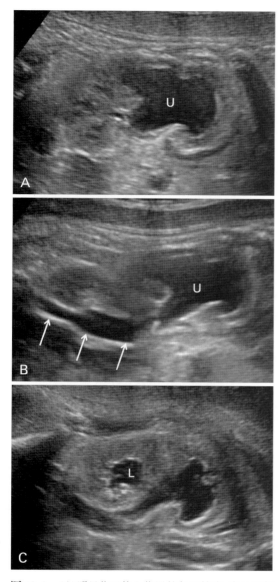

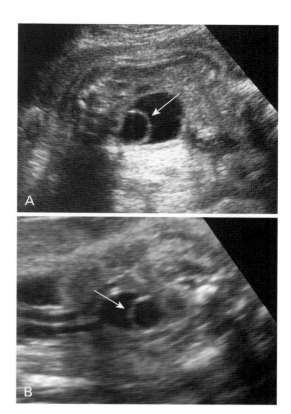

图 13.5 （A、B)膀胱内输尿管囊肿(箭头)。

图 13.3 (A)明显位于偏心位置的肾盂扩张,表示重复肾上极梗阻(U),由于膀胱内输尿管囊肿引起的梗阻,上极肾积水程度往往比下极严重;(B)上极输尿管(箭头)全程扩张;(C)另外的切面显示下极肾盂(L)也扩张。

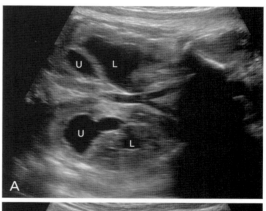

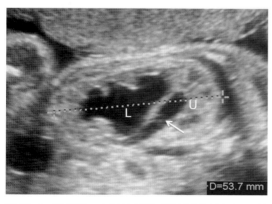

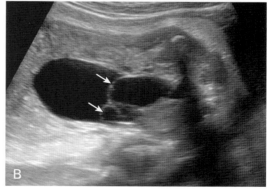

图 13.4 重复肾。上极输尿管(U)及下极肾盂(L)扩张,肾盏呈圆形。肾脏的长度通常超过第 95 百分位数。妊娠 27 周时此肾脏长度超过 5 cm。

图 13.6 (A)15%～20%的病例为双侧重复肾,显示上(U)和下(L)极肾盂扩张;(B)膀胱内可见双侧输尿管囊肿(箭头)。

四、影像鉴别诊断

(1) 肾盂输尿管交界处梗阻。

(2) VUR。

(3) 多囊性肾发育不良。

(4) 孤立性肾囊肿。

(5) 先天性巨输尿管症。

(6) 孤立性输尿管囊肿(20%的输尿管囊肿不伴有重复肾)。

五、治疗方案概要

　　如果产前诊断为重复肾,新生儿评估通常包括超声检查和排泄性膀胱尿道造影。磁共振尿路造影术(MRU)可以为复杂的重复肾提供有价值的诊断信息[18]。重复肾出现感染的病例中,70%有 VUR[1,3,19]。产前诊断的主要好处在于可以预防性使用抗生素,以防止尿路感染,特别是当婴儿无症状、无反流或少量反流时[20]。

　　继发于输尿管囊肿的上极输尿管梗阻,导致上极肾脏功能永久性损伤的发生率高,无论是产前或产后诊断[19]。在有明显反流的情况下,膀胱内输尿管囊肿可经内镜减压[2,3,19]。其他治疗策略:如果上尿路有功能,则在膀胱水平上进行完全重建;如果上尿路无功能,则进行半肾切除术[2,3],无功能的部分通常会随着时间而萎缩。

参考文献见 *www.expertconsult.com*.

第14章

后尿道瓣膜

TAMARA T. CHAO | JODI S. DASHE

杨丽 译，杨丽娟 刘雪梅 郭强 审校

一、引言

后尿道瓣膜（posterior urethral valves，PUV）是引起胎儿下尿路梗阻最常见的原因，又称膀胱出口梗阻。后尿道内的膜性组织导致了尿道不同程度的梗阻。PUV 只见于男性，但膀胱出口处梗阻的其他病因可同时见于女性和男性。产前和产后严重程度差异很大。胎儿发育过程中，羊水过少可能导致其肺发育不全，也有很多幸存儿有严重的肾脏和膀胱损伤。严重受损的胎儿，包括妊娠中期羊水过少而未经治疗的胎儿预后很差，肺发育不全的死亡率高达 95%[1]。在某些合适的病例中放置胎儿膀胱-羊膜腔分流管有助于恢复羊水量，避免出现致命的肺发育不全。但是患儿仍需要行后尿道瓣膜切除术，术后超过 50% 的存活儿仍有肾功能不全、慢性排尿障碍和其他功能异常[2]。及时转诊至关重要，因为如果胎儿肾功能已经严重受损，治疗是无意义的。PUV 有特征性的超声表现，通常可在妊娠中期初期，甚至偶尔妊娠早期即可做出产前诊断。

二、疾病概述

（一）定义 PUV 是指男性后尿道内的膜性组织，导致不同程度的下尿路梗阻。

（二）发病率和流行病学 据报道，PUV 在男性中的发病率为 1/25 000～1/8 000[3,4]。然而，这个数据可能仍低估了该病的真实发病率。在常规产前诊断之前，45% 的 PUV 新生儿出生后不久就死于肺发育不全[5]，被称为"隐性死亡率"，因为患儿无法存活到达治疗中心[6]。

超过 40% 的 PUV 胎儿有其他相关异常，包括心

脏畸形、胃肠道异常和其他泌尿生殖系统异常[7,8]。此外 5%～8% 的膀胱出口梗阻病例与非整倍体有关[9,10]。

（三）病因和病理生理学 PUV 的病因认为是泌尿生殖隔膜不能完全分裂，在后尿道内留下膜性组织导致[11]。内镜检查显示患儿尿道内存在一个伴有少量纤维间质的黏膜和一个小的偏心性开口[11,12]。主要风险是尿道内压力改变后导致的膀胱输尿管反流、囊性肾发育不良、肾小管功能异常和膀胱功能异常[11,13]。

三、疾病表现

（一）临床表现 在没有超声评估的情况下，羊水量少可表现为宫高滞后于胎龄。超声检查是产前诊断的基础。

（二）影像学表现

1. 超声表现 最早的超声表现通常在妊娠早期或妊娠中期初期，患儿出现膀胱增大，膀胱壁增厚（图14.1）。当胎儿膀胱壁厚度超过 2 mm，则认为异常。环绕膀胱两侧的脐动脉彩色多普勒可以帮助准确地测量膀胱壁厚度（图 14.2）。典型的标志是"钥匙孔"征，指的是扩张的近端尿道与膀胱相连的现象（图14.2 和图 14.3）。

羊水量常严重减少。胎儿尿液是妊娠 16～18 周后羊水的主要来源。如果疾病的严重程度无法确定（通常很常见），在此孕周需严密随访妊娠状况，因为羊水量可能会急剧减少。虽然羊水正常的胎儿不存在肺发育不全或面部肢体变形（称为波特序列）的风险，但患儿仍存在肾功能不全和排尿困难的风险。

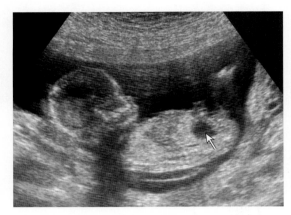

图 14.1 妊娠 15 周胎儿膀胱扩张（箭头）。羊水量还未见减少。

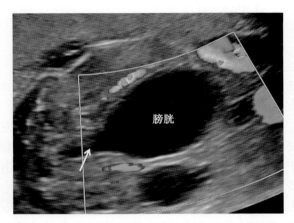

图 14.2 妊娠 20 周时，胎儿膀胱（B）扩张伴壁增厚。脐动脉环绕膀胱，有利于测量膀胱壁厚度，壁厚 3 mm。尿道近端扩张（箭头所指）形成典型的"钥匙孔"征。无羊水。膀胱下方的囊状结构为扩张的输尿管。

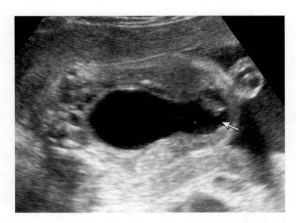

图 14.3 "钥匙孔"征：膀胱前方的近端尿道扩张（箭头）形成一个老式的"钥匙孔"样。

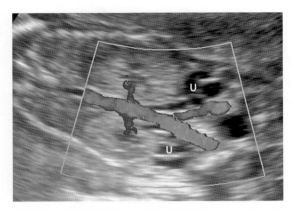

图 14.4 有严重后尿道瓣膜的胎儿肾脏小且回声增强。输尿管（U）明显扩张和走行迂曲。

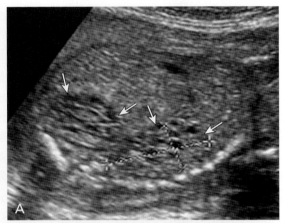

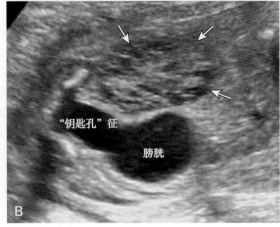

图 14.5 （A、B）继发于严重的后尿道瓣膜的弥漫性囊性肾发育不良。（B）中示靠近囊性发育不良肾脏（箭头）的增大的厚壁膀胱，呈"钥匙孔"征。

PUV 的特征是表现出一系列的肾脏发育问题，反映梗阻的严重程度和进程。早期严重的梗阻可导致肾脏小，回声增强（图 14.4）。肾脏也可出现皮质囊肿或继发于梗阻性的囊性发育不良的弥漫性囊肿，

这是梗阻后压力改变所导致的（图 14.5 和图 14.6）。肾回声增强和囊性发育不良几乎见于大部分严重羊水过少的病例。在一项对膀胱出口梗阻婴儿的 Meta 分析中，肾脏回声强度和皮质囊肿是最能预测肾功能不良的超声参数，其敏感性为 57%，特异性为 84%[14]。

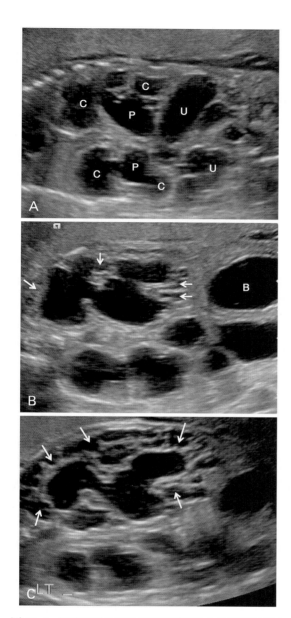

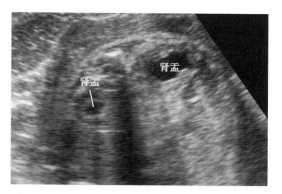

图 14.7 后尿道瓣膜胎儿肾脏横切面显示肾盂不对称扩张。无羊水。

图 14.6 冠状面图像显示后尿道瓣膜胎儿进展到妊娠晚期出现的肾囊性发育不良。(A)妊娠 20 周时,肾盂(P)和肾盏(C)明显扩张,靠近肾脏的输尿管(U)明显扩张,肾皮质尚正常;(B)妊娠 22 周时,肾皮质囊性变明显(箭头),此张图片同时显示膀胱(B)壁增厚;(C)妊娠 26 周时,肾皮质囊肿(箭头所指)变大且回声弥漫性增强。

羊水过少也与预后不良有关[14]。然而即使没有这些表现,也不能确保患儿预后正常。

肾积水是常见的表现,且常伴有输尿管扩张(图 14.6),其预测胎儿预后的准确性有限[14]。两侧肾盂积水的程度可能是不对称的,一侧的受累程度可能明显高于另一侧(图 14.7)。过高的尿道内压可导致尿道破裂,引起肾周尿性囊肿,更常见的是尿性腹水(图 14.8)。

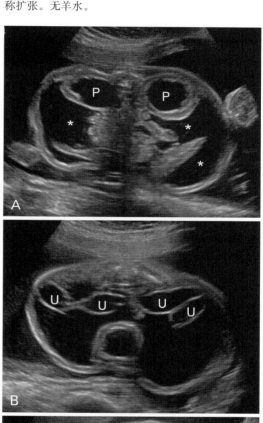

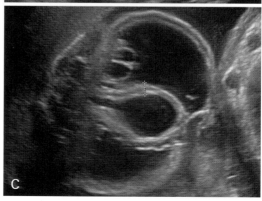

图 14.8 妊娠 25 周时的尿性腹水。(A)肾脏水平横切面:肾盂扩张(P),尿性腹水(星号)显示出小肠和肝脏边缘;(B)盆腔水平横切面,显示扩张的输尿管(U)和扩张的膀胱壁增厚;(C)图中膀胱壁厚度为 6 mm。

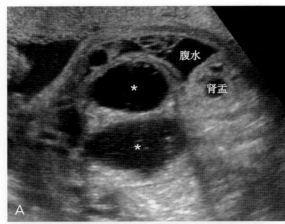

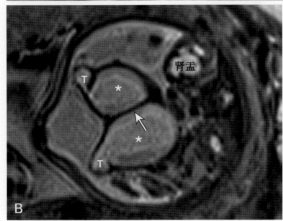

图 14.9　(A)腹部横切面超声图:具有复杂泌尿生殖异常胎儿的尿性腹水、肾盂扩张和厚壁的盆腔囊性结构(星号);(B)胎儿 MRI 显示,盆腔囊性结构(星号)为子宫阴道积水和扩张的输卵管(T)及突出的子宫间隔(箭头)。胎儿有持续性泄殖腔。

2. MRI 表现　在某些超声成像严重受限的情况下,如无羊水或母亲肥胖,复杂泌尿生殖系统异常的诊断可能更具有挑战性。在这些病例中 MRI 可能是一个有效的辅助检查[15]。特别是当胎儿性别无法显示时,MRI 可能有助于鉴别 PUV 与复杂的泌尿生殖系统异常,如输卵管积水或持续性泄殖腔(图 14.9)。

四、影像鉴别诊断

(1) 尿道闭锁。

(2) 尿道口狭窄。

(3) 前尿道瓣膜。

(4) 尿道下裂(严重)。

(5) 巨膀胱-小结肠-肠蠕动迟缓综合征(见第30 章)。

(6) 梅干腹综合征(prune-belly 综合征)或 Eagle-Barrett 综合征(见第 139 章)。

(7) 持续性泄殖腔。

(8) 子宫阴道积水伴膀胱受压。

(9) 输尿管囊肿(少见,更常见引起的是输尿管梗阻,见第 13 章)。

五、治疗方案概要

(一) 产前　当超声表现强烈提示 PUV 时,仍不可以在产前鉴别 PUV 和其他导致膀胱出口梗阻的疾病,尤其是可显示范围受限时[16]。通常只有在以下五种情况时才会考虑膀胱-羊膜腔分流术治疗膀胱出口梗阻:①羊水量严重减少,特别是在妊娠 24 周之前。羊水量正常的 PUV 预后并不一定好,但这些胎儿没有发生肺发育不全的风险,通常不选择进行胎儿膀胱-羊膜腔分流术治疗。②男性胎儿。如果胎儿性别的识别因无羊水而受限,则可能需做染色体核型分析(见后文)。有更严重的泌尿生殖系统异常的膀胱出口梗阻的女性胎儿则不适合此方法治疗。③不伴其他相关异常。大约 40% 的胎儿伴其他畸形[7,8],这种情况通常预后差,不提供治疗。羊水少会严重影响超声检查,即使胎儿似乎只存在膀胱出口梗阻,仍应告知家属,超声检查并不能发现所有的异常。通常首先进行羊水输注,再行膀胱-羊膜腔分流术,这也为再次寻找胎儿其他异常的提供机会。④胎儿核型和/或染色体微阵列分析正常。5%~8% 的膀胱出口梗阻的病例与非整倍体有关[9,10]。尽管先行膀胱穿刺术中检测胎儿尿液可能更简单(见后文),但如果可行,仍建议行羊膜腔穿刺术或脐血穿刺。⑤连续胎儿膀胱穿刺引流与预后关系。在妊娠 18~22 周时,通过超声引导下膀胱穿刺,分析胎儿尿液可对肾功能预后评估(表 14.1)。

表 14.1　妊娠 18~22 周基于连续膀胱穿刺的尿液分析预测值

分析物	预后良好	预后不良
钠(mg/dL)	<90	
氯化物(mg/dL)	<80	>90
渗透压(mg/dL)	<180	>200
钙(mmol/dL)	<7	>8
磷酸盐(mg/L)	<2	>2
β_2 微球蛋白(mg/dL)	<4.0	>4.0
总蛋白(mg/dL)	<20	>40

注:数据来自 Mann S, Johnson MP, Wilson RD. Fetal thoracic and bladder shunts, Semin Fetal Neonatal Med 15:28-33,2010。

膀胱穿刺术通常进行 3 次,间隔约为 48 小时,收集近期产生的尿液,以便更准确地反映胎儿肾脏功能[6]。正常情况下,胎儿尿液因肾小管重吸收钠和氯呈低渗性。在 PUV 的情况下,等渗尿提示肾小管损伤[6]。如果最后一份标本的尿电解质和其他分析数据表明有肾脏功能,这提示"预后良好",那么胎儿可能有治疗适应证。如果分析结果提示预后不良,则不行分流治疗,因为对这样的病例治疗仍不能改善其预后[10]。

1. 膀胱-羊膜腔分流术 膀胱-羊膜腔分流术是在超声的引导下,通过狭窄的套管针插入双猪尾导管。通常在手术前向羊膜腔输注温热的乳酸林格液,以便将导管远端置于羊膜腔内。谨慎的做法是羊水灌注后再重复进行胎儿解剖结构检查,因为缺乏羊水将明显限制胎儿畸形的检出。将导管放置在胎儿膀胱内尽可能低的位置,避免减压后移位,可采用彩色多普勒显示脐动脉轮廓,避免置管时血管损伤[17]。

并发症包括分流管移位出膀胱(约 40%);尿性腹水占 20%;分流管移位后偶然发生腹裂,在移位分流管部位发生肠疝,占 10%[6,10]。此外,70% 的孕妇发生早产,超过 30% 的孕妇出现胎膜破裂[6]。长期并发症中终末期肾病约占 1/3,较轻的肾脏损害占20%,存活儿童近 50% 存在呼吸系统问题[2]。

最近,21 个欧洲中心的研究人员报道了 PLUTO 研究的结果[18],对膀胱出口梗阻的胎儿采用分流术组和保守治疗组进行随机对照试验,临床医生并不确定哪种是最佳治疗方法。虽然计划纳入妊娠例数为150 例,但只有 31 人被招募,在 24 例活产中,有 12 例新生儿早期即死于肺发育不全(证明病情的严重性)[18]。根据胎儿所接受的治疗进行分析,行分流术的婴儿生存率得到提高;然而,长期预后并不乐观。此研究中只有 2 名儿童在 2 岁时肾功能正常[18]。

2. 胎儿膀胱镜检查 胎儿膀胱镜是一种产前用于切除 PUV 的研究性治疗,有可能改善预后。在手术中,将一个狭窄的套管针穿过胎儿腹壁插入胎儿膀胱的上方。利用胎儿镜进入后尿道,再尝试解除梗阻。技术方法包括用温热的生理盐水进行水消融,或用导丝进行机械破坏,或者最近用 Nd:YAG 激光进行电灼治疗[19,20]。Nd:YAG 激光治疗看起来很有前途[21],它的功效还没有在大范围中得到验证,而且目前只有在高度专业化的中心才可以使用。

(二) 产后 出生后,需对婴儿肺发育情况进行评估。如果婴儿情况稳定,则进行超声检查以确定诊断。首先用尿管或耻骨上导管引流膀胱,然后进行排泄性膀胱尿道造影。出生 48 小时后,做血清肌酐检测以评估新生儿的肾功能。尿道瓣膜切除术通常在新生儿早期进行以保护膀胱功能[22]。血清肌酐大于1.0 mg/dL 和膀胱功能障碍是肾脏疾病进展的危险因素[23]。PUV 患儿需要终身密切监测,评估瓣膜切除的完整性、尿道通畅度、肾功能、膀胱引流功能、尿路感染等情况。总体来说,在产前诊断为 PUV 的儿童中,肾功能不全的发病率为 20%～60%[24-26]。发展到需要透析或肾移植的终末期肾脏疾病的比例约为 15%[23,27]。由于肾病和产前护理的改进,PUV 儿童的预期寿命可以延长到青春期和成年[28]。

医生须知

- 当胎儿出现膀胱扩张时应考虑 PUV 的诊断,特别是在羊水严重减少的情况下。
- "钥匙孔"征和双侧肾积水并不总表现明显,因此可能需要更好地怀疑该病的指标以避免延误诊断。
- 与这种疾病相关的急性或者慢性发病情况,需要进行家庭咨询。

要点

- 胎儿膀胱出口梗阻最常见的原因是 PUV。
- 超声检查显示膀胱扩张,膀胱壁增厚,通常近端尿道扩张呈"钥匙孔"征;可能发现肾积水、皮质囊肿或肾脏小而回声增高;输尿管扩张同样常见。
- 妊娠中期之前出现羊水过少预后差,提示需要考虑行胎儿膀胱-羊膜腔分流术治疗。
- 膀胱-羊膜腔分流术前的重要因素:孤立性异常,遗传学检查结果正常,通过连续膀胱穿刺获得的尿分析数据提示肾功能相对良好。

参考文献见 *www.expertconsult.com*.

第15章

多囊性肾发育不良

APRIL T. BLEICH | JODI S. DASHE

杨清 译，杨丽娟 任敏 审校

一、引言

多囊性肾发育不良（multicystic dysplastic kidney，MCDK）是一种严重的肾发育异常，最终会导致肾功能不全。大量大小不等的囊肿取代正常肾脏组织，其间夹杂强回声组织，伴发输尿管闭锁。显微镜下，未分化上皮和原始导管被纤维结缔组织包绕[1]。双侧 MCDK 通常导致波特综合征（见第 10 章），早期就出现严重的羊水过少，继发肺发育不全和肾衰竭，预后极差。如果单侧 MCDK 伴对侧肾脏畸形，特别是膀胱输尿管反流（VUR），可能预后更复杂。MCDK 表现多种多样，有的表现为肾脏显著增大，有的表现为肾发育不全；在妊娠期，发育异常的肾脏可能会变大、变小或完全退化。产前超声有助于识别肾脏异常，如果是单侧 MCDK，还有助于监测肾脏的大小和检测其他相关的异常。

二、疾病概述

（一）定义 MCDK 是一种严重的肾发育不良。肾脏内散在多个大小不等、囊壁光滑、有包膜的囊肿，囊肿与肾盂不相通，输尿管通常闭锁，肾脏一般无功能。

（二）发病率和流行病学 产前单侧 MCDK 的发病率约为 1/4 000，文献报道的发病率为 1/7 000～1/2 000[2-4]。这个差异可能是小的，或者囊肿少的类型难以鉴别导致的。双侧 MCDK 占 25%，发病率约为 1/12 000[5]。单侧 MCDK 以男性略多见，60% 的病例发生在男性[4]，且常累及左肾[4,6]，而双侧 MCDK 以女性较多见[5]。

30%～40% 的单侧 MCDK 合并对侧肾脏异常，这对预后有重要的预测意义，因为对侧肾脏通常是唯一的有功能的肾脏[4]。最常见的对侧异常是 VUR（占 20%），其次是肾盂输尿管连接处梗阻（占 12%）（见第 12 章）[1,4,7]。25% 的病例报道有肾外异常，包括心脏异常（特别是心脏室间隔缺损）、中枢神经系统异常、脊柱畸形和胃肠道梗阻[4,5]。囊性肾发育不良也可出现在一些综合征中，包括 Meckel-Gruber 综合征和 Kallmann 综合征等[8,9]。MCDK 伴发其他畸形时，非整倍体的风险高达 25%[5]；孤立性单侧 MCDK 与非整倍体相关性不大[5]，但最近的研究表明，利用染色体微阵列分析技术可增加致病性拷贝数变异风险的检出率[10,11]。

（三）病因和病理生理学 MCDK 肾组织内含有未分化的上皮细胞和被纤维结缔组织包围的原始导管，以致肾单位和集合管不能正常形成。Potter 提出输卵管芽的原发缺陷导致了 MCDK。由于输卵管芽和后肾间质的不协调发育，导致集合管发育异常，肾单位功能丧失，囊肿形成[13,14]。然而，病理检查显示一些胎儿肾脏含有正常的肾单位和囊性发育不良的肾组织，有人提出 MCDK 可能是发育早期尿排泄障碍所致[12,15]。这种尿排泄障碍可能解释了单侧肾发育不全和对侧肾畸形之间的联系，如 VUR。

MCDK 大多数是散发性的，但也有家族性的报道。与肾发育不良一样，10% 的 MCDK 一级亲属有肾或尿路畸形，或两者兼有[14,16,17]。目前已发现多个可能导致 MCDK 的重要基因，包括 *PAX2*、*TCF2* 和 *uroplakins*。

三、疾病表现

（一）临床表现 该病的产前诊断主要依靠超声检查。在没有超声检查的情况下，胎儿双侧 MCDK 可能表现为继发于羊水过少的孕妇宫高增长缓慢。

单侧 MCDK 是婴幼儿单侧腹部包块的常见原因,有一些患者在成年后才被诊断[1]。

（二）影像学表现 超声特征性表现是单侧或双侧肾脏肿大,其内充满大小不等、囊壁光滑的囊肿。这些囊肿互不相通,没有正常肾组织,且间质回声异常。有些肾内充满大的囊肿,肾脏明显增大(图 15.1);有

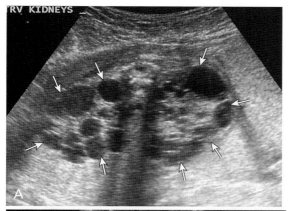
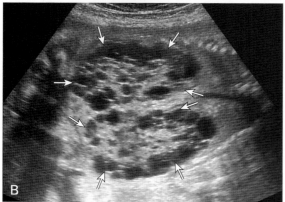
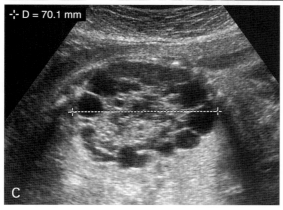

图 15.1 胎儿双侧 MCDK 的横断面(A)、冠状面(B)和矢状面(C)图像。肾脏明显增大,充满盆腔和腹腔。肾脏布满大的、囊壁光滑的囊肿(箭头所指),周边尤其明显。肾脏没有正常的肾盂,间质回声增强,并伴有较小的囊肿。无羊水。妊娠 26 周时肾脏长度为 7 cm(C)。(B 图引自 Cunningham FG，Leveno KJ，Bloom SL，et al. Williams obstetrics，ed 23，New York，2010，McGraw Hill，p360)

些肾内充满小的和中等大小的囊肿(图 15.2 和图 15.3)。MCDK 表现为单个大囊肿的很罕见[18]。肾脏可能明显增大,也可发育不良并难以观察到,并且肾脏的大小随着时间的推移可变大或变小。产前诊断的单侧 MCDK 中,大约有 5% 的病例在出生后超声检查时已完全消退[4]。超过一半的病例在出生后随着时间的推移出现部分或完全消退[19,20]。

双侧 MCDK 时,羊水通常从妊娠早期就严重减少(图 15.1～图 15.3),导致波特综合征,与双侧肾发育不全相似(见第 10 章)。在这种情况下,继发肺发育不全,预后极差。罕见的情况下,双侧 MCDK 的两个肾均没有完全受累,羊水量相对保持到妊娠晚期,孩子可能存活至出生后接受肾移植[21]。

单侧 MCDK 伴对侧肾畸形的发生率高,肾盂扩张可能提示 VUR 或肾盂输卵管连接处梗阻。产前应随访对侧肾盂扩张的进展情况(图 15.4)。与单侧肾发育不全一样(见第 11 章和图 11.4),对侧肾常代偿性增大(图 15.3)。产前诊断的单侧 MCDK 中,大约 33% 的患者在出生前出现对侧肾代偿性增大,出生

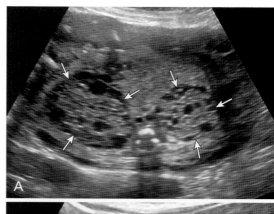
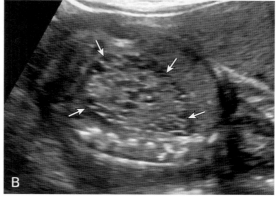

图 15.2 妊娠 28 周胎儿双侧 MCDK 的横断面(A)和矢状面(B)图像。与图 15.1 所示胎儿相比,囊肿(箭头)更小,可见更多异常回声的肾实质。肾脏肿大,但没有充满腹腔。没有正常的肾盂、肾皮质髓质分界不清,无羊水。

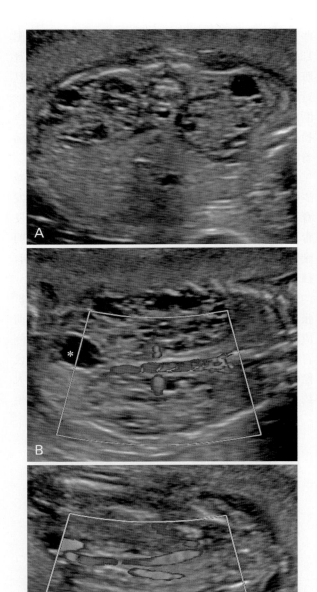

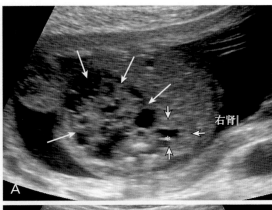

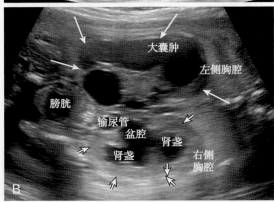

图 15.4 妊娠 20 周左侧 MCDK 的肾脏横断面图像。(A)肾脏明显增大,上达腹部并越过腹中线(长箭头)。对侧肾脏大小正常(短箭头),可见轻度肾盂扩张(4 mm,星号)。羊水量正常。(B)妊娠 28 周左肾囊肿增大。由于代偿,右侧肾脏和左侧的多囊肾一样大,并且发展为肾积水Ⅲ级,肾盏明显圆钝。这些表现与膀胱输尿管反流有关。

四、影像鉴别诊断

(1)严重梗阻性肾积水。

(2)常染色体隐形遗传多囊肾。

(3)中胚层肾瘤伴囊性变。

(4)多囊性肾发育不良可能是其他综合征的组成部分。

1)Bardet-Biedl 综合征(常染色体隐性遗传)。

2)贝-维综合征(Beckwith-Wiedemann 综合征,散发性和常染色体显性遗传)(见第 109 章)。

3)鳃裂-耳-肾综合征(常染色体显性遗传)。

4)Meckel-Gruber 综合征(常染色体隐性遗传)(见第 133 章)。

5)口-面-指综合征Ⅰ型(X 连锁显性遗传)。

6)骨骼发育不良:窒息性胸廓发育不良或 Jeune 综合征(常染色体隐性遗传)和短肋-多指综合征(常染色体隐性遗传)(见第 55 章)。

7)史-莱-奥综合征(Smith-Lemli-Opitz 综合征,

图 15.3 妊娠 21 周胎儿双侧 MCDK 的横断面(A)和冠状面(B)图像。肾皮质散在小的、中等大小的囊肿,未见肾盂、肾皮质髓质分界不清。星号表示肾脏下极的单个囊肿,(C)表示空虚的胎儿膀胱,两侧是脐动脉。

后 10 岁时,比例增加至 77%[4]。羊水量通常正常。超声要针对性检查有无伴发畸形,并行羊膜腔穿刺术。

典型特征

　　肾脏内充满大小不一,囊壁光滑的囊肿,囊肿与肾盂不相通,伴间质回声异常。

常染色体隐性遗传）（见第 145 章）。

　　8）脑肝肾综合征（常染色体隐性遗传）。

五、治疗方案概述

　　产后通常需要超声对对侧肾脏是否存在 VUR 或肾盂输尿管连接处梗阻进行诊断和评估。放射性核素显像可用于评估肾功能。过去，由于担心 MCDK 引起早期高血压和恶变为肾母细胞瘤，常进行肾切除术。现在认为高血压的风险没有增加，恶变为肾母细胞瘤的风险也很小[19,22,23]，因此多采用非手术治疗[19]。大多数 MCDK 病例随时间消退，对侧肾出现代偿性肥大[4,19,20]。无 VUR 或对侧肾异常情况下，需要一系列的腹部检查、监测血压、尿常规、血清肌酐浓度和肾脏超声。

医生须知

　　当发现或怀疑双侧 MCDK 时，仔细查找相关的异常非常重要。虽然 MCDK 通常是散发性的，但许多综合征可能包括多囊性发育不良肾，遵循孟德尔遗传规律[11]。与其他波特综合征的病因相似，双侧 MCDK 通常在妊娠 16～18 周就出现严重的羊水过少（见第 10 章）。如羊水正常，可能是其他原因，也可能是肾脏含有一些正常的肾组织，这种情况非常罕见。这种情况下，肾功能可能较差，但无法准确预测，肺发育不全的可能性较小。

　　当发现或怀疑单侧 MCDK 时，评估相关的异常和非整倍体很重要，重点观察对侧肾的大小、形态和肾积水程度。单侧 MCDK 的预后通常良好，但对侧 VUR 常见，可能是发病的主要原因。

要点

- 新生儿单侧 MCDK 的发生率为 1/4 000，男性稍多见，其中 30%～40%合并对侧肾异常，特别是 VUR 或肾盂输尿管连接处梗阻。
- 新生儿双侧 MCDK 的发生率为 1/12 000，预后极差。
- 约 25% 的 MCDK 患者出现肾脏以外的异常。许多综合征以囊性肾发育不良为特征，合并的异常可为诊断提供线索。
- 合并其他异常时，染色体异常的风险增加，应考虑染色体基因芯片分析进行产前诊断。
- MCDK 的表现随时间而变化。有的肾脏表现为明显增大，有的肾脏表现为发育不良。大多数 MCDK 出生后减小，甚至消失。
- 因为担心早期高血压和恶变，过去通常手术切除单侧 MCDK。然而，这些并发症并没有明显增加，因此现在大多数病例进行随访观察。

参考文献见 *www.expertconsult.com*.

第16章

常染色体隐性遗传(婴儿型)多囊肾

APRIL T. BLEICH|JODI S. DASHE

杨清 译,杨丽娟 任敏 审校

一、简介

常染色体隐性遗传性多囊肾(autosomal recessive polycystic kidney disease,ARPKD)是一种慢性进行性疾病,累及肾和肝,引起肾集合管囊性扩张及先天性肝纤维化(congenital hepatic fibrosis,CHF)或先天性肝内胆管扩张症[1]。ARPKD 也被称为婴儿型多囊肾和 ARPKD/CHF。ARPKD 是由一个大而复杂的 PKHD1 基因突变引起的,有异常广泛的表型变异。约30%的患者在产前或出生后不久被诊断[2-4],约15%的患者因肺发育不全而导致新生儿死亡——产前诊断的病例高达一半[3,5,6]。存活儿预后取决于肾功能不全的程度,目前 5 年和 10 年的生存率在 $80\%\sim90\%$[3,6]。有些人直到儿童期或成年后才就医,此时已伴有肾和肝的功能异常,如早发性高血压、肾衰竭、门静脉高压、复发性胆管炎[4]。ARPKD 的表型不同可能会导致产前诊断的困难,特别是在缺乏有价值的家族史的情况下。

二、疾病概述

(一)定义 婴儿型多囊肾病是一种常染色体隐性遗传性疾病,可引起肾集合管囊性扩张和 CHF。

(二)发病率和流行病学 新生儿中 ARPKD 的发病率为 1/20 000[7]。遗传特征是常染色体隐性遗传,有完全外显率,即使在同一个家族中表现也可不同[6]。普通人群中致病性 PKHD1 突变的携带频率约为 1/70[7]。应告知携带者该疾病的遗传模式和复发风险率。

(三)病因和病理生理学 过去 ARPKD 根据发病时间、肾和肝受累的程度分为四个亚型:围产期、新生儿期、婴儿期和青少年期[8]。现在认为它是一系列疾病。肾受累的特点是髓质的集合管扩张延伸,形成均匀分布的放射状梭形囊肿[8]。外周的肾皮质因不含肾小管而得以保留[9]。肝门区胆管的增生和扩张是门静脉周围纤维化发展的主要原因[8]。ARPKD 是由 PKHD1 基因突变引起的,该基因位于 6 号染色体短臂上。PKHD1 是人类最大的基因,有复杂的剪接模式,可导致多个转录本,其中最大的是纤囊素。该基因产物在肾脏中表达,在肝脏中表达程度较低,认为它在调节细胞增殖、黏附和排斥方面发挥作用[10-12]。

对受累的家庭可进行分子基因检测。使用变性高效液相色谱法筛选 PKHD1 突变,在超过75%的病例中发现突变,包括 85%的围产儿或新生儿死亡[6,13]。但是,因为大多数受累的儿童是复合杂合子(从父母双方继承了不同的突变),而且大多数突变是个体家庭独有的,所以基因型-表现型相关性是个难题[13,14]。一般来说,两个截短突变的遗传与围产期死亡率有更强的相关性,而那些错义突变往往表现出较温和的表型[6]。产前诊断可用单基因分子遗传学分析,就像植入前遗传学诊断。由于可能误诊,间接的、基于单倍型的连锁分析不再是首选的方法[14]。

三、疾病表现

(一)临床表现 临床表现多种多样,可在出生前、新生儿期、儿童期或青年期进行诊断。其临床表现包括肺发育不全、早发性高血压、肾功能不全、门静脉高压、食管静脉曲张和复发性胆管炎。大约50%的患者在 20 岁之前需要进行透析[6]。产前超声检查怀疑 ARPKD，如有家族史可通过致病突变鉴定确诊。

（二）影像学表现 典型的超声表现是肾脏对称性显著性增大，回声增强，占满胎儿腹部，其大小高于胎龄平均值 4～15 个标准差[9]，正常皮质髓质分界不明显。在某些情况下，这些发现在妊娠早期可能已经很明显（图 16.1）[15]。当 ARPKD 出现在妊娠早期时，羊水量通常严重减少，膀胱不能显示（图 16.2）。随着妊娠的进展，肾脏回声变得更加不均匀，可以看到微小的囊肿（图 16.3）。

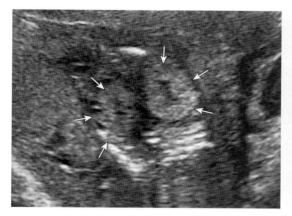

图 16.1 妊娠 14 周胎儿：ARPKD 的冠状面，肾脏（箭头）显著增大，回声明显增高，未见羊水。

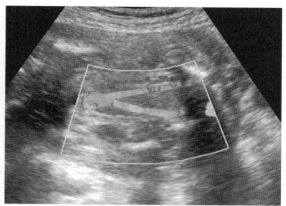

图 16.2 妊娠 24 周 ARPKD 胎儿膀胱水平的横切面，无尿液。

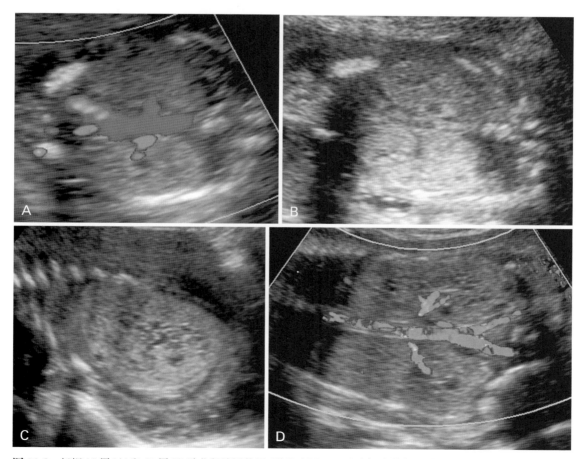

图 16.3 妊娠 18 周（A）和 20 周（B）胎儿肾脏冠状面：严重 ARPKD，显示肾脏增大、回声增强不均匀，无羊水。妊娠 26 周时，矢状面（C）和冠状面（D）图像显示肾脏内弥漫性小囊肿，回声增强，呈球形，充满腹腔和盆腔。

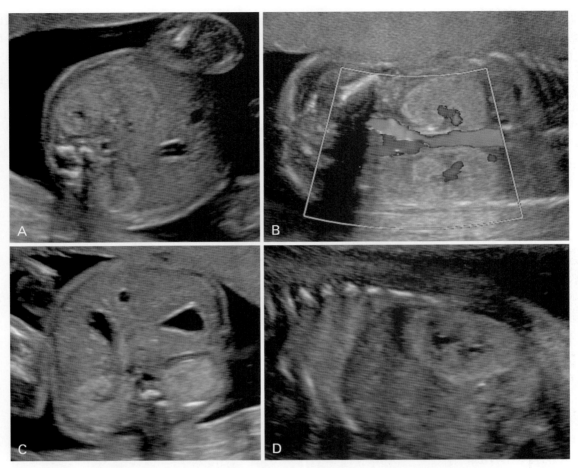

图 16.4　妊娠 21 周时,横切面(A)和冠状面(B)显示肾脏回声增强,轻度增大,外观略呈球状;(C)和(D)为同一胎儿在妊娠 25 周时的横切面和矢状面,羊水量正常。在这种情况下,鉴别诊断范围扩大。

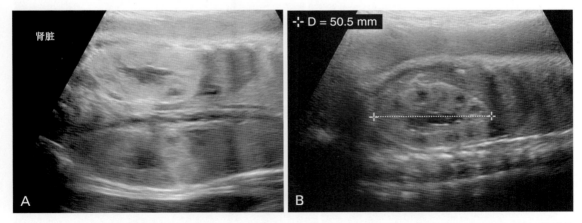

图 16.5　13 -三体综合征胎儿肾脏的冠状面(A)和矢状面(B)图像,可见肾脏增大、回声增强;妊娠 28 周时,肾脏长 5 cm。

有时 ARPKD 的诊断并不那么简单。有的病例表现为肾脏回声增强,但只是轻度增大,测量值高于平均值的 2～4 个标准差,羊水量正常(图 16.4)。肾脏在妊娠中期之前可能不会出现明显的异常。在缺乏家族史的情况下,这类疾病很难提供咨询[16,17]。鉴别诊断包括 ARPKD、遗传综合征(如 Bardet-Biedl 综合征和戊二酸尿症Ⅱ型)、非整倍体(如 13 -三体综合征)(图 16.5),尤其是正常的肾脏[9,18,19]。仔细询问家族史,寻找其他异常,考虑羊膜腔穿刺术都非常重要。

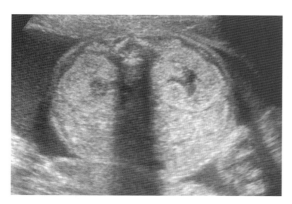

图 16.6 ARPKD 胎儿肾脏的横切面,可见肾脏回声增强、轻度增大,产前检查没有发现囊肿。

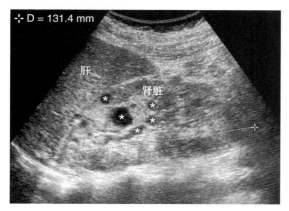

图 16.7 母体右肾,显示常染色体显性遗传多囊肾。星号:囊肿。

当胎儿肾脏轻度增大,回声增强,羊水量正常时,鉴别诊断还包括 ADPKD(图 16.6)。ADPKD 通常无产前表现,临床症状多发生在 40 岁之后。ADPKD 比 ARPKD 更常见,发生率为 1/800,而 ARPKD 的发生率为 1/20 000。如果没有家族史或合并胎儿其他的异常,可超声检查其父母的肾脏(图 16.7)。

也有罕见的、继发于 ARPKD 的胎儿肝纤维化的病例报道,表现为妊娠晚期胎儿肾脏回声增强,肝内胆管囊性扩张。由于表达的多样性,高危妊娠中,超声显示正常的肾脏并不排除 ARPKD 的诊断。肾脏异常的表现可能到儿童期甚至更晚才可见。

典型特征

　　双侧肾脏增大,回声增强,无法区分皮质和髓质,常伴羊水过少。

四、影像鉴别诊断

(1)正常的变异(妊娠 18 周后羊水量正常)。

(2)ADPKD。

(3)13 - 三体综合征(见第 149 章)。

(4)多囊性肾发育不良(见第 15 章)。

(5)Meckel-Gruber 综合征(常染色体隐性遗传)(见第 133 章)。

(6)Bardet-Biedl 综合征(常染色体隐性遗传)。

(7)戊二酸尿 II 型(常染色体隐性遗传)。

(8)Perlman 综合征(常染色体隐性遗传)。

(9)贝 - 维综合征(见第 109 章)。

五、治疗方案概要

产后:妊娠 20 周前羊水严重减少,预后通常极差。如继续妊娠,需要特别护理。如无致死性的肺发育不全,产后处理包括评估胎儿肺脏和肾脏功能。密切关注婴儿的生长发育,监测高血压、低钠血症、肾功能不全、胆管炎和门静脉高压。

医生须知

　　ARPKD 由 *PKHD1* 基因突变引起,以进行性肾衰竭和肝纤维化为特征。产前表现为不同程度的肾脏增大,妊娠中期之前肾脏严重增大,回声明显增强,羊水严重减少,导致肺发育不全的风险增高。也可表现为肾脏仅轻度增大,羊水量正常。这些不是 ARPKD 的特异表现,ADPKD、13 - 三体综合征、其他综合征和正常妊娠均可见相似表现。分子遗传学检测可能有助于诊断。

要点

● ARPKD 的发生率是 1/20 000,表型变异广泛。

● 约 30% 的病例是在产前或出生后不久确诊的,一些病例产前出现致死性的肺发育不全。

● 超声表现为肾脏回声增强,不同程度的肾脏增大,最严重的病例早期出现羊水过少。

● 婴儿期存活的患儿,10 年生存率大于 80%,但是高血压、上行性胆管炎、门静脉高压、肾功能不全的发病率高。约 50% 的病例在 20 岁之前需要透析。

参考文献见 *www.expertconsult.com*。

第2篇

其 他

第17章

胎儿肾上腺异常

CHRISTINA S. HAN | JOSHUA A. COPEL

杨清 译,杨丽娟 任敏 审校

一、引言

产前超声能清晰显示胎儿肾上腺。肾上腺位于腹膜后,脊柱棘突旁,肾上极的头侧。肾上腺由低回声的皮质和薄的高回声的髓质组成(图17.1)。肾上腺异常可分为三类:肿瘤(神经母细胞瘤)、出血或血肿、先天性肾上腺皮质增生症(表17.1)。

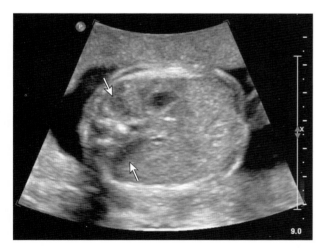

图17.1 正常胎儿肾上腺(箭头)。

表17.1 胎儿肾上腺异常

肾上腺自身异常	鉴别诊断
肾上腺神经母细胞瘤	重复肾
肾上腺出血或血肿	肾发育异常
先天性肾上腺皮质增生症	中胚叶肾瘤
	淋巴管瘤
	畸胎瘤
	叶外型肺隔离症

二、神经母细胞瘤

(一)定义 神经母细胞瘤是一组临床异质性恶性神经内分泌肿瘤,起源于胚胎神经外胚层细胞。40%的病例位于肾上腺,也可能位于交感神经系统的任何部位(如25%位于腹部,15%位于胸部,5%位于颈部,5%位于腹膜后交感神经节)。产前诊断的病例约93%来源于肾上腺[2]。

(二)发病率和流行病学 神经母细胞瘤是1岁以下婴幼儿最常见的颅外恶性实性肿瘤,在活产婴儿中的发病率为60/1 000 000[3]。诊断的中位年龄为17.3个月,40%的病例在1岁前被确诊[4]。

神经母细胞瘤的预后与诊断年龄呈负相关[5]。产前诊断早期发现神经母细胞瘤,产后及时进行手术切除和化疗,获得生存优势[6]。神经母细胞瘤占儿童肿瘤死亡的15%[7]。

(三)病因和病理生理学 胚胎发育过程中,多能干神经母细胞从神经嵴迁移,形成原始交感神经节和肾上腺髓质。妊娠15～20周,神经母细胞经历一个必然的过渡期,该阶段在组织学上类似于原位神经母细胞瘤。这些改变可能遵循出生时自然消退的过程,或通过控制细胞分裂的致癌缺陷发展到临床病理病变。

约50%的神经母细胞瘤存在1p、11q和14q染色体缺失[9]。神经母细胞瘤在特纳综合征和神经嵴病中发病率较高[10],影响神经嵴细胞的疾病统称为神经嵴病,如巨结肠病、中枢性通气不足和神经纤维瘤病Ⅰ型。一项基于一般人群的研究探讨了膳食中增加叶酸摄入对神经母细胞瘤发病的影响。增加叶酸摄入后,神经母细胞瘤的发病率从之前的1.6/

10 000 下降到 0.6/10 000。在 1%～2% 的病例中，神经母细胞瘤可表现为家族模式，具有常染色体显性遗传、不完全外显和多种临床表现。

（四）疾病表现

1. 临床表现　新生儿期的神经母细胞瘤临床表现多样，可能很难诊断。体征和症状可以是局部性的（如可触及肿块、疼痛、肠或膀胱受压、呼吸障碍、霍纳综合征）或全身性的（如高血压、分泌性腹泻、贫血、无特异性的全身性症状）。神经母细胞瘤可通过血行或淋巴途径转移至骨骼、皮肤、肝、肺、大脑和胎盘[14]。胎儿患病的晚期，母亲也可能表现出儿茶酚胺升高的迹象，包括高血压、心动过速或子痫前期。新生儿影像学检查和实验室相关的化验指标（如尿高香草酸、尿香草扁桃酸）有助于确诊。患有神经母细胞瘤的儿童中，90% 会出现尿高香草酸异常，而 72.5% 会出现尿香草扁桃酸异常[15]。

2. 影像学表现

（1）超声表现：超声很容易识别胎儿的肾上腺。胎儿肾上腺在横切面上呈盘状，在矢状面上表现为肾脏上缘的"Y"形或"V"形结构。超声在妊娠 3 个月底可以显示肾上腺[16]。

1983 年首次报道了产前超声诊断神经母细胞瘤[17,18]。肾上腺神经母细胞瘤典型表现为肾上腺或脊柱旁肿块，呈囊性、实性或混合性回声。肾脏可向下移位。可见灶性出血或钙化。通常在妊娠晚期超声检查发现。右侧似乎更常见[16]，90% 的右侧肾上肿物为神经母细胞瘤[19]。多普勒超声显示体动脉供应可能提示诊断隔离肺，其位于神经母细胞瘤的上方。图 17.2 显示了疑似神经母细胞瘤的胎儿肾上腺肿块。

（2）MRI 表现：肾上腺在 T2 加权序列上呈明显的低信号，肾周脂肪组织呈高信号，将肾上腺与邻近器官区分开来。胎儿 MRI 可以作为一种辅助手段，更好地定位和描述胎儿腹部肿块的组织特征及发现

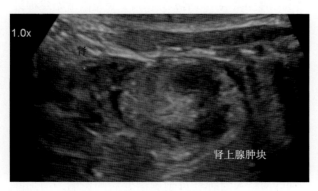

图 17.2　胎儿肾上腺肿块，疑为神经母细胞瘤。

肝转移，但这也可能延迟到产后[20,21]。表 17.2 描述了 MRI 和超声检查各种肾上腺疾病的区别。

表 17.2　肾上腺肿块的超声和 MRI 的典型特征

病变	超声特征	MRI 特征
神经母细胞瘤	多变（囊性、实性、混合性）	不均匀或者 T2 高信号影
叶外型肺隔离症	实性，"反向泪珠"外观	T2 高信号影
肾上腺出血	囊性或混合性伴有分隔	不均匀 T1 和 T2 信号影
淋巴管畸形	囊性伴分隔	腹膜后 T1 高信号影
重复肾	伴囊肿的不均匀回声肿块	重复肾上极的囊性改变
肾上腺增生	双侧肾上腺圆钝	双侧与肾上腺相同的信号影

典型特征

神经母细胞瘤的典型超声表现是肾上腺的实性、囊性或混合性回声的肿块。母体很少出现血循环中儿茶酚胺升高的体征和症状，包括高血压、心动过速、子痫前期和镜像综合征[1]。

（五）影像鉴别诊断

（1）肾上腺血肿。

（2）肾上腺囊肿。

（3）肾脏肿块。

（4）重复肾。

（5）淋巴管畸形。

（6）支气管肺隔离症。

（六）治疗方案概要

1. 产前　胎儿宫内存活率高。40% 的病例可出现自发消退[2]。建议进行期待治疗，通过超声动态监测胎儿水肿、肾上腺肿大或转移灶。有报道阴道分娩出现腹部难产和胎儿腹腔积血，所以分娩的方式和时间取决于肾上腺肿块的大小[16]。还应监测母体是否出现高血压或镜像综合征。

2. 产后　单纯手术切除是肾上腺神经母细胞瘤的主要治疗方法。不能手术切除的情况，如脊髓或呼吸道受累，可采用新辅助化疗。考虑到肿瘤消退的可能性，一些专科医院通过穿刺活检选择级别较低、侵袭性较弱的肿瘤，对这些肿瘤进行期待治疗和观察

4～6 周[16]。

医生须知

　　所有胎儿腹内肿块都需要进行全面的评估,以确定局部解剖和相关异常。可能需要连续监测和产前咨询儿科医生。

三、肾上腺出血

(一)定义　新生儿肾上腺出血并不少见[22]。肾上腺被包裹在肾周筋膜中,在胎儿期相对较大,出生时重 2～4 g(相对于体重,是成人肾上腺的 10～20倍)。肾上腺血管供应起源于膈下动脉、主动脉和肾动脉,并分成三支主要动脉,供应纤细的纤维囊血管丛。右肾上腺静脉汇入下腔静脉,而左肾上腺静脉汇入肾静脉或膈下静脉。出血可发生在包膜下,严重时导致胎儿低血压和死亡。常规胎儿超声可能偶然发现较小的出血。

(二)发病率和流行病学　新生儿肾上腺出血的发生率是 1.7/1000～1.9/1000[23]。75% 的病例累及右肾上腺,可能与肾上腺静脉相对较短有关。

(三)病因和病理生理学　胎儿肾上腺出血的病因尚不清楚。相关因素包括产伤、围产期窒息、败血症、出血性疾病或低凝血酶原血症,也有自发性出血的报道。大部分肾上腺出血在包膜内,随后自然消退。尸检发现近 50% 的肾上腺出血病例有肾静脉血栓[24]。

(四)疾病表现

1. 临床表现　肾上腺血肿和出血往往是产前超声偶然发现的,但可能与宫内死亡有关。新生儿的双侧肾上腺缺血性损伤可表现为急性肾上腺功能不全。

2. 影像学表现

(1)超声表现:与神经母细胞瘤不同,肾上腺出血的超声表现会随着时间的推移而发生变化。新鲜血块最初表现为不规则的高回声块。随着血块的吸收,可以看到内部的回声,形成不均匀的混合性块(图17.3)。多普勒超声显示血肿内没有血流信号,这可与神经母细胞瘤进行鉴别[21]。最后,血肿消退为无回声的囊肿(图 17.4),囊肿在后续的超声随访中可能会缩小(图 17.5)。肾上腺钙化可能是既往肾上腺出血的后遗症(图 17.6),也可见于肾上腺神经母细胞瘤。这些变化可能会持续到产后。

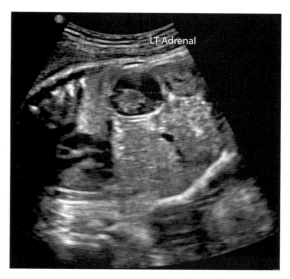

图 17.3　胎儿肾上腺囊肿,怀疑血肿。LT Adrenal:左侧胸腔肾上腺。

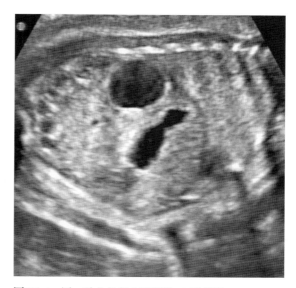

图 17.4　同一胎儿的肾上腺囊肿,血肿消退。

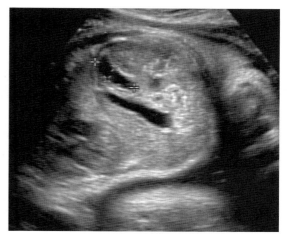

图 17.5　同一胎儿的肾上腺囊肿,囊肿缩小。

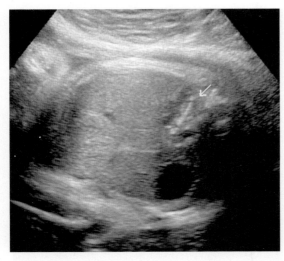

图17.6 胎儿肾上腺血肿消退后肾上腺钙化（箭头）。

（2）MRI表现：胎儿MRI可能有助于描述胎儿腹部肿块的特征，并可能有助于诊断肾上腺出血。表17.2描述了各种肾上腺疾病的MRI和超声表现，以及各种肾上腺疾病在MRI与超声之间的区别。

（五）影像鉴别诊断

（1）肾上腺神经母细胞瘤。

（2）肾上腺囊肿。

（3）肾脏肿块。

（4）重复肾。

（5）淋巴管畸形。

（6）支气管肺隔离症。

（六）治疗方案概要

1. 产前 肾上腺出血没有产前治疗方案。可以对胎儿生长、超声特征变化和母亲的健康进行连续监测。肾上腺血肿和出血通常是产前超声偶然发现的，但可能与宫内死亡有关。

2. 产后 胎儿肾上腺血肿通常会自行消退，很少需要产后手术干预。儿科医生需要监测肾上腺功能不全的指标。

医生须知

肾上腺血肿在胎儿和新生儿中并不少见，通常不需要手术。但是可能需要监测和治疗肾上腺功能不全。

四、先天性肾上腺增生

（一）定义 先天性肾上腺增生症（congenital adrenal hyperplasia，CAH）是一组常染色体隐性遗传性疾病，涉及类固醇合成的先天性缺陷。酶的突变降低了肾上腺皮质中胆固醇向皮质醇、醛固酮或性激素的转化。类固醇前体的代偿性过度合成导致肾上腺弥漫性增大和增生。

（二）发病率和流行病学 90%以上的CAH患者是由21-羟化酶缺乏症引起的，5%～8%的CAH患者是由11-β-羟化酶缺乏症引起的。CYP21A基因编码21-羟化酶，它的突变或部分缺失的携带者率，从一般人群中1/60到德裔犹太人中1/3不等。数据显示，活产儿发病率约为1/15 000[26]。发病率因地理和种族而异，非洲裔美国人的活产儿发病率为1/42 000，中国人的活产儿发病率为1/28 000，阿拉斯加的尤皮克人的活产发病率1/280[27]。

（三）病因和病理生理学 类固醇生物合成途径见图17.7。21-羟化酶缺乏会阻止17-羟基孕酮向11-脱氧皮质醇转化，严重程度不同。CAH的少见原因包括11β-羟化酶缺乏症、17α-羟化酶缺乏症、17,20-碳链裂解酶缺乏症、3β-羟类固醇缺乏症、先天性类脂质性肾上腺增生症和CYP11A1胆固醇侧链酶缺陷症。

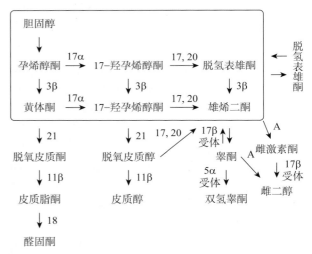

图17.7 肾上腺类固醇合成途径。酶的缺陷导致皮质醇、醛固酮和性激素水平降低。

类固醇生成途径的缺陷导致皮质醇、醛固酮或性激素水平的不足。皮质醇负反馈机制的失效导致促肾上腺皮质激素（adrenocorticotropic hormone，ACTH）持续释放，肾上腺皮质增生。

（四）疾病表现

1. 临床表现 典型的21-羟化酶缺乏症表现为新生儿肾上腺功能不全，伴或不伴有失盐症状。女婴可出现男性化和/或两性畸形（图17.8）。失盐会导

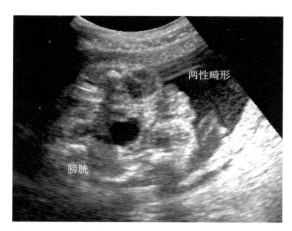

图 17.8 先天性肾上腺增生症胎儿两性畸形。

致新生儿在出生后 1~2 周发育不良、脱水、低钠血症和高钾血症。非典型或迟发性 21-羟化酶缺乏症表现为雄激素过多的症状,如阴毛早生、多毛症、早期体臭、性早熟、月经不规律、不孕症、痤疮和骨骼成熟加速。一些迟发性 CAH 患者早期可无症状。

当有 CAH 家族史时,可通过绒毛膜绒毛吸取术(CVS)提取胎儿组织 DNA 进行产前诊断。许多国家通过检测 17-羟孕酮水平的升高,对新生儿进行 CAH 强制性筛查。

2. 影像学表现

(1)超声检查:两性畸形通常是 CAH 的唯一超声征象。女性胎儿可能表现出阴蒂肿大和阴唇突出融合,符合女性假两性畸形。男性胎儿可能没有任何异常发现。在 CAH 病例中,可见肾上腺增大至 95% 以上,并可见大脑样改变[28](图 17.6)。

典型特征

CAH 的典型超声表现包括两性畸形和肾上腺增大。

(五)影像鉴别诊断

(1)性别分化异常。

(2)肾上腺神经母细胞瘤。

(3)肾脏肿块。

(4)支气管肺隔离症。

(六)治疗方案概要

1. 产前 CAH 的产前治疗应该在拥有丰富经验的母胎医学、遗传学和内分泌学团队中进行。对于

有 CAH 家族史的患者,可以在妊娠早期开始使用地塞米松治疗,以防止女性胎儿出现男性化和两性畸形。治疗应在妊娠 6~8 周开始,远早于有创检测或无创产前筛查(NIPS),该检查是检查性别或是否存在酶缺陷。有 CAH 风险的妊娠可在 10 周后进行(CVS)或 NIPS,如果基因检测显示为男性胎儿或 CVS 显示为未受影响的女性胎儿,则停止治疗。

2. 产后 女婴 CAH 可以通过难以分辨的生殖器进行诊断,而男婴通常通过新生儿筛查或肾上腺危象进行诊断。任何一种情况都应立即使用外源性皮质类固醇治疗。长期治疗包括糖皮质激素、盐皮质激素治疗和补充盐。两性畸形可以通过阴蒂成形术和阴道成形术进行手术矫正,但治疗的时机仍有争议,并需要一个精通性发育障碍治疗的综合团队。

医生须知

有 CAH 家族史的患者最好妊娠前咨询母胎医学和遗传学家,以得到妊娠早期最佳的地塞米松治疗,并安排有创或无创的基因检测。

要点

- 肾上腺位于腹膜后,脊柱棘突旁,肾上极的头侧。
- 神经母细胞瘤是 1 岁以下婴幼儿最常见的颅外恶性实性肿瘤。神经母细胞瘤的预后与诊断年龄成反比,因此产前诊断可能延长生存时间。
- 在特纳综合征、巨结肠病、中枢性通气不足和神经纤维瘤病 I 型的胎儿中,神经母细胞瘤的发病率也较高。
- 肾上腺出血可发生在包膜下,严重时可导致胎儿低血压和死亡。
- 有 CAH 家族史的患者最好妊娠前咨询母胎医学和遗传学家,以得到妊娠早期的最佳的地塞米松治疗,并需进行有创的基因检测。

参考文献见 *www.expertconsult.com.*

第 **4** 部分

腹　部

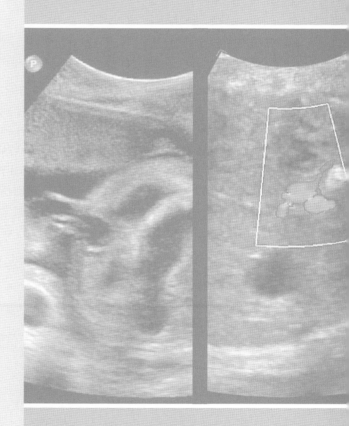

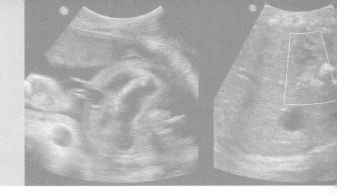

第18章

两性畸形

CHRISTIAN M. PETTKER

杨清 译,杨丽娟 任敏 审校

一、引言

胎儿的性别常是父母关注的重要问题,但不是超声技师或超声医生的关注点。然而,医学上性别决定对于多胎妊娠的卵性或绒毛膜性的诊断、X连锁疾病的咨询及两性畸形有重要的医学意义。两性畸形有各种各样的原因,它的诊断可能会让专家感到困惑。胎儿性别难以确定可能会给父母带来心理创伤。合理解释、检查结果和鉴别诊断是关键。由于医学和心理学的原因,两性畸形的新生儿需要及时的诊断和处理。

二、疾病概述

(一) 定义 两性畸形是性别发育异常(disorders of sex development,DSD)的一个亚类,定义为胎儿外生殖器外观不清晰,导致无法通过表型确定胎儿性别。本质上不能明确地区分阴蒂和阴茎、阴囊和阴唇。根据劳森-威尔金斯儿童内分泌协会和欧洲儿童内分泌协会,将DSD分为五类(表18.1),两性畸形可以属于这些类别中的任何一类[1,2]。描述这些疾病的其他术语是"阴阳人"和生殖道畸形。因为有许多不同的潜在原因,两性畸形是一种生理或形态学的诊断。

表 18.1 性别发育异常(DSD)

	旧命名	描述	常见疾病
46,XY 型 DSD	男性假两性畸形	不明确的或女性的生殖器 男性性腺	雄激素不敏感、5α-还原酶缺失、史-莱-奥综合征
46,XX 型 DSD	女性假两性畸形	不明确的或男性的生殖器 女性性腺	先天性肾上腺增生,母体卵巢或肾上腺肿瘤,胎盘性P450芳香化酶缺失
卵睾型 DSD	真两性畸形	不明确的生殖器 男性和女性性腺	嵌合型,混合型性腺发育不良
46,XX 睾丸型 DSD	XX男性	不明确的或男性的生殖器 男性性腺	Y染色体的性别决定区(SRY)定位
46,XY 完全性腺发育不全	XY性反转	女性生殖器 未发育(条索状)性腺	Swyer综合征

注:改编自 Lee PA,Houk CP,Ahmed SF,et al. Consensus statement on management of intersex disorders. Pediatric. 2006;118;e488-e500.

（二）发病率和流行病学 因外生殖器异常，新生儿需要进一步检查的概率为 1/4 500[3]。典型的先天性肾上腺增生（CAH）是造成两性畸形的最常见的原因，其发生率估计为 1/15 000[4]。

（三）病因和病理生理学 外生殖器约在妊娠 9 周时分化，女性生殖器通常在妊娠 12 周完成，而男性生殖器通常在妊娠 14～16 周完成。男性外生殖器的正常形成依赖双氢睾酮（DHT），而女性的外阴和阴道分化不依赖激素。如果没有双氢睾酮作用（因为缺少双氢睾酮或双氢睾酮不发挥作用），46，XY 的胎儿可能出现女性外生殖器表型。另一方面，妊娠 12 周前暴露于雄激素会导致阴唇融合或男性化的泌尿生殖窦，而妊娠 12 周后暴露于雄激素通常只会导致阴蒂和阴唇肿大（阴囊化）。雄激素可由母体摄入、母体或胎儿的卵巢或肾上腺肿瘤、胎盘 P450 芳香化酶缺乏引起。最后提到的情况是因为循环中的胎儿雄激素不能转化为雌激素，导致女性胎儿男性化[5]。

两性畸形最常见的原因是 CAH。CAH 是一种 46，XX DSD（女性胎儿男性化），由于酶的缺乏引起，破坏类固醇生成。90% 的 CAH 病例缺乏 21-羟化酶（CYP21），导致 17-羟孕酮过量。过量的 17-羟孕酮分流到类固醇合成过程中雄激素的产生途径，从而导致女性男性化。男性生殖器可能出现色素沉着和阴茎肿大，其他不受影响[6]。这种分流也减少了醛固酮和皮质醇的产生，这会在新生儿期造成危及生命的失盐（低钠血症和高钾血症）。不典型的 CAH 通常只在青春期女孩或女性中引起雄激素过多的表现。典型和非典型 CAH 会使患者或携带者的咨询变得困难，因此应该向有经验的专家进行咨询。

两性畸形的其他原因包括各种各样的 DSD（表 18.1）、非整倍性（特别是 13-三体）、三倍体、普拉德-威利综合征、腭心面综合征，还有 Smith-Lemli-Opitz 综合征。对多种不同原因的 DSD 进一步回顾和完善是很有价值的[7]。

三、疾病表现

（一）临床表现 超声检查无法确定胎儿性别时，需要进行产前诊断，但是两性畸形通常在产后被诊断。基因型［来自绒毛膜绒毛吸取术（CVS）、羊膜腔穿刺、胎儿游离 DNA（cfDNA）筛选预测］和表型（来自超声检查）之间的差异通常会引起关于胎儿生殖器异常的调查[8]。胎儿 cfDNA 的检测可能产前诊断两性畸形，因为有更多的机会注意到核型和表型之间的差异，如出现增大的阴蒂和阴唇，然而 cfDNA 表

明男性胎儿。目前，除病例报告尚无法获得数据描述 cfDNA 检测在两性畸形妊娠中的明确作用。例如，通过详细的解剖检查确定女性表型后，一名高龄产妇被诊断为雄激素不敏感综合征，其 cfDNA 筛查显示存在 Y 染色体[9]。

（二）影像学表现

1. 超声表现 妊娠中期正常女性外生殖器横切面上表现为两条平行的强回声线。阴蒂位于阴唇之间，朝向尾部。妊娠后期，子宫有时显示为位于膀胱和直肠之间的肿块，但子宫缺失不是判断性别的可靠指标。正常男性生殖器的特征是存在阴囊，妊娠晚期睾丸下降时阴囊内可见睾丸。阴茎通常指向头侧。彩色多普勒可以观察到尿液从阴茎顶端流出。已有阴囊直径、阴茎长度和双侧阴唇直径列线图的报道[10]。

根据定义，当上述体征混合可见或者无法识别时，则表明为两性畸形。具体来说，两性畸形通常被认为阴茎短（或阴蒂肿大）和阴囊裂（或阴唇肿胀）（图 18.1 和图 18.2）。因为容易混淆，一般不在妊娠中期

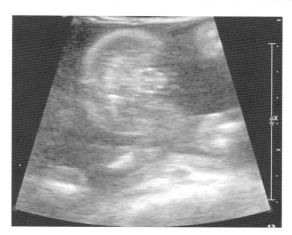

图 18.1 三胎妊娠超声检查显示两性畸形。核型 46，XY。产后检查显示尿道下裂和阴囊裂。

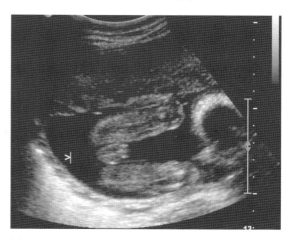

图 18.2 二维超声图。与图 18.1 为同一胎儿。

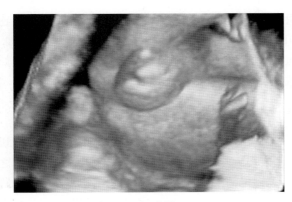

图 18.3 三维超声显示两性畸形。

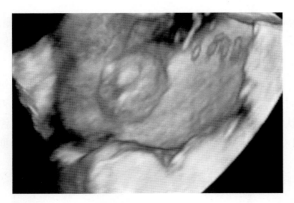

图 18.4 三维超声显示两性畸形。

之前进行超声胎儿性别鉴定[11,12]。若考虑可能为两性畸形,影像学检查可在妊娠中期后期和妊娠晚期初期评估睾丸下降或内生殖器官(如子宫)。

尽管有报道超声发现肾上腺增大可诊断 CAH,CAH 通常还是通过有创性的基因检测(如 21-羟化酶基因)进行诊断[13]。三维超声可能有助于胎儿性别的识别。文献中一个病例报告描述了使用三维超声进行产前诊断,其超声性别与核型结果不一致[14]。该病例核型为男性,三维超声显示阴囊裂、阴茎小、尿道下裂,在产后确诊(图 18.3 和图 18.4)。

2. MRI 表现　应用 MRI 确定胎儿性别的报道很少见。来自一个医疗机构的胎儿 MRI 描述性病例显示确定胎儿性别的可靠性,但这些研究没有涉及两性畸形的病例,也没有进行胎儿性别的鉴定[15]。在一例膀胱外露的病例中,当超声无法进行诊断时,MRI 辨清表型确认泌尿生殖系统的诊断[16]。另一例怀疑两性畸形的病例,MRI 正确诊断为会阴脂肪瘤伴其他泌尿生殖系统异常[17]。MRI 的优势在于能够更好地显示内生殖器结构,如性腺和米勒管结构(如子宫)。

3. 其他表现　CVS 和羊膜腔穿刺术可用于性别

核型测定。CVS 常用于有 CAH 病史的患者,以确定基因分型和胎儿性别。

四、影像鉴别诊断

尿道下裂会导致阴茎朝下,这可能被误以为是女性胎儿。阴囊存在和多普勒显示的尿流有助于区分尿道下裂和两性畸形。当不显示膀胱或有下腹裂时,诊断为膀胱外翻。其他诊断考虑包括阴茎短小、尿道上裂、隐睾症、阴囊不完全融合、会阴脂肪瘤。

五、治疗方案概要

(一) 产前　一般来说,两性畸形没有产前治疗。但是 CAH 病例的产前治疗是预防 DSD 必不可少的。已知有胎儿患 CAH 风险的母亲(已知受累、携带者、先前患有 CAH 婴儿者)在妊娠早期口服地塞米松治疗,并进行有创的性别和基因诊断。补充类固醇会抑制胎儿肾上腺,减少雄激素的分泌。考虑到性发育在妊娠早期阶段,必须及早开始治疗。最终,如果确定胎儿不是基因突变,或者胎儿是男性,通常会停止治疗。在父母都是已知携带者的情况下,只有 1/8 的胎儿会受累及,并且累及的胎儿是女性才需要治疗。治疗可有效预防 85% 的女胎出现男性化[17]。

(二) 产后　产后两性畸形的诊疗需要多学科的方法,涉及内分泌学、放射学、遗传学、外科、精神病学。CAH 的诊断特别要注意,因为典型的失盐型 CAH 如果没有被发现和治疗,会危及新生儿的生命。

要点

- 两性畸形是一种形态学诊断,有各种潜在的遗传和激素原因。
- 由于涉及复杂的遗传、激素、生理和社会因素,两性畸形的胎儿最好在出生后,在结合相关专业医生咨询的情况下确定性别。
- CAH 是两性畸形最常见的原因。典型失盐型 CAH 会危及生命,因此产后及时诊断很重要。
- 两性畸形采用 CVS 或羊膜腔穿刺术进行产前诊断有助于明确超声发现、确定遗传性别并诊断 CAH。
- 鉴于性别鉴定涉及复杂的激素和社会问题,染色体核型的结果并不完全决定性别的取向。

参考文献见 *www.expertconsult.com*.

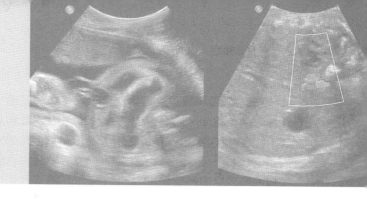

第19章

泄殖腔畸形

ERIKA F. WERNER | MAUREEN S. HAMEL

杨清 译,杨丽娟 任敏 审校

一、引言

泄殖腔这个词来源于拉丁语,意为下水道或排水管。在解剖学上,是生殖道、泌尿道和胃肠道汇合的管腔结构。虽然这在鸟类、爬行动物和两栖动物中很常见,但大多数哺乳动物的每个系统都有单独的出口。人类有多种泄殖腔畸形。轻度的畸形可能只涉及泄殖腔存留和肛门前移;较严重的畸形是三个腔道在骨盆内汇合;最极端的畸形是泄殖腔外翻,包括大的腹部中线缺损[1]。人类泄殖腔畸形最早在300年前被发现[1,2]。从历史上看,主要原因是胃肠道和/或尿路梗阻,这些畸形是致命的。随着新生儿护理和外科手术的进展,现在患有这些畸形的新生儿能够存活下来,而且往往能够健康成长[1,3]。

二、疾病概述

(一)定义 泄殖腔是一个共同的腔室,部分或全部的消化系统、泌尿系统和生殖系统将其内容物排出。泄殖腔畸形的表现从轻微到严重,并且都有一个共同的病因(见后面的章节)。人类最严重的泄殖腔畸形,即泄殖腔外翻,通常被称为 OEIS 综合征。OEIS 综合征包括脐膨出(O)、膀胱外翻(E)、肛门闭锁(I)和脊柱(S)异常[1,5]。

(二)发病率和流行病学 在新生儿中,最初估计泄殖腔外翻的发病率为 $1/250\,000 \sim 1/200\,000$[5],总体泄殖腔畸形的发病率为 $1/50\,000$[4,6]。最近的研究发现,发病率明显较高,$1/27\,174 \sim 1/9\,715$[8,9]。发病率增加可能是更准确的诊断和记录所致。

男女受累比例相似(表 19.1)。没有家族性病例的描述,因此泄殖腔畸形是非遗传性的。大型队列研究尚未得出任何流行病学趋势。似乎没有母亲因素(包括母亲年龄)会增加泄殖腔的风险[9]。值得注意的是,双胎妊娠的病例比预期的要多[7,9,12]。

表 19.1 泄殖腔畸形的发生率

研究	泄殖腔患者总数	男性	双胞胎	基因正常百分比
Evans 等[8]	10	50	NA	NA
Mathews 等[10]	38	53	NA	NA
Lund and Hendren[11]	20	65	NA	NA
Ricketts 等[12]	12	50	17	NA
Hendren[6]	41	59	NA	NA
Keppler-Noreuil 等[9]	15	42	20	100
Meizner 等[7]	6	66	33	100
总计(%)(95% CI)	139	55(47~63)	21(11~38)	100

注:CI,可靠区间;NA,无效。

（三）**病因和病理生理学**　泄殖腔在人类胚胎中存在时间长达4～6周,此时它作为泌尿生殖窦和直肠[4]。有时候,泄殖腔存留是用于胎儿和新生儿的术语,其病因之一就是分隔的失败。泄殖腔膜是由内胚层和外胚层组成的暂时性双层结构[13]。随着胚胎的发育,中胚层的生长导致泄殖腔膜萎缩,并形成泌尿直肠隔。泄殖腔的后部成为肛门,前部成为泌尿生殖窦。当泄殖腔膜没有萎缩和/或中胚层没有生长,或者如果泄殖腔膜太大,则会形成泄殖腔[4,14]。正常发育中断的确切原因尚不清楚,但似乎不是致畸或家族性的,一些证据表明是激素信号、同源盒基因、"音速刺"基因信号的中断[15,16]。

如表19.1所示,泄殖腔经常出现在双胎妊娠的一个胚胎中。理论上,与不对称分裂相关的细胞质缺失可能使这些胎儿中线缺陷的风险增加[9]。也有人认为单个胚盘可能增加中胚层功能不全的风险[17]。

三、疾病表现

（一）**临床表现**　大多数泄殖腔畸形的胎儿有异常的超声表现[4]。然而,明确诊断可能很困难。回顾性分析表明,出生时诊断为泄殖腔畸形的病例中只有6%在出生前被怀疑该诊断[18,19]。轻度的泄殖腔畸形在产前很难诊断[20]。患者可继发于由生殖系统、泌尿系统和胃肠道汇合形成的盆腔肿块。该肿块可有分隔或类似于阴道积液（图19.1）[21]。因为泌尿生殖道和胃肠道汇入一个共同的腔室,尿液和胎粪会汇集在其中,导致明显的积液。共同通道通常是通畅的,但会阴部有不同程度的阻塞。在一系列已证实的6例泄殖腔畸形病例中,所有病例在产前影像学检查中均见盆腔中央伴有液平面的囊性肿块,除1例外其他肿块均存在分隔。由于会阴出口梗阻的程度不同,总体上只有30%～50%的胎儿在超声上表现为明显的泄殖腔积液[22]。

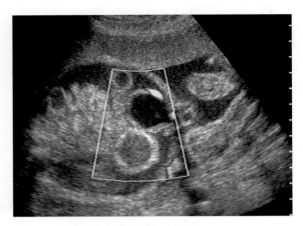

图19.1　妊娠中期轻度泄殖腔畸形。

生殖器不清晰时,也可怀疑泄殖腔畸形。有些患者直到妊娠中期后期或妊娠晚期初期出现腹水才被发现。考虑这些患者的泄殖腔畸形是梗阻性的,导致尿液通过输卵管溢出并产生腹水[23]。泌尿系统异常很常见,90%以上泄殖腔畸形的患者同时存在泌尿系统异常,其中肾积水最常见[22]。

泄殖腔畸形或OEIS通常表现为一系列的超声异常。表19.2按照发病率列出了最常见的临床表现。泄殖腔畸形都存在脐膨出[9,10,12]。几乎所有的病例都存在肛门闭锁,但在出生后才得以诊断[7]。64%～100%的病例存在脊柱异常[9,11,24]。但是关于神经系统的远期预后,文献报道存在显著差异。这种差异很大程度上与这些儿童治疗相关的病史有关,其中早产和败血症最常见。下肢异常也很常见,包括杵状指。在一项对38名患者的回顾分析中,9名患者需要坐轮椅,19名患者需要矫形设备[10]。上尿路、肾脏异常、生殖道异常比较常见,且表现不同[3,10-12]。由于严重的生殖器畸形,遗传学上男婴有时会被当成女婴抚养,但是这种策略存在争议[10]。

表19.2　泄殖腔畸形相关异常（按发病率列出）

消化系统异常	生殖系统异常	泌尿系统异常	中枢神经系统异常	骨骼异常
脐膨出	隐睾	膀胱外翻	脂肪脊膜膨出	足内翻
肛门闭锁	双阴茎	肾积水	脊髓脊膜膨出	副椎骨
肠旋转不良	无子宫	单侧肾缺如	隐性脊柱裂	
短肠综合征	小阴茎	盆腔肾	脊髓栓系	
十二指肠闭锁	双子宫	重复输尿管		
	双阴道	巨输尿管		

（二）影像学检查 泄殖腔畸形的一系列异常连接通常需要各种不同的外科治疗，但是许多有相似的产前影像学特征。产前识别异常可能会影响产前和新生儿护理，并有可能改善结局[22]。

1. 超声表现 1985 年 Meizner 等首次描述了超声诊断[25]。虽然妊娠早期很少诊断泄殖腔，但是约 1/5 的泄殖腔有颈项透明层增厚[9]。这可能是因为在胚胎发育早期，腹壁缺损导致胸腔内压力增加，从而造成颈部淋巴管阻塞[9]。

表 19.2 中列出的许多解剖缺陷常见于妊娠中期。一项小型研究表明 83％的泄殖腔畸形是在妊娠 16～18 周被发现[7]。除上述异常外，1/3 的病例[9]出现单脐动脉，约一半的病例出现羊水过少[23]。图 19.2 显示了泄殖腔外翻胎儿的典型超声图像。随着妊娠的进展，羊水过少、腹水和肾积水更加严重[23,26]。有些研究报道了存在宫内生长受限的病例[9]，也有些研究未见生长受限[24]。

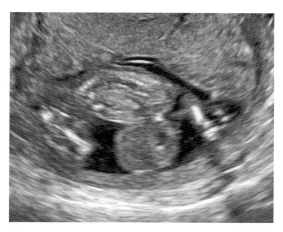

图 19.2 妊娠 14 周时泄殖腔外翻伴脐膨出。

2. MRI 表现 严重的泄殖腔畸形，如泄殖腔外翻，很少需要 MRI 来诊断，但 MRI 可以帮助鉴别轻度的泄殖腔畸形与其他异常。远端消化道中的胎粪在 T2 加权序列上呈低信号，T1 加权序列上呈高信号。因此，膀胱旁囊肿内无胎粪表明应该是孤立的阴道积液，而不是泄殖腔。MRI 也能更好地描述脊柱异常[24]。

典型特征

膀胱不显示（由膀胱外翻引起）和脐下前腹壁缺损是泄殖腔外翻的典型表现。当这两种情况同时出现时，患有 OEIS 综合征的婴儿都能发现第三种异常[9]。更轻型的泄殖腔异常通常有增大的充满液体的腔（图 19.1），并且很难识别生殖器。

四、影像鉴别诊断

泄殖腔外翻可以与构成典型 OEIS 综合征的任一单个畸形相混淆。因此，患者可能被不完全诊断，被告知胎儿有脐膨出、脊柱裂、膀胱外翻或肾积水，而不是泄殖腔外翻。一项小型研究估计 15 次诊断中有 8 次是正确的[9]。鉴别诊断也经常包括以下方面。

（1）Cantrell 五联征。

（2）肢体-体壁综合征。

（3）VATER 联合征（椎体畸形、肛门闭锁、气管食管瘘、桡骨和肾脏异常）。

（4）CHARGE 综合征（眼部缺损、心脏病、后鼻孔闭锁、发育迟缓、生殖器发育不良和耳畸形）泄殖腔畸形也可能被误认为两性畸形、阴道积液、盆腔肿物和膀胱梗阻。

五、治疗方案概要

（一）产前 孕有胎儿泄殖腔畸形的妇女通常需进行羊膜腔穿刺术以排除核型异常，但迄今泄殖腔畸形还没有发现特定的遗传相关异常（表 19.1）。胎儿性别不明确时，核型可以帮助判断性别，但羊膜腔穿刺术的目的不一定在于此，因为可以在出生后获得核型。此外，患者可以终止妊娠。两项研究发现，1/3 的患者发现胎儿有泄殖腔畸形选择终止妊娠[4,6]。

考虑到可能出现胎儿宫内生长受限（IUGR），选择继续妊娠的孕妇需进行一系列超声检查监测胎儿的生长发育。这些孕妇大多伴有羊水过少，因此多在足月前分娩。泄殖腔畸形的胎儿接近预产期，死胎率从 6％到 30％不等，所以产前检查是必要的[9,23]。

（二）产后 1960 年以前，大多数泄殖腔畸形是致命的，泄殖腔外翻的新生儿不能存活。最近的研究显示存活率超过 85％[12,24]。死亡的主要原因是胃肠道并发症[24]。结局与畸形的严重程度直接相关，泄殖腔存留表现轻微，而泄殖腔外翻严重，通常是致命的[22]。

首次手术是在出生后的第 1 周进行，通常包括回肠造瘘术[10]或右侧横结肠造瘘术[6]。泄殖腔外翻的患者，需要进行脐膨出修补术和膀胱内翻缝合术[6,10,27]。考虑到可能需要再次手术，首次手术应尽量减少探查，以避免粘连形成[6]。泄殖腔的最佳矫正时间通常是在出生后 6～24 个月。

因为这些新生儿大多数能活到童年，所以最近的研究集中在与泄殖腔异常相关的患者上。多达 1/3 的泄殖腔畸形儿童因为短肠综合征无法活到 5 岁[24]。泄殖腔外翻的患者几乎都不能完全控制自己的膀胱或肠道功能[12]。即使患者有较轻的泄殖腔异常，明显的肠和膀胱功能受损也很常见。在一项对141名轻型泄殖腔畸形患儿的研究中，只有82名患儿能自发排便，83名患儿能自行排尿[6]。两个最能预测预后的因素是肛门位置和泄殖腔长度，肛门位置正常和泄殖腔较短（<3 cm）预示着远期功能预后较好[19,26]。儿童也面临着巨大的心理压力，尤其是由于手术变性而被当作女性抚养的男婴[28]。

有几个记录泄殖腔患者妊娠的案例报道。虽然这些患者大多数接受了剖宫产，也有报道阴道分娩。阴道分娩可能会受到阴道弹性的限制，因此大多要剖宫产[29]。

医生须知

- 如果发现胎儿有膀胱外翻、脐膨出、膀胱增大或有分隔、生殖器难以分辨或不明原因的腹水，应考虑泄殖腔畸形。
- 泄殖腔畸形婴儿的存活率目前约为90%。
- 大多数患者在膀胱和肠道控制方面长期存在缺陷。泄殖腔长度和肛门位置是预测远期功能预后的最佳指标。
- 有泄殖腔异常的胎儿都需要在三级医疗中心分娩，这些中心有多个外科亚专科可用于新生儿干预。

要点

- 泄殖腔畸形（包括泌尿系统、生殖器和胃肠道）的排空进入一个共同管道。
- 泄殖腔畸形通常在妊娠中晚期被诊断出来。
- 泄殖腔畸形的超声检查表现多样，所有涉及异常膀胱和脐膨出的病例均应考虑泄殖腔畸形的可能性。
- 超声是最好的诊断方法，但MRI可能有助于区分阴道积水和泄殖腔畸形。
- 新生儿护理和手术技术的进步大大改善了死亡率，但仍有很多与泄殖腔相关的病变。

参考文献见 *www.expertconsult.com*.

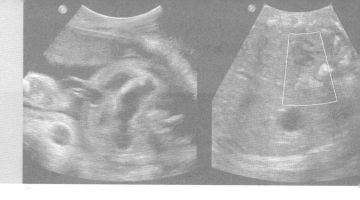

第20章

腹　裂

KATHERINE H. CAMPBELL│JOSHUA A. COPEL

李微 译,杨丽娟 任敏 审校

一、引言

腹裂是一种全层的脐旁腹壁缺损,胎儿肠管从缺损处疝出。自20世纪50年代中期以来,胚胎学认为腹裂与脐膨出是不同的发育异常[1]。产前超声和母体血清甲胎蛋白筛查的广泛应用,使得产前诊断腹裂已具有较高的准确性[2,3]。腹裂的发病率在美国和国际上持续增加,但原因仍不明确[4]。这种畸形通常是孤立的,不伴染色体异常,但有5%~10%的高死亡率[2,5]。患有腹裂的胎儿更容易早产,易发生宫内生长受限。肠闭锁和肠管持续浸泡于羊水中引起的肠损伤也会导致新生儿的发病率和死亡率增加[6-11]。因为可以对腹裂胎儿连续进行产前监测,可了解新生儿近期和远期的后遗症,许多专家已经研究了如何优化胎儿成熟度,同时尽量减少胎儿肠道的持续损害。

二、疾病概述

(一)定义　腹裂是指全层的脐旁腹壁缺损。在大多数情况下,缺损位于正常脐带插入点的右侧。胎儿肠管由此缺损疝出,自由漂浮于羊水中(图20.1)。根据定义,疝出的腹腔内容物没有腹膜覆盖,且通常缺损较小(<4 cm)(图20.2)。虽然也有可能出现其他器官的疝出,如胃、肝、脾或泌尿生殖道,但并不常见。早孕期末期超声检查已可较容易检出腹裂[11,12]。

与脐膨出不同,腹裂暴露的肠道没有腹膜的保护,直接浸泡于羊水中受到羊水损伤。此外,如果肠道在穿过腹壁缺损时出现扭结或压迫,疝出肠管的血液供应可能会中断。这些机制可导致一系列的胎儿

和新生儿并发症,包括肠扭转、肠闭锁、狭窄或坏死、低蠕动和短肠综合征。

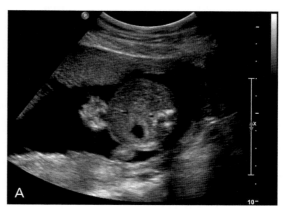

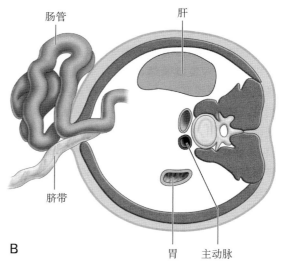

肠管　　　　　　　　　肝

脐带

胃　　　主动脉

B

图 20.1　(A)妊娠 20 周 3 天胎儿腹裂。(B)腹裂缺损的大小和位置。

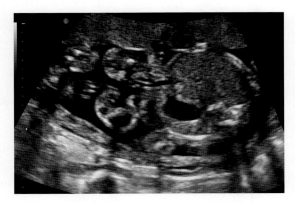

图20.2　腹壁缺损位于正常的脐带插入点的右侧。

（二）发病率和流行病学　在过去的 20～30 年，全球腹裂的发病率不断增加[2,4,13,14]。在过去 25 年的活产儿中，发达国家报道的腹裂发生率从 1/100 000 增加到 1/10 000，而发展中国家则从 3/10 000 增加到 5/10 000[2,13,14]。发病率的变化归因于地理分布和母亲年龄的差异。研究报道指出，20 岁以下女性妊娠腹裂的发生率比 20 岁以上女性妊娠腹裂的发生率高出数倍[2]。Mastroiacovo 等[14]评估了 7 年间 25 个国际出生缺陷监测和研究中心成员登记处的数据，发现了 14 个登记处的腹裂病例数随时间推移显著增加，在其他 36 例畸形中未观察到类似趋势。这种增长趋势是全球性的，但不是普遍性的。

日本、澳大利亚、北美、中美、南美及欧洲中北部发病率有所上升。美国疾病控制和预防中心（CDC）1995—2012 年的数据显示，1995—2005 年和 2006—2012 年相比，腹裂的发病率增加了 30%，发病率从 3.6/10 000 增加到 4.9/10 000[4]。所有的研究一致认为，母亲年龄小和胎儿腹裂之间存在着强烈的相关性。

腹裂与母亲低年龄的强相关性，使得很大比例的年轻女性妊娠情况变得复杂。全球范围内总体发病率的增加表明，感染、营养或药物等潜在环境因素也起相当作用。有研究发现吸烟、饮酒及使用常用药物如对乙酰氨基酚、阿司匹林、布洛芬、伪麻黄碱与腹裂的发生相关。然而，尚不清楚这些相关性是否呈因果关系或是否足以解释全球范围内腹裂发生率的增长（表20.1）。研究人员还发现，在妊娠前 1 个月或妊娠早期报告尿路感染和性传播感染的母亲与胎儿腹裂之间存在显著相关性（调整后的优势比 4.0，95% CI 1.4～11.6）[15]。最近一项评估吸烟是否是腹裂风险因素的研究中发现，妊娠早期母亲吸烟在诊断为胎儿腹裂组中更常见。然而，在控制混杂变量（母亲年龄、妊娠前体重指数）后，母亲吸烟与胎儿腹裂发生之间的联系却极低，调整后的优势比为 1.6（95% CI 1.1～2.3）[16]。

表20.1　腹裂的相关因素及相关程度	
相关因素	相关程度
致畸因素	
烟草	低
酒精	低
可卡因	非常低
阿司匹林	低
布洛芬	低
伪麻黄碱	低
对乙酰氨基酚	低
流行病学	
年轻母亲年龄	高
母体体质量	低
初潮和首次妊娠之间的短时间间隔	低
社会经济地位低	
母亲教育水平低	
感染	
泌尿生殖器官影响	低

腹裂很少与非整倍体相关，也很少与其他畸形相关。也有腹裂与 13 - 三体、18 - 三体、21 - 三体和 22 单体相关的个别报道。欧洲先天性异常检测（EUROCAT）登记的活产、妊娠 20 周后死产和终止妊娠中，3% 的腹裂病例伴染色体异常；然而，腹裂的定义包括各种腹壁缺损[17,18]。在以人群为基础的研究中发现，在排除其他腹壁缺损后，14% 的腹裂患者伴有其他畸形（中枢神经系统是最常见的，占 4.5%），1.2% 的腹裂患者伴有染色体异常[19]。传统上，腹裂被认为是非家族性异常；然而，也有学者报道了腹裂的家族性复发。加利福尼亚的一项基于人群为基础的研究中，包括所有先证者的扩展谱系，127 个家庭中有 6 个家庭（4.7%）有不止 1 个腹裂的亲属，兄弟姐妹的复发率为 3.5%[20]。腹裂在受影响个体后代中的发生率尚不清楚，遗传、表观遗传和环境因素在腹裂发生中的作用也不确定。

（三）病因和病理生理学　以前通常认为腹裂是一种异常干扰（胚胎最初正常发育后产生的异常），而不是一种畸形（胚胎发育早期即形成的异常）。然而，新的证据表明腹裂可能也是一种胚胎发育过程中的畸形。有几种假说被提出说明腹裂发生与发展的过程。所有的假设都包括了腹壁形成过程的中断或扰乱，从而导致随后的肠疝（表20.2）。

表 20.2	诱导腹裂发生的假说	
年份	作者	腹裂
1963	Duhamel	由于暴露于致畸原所致的胚胎间充质不能形成正常的腹壁
1975	Shaw	生理性肠疝或以后脐环周围的羊膜破坏
1980	devries	脐静脉的异常退化导致体壁变软及随后的肠疝
1981	Hoyme 等	右侧脐肠系膜（卵黄或卵黄囊）动脉破裂，致脐环基底部梗死和坏死，随后导致体壁损伤
2007	Feldkamp 等	体壁折叠异常导致腹侧体壁畸形引发胎儿肠疝
2009	Stevenson 等	卵黄囊相关的卵黄结构未能融入体柄，使卵黄管和卵黄囊孤立于体蒂和腹壁之外

由于很大比例的腹裂胎儿见于年轻孕产妇，所以研究的关注点主要集中在与这一群体的相关因素上，如营养状况和药物使用情况。血管病原学是目前普遍接受的腹裂发病机制，促使人们关注血管活性因子的致病作用，如使用可卡因、吸烟和感冒药与腹裂是否相关。然而研究结果在很大程度上是相互矛盾的，在不同的环境因素下有可能呈现不同的关联程度。最近，仍有不同的新理论被提出用以解释这一缺陷背后的发病机制。

第一种观点认为腹裂是一个或多个在腹壁闭合中负责折叠的因素出现失败所致[21]。这种折叠失败也在其他腹壁缺陷（如异位心、泄殖腔外翻）发病机制中被提出，这种机制认为腹壁折叠失败阻碍了卵黄囊与体蒂的融合，在肠道的发育过程中，与卵黄管相连的部分原肠襻通过身体腹壁缺损疝入了羊膜腔，而不是正确地进入脐带。而另一种观点认为，原肠襻通常会进入脐带，而另一部分肠道则通过腹壁未闭合部分疝入羊膜腔。

2009 年 Stephenson 等提出解释腹裂发展的另一种机制[23]。其假设导致腹裂的决定性因素是卵黄囊和相关的卵黄结构无法整合到脐带根部，这一失败导致了卵黄管和卵黄囊在主体蒂和腹壁外持续存在，而其旁侧的腹壁则正常闭合，导致发育中的中肠在腹腔有以上两个出口，这导致部分扩张的中肠异常疝入羊膜腔，并随后发展为腹裂。

三、疾病表现

（一）临床表现 几乎所有的腹裂病例都与母体血清甲胎蛋白（MSAFP）水平升高有相关性[24]。在常规超声筛查之前，MSAFP 可能是腹裂的唯一产前提示指标。一项对 23 例腹裂病例的研究表明，怀有腹裂胎儿的孕妇 MSAFP 平均值是正常孕妇 MSAFP 中位值的 9.42 倍，所有腹裂病例 MSAFP 水平均升高[2,5]。

目前大多数腹裂病例可经超声产前诊断。EUROCAT 的研究报道产前超声对腹裂的检出率达到 90%。随后的一项基于人群的研究发现，通过产前超声检出了 97.7% 的腹裂病例[2,3,13]。也有在妊娠早期未诊断腹裂的报道[11,19]，而大多数病例于妊娠 18～20 周进行胎儿结构筛查时做出诊断。

（二）影像学表现

1. 超声表现 胎儿腹裂的典型超声表现是羊水内见游离肠襻（图 20.3）。进一步检查时，可以探查到正常脐带插入点的右侧腹壁（大多数情况下）有一个缺损。肠管通常是唯一从缺损疝出的器官。在孤立性腹裂中很少看到其他的腹部器官共同疝出[19]。疝出的肠道没有腹膜覆盖，呈"花椰菜"形态，是由肠襻间的液体在近、远肠肠壁形成声学界面而形成的声像图特征（图 20.4）。除了扩张的肠腔以外，游离漂

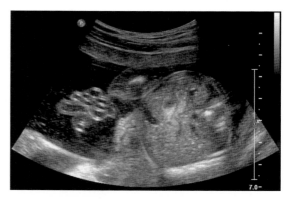

图 20.3 胎儿游离的肠襻。

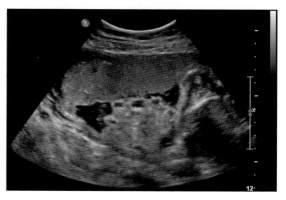

图 20.4 自由漂浮肠襻的特征性"花椰菜"外观。

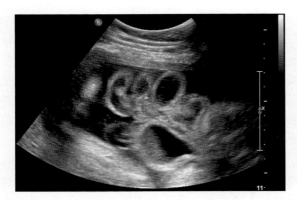

图 20.5　妊娠 33 周 3 天腹裂：自由漂浮的肠袢。

浮的肠袢因为肠壁水肿和炎症形成的继发性回声增强，从而显示的更清楚（图 20.5）。胃和肠管可能因梗阻（扭转、闭锁或狭窄或旋转不良）或蠕动不足而扩张。

妊娠 11 周生理性肠疝消退并回到腹腔时，腹裂即可经超声检出（图 20.6 和图 20.7）[11,19]。主要的鉴别诊断是脐膨出，脐膨出的特征是疝出的腹腔内容物通过腹壁缺损突出并进入脐带根部（见第 21 章）。因此脐膨出的膨出物有腹膜覆盖，在极罕见的情况下，覆盖物可能破损。下一章将介绍其他的鉴别诊断。排除脐膨出诊断是至关重要的，因为脐膨出的其他结构异常更常见（50%～70% 的病例），并且20%～40% 的脐膨出病例与染色体异常有相关性[18]。

与脐膨出不同，腹裂通常不伴有染色体异常或胃肠道外的畸形。一项来自 24 个国际先天畸形登记处的 3 322 例腹裂病例的回顾性研究发现，12% 的病例有其他不相关的畸形，2% 是已知综合征的一部分，1.2% 有染色体异常[19]。然而，1/4 的腹裂病例伴有

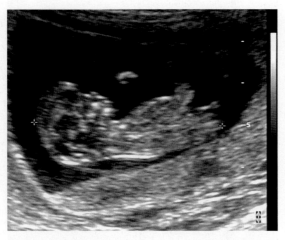

图 20.6　妊娠 11 周 2 天胎儿矢状面：生理性肠疝。

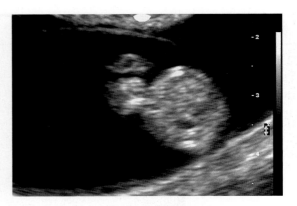

图 20.7　妊娠 11 周 2 天胎儿腹部横切面：生理性肠疝。

胃肠道问题，包括旋转不良、闭锁和狭窄[5]。

腹裂常见的羊水异常是羊水过少，羊水过多并不常见[25,26]。

大多数腹裂病例是在产前诊断的，由于在产前监测、最佳分娩时间和分娩方式方面存在不同的意见和不同的支持文献，因此提出了多种妊娠管理方法。1/3～1/2 的腹裂患儿宫内生长发育受限[6,8]。胎儿宫内生长受限似乎是匀速发展的，在整个妊娠期没有加速进展。由于患儿腹围通常滞后于正常胎儿，有人提出了估算腹壁缺损胎儿体重的特定公式[27]。测量方法包括双顶径、枕额径和股骨长度。在一项回顾性队列研究中，Nicholas 等[7] 发现生长受限可预测新生儿不良结局。

自 20 世纪 80 年代以来，胎儿腹外肠管扩张已被作为腹裂妊娠产后预后不良的标志，并是决定提前分娩的一个因素。Mean[28] 等的回顾性队列分析指出，60 例腹裂患者中 81% 有产前肠扩张（定义为直径＞10 mm），肠道扩张的早期诊断与产后修复方式之间存在相关性。然而，这并不能预测产后患儿死亡率、疾病进展的复杂性和肠外营养的维持时间。对 10 项观察性研究的系统回顾发现，孤立性腹裂伴肠道扩张的胎儿与不伴肠道扩张的胎儿相比，并没有增加不良围产期结局的风险[29]。当出现腹内肠管扩张时，应怀疑肠狭窄或肠闭锁。

文献中曾出现"腹裂消失"的病例[30]，1957 年这种现象首次由 Kiesewetter 描述。产前超声的广泛应用记录下了这一现象的自然过程（图 20.8 和图20.9）。典型表现是胎儿在妊娠早期末或妊娠中期初被诊断为腹裂，随后的超声检查显示出一系列变化，从腹腔外肠袢数量减少到完全没有腹腔外肠袢；疝出到腹腔外的肠袢有一定程度的闭锁和狭窄，导致腹腔内的肠管扩张。

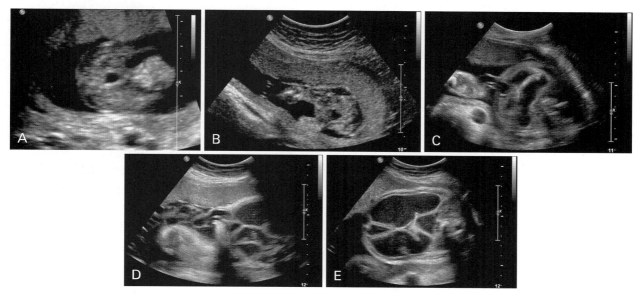

图 20.8 （A）妊娠 15 周 6 天诊断的腹裂；（B）妊娠 21 周 6 天复查超声显示小型腹裂和腹部肠道扩张；（C）妊娠 25 周 6 天复查超声，未发现腹腔外的肠道，但腹腔内肠道扩张加剧；（D）妊娠 31 周 6 天，未发现腹部缺损，腹腔内肠管扩张持续存在；（E）一例"腹裂消失"患者，腹腔内肠管明显扩张。

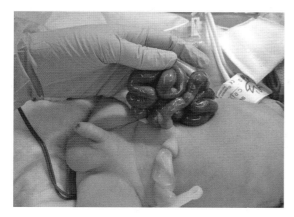

图 20.9 一个特别的腹裂病例：小的腹壁缺损，肠管呈黑紫色外观。（由 Milissa McKee 提供，耶鲁大学医学院医学博士）

2. MRI 表现　MRI 传统上不用于和超声诊断并列或进一步阐述胎儿腹裂。

典型特征

羊水中游离的肠袢，无腹膜覆盖，自前腹壁小缺损处疝出；缺损通常位于正常脐带插入点右侧；腹外包块通常呈"花椰菜"外观。

四、影像鉴别诊断

（1）生理性中肠疝：于脐带底部探及中肠回声，通常在妊娠 11 周后消失[31]。

（2）脐膨出：前腹壁缺损，腹内容物通过该缺损疝入到脐带底部，疝内容物表明有腹膜覆盖，包膜破裂的情况很少见。

（3）羊膜带。

（4）肢体-体壁综合征（体蒂异常）：通常认为此类腹壁缺损是由体壁折叠完全失败造成的，其结果是腹腔内器官疝出至羊膜腔，导致脐部和脐带的缺失。

（5）膀胱或泄殖腔外翻：包括膀胱和小肠或大肠外翻、肛门闭锁、结肠发育不全、脐膨出和生殖器异常。

（6）异位心脏：由于胸廓外侧皱襞和头侧皱襞融合失败，心脏部分或完全暴露于胸腔外。

（7）Cantrell 五联征：复杂腹壁畸形，包括腹壁缺损、胸骨下端缺损、膈肌和心包缺损、前膈肌缺损和心脏异常。

（8）脐尿管异常。

（9）脐带囊肿。

五、治疗方案概要

（一）产前　目前尚无胎儿腹裂的产前治疗方案。有人认为，胎儿肠道长时间暴露于羊水及肠疝的进行性机械性收缩是导致肠损伤的两个主要机制[32]。此外，25% 的腹裂病例可并发羊水过少。有病例报道提出使用羊水灌注来缓解羊水过少，同时尽可能地减少羊水中存在的毒性介质对肠道的持续损害[32,33]。这种治疗目前还仅局限于临床试验,尚未成为腹裂治疗的标准治疗方法。

最近有研究制备了胎羊的腹裂模型,于妊娠中期对腹裂胎羊进行宫内修复手术。与非手术组比较,成功的宫内手术缓解了腹裂炎症的进展,促进了患儿皮肤的发育。

推荐腹裂胎儿到三级医疗机构进行分娩,因为可以为新生儿提供最佳医疗条件,同时可提供母胎医学、新生儿学和儿科手术。目前是允许怀有腹裂胎儿的孕妇进行阴道分娩,并保留剖宫产的常规产科指征,因为没有明确证据表明分娩方式会改变腹裂新生儿的结局[9,10]。有证据表明,保留剖宫产常规产科指征的阴道分娩在腹裂妊娠中越来越普遍[34]。

(二)产后 由于内脏暴露,新生儿有丢失液体和热量的危险。分娩后,应立即用无菌生理盐水敷料包裹疝出的肠管,并再用保鲜膜包裹(图 20.10)。如果不能立即进行儿科手术评估,则应使新生儿取右侧卧位,避免供血血管在穿过腹部缺损时发生扭转。放置鼻胃管最大限度地减压肠道,并开放静脉通道恢复体液平衡。常规腹裂较好的治疗方法是在床边放置硅橡胶弹性筒(图 20.11)。这种方法的优点是可以促进体液平衡恢复,避免全身麻醉和气管插管。腹裂缺损通常在 1～3 天减小(图 20.12)。若是复杂性腹裂(如伴肠闭锁、穿孔、缺血或腹裂消失),新生儿需送入手术室进行探查,并将腹外肠祥立即置入硅橡胶筒。约 10% 的腹裂病例并发肠闭锁,可行一期修复或分期修复手术治疗。肠祥复位完成后,可用传统缝合闭合皮肤缺损,或用脐带残余物进行生物闭合。出生后需要治疗的主要并发症是肠黏膜功能不良和肠蠕动不足。

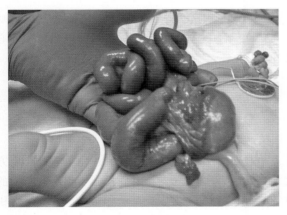

图 20.10 腹裂新生儿,注意输卵管疝出。(由耶鲁大学医学院医学博士 Milissa McKee 提供)

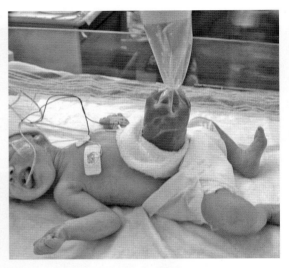

图 20.11 出生第 1 天使用硅橡胶筒。(由耶鲁大学医学院医学博士 Milissa McKee 提供)

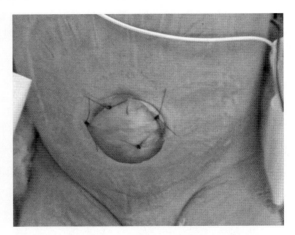

图 20.12 腹裂成功修复后脐带残余物生物修复皮肤缺损。(由耶鲁大学医学院医学博士 David Stitelman 提供)

医生须知

- 腹裂通常于妊娠中期经超声检查时诊断,通常 MSAFP 升高。
- 腹裂胎儿应在三级医疗中心分娩。
- 伴发畸形比脐膨出少见,但仍可见。
- 腹裂患儿很难准确估计体重。

要点

- 腹裂是脐旁全层(通常为右侧)腹壁缺损所致,游离肠祥疝入羊膜腔。
- 全球腹裂发病率不断增加。

- 年轻母亲胎儿腹裂的发生率较高。
- 约 10% 的腹裂病例伴发其他非相关性畸形。
- 腹裂很少与染色体非整倍体相关（<2% 案例），非整倍体病例常伴其他胎儿畸形。
- 存在多种病因学假设，最新提出卵黄结构与脐柄结合失败的假说。
- 几乎所有腹裂病例都与 MSAFP 的升高相关。
- 产前检出率为 90%～97%。
- 超声典型表现为胎儿羊膜腔内游离肠管，肠袢通常表现为"花椰菜"外观。
- 极少有其他器官疝出。

- 鉴别诊断包括脐膨出、破裂脐膨出、肢体-体壁综合征、膀胱外翻、泄殖腔外翻、心脏异位、Cantrell 五联征、脐带囊肿和脐尿管异常。
- 目前没有产前治疗。
- 产后治疗包括一期修复、使用硅橡胶弹性筒或分期修复。
- 发达国家的总体存活率大于 90%。
- 长期并发症包括肠蠕动障碍、短肠综合征和长期全肠外营养引起的并发症，包括肝衰竭。

参考文献见 *www.expertconsult.com*.

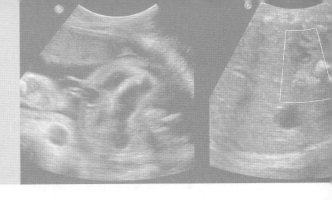

第21章

脐膨出

KATHERINE H. CAMPBELL | JOSHUA A. COPEL

李微 译，杨丽娟 任敏 审校

一、引言

脐膨出属于腹壁缺损的一种，特征是腹内脏器在腹中线处疝入脐带底部。20世纪50年代以前，曾认为腹裂是脐膨出的一种变异。目前一致认为脐膨出和腹裂是两种疾病，分别有不同的病因、特定的致病因素和不同的预后。由于血清甲胎蛋白（MSAFP）和妊娠中期超声筛查的广泛应用，大部分脐膨出已能在产前被诊断[1-3]。脐膨出常伴有其他结构畸形或染色体异常，以及某些综合征如Beckwith-Wiedemann综合征等的风险显著增加（见第109章）[1,4-8]。受以上伴随畸形的影响，脐膨出患儿的死亡风险增高。尽早准确地诊断脐膨出是为脐膨出胎儿提供恰当产前咨询最关键的第一步。伴随畸形的检出、恰当的遗传咨询和合适的儿科学帮助，都是脐膨出围产期管理的重要组成部分。

二、疾病概述

（一）定义 脐膨出（也称脐疝）是一种腹壁中线处的缺损，缺损大小不等，肠、肝或两者均疝入脐带底部，而其他腹盆器官疝入的情况则较少见（图21.1和图21.2）。脐膨出的特征是包括筋膜、腹肌和皮肤的缺损。从腹腔疝出的内容物有包膜覆盖，该包膜由内层的腹膜、中间层的华腾胶和外层的羊膜组成。脐带附着点位于膨出物上，远离腹壁，并可见脐静脉穿过膨出物（图21.3和图21.4）[9]。

膨出物有包膜覆盖、脐带附着位置异常是诊断脐膨出的两个关键解剖特征。准确地识别以上两个特征，可鉴别诊断脐膨出和腹裂。虽然脐膨出包膜在宫内破裂极其罕见，但也曾有病例报道，如果脐膨出包

膜在宫内破裂，则很难与腹裂鉴别，尤其是在妊娠晚期。如果发现胎体外有肝脏疝出，则是脐膨出伴包膜破裂的可能性更大，因为孤立性腹裂中极少见肝脏疝出。

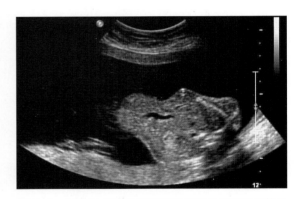

图21.1 妊娠21周胎儿腹部横切面可见脐膨出伴体外肝脏，诊断为Beckwith-Wiedemann综合征。

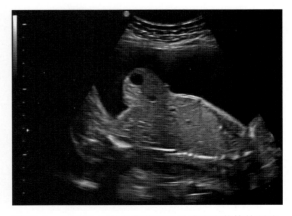

图21.2 妊娠21周胎儿矢状面显示脐膨出伴体外肝脏。

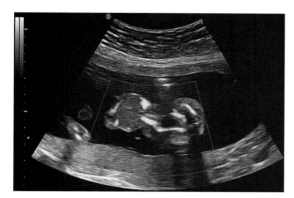

图 21.3 妊娠 19 周时胎儿腹部横切面显示脐血管穿过胎儿脐膨出包块。

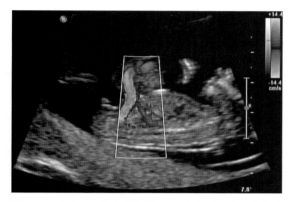

图 21.4 妊娠 13 周胎儿矢状面显示脐血管穿过胎儿脐膨出包块。

（二）发病率和流行病学　据报道，活产儿脐膨出的发病率为 1.0/10 000～2.5/10 000[1,6,8]。如同时考虑死产和流产，其发病率则为 2.5/10 000～4.0/10 000[1,8,10,11]。与腹裂相比，脐膨出的发病率似乎未见增加。对 1998—2007 年西澳大利亚州产前诊断的脐膨出病例进行回顾性分析，256 500 例登记出生的婴儿中发现 107 例活产、死产和终止妊娠的脐膨出病例。活产胎儿中，脐膨出的平均发病率为 4/10 000（范围为 2.3/10 000～7.8/10 000）[10]。1995 年一项欧洲 1980—1990 年 300 万新生儿出生缺陷调查中，共登记了 732 例脐膨出病例。活产儿平均发病率为 2.53/10 000（范围为 1.11/10 000～4.79/10 000）[8]。欧洲脐膨出的发病率具有显著的差异性。对这种地区患病差异的解释可能是由于某些类型的出生数据登记不完整，尤其是终止妊娠。2001 年欧洲出生缺陷研究小组调查发现，活产儿脐膨出的发病率为 1.98/10 000，不同地理区域的发病率存在很大差异，从 0.15/10 000～6.09/10 000 不等[1]。美国国家出生缺陷预防网络在 1995—2005 年 11 年间调查了 2 308 例脐膨出病例，发现脐膨出的发病率在此期间保持不变[11]。

脐膨出和染色体异常之间存在明确关系，脐膨出的染色体异常率为 13%～42%[4,6,8,10]。发病率波动较大可能是由于一些染色体异常病例发生宫内死亡，导致活产儿发病率随着孕龄增长而下降。美国一项对 15 726 名孕妇的筛查研究记录了此现象，该研究统计了 153 例脐膨出胎儿，染色体缺陷患病率从妊娠 12 周的 39.4% 下降到妊娠 20 周的 27.5% 和活产时的 14.4%[12]。最常见的是非整倍体 18-三体[4,5,8,10,12,13]。9%～15% 的脐膨出胎儿患有已知的综合征[6,8]，还有很多脐膨出胎儿伴有其他结构畸形，发生率为 54%～78%（表 21.1）[8,14]。

脐膨出伴发其他畸形的种族和民族发生率差异极小。38% 的黑种人脐膨出患儿伴发其他畸形，41.7% 的白种人和 40.6% 的西班牙裔患儿有伴发畸形。黑种人患儿的生存率更好（校正后的危险比 0.52，95% CI 0.37～0.74）[15]。

孕妇生育年龄极端（20 岁以下和 35 岁以上）、多

表 21.1　脐膨出相关畸形的发病率

研究	发表年份	相关畸形，%（n/N）	核型异常，%（n/N）（18-三体，%）	公认综合征，%（n/N）
EUROCAT[28]	1995	54（397/732）	12（94/732）（64）	9（66/732）
EUROSCAN[1]	2001	56（77/137）	25（34/137）（62）	10（14/137）
Western Australia[10]	2009	74（66/89）	43（40/89）（78）	5（4/89）
US National Birth Defects Prevention Network[11]	2015	62（1 421/2 308）	17（385/2 308）（50）	—

注：n，病例数；N，总体研究例数。

次妊娠和男性胎儿都与脐膨出的风险增加相关[8,11,12]。母亲肥胖也是胎儿脐膨出的一个危险因素。在亚特兰大出生缺陷危险因素监测研究的一项基于人群的病例对照研究中[16]，肥胖女性(BMI≥30)比平均体重女性生下脐膨出的婴儿的可能性增大(优势比 3.3，95% CI 1.0～10.3)。国家出生缺陷预防研究中发现的可致胎儿脐膨出的母亲的危险因素[17]还包括饮酒(调整后的优势比 1.53，95% CI 1.04～2.25)和吸烟(调整后的优势比为 4.26，95% CI 为1.58～11.52)。

(三) 病因和病理生理学 脐膨出是一种散发畸形，但是与腹裂相比，脐膨出的家族复发性更为常见[17]。胚胎发育过程受到影响导致腹壁缺陷。妊娠5～12 周前腹部或腹壁开始发育，这一过程包括胚盘在头尾和外侧方向的折叠。由此形成的脐环包含尿囊、脐血管、胚外体腔、卵黄管和相关的卵黄血管。

胚胎发育过程中，腹腔内器官和腹腔本身的发育速度不同。妊娠 8 周时，胚胎肝脏开始迅速发育，由于腹腔容量不足，中肠疝入脐带的胚外体腔，这种现象被称为生理性中肠疝。尿囊、卵黄囊及伴随的血管在并入脐带时消失。妊娠 12 周时，中肠旋转、胚外体腔逐渐消失，疝出的中肠被引导回腹腔。同时，位于胚胎腹侧面的心脏和心包通过侧襞与头襞并入胸部。在胚胎发育的这一关键时期，任何干扰因素均可能导致不同程度的前腹壁缺损或心脏缺损[18]。

一般来说，胚胎畸形发生的越早，其畸形就越复杂。脐膨出被认为是以下一种或两种因素发生错误的结果：①胚外体腔闭合失败伴有腹腔内容物持续突出；②中线胚胎褶皱融合缺陷。后一种机制也被认为是导致其他腹壁缺陷的原因，包括泄殖腔外翻和Cantrell 五联征。

如前所述，脐膨出与其他结构畸形以及染色体异常密切相关。然而，脐膨出胎儿构成了一个特异群体，患有孤立性脐膨出而核型正常的胎儿是有可能发育成为健康孩子的[4]。通常情况下，脐膨出可能只是一个更严重发育畸形的标志，涉及染色体异常、综合征或其他畸形。

最常见的相关先天性畸形是先天性心脏病，占已确诊畸形的 35%～63%[1,4,6,10,11,18-21]，具体包括室间隔缺损、房间隔缺损、法洛四联症、右位心和心脏异位。心轴左旋在脐膨出中很常见，这并不一定与先天性心脏病相关。2006 年的系列病例发现 59% 的脐膨出胎儿伴有心轴异常，只有 35% 患先天性心脏缺陷(图 21.5)[22]。孤立性心轴左旋可能是由于腹部内容

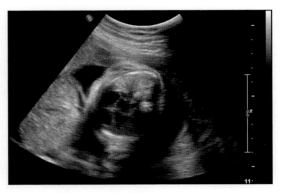

图 21.5 妊娠 29 周脐膨出及肝脏外翻，胎儿心轴左旋。

物向下和向外移位所致。其他相关畸形包括中枢神经系统缺陷、颅面缺陷、食管闭锁、膈肌缺陷、肢体畸形、泌尿生殖系统畸形和胃肠道畸形(表 21.2)。

表 21.2 脐膨出相关畸形

肌肉骨骼	马蹄内翻足、多指、肢体缺陷、脊柱畸形、肋骨畸形
泌尿系统	肾发育不全、多囊肾、肾盂积水、膀胱输尿管反流、重复肾、膀胱及尿道发育不全或膀胱外翻
心血管	室间隔缺损、房间隔缺损、法洛四联症、三尖瓣畸形、动脉导管未闭、心脏异位
胃肠道	肛门闭锁、回肠闭锁、肠旋转不良
中枢神经	脊柱裂、无脑畸形、脑积水
膈肌	膈疝
头面部	唇腭裂、面部畸形
生殖器	无子宫、尿道下裂、生殖器官不明
呼吸系统	喉畸形、肺发育不全、肺囊性发育不良

脐膨出中最常见的非整倍体是 18 -三体(见第150 章)。其他染色体异常包括 13 -三体(见第 149章)、16 -三体、21 -三体(罕见，见第 151 章)、Turner综合征(罕见，见第 152 章)和三倍体(见第 148 章)(表 21.3)[1,3,8,10,20]。脐膨出与很多综合征有关，经典

表 21.3 脐膨出合并染色体异常

18 -三体(爱德华综合征)
13 -三体(帕托综合征)
16 -三体
21 -三体(21 -三体综合征，又称唐氏综合征)，罕见
45，X(特纳综合征，又称 Turner 综合征)
三倍体

表 21.4 脐膨出相关综合征

综合征	相关发现
羊膜带序列征(又称羊膜带综合征)	手指缺失、远端肢体肿胀、面部异常、脑膨出、无脑畸形、畸形足或手、腹裂或脐膨出
Beckwith-Wiedemann 综合征	巨舌、肾脏增大、回声增强、肝脾大、心脏肥大
Cantrell 五联征	心脏异位、胸骨缺失、心包缺损、先天性心脏病
OEIS 综合征[a]	膀胱外翻、肛门闭锁、脊柱缺损
致死性脐膨出-腭裂综合征	脐膨出、腭裂

注:[a]OEIS 综合征包括脐膨出、膀胱外翻、肛门闭锁、脊柱畸形。

相关的是 Beckwith-Wiedemann 综合征(见第 109 章)[7,23]。表 21.4 列出了其他相关综合征。

三、疾病表现

(一)临床表现 MSAFP 升高是胎儿脐膨出的第一个特征。与正常妊娠相比,脐膨出胎儿的孕妇 MSAFP 中位数水平明显升高,但还是低于腹裂胎儿的孕妇 MSAFP 中位数,某些脐膨出胎儿孕妇 MSAFP 水平可能是正常的,这可能是由于相较于腹裂而言脐膨出胎儿的腹前膨出物包膜完整。一项病例对照研究中,怀有脐膨出胎儿的孕妇组 MSAFP 中位数是正常妊娠组的 4.18 倍,17 例孕妇中,有 11 例(64%)MSAFP 值大于中位数的 2.0 倍以上[24]。

随妊娠中期产前超声筛查的广泛应用及超声图像分辨率的提高,大多数脐膨出胎儿可在妊娠期做出诊断,其检出率为 75%~86%[1,2]。也有关于妊娠早期末期检出脐膨出的报道,但此时做诊断必须注意区分脐膨出和生理性中肠疝[25,26]。

(二)影像学表现

1. 超声表现 脐膨出的典型超声表现是在脐带插入点处发现被覆包膜的前腹部包块。通常在产前超声筛查时被发现,也有可能妊娠早期被诊断。妊娠 12 周前,超声可以准确识别较大的、内含肝脏的脐膨出[25,26]。妊娠 12 周后,生理性中肠疝回纳入腹腔,此时小的脐膨出也能诊断[13]。颈项透明层增厚是脐膨出胎儿的一个常见超声表现,尤其是合并非整倍体的病例(见第 45 章)[26]。胎儿脐膨出时,超声可以显示脐血管穿过圆形光滑的前腹部肿块,前腹壁的缺损可

大可小,大型脐膨出的缺损直径可达 5 cm 以上(图 21.6 和图 21.7),小型脐膨出的膨出物通常仅包含小肠(图 21.8),较大脐膨出的通常可包含肝脏,也可包括其他盆腹腔脏器(图 21.9)。脐膨出胎儿的膨出物内或腹腔内可出现腹水,但这并不意味着胎儿发生了水肿[20,21]。

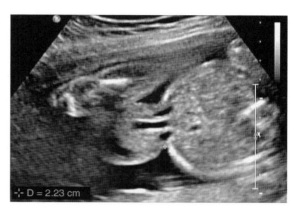

图 21.6 妊娠 25 周胎儿腹壁缺损 2.23 cm。

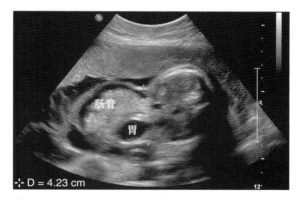

图 21.7 妊娠 28 周胎儿腹壁缺损 4.23 cm。

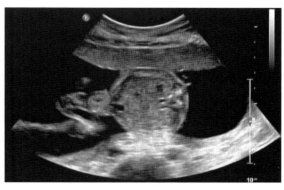

图 21.8 妊娠 22 周胎儿脐膨出,肝脏位于腹腔内。此胎儿被诊断为 18-三体综合征。

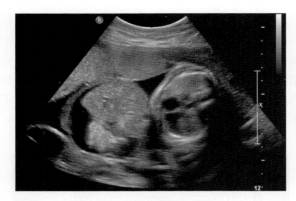

图21.9　妊娠29周胎儿巨大脐膨出伴腹水。

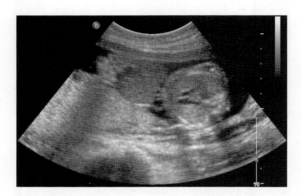

图21.10　妊娠23周胎儿可能已破裂的脐膨出。

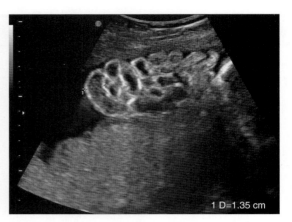

图21.11　妊娠32周胎儿脐膨出破裂,游离肠管漂浮于羊水中。

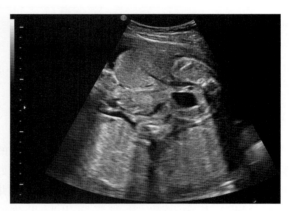

图21.12　妊娠32周无包膜覆盖的体外游离肝脏和肠道。

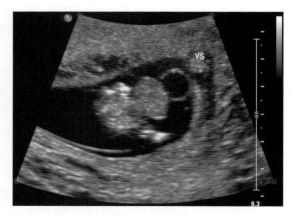

图21.13　妊娠11周胎儿巨大脐膨出,卵黄囊(YS)仍存在。

　　脐膨出可分为两类:有肝脏疝出的脐膨出和无肝脏疝出的脐膨出。40%～50%[20,21]脐膨出胎儿的膨出物内有肝脏。染色体异常和相关综合征更常见于无肝脏疝出的小型脐膨出病例中。在一组包括72例新生儿脐膨出的病例中,39%(17/44)小型、无肝脏疝出的脐膨出新生儿伴有核型异常或者Beckwith-Wiedemann综合征及其他畸形,只有14%(4/28)的大型、有肝脏疝出的脐膨出患儿有伴发畸形或相关的综合征[20],虽然这部分脐膨出胎儿发生核型异常或相关综合征的风险较低,但其继发于脐膨出本身及其伴发畸形导致的致病率和死亡率却很高,脐膨出的包膜很少在分娩前发生破裂(图21.10～图21.13)。

　　由于脐膨出胎儿伴发有其他畸形的风险性很高,所以应对其进行针对性产前超声检查和胎儿超声心动图检查。脐膨出胎儿若伴发其他畸形,尤其是严重畸形时,胎儿核型异常和流产的风险很高。怀有脐膨出胎儿的孕妇应接受绒毛膜或羊膜腔穿刺等侵入性检查来确定染色体核型。

　　Beckwith-Wiedemann综合征是与脐膨出相关的最常见综合征。它是一种罕见的先天性过度生长疾病,其特征是巨舌、巨人症、脐膨出、内脏肿大、偏身肥大、肾脏畸形和独特的耳垂褶皱。大多数病例产后确诊,产前没有正式的诊断标准。然而从技术上说,出生前诊断该病也是有可能的。2008年一项回顾性研究显示,20%的孤立性脐膨出胎儿最终诊断为Beckwith-Wiedemann综合征[7]。Beckwith-Wiedemann综合征在产前的超声表现包括有巨舌、脐膨出、羊水过多、腹围增大、肾或肝大。约 50％的此类胎儿合并脐膨出[23]。

据报道,整倍体脐膨出胎儿和新生儿死亡风险约为 30％[5]。在一项回顾性队列研究中,新生儿不良结局的唯一预测因素是胎儿肝脏外翻[27]。脐膨出胎儿有生长受限、早产和分娩过程中的风险,这与出生时的低体重和分娩时的胎龄过小有关。脐膨出合并染色体异常的胎儿,如 18 -三体,有明显的生长受限风险,而伴发 Beckwith-Wiedemann 综合征时,则可能生出巨大儿[4],需进行连续多次的胎儿生长监测超声检查。在基于大样本的人群研究队列中,正常妊娠分娩的胎儿平均胎龄为 38.3 周;而 16％的脐膨出胎儿在 37 周之前分娩。在一项独立基于人群的研究中,平均分娩孕周为 36.5 周,伴有多发畸形、遗传疾病或综合征的胎儿分娩孕周提前到 34.5 周[8]。受相关性畸形的影响,脐膨出胎儿可能合并羊水过少(伴发肾畸形)或羊水过多(伴发气管食管瘘)。

2. MRI 表现　MRI 一般不常规用于进一步明确超声诊断或阐述胎儿脐膨出特征。

典型特征
妊娠约 10 周胎儿腹部前方可见圆形高回声肿物(图 21.13)。腹部中线处腹腔内容物疝出到脐带底部,并覆盖包膜。特征是脐带插入点位于膨出物的顶端,脐静脉肝内段穿过缺损的中心。

四、影像鉴别诊断

(1) 生理性中肠疝:通常在妊娠 12 周消失。

(2) 腹裂:腹壁缺损位于脐旁,但不累及脐环。没有包膜覆盖疝出的肠道,可见肠袢在羊水中自由漂浮。

(3) 羊膜带。

(4) 肢体-体壁综合征(体蒂异常):通常认为此类腹壁缺损是体壁折叠完全失败造成的,其结果是腹腔内器官疝出至羊膜腔,导致脐部和脐带的缺失。

(5) 膀胱或泄殖腔外翻:包括膀胱和小肠或大肠外翻、肛门闭锁、结肠发育不全、脐膨出和生殖器异常。

(6) 异位心脏:由于胸廓外侧皱襞和头侧皱襞融合失败,心脏部分或完全暴露于胸腔外。

(7) Cantrell 五联征:复杂腹壁畸形,包括腹壁缺损、胸骨下端缺损、膈肌、心包缺损、前膈肌缺损和心

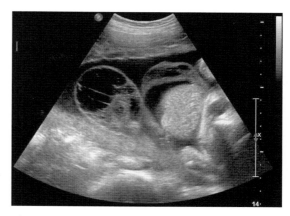

图 21.14　巨大脐膨出合并大型脐带囊肿。

脏异常。

(8) 脐尿管异常。

(9) 脐带囊肿(图 21.14)。

五、治疗方案概述

(一) 产前　目前尚无脐膨出的产前治疗方案。鉴于脐膨出与其他先天性缺陷、染色体异常和综合征密切相关,怀有脐膨出胎儿的孕妇通常会进行介入性诊断(如 CVS 或羊膜腔穿刺术)。一些脐膨出妊娠会发生自然流产。如胎儿脐膨出很严重,也可选择终止妊娠。目前的做法是允许脐膨出胎儿进行阴道分娩,并保留剖宫产的常规产科指征,因为没有明确证据表明分娩方式会改变新生儿结局[9,28]。

(二) 产后　已知腹壁缺损的胎儿应在有新生儿和儿外科医疗条件并可立即行新生儿护理的医院分娩。出生最初的管理应从复苏的 ABC(气道、呼吸和循环)开始。由于脐膨出胎儿腹膜的羊膜腔暴露,其出生后会出现不易察觉的体液和热量损失,所以分娩后应立即检查缺损确保包膜完好无损,并使用非黏附性敷料来稳定和防止膨出物损伤。如果包膜破裂,暴露的肠道应以类似于腹裂的方法进行治疗。放置鼻胃管用以肠道减压,并建立静脉通路进行液体复苏。由于脐膨出与各种综合征和其他畸形有关,因此对新生儿进行及时详细的体格检查非常必要。只要包膜完好无损可不必立即手术,先完成伴发畸形的评估(图 21.15 和图 21.16)。

当脐膨出新生儿情况较稳定且缺损相对较小时,可行一期闭合手术修复缺损。如果缺损较大,需分期进行修复手术。疝出的内容物可置入硅橡胶筒中,以便复位和随后进行闭合手术。与腹裂不同,脐膨出的橡胶筒应在手术室全麻下放置。缺损通常可在 1～3 天进行修复。较大的缺损可用局部磺胺嘧啶银治疗,

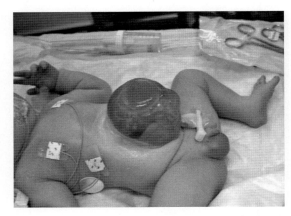

图 21.15 新生儿脐膨出,被覆完整包膜,膨出物包括肝脏和肠道。

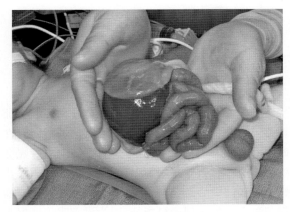

图 21.16 新生儿脐膨出包膜破裂;注意保护肝脏和肠道。破裂发生在胎儿分娩过程中。

使包膜在数周到数月内上皮化。当包膜坚固到足以承受外部压力时,放置腹部黏合剂,使疝出的腹腔内容物成功复位。随后婴儿在手术室进行延迟的一期修复手术。由于脐膨出可合并其他多种畸形(如非整倍体或特异性综合征,以及伴随的结构畸形),这与产后相关疾病的患病率和死亡率直接相关[11]。

要点

- 脐膨出是一种中线处全层腹壁缺损,大小不一,可导致胎儿肠、肝或两者均在脐水平突向羊膜囊。
- 据报道,活产儿脐膨出发病率为 1/10 000～2.5/10 000;包括死产和引产时在内时,其发病率为 2.5/10 000～4/10 000。
- 脐膨出在极端生育年龄的女性中更常见。
- 55%～80%的脐膨出病例伴有其他的胎儿畸形。
- 13%～43%的脐膨出病例与胎儿核型异常有关,其中大多数有伴发畸形。
- 当胚胎肠管疝入脐带后不能返回腹腔时,就会导致脐膨出。也可能伴随外侧襞移位和体壁闭合缺陷,这可以解释脐膨出为何大小不一。
- 约 70%的脐膨出与 MSAFP 的升高有关。
- 产前检出率为 75%～85%。
- 脐膨出典型的超声表现为位于脐带插入部位的腹壁前肿块,覆有包膜。脐带插入膨出物顶端,脐静脉穿过膨出物中心。
- 与较大的含肝脏膨出的缺损相比,不含肝脏的较小缺损核型异常发生率更高。
- 鉴别诊断包括腹裂、肢体-体壁综合征、膀胱外翻、泄殖腔外翻、心脏异位、Cantrell 五联征、脐带囊肿和脐尿管畸形。
- 可以阴道分娩,但应在有新生儿医疗条件的医疗中心分娩。
- 产后治疗包括一期修复、使用硅橡胶筒或分期修复手术。
- 总体生存率与其他结构和染色体异常直接相关。

参考文献见 *www.expertconsult.com.*

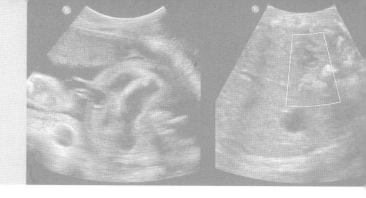

第22章

肠管回声增强

KATHERINE S. KOHARI

李微 译,杨丽娟 任敏 审校

一、引言

胎儿肠管回声增强是指胎儿肠道与周围骨性结构回声相同或高于骨性结构,通常在妊娠中期产前超声中发现。妊娠中期,胎儿肠管回声增强与囊性纤维化、非整倍体、胃肠道异常、生长受限和病毒感染的风险增加相关[1]。然而,大多数孤立性胎儿肠管回声增强不会预后不良,认识到这一点很重要。

二、疾病概述

(一)定义 胎儿肠管回声增强没有标准定义,大多数医生认为是在使用最小增益时,增强的肠管回声水平等同于周围骨性结构。通常髂骨翼被用作骨性参考点。胎儿腹腔内受累区域可能是单发或多发性的,且为均匀强回声。后方伴声影的强回声区提示为钙化[2]。由于高频换能器可产生反射波增强回声水平,因此需使用较低频率(如5 MHz)换能器以避免过度诊断[3]。此外,新型机器穿透力更好,通常会过度诊断强回声病变。同理,女性体重指数(BMI)较低穿透性好,更容易诊断胎儿肠管回声增强[4]。因此,应注意调整增益,以避免过度诊断。

(二)发病率和流行病学 据报道妊娠中期胎儿肠管回声增强的发生率为0.2%~1.4%。

(三)病因和病理生理学 胎儿肠管回声增强是一种非特异性的超声表现,可增加一系列疾病的风险。在许多情况下,胎儿肠管回声增强被视为正常变异,尤其是在孤立发生时;然而,1/3的病例可能有病理原因[2]。不同疾病病理不同,导致胎儿肠管回声增强的机制不同。

1. 出血 妊娠期间出血可能会导致血液渗入羊膜腔。当胎儿吞咽并消化血液后,导致血液成分沉积到胎儿胃肠内,增加胃肠道回声。孕妇出血发生后,胎儿肠管回声增强可持续2周以上,因此评估孕妇近期病史非常重要[6]。符合出血原因的表现是胎儿胃内存在强回声物质或可见绒毛膜下积液。

2. 非整倍体 胎儿肠管回声增强被认为是胎儿非整倍体的软指标,最常见的是21-三体。在一些研究中,肠管回声增强胎儿21-三体风险增加了6.1倍[7]。胎儿肠管回声增强也与其他非整倍体相关,孤立性胎儿肠管回声增强整体非整倍体风险为6.7%[8]。在一项回顾性队列研究中,胎儿肠管回声增强合并其他软指标和大结构异常时,染色体异常率分别增加到7.7%和17.4%[8],非整倍体胎儿中胎儿肠管回声增强的病理生理学机制尚不清楚。基因异常的胎儿可能会出现胃肠道并发症,如肠动力下降或畸形。似然比6.1可用于根据患者的优先级相关风险或分析物筛查结果重新计算患者的非整倍体风险。目前尚不清楚是否应根据胎儿肠管回声增强的发现调整细胞游离DNA(cfDNA)的筛查。

3. 囊性纤维化 目前公认胎儿肠管回声增强与胎儿囊性纤维化存在相关性。囊性纤维化是一种重要的氯通道功能障碍,可导致胰腺功能不全和运动能力低下。这会导致分泌物增多和胎粪变厚,也被认为是胎儿肠管回声增强的病因。在法国的一项大型队列研究中,10%的婴儿基因诊断为囊性纤维化,同时出现了胎儿肠管回声增强[9]。相反,3%肠管回声增强的胎儿患有囊性纤维化[9]。这一发病率远远高于高加索人口1/3 000~1/2 000活产儿的预期发病率。

4. 胎儿生长受限 胎儿肠管回声增强与胎儿生

长受限有关。病因尚不清楚,据推测与肠道血流减少并优先分配至大脑等重要器官有关。然而,一项研究阐述了相反的结果,生长受限胎儿的肠系膜上动脉和腹腔干动脉血管扩张[10]。14%～23%有肠管回声增强的胎儿也患有生长受限[11]。胎儿生长受限和肠管回声增强增加了胎儿死亡的风险。母体甲胎蛋白升高和/或羊水过少会进一步增加这种风险[12]。

5. 消化道畸形　胃肠道紊乱可能与胎儿肠管回声增强相关。肠管回声增强可能是小肠或大肠梗阻的最早征兆。其背后的病因是肠内容物运输时间减少,液体重吸收增加,导致肠内容物密度增加。持续观察后,肠梗阻的更多特征表现变得明显,如肠管扩张等。胎儿肠管回声增强的个案和系列研究报道了其他多种胃肠系统疾病包括肛门闭锁、肠管闭锁、肠扭转、Hirschprung 病和 Zellweger 综合征[13-15]。

6. 感染　由于宫内感染直接损伤胃肠道,可能导致胎儿肠管回声增强。与胎儿肠管回声增强相关的产前感染最常见的是巨细胞病毒(CMV)。据估计,3%的肠管回声增强胎儿有巨细胞病毒感染[13]。然而,这种相关性存在争议,因为它并没有在所有研究中得到证实。其他隐性感染还包括弓形体病、水痘、疱疹和细小病毒感染。

三、疾病表现

(一)临床表现　胎儿肠管回声增强通常在妊娠中期超声检查时发现,被认为是一种潜在的病理状态的标志。在一项大型队列研究中,胎儿肠管回声增强与染色体异常相关的病例占 4.3%,与囊性纤维化相关的病例占 3.1%,与消化道异常相关的病例占 2.9%,与感染性疾病相关的病例占 2.8%,与宫内生长受限相关的病例占 2.3%,与胎儿死亡相关的病例占 1.9%[13]。在一项大型系列研究中,其被证实围产期不良结局风险为 33%[16]。

产前,大多数孤立的胎儿肠管回声增强,新生儿出生后没有重大后遗症。有趣的是,发现胎儿肠管回声增强后,11%患儿在儿童期会出现便秘、慢性腹痛、牛奶不耐受或反流等肠道症状[17]。

(二)影像学表现

1. 超声表现　超声检查胎儿腹部时发现胎儿肠管回声增强。如果一个或多个区域出现特别强的回声时,应降低增益,直到附近的骨骼刚好显示(图 22.1 和图 22.2)。如果受累区域强回声仍然显示,或者回声比骨骼更强,则诊断为胎儿肠管回声增强。通常,髂骨翼被用作骨性参考。对于强回声的大小、数量或

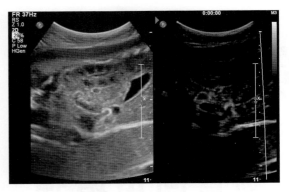

图 22.1　妊娠 18 周时诊断胎儿肠管回声增强。左图,正常增益;右图,降低增益,与邻近骨骼做比较。

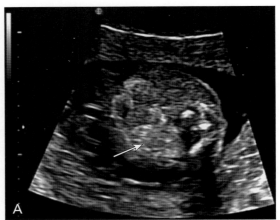

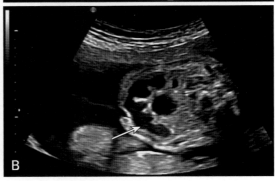

图 22.2　(A)妊娠 20 周时胎儿肠管回声增强(箭头);(B)妊娠 27 周时胎儿肠管回声增强(箭头)进展伴肠道扩张,随后被诊断为空肠闭锁。

形状则不作诊断要求。

在对临床诊断没有影响的情况下,尽可能使用低频超声探头,避免过度诊断非常重要。一项评估 8 MHz 和 5 MHz 换能器使用情况的研究表明,8 MHz 组的胎儿肠管回声增强诊断率增加(31% 对比 3%)[3]。这种增加对结果没有意义。另一项研究对比了不同体重指数女性的胎儿肠管回声情况,结果表明,低体重指数者更容易被诊断为胎儿肠管回声增

强[4]。因此，准确且前后一致的诊断胎儿肠管回声增强，对患者咨询和预后非常重要。

2. MRI 表现　超声检查仍然是胎儿肠管回声增强的主要诊断方法。但是如果要更好地诊断肠道畸形，胎儿 MRI 也可作为一个有效的辅助手段。随着胎粪在妊娠过程中逐渐形成，可使用 MRI T1 加权成像评估胎粪的位置。例如，肠管远端没有胎粪，很可能其近端梗阻[18]。此外，T1 和 T2 加权序列的强度分布不同，更有助于确定潜在的梗阻区域[19]。虽然 MRI 技术不断改进，它尚无法确定梗阻的程度。因此，它应在胎儿肠管回声增强诊断后选择性使用。

四、影像鉴别诊断

胎儿肠管回声增强有许多潜在的原因，它是一种超声表现。最常见病症如下。

（1）妊娠出血。

（2）非整倍体。

（3）囊性纤维化。

（4）消化道畸形。

（5）胎儿生长受限。

（6）先天性感染。

五、治疗方案概要

（一）产前　根据胎儿肠管回声增强的疑似病因，制定了相应的管理策略。当发现胎儿肠管回声增强时，应常规全面评估其详细的病史、遗传史、妊娠史和有针对性的解剖超声检查。此外，如果可能应由遗传咨询医师来评估胎儿肠管回声增强与非整倍体和囊性纤维化之间的关系。如果有需要，患者应接受诊断性基因检测。如果未能进行检测，则应提供父母是否为囊性纤维化携带者的筛查。

羊膜腔穿刺术时，可将羊水送去做感染性评估，用聚合酶链反应（PCR）检测是否有巨细胞病毒和弓形虫病。如果孕妇拒绝羊膜腔穿刺术，也可以检测母体血清，但是其特异性较低。

整个妊娠期的持续监测包括连续的超声检查检测胎儿生长情况，以评估胎儿生长受限或肠道病理变化。

（二）产后　产后评估是由产前发现的各种病理表现决定的，应由儿科进行常规评估。

医生须知

- 胎儿肠管回声增强通常是特发性的，与非整倍体、囊性纤维化、肠道畸形和生长受限有关。
- 评估包括详细的解剖学检查、父母囊性纤维化检测、遗传学检查和羊膜腔穿刺术。
- 连续超声检查进行胎儿生长监测。

要点

- 胎儿肠管回声增强通常是一种常见且良性的超声发现。
- 与非整倍体、出血、胃肠道异常、胎儿囊性纤维化和胎儿生长受限较为相关。
- 孤立性胎儿肠管回声增强使 21-三体综合征的风险增加 6 倍。
- 连续超声检查检测胎儿生长和异常肠道的进展情况。
- 如怀疑肠梗阻，可以使用 MRI 辅助检查。
- 通过选择合适的探头，可以避免过度诊断胎儿肠管回声增强。

参考文献见 *www.expertconsult.com.*

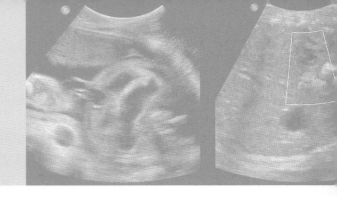

第23章

胎儿肝脏钙化

FRANCE GALERNEAU

李微 译，杨丽娟 任敏 审校

一、引言

胎儿肝脏钙化灶分为三类：腹膜钙化、实质脏器钙化和血管钙化。本章主要讨论肝实质钙化，以及与其他疾病鉴别诊断中涉及部分血管钙化。

二、疾病概述

（一）定义 胎儿肝脏钙化灶是指超声检测到胎儿肝实质内单个或多个大小不等的高回声，通常很小，呈点状。它们可以孤立存在，也可以合并其他畸形。

（二）发病率和流行病学 在尸检研究中，$2.2\%^{[1]}\sim4.2\%^{[2]}$ 的病例发现肝内钙化灶，通常与非整倍体和/或胎儿畸形有关。这些研究中，大多数病例由于自然流产、胎儿死亡或畸形而终止妊娠。然而，尽管产前超声已常规应用，产前诊断胎儿肝内钙化灶并不常见，发病率仅为 $1/1750^{[3]}\sim1/260^{[4]}$。在一项回顾性研究中，对 24 600 例妊娠 14～26 周的产妇进行常规超声检查，Bronshtein 和 Blazer[4] 共发现 14 例胎儿有肝内钙化灶，发生率为 1/1 750（0.057%）。Achiron 等[5] 的另一项回顾性研究对 7 500 例妊娠 14～24 周的产妇进行常规超声检查，共发现 5 例胎儿肝脏钙化灶（0.06% 或 1/1 666）。Pata 等指出，另一个转诊中心由于大多数超声检查都是针对疑似畸形胎儿进行的，其肝内钙化灶的发现率较高（1/260）[3]。

（三）病因和病理生理学 基于对新生儿的研究和一些产前病例报道，通常认为胎儿肝内实质钙化灶由胎盘感染、血管事件或肝肿瘤（原发性或转移性、良性或恶性）引起。随着产前超声的广泛应用，胎儿肝

内钙化灶也逐渐在产前检查中发现，通常是孤立发现或合并其他畸形。肝实质钙化灶与非整倍体有关，尤其是合并其他畸形时[6,17]。在一项针对尸检标本的大型回顾性病例对照研究中，85 例有肝内钙化灶胎儿中，51% 为非整倍体，而无肝内钙化灶的胎儿中，21% 为非整倍体[17]。有肝内钙化灶的胎儿中，72% 合并其他畸形，而对照组中 55% 合并其他畸形。在此项研究中，畸形胎儿伴肝内钙化灶非整倍体的可能性是不伴肝内钙化灶胎儿的 2 倍。血管钙化灶可能由继发于低灌注或血栓栓塞造成的门静脉或肝静脉凝血块形成[1]。在产前超声相关研究结果报道之前，产前诊断的胎儿肝内钙化灶，其原因、结果和预后尚未完全明确。

自 1990 以来，文献发表的关于产前诊断胎儿肝内钙化灶的最大的 6 项研究中[3-8]，44% 的病例合并相关畸形，至少 11% 的病例显示有异常核型（一项研究[7] 没有核型，一项研究[3] 普遍获得了核型），2.3% 的病例确定为胎盘感染（表 23.1）。在新生儿随访中，57% 的患者预后正常。孤立性胎儿肝内钙化灶预后较好，生存率为 90%～100%[3,6-8]，产前发现的钙化灶产后可能继续存在，也可消失。孤立性胎儿肝内钙化灶的病因尚不清楚，排除其他机制（如感染或非整倍体），认为其可能由血管事件或纤维化引起。但由于普遍无法获得病毒血清学，因此可能低估已恢复的胎儿短暂感染。

Bronshtein 和 Blazer[4] 指出，妊娠 15 周胎儿肝脏中即使是一个小的钙化点也比血管直径大得多，分散的结节状钙化灶可能表明局部出血，而不是血栓。在某些情况下，或许肝脏生长和再生能够解释胎儿肝内

表 23.1　1990 年以来产前检测胎儿肝内钙化灶的研究总结[a]

第一作者（年份），地点	例数	发生率	诊断孕周（周）	相关畸形，n(%)	非整倍体，n(%)	感染，n(%)	正常，n(%)
Bronshtein[4] (1995)，以色列	14	1/1 750	14～26	3(21)	2(14) 18 - 三体综合征	0	10(71)
Achiron[5] (1996)，以色列	5	1/2 000	14～24	1(20)，归因于血管事件	0	0	4(80)
Simchen[6] (2002)，加拿大	61	?	?	40(65)	11(18) 13 - 三体综合征,4 21 - 三体综合征,2 18 - 三体综合征,2 45，XO，1 其他,2	2(3.2) CMV,1；细小病毒 B19,1	19(31)；90%(19/21)，孤立性
Stein[7] (1995)，美国	33	?	16～38	8(24)	未知	1(3)；CMV,3 个月时 NND	29(87)；96%(24/25)，孤立性
Koopman[8] (1998)，荷兰	7	1/1 037	20～32	2(28)	1(14) 18 - 三体综合征	0；只 1 例被测试	5(71)；100%，孤立性
Pata[3] (2012)，土耳其	7	1/260	18～23	2(28)	2(28) 18 - 三体综合征,1 21 - 三体综合征,1	0；均测试	5(71)；100%，孤立性(5/5)
合计	127		14～38	56(44)	14(11)	3(2.3)	72(57)，孤立性更高

注：[a] 注意文献[4]、[5]、[7]和[8]的研究是对胎儿肝内钙化灶产前诊断的回顾性研究；[4]和[5]是一般人群研究；[3]和[6]前瞻性跟踪了转诊胎儿肝内钙化灶病例。CMV，巨细胞病毒；NND，新生儿死亡。

钙化灶缩小甚至消失的现象。这也可能是产前胎儿肝脏可见的钙化灶到新生儿期消失的原因。

与上述产前研究相反，一项包含 1 500 例自然流产[1]胎儿的病理学研究发现，33 例胎儿中，血管性胎儿肝内钙化灶的发生率较高（90%）（表 23.2）。在这

表 23.2　1 500 例自然流产

肝内钙化灶类型	数量(%)
肝静脉血栓形成	18(54)
门静脉血栓形成	12(36)
实质	2(6)
混合	1(3)
总数	33

注：来自 Hawass NS, Badawi MG, Fatani JA, et al. Fetal hepatic calcification. Pediatr Radiol 20;528 - 535,1990。

些胎儿中，85% 有相关畸形，尤其是"胎粪性管腔内钙化灶（27%）、囊性淋巴管瘤（18%）和干骺端缺损（18%）"[1]。肝内实质性和血管性钙化灶仅出现在 9% 的流产胎儿中，而这些胎儿无法进行染色体检查[2]。Kidron 和 Sharony 对 827 例胎儿尸检的回顾性研究证实了这些发现，35 例胎儿肝内钙化灶大多数为血管型。他们认为胎儿肝内钙化灶可能是死亡前循环系统受损的结果。

尽管多个研究[3,4,6,8]和病例报道将胎儿肝内钙化灶与非整倍体联系起来，但非整倍体胎儿钙化灶形成的机制尚未明确阐明。这种机制可能涉及血管事件，已有学者提出了形成胎儿肝内钙化灶血管事件的三种可能机制[1,4,9,10]。

● 胎盘静脉血栓栓塞胎儿肝脏。

● 母体或胎儿释放凝血活酶后，血管内纤维蛋白形成。

● 胎盘意外或血管血栓形成后发生缺血性梗死。

血管事件可能与非整倍体、感染或短暂的宫内血管意外有关。目前,通过产前超声检查尚无法区分小的肝或门静脉血栓钙化灶与肝实质钙化灶。

巨细胞病毒(CMV)是胎儿或新生儿肝内钙化灶最常见的感染[11]。其他相关感染病原体[11-16]还包括梅毒、细小病毒 B19、单纯疱疹 Ⅱ 型、腺病毒、水痘-带状疱疹、风疹、埃可病毒 11 和弓形体。大多数肝内感染病例被证实经由胎盘感染,还存在其他超声表现,如颅内钙化灶、脑室扩大、肝大、腹水、水肿、胎盘肿大和胎盘钙化灶。胎盘感染致胎儿肝内钙化灶的机制尚不清楚,无论是否导致血管意外或纤维化,都认为与强烈的炎症反应相关[8]。

肝肿瘤通常表现为较大、复杂的肿块,其可能包含点状钙化灶区域。最常见的是肝母细胞瘤和转移性肾上腺神经母细胞瘤。

三、疾病表现

(一)临床表现 肝脏钙化灶通常在常规产前超声中偶然发现,也可在针对高危产妇的胎儿结构超声检查时发现,如可疑胎儿畸形、母体血清筛查异常,尤其是甲胎蛋白升高[1],或孕产妇可能有围产期病毒感染,如梅毒、水痘、细小病毒 B19[6]或 TORCH[弓形体、其他(先天性梅毒和病毒)、风疹、巨细胞病毒和单纯疱疹病毒]等。大多数情况下,肝内钙化灶到妊娠25周时发现[1];有时也可在妊娠中期初期发现。胎儿肝内钙化灶可以是单个或多个。

(二)影像学表现

1. 超声表现 肝实质内可见单个或多个强回声,通常为点状(图 23.1~图 23.5)。多发散在结节性钙化灶与病毒感染相关性最大,而肿瘤通常表现为单个、较大、复杂的肿块,内见强回声灶。胎儿肝内钙

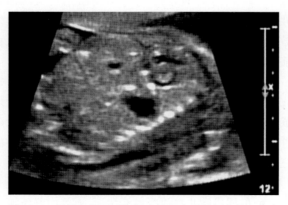

图 23.1 单胎妊娠 22 周:肝内散在实质性钙化灶。病毒检测呈阴性,核型正常。

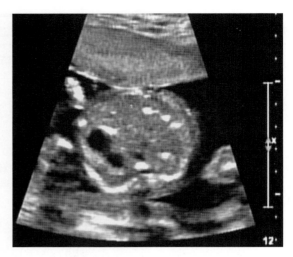

图 23.2 腹部横切面图(与图 23.1 中为同一妊娠 22 周胎儿)。

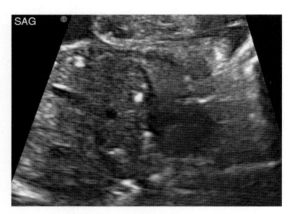

图 23.3 腹部矢状面图(妊娠 28 周时,同一胎儿)。一些钙化灶位于肝穹窿附近,仍在实质内。

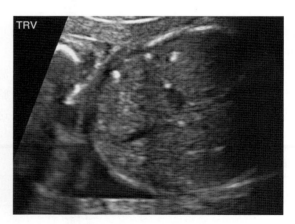

图 23.4 腹部横切面图(妊娠 28 周时,同一胎儿),显示一些钙化灶伴声影。患者于妊娠 31 周时因胎膜早破入院,34 周时活产一 1820 g 男孩。新生儿超声证实多发性肝钙化灶。天冬氨酸转氨酶轻度升高(69 U/L),其余实验室检测正常。巨细胞病毒尿培养阴性。推测为TORCH 感染。婴儿于产后 7 天出院回家,并计划 3 个月时超声随访。TORCH:弓形体、其他(先天性梅毒和病毒)、风疹、巨细胞病毒和单纯疱疹病毒。

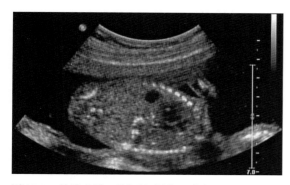

图 23.5　单绒毛膜双胎妊娠,同卵双胎之一死亡 2 周后,妊娠 19 周的存活胎儿出现肝内钙化灶。之前的超声检查没有发现肝脏(和肠道)钙化灶,这表明在同卵双胎之一死亡后可能发生血管事件。病毒检查结果呈阴性。新生儿出生时(足月自然阴道分娩),在新生儿膝关节、手部和腹股沟的背侧存在与大疱性表皮松解症和表皮发育不全一致的病变。出院前未进行肝脏检查。

化灶一般在妊娠中期发现。

2. MRI 表现　MRI 通常非必要,除非怀疑胎儿有相关的中枢神经系统畸形需要进一步的影像学诊断。

四、影像鉴别诊断

1. 孤立性胎儿肝内钙化灶　可能与非整倍体、胎盘感染或血管事件有关。合并其他畸形提示胎儿非整倍体风险进一步增高。感染通常与多发钙化灶和其他表现相关,如脑室扩大(CMV、弓形体)和胎儿水肿(细小病毒)。胆囊结石可能与胎儿肝内钙化灶相似,但通常呈线性排列,位于胆囊部位。伴有钙化灶的肝脏肿块通常是较大的复杂性肿块。

2. 器官表面钙化灶　通常是胎粪性腹膜炎的表现。邻近器官如肠、肺(有回声的肺肿块)、右肾上腺(出血、神经母细胞瘤)或肾(发育不良肾、肾母细胞瘤)也可能出现钙化灶。

3. 婴儿特发性动脉钙化　是一种罕见的常染色体隐性遗传综合征,其特征是动脉壁畸形伴钙化,预后不良。

五、治疗方案概要

(一) 产前　除非确诊为胎盘感染,如弓形体病,否则无法进行治疗(见关于个体感染的章节)。检查应包括以下内容。

(1) 全面的胎儿结构筛查明确钙化灶的数量和位置,寻找相关畸形;可以推荐胎儿超声心动图检查。

(2) 如果怀疑宫内感染,可行羊膜腔穿刺术进行核型分析和病毒聚合酶链反应(PCR)检测。

(3) 怀疑 TORCH、细小病毒 B19 和水痘感染者需行母体血清学病毒检测。

(4) 妊娠期间连续超声检查随访,上述检查阴性,病变的大小、数目保持不变甚至减少通常预后良好,且没有临床意义。推荐在三级医疗中心分娩,尤其是胎儿合并其他畸形、非整倍体或已被证实宫内感染者。

(二) 产后　检查应包括以下内容。

(1) 仔细检查新生儿是否存在畸形或胎盘感染的征象。

(2) 新生儿影像学(腹部超声、X 线片)。

(3) 肝功能检查。

(4) 根据需要进行病毒聚合酶链反应检测。

医生须知

- 胎儿肝内钙化灶可能与非整倍体、胎儿感染及少见的肝肿瘤有关。
- 当合并其他畸形时,非整倍体的风险明显增高,应转诊进行全面的胎儿结构检查。
- 推荐羊膜腔穿刺术以做核型分析和病毒检测。
- 排除胎儿非整倍体和围产期感染,孤立性胎儿肝内钙化灶通常预后良好。

要点

- 0.06%～0.38% 的妊娠可能出现胎儿肝内钙化灶。
- 10% 的胎儿肝内钙化灶与非整倍体相关(主要是 18 - 三体和 13 - 三体),2%～3% 与胎盘感染(CMV、细小病毒等)相关。
- 孤立的实质性胎儿肝内钙化灶通常是良性的,预后良好(90%～100% 存活率)。
- 排除非整倍体和胎盘感染,孤立性胎儿肝内钙化灶没有临床意义,可进行随访。

参考文献见 *www.expertconsult.com*.

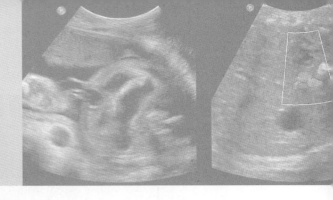

第24章

腹腔囊肿

FREDERIC CHANTRAINE | BORIS TUTSCHEK

杨丽娟 译,高月秋 任敏 审校

一、引言

腹腔囊肿可起源于不同的器官,产前可经超声探查到(表24.1)。根据囊肿的位置、胎龄、性别和超声表现,通常可在一定程度上对囊肿做出鉴别诊断甚至准确诊断。腹腔囊肿可起源于多器官,最常见的是泌尿系统(肾积水、肾囊性发育不良、多囊肾、输尿管积水、巨膀胱;见第12~16章)或肠扩张(见第26章)。另可见于胆道系统(见第25章)、肝(见第28章)和脾(见第32章)。本章讨论卵巢囊肿、肠重复囊肿、肠系膜囊肿/肠系膜淋巴管瘤、阴道积液、脐尿管囊肿和脐静脉扩张。

表24.1	胎儿不同器官来源的腹腔囊肿
胃肠道	胃扩张、十二指肠近端扩张、空肠或回肠扩张、结肠扩张、胎粪性假性囊肿 肠系膜囊肿/淋巴管瘤、肠重复囊肿 肝囊肿、囊性肝肿瘤、胆道囊肿 脾囊肿
泌尿道	肾囊肿、(大型)囊性肾、多囊性发育不良肾、肾积水、重复肾上极扩张、输尿管扩张、膀胱扩张、输尿管囊肿 脐尿管囊肿、持续性泄殖腔
外生殖器	卵巢囊肿 阴道积水、子宫阴道积水
其他	脐静脉扩张

二、妊娠早期

胎儿腹腔囊肿极少在妊娠11~14周时发现。此时发现的大多数囊肿是孤立性的,60%~80%可能会自行消退[1,2]。如果囊肿持续存在或内部回声不完全是无回声,建议密切随访,因为它可能与肛肠或其他胃肠道畸形相关。

三、卵巢囊肿

(一)定义 卵巢囊肿是来源于卵巢的充满液体的囊腔。

(二)发病率和流行病学 卵巢是引起腹腔囊肿的第三常见器官,仅次于肾脏和肠道。1975年Valenti等首次报道了卵巢囊肿病例[3]。最初估计其妊娠期发病率为1/2 625[4]。但随着超声图像质量的提高,产前诊断的病例数量可能会增加,最近的报道已证实其发病率为1/2 500[5,6]。

(三)病因和病理生理学 胎儿卵巢对母体促性腺激素过于敏感。胎儿卵巢囊肿通常是功能性的,大多数卵泡由于母体和胎盘激素的刺激而增大[7]。妊娠合并糖尿病、先兆子痫和Rh同种免疫,即胎盘人绒毛膜促性腺激素释放增加时,这些囊肿的发病率升高[8]。

(四)疾病表现

1. **临床表现** 卵巢囊肿通常在妊娠中期或晚期发现,多为偶然发现。产后因为缺少了母体激素的刺激,囊肿常可退化[9]。大部分卵巢囊肿多为单侧。

2. **影像学表现**

(1)超声表现:超声表现取决于囊肿的大小和并发症,如卵巢扭转或囊内出血。单纯囊肿通常表现为单房、薄壁的囊性肿块(图24.1)。卵巢囊肿也可表现为复杂的肿块(伴有内部回声、分隔或碎片,图24.2)或合并扭转或内出血时表现为类实性肿块。

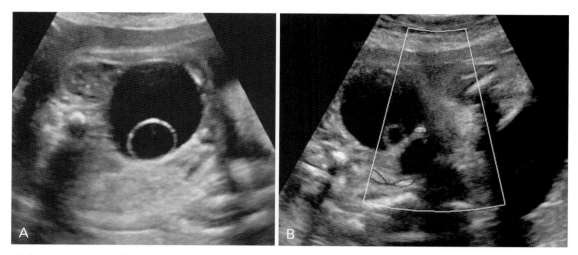

图 24.1 妊娠 31 周女性胎儿的卵巢囊肿。(A)胎儿腹部横切面肾脏水平显示一个无回声囊肿,内部另见一个囊肿,与同侧正常肾脏相邻;(B)彩色多普勒图像显示囊肿位于胎儿膀胱旁(通过两条脐动脉识别膀胱)。

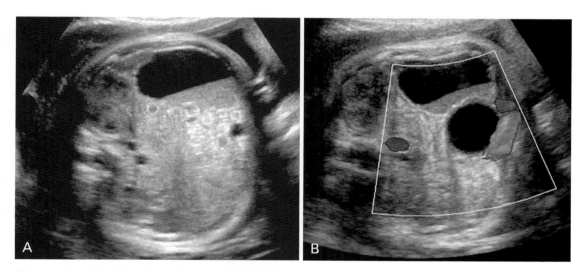

图 24.2 胎儿卵巢囊肿内伴少量沉积物的超声图像(内出血后)。(A)同侧肾脏水平横切面;(B)近胎儿骨盆的横切面见囊肿,靠近胎儿膀胱(由膀胱两侧血管确定)。

(2)MRI 表现:卵巢囊肿的诊断不需要 MRI。卵巢囊肿可能是偶然发现于胎儿 MRI;在 T2 加权图像中为白色的囊状结构。

典型特征

女性胎儿腹腔内单纯的囊状结构(2~5 cm),通常是单侧的,肾脏和膀胱清晰可见,肠道显示正常无扩张。

(五)影像鉴别诊断 胎儿卵巢囊肿的外观可能与肠系膜囊肿或肠重复囊肿难以鉴别。男性胎儿可排除卵巢囊肿或阴道积水,并且持续性泄殖腔或巨囊-微结肠-肠蠕动不足综合征(见第 19 章和第 30

章)的可能性也不大。两种性别胎儿均需要考虑的疾病还包括脐尿管囊肿(位于中线处膀胱上方,与腹壁紧贴且不活动)、肠系膜囊肿(通常为多房性)和肠重复囊肿(由于肠黏膜的存在,囊壁较厚)。复杂的卵巢囊肿(扭转伴囊壁增厚)也可以类似于胎粪假性囊肿(见第 26 章)。

(六)治疗方案概要

1. 产前 产前管理的选择通常采用保守的方法,即随访,如是单纯性囊肿可进行穿刺。支持产前囊肿穿刺的学者认为,穿刺抽吸可以预防卵巢扭转及其并发症(如坏死和腹内感染)[10,11],但必须权衡手术并发症的风险(如胎膜早破、感染和出血)[7]。目前还没有比较侵入性和保守性治疗方法的随机试验。建议定期随访囊肿的大小和形态。对于非常大的可能影响阴道分娩的囊肿,可推荐产前穿刺抽吸囊肿。除此之外,胎儿卵巢囊肿不是阴道分娩的禁忌证。

2. 产后 产后超声检查可以确诊,通常不需要其他成像方式(MRI 或 CT)的检查。根据囊肿的大小和外观,选择保守治疗还是侵入性治疗。最近一项包括 34 项研究的 Meta 分析显示,在总计 954 个胎儿中,54.6%(95% CI 47.0~62.0)的囊肿会在妊娠期或出生后消退。复杂性囊肿的消退率明显低于单纯性囊肿[比值比(OR) 0.15,95% CI 0.10~0.23],≥40 mm 囊肿的消退率明显低于小囊肿(OR 0.03,95% CI 0.01~0.06)。随访检查中观察到超声图像特征与最终卵巢切除的风险增加有相关性[阳性预测值(PP) 57.7%,95% CI 42.9~71.8]。≥40 mm 的囊肿发生卵巢扭转的风险显著增加(OR 30.8,95% CI 8.6~110)。较大和复杂的囊肿往往需要更多次的手术。在产前穿刺抽吸的病例中,有 38% 的患者复发(95% CI 14.8~64.3),合并扭转和出血(产后诊断)的比例分别为 10.8%(95% CI 4.4~19.7)和 9.7%(95% CI 3.7~18.3)。18% 接受产前抽吸的胎儿在出生后也进行了手术[13]。

若囊肿>40 mm,或为复杂性囊肿且有症状的新生儿进行手术(可选择腹腔镜)较为合理[14]。囊肿剥除术优于卵巢切除术。新生儿中巨大的单纯性卵巢囊肿也可以在超声引导下穿刺引流[15]。较小的囊肿和单纯性囊肿通常采用保守治疗。

四、肠重复囊肿

(一)定义 肠重复囊肿由两层上皮组成,并与邻近的肠道共享血管供应。它们通常紧邻肠道,但并不连续[16]。

(二)发病率和流行病学 肠重复囊肿通常在出生后发现,很少在产前发现。男性的发病率是女性的 2 倍[19]。

(三)病因和病理生理学 有多种理论解释肠重复的发生发展,但还没有明确的理论解释所有已知的变异类型。这些理论包括部分性或流产型双胎、妊娠第 3 周的脊索分裂理论和随后发生的异常粘连、胚胎第 6~8 周期间发生憩室及管腔化缺陷,甚至还包括外伤、缺氧等环境因素[20]。

囊肿的组织学检查显示了黏膜、肌肉和浆膜层的完整层次[21]。

(四)疾病表现

1. 临床表现 肠重复囊肿可来源于胃肠道的任

何部位。空肠-回肠重复最常见。在一个大的系列研究中,空肠-回肠重复占了 61% 的肠重复囊肿[22]。囊肿位于肠系膜的一侧,通常很难与肠系膜囊肿鉴别。大多数病例在晚期的某个阶段都会出现症状,包括疼痛、出血或肠套叠,需要手术切除[17]。

2. 影像学表现

(1)超声表现:肠重复囊肿为长条形、管状或球形囊性包块,通常为单房无回声(图 24.3)。部分可见多发分隔和"囊内沉积物"。表 24.2 邻近肠管的占位效应可提示诊断,如果还存在肌壁的蠕动则更有助于诊断[16]。

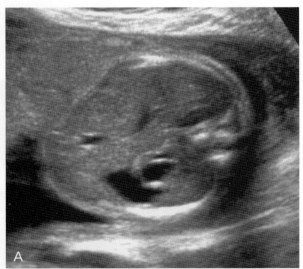
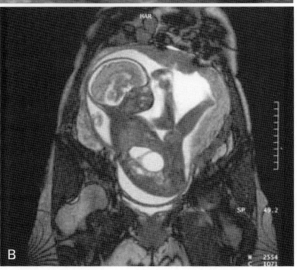

图 24.3 肠重复囊肿。(A)妊娠 24 周胎儿邻近胎儿胃的肠重复囊肿的超声图像,新生儿可在内镜切除这个重复囊肿。(B)妊娠 27 周类似病例的 T2 加权 MRI(矢状面)显示厚壁、充满液体的囊肿与胎儿胃相邻,但不连续。(B 图经 Okamoto[18] 等许可)

表 24.2 卵巢囊肿与肠重复囊肿的超声诊断标准

项目	卵巢囊肿	肠重复囊肿
性别	女性	男女比例 2∶1
位置	下腹部	整个腹部
结构	纯囊性	细长,厚囊壁
内部结构	光滑,孤立性的或多样性的	光滑,"内沉积物"
肾脏和膀胱	显示	显示
生理蠕动	无	有

注:引自 Giorlandino C, Rivosecchi M, Bilancioni E, et al. Successful intrauterine therapy of a large fetal ovarian cyst. Prenat Diagn 10:473–475(10),1990。

（2）MRI 表现:MRI 可以提供腹腔的整体状况,有助于鉴别诊断,提供更好的组织分辨率[18,23]。

3. 典型特征 无回声、单房、管状或球形的囊性肿块,与邻近的肠管紧密相邻。

（五）影像鉴别诊断 卵巢和肠系膜囊肿的鉴别诊断较困难,包括肠系膜囊肿和肠系膜淋巴管瘤。右上腹部可能的囊性结构包括十二指肠或胃窦重复囊肿、胆总管囊肿和肝囊肿。通常可根据其位置和外形特征排除脐尿管囊肿、肾囊肿和肠扩张。

（六）治疗方案概要

1. 产前 目前还没有肠重复囊肿的产前治疗的相关报道,如穿刺抽吸。怀疑有肠重复囊肿的胎儿,如果没有肠梗阻的迹象,分娩方式和时间不变。

2. 产后 近 85% 的肠重复囊肿患者会出现症状而需要手术治疗,手术通常是可治愈的[24]。Foley 等[17]报道了无症状患者延迟手术切除的结果非常

好,在该系列研究中,有 25% 的患者在出生后的开始几天就出现了需要手术的梗阻性症状。在产前怀疑肠重复的新生儿需要进一步进行超声诊断,并由儿科医生进行对比研究和评估。

五、肠系膜囊肿和囊性淋巴管瘤

（一）发病率和流行病学 肠系膜囊肿占新生儿和婴儿腹腔囊肿的一小部分,但也可在产前诊断。据估计,在儿科住院病例中发生率约为 1/20 000[21]。胎儿的患病率尚不清楚。

（二）病因和病理生理学 肠系膜囊肿由在肠系膜浆膜面的多房性扩张管腔构成,代表腹部淋巴管瘤[25]。它们是由于异常的淋巴管无法正常连接到淋巴系统中而形成的[26]。肠系膜和腹膜后淋巴管瘤仅占产前检出的所有淋巴管瘤的 2%[27]。主要发生在小肠的肠系膜,腹膜后的较少见。

（三）疾病特征

1. 临床表现 肠系膜囊肿/肠系膜淋巴管瘤通常是无症状的,可能是在手术中偶然发现,但有婴儿表现为腹痛、肠梗阻或囊内出血导致贫血的报道[21]。

2. 影像学表现

（1）超声表现:妊娠晚期胎儿呼吸样运动使腹部各器官相对移动时,可以看到正常的肠系膜(图 24.4A)。肠系膜囊肿的超声表现各不相同(图 24.4B)。囊肿常有分隔但也可呈单房,大小不一,通常壁薄。有囊内出血的病例,内回声不均匀,甚至呈实性。这些囊肿位于中腹部并且是可移动的,因此在一系列的超声检查中它们的位置可能会发生变化[24]。

（2）MRI 表现:在一例肠系膜囊肿的病例报道中[23],超声和 MRI 检查结果相同,MRI 没有改变产

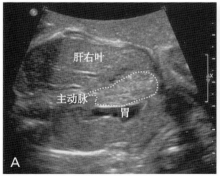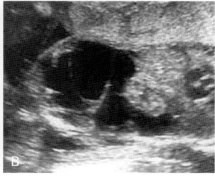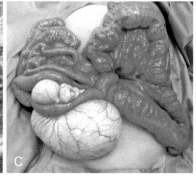

图 24.4 正常胎儿小肠肠系膜和肠系膜囊肿/肠系膜淋巴管瘤。(A)28 周胎儿腹部横切面显示正常的小肠肠系膜(虚线表示);(B)妊娠 20 周胎儿腹部纵切面(图像右侧的横膈膜和心脏)显示左侧腹膜后腹盆腔肿块,伴同侧肾脏向前移位;(C)新生儿的外科术后标本图像:在正常的小肠和结肠之间有一个多房的白色肠系膜囊肿/肠系膜淋巴管瘤。(B 图经 Deshpande[56]允许)

前或产后管理或咨询。

3. 典型特征 男性或女性胎儿在妊娠中期或晚期诊断的有可移动性的多房性囊性结构。

（四）影像鉴别诊断 鉴别诊断包括肠重复或卵巢囊肿。以下类型的囊肿由于其特殊性，则不难鉴别。

（1）胰腺囊肿（位置）。

（2）脐尿管囊肿（固定于腹壁，刚好在膀胱上方）。

（3）肾囊肿（侧位，肾脏内）。

（4）肠扩张（蠕动）。

（五）治疗方案概要

1. 产前 临床医生需一系列的超声检查随访囊肿大小。

2. 产后 超声是首选检查方法，可通过 MRI 或 CT 扫描明确其与周围器官的关系[21]。推荐手术切除，因为可能发生急性并发症。后续发生恶变的风险很小[28]。腹膜后囊肿比肠系膜囊肿术后更容易复发[29]。

六、脐尿管囊肿

（一）定义 尿管异常，包括囊肿，是胚胎性脐尿管异常持续存在的结果。

（二）发病率和流行病学 尿管异常少见[30]，男性胎儿的发病率是女性胎儿的 3 倍[31]。

（三）病因和病理生理学 脐尿管是尿囊和泄殖腔之间的一种胚胎交通，正常内卷闭合后在脐和膀胱之间形成一根纤维索[32]。脐尿管完全或部分闭合失败导致不同的畸形，如下（修改后[33]）。

（1）脐尿管囊肿：中间部分未闭，两端（脐、膀胱）闭合。

（2）脐尿管窦：脐处有残余组织，与膀胱无连接。

（3）脐尿管憩室：膀胱处有残余组织，与脐无连接。

（4）脐尿囊未闭：膀胱与"脐带囊肿"完全畅通。

（四）疾病表现

1. 临床表现 脐尿管囊肿位于脐带插入处与膀胱之间的腹壁附近。两个脐动脉包绕囊肿。

2. 影像学表现 超声表现：脐尿管囊肿在妊娠中期可检出。病例常因怀疑脐膨出而转诊，因为脐尿管异常与脐膨出有非常相似的声像图[34]。包块位置靠近脐和脐动脉，在某些病例中包块与膀胱相通，且内部无血流，提示产前诊断为脐尿管囊肿（图 24.5）。Matsui 等[31]报道了伴膀胱脱出的脐尿管未闭患者在妊娠晚期的产前超声检查中出现"囊肿消失"的迹象。Riddell 等报道发现胎儿膀胱和脐带囊肿之间存在"沙漏样沟通"，这应被认为是脐尿管未闭伴不同程度的脐带膀胱脱出（图 24.6）[35]。

3. 典型特征 胎儿妊娠中期超声扫描显示中腹部的无回声囊肿，位于膀胱和脐之间，周围包围脐动脉。

（五）影像鉴别诊断 鉴别诊断包括腹壁缺损，如脐膨出和泄殖腔或膀胱外翻（见第 19 章和第 21 章）。膀胱外翻时，正常充盈的膀胱未显示，而膀胱壁显示为胎儿前腹壁的开放板。其他需要考虑的鉴别诊还包括脐带病变（囊肿或脐静脉扩张）。彩色多普勒可通过显示周围血管来明确解剖结构。

（六）治疗方案概要

1. 产前 如果产前怀疑脐尿管囊肿，应进行详细的扫查来排除其他异常。脐尿管异常通常是孤立性

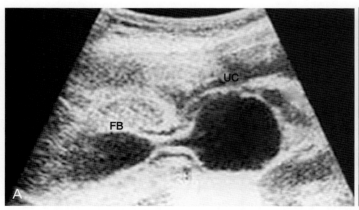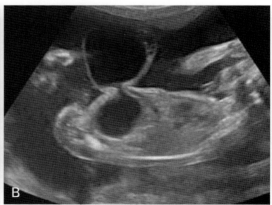

图 24.5 脐尿管囊肿。（A）妊娠 29 周时膀胱（FB）尿囊囊肿。此突出物为膀胱的单个连通腔、未闭的脐尿管和脐带囊肿；（B）妊娠 13 周时尿囊未闭，延伸至脐带（UC）。（A 图由 Shukunami[57]等提供；B 图由 Weichert 等[58]提供，均已授权）

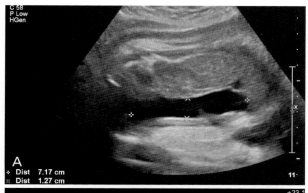

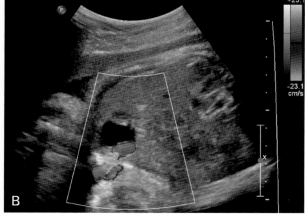

图 24.6 妊娠晚期胎儿盆腔包块,伴脐尿管未闭。(A)前腹部冠状面显示从盆腔延伸至肾脏水平的细长包块;(B)脐带插入部位的横切面,显示包块的顶点接近前腹壁。(耶鲁大学医学院 Joshua A. Copel 提供)

的,但也有报道与其他泌尿生殖系统疾病有关,如隐睾、孤立肾和肾积水,以及脐膨出、脊髓脊膜膨出、大脑异常有关[30,36,37]。连续超声扫查有助于随访脐尿管囊肿的产前变化[31]。如果是孤立性的脐尿管囊肿,则不强制进行胎儿核型分析[32]。阴道分娩不是禁忌证。夹剪脐带时必须小心,以确保囊肿不被损坏。

2. 产后 产后超声、膀胱尿道造影和造影剂注射检查(进入脐尿管开口)可以明确产前怀疑的脐尿管异常。未被发现的脐尿管囊肿通常无症状,但可能在以后的生活中出现疼痛、感染或恶性肿瘤(脐尿管腺癌)[33]。需要手术切除脐尿管囊肿,包括膀胱套囊。预后极佳,术后膀胱功能通常良好[31]。

七、阴道积水和子宫阴道积水

(一)定义 阴道积水是阴道的囊性扩张。"子宫阴道积水"这个术语描述了阴道和子宫的扩张。这两种情况都是由远端梗阻和生殖道大量液体分泌共同引起的[8]。

(二)发病率和流行病学 先天性阴道积水的发病率低于 1/30 000[38]。而青春期的阴道积水更为常见,发病率为 1/1 000[39]。

(三)病因和病理生理学 程度较轻的孤立性阴道积水应与继发于泌尿生殖窦的复杂阴道积水鉴别,后者通常存在其他异常(泄殖腔畸形,见第 19 章)。

(四)疾病特征

1. 临床表现 先天性阴道积水和子宫阴道积水极为罕见,通常在妊娠晚期才被诊断,可能是因为在此孕龄之前,母体的激素刺激不足以促使腺体分泌。产前使用地塞米松治疗先天性肾上腺增生后发生子宫阴道积水已有报道[40],子宫阴道积水或许与 45,X/46,XY 嵌合体中的生殖器不明确也有相关性[41]。阴道积水、多指畸形和先天性心脏缺陷的组合被称为麦考夫曼综合征[42]。持续性尿生殖窦常伴有子宫异常、阴道闭锁或重复、肾异常(肾积水、肾发育不全、多囊肾)、肛门闭锁、食管闭锁和骶骨发育不全[43]。

2. 影像学表现

(1)超声表现:女性胎儿膀胱后方的囊性或实性盆腔肿块(图 24.7),并出现相关的泌尿生殖系统异常。阴道或子宫扩张可引起尿路阻塞。肿块内存在液性沉积物可以将此囊肿与胎儿膀胱区分开来。在有泄殖腔异常的情况下,可能会出现腹水,因为尿液可以通过输卵管进入腹腔[44]。

(2)MRI 表现:有研究报道 MRI 在分析阴道积水与膀胱和直肠的关系方面优于超声[23,45]。

3. 典型特征 女性胎儿中下腹部出现异常圆形囊性肿块可怀疑阴道积水。

(五)影像鉴别诊断 盆腔囊性肿块的鉴别诊断包括以下几点。

(1)女性胎儿的卵巢囊肿。

(2)巨膀胱。

(3)肠扩张。

(4)肠重复。

(5)肠系膜囊肿。

(6)畸胎瘤。

(7)骶前脊膜膨出。

(六)治疗方案概要

1. 产前 应寻找相关异常(位于骨盆的,如持续性泄殖腔,或其他畸形如多指畸形)。孤立性的阴道积水应与继发性的、更复杂的与泄殖腔异常(发病率和综合征的可能性升高)有关的阴道积水区分。由于阴道积水罕见,关于分娩的时间和方式还没有达成共识。

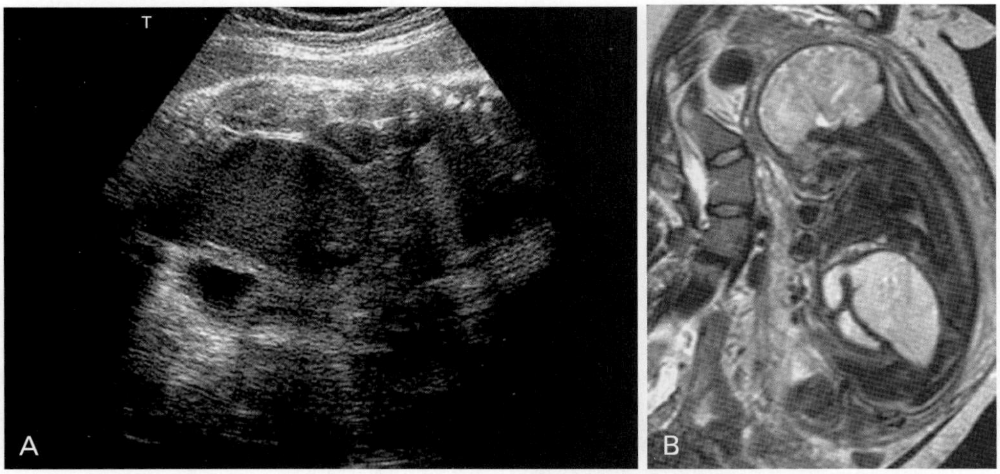

图 24.7 妊娠 37 周阴道积水(本例中存在泄殖腔异常)。(A)胎儿躯干的超声图像(胎儿背前位,纵切面)显示一个最大直径为 77 mm 的囊肿,位于膀胱后方和肾脏前方;(B)同一胎儿的 MRI 矢状位。胎儿膀胱前部外观正常,但其后方有一个较大的囊性肿块。(经 Hayashi 等许可)

2. 产后　预后取决于相关疾病的存在和严重程度[24]。在出生后早期,可能需要对内生殖器进行更高级别的放射学检查,以明确病变的严重程度。

八、脐静脉扩张

(一)定义　脐静脉扩张是指脐静脉的局灶性扩张,位于腹内段。

(二)发病率和流行病学　这种情况很少见[46]。在较大的系列研究中,在 5 万次分娩中诊断出 13 例脐静脉扩张,在大约 6.5 万次妊娠中报道了 28 例[47,48]。

(三)病因和病理生理学　脐静脉扩张的发生原因尚不清楚。脐静脉扩张最常见的部位是该血管的腹内肝外部分,该部位不被致密的肝组织包围。任何静脉压力的增加都可能使这一水平的静脉扩张。这种情况与心脏增大和水肿相关已被报道[49]。

(四)疾病表现

1. 临床表现　脐静脉扩张可在妊娠中期和晚期检出。在 91 例脐静脉扩张胎儿中,32%超声检出其他异常(最常见的是心血管系统异常、水肿和贫血);10%的病例有染色体异常。围产期胎儿丢失率为 13%。如果在妊娠 26 周前诊断为脐静脉扩张,并发症(包括宫内死亡、脐静脉血栓形成和异常胎心监测)的发生率较高[47]。宫内死亡可继发于静脉扩张血栓形成[50,51]。如果详细的超声检查没有发现其他异常,则胎儿风险似乎也没有增加[48]。然而,应提供更密切的胎儿监测(生长和健康状况,相关异常的可能发展)。

2. 影像学表现　超声表现:超声诊断标准为脐静脉直径大于 9 mm[52],或静脉直径比肝内脐静脉其余部分增大至少 50%[53],或宽度大于 2 个标准差[47]。彩色多普勒显示"囊肿"内的静脉血流及其与脐静脉的连续性(图 24.8)。如果怀疑有脐静脉扩张,必须

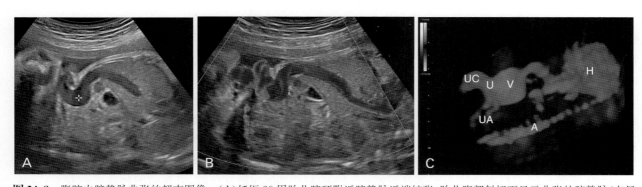

图 24.8 腹腔内脐静脉曲张的超声图像。(A)妊娠 28 周胎儿脐环附近脐静脉近端扩张,胎儿腹部斜切面显示曲张的脐静脉(卡尺标记);(B)同一胎儿的彩色多普勒纵切面显示了脐部和从脐静脉曲张到静脉导管的整个路线,注意静脉曲张处的彩色信号丢失,是因为此处声束角度呈 90°,速度低于彩色多普勒阈值导致了血流速度降低;(C)胎儿主血管三维重建,突出显示腹腔内脐静脉近端明显扩张。

进行详细的相关异常扫查。相关的结构异常是较常见的，必须要排除。可能相关的异常包括心血管畸形、非整倍体、膈疝、脑室扩大、长骨短及其他脐血管和胎盘异常[47]。

3. **典型特征** 主要的超声表现是腹内段脐静脉扩张。多普勒超声可确定静脉血流。

（五）影像鉴别诊断 鉴别诊断包括其他腹腔内囊肿，如卵巢囊肿、肠重复囊肿、肠系膜囊肿和脐带囊性包块。彩色多普勒可提供相关信息。

（六）治疗方案概要

1. **产前** 脐静脉曲张与胎儿不良预后的高发生率相关（32%），包括相关的胎儿异常、胎儿贫血、染色体异常和宫内死亡[46]。在对 91 例病例的回顾分析中，只有 59% 的胎儿预后正常[47]。如果诊断为脐静脉曲张，必须对整个胎儿进行仔细的超声检查。如果发现其他异常，应提供核型分析。如果怀疑胎儿贫血[47]，可能需要穿刺。一些学者建议提早分娩以避免宫内死亡[38,42]。然而，对于孤立性的脐静脉曲张，通常是不需要提前分娩的，预后一般良好[46,48,49]。

2. **产后** Melcer 等观察到脐静脉曲张和儿童发育迟缓之间可能存在联系。然而这些临床意义还需要更多的研究[54]。

要点

- 产前超声是诊断和分类胎儿腹腔内囊肿的非常有效的方法[55]。
- 腹腔内囊肿通常在妊娠中期和晚期发现。
- 最常见的诊断是卵巢囊肿，需在妊娠期间随访以排除并发症。
- 胎儿 MRI 可能有助于诊断，但通常不是必需的。
- 通常孤立性腹腔囊肿不需要进行核型分析。
- 大多数有腹腔内囊肿的胎儿可以顺产和足月分娩。
- 建议产后超声随访。

参考文献见 *www.expertconsult.com.*

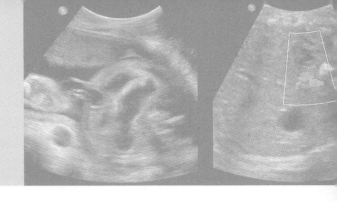

第25章

胆道畸形

SILKE A. M. MICHAELIS | KARIM D. KALACHE

董立平 译，吕小利 任敏 审校

一、引言

常规产前超声检查可鉴别诊断某些胆道疾病，但大多数情况下，仍然难以准确地提供诊断及预后信息。胆道畸形最常见的征象是胆总管的囊状扩张，主要是由胆总管囊肿或胆道闭锁引起的。在本章节，我们将探讨胆道闭锁、胆总管囊肿和胆囊结石，以上疾病均可在产前进行诊断。

胆囊和胆囊管的胚胎发育始于妊娠4周，首先在十二指肠水平的肝憩室下方形成囊性憩室。发育完成后的囊性憩室与肝管交汇，交汇处的细胞逐渐增生形成肝内、外胆管。与此同时，胆囊和胆囊管完全发育完成后，胆囊管与肝总管连接形成胆总管。胆道通畅，分泌的胆汁进入肠道。胆汁排泄始于妊娠12周左右[1]。

妊娠14～16周开始超声即可探查到胎儿胆囊[2]。妊娠24～27周时，65%～82%的胎儿可在超声下探及胆囊结构[3]。妊娠30～34周前，胆囊体积会逐渐增大，直至足月时保持不变[4]。

超声所见胆囊表现为一个体积小、无回声的椭圆形囊性结构，位于肝脏下缘，靠近肠袢，脐静脉腹内段的右侧，比胃小，其形状和体积因胎儿而异。

二、胆道闭锁

（一）定义 胆道闭锁（BA）是严重的新生儿炎症性闭塞性胆管疾病，与结石、肿瘤或外伤无关。BA是一种可危及新生儿生命的疾病，是新生儿胆汁淤积症最常见的原因，也是儿童肝移植最常见的适应证[5]。如不及时治疗，进展成肝硬化可在2岁前死亡。及时地诊断和干预对预后非常重要。根据肝外胆管的解剖结构对BA进行分类（图25.1，表25.1）。

（二）发病率和流行病学 BA是一种罕见的疾病，英国和法国的发病率为0.2/10 000～0.5/10 000[6,7]。东亚地区更为常见，中国台湾地区的发病率为2/10 000[6]。日本女性患者占大多数，白种人中没有性别差异[8]。BA很少是家族性的，双胞胎通常不会同时患病。

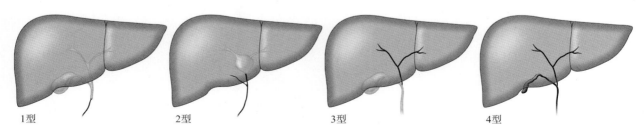

图25.1 胆道闭锁French分类。1型，局限于胆总管的闭锁；2型，肝门部囊肿与发育不良的肝内胆管相通；3型，肝管闭锁；胆囊、胆囊管和胆总管通畅；4型，肝外胆道完全闭锁。（引自 Callen PW. Ultrasonography in obstetrics and gynaecology, 5th, Philadelphia, Saunders, 2008）

表 25.1 胆道闭锁的解剖学类型

French 分类	发生率(%)	特征	肝外胆管最高梗阻部位
1 型	3	闭锁局限于胆总管	胆总管
2 型	6	肝门部囊肿与发育不良的肝内胆管相通	肝总管
3 型	19	肝管闭锁；胆囊、胆囊管和胆总管通畅	肝门
4 型	72	肝外胆道完全闭锁	肝门

注:引自 Chardot C. Biliary atresia. Orphanet J Rare Dis 1:28,2006。

约 20%的新生儿 BA 有伴发畸形,最常见的是胆道闭锁脾畸形综合征(BASM 综合征),欧洲约占 10%[9]。BA 也可能伴发偏侧异常序列征,如无脾、多脾和脾反位。还可能存在心脏、胃肠道、肾脏和泌尿道异常(表 25.2),18 -三体和 21 -三体中也可伴发 BA。

表 25.2 胆道闭锁的伴发畸形

伴发畸形	发病率(%)
脾脏畸形(如多脾、无脾、双脾)	100
内脏反位	37
肠旋转不良	60
下腔静脉缺如	70
心脏畸形(如室间隔或房间隔缺损、左心发育不良)	45
胰腺异常(如环状胰腺)	11

注:引自 Hartley JL, Davenport M, Kelly DA. Biliary atresia. Lancet 374:1704 - 1713,2009。

80%~90%的 BA 是孤立性的,闭塞过程始于围产期("围产期"或"获得性");而在综合征病例中,闭塞过程被认为始于胚胎期("先天性"或"胚胎型")[5]。部分孤立性 BA 病例中,闭锁的胆道内可观察到囊性病灶(囊性胆道闭锁),产前超声检查也可检测到囊性病灶[9,10]。

(三)病因和病理生理学 BA 的病因尚不明确,认为该疾病是多种因素引起的。一部分病例与妊娠早期胆管发育畸形相关,另一部分是由发育正常的胆管后天损害引起的[5,11]。遗传、血管、炎症和毒性损伤可能与 BA 中的胆道闭锁性病变相关[11]。

(四)疾病表现

1. **临床表现** 患有 BA 体重正常的足月儿通常在出生后不久即出现持续性黄疸、陶土样便和尿色加深[7]。起初,患儿身体状况良好,随后出现体重减轻、易怒和黄疸水平升高。继续进展出现脾大、腹水和出

血(维生素 K 吸收受损)。如不及时治疗,最终导致肝硬化甚至几年内死亡[5,7,12]。

2. **影像学表现** 超声表现:产前诊断 BA 是困难的,诊断率仅有 5%[10,13]。在产前超声检查中,无法探及胎儿胆囊时,即可怀疑 BA,有时在肝门区可探查到与闭锁胆道相连的小囊性结构(图 25.2)[9,10,13]。

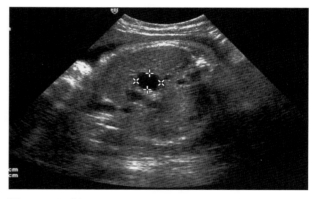

图 25.2 胆道闭锁。妊娠 31 周产前超声检查,肝尾状叶可探及一囊性肿块,大小约 15 mm×16 mm。(引自 Davenport M, Hadzic N. Prenatal diagnosis of liver and biliary tract disease. Semin Neonatol 8:347 - 355,2003)

产前超声可诊断的类型主要为 BA 1 型和 BA 2 型,其发生率较低。对于可疑的病例推荐羊膜腔穿刺术行囊性纤维化筛查、肝酶检测和核型分析[14]。从妊娠 12 周开始,羊水(AF)中出现消化酶,并逐渐增多直至 18 周,之后肛门括约肌逐渐成熟,会影响羊水中消化酶的含量。妊娠 22 周后,羊水中消化酶的活性通常很低,很难区分是生理性还是病理性引起的。所以只有在妊娠 22 周之前测量消化酶才有效。肝酶检测中胆道闭锁仅与胆管上皮细胞分泌的肝酶 γ-谷氨酰转肽酶(GGTP)水平降低有关[15]。而囊性纤维化在筛查中,包括肠上皮细胞分泌的碱性磷酸酶(AP)在内的所有消化酶水平均明显降低[14,16,17]。妊娠 22 周时高水平的 GGTP 是一个确切的征象。

3. 典型特征　出生后，BA 的临床三联征是黄疸、陶土样便、尿色加深及肝大[7]。

三、胆总管囊肿

(一)定义　胆总管囊肿(CC)是一种罕见的先天性胆道畸形，主要是由于胰胆管发育过长导致胰酶回流到胆总管内所致。女性的发病率是男性的 4 倍且常发生在婴儿期，40%～60%的病例可在 10 岁之前诊断。Todani 分类是一种描述性分类方法，将 CC 分为 5 种类型(图 25.3 和表 25.3)。Ⅰ型是最常见的胆总管囊状扩张型；Ⅴ型，也称为常染色体隐性 Caroli 病，表现为肝内胆管异常的囊性扩张[18]。

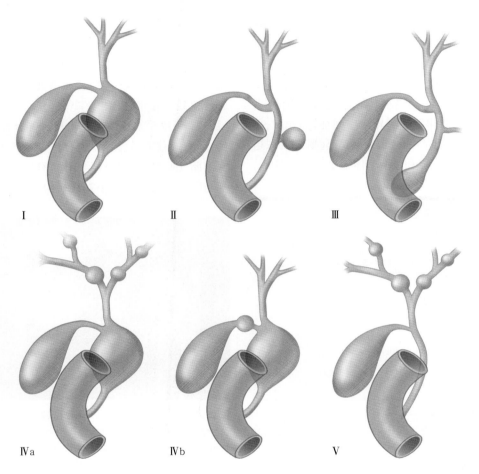

图 25.3　胆总管囊肿分类(Todani 分类)。(引自 Callen PW. Ultrasonography in obstetrics and gynaecology，5th，Philadelphia，Saunders，2008)

表 25.3　胆总管囊肿的分类方法

项目	Ⅰ型	Ⅱ型	Ⅲ型	Ⅳ型	Ⅴ型
Alonso-Lej 分类	先天性胆总管囊状扩张症	先天性胆总管憩室	胆总管末端囊肿		
Todani 分类	(a)最常见的类型 (b)节段性扩张 (c)弥漫性/柱状扩张	肝外胆管憩室	胆总管末端囊肿	(a)肝内外胆管多发囊肿 (b)肝外胆管多发囊肿	肝内胆管囊肿(单发或多发)
Visser 分类	胆囊管囊肿	胆囊管憩室	胆总管末端囊肿	胆总管囊肿	Caroli 病

注：引自 Clifton MS, et al. Pediatrics 117：e596－e600，2006。

（二）发病率和流行病学 西方国家新生儿的发病率为 1/100 000，亚洲发病率更高。白种人女性的胆总管囊肿的发病率是男性的 4～5 倍[19]。

（三）病因和病理生理学 CC 的病因尚不明确。已经提出了几种机制：原始胆管空化不良，导致胰胆管合流的共同长通道理论及胆管末端梗阻理论[19-21]。

（四）疾病表现

1. **临床表现** 大多数患儿表现为腹痛、发热和/或恶心和呕吐。20％的病例在出生后 6 个月内被确诊，主要临床症状是黄疸[22]。CC 一般在患儿 6 个月至 10 岁体积逐渐增大，确诊前 2～3 年会出现临床症状。很多病例因无法早期诊断，而造成致命性后果，如胰腺炎、自发性胆囊穿孔、胆石症、胆管炎、继发性肝硬化、门静脉高压症和恶性肿瘤。早期诊断和治疗可以减少严重并发症的发生[19,22,23]。

2. **影像学表现**

（1）超声表现：尽管产前超声检查取得了很大进展，但也很难做出明确诊断。胎儿胆总管囊肿通常表现为肝门区一个充满液体的无回声囊性病变（图 25.4），最早可在妊娠早期被探及，但大多数情况下多在妊娠 20 周左右超声检查中发现[10,24]。超声探查胆囊或肝管的连续性有助于诊断，有时可探查到相连的胆管扩张，囊性病变不会随体位改变而移动，会随着妊娠的进展逐渐增大。彩色多普勒有助于显示囊性病变与门静脉和肝动脉的距离[10,19]。三维超声可用于确定囊性病变的位置和解剖关系[24]。

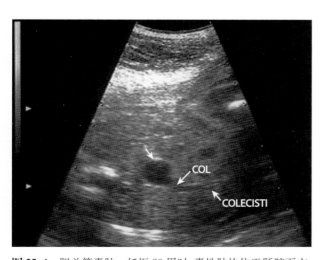

图 25.4 胆总管囊肿。妊娠 23 周时，囊性肿块位于肝脏下方，且与胆总管相通（箭头所示）。COL：胆总管；COLECISTI：胆囊。（引自 Casaccia G，Bilancioni E，Nahom A，et al. Cystic anomalies of biliary tree in the fetus：is it possible to make a more specific prenatal diagnosis? J Pediatr Surg 37：1191 - 1194,2002）

（2）MRI 表现：妊娠晚期 MRI 可用于探查 CC 与其他内脏器官的解剖关系，有助于 CC 的分类及鉴别诊断。除超声外，MRI 以其极高的解剖及对比分辨率，在 T1 和 T2 加权相可以提供更多有价值的信息（图 25.5）[25,26]。

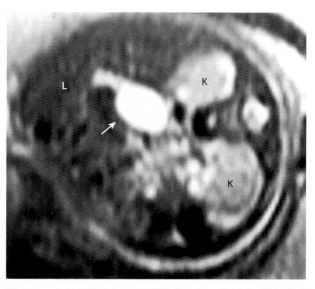

图 25.5 产前超快速 MRI 显示胎儿腹部一个较大囊肿（箭头所示）。K：肾；L：肝。（引自 MacKenzie TC，Howell LJ，Flake AW，et al. The management of prenatally diagnosed choledochal cysts. J Pediatr Surg 36：1241 - 1243,2001）

3. **典型特征** 胆总管囊肿的典型征象是疼痛、黄疸和右侧腹可疑肿块，在儿童中少见[20,21]。

四、胆结石

（一）定义 妊娠晚期产前超声检查可探及胎儿胆囊内异常回声病灶、胆汁淤积或结石[27,28]。

（二）发病率和流行病学 产前超声检查探及胆囊内异常回声并不常见，也并不罕见。尽管确切的发病率尚未明确，但 Kiserud 于妊娠 28 周后观察到近 1％的转诊患者胆囊内见高回声物质[28]，Cancho Candela 观察的发病率为 0.45％[29]。关于胆囊内异常回声伴发畸形的研究报道尚无统一定论。Kiserud 研究报道了胆结石与宫内生长受限（IUGR）、法洛四联症、21-三体和腹裂的相关性[28]。而其他学者认为胆囊内的病灶为生理性，无伴发畸形。大多数胆结石会在出生前或出生后自行消退[27,29-31]。

（三）病因和病理生理学 胎儿胆囊内探及胆汁淤积和胆结石的病因或自然史尚不明确，通常是在妊娠晚期偶然发现的。Brown 提出雌激素引起的胆固醇水平升高和胆汁酸合成降低可能是胆结石形成的原因[27]。新生儿胆结石形成的原因可能包括溶血性疾病(如地中海贫血、镰状细胞贫血)和非溶血性疾病(如胰腺炎、囊性纤维化、完全性胃肠道外营养)[27,32]。

(四)疾病表现 胎儿胆囊结石和胆汁淤积主要出现在妊娠晚期,超声表现多种多样[29,31]。均匀性高回声及后方声影等声像图特征可多种多样。在胎儿腹部横切面上,可探查到单发、多发或弥漫性高回声(充满整个胆囊腔)的病灶伴或不伴声影(图25.6)。

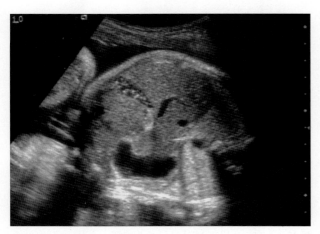

图25.6 胎儿胆囊内胆汁淤积。(由挪威特隆赫姆大学医院H. G. Blaas博士提供)

(五)影像鉴别诊断 尽管产前超声检查取得了一定的进展,但对于不同类型的胆道囊性病变的产前诊断仍存在一定的困难。本病经常会出现误诊漏诊[33]。CC和BA有相同的声像图特征,很难进行鉴别诊断[10,13,34]。一些学者认为囊性病灶体积逐渐增大,以及其内可见流动胆汁样回声可诊断为CC。而囊性病灶为无回声,体积较小并保持大小不变,表明没有胆汁流入囊腔,有利于BA的诊断[10]。

囊性胆道畸形的鉴别诊断主要包括十二指肠闭锁、肠重复畸形、卵巢囊肿、肝囊肿和胆囊重复畸形[30]。胆囊内高回声需与肝内或腹膜钙化灶鉴别,尤其是在胆囊收缩及肠管回声增强时[27]。

五、治疗方案概要

(一)胆道闭锁

1. **产前** BA不能进行产前治疗,及时转诊对肝脏和胆道进行超声评估,以准确地评估病变是很重要的。

2. **产后** 产前怀疑有BA或有持续性黄疸和陶土样便的婴儿须进一步检查。主要包括产后腹部超声检查、经皮肝穿刺活检、内镜逆行性胰胆管造影,以及MRI胰胆管造影,无创性地显示胆管解剖结构[5,7,35]。早期诊断对避免肝损伤和肝硬化至关重

要。必要时可行术中胆道造影,首选的手术治疗方式是Kasai肝门空肠吻合术,消除黄疸并恢复肝功能。手术应在出生后尽快进行(最迟不超过60天)[12]。如果Kasai手术失败或发生肝硬化,日后可能需要肝移植。大约有90%的患者存活下来,且大多数生活质量良好。

(二)胆总管囊肿

1. **产前** 同BA一样,专家转诊是至关重要的,应实时监测囊肿大小变化。

2. **产后** 疑似胆总管囊肿的病例产后必须行超声检查,还要采取与BA相同的诊断步骤及干预措施。治疗方法是外科手术治疗:完全切除肝外胆管及胆囊,还要行胆肠重建术,最常见的术式是肝总管空肠Roux-en-Y吻合术。手术治疗的最佳时间是产后3~6个月。在CC阻塞的情况下,需考虑早期剖宫产以避免远期后遗症[19,21]。

(三)胆结石

1. **产前** 胆结石没有进行产前治疗的方法。注意对胆囊内病灶的回声及形态学进行详细的描述。

2. **产后** 大多数胎儿和新生儿的胆结石可自行消退。产后可行超声随诊。

医生须知

胆道闭锁和胆总管囊肿是罕见的疾病,产前超声检查经常漏诊。当婴儿出现持续性黄疸和陶土样粪便时必须考虑患有BA可能,因此迫切需要转诊至专科中心,以准确诊断并进行早期手术干预。

要点

- 胆道囊性畸形的产前诊断通常不明确。
- 鉴别CC和BA非常困难甚至是不可能的。
- 妊娠晚期MRI和三维超声可以对疑似CC的病例提供更多有价值的诊断信息。
- 产后检查通常可确诊,然后进行手术治疗。
- 因此,建议可疑的肝脏囊性病变应尽早转诊到专科中心。
- 对BA和CC患者行早期手术干预可降低肝脏远期后遗症的风险。
- 胎儿胆结石很少见,大多可自行消退。

参考文献见 *www.expertconsult.com*.

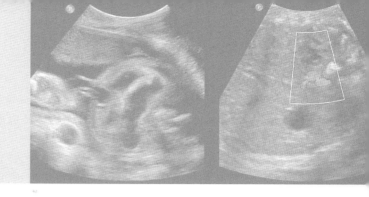

第26章

肠梗阻

THORSTEN BRAUN | WOLFGANG HENRICH

董立平 译,吕小利 任敏 审校

一、引言

胎儿肠道可有许多病理性改变。肠梗阻典型超声征象是胎儿腹部梗阻附近的肠袢扩张。扩张部位大多位于小肠,偶尔可出现大肠肠管扩张[1]。某些消化道近端梗阻可早期诊断,比如十二指肠闭锁和食管闭锁。在本章节中,我们应用产前超声由近到远的解剖序列对胃肠道(GI)疾病进行诊断。

二、食管闭锁

(一)定义 食管闭锁是指食管中断形成盲端,没有与胃正常相连的畸形。中断的食管可能与气管相通,也可不相通,从而形成不同类型的气管食管瘘(TEF)[2]。

(二)发病率和流行病学 活产儿发病率在 1/4 000~1/3 000[3-6]。男性发病率高于女性[1]。

(三)病因和病理生理学 病因包括遗传因素和环境因素[7-9]。食管闭锁是否伴有 TEF 归因于前肠发育成腹侧呼吸部分和背侧消化部分的食管气管间隔是否分隔完全。这个过程通常在妊娠第 8 周时完成。最常见的病变是上段食管闭锁伴下段 TEF,占食管闭锁的 86%[10]。单纯食管闭锁(上、下两段盲端的食管闭锁)占 7%~8%[10]。根据 Gross[11] 对食管畸形进行分类见表 26.1。

表 26.1 不同类型的食管闭锁

类型	名称	描述
A	"长间隙""单纯"或"孤立"食管闭锁	食管闭锁,无瘘口;特征为两个食管盲端之间存在"间隙"
B	食管闭锁伴上段 TEF	食管闭锁,上段食管与气管异常连接(瘘管),下段食管为盲端
C	食管闭锁伴下段 TEF	食管闭锁,下段食管与气管异常连接(瘘管),上段食管为盲端
D	食管闭锁,同时伴有上段和下段两个 TEF	食管闭锁,上、下段食管分别在两个独立的位置与气管异常连接;上段食管闭锁仍然存在盲端
E	单纯 TEF 不伴食管闭锁	罕见类型的食管闭锁,食管完整并且功能正常,但食管与气管之间有一个异常的连接,称为瘘管
F	食管狭窄	罕见类型的食管闭锁,食管完整并与胃相连,但食管逐渐变窄,导致食物和唾液被"拦截"在食管内;这种类型一般在成年后被偶然诊断出来

注:TEF,食管气管瘘。引自 Gross RE. The surgery of infancy and childhood, Philadelphia, 1953, Saunders。

（四）疾病表现

1. 临床表现　食管闭锁的产后症状是呼吸窘迫、流涎过多、"吹泡泡"和进食困难。

2. 影像学表现

（1）超声表现：产前诊断食管闭锁较为困难，可疑超声征象是羊水过多、胃泡小或胃泡不显示（图 26.1 和图 26.2）。超声诊断食管闭锁的敏感性为 24%～42%。羊水过多合并胃泡小或胃泡不显示使阳性预测值增加到了 39%～56%[12-15]。但这组超声征象缺乏特异性，因为羊水可通过 TEF 流入胃里。羊水过多通常不会发生在妊娠 20 周之前，所以食管闭锁的诊断通常较晚。提高食管闭锁检出率的主要

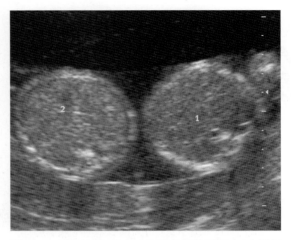

图 26.2　双胎妊娠，其中一个胎儿胃体积很小（食管闭锁）（2）；另一个妊娠 18 周胎儿胃不显示（1）。

关键点在于超声或 MRI 显示食管囊袋状扩张，即梗阻以上食管盲端扩张[15-20]，这可能是一个短暂的发现。高分辨率超声有时可以看到心脏和主动脉之间的胎儿食管[21]。食管闭锁通常与宫内生长受限有关[3,22]，这提示可能存在相关综合征[23-25]。

（2）MRI 表现：产后 TEF 的 MRI 表现为气管和食管之间的线性低信号，通常在隆突上方约 1 cm 处[26]。E 型 TEF 产后 MRI 可显示气管和食管之间的空气，MRI 的优点为检查时无需患儿做吞咽运动，也没有其他相关造影检查的误吸风险。

3. 典型特征　胃泡小或胃泡不显示合并羊水过多。

（五）影像鉴别诊断　膈疝、唇腭裂、关节挛缩、双胎输血综合征、18-三体综合征、肾发育不全和伴有吞咽障碍的中枢神经系统疾病（图 26.3），以及正常胎儿（虽然只是暂时性的）腹部超声检查时也可无法探及液体充盈的胃泡。在产后诊断为食管闭锁的婴儿中，6%～10%有染色体异常或遗传综合征[27,28]。50%～70% 存在伴发畸形[3]，包括胃肠道畸形（28%）、心脏畸形（24%）、泌尿生殖系统畸形（13%）、骨骼畸形（11%）、中枢神经系统畸形（7%）、面部畸形（6%）和其他畸形（12%）[29]。大约 10% 的食管闭锁是 VACTERL 联合征（脊柱畸形、肛门直肠畸形、心脏畸形、气管畸形、食管畸形、肾脏畸形和肢体畸形）的一部分。VACTERL 联合征的定义是食管闭锁（气管食管瘘）伴发以上列举出来的至少两处畸形[27-30]。

（六）治疗方案概要　由于更好的诊断技术和围术期护理，食管闭锁的预后有所改善[31-33]。死亡率与伴发的先天性畸形和早产有关[6,34,35]。在一项研究中，产前诊断为食管闭锁的患儿比产后诊断为食管闭锁的患儿早出生 2 周（36.4 周 vs.38.2 周；P=0.02），

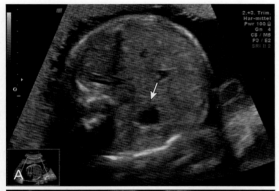

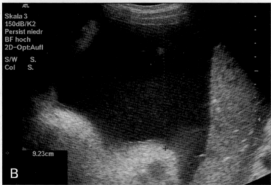

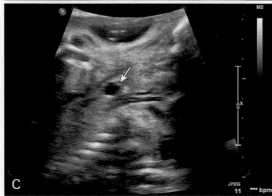

图 26.1　食管闭锁。（A）妊娠 27 周胃体积小；（B）羊水过多；（C）胎儿颈部纵断面可见食管闭锁处呈囊袋状（箭头所示）。

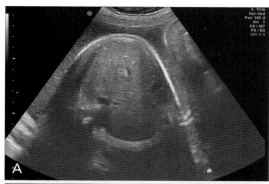
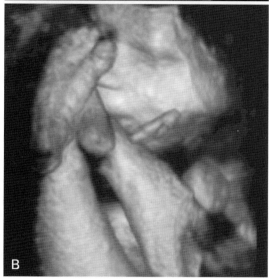

图 26.3　胎儿运动障碍综合征。(A)妊娠 41 周胃泡不显示,羊水过多;(B)妊娠 41 周双腿伸直,羊水过多。

死亡率更高(30% *vs.* 12%;$P=0.05$),伴发畸形更多(80% *vs.* 59%;$P=0.04$)。死亡率主要是由术后并发症、气道结构异常和其他先天性畸形引起的[6,27,36-38]。存活率与诊断时间和是否有伴发畸形无关。另有研究报道围产期胎儿和婴儿死亡率约为22%[3];82%的幸存者接受了一期手术,术后死亡率为9%。单纯性食管梗阻一般预后良好。

三、胃梗阻

(一)定义　幽门狭窄在出生后相对较常见,而胃出口梗阻很少能在胎儿时期作出诊断。

(二)发病率和流行病学　胃出口梗阻或幽门狭窄的发病率相对低,占所有胎儿胃肠道梗阻的1%。先天性胃出口梗阻通常是一种孤立性的畸形,预后良好[39]。

(三)病因和病理生理学　幽门狭窄病因尚不明确。幽门括约肌先天无法松弛,导致括约肌近端幽门肌肉组织肥大形成幽门肥厚,幽门肌间神经丛细胞变

性,这一理论得到了相关研究证实[40]。

(四)疾病表现

1. 临床表现　婴儿在出生时或进食后立即出现喷射性呕吐。

2. 影像学表现　产前很难做出诊断,大多数在妊娠晚期合并羊水过多和胃扩张[41-43]。产前诊断的困难是由胎儿胃大小的生理变化[44]和羊水过多的晚期发展不一致引起的,这种现象仅在50%的病例中报道。

(五)影像鉴别诊断　约50%的胃梗阻病例有伴发畸形,包括其他肠道疾病和大疱性表皮松解症[42,43]。胃窦隔膜由两层黏膜层和中间的一层黏膜下层组成,通常位于幽门近端1～7 cm处[40]。在X线片上,表现为一个薄的线性充盈缺损,厚度通常为2～3 mm,位于幽门近端2～3 cm处垂直于胃窦长轴,有时还可以观察到双泡征畸形,即幽门球部和隔膜远端通道钡剂充盈。有胃窦隔膜的婴儿可能会因为进食了更多食物而在餐后出现呕吐。然而,非阻塞性胃窦隔膜通常是完全无症状的,除非吞下一个大的物体,如异物。

(六)治疗方案概要　胃窦隔膜的手术治疗是一个简单的隔膜的切除,某些情况下需结合腹腔镜幽门成形术[42,43,45]。早期诊断和治疗很重要,因为孤立性胃梗阻死亡的主要原因是感染及其他相关并发症[39]。

四、十二指肠梗阻

(一)定义　十二指肠狭窄或闭锁是指十二指肠的完全或部分梗阻。

(二)发病率和流行病学　新生儿中十二指肠闭锁的发病率在1/10 000～1/5 000[46]。

(三)病因和病理生理学　通常80%的十二指肠梗阻位于 Vater 壶腹远端,20%位于近端,常为十二指肠腔中断,盲端闭锁。一种理论认为十二指肠闭锁是在胚胎早期短暂性的发育停滞后十二指肠腔空化障碍所致,而其他学者认为是由于肠道发育过程中血管生成受损所致[47]。十二指肠闭锁常见于21-三体综合征胎儿(30%),约20%伴发其他结构畸形,20%的十二指肠闭锁患者与环状胰腺有关,环状胰腺环绕十二指肠远端[46,48];也有说法是环状胰腺与十二指肠闭锁发生无关,而只是一种常见的发育缺陷[49]。

(四)疾病表现

1. 临床表现　十二指肠闭锁的主要症状是呕吐,呕吐物为胆汁,可发生在出生第一天。婴儿进食呕吐,体重减轻,不安烦躁,其他症状包括呼吸困难、

过度流涎和流口水、腹部可触及肿块、黄疸和嗜睡。

2. 影像学表现

（1）超声表现：十二指肠闭锁通常在妊娠 20 周后诊断，也有在妊娠 3 个月前发现的[47]。十二指肠闭锁的典型超声表现为双泡征。分别是充满液体的胃和扩张的十二指肠近段，两者通过狭窄的幽门管相通，幽门部肌肉较两侧组织肥厚，肠液在此处来回蠕动。十二指肠重复畸形与十二指肠闭锁类似，但很少出现双泡征（图 26.4）[50]。当合并食管闭锁时可出现肠管"C"字形扩张（图 26.5），原因为十二指肠闭锁会引起胃内羊水量增加，这导致了胎儿上腹部的"C"字形液体聚集[51]。几乎所有十二指肠闭锁的羊水过多都发生在妊娠晚期。

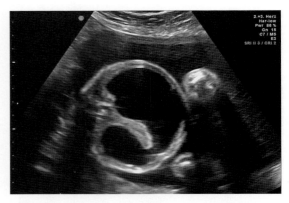

图 26.5　食管和十二指肠闭锁。肠管扩张，胃内羊水增多（"C"字形征）。

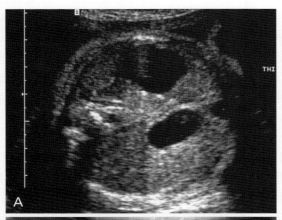

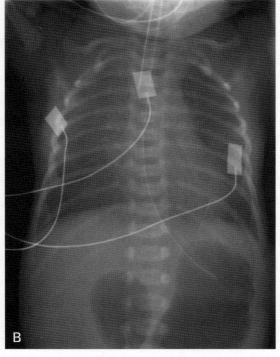

图 26.4　十二指肠梗阻。（A）妊娠 31 周出现双泡征。（B）新生儿 X 线片十二指肠梗阻出现双泡征。

（2）MRI 表现：MRI 成像中扩张肠管的信号强度差异可以给超声检查提供更多的诊断信息，还可以确定梗阻位置。小肠近端单次快速自旋回波（SSFSE）序列呈高信号，T1 快速加权自旋回波（FSE）序列呈低信号。相反，远端小肠和结肠在 SSFSE 序列呈中等至低信号，在 T1 加权 FSE 序列上呈高信号。扩张肠管在 SSFSE 序列呈高信号提示空肠闭锁，扩张肠管在 SSFSE 序列呈中等信号和 T1 加权 FSE 序列呈高信号提示远端闭锁[52]。

3. 典型征象　典型的双泡征，代表充满液体的胃和扩张的十二指肠近段。

（五）影像鉴别诊断　倾斜探头扫查胎儿腹部时，突出的胃切迹角或胃蠕动波容易被误认为十二指肠闭锁，而呈现一个假的双泡征。为了避免这种错误，应在横切面上反复扫查胎儿腹部[53,54]。

（六）治疗方案概要　十二指肠闭锁的新生儿出生后不久即可出现明显的水和电解质紊乱，应尽快进行十二指肠-十二指肠吻合术或胃空肠吻合术。产前诊断十二指肠闭锁有利于选择合适的时机进行分娩，降低了发病率和住院时间[55-57]，总体生存率为 57%[58]。

五、肠梗阻

（一）定义　空肠-回肠闭锁和狭窄是新生儿肠梗阻最常见的原因。闭锁是一种完全的肠腔梗阻，比狭窄更常见。

（二）发病率和流行病学　空肠和回肠闭锁占肠道闭锁的 39%[59]，活产儿发病率为 1/5 000～1/3 000[1]。

（三）病因和病理生理学　空肠和回肠闭锁可能是由于胚胎发育过程中肠道腔化障碍所致，但研究发现大多数病例是由于胚胎发育过程中的肠道血管损伤所致[59,60]。血液供应不足可能是引发腹裂或肠扭转等相关疾病的主要或次要原因[16,59]。根据

Grosfeld 研究报道,空肠和回肠闭锁可分为 5 种类型[61],代表了从简单的隔膜型到完全闭锁和肠短缩不同严重程度的闭锁。近段空肠闭锁占 31%,远段空肠闭锁占 20%,近段回肠闭锁占 13%,远段回肠闭锁占 36%[62]。约 6% 的病例存在多个闭锁部位[63]。

（四）疾病表现

1. 临床表现 新生儿空肠闭锁的症状取决于出生后未接受治疗的时间,典型症状包括不能耐受进食、恶心和呕吐、间歇性腹痛和偶尔腹胀。

2. 影像学表现

（1）超声表现:产前超声诊断空肠回肠闭锁通常在妊娠晚期[59],产前诊断是有挑战性的,近期一项研究表明产前超声诊断空回肠闭锁敏感性和特异性波动很大[64]。闭锁近段空回肠扩张,但很少见于妊娠 24 周

前[1],可疑肠管闭锁的胎儿应在妊娠 28～32 周进行随访复查[59]。羊水过多是妊娠晚期小肠闭锁的另一常见征象,近段小肠闭锁更易出现羊水过多(图 26.6)[65]。当合并肠管扩张时表明梗阻程度更加严重[66]。

（2）MRI 表现:超声可诊断肠道闭锁,但很难区分结肠和回肠,MRI 可区分肠道各部分征象。由于小肠内充满液体,在 T1 加权像上呈低信号,在 T2 加图像上呈高信号。结肠在 T1 加权像上显示易于识别的自发高信号,在 T2 加权像上显示低信号。通过 MRI,可以明确产前的梗阻部位,并可提示是否有残存的正常小肠组织[67-69]。

（五）影像鉴别诊断 胎儿小肠扩张应考虑胎粪性肠梗阻、肠扭转、先天性巨结肠、蠕动过度综合征和先天性失氯性腹泻。尿路梗阻伴输尿管积水和肾盂

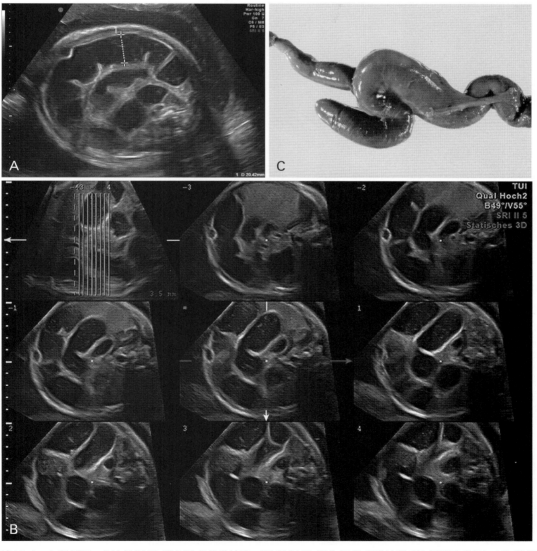

图 26.6 空肠梗阻。(A)妊娠 35 周空肠多节段扩张;(B)妊娠 35 周空肠多节段扩张(超声断层成像);(C)肠管术后改变。

积水需与闭锁近段扩张的小肠鉴别,前者通常羊水过少有助于鉴别[70]。产前诊断发现的腹腔囊肿约1/3与肠管闭锁有关。其他囊性肿物,如卵巢囊肿、肠重复囊肿或肠系膜囊肿,也需与小肠闭锁鉴别(见第24章)。27%的小肠闭锁病例常伴有以下畸形:肠扭转、旋转不良、肠重复、胎粪肠梗阻或腹裂。6%的小肠闭锁病例并发胎粪性腹膜炎,5%的病例伴有其他肠道异常,如结肠闭锁、食管闭锁、肛肠闭锁和肠重复畸形等[62],甚至于小肠闭锁的病例中发现胎盘血管异常[71]。

(六)治疗方案概要 预后取决于闭锁的部位和程度。6%的病例中,由于缺血和梗死导致宫内小肠穿孔和胎粪性腹膜炎[1]。一种罕见的遗传性空肠闭锁称苹果皮样小肠,包括近端空肠闭锁、远端肠系膜上动脉缺如、闭锁远端小肠缩短和背侧肠系膜缺如,远端小肠呈螺旋状围绕其供应血管,类似于苹果皮,结果导致小肠明显缩短及坏死性小肠结肠炎[72]。尽管最近的研究表明预后有所改善,但这种畸形一直死亡率较高(图26.7)[73]。

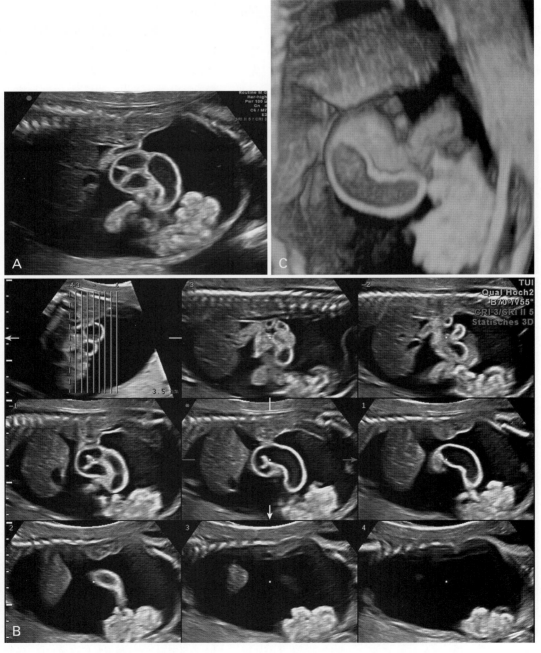

图26.7 苹果皮样小肠伴腹水、肠管回声。(A)妊娠25周空肠;(B)妊娠25周空肠(超声断层成像);(C)妊娠25周空肠(三维模式)。

六、肛门闭锁

(一)定义 大肠畸形比小肠畸形更为少见。主要包括肛门闭锁、永存泄殖腔(一种复杂的肛门直肠闭锁的形式)和先天性巨结肠。肛门直肠闭锁的同义词是肛门闭锁或无孔肛门。肛门闭锁的形成是由于肠道发育过程中肛管再通障碍。

(二)发病率和流行病学 据报道,新生儿肛门直肠畸形的发生率为 1/5 000~1/1 500[74-76]。

(三)病因和病理生理学 妊娠 9 周,向下生长的尿直肠隔将泄殖腔分隔成腹侧尿生殖窦(发育成膀胱和尿道)和背侧的直肠。肛门直肠畸形发生于妊娠 10 周,由于泌尿生殖膈异常分隔泄殖腔所致。如果肛膜没有破裂,就会出现肛门闭锁。

肛门直肠畸形根据直肠末端与肛提肌的关系分为高位(肛提肌上)病变和低位(肛提肌下)病变。高位病变伴相关瘘口和泌尿生殖系统畸形的发病率更高,且更为常见。

(四)疾病表现

1. **临床表现** 出生后 24~48 小时无法首次排便。

2. **影像学表现**

(1)超声表现:肛门闭锁产前超声很难做出诊断[77]。诊断多在妊娠晚期,征象可为下腹部结肠扩张[78-80]或梗阻部位近段或远段肠管内胎粪钙化灶(图 26.8)[81-83]。这些钙化不同于胎粪性腹膜炎的线性钙化,后者常出现在上腹腔,通常毗邻肝脏,有时见于阴囊[84]。然而,最近越来越多的研究表明,妊娠 12 周时可观察到一些提示肛门闭锁的超声征象[85-87]。如果存在泌尿生殖道畸形伴双侧肾梗阻时,羊水可减少。肛门闭锁的胎儿体重常常小于胎龄[88]。肛门闭锁胎儿的母体血浆中甲胎蛋白的水平降低[89]。

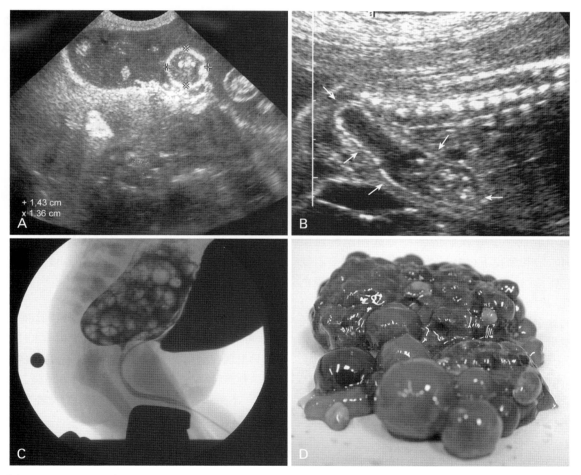

图 26.8 (A)分娩后第一天;(B)妊娠 21 周肠石症,显示扩张的直肠盲端(箭头)和肠腔内强回声粪石;(C)排泄性膀胱尿道造影显示高位肛门闭锁、直肠尿道瘘和扩张的直肠内多发圆形强回声粪石;(D)结肠造瘘术后肠管内的粪石。(引自 Pohl-Schickinger A,Henrich W,Degenhardt P,et al. Echogenic foci in the dilated fetal colon may be associated with the presence of a rectourinary fistula. Ultrasound Obstet Gynecol 28:341-344,2006)

（2）MRI 表现：MRI 征象包括结肠远端和直肠的病理性扩张[90]。

（五）影像鉴别诊断 70%的新生儿肛门闭锁伴发其他畸形。产前诊断为肛门闭锁时，90%的胎儿伴有其他的畸形，这使诊断更加容易[1]。最常见的相关畸形是 VACTERL 联合征和尾部退化综合征（肾发育不全或发育不良、骶骨发育不全、下肢发育不全、并腿畸形）。

（六）治疗方案概要 由于相关畸形的发生率较高，肛门闭锁的总体预后较差，但孤立性仅有一个伴发畸形和肛门闭锁的婴儿存活率较高[91]。外科治疗的目的是提供一个具有足够口径和外观正常的肛门，同时尽可能保留原本正常的肛肠解剖结构和功能。后矢状位肛门成形术是重建肛门直肠畸形最常用的手术方法[92]。近年来，腹腔镜手术逐渐发展起来[93]。

七、先天性巨结肠

（一）定义 先天性巨结肠，又称先天性无神经节性巨结肠，是一种肠道神经运动障碍性疾病，肠道肌肉组织松弛受损导致受累节段肠管的功能性梗阻和近段肠管的扩张（图 26.9）。

（二）发病率和流行病学 新生儿发病率为 1/5 000，男性占 80%左右[94-96]。

（三）病因和病理生理学 先天性巨结肠是指起源于神经嵴的运动神经母细胞在妊娠前 12 周向颅尾部迁移停滞引起的。其他学者认为它是由于肠内神经节细胞的加速破坏或神经母细胞向神经节细胞分化障碍引起的[97]。该疾病的特征是远端结肠肌层（Auerbach）和黏膜下（Meissner）层的神经节细胞缺乏症。巨结肠病是一种异质性遗传疾病，具有常染色体显性、常染色体隐性和多基因形式[98]（RET 原癌基因的 8 个突变是一种可传递神经嵴细胞的生长和分化信号受体的酪氨酸激酶）。至少占家族病例的 50%，占散发病例的 20%[99-102]。

（四）疾病表现

1. 临床表现 新生儿期大多数远端肠梗阻根据症状进行诊断，包括呕吐胆汁、腹胀或小肠结肠炎，或出生后 48 小时内无法排便[97,103]，主要并发症是梗阻近端肠管穿孔。出生时，10%的胎儿患有胎粪性腹膜炎[104,105]。临床通过直肠指诊和造影（对比灌肠）进行诊断。90%的病例受累肠管位于结肠脾曲的远端；74%的病例仅局限于直肠及乙状结肠。累及整个结肠或回肠远端的病例不到 10%。

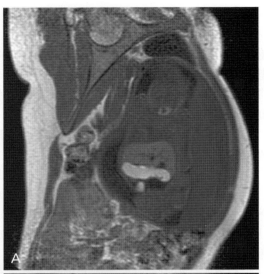
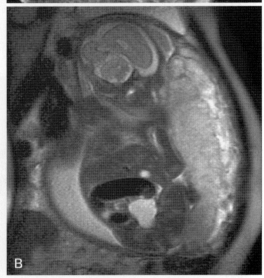

图 26.9 先天性巨结肠。（A）妊娠 30 周 MRI，冠状位 T1 加权相显示结肠肝曲处闭锁导致肠管扩张伴其内胎粪填充（高信号）；（B）T2 加权相显示扩张的结肠袢呈低信号。（由 D. Prayer, Vienna 提供）

2. 影像学表现 先天性巨结肠的产前诊断有限，可能是因为妊娠晚期的小肠扩张和羊水过多等体征只出现在全结肠神经节细胞缺乏症的病例中[106]。另一种非特异性超声征象是肠道回声增强。Nyberg 等[107]、Sepulveda 和 Sebire[108] 指出无神经节细胞的肠道节段不能传输蠕动波，肠管回声增强是由于小肠内的胎粪异常回声引起的。

（五）影像鉴别诊断 先天性巨结肠与多种染色体异常有关，如 21 -三体综合征（占病例的 10%）、先天性中枢性肺换气不足综合征、Bardet-Biedl 综合征、Waardenburg 综合征、Mowat-Wilson 综合征、Smith Lemli-Opitz 综合征和心脏病（尤其是间隔缺损)[100,109,110]。25％的先天性巨结肠患者中会出现先天性尿路异常,如肾积水和肾发育不全[111,112]。

(六)治疗方案概要 治疗的目的是切除受累的、功能性梗阻的肠段,并将神经节正常的肠段连接到肛门附近,保留正常的括约肌功能。已经提出了从传统的开放式腹-会阴联合根治术到腹腔镜辅助经肛门修补术的不同外科手术方式[113-116]。全结肠神经节细胞缺乏症的婴儿死亡率在 20％～40％[117,118]。

八、肠扭转

(一)定义 肠扭转是指肠道的异常扭曲,并损害其血液供应。肠扭转可导致该段胃肠道坏疽、梗死、肠梗阻、肠穿孔和腹膜炎。胃、小肠、盲肠和乙状结肠均可发生扭转。胎儿发育过程中肠道旋转不良可导致肠扭转(图 26.10)[119]。

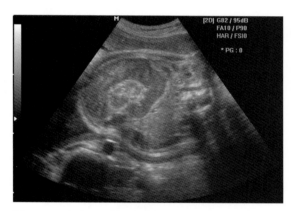

图 26.10 妊娠 33 周肠扭转。(由 K. Kalache, Berlin 提供)

(二)发病率和流行病学 产前中肠扭转很少见。文献报道过 1 例由中肠扭转引起的宫内胎儿死亡的病例[2]。

(三)病因和病理生理学 肠袢绕肠系膜蒂旋转,即发生小肠扭转。旋转轴是肠系膜上动脉、肠系膜和肠系膜上静脉。肠扭转与肠旋转不良有关,是由于缺乏将肠管固定在后腹壁上的肠系膜引起的。

(四)疾病表现

1. 临床表现　症状和体征取决于缺血的严重程度。当肠缺血加重时,疼痛变得更加明显。新生儿可能有急腹症,触诊时呈现板状腹和压痛。

2. 影像学表现

(1)超声表现:目前已有关于儿童肠扭转的报道。由于产前超声和其他影像学技术的进步,一些研究报道了产前发生的肠扭转,但这些病例是在出生后诊断出来的,产前并没有发现可疑征象[120-123]。超声

的非特异性征象包括羊水过多、腹水、肠袢扩张、腹膜钙化和胎粪假性囊肿。除羊水过多外,Crisera 等[120]还描述了胎儿肠扭转的以下征象:腹部肿块伴肠袢扩张和胎动减少。最新报道的一个征象是肠系膜上动静脉扭曲的典型征象,即所谓的漩涡征,这是 Pracros 等在 18 例受试婴儿的 15 例中首次发现的。此后,其他相关研究也显示了这一征象的准确性[125-129]。Shimanuki 等[127]研究表明,13 例经手术证实的中肠扭转患儿中,12 例出现顺时针漩涡征,敏感性为 92％,特异性和阳性预测值为 100％。此外,在 3 例逆时针漩涡征的患者中,开腹时无一例出现肠扭转,这强调了旋转方向的重要性。

婴儿期漩涡征的三维征象是理发店灯柱征,这是由于肠系膜扭曲嵌入,导致肠系膜上血管及其分支呈螺旋状,它最初是一种血管造影征象[130],之后其他方式也可显示其血管解剖,如婴儿和成人 CT[131]、多普勒超声[132]及三维能量多普勒超声[133]。

(2)MRI 表现:报道 1 例在产前运用超声和 MRI 诊断中肠扭转的病例[134]。

(3)其他方法:在胎儿肠扭转的确诊病例中,已经描述了病理胎儿心率追踪模式[135,136]。

(五)治疗方案概要 对于高度可疑的肠扭转病例,可考虑早产,然后及时进行手术干预,以避免宫内死亡。

九、肠管回声增强

(一)定义 肠管回声增强是一种非特异性征象,大多数正常胎儿中亦可见。胎儿肠管回声增强是指胎儿肠管的回声或亮度增加,可以是弥漫性的,也可以是局限性的,并且在一个确定区域上是均匀的,没有声影。为了减少诊断的主观性,肠管回声强度的诊断标准是等同或大于胎儿骨骼回声(图 26.11)。

(二)发病率和流行病学 0.2％～1.4％的胎儿在妊娠中期的超声检查中诊断出肠管回声增强[137-139]。妊娠中期胎儿肠管回声增强的发病率为 0.5％～1％[108,140],这一征象通常是正常的变异,但也与囊性纤维化(CF)[137,141]、染色体异常[137,141]、结构异常和胎儿巨细胞病毒感染[142]有关。妊娠早期的超声检查肠管回声增强是 21-三体综合征的软指标[143]。

(三)病因和病理生理学 病因尚不明确,可能的原因包括地中海贫血、低氧血症或贫血相关的肠壁水肿,以及胎粪中水或蛋白质含量的变化[144]。羊膜腔内出血后胎儿吞咽羊水可能与某些妊娠中期肠管回声增强的病例有关[145]。

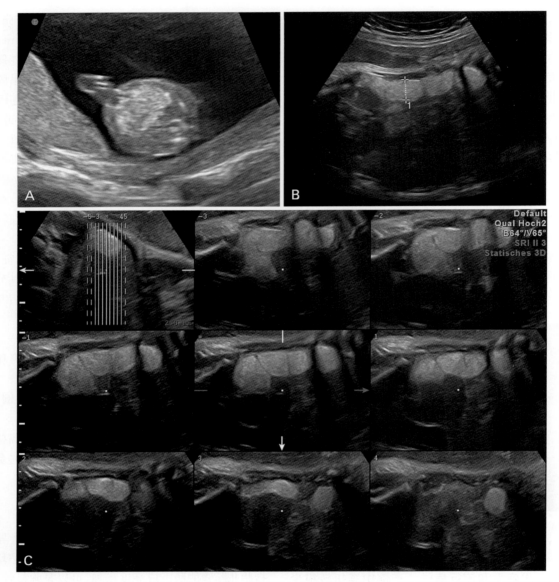

图26.11 肠管回声。(A)妊娠16周空肠回声;(B)妊娠40周肠道内容物回声;(C)妊娠40周空肠回声(超声断层成像)。

(四)疾病表现

1. **临床表现** 临床表现取决于肠管回声增强的病因。

2. **影像学表现** 超声对肠管回声增强的诊断是主观的,主要是将其与邻近结构的回声相对比。有学者建议用骨或肝脏的回声强度来评分,也有学者定义1级(轻度)到3级(严重,回声达到骨骼回声)不同程度的肠管回声增强[107],探头频率应≤5 MHz,较高的探头频率会导致过度诊断[146]。

(五)影像鉴别诊断 对804例胎儿肠管回声增强的病例进行回顾性分析,9%有染色体异常,2.1%有囊性纤维化(CF),3.5%有先天性感染,染色体正常的胎儿宫内生长受限率为7.7%,围产期死亡率

(排除非整倍体和终止妊娠)为8%[108],大多数孤立性肠管回声增强的胎儿都是生理性的。

(六)治疗方案概要 产前诊断为肠管回声增强后,建议对胎儿的解剖结构进行详细的检查,以排除其他胎儿畸形或遗传异常,评估羊水,寻找羊水内或绒毛膜下有无出血,并检查胎盘形态以确定是否有胎盘功能不全。还可以进一步筛查以确定胎儿核型和父母CF携带者状态,以及母亲是否有血清学感染。

十、胎粪性肠梗阻

(一)定义 胎粪性腹膜炎是由腹腔内胎粪引起的无菌性化学性腹膜炎,最常见于回肠穿孔(图26.12)。

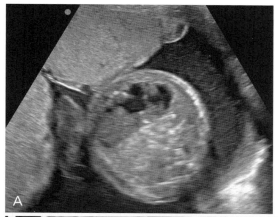

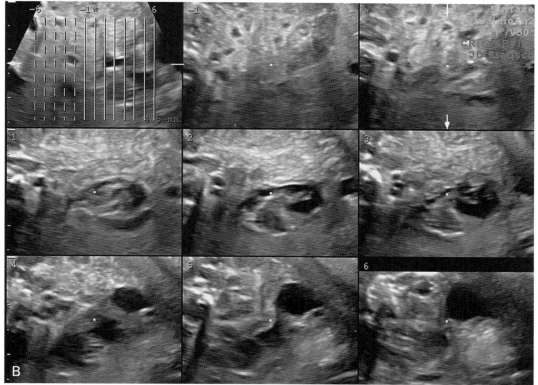

图 26.12　胎粪性腹膜炎。(A)妊娠 25 周;(B)妊娠 35 周(超声断层成像)。

(二)发病率和流行病学　胎粪性肠梗阻是一种罕见的疾病,活产儿的发病率约为 1/35 000[147]。

(三)病因和病理生理学　几乎所有的胎粪性肠梗阻患者都伴有 CF[148],而只有 10%~15%的 CF 患者早期临床体征为胎粪性肠梗阻。CF 是美国最常见的常染色体隐性遗传病:1/29 的美国人是携带者,1/3 000 的新生儿患有这种疾病。大多数这种疾病可通过基因筛查和产前检查诊断出来。

(四)疾病表现

1. 临床表现　妊娠 20 周后,肠管开始蠕动,胎粪性腹膜炎可能继发于肠管破裂,胎粪排出到腹腔中所致[149]。

2. 影像学表现

(1)超声表现:回肠被异常增厚和粘连的胎粪包裹,可在没有明显解剖因素的情况下产生功能性肠梗阻[150]。回肠扩张伴蠕动亢进、相对正常的空肠、塌陷的结肠和羊水过多是最常见的超声征象[148]。肠袢和网膜之间的粘连可形成囊性肿块[151,152]。在极少数的情况下,可通过未闭的鞘状突延伸到阴囊,导致双侧鞘膜积液或外阴肿胀[148]。在高危患者中,羊膜腔穿刺术或 CVS 对 CF 的基因诊断是非常准确的(98%)[153]。

(2)MRI 表现:胎粪性腹膜炎是一种由肠穿孔引起的化学性腹膜炎,超声检查可发现腹膜钙化及其他与胎粪性腹膜炎相关的其他征象包括腹水和胎粪性囊肿(见第 24 章)。MRI 可能有助于鉴别胎粪假性囊肿其他腹部囊性肿块[52]。

(五)影像鉴别诊断 肠管扩张也见于空肠闭锁、肠管回声增高和结肠黏膜堵塞综合征。胎粪性肠梗阻患者中,50% 有其他胃肠道并发症,如肠闭锁、肠扭转、肠穿孔或胎粪性腹膜炎。

(六)治疗方案概要 当胎儿腹水增加时,腹胀进行性加重,羊水过多时,应考虑分娩[148],超声检查病情没有任何进展的病例可以持续到足月分娩。非手术治疗包括放射线灌肠、灌肠失败时行肠管切开和灌注冲洗。由于儿科护理的进步,CF 患者胎粪肠梗阻的预后已得到显著改善,但 80% 的患者发展为胰腺功能不全,95% 的患者发展为反复呼吸道感染和慢性肺病,70% 的患者出现男性不育症[1]。

医生须知

腹腔囊肿或肠管回声增强可能伴有羊水过多,需详细检查胃肠道以排除肠梗阻。在妊娠晚期肠袢呈现典型的蠕动波,明显扩张的肠管和内容物往复运动可能提示狭窄或闭锁。在肠管近端狭窄和下段梗阻的 CF 患者中,染色体异常的发生率增加(表 26.2)。

表 26.2 常见胃肠道异常的超声特征

畸形	典型超声特征	伴发畸形
食管闭锁	胃不显示,晚期羊水过多	21-三体综合征和 18-三体综合征风险增加
十二指肠闭锁	双泡征	21-三体综合征病例占 50% 以上
空肠闭锁	小肠扩张	通常是孤立性的
回肠结肠闭锁	肠管回声增强,肠管扩张	CF
肛门闭锁	偶发结肠扩张	VATER 联合征

注:CF,囊性纤维化;VATER,脊椎、肛门、气管、食管、桡骨和肾脏异常。
引自 Nyberg DA, Neilson IR. *Abdomen and gastrointestinal tract*. In Nyberg DA, McGahan JP, Pretorius DH, et al. editors: *Diagnostic imaging of fetal anomalies*, Philadelphia, 2003, Lippincott Williams & Wilkins, 549-572.

要点

- 上消化道梗阻伴食管和十二指肠闭锁与非整倍体相关。
- 诊断胃肠道畸形应筛查其相关异常,包括 21-三体综合征、心脏异常和 CF。
- 下消化道梗阻与非整倍体、CF 或胎粪性腹膜炎相关。
- 羊水增多的程度与梗阻部位有关,梗阻位置越高,羊水增多越明显。
- 超声显示肠管回声增高应进一步检查母体或胎儿是否感染、染色体异常、CF 和妊娠晚期胎盘功能不全。
- 推荐转诊到围产中心,该中心设有新生儿即时护理病房,可在新生儿内科和外科医生的指导下行产前跨学科咨询。

参考文献见 *www.expertconsult.com.*

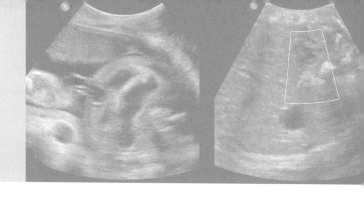

第27章

先天性膈疝

TIM VAN MIEGHEM|FRANCESCA MARIA RUSSO|ALEXANDER ENGELS|
LUC DE CATTE|ROLAND DEVLIEGER|LIESBETH LEWI|JAN DEPREST

董立平 译,吕小利 任敏 审校

一、引言

妊娠早期胎儿膈肌发育不完全形成缺损,腹部器官从缺损处疝入胸腔。疝入的器官挤压正在发育的肺,导致肺发育不完全,并在出生时出现呼吸衰竭和肺动脉高压。尽管新生儿先天性膈疝(congenital diaphragmatic hernia,CDH)的治疗取得了一定进展,但在没有严重伴发畸形(孤立性 CDH)的情况下,该疾病的产后死亡率仍保持在 30%～40%。

随着高分辨率超声产前筛查技术的应用,目前 50%～60% 的 CDH 可在产前诊断出来[1],产前诊断为 CHD 的患者应转诊到大型三级医疗中心进行产前管理、分娩和新生儿护理。超声检查和 MRI 均可在产前显示胎儿肺特征,有利于临床医生评估肺发育不全的程度,并识别出产后死亡率和发病率高的病例。有了产前信息,可以向患者告知胎儿的预后,预后不良的胎儿可以转诊行产前干预。在本章节中,我们回顾了 CDH 诊断的现状和临床意义。

二、疾病概述

(一)定义 CDH 的膈肌连续性中断。中断部位可位于膈肌的后外侧(Bochdalek 型)或胸骨后区(Morgagni 型),很少位于膈肌的中心腱。

(二)发病率和流行病学 妊娠期 CDH 的发病率约为 1/2500,新生儿中约为 1/5000。Bochdalek 型占所有先天性膈疝的 80%～90%。85% 的 CDH 发生在左侧,13% 发生在右侧,约 2% 为双侧。大多数 CDH 是散发性的,家族性病例占比不到 5%。

大多数 CDH 病例(60%)是孤立性的,即没有任何其他解剖或染色体缺陷;另 40% 是复杂性的,常伴有一些相关畸形(表 27.1)。胎儿宫内自然死亡的发病率较低,仅为 2%。许多产妇在产前诊断出 CDH 后选择终止妊娠,所处地区不同终止妊娠的概率不同,总体概率接近 20%～30%,复杂 CDH 孕妇妊娠终止概率约为 50%[2]。研究表明由于较高的妊娠终止率,孤立性 CDH 新生儿的生存率发生了严重偏倚,在未终止妊娠的队列研究中,生存率在 60%～70%。在产前对该病的生存率进行评估更精确,伴发畸形的存在会影响预后,复杂病例的预后较差(生存率小于 15%)。

(三)病因、病理生理学和胚胎学 目前 CDH 的病因尚未明确。横膈膜形成于妊娠 6 周,由横膈膜、胸膜、食管背系膜和体壁组织四种结构融合而成。

横膈膜形成中心腱,分隔胸腔和腹腔。横膈的背侧部分与原始纵隔间质和胸膜融合。融合过程中的任何缺陷都可能导致 CDH,其中横膈膜和胸膜的融合缺陷是最主要的原因。CDH 引起肺的病理改变,主要发生在缺损附近的肺组织,包括支气管数量减少、肺泡间隔增厚、肺动脉壁增厚及肺腺泡前动脉基层增厚。这些变化是由于疝入的器官压迫肺组织所引起的肺组织发育受限。然而,一些基于 CDH 动物模型的研究认为,原发性损伤部位可能位于肺本身,而不是横膈膜。利用硝基醚对大鼠进行 CDH 模型的实验结果进一步证实了这一假设[3]。

三、疾病表现

(一)临床表现 虽然大多数情况下胎儿 CDH 是在产前超声筛查中偶然发现的,仅有一部分病例是

表 27.1 复杂先天性横膈疝中常见的伴发畸形

遗传	常见的附加征象
18-三体综合征（Edwards 综合征）	IUGR、握拳、心脏畸形、CNS 畸形、小颌畸形、小眼症、脐膨出
12p-四体综合征（Pallister-Killian 综合征）	短头畸形、低位耳、面容粗糙、短肢、CNS 畸形、颈部水肿、心脏畸形
21-三体综合征（Down 综合征）	颈部水肿、脑室增宽、鼻骨发育不全、面部扁平、心脏畸形、肾盂扩张、屈曲指（趾）、短上肢、草鞋足
4P 缺失（Wolf-Hirschhorn 综合征）	IUGR、面部畸形、心脏畸形、尿道下裂
15q 缺失综合征	颅面畸形、心脏畸形、生殖器发育不全、隐睾
Denys-Drash 综合征	生殖器异常、肾母细胞瘤
Donnai-Barrow 综合征	眼距增宽、脐膨出、胼胝体发育不全
Fryns 综合征	小颌畸形、腭裂、指甲发育不全、心脏畸形、肾畸形、生殖器畸形、水囊瘤、脑室增宽、胼胝体发育不全
Jarcho-Levin 综合征	半椎体、椎体融合、脊柱侧凸、肋骨畸形、腭裂、肾积水
Simpson-Golabi-Behmel 综合征	巨大儿、巨舌症、脐膨出、骨骼畸形、多乳头、粗糙面容、眼距增宽、肾畸形
Matthew-Wood 综合征	无眼症或小眼症、肺发育不全
Goldenhar 综合征	单侧下颌骨和耳发育不全、皮赘、小眼症、半椎体
Poland 综合征	单侧并指、胸大肌胸骨同侧发育不全
Cantrell 五联征	心脏异位、心脏畸形、脐上腹壁缺损、胸骨下段缺损
Beckwith-Wiedemann 综合征	器官肥大、巨大儿、巨舌症、脐膨出

注：CNS，中枢神经系统；IUGR，宫内生长受限。

由于羊水过多进一步检查而确诊的。大多数 CDH 病例伴有轻度羊水增多，这可能是由于食管和胃解剖位置发生改变，导致胎儿吞咽障碍而引起的。极少数情况下，羊水过多会引发胎膜早破和早产。

产科医生或儿科医生通常只在新生儿出生后出现严重呼吸窘迫和舟状腹部时才会诊断出 CDH。听诊时，患侧呼吸音减弱，健侧呼吸音增强。胸部 X 线可以明确诊断。

（二）影像学表现

1. 超声表现　妊娠早期超声即可探查到胎儿的横膈及形成的膈疝，通常腹部和胸部器官解剖位置异常是超声医生诊断的关键。当左侧 CDH 时，左侧半胸腔可见肠管疝入。更为严重的情况下，胃、脾或部分肝也疝入胸腔中（图 27.1）。其相关征象有左肺发育不全，并向前和向上移位。右肺通常也比正常肺小，但程度较左肺轻。常见征象还有纵隔移位和左心室发育不全[5]。当肝左叶疝入胸腔时，其通常位于胃的前方，这种位置的异常导致脐静脉腹内段呈典型的"S"形扭曲，彩色多普勒显像尤为突出。左侧腹腔内探及异位胆囊通常与肝疝有关。

右侧膈疝通常只有肝脏疝入胸腔（图 27.2），心

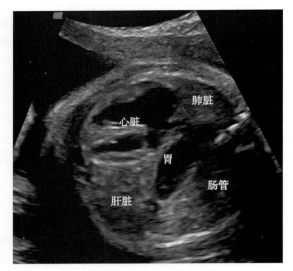

图 27.1 超声图像显示妊娠 26 周胎儿左侧 CDH 胸部横切面。纵隔移位，肝脏、胃、肠疝入胸腔。

脏受压向左侧移位，位于胸壁与肝脏之间，导致其长轴缩短。大约 1/3 的右侧 CDH 伴有腹水和胸腔积液，这可能是由于胸导管淋巴引流异常所致。双侧膈疝时，可见胃和肝脏同时疝入胸腔。纵隔移位程度可能较小（图 27.3）。

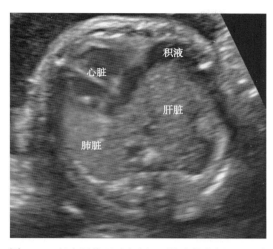

图 27.2 超声图像显示妊娠 23 周胎儿右侧 CDH 胸部横切面。纵隔移位，胸部可见肝脏位于胸腔，伴少量胸腔积液。

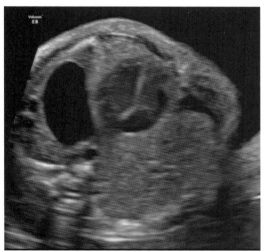

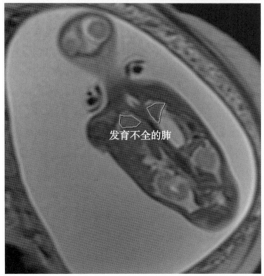

图 27.3 妊娠 28 周胎儿双侧膈疝超声（左）和 MRI（右）图像。超声显示心脏、胃和肝脏，合并少量胸腔积液。MRI 显示肺部（描记并标记为 A 和 B）极度发育不全。

除了这些直接征象，大多数 CDH 病例伴有轻度羊水增多，这可能是由于胃和食管的位置异常导致胎儿吞咽困难所致。在妊娠早期，胎儿胃和膀胱相邻是膈疝的另一间接征象[7]。

CDH 产前影像学检查的主要目的是预测胎儿的预后。首先是要寻找相关的解剖异常并排除染色体异常；其次，利用超声和/或 MRI 评估肺发育不全的严重程度。我们描述了这两种影像学方法及一些相关文献报道[8]。

超声胎儿胸部纵切面最有利于评估胎儿肺。缺损膈肌对侧肺的横截面积可用于预测 CDH 胎儿的预后。于胎儿心脏四腔心切面上测量肺横截面积，并与该患者同次就诊时测量的头围相除（肺头比，LHR）。Peralta 等[9]指出，测量正常肺大小最准确的方法是描计肺的轮廓，而不是直径相乘（图 27.4）。尽管操作简便，但研究者需多次测量（70～80 次）才可使得数据可靠。妊娠 12～32 周，正常胎儿肺面积增加了 16 倍，而头围仅增加 4 倍，因此 LHR 也会随之增加，因此对照不同胎龄的 LHR 变得尤为困难。为了克服这一问题，建议将测得的 LHR（观察组）与相应胎龄的健康胎儿肺平均 LHR（预期组）相除，以百分比的形式来表达[观察组/预期组（O/E）LHR]，以避免胎龄对 LHR 的影响[10]。在 http://www.euroCDH.org 上可免费获得自动 LHR 计算器。另一种避免胎龄对 LHR 影响的方法是肺定量指数[11]，但这种方法并没有像 O/E LHR 那样经过广泛的评估与验证。

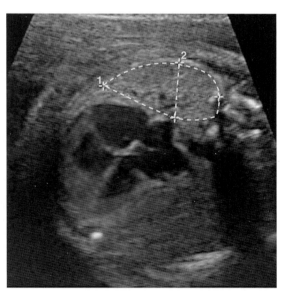

图 27.4 超声测量肺面积计算肺头比。选用胎儿四腔心切面，肺位于前方，用追踪描迹法测量肺面积。

O/E LHR 和肝疝均可预测新生儿的死亡率和致残率[12]，但不能预测远期的致残率[13]。临床方面已经研发出了一种可评估 O/E LHR 和确定肝脏位置的分类工具，可以将肺发育不全分为极重度、重度、中度和轻度（图 27.5）[14]。

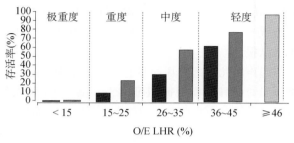

图 27.5 通过超声测量的 LHR（观察组/预期组）在有和无肝疝的胎儿中，新生儿存活率与胎儿肺大小的关系图。（引自 Deprest J，Flemmer A，Gratacos E，et al. Antenatal prediction of lung volume and in utero treatment by fetal endoscopic tracheal occlusion in severe isolated congenital diaphragmatic hernia. Semin Fetal Neonat Med 14：8‐13，2009）

最近的研究表明，胎儿胃的位置（分为"腹腔内""左前胸""左中胸""右后胸"）与新生儿死亡率[15]和致残率[16]相关。与肺脏大小及肝脏位置相关与否还有待证实。

为了量化肺发育不全的严重程度并预测 CDH 的第二大影响因素肺动脉高压，我们运用彩色多普勒超声评估产前胎儿肺血管状况。肺血流量指标和肺动脉及其分支对氧的反应性可能有助于预测预后，但这些方法仍处于研究阶段。

2. MRI 表现　MRI 是评估胎儿肺形态和体积的另一种影像学手段，由于肺的含水量很高，所以在 T2 加权像上呈现高信号，为胎儿胸部成像提供了较高的对比分辨率（图 27.6）[8]。用于胎儿研究的 MRI 序列包括单激发自旋回波（SSTSE）、平衡梯度回波（BGE）和体积集成梯度回波（VIGE）序列。SSTSE 和 BGE 序列是 T2 加权像，可以评估充满液体的肺。VIGE 是一个 T1 加权序列，是勾画肝脏和肠道轮廓的理想方法。MRI 断层厚度范围为 2～4 mm。与超声检查一样，胎儿肺体积应与相应胎龄或体重的正常胎儿肺进行校正[17]。

MRI 也可以显示肝疝的存在，并且可以更精确地测量肝脏疝入的范围[18]。

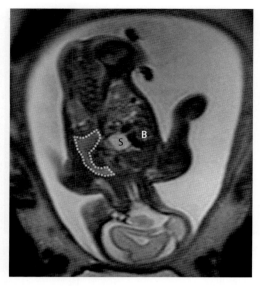

图 27.6　妊娠 28 周胎儿左侧 CDH 的 MRI 图像（T2 序列）。左侧胸腔可见胃（S）和肠（B）。描迹了右肺轮廓。

四、影像鉴别诊断

CDH 的鉴别诊断主要包括其他肺或胸部畸形，如囊性病变囊性腺瘤样畸形、支气管源性、肠源性和神经肠源性囊肿、纵隔畸胎瘤、胸腺囊肿、支气管肺隔离症、支气管或肺闭锁。这些情况下，腹腔内的器官不会发生移位。

膈膨升是由于膈肌肌化不全引起的，产前与 CDH 鉴别具有挑战性，膈膨升的特征性超声征象为膈肌向头侧移位和胸腔积液或心包积液[19]。

五、治疗方案概要

（一）产前　严重 CDH 产前干预的死亡率较高，因此只能在产后进行干预，但研究人员仍致力于探索产前干预的可能性。同产后干预一样，在产前可进行开放式胎儿手术和膈肌修补术，但手术风险很大，可造成肝疝胎儿的静脉导管扭结并导致宫内死亡。

产前干预主要是针对胎儿气管阻塞肺液流出受阻的病例。球囊扩张气管促进胎儿肺发育。胎儿镜下气管球囊扩张术（FETO）是在孕妇局麻状态下进行的一种可行的临床微创手术。宫腔内注射麻醉和固定胎儿，在一个 3 mm 的鞘内插入 1.3 mm 的胎儿镜（Karl Storz，Tüttlingen，德国），通过口腔和咽喉插入胎儿气管，在隆突和声带之间向可拆卸的球囊内充气（图 27.7）。FETO 通常在妊娠 28～30 进行，妊娠 34～35 周，通过超声引导或胎儿镜下取出气囊，如果意外早产，可选择在产时行气管镜检查取出。一项

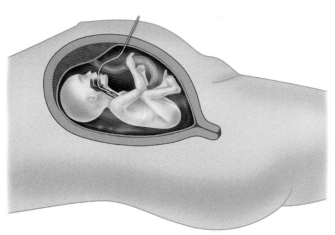

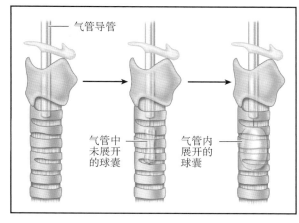

图 27.7 图像显示胎儿镜在胎儿气管腔内放置球囊。

超过 200 例严重孤立性膈疝胎儿的研究显示,与以往研究(354 例等待治疗胎儿)相比,存活率是预期的 2 倍(50% 而不是 25%)[20]。

近期一项病例对照研究和小样本随机研究也证实了 FETO 术后生存率的提高,目前正在进行随机 TOTAL 试验验证。

FETO 最主要的并发症是胎膜早破和早产。胎膜早破发生率接近 50%,但在第一次胎儿镜检查后 3 周内胎膜早破的发生率仅为 15%。FETO 术后平均分娩胎龄为 35.3 周。

(二)产后 针对新生儿 CDH 的治疗策略存在很多差异,所以应寻求 CDH 产后护理的欧洲共识[22]。

产前诊断为 CDH 的胎儿应在专业的三级医疗中心分娩。CDH 引起胎儿肺形态学异常,出生后不久会出现呼吸衰竭和严重的肺动脉高压。此前新生儿 CDH 应积极通气并立即接受呼吸道重建手术。然而,为了降低通气引起肺损伤的风险,"温和通气"或自主呼吸后延迟手术修复膈肌已成为首选策略[23]。在新生儿持续高碳酸血症的情况下,高频振荡通气可作为一种挽救手段。如果常规治疗不能稳定新生儿,需及时进行体外膜氧合(ECMO)。

严重的肺动脉高压常发生在出生后几小时,通常是可逆的。尽管进行了适当的治疗,部分 CDH 病例也可能进展成慢性疾病,并导致右心衰竭和死亡。为了促进肺灌注,已提出了多种有效的血管舒张剂,调节肺血管张力,其中吸入一氧化氮是最常用的。西地那非是一种磷酸二酯酶-5 抑制剂,可与吸入性一氧化氮协同作用,以提高治疗效果和预防反弹性血压升高。其他潜在的血管扩张剂也可用于急救治疗;然而,其在 CDH 中的有效性和安全性还有待证实。

如新生儿病情稳定,通常在出生后第 1 周进行膈肌修复。修复手术可通过开胸或腹部入路进行,对于病情较轻的病例也可选择胸腔镜介入。如果膈肌缺损不能用其固有组织缝合,可以使用补片修补。

新生儿出重症监护病房后,仍需要长期的多学科随访,这是由于 CDH 新生儿通常有支气管肺发育不良、发育停滞、胃食管反流、营养障碍、神经发育迟缓和肌肉骨骼问题导致的[24]。

医生须知

- CDH 是一种罕见的疾病,预后多样,在专科中心,胎儿的预后状况只能在产前综合评估后方可判定。
- 排除伴发畸形和非整倍体,孤立性 CDH 出生后的结局取决于肝的位置和肺的大小,这两者都可以通过超声或 MRI 进行评估。较严重的病例产后存活率较低,产前干预(胎儿镜下气管球囊阻塞术)可改善预后;目前正在进行随机试验。所有经产前诊断为 CDH 的胎儿都应在三级医疗中心分娩,以获得最佳的新生儿护理。

要点

- 最显著的超声征象是纵隔移位,胸腔内见肠、胃、脾或肝。
- 应排除相关异常和非整倍体。
- 对于孤立性 CDH,预后取决于肺的大小和肝的位置,可通过超声和 MRI 进行定量评估。

- 胎儿镜下气管球囊阻塞术是一种实验性产前治疗方法,具有提高生存率的潜力,目前正在进行随机试验。
- 所有患有 CDH 的胎儿都应该在三级医疗中心进行评估和分娩。

参考文献见 *www.expertconsult.com.*

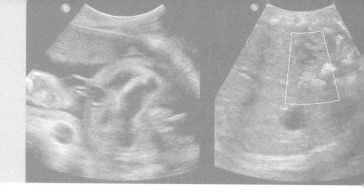

第28章

肝脏异常

MARC U. BAUMANN | BORIS TUTSCHEK

陈蕴琪 译,吕小利 任敏 审校

一、引言

胎儿肝脏结构异常包括肿瘤(一般为原发性,极少为转移性)、钙化、囊肿、肝大和胆源性异常。胎儿胆源性异常详见第25章。这些异常大多可通过产前超声诊断。

二、肝脏肿瘤、钙化灶和囊肿

(一)概述 胎儿肝脏实性肿瘤很少见,大约占围产期肿瘤的 5%[1],包括良性、恶性原发性肿瘤和肝外转移瘤[2]。肝脏肿瘤通常表现为腹腔肿块,通过产前超声或者产后触诊而被发现。常见的肿瘤有血管瘤、肝间叶性错构瘤和肝母细胞瘤。

1. 血管瘤

(1)定义:血管瘤是一种以血管增生为特点的良性肿瘤,可以发生在多个脏器。

(2)发病率和流行病学:血管瘤是最常见的胎儿原发性肝脏肿瘤,约占所有胎儿肝脏肿瘤的 60%[1]。

(3)病因和病理生理学:血管瘤是一种良性血管肿瘤,其特征是围产期单个或多个结节大量生长,随后在儿童时期缓慢消退。

2. 间叶性错构瘤

(1)定义:间叶性错构瘤是由肝细胞、胆管上皮和结缔组织组成的。这类肝脏肿瘤传统上被认为是错构瘤。但是细胞遗传学研究表明这类肿瘤应该是一种真性肿瘤[3]。母体血清甲胎蛋白和 β-人绒毛膜促性腺激素等生化指标可能会升高。

(2)发病率和流行病学:间叶性错构瘤是第二常见的肝脏肿瘤,约占围产期肝脏肿瘤的 1/3。

(3)病因和病理生理学:间叶性错构瘤是一种由肝细胞、胆管上皮和纤维组织组成的良性肿瘤,可以是实性或者多囊性占位。

3. 肝母细胞瘤

(1)定义:胎儿肝母细胞瘤来源于未分化的胚胎组织,可发生在上皮细胞或上皮间叶细胞。

(2)发病率和流行病学:肝母细胞瘤是最常见的胎儿恶性肿瘤[4],约占围产期肝脏肿瘤的 16%[1],女男比例为 1.6:6。

(3)病因和病理生理学:大多数肝母细胞瘤见于肝右叶,少数多发者发生于肝左右两叶。右叶多发的原因可能为两叶供血血氧含量不同[5,6],肝静脉向肝左叶输送富氧血,而门静脉向右叶输送氧含量较低的血液,这就促进了肝母细胞瘤的发展。

4. 肝脏钙化灶

(1)定义:钙化灶是肝内钙质沉积,经常由感染、炎症、缺氧或者坏死引起。

(2)发病率和流行病学:据报道,妊娠 15~26 周,胎儿肝内钙化灶的发病率为 1/1750[7]。

(3)病因和病理生理学:肝内钙化灶通常有腹膜(感染、胎粪性腹膜炎)、肝实质(感染、肿瘤)或肝内血管来源,21% 的肝内钙化灶胎儿存在其他畸形[7]。

5. 肝囊肿 肝囊肿可以是孤立性的,也可以作为遗传性综合征,如常染色体显性遗传多囊肾病,或胆道异常的一种表现(见第25章)。

(1)定义:囊肿是一个有明确囊壁,内含液性或固性内容物的结构。成人肝囊肿包括寄生虫性和非寄生虫性囊肿,但胎儿寄生虫性囊肿目前未见报道。肝囊肿可以是单发或者多发,可见于先天性肝肾多囊性疾病、先天性胆管扩张症(Caroli 病)、先天性肝纤维化等疾病[8,9]。

（2）发病率和流行病学：新生儿肝囊肿的发病率较低，随着年龄增长逐渐增高。约2.5%的人群受外界因素影响所致。男女比例约为1∶4。据报道，妊娠13～17周，胎儿肝囊肿的发病率为1/7786[10]。

（3）病因和病理生理学：单发孤立性肝囊肿的病因尚不明确。胆管畸形可继发胆汁淤积，导致肝囊肿（见第25章）[11]。

6. 先天性肝内分流

（1）定义：先天性肝内分流是以肝内血管异常交通为特征的一种疾病。

（2）发病率和流行病学：肝内动静脉分流非常罕见，发病率目前不详。

（3）病因和病理生理学：肝动脉、肝静脉和门静脉之间的异常交通导致肝动静脉、动-门静脉和门-体静脉分流[12]。遗传性出血性毛细血管扩张症（HHT），一种常染色体显性遗传病，导致黏膜层毛细血管扩张，常见于脑、肺和肝循环的内脏动静脉畸形（AVM），可能在产前发现，当发现胎儿肝脏动静脉畸形怀疑HHT时，应该进行基因检测[13]。

（二）疾病表现

1. 临床表现

（1）血管瘤：结节的生长可引起退行期自发性出血而导致肝（包膜下）血肿[14]、贫血、水肿、羊水过多、血小板减少、弥散性血管内凝血和局限性消耗性凝血功能障碍（卡-梅综合征），还有继发于肿瘤内大量动静脉分流的新生儿心力衰竭[1]。

胎儿血样检测血小板减少，便于优化产前管理，如分娩前宫内输注血小板[15]。产后治疗方案有药物治疗（类固醇和干扰素）和介入治疗方式（肝动脉结扎或栓塞、手术切除或肝移植）[2,16]。在产前诊断的肝血管瘤中，已经在尝试使用皮质类固醇治疗[17]，常可见出生后血管瘤自发性好转[18]。半数的肝血管瘤病例可合并有皮肤或者其他器官的血管瘤[1]，也可见血管瘤伴发绒毛膜血管瘤或者其他胎盘结构损害的报道[19]。

（2）间叶性错构瘤：间叶性错构瘤通常会增大，有必要进行手术治疗；少数病例表现为不完全自发消退；有极少数可能发生恶变转化为未分化（胚胎）肉瘤[20]。肿瘤较大可能压迫下腔静脉和脐静脉，导致羊水过多和胎儿水肿，也见与胎盘病理[21]和Beckwith-Wiedemann综合征（BWS）的关联报道[22]（见第109章）。

（3）肝母细胞瘤：分娩过程中，由于肝母细胞瘤破裂而有胎儿腹腔内出血的风险[23]。肝母细胞瘤可与基因异常和畸形综合征相关，如BWS、家族性腺瘤性结肠息肉病、胎儿酒精综合征和18-三体综合征[24-28]。

（4）肝内钙化灶：如果存在肝内钙化灶，应进行详细的超声检查排除其他的结构异常，并进行感染相关的血清学检查，包括TORCH（弓形体、先天性梅毒或其他病毒、风疹病毒、巨细胞病毒和单纯疱疹病毒）、羊膜腔穿刺术进行核型和病毒聚合酶链反应（PCR）检测等。孤立性肝内钙化灶通常预后较好[7]，伴有其他超声检查异常的肝内钙化灶与染色体异常的风险增加有关，主要是13-三体综合征[29]。

（5）肝囊肿：妊娠早中期发现的肝囊肿多数可能会自行消失，特别是很小且位于周边的囊肿[10,30]。多数持续性肝囊肿无症状，不需要产前新生儿手术干预。压力效应可能会引起并发症[31]。超声引导的宫内穿刺肝囊肿引流术已见报道[32,33]，但是对于有症状的囊肿，仍需后续治疗[11]。产后手术干预包括全切、部分切除并囊肿开窗减压术、Roux-en-Y肝管空肠吻合术[34,35]。

（6）肝内动静脉分流：肝内动静脉分流胎儿死亡率很高，临床症状取决于分流的大小、类型和位置，临床上明显的动静脉分流可以导致高输出量性的心力衰竭。先天性肝动脉-门静脉分流导致门静脉高压和随后的胃肠道出血、贫血、腹水、腹泻和吸收障碍。门-体静脉分流导致高半乳糖血症、胆汁酸增加、门静脉性肺动脉高压和肝局灶性结节性增生[12]。

对于复杂的肝内分流，肝切除是首选的方法，因为栓塞可能增加不良结局的风险，并且不能提供有效的治疗[12,36]。

2. 超声表现

（1）血管瘤：产前超声检查时，胎儿肝血管瘤的表现为多样性，与正常肝组织相比，通常表现为囊实混合性回声和低回声（图28.1A）。彩色多普勒检查显示血供增多（图28.1B）。

（2）间叶性错构瘤：间叶性错构瘤表现为多房囊性肿块，表现为大小不同的无回声，囊壁较薄，且缺乏血供[37]。彩色多普勒通常显示血供不丰富。产前超声检测到的错构瘤，通常发生在妊娠晚期[3,37,38]。有些胎儿伴有羊水过多。

（3）肝母细胞瘤：胎儿肝母细胞瘤的超声表现多为不规则实性肿块，且病变内常见强回声钙化灶。产前超声检查肝母细胞瘤常为肝内单个、不均匀、边界清楚、回声高的实性肿块，呈轮辐状外观（图28.2）[6]。

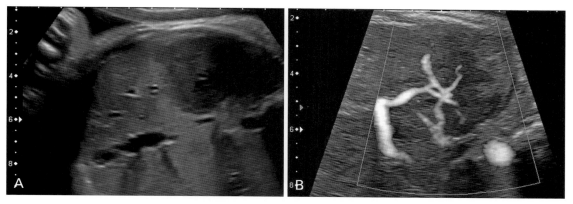

图 28.1 妊娠 36 周时的肝血管瘤超声表现。(A)灰阶成像显示肝右叶低回声肿瘤;(B)同一肿瘤的灌注显像(方向性能量多普勒),显示肿瘤有粗大的供血血管和引流血管。

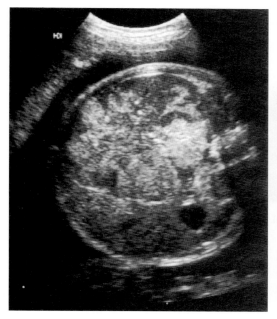

图 28.2 胎儿肝母细胞瘤。(引自 Shih JC,Tsao PN,Huang SF,et al. Antenatal diagnosis of congenital hepatoblastoma in utero. Ultrasound Obstet Gynecol 16:94-97,2000)

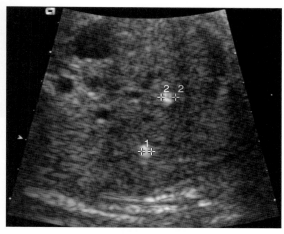

图 28.3 妊娠 33 周,肝内钙化灶的超声表现。

超声检查有羊水过多和胎儿水肿,这可能导致胎儿产前或产后死亡[39]。

(4) 肝内钙化灶:肝内钙化灶表现为孤立或者散在的强回声灶(图 28.3)。

(5) 肝囊肿:大多数胎儿肝囊肿在妊娠晚期发现,也有少部分可能在妊娠早期发现(图 28.4 和图 28.5)[11]。肝囊肿通常为肝实质包的无回声区,彩色多普勒可能显示囊肿附近有血管,肝动脉或门静脉,提示胆道来源可能(见第 25 章)。

如果超声检查为多个肝囊肿,鉴别诊断包括先天性肝肾多囊性疾病、先天性肝内胆管扩张症(Caroli

病)和先天性肝纤维化。囊性肾病在第 15 章和第 16 章讨论。

(6) 肝内动静脉分流:较大的先天性肝内分流,产前超声可观察到肾动脉上方主动脉和肝血管的明显扩张,伴轻度心脏肿大[36]。肝内血管的多普勒频谱显示病灶血流为几乎没有收缩-舒张期血流变化的动脉和高速静脉血流信号[40]。

3. MRI 表现 妊娠晚期,除了胎儿超声心动图,MRI 可能有助于评估大血管瘤的功能性。对于间叶性错构瘤,胎儿 MRI 可能更有价值[37]。

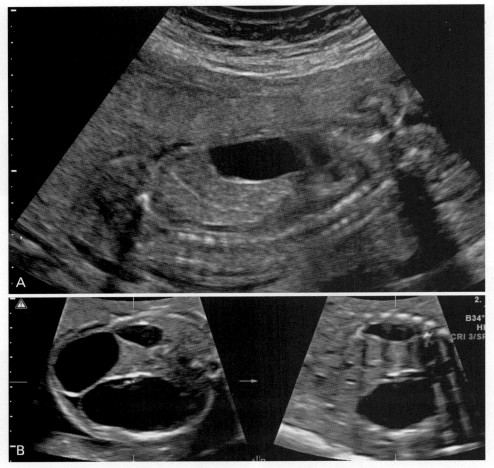

图 28.4 妊娠 20 周的肝囊肿超声表现。(A)纵切面显示为单发囊肿;(B)妊娠 20 周,多平面显示肝内多发囊肿。

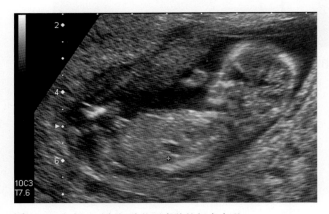

图 28.5 妊娠 13 周时,胎儿肝囊肿的超声表现。

三、肝大

(一)概述 胎儿肝大常见于感染、代谢、遗传疾病或血液系统疾病,并常伴有免疫性或非免疫性胎儿水肿。肝脏肿瘤也可表现为局部或整体胎儿肝大。

1. 胎儿感染性肝大

人巨细胞病毒(CMV)是最常见的先天性病毒感染,急性期表现为肝大。弓形体病、梅毒和风疹感染也可引起肝大。微小病毒感染是肝大的另一个原因;由于胎儿贫血和水肿引起的高动力胎儿循环,通常伴有脾大和大脑中动脉收缩期峰值速度加快。第165~168 章详细描述了胎儿感染。

(1)定义:肝大是指胎儿肝脏增大。胎儿肝脏增大是可以主观判断的,当肝脏达胎儿骨盆,靠近胎儿膀胱就表明肝大(图 28.6)。为了更客观和量化地评估,可以测量从横隔右侧穹窿部到肝脏下缘与胎儿躯干长轴平行的肝右叶长度(图 28.7)[41,42]。已报道胎儿肝脏长度的正常范围(图 28.8)。

(2)发病率和流行病学:巨细胞病毒感染是最常见的围产期病毒感染,新生儿的发病率约为 0.5%[43]。母体微小病毒感染发生率为 3.5%[44,45]。2010—2014 年,美国梅毒的发病率从 15/100 000 增加到 20/100 000[46]。

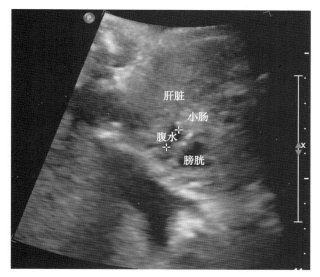

图 28.6 妊娠 27 周胎儿肝大,肝脏向下延伸至胎儿骨盆。

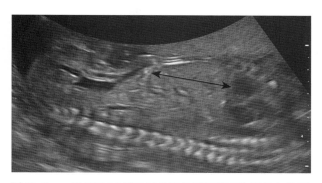

图 28.7 一例妊娠 22 周时正常胎儿肝脏长度的超声表现(胎儿躯干纵切面)。

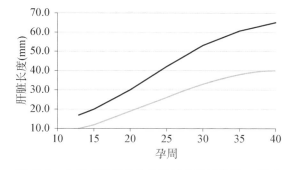

图 28.8 由超声测定的胎儿肝脏长度正常值。(引自 Roberts AB, Mitchell JM, Pattison NS. Fetal liver length in normal and isoimmunized pregnancies. Am J Obstet Gynecol 161:42-46,1989)

(3)病因和病理生理学:胎儿肝大相关感染是由局部炎症、高血流灌注和白细胞浸润引起的。

2. 代谢或遗传性肝大

(1)定义:母体妊娠糖尿病可并发胎儿过度生长和器官肥大,因此母体糖尿病的胎儿可能会出现

肝大[42,47]。

Beckwiths-Wiedemann 综合征(BWS)是一种遗传综合征(遗传模式可变),其特征是生长调节受损,随后过度生长和易患不同肿瘤。典型表现为脐膨出、器官肿大,包括肝大和巨舌症,以及羊水过多(见第 109 章)[48]。代谢蓄积性疾病和其他代谢性疾病也可表现为肝大。Zellweger 综合征或者脑-肝-肾综合征是一种过氧化物酶病。这种过氧化物酶缺乏导致脂肪酸代谢受损。尼曼-匹克病是一种异质性的溶酶体脂质贮积病。戈谢病也称为葡萄糖脑苷脂酶缺乏症,包括 1 型(常见)、2 型和 3 型(罕见)。

(2)发病率和流行病学:妊娠糖尿病的发病率各不相同,18% 的妊娠期孕妇合并有糖尿病[49],是胎儿肝大的常见原因之一。

BWS 是最常见的过度生长综合征,发病率约为 1/13 700[50,51]。轻症病例经常无法发现,因此其真实的发病率可能更高。男女 BWS 的患病概率相等。大多数病例为散发约占 85%,另有 15% 为家族性。有 BWS 家族史的孕妇应该进行超声检查,该病可以在产前进行诊断,甚至可以在妊娠 20 周之前诊断[52]。关于 BWS 的详细描述见第 109 章。

Zellweger 综合征的新生儿发病率约为 1/100 000[53]。A 型和 B 型尼曼-匹克病的新生儿发病率为 0.5/100 000~1/100 000[54];C 型新生儿发病率约为 1/150 000[55],其产前发病的文献报道很少[56]。

(3)病因和病理生理学:BWS 可能是由影响 11p15.5 染色体印记基因的各种表观遗传病或基因改变引起的[48]。Zellweger 综合征是一种罕见而致命的常染色体隐性遗传的过氧化物酶代谢病,可以有多种表达方式,在纯合子中表现为肝大。

尼曼-匹克病 A 型和 B 型患者表现为鞘磷脂酶缺乏,随后鞘磷脂积聚在肝和脾中。C 型尼曼-匹克病的特征是低密度脂蛋白胆固醇的细胞内转运异常,导致脂质分子在溶酶体中积累。三种尼曼-匹克病的遗传模式均为常染色体隐性遗传。

三种戈谢病的潜在病理机制都是编码酸性 β-葡萄糖脑苷脂酶的基因突变,导致溶酶体酶 β-葡萄糖脑苷脂酶功能受损,导致葡萄糖脑苷脂在肝、骨髓和脾细胞中积累。产前葡萄糖脑苷脂酶活性可在绒毛膜和羊膜细胞中评估。

3. 血液性肝大

(1)定义:贫血,如胎儿和新生儿的溶血性疾病或 α-地中海贫血,可引起胎儿肝脾大。骨髓增生性疾病是一种白细胞过多的一过性血液病[56]。胎儿白

血病极为罕见[58]。

（2）发病率和流行病学：胎儿和新生儿的溶血病是由红细胞抗原引起的胎儿贫血。随着抗 D 免疫球蛋白的引入，Rh 阴性血妇女的发病率可以降到 0.1%[59]。α-地中海贫血是东南亚地区胎儿水肿最常见的原因[60]。14% 的 21-三体综合征胎儿可出现短暂性骨髓增生障碍[57]。1 岁以内婴儿白血病的年发病率为 1/25 000[61]。

（3）病因和病理生理学：与红细胞抗原之间的同种免疫反应导致胎儿红细胞破坏、贫血，最后导致水肿（见第 123 章）。在纯合子 α-地中海贫血中，红细胞生成减少是贫血的原因（见第 122 章）。这两种情况都与肝脾大有关，并可能导致明显的水肿。

新生儿先天性白血病最常见的遗传特征是 11q23 染色体 *MLL* 基因易位。胎儿白血病反应可作为染色体异常如 21-三体、特纳综合征和 7p 染色体缺失的并发症发生。先天性白血病通常表现为快速恶化[62]，但也有自发缓解的报道[63]。

（二）疾病表现

1. 临床表现

（1）胎儿感染：胎儿巨细胞病毒感染的超声表现包括肝脏钙化灶、轻中度肝大、脾大、肠管回声增强、腹水和水肿。胎儿微小病毒感染时，胎儿循环系统加速最明显的表现是大脑中动脉收缩期峰值流速增高，积液甚至是水肿。肝大和肝内钙化灶也会发生[64]。

先天性梅毒的产前超声表现包括肝大、胎盘增大、大脑中动脉频谱异常、少量腹水和羊水过多（见第 168 章）[65]。

（2）代谢或遗传疾病：妊娠糖尿病患者的胎儿肝大已被量化。妊娠 18 周胎儿肝脏长度显著增加（高于正常平均值 12%），妊娠 36 周进一步增大（19%，$P<0.02$）。肝脏体积增长主要发生在妊娠早期，妊娠晚期控制血糖可抑制肝脏增大。非糖尿病肥胖孕妇对照组中，胎儿肝脏长度也增加了，但是低于糖尿病孕妇[42]。

BWS 疾病的表型差异很大。典型的特征——巨大儿，巨舌症，脐膨出，可能并不同时存在。主要表现包括腹壁缺损、巨舌、巨大儿、耳垂线性皱褶和耳轮后缘压痕、内脏器大（肝、肾、脾、胰腺和肾上腺）、儿童时期的胚胎性肿瘤、偏身肥大、肾上腺皮质巨细胞症、肾脏异常、BWS 阳性家族史和腭裂。妊娠期的表现包括羊水过多、胎盘增大或脐带增粗（或两者皆有）、早产、新生儿低血糖、心脏增大、心脏结构异常或心

肌病。新生儿的表现包括特征性面容、腹直肌分离、焰色痣和骨龄提前。在 BWS 患儿中，肿瘤发生的风险为 7.5%。与 BWS 相关的肿瘤最常见的是肾母细胞瘤和肝母细胞瘤。其他可能发生于 BWS 的胚胎肿瘤包括横纹肌肉瘤、肾上腺皮质癌和神经母细胞瘤[48]。

A 型尼曼-匹克病有严重的神经内脏表现，而 B 型尼曼-匹克病局限于内脏器官，并且病程较长。与 A 型相比，C 型尼曼-匹克病患者有亚急性神经系统并发症，器官肿大不如 A 型患者明显。

葡萄糖脑苷脂病中，非神经型戈谢病 1 型最为常见，约占所有戈谢病患者的 95%。神经型（2 型和 3 型）很少见。戈谢病 1 型可表现为多变的肝脾大和其他器官表现。

Zellweger 综合征的临床表现以多发结构畸形为特征，继发于这种致命的常染色体隐性遗传病的多样表达。大多数在婴儿 1 岁内夭折。

（3）血液病：新生儿和胎儿白血病非常罕见。先天性白血病一般快速恶化[62]，但也有自发缓解的报道[63]。特别是在 21-三体综合征胎儿中，有类似的肝脾大，称为短暂性骨髓增生性疾病，可能对 14% 的 21-三体综合征胎儿造成影响[57]。胎儿贫血导致髓外红细胞生成，导致肝脾大及其他贫血症状，如大脑中动脉收缩期峰值流速增高。

2. 超声表现　超声评估胎儿肝脏的大小可以通过判断肝脏到达胎儿骨盆的距离来主观评估（图 28.6）或客观测量胎儿身体长轴方向的肝脏最大长度（图 28.7 和图 28.8）或通过三维超声测量肝脏体积[41,66]。

（1）胎儿感染：胎儿感染时肝大可伴有脾大、血流速度增快、组织高灌注、腹水和明显水肿。

（2）代谢或遗传疾病：在妊娠糖尿病中，胎儿肝脏长度测量显示肝脏增大[42]。由于糖尿病母亲的胎儿肝脏和皮下脂肪的生长不成比例，相较于评估胎儿体重，胎儿腹围（主要由肝脏大小决定）更被建议作为对糖尿病反应的测量指标[67]。胎儿代谢性疾病的肝大如图 28.9 所示。

胎儿 BWS 疾病的超声征象包括羊水过多、胎盘增大和脐带增粗、胎儿心脏增大或心脏结构异常、脐膨出、巨舌症和巨大儿（肝大或肝脾大和肾脏、胰腺和肾上腺肿大）三联征[68-71]。C 型尼曼-匹克病胎儿可出现腹水、肝脾大、宫内生长受限、羊水过少和胎盘增厚[72,73]。关于 A 型和 B 型尼曼-匹克病胎儿的

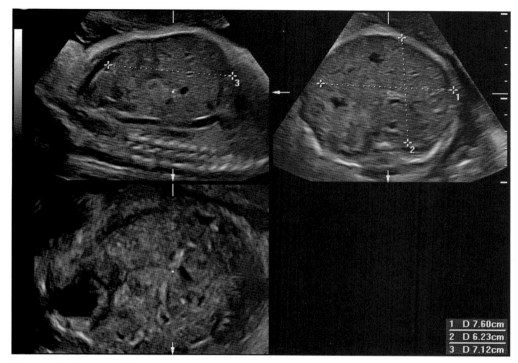

图 28.9 妊娠 31 周代谢性疾病胎儿肝大的多平面超声图像(纵向、轴向和冠状)。

超声研究很少。A 型尼曼-匹克病胎盘有一个特征性的超声表现,这与胎盘中鞘磷脂的组织化学定位有关[74]。

戈谢病的超声表现包括肝大、水肿、羊水过多和吞咽麻痹引起的小胃泡或无胃泡[75,76]。Zellweger 综合征的超声表现有颈项透明层厚度增加、宫内生长受限、运动减弱、颅骨形状异常、小颌畸形、先天性青光眼、先天性指侧弯、肝大、心脏异常、中枢神经系统异常,如脑积水、脑室增宽和脑室周围囊肿[77]。

(3)血液病:21-三体综合征胎儿水肿或肝脾大可能是短暂性骨髓增生病的征兆,外观与胎儿感染相似(图 28.10)[58,78]。21-三体综合征相关的胎儿白血病特征性的超声表现为肝脾大,可能伴有水肿[58]。无染色体异常的胎儿白血病极为罕见。有研究报道产前超声羊水指数升高和胎儿肝大相关[79]。

在严重的胎儿贫血中,如同种免疫或者 α-地中海贫血,产前超声可检出肝脾大、胎盘增厚、胎儿水肿和其他贫血征象[41,80-84]。另外,脾大也与胎儿贫血密切相关,可能是髓外红细胞生成所致,可以通过测量脾围来评估[85]。

3. MRI 表现

(1)胎儿感染:CMV 感染胎儿颅内结构异常的 MRI 检查敏感性高于超声[72,73]。

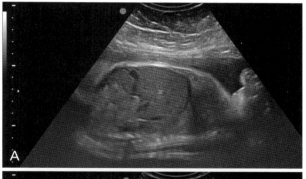
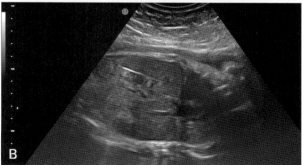

图 28.10 妊娠 29 周患骨髓增生性疾病的 21-三体综合征胎儿肝脏长度的超声图像。(A)纵向视图;(B)冠状视图。

(2)代谢或遗传性疾病:对于超声检查疑似 BWS 和 Zellweger 综合征的病例,MRI 可能起到补充作用[71,74]。在 Zellweger 综合征中,MRI 可显示特征性的皮质旋转异常、髓鞘形成不良和脑室周围假性囊肿,以及肾脏微小囊肿和肝脾大[75,76]。

典型特征

- 胎儿肝肿瘤非常罕见且表现多样。
- 肝脏钙化可能与结构异常和感染有关。
- 巨大儿、器官肿大和羊水过多是妊娠糖尿病胎儿的表现。
- BWS 典型的三联征包括脐膨出、巨舌和器官肿大,但可能不同时表现。

医生须知

　　胎儿肝大是一种非特异性的表现,需要详细检查。最常见的原因可能是糖尿病孕妇血糖控制不良。

要点

- 肝大可由代谢、血液或遗传疾病、胎儿感染或肝肿瘤引起。最常见的原因可能是妊娠糖尿病。
- 血管瘤是最常见的胎儿肝脏肿瘤。
- 巨细胞病毒是最常见的胎儿病毒感染,急性期表现为肝大、腹水、腹部钙化和脑回声异常。

参考文献见 *www.expertconsult.com*.

第29章

腹腔肿块

JON A. HYETT | FELICITY J. PARK

陈蕴琪 译，吕小利 任敏 审校

一、引言

腹腔实性和囊性病变在妊娠20周及随后的常规超声检查中均不常见，一般在妊娠晚期胎儿生长监测和健康评估超声中偶然发现。需要鉴别诊断的疾病很多，通常可以详细评估病变部位和外部特征进行一定程度的鉴别。一般不需要产前干预，但需要生后随访或者可能要手术治疗，因此有效的产前诊断避免了新生儿治疗的延迟。

二、疾病概述

（一）定义 腹腔肿块是一种腹腔内占位性病变，包括囊性或实性病变。

（二）发病率和流行病学 腹腔肿块的发生率不高。先天性异常（如肠闭锁）的发生率很低，新生儿十二指肠、小肠、大肠和肛门闭锁的发生率为5.1/10 000，占先天性异常的2.2%[1,2]。新生儿胆总管闭锁的发生率更低，约为0.3/10 000[1]。

有些病变只见于女性胎儿，如卵巢囊肿或子宫阴道积液。直径>2 cm的卵巢囊肿主观定义为病理性卵巢囊肿，在活产女婴中的发生率约为4/10 000[3]。胆总管囊肿多见于女性，其发生率为男性的4倍，亚洲人群更为常见。其他异常，如肠重复畸形男性比女性多，为2:1[4]。然而，由于发生率较低，通常很难确定人群之间的准确流行病学差异。腹部囊肿在第24章详细讨论。

最常见的腹腔强回声块是肠管回声增强（见第22章），与其他腹腔肿块相比，这种后天获得性异常可在妊娠20周检查时发现，此孕周的发病率为0.3%。超过80%的肠管回声增强胎儿没有潜在病理改变，但与染色体异常、囊性纤维化、胎儿感染和宫内生长受限有关[5,6]。

（三）病因和病理生理学 腹腔肿块形成的病因与其所涉及的器官或系统有关。许多异常，特别是囊性肿块是先天性的空腔脏器发育失败所致，如十二指肠、小肠或大肠、直肠-肛门等肠道（见第26章）或引流管道（如胆总管，见第25章）。除十二指肠闭锁外，这些异常大多与染色体异常无关[7]。

通常认为小肠闭锁是胚胎发育过程中血管损害所致[8]。它可单独发生，也可与腹裂（其原因也被认为是血管意外）、肠扭转有关。相反，肠重复囊肿可能是由于脊索和内胚层分离失败引起，这就解释了与椎体异常的关系[4]。有些先天性异常，如囊性纤维化，可引起继发性改变，表现为腹腔内肿块。肠管回声增强是由浓厚的异常黏稠的胎粪和假性梗阻的发展导致[9]。

一些腹腔肿块是后天获得的，而不是先天性的。胎儿感染的炎症反应可导致肠管回声增强和钙化灶的发生。梗阻或缺氧的小肠可能发生扩张，穿孔可能导致无菌性化学性腹膜炎，同时作为炎症反应一部分的钙化灶分散在腹腔内。这些病灶是亚急性损伤的表现，演变可能需要数周的时间（见第22章和第26章）。

胎儿肝脏局灶性钙化很少见，发生率约为1/10 000（见第23章和第28章）。这些钙化可能来源于肝内局部血管破裂引起的梗死或缺血，而后形成纤维化和钙化[10]。钙化一般发生在三个部位：①肝脏表面，可能与胎粪性腹膜炎有关；②肝包膜散在病灶，与血管栓塞有关；③肝实质弥漫性分布的病灶，与胎儿感染所致肝内局灶性缺血和坏死有关[11]。

卵巢卵泡的发育始于妊娠 20 周,胎儿卵巢囊肿通常见于妊娠晚期。下丘脑-垂体-卵巢内分泌轴在妊娠早期末开始活跃,囊肿的形成被认为与促性腺激素、胎盘人绒毛膜促性腺激素或胎盘雌激素释放有关[12]。

胎儿腹腔肿瘤很少见,血管瘤(60%)、间叶性错构瘤(23%)和肝母细胞瘤(17%)是围产期最常见的肝脏肿瘤(见第 28 章)[13]。神经母细胞瘤和腹腔畸胎瘤(不计位于盆腔的骶尾部畸胎瘤,见第 31 章)报道较少。肝脏肿瘤可表现为肝内单发或多发性低回声或高回声肿块,并可伴有钙化灶[14]。肝母细胞瘤甲胎蛋白升高,这可能反映在母体血清甲胎蛋白水平上[15]。

三、疾病表现

(一)临床表现　胎儿胃肠道到妊娠晚期才能发育到功能成熟,此前通常无法识别病理。妊娠 16~17 周,胎儿每 24 小时吞咽羊水 2~7 mL,妊娠 20 周吞咽 13~16 mL,足月时增加到 450 mL[16]。胎儿肠道蠕动也随胎龄增加而增加。因此,部分肠管异常如十二指肠闭锁其近端十二指肠充满羊水并扩张,导致妊娠中期或妊娠晚期初期出现典型双泡征,此时方可被发现(图 29.1)[4]。一般来说,胃肠道的梗阻位置越低,其征象出现越晚,也越不明显,巨结肠和肛门闭锁很少在出生前被诊断出来[17]。同样,由于胎儿器官功能需要一个发育过程,诸如卵巢囊肿等病变也要于妊娠晚期才可显示(图 29.2)[12]。

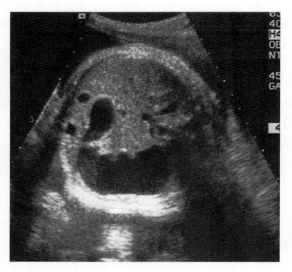

图 29.1　妊娠 28 周胎儿上腹部横切面,典型的十二指肠闭锁声像图:胃扩张(横向位于图像远场),十二指肠近端 1/3 处扩张(中部)。

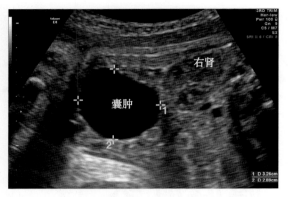

图 29.2　胎儿右侧腹部旁矢状面显示一个单纯性囊肿,直径约 3 cm,位于右肾下方,分界清晰。本例为妊娠 33 周的女性胎儿,产后证实为卵巢单纯囊肿。

(二)影像学表现

1. 超声表现　胎儿结构畸形检查通常在妊娠 18~23 周进行,包括腹部和腹部内容物的标准切面扫查(见第 1 章)[18,19]。目的主要是筛查常见的、主要的结构异常,如脐疝、腹裂、膈疝和明显的泌尿生殖系统异常。横切面测量腹围,显示胃泡和脐静脉肝内段。仔细检查腹围切面和邻近切面,当病变足够大时,大部分胎儿腹部异常可通过超声检查发现。注意检查肠管有无回声增强(亮度等同或高于骨骼)或扩张(以横径为标准测量)。

孕龄增大需进行胎儿生长情况评估时,腹部的生物测量方法同前所述。如妊娠中期已完成超声系统性结构筛查,一般在妊娠晚期不再进行系统性结构评估,但超声医师应该意识到腹腔内病变在妊娠晚期可能变得更明显,应在扫查腹部进行生物测量评估时注意是否存在囊性或实性肿块。

当发现囊性或实性肿块时,重要的是扩大检查范围以获得更详细全面的检查。通过旋转超声探头改变超声扫查角度从不同层面和角度观察肿块形态、边界等征象,辨别其是位于某一脏器内部,还是呈弥散性分布。同样,这种不同平面(轴位/冠状位和矢状位)显示肿块亦有助于病灶定位(图 29.3 和图 29.4)。调整超声系统的设置(增益、对比度、灰阶图、斑点抑制成像、组织谐波、实时复合成像)可能有助于更清楚地界定肿块的边界,并使相邻软组织结构之间有更好的对比。囊性病变可能是单纯性的或复杂性的,实性病变可能是均匀的或不均匀的。钙化区可以通过肿块后方声学信号丢失(声影)来识别。彩色或能量多普勒可用于鉴别血管蒂或更广泛的灌注(图 29.5)。

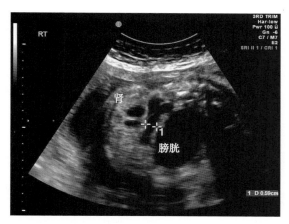

图 29.3 扩张的管状结构（测量标尺所示），位于肾（可见肾积水）和充盈的膀胱之间。这种定位使鉴别诊断缩小到输尿管积水。

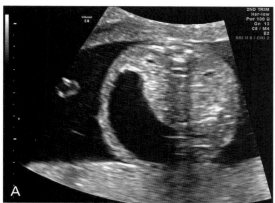

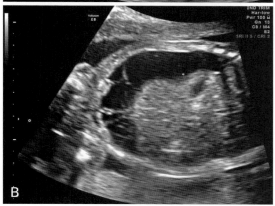

图 29.4 （A）胎儿腹部肾脏水平横切面，显示自前腹壁延伸至后方的一个囊性结构；（B）进一步的冠状面检查显示该囊性区域围绕在腹部和盆腔周边，并在盆腔部分形成一些细小腔隙。产后诊断为腹部淋巴管瘤。这些罕见的囊性肿瘤可发生于胎儿前腹壁，小肠肠系膜或大网膜，也可发生于腹膜后。

某些异常具有明确的特征：两项对 430 例胎儿肠道的研究数据规范了胎儿肠道病变的客观评估[20,21]。肠管扩张是指小肠的最大管腔直径＞7 mm，或大肠的最大管腔直径＞18 mm（图 29.6）。同样，如果卵巢

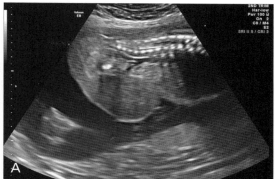

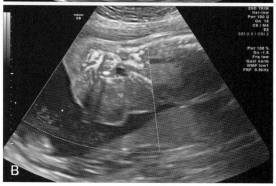

图 29.5 （A）混合回声肿块破坏了下腹壁和盆壁，延伸至臀部周围的骶骨和臀部区域，大部分位于腹内；（B）肿块内部血管丰富，最终导致胎儿水肿。

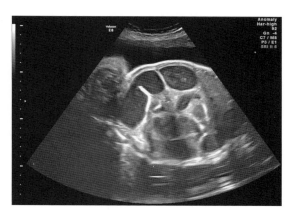

图 29.6 扩张的大肠袢，是在对 34 周的胎儿进行超声检查估计胎儿体重时偶然发现。

囊肿直径超过 2 cm 就被认为有诊断意义（图 29.7），伴有单纯分隔或子囊，可能被认为是能确定诊断的征象[12,22]。盆腹腔囊性肿块最常见于泄殖腔疾病，通常与其他腹腔内病症有关，如肾积水、输尿管积水、羊水过少、肠管扩张和腹水[23]。钙化灶被定义为具有声影的高回声区，可位于腹膜、胃或肠管壁、肝脏（图 29.8）、脾脏，或与胆道有关。

鉴别诊断取决于病变的部位和超声特征（表 29.1），还要考虑畸形的发病率、胎儿孕周和胎儿性别等因

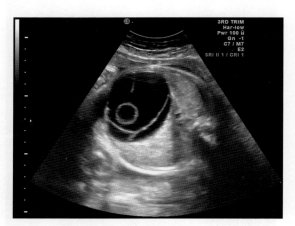

图 29.7 妊娠 32 周,右侧卵巢复杂性囊肿,直径 4 cm,囊肿位于膀胱外侧,与膀胱分界清晰。

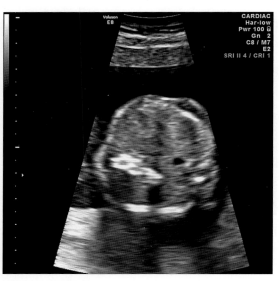

图 29.8 上腹部横切面显示肝实质内钙化灶,位于横膈下方,病灶后方伴声影。

表 29.1 胎儿腹腔肿物的超声鉴别诊断:主要及相关表现、鉴别诊断、常规辅助检查

	超声表现	相关特征	鉴别诊断	其他检查
单纯囊肿	腹膜后	下腹部外侧,肾盂内 肾实质内 可能与重复肾或双输尿管有关	肾盂积水 肾囊肿	必要时进行尿液电解质功能评估
	膀胱内		输尿管囊肿	
	肝内	可能是复杂性的	包膜下血肿	多普勒检查其血供情况
	肝脏下方		胆总管囊肿	
	侧腹或下腹部	女性胎儿;复杂性或有实性成分	卵巢囊肿	多普勒检查血流信号
	腹部任何位置		肠系膜囊肿 肠重复囊肿 肠囊肿 胎粪假性囊肿	胎儿磁共振可以通过特征性征象进行鉴别诊断
双囊肿	双囊泡	局限于上腹部	十二指肠闭锁	染色体核型与 21-三体相关;检查其他结构异常,包括心脏、椎体和桡骨异常,其他肠道闭锁
		能显示与胃肠道的连续性	肠扭转、肠套叠	
复杂性囊肿	腹膜后或上腹部	与肾分离或高于肾	肾上腺出血	
	侧腹或下腹部	女性	成神经细胞瘤 淋巴管瘤 输尿管积水 卵巢囊肿	

（续表）

	超声表现	相关特征	鉴别诊断	其他检查
扩张的管状结构	透声良好	扩张的肠管	腹裂或脐疝 泄殖腔畸形 肠扭转 肠套叠 先天性巨结肠 巨膀胱小结肠	18-三体相关异常 18-三体相关异常
		输尿管扩张	膀胱流出道梗阻或膀胱输尿管反流	
	透声不良		胎粪性肠梗阻	通过 MRI 确诊 染色体核型分析 囊性纤维化的 DNA 分析
	显示血流信号		动静脉畸形 异常静脉导管	多普勒显示血流情况
肠管回声增强	腹腔钙化灶	肠管扩张 有其他结构或非整倍体异常 神经系统异常或 IUGR 生物统计学异常 羊膜腔内出血 胆道内 腹膜内,伴或不伴腹水	肠梗阻 染色体异常 胎儿感染 IUGR 或胎盘功能不全 摄取羊膜腔内血液 胆道闭锁 肠穿孔 胎粪性腹膜炎	囊性纤维化的 DNA 分析 染色体核型分析 母体 TORCH 检查或羊膜腔穿刺术 PCR 多普勒显示母胎胎盘或胎儿代偿 囊性纤维化
	肝内钙化灶	CNS 或 IUGR	胎儿感染	孕妇 CMV 或弓形体 TORCH 检查或羊膜腔穿刺术 PCR

注:CMV,巨细胞病毒;CNS,中枢神经系统;IUGR,宫内生长受限;PCR,聚合酶链反应;TORCH,弓形体、其他(先天性梅毒和病毒)、风疹、巨细胞病毒和单纯疱疹病毒。

素。最近一项研究回顾性分析了 354 例腹腔肿物,主要是泌尿、胃肠或生殖器官异常,研究表明其中 40% 的病例有相关异常,因此对胎儿解剖结构全面、连续的超声评估非常重要[24]。产妇血清学、囊性纤维化基因诊断、羊膜腔穿刺术(报道的异常率为 15%)[24]、胎儿磁共振成像等进一步的检查方法有助于获得明确诊断。大多情况下,需要进行生后影像学检查以更清晰地显示病变,临床医生也能借此评估病变随时间的变化情况。

2. MRI 表现　支持 MRI 作为胎儿腹腔肿物超声辅助检查的报道有限。通过使用快速单次激发快速自旋回波(SSFSE)序列,图像采集得到了改进。这种 MRI 成像方式对于胎儿腹部评估有几个潜在优势,可任意方向捕捉具有良好软组织对比度的全景图像(图 29.9)[25-27]。胎粪的蛋白质与矿物质含量高,可以有效地作为胃肠道造影剂,使 T1 加权成像上信号强度高,因而很容易区分[28]。

对 32 例妊娠 23～38 周孕妇进行 MRI 检查,采用 T1 加权和 T2 加权序列对各种腹腔内病变进行 MRI,结果表明 MRI 在描述肠道异常的部位和严重程度方面很有价值,并且能够鉴别胎粪假性囊肿和真性肠囊肿[29],也有助于确定平面,提高肛肠和盆腔畸形、骶尾部畸胎瘤、先天性膈疝诊断的准确率。另一组前瞻性研究报道,38 例胎儿在超声检查发现腹腔内肿块进一步行 MRI 检查,60% 的病例发现了更多信息,改变了 10% 的超声诊断结果,5% 的异常 MRI 无法显示[30]。

四、影像鉴别诊断

几乎所有的腹腔器官都能引起囊性或实性肿块,因此鉴别诊断很多,可能的诊断及其特异性表现见表 29.1。对于任何特定的腹腔疾病,产前超声检查的敏

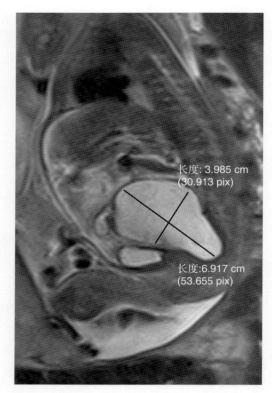

长度: 3.985 cm
(30.913 pix)

长度:6.917 cm
(53.655 pix)

图 29.9　胎儿 MRI 提供的全景图辅助诊断。T2 加权成像可见囊性病变位于膀胱后方。诊断为子宫阴道积液。

感性和特异性都不高[17,31-33]。另外,胎儿腹腔病变并不多见,其筛查的阳性预测值很低。用来鉴别异常的主观或客观的界值通常没有对其有效性进行正式的评估。鉴于敏感性较差且缺乏提示新生儿预后改善的数据,大多数学者不建议对腹腔内病变进行"明确的"产前诊断。

五、治疗方案概要

1. 产前　由于无法获取精准的产前诊断,因此计划进一步的产前管理和远期预后咨询是一项重大挑战[34]。更适当的方法是不做具体诊断,而是利用产前检查结果来判定胎儿是否可以分娩,并在合适的机构进行进一步的产后评估。由于阳性预测价值有限,且缺乏具有临床价值的数据,多数情况下不提倡宫内介入或提早分娩,早产反而会使产后管理更加复杂。

一些研究者主张对卵巢囊肿等异常进行宫内干预,目的是防止扭转和产后切除,但这必须与其他非宫内干预的良好经验相平衡[35]。针对胎儿肝血管瘤,母体皮质类固醇治疗已成功用于防止胎儿水肿的进展[36]。在罕见的巨大胎儿畸胎瘤病例中,剖宫产可能是首选的分娩方式,以免难产导致肿瘤破裂和出血。

2. 产后　在某些情况下,产前诊断可能改善产后结局。十二指肠闭锁可能伴有严重的体液和电解质紊乱;早期发现可防止新生儿病情恶化。由于缺乏胎儿腹腔病变产前自然进程及特征的描述,因此产后干预的方法与时机也经常存在争议。管理原则应该是在一个稳定并对新生儿有医疗支持条件的医院进行分娩,进行适当的讨论分析以明确诊断,根据预后和积极管理的风险制定干预措施。

医生须知

发现腹腔肿块通常不是转诊的指征,多数情况下,胎儿没有直接的危险,可以通过连续超声扫描来跟踪肿块。咨询医师需要告知合适的分娩时机,产前超声对于腹内肿块的敏感性、特异性和阳性预测价值是有限的。

要点

- 腹内肿块很少见,占所有先天性异常的 2% 以内。
- 大多数腹腔器官都可能形成肿块,通常很难做出精确诊断。
- 产前诊断对腹腔肿物的诊断敏感性、特异性和阳性预测价值有限。
- 偶尔,产前诊断腹腔肿块可能改善婴儿结局,主要是通过指示适当的分娩环境和新生儿护理。

参考文献见 *www.expertconsult.com*.

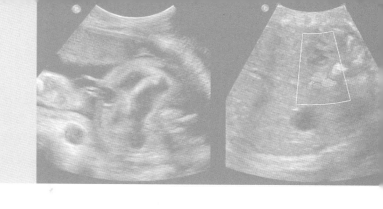

第30章

巨膀胱-小结肠-肠蠕动迟缓综合征

JAKOB EVERS | LUIGI RAIO

胡丹　译，吕小利　任敏　审校

一、引言

巨膀胱-小结肠-肠蠕动迟缓综合征(megacystis-microcolon-intestinal hypoperistalsis syndrome, MMIHS)是一种罕见而严重的疾病，其特征是功能性肠梗阻伴小肠扩张、小结肠、结肠旋转不良、排便减少或缺乏，以及产前明显的非梗阻性的膀胱扩张伴输尿管、肾盂和肾盏扩张，Berdon 等于 1976 年[1]首次描述了这种异常，也被称为新生儿中空内脏肌病。女性胎儿的发病率是男性胎儿的 4～5 倍[2]，在新生儿中主要问题是肠道功能降低或缺失，无法进行肠内营养；肾脏和下尿路在大多数情况下并不存在功能障碍；然而由于尿道回流性梗阻而引起的继发性泌尿系统损伤是常见的。

通常的产后治疗方法是全肠外营养结合各种促动力药物的试用(这在大多数情况下仍然无效)；经腹膀胱引流术常用于保护肾功能；进一步是开腹手术，尝试取出或切除肠道功能失调部分，或通过回肠造口术引流。多器官移植是一种孤注一掷的治疗手段，旨在为这些儿童提供有活力的肠道[3]。大多数学者将MMIHS描述为一种致命疾病，新生儿在所有努力治疗下仅存活数月，但也有报道称存活时间延长至18 岁[4]。

二、疾病概述

（一）定义　MMIHS 的定义是存在无下尿路梗阻的膀胱明显扩张、小肠扩张、小结肠伴有肠蠕动减弱或缺乏。

（二）发病率和流行病学　从 1976 年的首次描述到2011 年，报道了超过 227 例病例[3]，女性比男性更多见[2]。尽管根据有家族史或血缘关系的病例提出了可能的常染色体隐性遗传模式[5]，但大多数病例似乎是散发的；最近全外显子组测序显示，MMIHS的相关比例是由编码平滑肌 γ_2 肌动蛋白的 *ACTG2* 基因的新杂合突变引起的，在这种情况下，复发风险约为 1%，而在大多数家族性疾病中，常染色体显性遗传模式已被假定[6-8]。

此外，这些研究表明不同的临床表现取决于蛋白质功能障碍的程度和平滑肌肌动蛋白的差异表达[7]。

（三）病因和病理生理学　最近的研究表明，肠道功能的丧失与肠平滑肌肌病有关[9]。小肠环形层肌动蛋白减少或缺失，以及平滑肌细胞的空泡变性[10]伴随收缩蛋白和细胞骨架蛋白的减少也被描述。一种功能失调的神经元烟碱型乙酰胆碱受体与染色体 15q11 缺失的关系[9]正在讨论中。早期的报道表明，神经丛的神经节细胞和轴突的各种变化是肠道功能障碍的原因[3]。肠道和泌尿道的炎症过程以及胶原纤维合成的缺陷是其他假说。在巨囊肿、巨输尿管和胎儿肾积水中也有类似的发现[11]。

三、疾病表现

（一）临床表现　MMIHS 的诊断通常是在新生儿伴有功能性肠梗阻和尿路梗阻的情况下诊断，临床症状可能是腹部膨胀、结肠旋转不良和缺乏肠鸣音[12]；可发现喂养困难和呕吐，并可触及肾脏肿大；与继发于后尿道瓣膜或其他下尿路梗阻(LUTO)的巨大膀胱不同[13]，可经尿道引流，病例类似于神经性膀胱出口梗阻，但无任何形式的脑膜脊髓膨出；隐睾在男性患者中很常见。

常可进行腹部手术纠正旋转不良,清除粘连,并通过术中肠道插管冲洗肠腔。在大多数情况下全胃肠外营养是必要的,随后通常由于慢性胆汁淤积导致肝功能衰竭。由于膀胱功能失调,可能会发生反复尿路感染,最终导致肾衰竭,受感染的儿童通常在出生后几个月内死于败血症后的多器官衰竭[3]。

(二)影像学表现

1. 超声表现 MMIHS 的主要症状是膀胱明显扩张(巨膀胱)(图 30.1),羊水量正常或增加[14,15]。

此外,双侧肾盂轻度积水和孤立性胃扩张或两者都有,这些征象可能先于巨膀胱而出现,应该是随访检查的指征;膀胱壁通常不增厚,当发现胎儿腹部囊肿时,MMIHS 应作为鉴别诊断的疾病之一。巨膀胱可能只在妊娠 20 周后发生,而 LUTO 中的巨膀胱通常出现在妊娠早期(图 30.2)。因为女婴患病较多,所以了解胎儿的性别可能是有价值的。其他超声检查结果可能是胃扩张(图 30.3),可能与十二指肠和食管扩张同时出现。腹壁结构异常,如脐膨出、子宫阴道积水和节段性结肠扩张可能是其他特征[16]。最近对产前诊断的 MMIHS 病例的回顾中,24% 妊娠合并 MMIHS 病例中出现胃肠道异常[15]。

2. MRI 表现 MRI 可用于检测或确认产前超声检查时怀疑的肠道异常和梗阻(图 30.4)[17]。完全或部分肠旋转不良、短肠伴细小回肠和细小结肠是可能的 MRI 表现。男性隐睾和脐尿管明显残留是进一步的迹象。

3. 其他表现 羊水消化酶测定和胎儿膀胱穿刺尿液分析是一种很有前途的新的产前诊断方法[18,19]。事实上,巨膀胱合并异常高的羊水消化酶水平及正常的尿液分析(钙水平高除外)即表明是 MMIHS[19]。

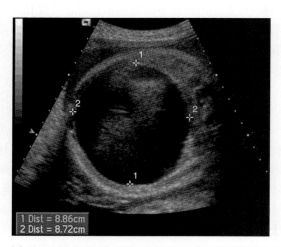

图 30.1 妊娠 36 周时胎儿膀胱扩张而近端尿道无扩张的超声图像。

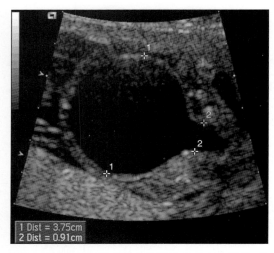

图 30.2 妊娠 17 周时胎儿膀胱扩张的超声图像,特征性地显示近端尿道扩张(称为钥匙孔外观)。

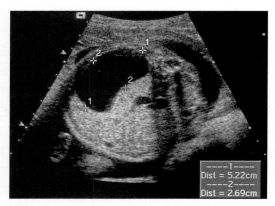

图 30.3 妊娠 31 周时胎儿腹部超声横截面显示胎儿胃明显扩张。

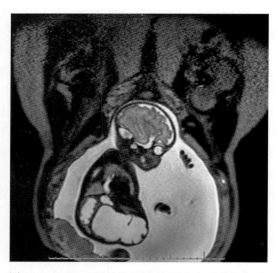

图 30.4 妊娠 32 周胎儿 MRI 的 T2 加权成像矢状面,伴有巨膀胱、微结肠、食管扩张和腹壁缺损。(引自 Munch EM, Cisek LJ Jr, Roth DR, et al. Magnetic resonance imaging for prenatal diagnosis of multisystem disease: megacystis microcolon intestinal hypoperistalsis syndrome. Urology 74:592,2009)

四、影像鉴别诊断

　　主要鉴别诊断为下尿路畸形伴巨膀胱[20]。男性胎儿(女性很少)后尿道瓣膜和尿道发育不全(图 30.2)[21]导致膀胱增大和典型的梅干腹综合征[22],但 MMIHS 和梅干腹综合征的表现可能重叠[12,23]。LUTO 的形式通常与妊娠早期羊水分泌量减少或妊娠晚期羊水过少有关。

五、治疗方案概要

　　(一)产前 与 LUTO 不同,MMIHS 中巨膀胱的原因不是梗阻,而是膀胱逼尿肌的神经或肌肉功能紊乱。LUTO 患者的膀胱-羊膜腔分流术(VAS)可通过改善肺功能和肾功能来降低发病率或死亡率;而 MMIHS 并非如此,虽然 VAS 的治疗效果存在争议[24],但它可能提高诊断优势,因为 VAS 后图像质量提高[25],有助于进一步评估肠道。

　　产前诊断明确为 MMIHS 的病例,终止妊娠是合理的,因为预后很差。妊娠早期通常不能明确产前诊断。

　　(二)产后 大多数情况下,使用经腹膀胱引流

以保存肾功能。全胃肠外营养是新生儿唯一可能的营养形式;目前正在使用各种促动力药物,最多只能产生轻微的效果;多器官移植[26]或联合活体相关节段肝和肠移植[8]已被使用。

参考文献见 *www.expertconsult.com.*

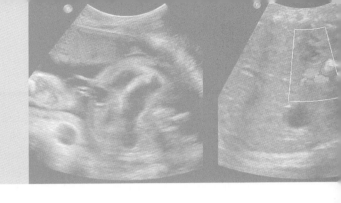

第31章

骶尾部畸胎瘤和胎中胎

FRANZ KAINER

陈蕴琪 译，吕小利 任敏 审校

一、引言

骶尾部畸胎瘤（sacrococcygeal teratoma，SCT）是新生儿最常见的肿瘤。宫内被诊断为 SCT 的胎儿早产风险为 50%，死亡率为 15%～30%，致病率为 12%～68%[1-3]。

SCT 的围产期死亡率和致病率较高，主要是因为可能伴有高输出量性心力衰竭、胎儿水肿、早产、贫血、难产和肿瘤破裂等危险因素。SCT 在盆腹腔内的位置范围及其对尿路的压迫程度是影响围产期致病率的重要因素。对于妊娠顺利的病例，若分娩后肿瘤可完全成功切除，预后良好。识别胎儿围产期并发症风险对于为父母提供咨询信息和规划围产期管理方案非常重要。超声形态学上区分肿瘤是以实性为主还是以囊性为主，是一个重要的预后因素（图 31.1）[4]。

即使妊娠中期诊断的囊性畸胎瘤往往也不会影响胎儿宫内发育；以实性为主的肿瘤可导致心力衰竭和胎儿水肿。美国儿科学会的外科分类价值在于它结合了手术的难易、确诊时间和肿瘤的良恶性诊断（图 31.2）[1]。

二、疾病概述

（一）定义 SCT 是一种出现在胎儿骶尾部的肿瘤，可能起来源于所有的三个胚层组织。胎中胎（或寄生胎）是指在同卵双胞胎一胎体内发现的畸形寄生胎，通常发生于胎儿腹部或骶尾部区域[5]。

（二）发病率和流行病学 活产儿 SCT 的发病率为 1/40 000，女性是男性的 4 倍，但男性病例中恶性 SCT 相对更为常见。胎儿 SCT 中恶性成分一般

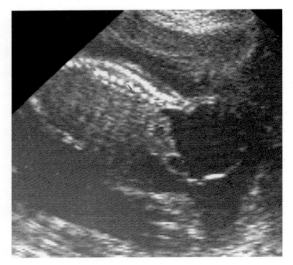

图 31.1 妊娠 19 周胎儿以囊性为主的 SCT（A 型）。

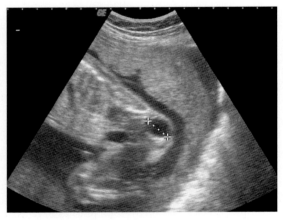

图 31.2 妊娠 21 周胎儿以囊性为主的 SCT（A 型）和充盈的正常膀胱；经阴道分娩后手术完全切除，预后良好。

检测不到,其恶变的发生率随年龄增长而增加。由于病灶很小,绝大多数盆腔 SCT 可能多年得不到诊断,直到增大到引起疼痛、便秘或其他肿瘤相关症状时被发现。

胎中胎是一种非常罕见的情况,活产儿总发病率为 1/500 000。畸胎瘤的胚胎发病机制和分化尚无定论[5]。

(三)胚胎学 骶尾部畸胎瘤起源于原始结(汉森结)处的原始多能细胞,它们从卵黄囊迁移到生殖嵴(妊娠 4~6 周),之后会退化和消失。如果胚胎发育过程中,这些原始细胞失去了胚胎诱导体和形成体的控制,就会发展为畸胎瘤。腹膜外畸胎瘤通常发生在中线部位(前纵隔、后腹膜、骶尾部),由来自所有三个胚层的混合真皮成分组成,包含神经成分、鳞状上皮和肠上皮、皮肤附属物、牙齿,有时也包括钙质等,最常见于骶尾部。

(四)病因和病理生理学

1. **骶尾部畸胎瘤** SCT 的确切病因尚不清晰,大多数被认为是散发的,也有一些病例是家族性的常染色体显性遗传。如果没有伴发其他相关畸形,胎儿染色体异常的发生率不增加,15%的病例伴有其他先天性异常,如肛门闭锁、骶骨缺损、双子宫双阴道、脊柱裂和脊膜脊髓膨出[1,2]。

大多数 SCT 是良性的,如果产后肿瘤可完全切除,则没有较高的致病率。围产期死亡率和致病率是由不同的机制造成的[6-9],围产期主要的危险因素除了早产外,还有肿瘤的形态和血供状况[10,11]。

(1)超声形态学分类

1)囊性为主肿瘤(A 型):囊性畸胎瘤(15%的病例)血供少,即使在妊娠中期发现,也不会影响胎儿宫内发育。巨大的囊性肿瘤常可伴羊水过多,可能原因是体液直接漏出到羊水中。如果肿瘤直径<5 cm,可

以阴道分娩;对于>5 cm 的肿瘤,穿刺引流液体后可阴道分娩。

2)囊实性肿瘤(B 型):Keslar 等研究报道 96 例 SCT 中 71%为囊实混合性,实性部分乏血供的肿瘤可能不会影响胎儿健康,但是富血供的肿瘤通常会导致血流动力学损害[12]。这些病例中,肿瘤内部可以发现高速动脉血流信号,肿瘤作为一个大的动静脉瘘,血流量增加将导致高排出量型心力衰竭,伴有心脏肥大、心包积液、下腔静脉扩张和胎儿静脉系统前负荷指数增加。由于肿瘤血管阻力较低,"窃取"了胎盘血流,可以观察到脐动脉舒张期血流的逆向;肿瘤出血可导致严重贫血;贫血可通过大脑中动脉血流峰值速度增加来进行诊断;胎盘增大和羊水过多与肿瘤的大小和血供情况有关;肿瘤破裂可能由无法控制的分娩或分娩并发症引起;如果肿瘤>5 cm,推荐剖宫产[4,7,8,10,11]。

3)伴有胎儿水肿的实性肿瘤(C 型):水肿胎儿的围产期死亡率和致病率很高,水肿胎儿可发生高排出量型心力衰竭,预后不良。水肿和肿瘤出血有很高的风险会导致胎儿死亡,对于这一型肿瘤,胎儿期进行手术切除畸胎瘤是最有效的治疗方法,但这种方法仍在研究中。此型的严重病例还可导致母体"镜像综合征",表现为重度子痫前期。经皮射频消融肿瘤滋养血管可以有效减少实性、富血供的 SCT 的血流量,从而逆转胎儿高排出量型心力衰竭的结局[13]。

个体风险可以通过超声形态学分类和其他胎儿或肿瘤特征来确定(表 31.1)。

(2)手术分类:为利于产后的手术管理,美国儿科外科学会根据 SCT 的位置和范围进行分型(表 31.2)[14]。肿瘤也可按组织学分级(表 31.3)[15],但这一分级似乎与预后无关。

表 31.1 骶尾部畸胎瘤的产前诊断和预后

项目	低风险	中风险	高风险
超声形态学	A 型(囊性)	B 型(囊实性)	C 型(实性伴有胎儿水肿)
肿瘤大小	<5 cm	5~10 cm	>10 cm
其他相关畸形	无	肾盂扩张	染色体异常,脊柱裂
分娩孕周	>32 周	28~32 周	<28 周
心血管系统检查	正常	心肌肥大	心肌功能损害,异常静脉多普勒频谱

注:数据来自参考文献[4]、[7]、[8]、[10]、[11]。

表 31.2 美国儿科学会外科分会对骶尾部畸胎瘤范围的分型

类型	位置和范围
Ⅰ	主要位于体腔外,小部分位于骶骨前方
Ⅱ	位于体腔外,明显向盆腔内伸展
Ⅲ	少部分肿瘤位于体腔外,肿瘤明显蔓延至盆腹腔
Ⅳ	完全位于体腔内,体外没有肿瘤

注:参考 Altman RP, Randolph JG, Lilly JR. Sacrococcygeal teratoma: American Academy of Pediatrics Surgical Section survey — 1973. J Pediatr Surg 9:389-398,1974。

表 31.3 骶尾部畸胎瘤评分

分值	组织学表现
0	肿瘤只含成熟组织
1	肿瘤包含极少的未成熟组织
2	肿瘤中含有中等量的未成熟组织
3	肿瘤包含大量未成熟组织,有或无恶性卵黄囊成分

2. 胎中胎 胎中胎的发育机制有多种假说,接受最广泛的一种假设是同卵双生双胞胎的一胎包含另一胎[16]。胎中胎最常见于腹部,也可见于后纵隔、颈部和骶尾部,80%的病例发展进入腹膜后。大部分病例在婴儿期发现,也可见于任何年龄。胎中胎可见的寄生器官包括脊柱、四肢、中枢神经系统、胃肠道、血管和泌尿生殖系统,一般来说,典型的寄生胎是无脑的,血流动力学改变与胎儿巨大实性骶尾部畸胎瘤导致的胎儿水肿类似[16]。

三、疾病表现

(一)临床表现

(1)常见羊水过多,可能原因是继发于动静脉分流导致的高动力循环,从而体液向羊水中漏出或胎儿多尿。

(2)早产和胎膜早破与羊水量和肿瘤大小有关。

(3)若产前未诊断,大型肿瘤可能导致难产和宫内死亡。

(4)分娩后,A 型、B 型、C 型 SCT 可通过临床检查确诊。

(二)影像学表现

1. 超声表现

(1)二维超声:A 型、B 型、C 型 SCT 可见一自骶骨延伸到体腔外的外生性肿块,实性成分的多少和血供情况是预后的重要标志,利用灰阶超声可以很容易分辨这三种类型 SCT。以囊性为主的 SCT 可能被误诊为骶前脊膜脊髓膨出(图 31.1 和图 31.2)。

以囊性为主的肿瘤由于大量液体的产生积聚也可形成大型肿瘤(图 31.3)。产前超声是指导选择分娩方式的重要方法(图 31.4)。实性外生性肿瘤(图 31.5 和图 31.6)在妊娠中期很容易被发现。肿瘤内血流量增加导致的典型血流动力学效应致心脏增大(图 31.7)和心力衰竭。一项针对 68 例胎儿 SCT 的研究提出"肿瘤与胎儿体重比",并取得了令人鼓舞的研究结果[17]。

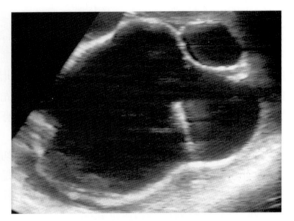

图 31.3 妊娠 36 周胎儿,巨大的以囊性为主 SCT(直径 14 cm)(与图 31.1 同一胎儿)。

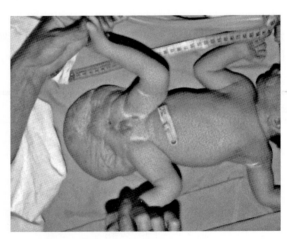

图 31.4 SCT 囊性成分穿刺引流后阴道分娩新生儿(与图 31.1 为同一胎儿)。手术后肿块被完全切除,预后良好。

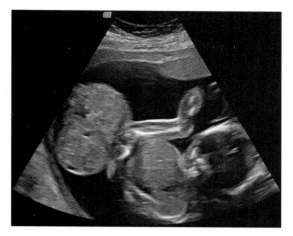

图 31.5 妊娠 21 周胎儿 SCT,以实性为主。

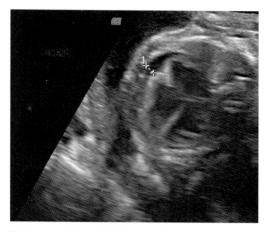

图 31.7 妊娠 26 周胎儿富血供的 SCT,心脏增大；最终发生胎儿宫内死亡。

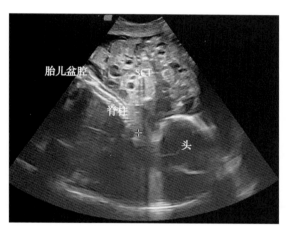

图 31.6 妊娠 28 周胎儿,巨大的以实性为主的 SCT。此图中,几乎与胎儿躯干大小相同的大肿瘤,向后折叠在胎儿脊柱上。胎儿伴有心力衰竭和病理性胎心率。

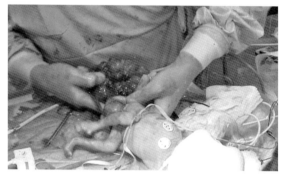

图 31.8 胎儿 SCT,妊娠 28 周剖宫产(出生体重 980 g)。主要瘤体于分娩后立即切除,分娩 6 周后再次手术切除整个瘤体,预后良好。

胎中胎的超声表现通常为一个复杂的囊实混合性肿块,内部实性成分多不确定。其最常见的寄生部位是腹膜后上部,不常见的部位是口腔、骶尾部和阴囊[18]。

(2)三维超声:可视化的三维超声有助于产科医师、新生儿医师、儿外科医师的跨学科合作,也可为父母提供咨询帮助(图 31.8)。

(3)多普勒超声:彩色多普勒血流速度测量可以显示肿瘤的血供情况,三维能量多普勒超声有助于显示瘤体内较小的滋养动脉。脐静脉搏动性血流的出现是循环系统衰竭和心力衰竭的标志;另外静脉导管的变化(心房收缩期血流缺失或反向)提示心功能受损;脐动脉阻力增加预示 SCT 胎儿可能临近死亡[19]。

2. MRI 表现 胎儿 MRI 有助于评估 SCT 的骨盆外延伸情况,确定椎管是否受累,并诊断肿瘤内出血。MRI 具有较高的解剖分辨率,提供更多的信息便于指导准确的产前咨询和制定完美的手术方案[20,21]。

已证明 MRI 有助于胎中胎术前特异性诊断。

3. 其他方法 有些筛查方法,如羊水中甲胎蛋白水平和母亲血清学筛查已被证实是有效的,也可用于产后区分 SCT 的良恶性。

四、影像鉴别诊断

1. 骶尾部畸胎瘤

(1)脊髓脊膜膨出。

(2)胎儿卵巢囊肿。

(3)肠管扩张。

(4)肠系膜囊肿。

(5)重复膀胱。

(6)阴道积液。

(7)囊性神经母细胞瘤。

(8) 淋巴管瘤。

(9) 血管瘤。

(10) 脂肪瘤。

2. 胎中胎　新生儿腹部钙化灶:常见于胎粪性腹膜炎,常伴腹水,其他原因还包括神经母细胞瘤、病毒感染和肾上腺出血。

五、治疗方案概要

(一) 产前

1. 羊水减量　适应证为孕妇不适和早产。

2. 囊肿引流　分娩前进行囊肿引流,以防止分娩创伤。

3. 胎儿手术　目前宫内胎儿手术治疗只应用于小部分实性畸胎瘤伴胎儿水肿的亚组病例中[13]。胎儿手术方案选择如下。

(1) 开放式胎儿手术减瘤。

(2) 肿瘤栓塞术。

(3) 射频消融。

(4) 激光消融。

4. 分娩　通过选择性剖宫产预防巨大肿瘤导致的难产。分娩过程中应避免实性肿瘤破裂,因为组织内促血栓形成物质进入血液将导致凝血级联反应的激活。

(二) 产后

1. 骶尾部畸胎瘤　分娩后手术切除开始之前,应该非常小心地处理畸胎瘤,防止机械损伤,因为表面侵蚀也可能导致危及胎儿生命的出血(图 31.9)。首选的治疗方案是早期手术完整切除瘤体及尾骨,若尾骨未完全切除,其复发率为 8%～22%[22]。

2. 胎中胎　已证实完全切除肿块后胎儿可被治愈[23]。

医生须知

● 产前诊断为 SCT 的胎儿可在合适的医疗中心接受治疗,制定分娩计划,并在出生后及时治疗。

● 对于胎儿 SCT,心脏损伤和产科并发症可能进展迅速,需要密切的产前监测。

● 目前宫内胎儿手术治疗只考虑应用于小部分实性畸胎瘤伴胎儿水肿的亚组病例。

要点

● 产前诊断对最优化围产期管理是必不可少的。

● 从骶骨延伸出体腔的外生性肿块是诊断线索。

● 影响预后的主要因素是血供情况和肿瘤大小。

● MRI 有助于确定骨盆内肿瘤范围,评估脊柱受累及肿瘤出血情况。

参考文献见 *www.expertconsult.com.*

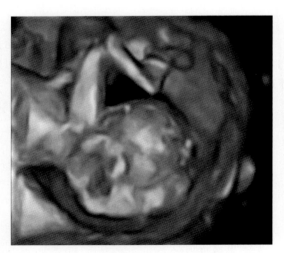

图 31.9　妊娠 18 周胎儿,以实性为主 SCT(C 型)的三维超声表面成像。

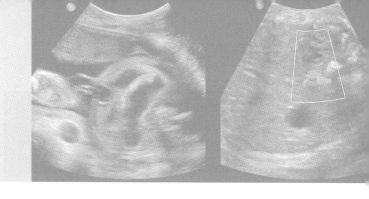

第32章

胎儿脾脏

ANKE DIEMERT | BORIS TUTSCHEK

刘畅 译，董立平　高月秋　任敏 审校

一、引言

　　妊娠期胎儿脾脏一直都是重要的造血器官。出生后至整个成人期脾脏主要起到免疫器官的功能，生成淋巴细胞和单核细胞。在胎儿发育过程中，脾脏在妊娠5~8周以网状间充质细胞的形式聚集在上腹部胃的背侧。胃脾韧带连接脾脏与胃大弯，脾肾韧带连接脾脏与后腹膜。胎儿脾脏明显的小叶结构在出生前消失[1]。发育中的脾脏在妊娠早期就形成了其特征性的"咖啡豆"形状。

　　妊娠18周之前，超声无法探及胎儿脾脏，此时脾脏缺如很难通过超声检查来证实。一些前瞻性研究根据胎龄测量胎儿脾脏的大小和体积，并提出了胎儿脾脏大小的正常值[2-6]。从临床角度看来，脾脏的大小与血液病、感染性疾病和发育综合征相关。根据胎龄，胎儿脾脏大小和体积的正常范围如表32.1所示。

表 32.1　不同孕龄胎儿脾脏大小的超声测量（胎儿腹部横切面）参考值

孕龄 （周数）	从一侧到另一侧的宽度（cm）				周长（cm）				面积（cm²）			体积 （cm³）
	Schmidt 等[3]	Hata 等[6]	Aoki 等[2]	You 等[5]	Schmidt 等[3]	Aoki 等[2]	You 等[5]	Srisupundit 等[4]	Hata 等[6]	Aoki 等[2]	You 等[5]	You 等[5]
16	—	—	—	—	—	—	—	2.8				
20	1.3	1.4	1.5	2.0	4.5	4.2	5.2*	4.4	0.6	1.0	1.3	0.7
24	2.5	2.0	2.2	2.3	6.1	6.1	6.2	6.0	1.9	2.2	1.9	1.2
28	3.1	2.5	2.9	3.0	7.4	7.9*	7.9*	7.6	3.2	3.6	3.1	2.3
32	3.8	3.1	3.5	3.5	8.9	9.5	9.6	9.1	4.5	5.2	4.7	4.0
36	4.8	3.6	4.0	4.1	10.9	11.0	11.2	10.6	5.8	7.0*	6.4	6.3
40	6.2	4.2	4.3	—	13.8	12.3	—	12.0	7.1*	9.0	7.2	

译者注：* 原文有误，已改正。

　　脾动脉的多普勒测量是超声评估胎儿脾脏的另一优势所在。一些研究报道了脾动脉的搏动和流速与胎儿生长受限及贫血之间的关系[7-11]。脾脏横切面可探及脾动脉，可根据其走行确定解剖位置，脾动脉起源于腹主动脉前方的腹腔干，在胃后方延伸至脾脏（图32.1）。Ebbing等[12]发表了首篇关于胎儿脾动

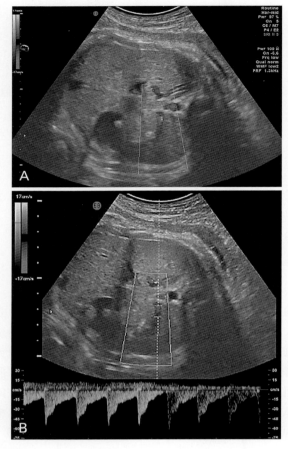

图 32.1　(A)腹腔内脾动脉定位;(B)脾血管彩色多普勒评估。注意正常的非搏动静脉血流和脾动脉正常的血流模式和峰值速度。

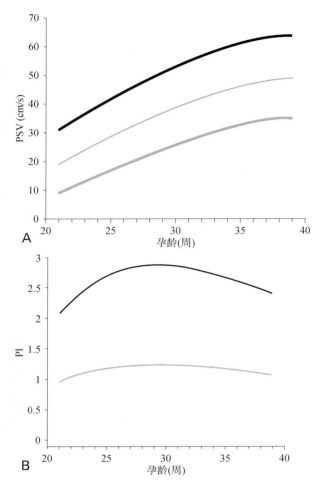

图 32.2　(A)脾动脉 PSV 参考值(cm/s;y 轴),第 5、第 50 和第 95 百分位。x 轴显示孕龄;(B)脾动脉 PI(y 轴)、第 5 百分位和第 95 百分位参考值。x 轴显示孕龄。

脉和腹腔动脉多普勒测量的系统性纵向研究,并提出了脾动脉搏动指数(PI)和收缩期峰值流速(PSV)的参考范围。由于脾动脉的 PI 和 PSV 与大脑中动脉和脐动脉的 PI 呈现强正相关性。而大脑中动脉的 PI 可广泛应用于评估胎儿的潜在贫血[13],所以脾动脉的多普勒测量可作为确定诊断的附加工具。Ebbing 等的研究[12]还表明脾动脉及腹腔动脉的血流量与门静脉压力供应肝右叶的和脐静脉相关。因此,脾动脉的多普勒测量为胎儿内脏循环的差异评估提供了一种方法。脾动脉多普勒测量的参考值如图 32.2 所示。

　　脾静脉也可以运用多普勒超声在腹部斜切面上显示。正常情况下,脾静脉的血流模式不是搏动性的。Musilova 运用多普勒技术分析了胎膜早破(PPROM)妇女在早产前脾静脉的血流模式,研究显示伴有绒毛膜羊膜炎(比例 13.2%)和羊膜炎(比例 5.7%)的 PPROM 妇女脾静脉的血流模式存在搏动性[14]。他们还认为脾静脉多普勒评估可作为预测感

染性并发症的无创工具。然而,这份报告缺乏其他相关研究的证实。

　　产前超声筛查所发现的脾脏病理性改变主要与脾脏的位置、大小及是否发生畸形相关。副脾在成人中很常见,通常是不超过几厘米的球形均质肿块,边缘光滑。副脾通常位于脾门或胰尾附近。但也可在腹部其他部位探及,此时副脾可能被误认为是肿瘤。脾脏完全缺如(无脾)和多个小脾脏(多脾)是罕见的异常,此时应注意是否伴发偏侧畸形和心脏畸形。脾脏的超声评估对于确诊或识别许多罕见的发育畸形相当重要,如心脾综合征、多脾综合征伴腹部脏器反位、脾性腺融合-肢体缺损综合征。

二、先天性脾囊肿

　　(一)定义　根据组织学和发病原因,脾囊肿可分为两类:第一类是原发性囊肿(约占所有脾囊肿的

25%），由内皮细胞组成，第二类是继发性囊肿或假性囊肿，由纤维组织包裹形成。原发性囊肿一般是肿瘤性的，起源于皮样囊肿、表皮样囊肿、血管瘤或淋巴管瘤。继发性囊肿多由创伤、炎症或退行性病变引起。

（二）发病率和流行病学　先天性脾囊肿通常较为罕见。然而，自从高分辨率产前超声筛查的出现，先天性脾囊肿的探查及报道成为可能。先天性脾囊肿的确切发病率尚不明确。Kabra 针对 13 例病例进行了回顾性研究[15]。

（三）病因和病理生理学　先天性脾囊肿的确切病因尚不明确。研究人员已经提出了几种病因机制，如多能干细胞侵入胎儿脾脏，发育过程中腹膜的内皮细胞内陷，器官发育过程中包裹了间皮细胞，或脾内正常淋巴组织区域扩张[12]。

（四）疾病表现

1. *临床表现*　先天性脾囊肿多在妊娠 20 周以后的产前超声筛查中发现，通常是偶然发现。出生后，较大的先天性脾囊肿可因扩张、破裂和出血而出现症状，表现为急腹症。

2. *影像学表现*

（1）超声表现：先天性脾囊肿的典型超声征象是内壁光滑的无回声囊性结构。表皮样囊肿的超声征象较为复杂，表现为壁厚、不规则，这是由于内皮细胞周围的小梁结构及血凝块的不均质回声所致。假性囊肿表现为无回声，多伴钙化灶及楔形梗死灶。新鲜的血肿表现为高回声，伴有包膜下积液[16,17]。

（2）MRI 表现：MRI 诊断脾脏囊肿的报道很少。在 T1 和 T2 加权相中，脾囊肿的信号强度通常与水相同；然而，由于囊性液体的成分不同，T1 加权相中的信号强度可能会增加。

（五）影像鉴别诊断　胎儿腹部囊性肿块的鉴别诊断如下。

（1）脾囊肿。

（2）肾囊肿。

（3）肾积水（见第 12 章）。

（4）多囊性肾发育不良（见第 15 章和第 16 章）。

（5）尿道重复与梗阻（见第 12 章和第 13 章）。

（6）肾上腺囊肿（见第 17 章）。

（7）肝囊肿（见第 24、25 和 28 章）。

（8）胆总管囊肿（见第 25 章）。

（9）胰腺假性囊肿。

（10）肠系膜囊肿（见第 24 章）。

（11）脐尿管囊肿。

（12）网膜囊肿（见第 24 章）。

（13）胃重复畸形。

（14）十二指肠闭锁（见第 26 章）。

（15）卵巢囊肿（见第 24 章）。

（16）巨大输卵管积水。

（六）治疗方案概要

1. *产前*　尚未报道先天性脾囊肿的产前治疗。

2. *产后*　大多数学者认为先天性脾囊肿预后良好，多数情况下会自行消退[15]。因此，推荐行期待疗法。极少数情况下先天性脾囊肿会出现症状——继发增大、感染、出血或破裂——推荐行多种介入治疗手段。除手术治疗外，经皮穿刺引流和酒精硬化疗法也已广泛应用[18]。

医生须知

先天性脾囊肿通常是偶然发现的，预后良好。当探及胎儿脾囊肿时应同时探查其他器官（特别是肾脏、肝脏、胰腺和肺）是否也有囊性病灶，以排除多囊性病变的可能。

三、心脾综合征

（一）定义　正常人左右非对称性发育异常形成所谓的内脏异位综合征（见第 91 章）。最著名的异位综合征是内脏反位，即非对称性的胸部和腹部脏器以镜像的形式分布在对侧，但其他结构正常。内脏反位造成的较为常见的畸形即心房不定位或心脾综合征。心房不定位或心脾综合征分为两类：多脾综合征/左侧异构和无脾综合征/右侧异构。

多脾综合征或左侧异构（双侧左侧，也称为埃维玛克综合征），其特征是左侧内脏对称化重复。特征性表现为多脾合并心脏畸形（通常为室间隔或房室间隔缺损，以及流出道异常）和心脏传导阻滞。其他典型征象还有双侧双叶肺、胃移位、中位肝及下腔静脉离断伴下腔静脉回流入扩张的奇静脉（位于降主动脉右侧）或半奇静脉（位于降主动脉左侧），与降主动脉相平行（图 32.3）。

无脾综合征或右侧异构（双侧右侧），其特征是脾脏发育不全并伴有右侧内脏对称化重复。特征性表现为右心房同型异构，双侧上腔静脉，更为复杂的心脏畸形（包括肺静脉异位引流、房室间隔缺损和流出道异常），双侧三叶肺和中位肝。Ivemark 首次描述了无脾与心血管异常的关联[19]。

（二）发病率和流行病学　在巴尔的摩-华盛顿

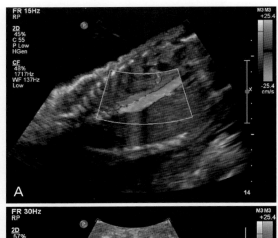

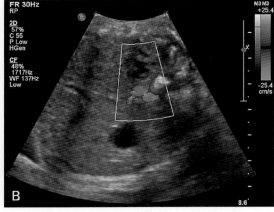

图 32.3 (A)异位综合征中的双血管征(左侧异构,矢状视图);(B)异位综合征中的双血管征(左侧异构,横向视图)。

婴儿研究中,与脏器左右不对称相关的心脏畸形发病率约为 1.44/10 000[20]。这个数字可能是被低估的,因为并非所有的左右不对称畸形都是病理性的,如果不伴有严重心脏畸形,可能在很长一段时间内得不到诊断。

(三)病因和病理生理学 异位综合征是一种遗传异质性疾病,具有多种遗传方式和广泛的表型。虽然已经报道了一些与染色体易位或缺失相关的散发病例,但也存在常染色体隐性遗传的家族遗传模式。连锁分析已标记了许多控制左右不对称的候选基因[21]。一些学者还提出了致畸的外在因素:在动物模型中,维甲酸可诱导内脏反位。

(四)疾病表现

1. 临床表现 心脾综合征主要通过超声心动图的病理性改变或偶然发现的内脏侧化异常来诊断。由于心脾综合征的复杂性和严重性,它可能与小于胎龄的胎儿或胎儿死亡有关。

2. 影像学表现

(1)超声表现:Berg 针对心脾综合征进行了大量系统性的产前超声评估[22]。在多脾综合征/左侧异构的病例中,最为一致的发现是下腔静脉离断伴奇静脉异位连接(占本研究的 21/22)。下腔静脉离断的一个典型征象是胸腔的"双血管"征(心脏后方的降主动脉和扩张的奇静脉)(图 32.3)和下腔静脉的肝段部分缺失伴奇静脉引流至右心房,这是 Sheley 首次提出的[23]。左侧异构中内脏-心脏异位的另一个特征性超声征象是胃对侧可见心尖。无脾综合征/右侧异构的诊断通常通过超声发现完全性房室间隔缺损伴内脏-心脏异位或下腔静脉和主动脉在脊柱同侧,或两者兼而有之[22]。

(2)MRI 表现:由于胎儿脾脏体积小,超声很难发现。多脾综合征/左侧异构的腹腔内有多个小脾脏,脾脏的探查尤为困难,这对超声确切诊断多脾综合征提出了挑战。胎儿 MRI 越来越多地被用作异位综合征的筛查。经过多次扫描各种先天性畸形逐渐被识别出来。许多异位综合征病例还会累及中枢神经系统并导致肺、胃肠道、免疫系统和泌尿生殖系统畸形。一个研究小组甚至提出胎儿 MRI 是综合评估复杂性异位综合征的首选影像学手段[24]。

(五)影像鉴别诊断 由于左右异构这两种综合征有相当大的重叠,尤其是在心脏畸形方面,所以它们之间的鉴别诊断尤其具有挑战性。心脾综合征的所有表现都不具有特异性。尽管多脾被认为是左侧异构的标志,但无脾或正常脾也不排除该诊断。此外,在右侧异构中也有存在脾脏的报道[25]。

(六)治疗方案概要

1. 产前 产前阶段目前还没有针对异位综合征的特殊治疗方法。当出现复杂的畸形时,应在有能力照顾新生儿的中心分娩。

2. 产后 异位综合征患儿的发病率和死亡率主要取决于心脏畸形的严重程度和感染的易感性。然而,随着近年来儿科心脏外科手术的进展,患儿的生存前景已经改善,因此腹腔畸形变得越来越重要。

医生须知

心脏畸形伴内脏位置异常是异位综合征的特征。这些综合征的表型谱和鉴别诊断具有挑战性。

四、脾性腺融合-肢体缺损综合征

(一)定义 在脾性腺融合中,脾脏异常地与性腺相连；甚至更为罕见的，脾脏与中肾的残余结构相连。该综合征通常与肢体缺损（无肢畸形）、隐睾和其他胎儿畸形相关[26]。

（二）发病率和流行病学　脾性腺融合是一种非常罕见的疾病，文献中大约有 150 例产后确诊病例，很少有产前诊断的报道[27]。

（三）病因和病理生理学　在早期胚胎发育过程中，脾脏在左侧性腺附近发育。如果发生融合，性腺会将脾脏向下拉，这会导致性腺下降不良。因此，脾性腺融合通常与隐睾症有关。

（四）疾病表现

1. 临床表现　超声诊断盆腔肿块伴有无肢畸形应合理怀疑脾性腺融合-肢体缺损综合征。

2. 影像学表现

（1）超声表现：超声检查中，在盆腔或阴囊内可探及附着在睾丸或卵巢上的孤立性脾脏组织。该综合征通常伴有多种其他畸形，如无肢畸形、肛门闭锁、机械性肠梗阻、小颌畸形等。

（2）MRI 表现：目前尚无胎儿 MRI 在该综合征中的应用报道。

（五）影像鉴别诊断　一些学者将脾性腺融合和脾性腺融合-肢体缺损综合征作为两种独立的情况加以区分。

（六）治疗方案概要

1. 产前　无产前治疗方案。

2. 产后　脾性腺融合-肢体缺损综合征的产后预后取决于所伴发的畸形。

医生须知

当产前超声检查诊断出肢体缺损时，应考虑脾性腺融合。

五、胎儿脾大和脾脏发育不良

（一）定义　胎儿脾大通常继发于多种系统性疾病，常伴有肝大。胎儿脾脏发育不良更为罕见，在 DiGeorge 综合征和镰状细胞性贫血的病例中已有描述[3]。一些研究小组提出了胎儿脾脏大小的正常值[2-6]，可作为根据胎龄确定脾大或脾脏发育不良的依据。

（二）发病率和流行病学　没有关于胎儿脾大或脾脏发育不良发生率的可靠数据。

（三）病因和病理生理学　胎儿脾大与许多异质性疾病相关，通常会影响造血功能和网状内皮系统。

（四）疾病表现

1. 临床表现　脾大是胎儿贫血的典型征象[3]。除了脾大，胎儿贫血还会导致血液黏稠度降低和心输出量增加，从而导致大脑中动脉或脾动脉的多普勒血流速度处于高动力状态。已在 Rh 血型不合或连续宫内输血后描述了伴有脾脏明显增大的胎儿贫血[3,28]。Srisupundit 和其同事研究指出在妊娠中期，胎儿巴特综合征在水肿这一典型征象出现之前，脾脏大小可作为预测这一疾病的依据[29]。由于巴特综合征（纯合性 α 地中海贫血）是东南亚地区胎儿水肿最常见的原因，因此常规筛查胎儿脾脏大小尤为重要。然而，迄今只有一篇文章对此进行了研究。原则上，任何导致胎儿贫血的因素都可导致脾大。

胎儿脾脏明显肿大也可作为胎儿感染的标志，如巨细胞病毒感染[30]。巨细胞病毒感染的其他相关征象有：脑室扩大、钙化灶或脑组织异常回声，通常伴有胎儿脾大。21-三体综合征或某些贮积病如 C 型尼曼-皮克病或糖原贮积病也可引起脾大[31]。

相比之下，关于胎儿脾脏发育不良的报道很少[3]。脾脏发育不良可能与多脾/左侧异构综合征（见上一节关于心脾综合征）或 DiGeorge 综合征同时发生。

2. 影像学表现

（1）超声表现：胎儿脾大的超声诊断具有挑战性，因为如果胎儿左侧卧位，脾脏会被脊柱遮挡，而且肝脏和脾脏的回声相似，当两个器官都增大时，很难区分。

脾大的次要征象是胃从左侧腹部移位至中线或前腹腔。有时脾脏下缘可与左肾下极位于同一水平线。脾动脉分化良好，大多数情况下彩色多普勒可轻松定位脾动、静脉，确定脾脏存在与否、位置、与腹部邻近脏器的关系[30]及动静脉的血流模式，尤其是静脉。在正常情况下，96% 的胎儿脾静脉的血流频谱是连续性的，但在患有绒毛膜羊膜炎的孕妇中，47% 的胎儿脾静脉的血流频谱是搏动性的[32]。

（2）MRI 表现：运用 MRI 诊断胎儿脾大的研究尚未发表。

（五）影像鉴别诊断　胎儿脾大和脾脏发育不良大多是继发性的，并不是单独发现的，所以寻找其相关影像学征象是很重要的。运用多普勒测量大脑中动脉的流速，可以很容易地诊断胎儿贫血[13]。其他情况下，如巨细胞病毒感染、贮积病和三体综合征等，有其进一步的特征性影像学表现。

（六）治疗方案概要 治疗的选择取决于胎儿脾大的病因，因此不能给出一般的建议。

医生须知

脾大是胎儿贫血的典型征象，但也可能发生在其他情况下，如感染、贮积病和三体综合征。

要点

（1）妊娠 18 周前胎儿脾脏无法探及。

（2）腹部横切面上，可探及正常的胎儿脾脏位于胃背侧和左肺尾侧；其回声较肺低。

（3）脾动脉的彩色多普勒有助于胎儿脾脏的定位。

（4）脾动脉搏动和血流速度改变与胎儿生长受限和贫血有关，在胎儿发生炎症时脾静脉可呈搏动性。

（5）脾大是胎儿贫血的典型征象，但也可与其他情况如胎儿感染或贮积病有关。

（6）完全性脾缺如（无脾）和多个小脾（多脾）是罕见的异常，此时应怀疑是否伴有其他的先天性缺陷，特别是胎儿心脏异常。

参考文献见 *www.expertconsult.com*.

第 **5** 部分

中枢神经系统

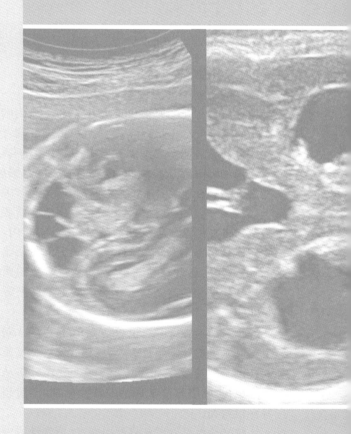

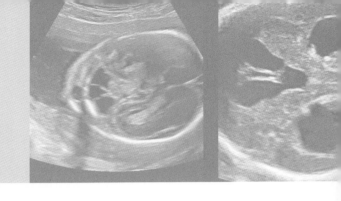

第33章

脉络丛异常：囊肿和乳头状瘤

JENS H. STUPIN｜WOLFGANG HENRICH

胡丹 译，吕小利　任敏 审校

一、引言

脉络丛是一种血管卷曲体，由上皮细胞（一种小胶质细胞）、有孔的血管和间质组成，位于颅内脑室系统中。它主要产生脑脊液（CSF），积极调节脑脊液中的成分。脉络丛上皮细胞和锥形细胞是位于第三脑室底部的特殊室管膜细胞，构成血-脑脊液-脑屏障，将血液和脑脊液隔开[1]。妊娠6周，即神经管关闭后不久，脉络丛开始分化为软脑膜隆起进入室管膜。脉络丛来自神经上皮细胞的内陷，位于脑实质内，与脑膜相连。它首先出现在第四脑室的顶部，然后出现在侧脑室，最后出现在第三脑室[2,3]。脉络丛的两个主要成分是来源于神经管上皮的上皮细胞和来源于脑膜的间充质细胞[1,4]。

脉络丛囊肿（CPC）很可能是由于妊娠9周神经上皮或血管的异常生长，在未成熟的脉络丛基质内相互连接的细壁毛细血管[1]。CPC表现在脉络丛的固定区域，是脉络丛最常见的先天性异常，产前超声很容易检测到。

脉络丛也可发生获得性疾病，如原发性或继发性肿瘤、感染和出血；源于脉络丛的颅内肿瘤，如脉络丛乳头状瘤（CPP）是一种罕见的先天性异常[3,5,6]。

二、疾病概述

（一）定义

1. CPC　通常是一过性的良性病变，常位于侧脑室脉络丛内，首先由Chudleigh等[7]描述，并被发现与非整倍体有关，特别是18-三体[8]。

2. CPP　是一种非常罕见的胎儿颅内肿瘤，通常是良性的，根据WHO对神经系统肿瘤的分类，这种分化程度较高的肿瘤被分类为脉络丛Ⅰ级原发肿瘤，与非典型脉络丛乳头状瘤（Ⅱ级）和脉络丛癌（Ⅲ级）不同[3]。

（二）发病率和流行病学

1. CPC　经常在妊娠中期超声检查中发现，据报道，胎儿CPC的发病率为0.18%～3.6%，与胎儿性别无关[3,9]。

2. CPP　占儿童颅内肿瘤的0.5%～3%，占所有围产期脑肿瘤的5%～20%[10]。它是出生后第一年最常见的脑肿瘤（高达20%）[1]，男性多见，但女孩患艾卡尔迪综合征（Aicardi syndrome）的发病率更高[3]。

（三）病因和病理生理学

1. CPC　被认为起源于脉络丛的神经上皮褶皱，充满脑脊液和碎屑，收集的液体被脉络丛组织所包围。妊娠6周时，脉络丛开始发育，侧脑室内侧壁凸起被假层上皮覆盖，呈绒毛分叶状，细胞由长方体变为柱状上皮；脉络丛从妊娠9周开始产生脑脊液，导致脑室系统扩张；随着绒毛的生长和缠结，形成一个囊性空间收集脑脊液；大多数绒毛在妊娠13～18周时形成，液体聚积并形成CPC，产前超声即可检测到[1]。通常，随着胎龄增加、间质减少，脑脊液被释放，常在妊娠26～28周囊肿消退[11]。

脉络丛和CPC的血管分布不同，Kraus和Jirasek[4]指出在脉络丛上皮细胞表面出现典型的波状纵向非分支毛细血管环。相反，CPC壁上有一个相互连接的不规则毛细血管网（毛细血管丛），其体积可变。

CPC是典型的一过性良性病变，如果没有相关的异常,应该被视为正常变异[12]。低风险人群中的 CPC 具有 1% 的非整倍体风险,主要发生在 18 - 三体上,偶尔也发生在 21 - 三体和三倍体[8,9,12];妊娠中期,30%～53% 的 18 - 三体综合征胎儿发生 CPC[13,14];在 18 - 三体综合征中,大多数(80%～90%)病例的 CPC 与其他超声异常相关,但在 11% 的 18 - 三体综合征病例中,CPC 是唯一检测到的体征[14];当核型正常时,它们与其他不良结果没有明确关联。研究表明,在没有非整倍体的情况下,产前发现孤立的 CPC 与胎儿生长和发育[15,16]、婴儿和儿童早期发育延迟或显著的神经认知或神经行为延迟无关[17];即使在大 CPC 引起的继发性胎儿脑室扩张的病例中,所有病例的侧脑室在妊娠期间恢复正常或减小,长期随访(4～6 年)生长发育正常[18]。

没有其他已知的胎儿异常与 CPC 有关。迄今所有的研究均表明,胎儿染色体缺陷最重要的预测因素,首先是相关异常的存在,而不是 CPC 本身[11],其次是母亲年龄的增加[12]。

当在低风险人群中发现孤立的 CPC 时,发生 18 - 三体综合征的可能性增加了 3.5～9 倍[19]。在一篇对 13 项前瞻性研究的 Meta 分析中,包括 1 346 个有孤立性 CPC 的妊娠中期胎儿,Yoder 等[20] 发现孤立性 CPC 与 18 - 三体综合征之间存在显著相关性,似然比为 13.8;与结构异常相关联时,风险高于基线几乎 1 800 倍[19]。孤立性 CPC 染色体异常的风险取决于先症者风险,如母亲的年龄,母亲 20 岁的风险为小于 1/2 500,母亲 45 岁的风险约为 1/50(表 33.1)[12]。

表 33.1 脉络丛囊肿胎儿发生 18 - 三体综合征的近似风险

孕产妇年龄 (岁)	风险		
	总体	孤立性囊肿	合并其他异常
20～24	1/4 500	1/2 950	1/225
25～29	1/3 600	1/2 300	1/175
30～34	1/2 000	1/1 300	1/100
35～39	1/750	1/470	1/35
40～44	1/400	1/100	1/10

注:数据来源于 Snijders RJM, Shawa L, Nicolaides KH. Fetal choroid plexus cysts and trisomy 18: assessment of risk based on ultrasound findings and maternal age. Prenat Diagn 14:1119 - 1127,1994。

其他因素,如血清学筛查,可以改变先症者风险的评估。Gupta[19] 使用了来自 20 万项超声检查的数据来计算胎儿 CPC 妊娠的非整倍体风险,在接受多项标志物筛查试验表明风险没有增加,胎儿外观正常且孕妇年龄小于 32 岁时,孤立性 CPC 不会增加胎儿 18 - 三体综合征的风险;1990—2000 年发表的 8 项前瞻性试验的 Meta 分析,Demasio 等[21] 指出,没有证据表明在 35 岁以下的女性中发现孤立性 CPC 会增加患 18 - 三体综合征的风险。CPC 被认为可能是 21 - 三体综合征的次要标记,但 CPC 在 21 - 三体综合征胎儿和普通人群中的发病率相同(1.4%),因此不被认为会增加 21 - 三体综合征的风险[9,20]。

2. CPP 是一种多基因疾病,涉及不同的基因位点,染色体改变如 +7q(65%)、+5q(62%)、+7p(59%)和 +5p(56%)已被报道[22]。CPP 肿瘤发生的多个因素都是活跃的,如血小板源性生长因子受体(PDGFR)、肿瘤坏死因子相关凋亡诱导配体(TRAIL)通路(CASP8、TFRSF10C 和 TFRSF10D)、Notch3 信号通路和转录因子(TWIST1)[5]。

CPP 通常是一种室管膜起源的良性肿瘤,起源于脉络丛的神经上皮细胞,最常见的发生部位在侧脑室中部(70%～80%),也可见于第三脑室(14%)、第四脑室(7%)和室间孔[23]。

CPP 组织学上类似于非肿瘤性脉络丛,具有基于乳头状纤维血管组织的高度分化的立方上皮细胞,没有有丝分裂活性增加、核异型性或血管化改变的迹象,但细胞密度更高。这些肿瘤被 WHO 归类为脉络丛乳头状瘤 I 级。这种非侵入性且生长缓慢的肿瘤阻断了蛛网膜下腔内脑脊液的生理引流,并分泌额外的脑脊液,导致脑室扩张[2,5]。

CPP 的恶变非常罕见(5%～10%),由于影像学、手术方法和重症监护质量的进步,CPP 术后 5 年生存率从早期研究中的 50% 提高到最近报道的约 100%[5,24]。除了两种综合征,即艾卡尔迪-古蒂埃综合征(Aicardi-Goutières syndrome)和伊藤黑色素减少症(hypomelanosis of Ito),胎儿和新生儿肿瘤与染色体畸变之间没有确定的关联。

三、疾病表现

(一)临床表现 CPC 是单个或多个圆形的无回声囊性结构,通常位于侧脑室的体部和中部,直径 3～20 mm;CPC 可以是单侧、双侧或多重的,其外观和偏侧性没有临床相关性。其囊性结构呈单纯囊性或带分隔,95%的 CPC 是孤立性的,囊肿不会造成任何局部损伤或影响[7,19]。妊娠 11～12 周时超声即可检测到胎儿 CPC。超过 95%的病例在妊娠中期结束时消失[8,11]。

CPP 的产前诊断是在扩张脑室的脉络丛水平显示一个脑室内实性肿块,这是胎儿期的主要表现。85%～87%的病例存在脑室扩张,但与肿瘤的大小和病理特征相关性较差。受累儿童通常在出生后第一年内出现症状,并有颅内压升高的迹象;通常表现为头痛、恶心和呕吐、局灶性神经功能障碍、大头畸形和癫痫发作;极少数情况下,CPP 可成为颅内出血的一个原因[3,5,25]。

（二）影像学表现

1. **超声表现** 观察正常脉络丛首选经侧脑室横切面,平行于经丘脑双顶径平面且位于该平面上方。妊娠 16 周前,脉络丛覆盖了侧脑室的大部分,呈典型的蝴蝶状外观。正常的脉络丛从一侧到另一侧占据侧脑室。

CPC 可发生在整个侧脑室系统,但通常出现在侧脑室中部脉络丛体部,可突出到侧脑室腔,显示为脉络丛内无回声结构,囊壁清晰,偶尔可见分隔(图 33.1～图 33.3,表 33.2)[3]。

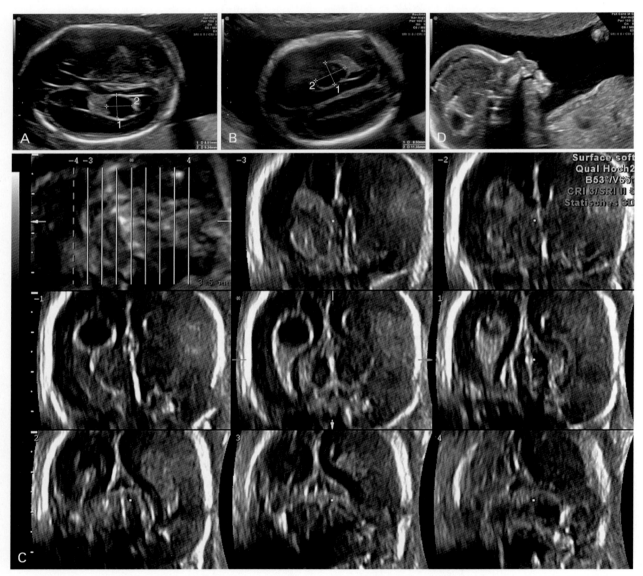

图 33.1 妊娠 20 周胎儿,无任何染色体异常,双侧 CPC。(A、B)横切面显示左侧脑室(A)内 CPC 为 9 mm(测量),右侧脑室(B)的 CPC 为 11 mm(测量);(C)超声断层扫描中的冠状面显示双侧 CPC;(D)旁矢状面显示右侧侧脑室 CPC。

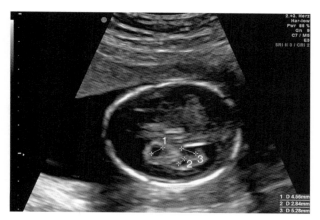

图 **33.2** 妊娠 17 周胎儿,无染色体异常,单侧多个 CPC。横切面显示左侧脑室内三个囊肿(测量)。

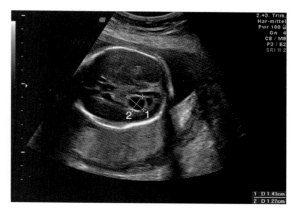

图 **33.3** 妊娠 24 周 18-三体综合征胎儿的 CPC。横切面显示左侧侧脑室单个 CPC 14 mm(测量)。本病例的其他异常包括心脏异常(房室间隔缺损)、肾积水和重叠指。

表33.2　超声表现	
脉络膜囊肿	**脉络丛乳头状瘤**
单纯的圆形无回声囊性结构	脑室内高回声肿块
囊壁较厚	脑脊液产生过剩继发脑积水和蛛网膜下腔扩张
内部分隔	CDFI 显示瘤体内见动脉血流信号,呈高阻力

CPP 表现为脑室内边界清楚的小叶性高回声肿块,与正常脉络丛相邻。其特征性表现为脑室扩张合并脑室内血供丰富的肿瘤,无浸润性生长(图 33.4A、B)。CPP 是高度血管化的肿瘤,由脉络丛动脉供血,产前彩色多普勒血流成像显示肿块底部特征性的血管分布(图 33.4C,表 33.2)[26]。

2. MRI 表现　MRI CPC 通常具有与脑脊液(CSF)相同的信号强度,扩散加权图像上显示为高信号。囊液的信号强度可能在 T1 加权和 T2 加权图像上较高,在表观弥散系数图上较低,这可能是由于蛋白质含量较高导致的水扩散速率较慢[2,3]。

MRI 的 T1 加权序列上,CPP 表现为均匀的脑室内菜花状肿块,肿块可能黏附在侧脑室壁上,通常可与脑组织分界清晰。典型特征是,与灰质相比,乳头状瘤的中心部分在 T1 加权图像上是等信号到低信号,在 T2 加权图像上,是等信号到高信号。由于丰富的血管分布和扩大的供血动脉,呈明显的均匀强化。钙化和出血可能会局部改变肿瘤的信号强度,钙化和血管分布可显示为明显的低信号区域[2,5,25]。

四、影像鉴别诊断

1. CPC　颅内其他囊性异常包括蛛网膜囊肿、脑穿通畸形、囊性肿瘤和颅内出血(表 33.3)。大的单房 CPC 可表现为脑室扩张。局部脑室内出血引起的血凝块可被误认为是 CPC。

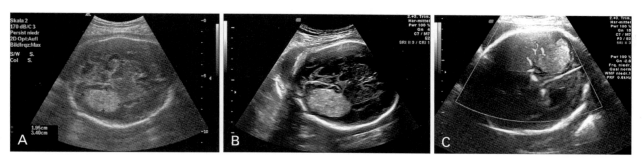

图 **33.4** (A)妊娠 31 周胎儿 CPP。横切面显示右侧侧脑室高回声肿瘤约 10 mm,同侧脑室中度扩张,无其他异常;(B)妊娠 32 周同一胎儿的 CPP,横切面显示侧脑室内肿瘤生长,引起中线移位;(C)横切面显示右侧侧脑室肿瘤的供血血管(能量多普勒)。(引自 Hartge DR,Axt-Fliedner R,Weichert J. Prenatal diagnosis and successful postnatal therapy of an atypical choroid plexus papilloma — case report and review of literature. J Clin Ultrasound 38:377-383,2010)

表 33.3 颅内外侧囊肿的鉴别诊断	
脉络丛囊肿	囊肿位于侧脑室脉络丛内 双侧或单侧
蛛网膜囊肿	囊壁光滑 非对称性 肿块效应 可能出现脑积水(取决于具体位置)
脑穿通畸形	通常是单侧 与侧脑室交通 囊腔大小随着距脑室距离的增加而增大 空腔内壁衬以白质
囊性肿瘤	肿块效应 实性或不规则的囊性成分
颅内出血	早期脑室内高回声血凝块 后期高回声血凝块及侧脑室扩张

注：引自 McGahan J, Thurmond A. The fetal head. In McGahan J, Porto M, editors: Diagnostic obstetrical ultrasound. Philadelphia, 1994, Lippincott.

2. CPP 胎儿颅内肿块的鉴别诊断包括脑室内出血、脉络丛癌和其他脑肿瘤(如丘脑海绵状血管瘤)[27]。脑室内出血伴血栓形成和蛛网膜颗粒的继发性刺激,导致脑脊液重吸收减少,类似 CPP。脑室内血凝块没有血供,彩色多普勒可以帮助与实体肿瘤进行鉴别。超声特征如肿块大小和彩色多普勒特征不能鉴别良性(CPP)和恶性(脉络丛癌)肿瘤。最终诊断只能在手术切除肿瘤后可获得[25]。

五、治疗方案概要

(一)产前

1. CPC 合适的临床管理仍存在争议,一些研究认为孤立的 CPC 不是基因检测的指征,而另一些研究则建议应该进行基因检测[13,28]。基于 Yoder 等[20] 和 Demasio 等[21] 的研究,根据美国妇产科医师学会[29] 和世界围产期医学协会产科超声工作组[30],我们建议以下 CPC 管理方案。

(1)当发现 CPC 时,应该对整个胎儿进行针对性超声检查。妊娠过程中可考虑进行常规随访扫查以确认 CPC 是否消失[28];与较小的囊肿相比,较大的囊肿(大于 10 mm)可能会增加患 18-三体综合征的风险;其他超声特征如双侧性囊肿、数量多、复杂性和延迟消失等,似乎与非整倍体的风险无关[9,11]。标准的产科管理是针对孤立性 CPC。

(2)如果发现任何其他超声异常应提供遗传咨询和核型分析。如果 CPC 是孤立的,先症者风险(母亲年龄或以前的风险评估,表 33.1)应该是决定是否进行核型、无创产前检查或简单观察的主要因素[12,2]。

(3)父母应该了解并确信 CPC 通常有良好的自然结局(自发消退)。

2. CPP 对于 CPP 的产前治疗管理缺乏有效的建议,及时产前识别和诊断 CPP 有助于计划的非创伤分娩。如果脑室扩张加重,选择性剖宫产是首选治疗方法[5,6,24]。

(二)产后 对于孤立性 CPC 病例,应提供新生儿颅内超声检查以确认大脑正常,其预后较好,不需要对婴儿和儿童早期进行强化随访[17,28,29]。

CPP 通常需要通过手术切除肿瘤来治愈,术中切除肿瘤时应小心固定血管蒂后完全切除[5,24]。然而,手术过程可能有技术上的困难和复杂的出血,但复发或恶变的风险较低,不必对发育中的大脑进行放疗[5]。

医生须知

对于孤立性 CPC 的预后,准父母应该放心;应该向父母解释囊肿的自然过程和非整倍体的风险,特别是 18-三体综合征;如果发现 CPC,胎儿需要由经验丰富的超声医生进行全面的超声结构检查,以寻找其他异常;应对基因检测的选择及其风险和好处进行解释[11,29,30]。

对于患有 CPP 的胎儿,应告知父母肿瘤是良性的,以及在分娩后通过手术切除治愈肿瘤的可能性;有必要进行动态胎儿超声检查,跟踪脑积水的发展;应计划进行阴道分娩[5,6,24]。

要点

1. CPC

- CPC 通常是良性的一过性病变。
- 典型的超声表现是高回声脉络丛内的圆形无回声囊肿。
- CPC 通常在妊娠中期超声检查中发现。
- 囊肿常迅速减小,大部分在出生前消失。
- 如存在其他异常,或先症者高风险,CPC 与发生 18-三体综合征的关联性增加。
- 对于孤立性 CPC,先症者风险(母亲的年龄或先症风险评估)是决定是否进行基因检测的主要因素。

- 如果发现相关异常,应进行胎儿核型分析。

2. CPP

- CPP 是非常罕见的,组织学上通常是良性的胎儿颅内肿瘤。
- 典型的超声表现是脑室内高回声肿块。
- 肿瘤在大多数情况下会引起脑室扩张。
- 选择性剖宫产是严重脑积水的首选分娩方式。
- 患儿通常会在出生后 1 年内出现症状,并伴有颅内压升高。
- CPP 可通过手术切除治愈且效果良好。

参考文献见 *www.expertconsult.com.*

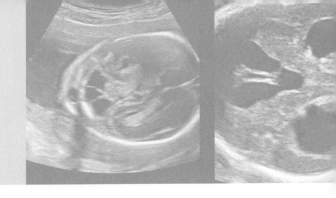

第34章

胼胝体和透明隔异常

PAOLO VOLPE | CARMELA VOTINO | TIZIANA FANELLI |
VALENTINA DE ROBERTIS | GEORGIOS REMBOUSKOS | ANDREA ROSSI

胡丹 译　吕小利　任敏 审校

一、引言

胼胝体和透明隔的异常是前脑中线发育障碍所致。前脑中线的发育高峰在妊娠7~12周,主要包括交叉板、连合板和下丘脑板的形成,妊娠12~20周时胼胝体和透明隔发育形成。胼胝体和透明隔异常常与其他颅脑异常有关。

二、胼胝体异常

(一)定义　胼胝体是主要的端脑连合。端脑连合体是从一个半球延伸到另一个半球的皮质白质束,通常以对称的方式延伸[1,2]。另一个半球间的连合体是前连合和海马体的连合体。胼胝体从前到后由四个部分组成:嘴部、膝部、体部和压部(图34.1)。胼胝体发育异常包括完全型和部分型胼胝体发育不全(agenesis of the corpus callosum,ACC),部分型ACC也被称为发育减退(或发育不良)。

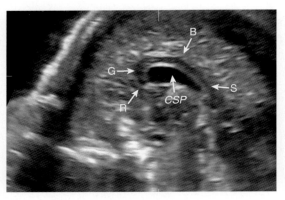

图34.1　妊娠22周胎儿的颅脑正中矢状面,显示整个胼胝体。B:体部;CSP:透明隔腔;G:膝部;R:嘴部;S:压部。

(二)发病率和流行病学　不同的研究报道胼胝体异常的发病率差异显著。有文献显示,根据人群和诊断标准的不同,一般人群的发病率为0.3%~0.7%,发育障碍人群的发病率为2%~3%[3]。

(三)病因和病理生理学　胼胝体前部沿着由特殊的胶质细胞组成的融合线发展,即胶质悬带,引导额叶的连合轴突通过大脑半球间的脑膜向对侧大脑半球移动,来自颞枕叶的联合纤维沿着前连合穿过中线,而后枕顶叶的联合纤维则沿着海马连合交叉形成胼胝体压部。因此,与常见的理解不同,胼胝体没有从前向后生长,相反它由两个独立的部分形成,最终合并融合成完整的连合板[2]。如果正常的发育过程受到干扰,胼胝体可能完全或部分缺失(发育不良)[1,2,4]。

对器官发生过程的认知,有助于区分先天发育损伤和后天获得性损伤,后者通常与缺氧缺血性损伤和感染性原因有关[4],可以区分出两种类型的胼胝体发育异常。第一种类型轴突存在,但不能穿过中线,它们沿着内侧半球壁形成大的异常纤维束(Probst束);第二种类型较少见,即轴突不能形成,没有发现Probst束。ACC的病因非常复杂,已确定的原因有染色体、单基因和致畸性因素,20%的ACC存在染色体异常,如18-三体和13-三体;250多种涉及ACC的综合征已被报道,大约有15个基因被确定与AAC有关[5];一些环境和代谢因素也与ACC有关,如胎儿巨细胞病毒、风疹感染和胎儿酒精暴露等[6]。大多数孤立性ACC病例是散发的。然而,个人资料显示常染色体隐性或显性遗传发生率约为3%,因此对父母胼胝体的MRI评估是有必要的。

（四）疾病表现

1. **临床表现**　ACC 的临床特征包括智力迟钝、容易控制的癫痫和行为障碍，临床症状差异很大，从无症状的正常智力到严重的智力迟钝[7]。

ACC 的总体预后存在争议，一些研究显示合并其他异常的 ACC 预后更差[7]，而孤立性 ACC 的病例预后相对好[8]。由于文献报道的胎儿病例数较少，即使有大量的产前分析，要确定是否是孤立性 ACC 仍然很困难[6-8]，因此临床医生必须谨慎评估胎儿和新生儿的预后[6]。

最近，关于真正孤立性 ACC[9] 神经发育结果的一篇综述指出，只有 6 项研究使用了适当的数据（包括出生前后的 MRI、神经发育评估与标准化测试），75.4% 的病例结果良好，中度缺陷为 13%，严重缺陷为 11.6%，部分孤立性 ACC 与完全孤立性 ACC 的预后无明显差异[9]。

ACC 患者轻微的神经心理、感知和运动缺陷可能后期出现，因此长期随访很重要，特别是关于社会互动和学校表现方面的随访，可以为家庭提供更好的预后信息[6,7]。

2. **影像学表现**

（1）超声表现：超声检查可显示胼胝体[10]，但需要一定程度的操作技能，因为胼胝体在标准的横切面上显示不明显，还需要额外的冠状面和矢状面。头先露的胎儿可优先考虑经阴道超声检查[11,12]；臀位胎儿建议经宫底检查。使用三维多平面技术能更准确地识别正中矢状面，同时与其他两个正交平面结合可以更好地评估前脑中线结构（图 34.2）[13]。横切面的诊断是基于间接征象，因为胼胝体与透明隔有共同的解剖和胚胎形成，完全型 ACC 通常与透明隔腔（CSP）发育不全或缺失有关。

1）完全型胼胝体发育不全：妊娠中期超声畸形筛查时，经胎儿侧脑室切面未显示透明隔腔（CSP）时可怀疑 ACC（图 34.3）。其他间接征象可进一步支持对 ACC 的怀疑：①空洞脑（由于胼胝体压部缺失和枕叶固有连合束的缺陷，导致侧脑室前角和枕角扩张，图 34.4）；②大脑半球的分离增加，侧脑室体部平行并向外侧偏移（图 34.4），出现第三脑室上抬。胎儿颅脑冠状面上的间接征象主要表现为额角扩张，并显示出凹形的内侧边界（图 34.5）。这种现象是由于代表胼胝体纤维束的一个巨大纵向纤维束不能穿过大脑半球，沿矢状面重新排列并平行于中线。这个异常束即 Probst 束，平行于侧脑室的内壁延伸，扩大并使其内侧边缘变形，特别是在额角水平。每一种间接征象可单独出现，在一定程度上解释了 ACC 经常被漏诊的原因。

胎儿颅脑正中矢状面和冠状面显示胼胝体缺失可直接定性诊断为 ACC[6,10]，特别是正中矢状面显示胼胝体缺失（图 34.6A），妊娠晚期或产后，正中沟呈不典型放射状，向第三脑室汇聚（图 34.6B），在此切面上扣带回可见或者不完整。

2）部分型胼胝体发育不全：与完全型 ACC 比较，部分型 ACC（pACC）的超声表现更轻微。当胼胝体发育不完全时，通常影响后部（体部和压部），此时 CSP 可以出现，通常唯一的超声间接征象是侧脑室后角泪滴状扩张（空洞脑）。诊断 pACC 很重要，因为大约 1/3 孤立性病例与中度或重度神经系统疾病相关[9]；而多达 1/3 的病例没有间接征象，因此只能尝

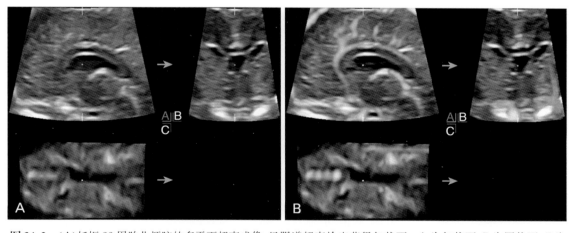

图 34.2　（A）妊娠 22 周胎儿颅脑的多平面超声成像，经阴道超声检查获得矢状面。A 为矢状面，B 为冠状面，C 为横切面。参考点的位置在透明隔腔内。为了更好地评估不同颅脑结构之间的关系，可在一个平面上移动参考点并评估其他两个平面相应的变化。（B）同一 22 周胎儿大脑的彩色多普勒超声，以多平面模式显示，能够详细显示大脑前动脉和胼周动脉。

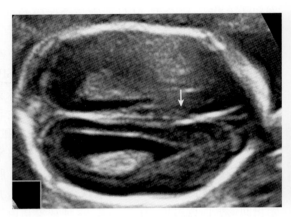

图 34.3 ACC 的间接征象。妊娠 22 周胎儿颅脑横切面显示透明隔腔缺失（箭头），侧脑室前角及枕角扩张，呈泪滴状（空洞脑）。

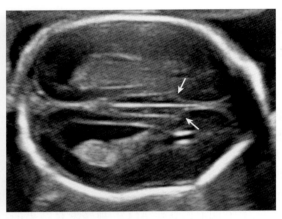

图 34.4 ACC 的间接征象。妊娠 22 周胎儿颅脑横切面，箭头显示大脑半球的分离增加，侧脑室体部平行并向外侧偏移。空洞脑也存在。

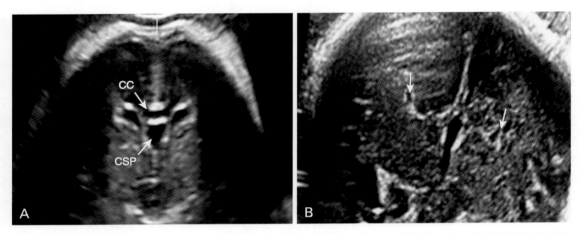

图 34.5 （A）妊娠 23 周正常胎儿颅脑冠状面显示正常发育的额角；（B）妊娠 29 周胎儿 ACC，颅脑冠状面显示膝部缺失，额角之间的距离增加（箭头）。由于 Probst 束向内侧施加压力，额角的内壁向内凹陷，与第三脑室腔一起，构成了典型的"牛头"样外观。CC：膝部；CSP：透明隔腔。

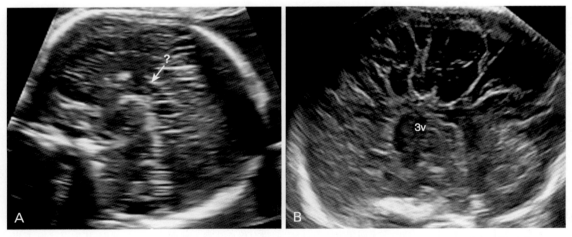

图 34.6 （A）妊娠 22 周 ACC 胎儿的颅脑正中矢状面显示胼胝体缺失（?）和 CSP 的关系；（B）妊娠 31 周胎儿 ACC，正中沟呈不典型放射状，向第三脑室（3v）汇聚。

试于正中矢状面扫查能否直接显示胼胝体(CC),否则可能会被漏诊[4,6,14]。没有间接征象的 pACC 病例 CSP 的形状也会异常[15]。正中矢状面是做出诊断的唯一方法,可见胼胝体发育小,后部缺失,部分围绕第三脑室(图 34.7)。pACC 膝部残存的情况较少见,超声灰阶成像胼胝体很薄几乎看不见,只有显示胼周动脉时才能识别。

ACC 彩色多普勒成像显示胼周动脉沿胼胝体表面形成的半圆形动脉环缺失或扭曲(图 34.8),这一征象有助于诊断 ACC,对 pACC 的诊断价值更大。pACC 胼胝体前部小部分存在时,单独灰阶成像难以显示,但胼周动脉可以进行跟踪并包绕[4,6],当包绕的胼周动脉消失了,则表明胼胝体后部缺失。

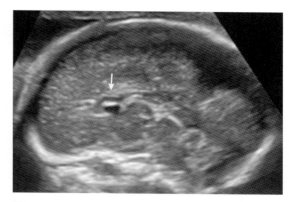

图 34.7 妊娠 24 周胎儿 pACC:颅脑正中矢状面,膝部和体部前部分存在(箭头所示),体部后部分和压部缺失。

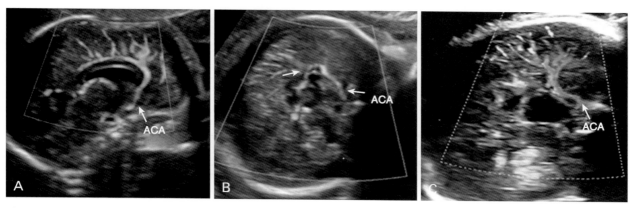

图 34.8 (A)妊娠 22 周正常胎儿颅脑正中矢状面,彩色多普勒显示大脑前动脉(ACA)分支,形成胼周动脉(PA);(B)妊娠 22 周 pACC 胎儿颅脑正中矢状面,因 PA 走行而显示出较小的胼胝体(箭头),PA 前面紧靠膝部向后上走行,后部胼胝体缺失时 PA 不显示;(C)妊娠 30 周完全型 ACC 胎儿颅脑正中矢状面显示 PA 经典的环形包绕缺失,此外中线半球间囊肿清晰可见。

ACC 相关的中线半球间囊肿通常是脑室系统的延伸(图 34.8C),颅内脂肪瘤是另一种可能与 ACC 相关的异常,这种异常仅在妊娠晚期可见,表现为在大脑半球间裂下部的高回声结构(图 34.9)。

(2) MRI 表现:胎儿 MRI 可以很好地显示胼胝体和其他中线结构。MRI 通常采用超快技术(如单次快速自旋回波)来获取 T2 加权序列,图像无运动伪影,具有良好的分辨率[16]。正常胼胝体显示为两个半球之间的条形低信号。透明隔腔上方可见胼胝体的膝部和体部,冠状面和横断面上呈"八"字形。无论胎龄如何,胼胝体后部(体部到压部)总是比前部(嘴部和膝部)更明显(图 34.10),因为两个大脑半球后部分离程度较大,大脑半球间裂向后延伸,因此任何对连合板的评估必须包括横向和冠状两个正交切面。胼胝体长度通过正中矢状面易于测量,整个妊娠期有正常范围[17],胎儿 MRI 测量胼胝体厚度的标准仍然缺乏。

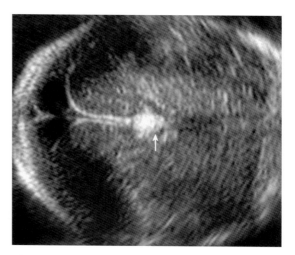

图 34.9 ACC 与脂肪瘤相关。大脑半球间裂下部可以清楚地看到一个高回声结构(箭头)。

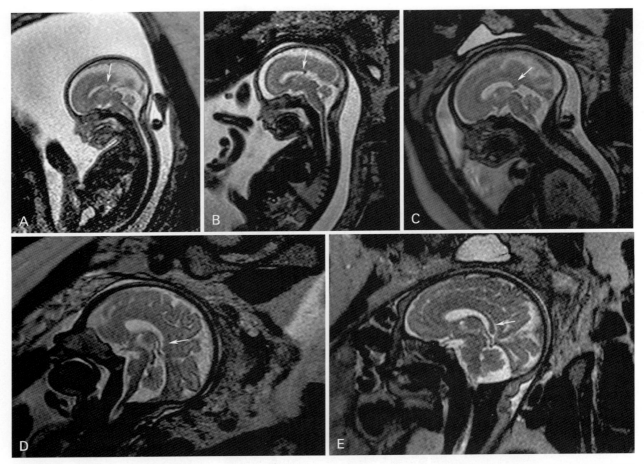

图 34. 10 正常胎儿 MRI:妊娠 21 周(A)、24 周(B)、28 周(C)、32 周(D)和 36 周(E)时矢状面 T2 加权图像。注意胼胝体的压部(箭头)总是比胼胝体的前部更明显。

超声诊断 ACC 有 0～20％的假阳性率,这突出了 MRI 的诊断价值[18]。MRI 可清晰显示完全型 ACC(图 34.11),连合板缺失,侧脑室结构异常,侧脑室平行于半球间裂并向后扩张(空洞脑),大脑半球间裂较宽,可能被扩张上抬的第三脑室占据;旁矢状面,舌状回不显示;妊娠晚期内侧沟呈放射状、轮辐状,Probst 束沿侧脑室内侧壁走行,相关特征可能包括复杂的半球间囊肿或脂肪瘤,T1 加权像能增加脂肪瘤的敏感性,但胎儿 MRI 获得 T1 加权序列存在技术挑战性,pACC 通常仍用 MRI 检测。可能存在不同程度的脑功能减退,个别病例可能有显著差异。

MRI 的主要优点是可以识别其他的颅脑异常,如沟回异常、迁移异常和异位畸形,对于这些疾病 MRI 比超声更敏感[19]。皮质异常如多小脑回,从妊娠中晚期开始更容易识别,此时脑沟和脑回更加发育完善[6];然而妊娠中期初超声检查显示异常沟回形成可为多小脑回症提供证据[20]。

与其他颅脑异常的相关性可能会缩小鉴别诊断的范围,并在某些情况下提供了特定的综合征诊断。例如,女性胎儿 ACC、不对称累及两个大脑半球的多小脑回和脉络丛囊肿是 Aicardi 综合征的特征[21]。

(五)影像鉴别诊断 前脑无裂畸形和视隔神经发育不良(SOD)的特征也是 CSP 缺失(图 34.12),需要和 ACC 进行鉴别。融合或连通的额角(图 34.12)和胼胝体(有时变薄)的存在有助于鉴别单纯透明隔缺失和 ACC,融合的额角、异常的大脑前动脉及前方异常发育的半球间裂(图 34.12 和图 34.13)可以区分前脑无裂畸形和 ACC。

(六)治疗方案概要

1. **产前** 产前无有效治疗方法。诊断为 ACC 的胎儿因染色体异常的风险高,应该进行核型分析。此外,与孟德尔疾病的关联较高,因此完整家族史和仔细寻找其他结构异常很重要。

2. **产后** 主要针对症状治疗,包括物理治疗、心理治疗、言语治疗和癫痫发作的抗癫痫药物治疗。

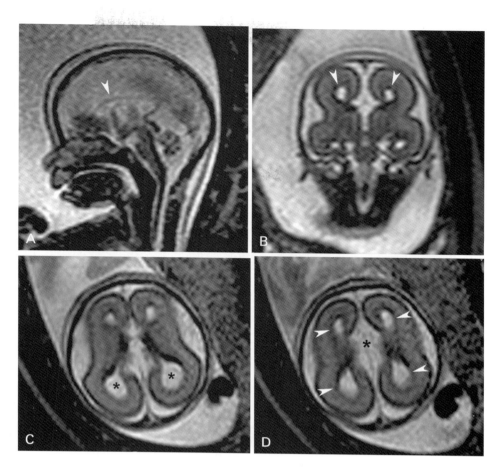

图34.11 妊娠 20 周胎儿胼胝体完全发育不全。(A)矢状面 T2 加权像显示胼胝体完全缺失:第三脑室末端脉络膜隐约可见(箭头);(B)冠状面 T2 加权像显示额角(箭头)方向异常,与第三脑室一起形成"牛头"样外观;(C、D)横断面 T2 加权像显示扩张的侧脑室前角(星号,C)和与中线方向平行的侧脑室体部(箭头,D),形成所谓的空洞脑。同时注意半球间裂隙变宽(星号,D)。

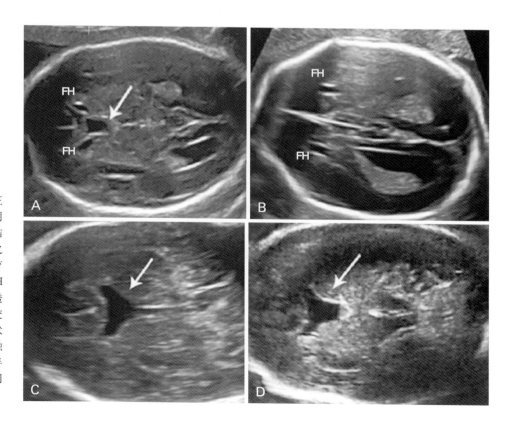

图34.12 (A)妊娠 22 周正常胎儿大脑横断切面。透明隔腔(CSP)是一个方形结构,位于两侧额角(FH)之间;(B)完全型胼胝体发育不全(ACC),CSP 缺失;FH 之间方形的透明隔;(C)透明隔缺失,箭头表示 FH 交通(和没有 CSP);(D)叶状前脑无裂畸形;箭头表示融合的 FH(和没有 CSP),前半球之间不显示正常的半球间裂隙。

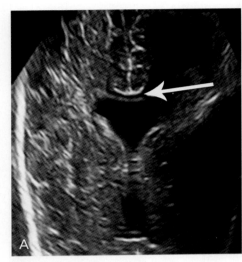
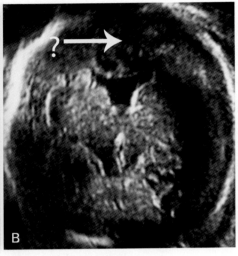

图 34.13　（A）透明隔缺失：妊娠 34 周胎儿颅脑冠状面显示 CSP 缺失、额角沟通，胼胝体膝部（箭头）发育正常；（B）叶状前脑无裂畸形：妊娠 30 周胎儿颅脑冠状面显示 CSP 缺失，前半球之间异常发育的半球间裂隙（?），胼胝体膝部缺失，额角融合。

医生须知

- 妊娠 18～20 周之前由于胼胝体发育不完全，通常不能诊断 ACC。
- ACC 通常与其他颅内和全身异常相关，可能是某种综合征的部分表现。
- 妊娠 20～22 周超声或 MRI 表现为孤立性 ACC 时，也可能出现其他中枢神经系统畸形（如脑回异常）或中枢外神经系统异常。
- 需要进行遗传咨询。

要点

- 完全型 ACC 的主要超声间接征象包括空洞脑、CSP 缺失和大脑半球间裂增宽。
- ACC 的明确诊断依赖于对直接征象的识别，包括胎儿颅脑正中矢状面和冠状面显示胼胝体缺失。
- pACC 可能很难识别，有 1/3 的病例缺乏间接征象。其结局与完全型 ACC 相似。
- 胎儿 MRI 诊断其他颅内异常比超声更敏感，如沟回异常、迁移异常和异位畸形。
- ACC 的总体预后存在争议，一些研究认为当 ACC 合并其他异常时预后更差，真正孤立性 ACC 似乎有相对好的预后（25% 的病例 3 岁后出现神经发育迟缓）。
- 对于孤立性 ACC 病例，尽管联合使用 MRI 和超声检查，但缺乏较强的预后标志物，使产前遗传咨询困难。

三、透明隔缺失和视隔发育不良

（一）定义　透明隔（SP）是位于额角内侧边缘和侧脑室体之间的一种结构，与胼胝体密切相关，胼胝体提供了其头侧和上侧边界，穹窿体形成其后下缘。SP 不包含灰质组织，但其不仅仅是一种膜，它由沿着中线排列的两层白质鞘组成，并被证明含有纤维组织。在胎儿期，其两个鞘之间的间隙是透明隔腔（CSP）（图 34.12），在压部和海马连合之间偶尔出现后隐窝，即韦尔加腔。

透明隔发育不全（ASP）是一种罕见的脑异常，可以是孤立性的，也可以是皮质异常、ACC、前脑无裂畸形或 SOD 的一部分（表 34.1）[6,22-24]。这些异常可能表现轻微，致产前诊断和管理困难；此外，由于严重脑积水而引起继发性透明隔破裂也有报道[23]。当与视神经发育不良相关时，ASP 是 SOD 的典型特征。SOD 首先由 De Morsier[25] 在 36 例患者尸检中描述。这是一种高度异质性的情况，包括视神经发育不全、透明隔缺失和下丘脑-垂体功能障碍的可变组合；SOD 还可能与皮质异常（"SOD＋"）相关，特别是双侧裂脑畸形和多小脑回畸形。

表 34.1　与透明隔腔缺失相关的胎儿颅脑异常

视隔神经发育不良（SOD）
前脑无裂畸形
完全型胼胝体发育不全（ACC）*
双侧多小脑回畸形
双侧裂脑畸形
严重脑积水

注：* 原文有误，已改。

（二）发病率和流行病学 10 万人中有 2～3 人发生透明隔部分或完全缺失[23]，这一比例并不包括无症状病例，这种异常可能是孤立性的或与其他的颅脑畸形相关。

（三）病因和病理生理学 大多数 SOD 病例是散发的，一些病因已被提出。已经描述了许多家族性病例在 SOD 和相关表型患者中发现了关键发育基因的突变，包括 *HESX1*、*SOX2*、*SOX3* 和 *OTX2*，这表明在散发性病例中也存在遗传原因。SOD 的确切病因可能是多因素的，除了关键发育基因的重要作用外，还包括环境因素（药物和酒精滥用、年轻的孕母）[26]。

（四）疾病表现

1. **临床表现** 临床表现严重程度不同，仅有 30％的患者表现出完整的临床三联征，许多患者仅有相关症状。孤立性 ASP 儿童通常有良好的神经系统预后，18％被诊断为 ASP 的胎儿有发生 SOD 的风险[27,28]。由于文献中只有非常短期的随访数据，长期的神经学预后前景很难预测。一些 SOD 患者表现为出生时出现多种先天性异常，而另一些表现为儿童时期生长障碍和/或视觉异常（最常见的是斜视或眼球震颤）。视神经发育不全可为单侧或双侧（分别为 57％和 32％），23％的患者出现明显的视力损害，62％～80％的患者存在垂体功能低下，其中生长激素缺乏导致儿童身材矮小是最常见的内分泌异常，也可能会出现其他激素不足（如促甲状腺、促肾上腺皮质和促性腺激素释放激素不足）。脑中线发育异常包括透明隔（60％的病例）和/或胼胝体发育不全，相关的皮质畸形也有报道 SOD＋综合征。可能存在智力缺陷、生长发育迟缓、癫痫发作和脑瘫，其他表现还包括尿崩症、睡眠障碍、自闭症、性早熟、肥胖、体温调节障碍、嗅觉丧失、感音神经性听力损失，以及心脏和手指异常。

SOD 的临床表现是多种多样的，视力障碍可能从失明到几乎正常的视力；2/3 的患者出现下丘脑-垂体功能不全，主要表现为生长缺陷和尿崩症；男性也可能存在阴茎发育不良，存在 SOD＋综合征时，可存有癫痫发作或痉挛性运动障碍或两者都有，根据疾病的严重程度，SOD 的预后不同。

孤立性 ASP 比 SOD 更常见，通常无症状。然而，由于存在超声和 MRI 无法发现的颅脑异常，产前诊断为孤立性 ASP 并不能保证神经系统临床状态正常[29]，孤立性 ASP 可能与行为和神经心理障碍有关[27]。

2. **影像学表现**

（1）超声表现：超声检查可在妊娠中期诊断 ASP，表现为 CSP 缺失和额角融合，冠状面显示透明隔缺失，额角呈方形，指向下方（图 34.13 和图 34.14），胼胝体通常存在。SOD 与孤立性 ASP 的鉴别诊断可以尝试评估以下三方面：①母体尿液和血清雌三醇水平；②胎儿血液检测生长激素、促肾上腺皮质激素和催乳素；③妊娠晚期 MRI 和三维超声测量视神经和视交叉大小[6,22,30]。

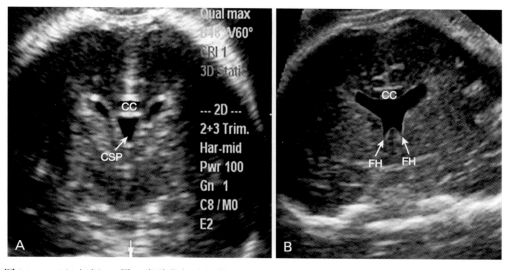

图34.14 （A）妊娠 23 周正常胎儿颅脑冠状面显示正常发育的额角、胼胝体膝部（CC）和透明隔腔（CSP）；（B）透明隔缺失，妊娠 29 周胎儿颅脑冠状面显示 CSP 缺失、额角（FH）融合。（箭头）清晰显示额角指向下方的典型特征。胼胝体膝部正常发育。

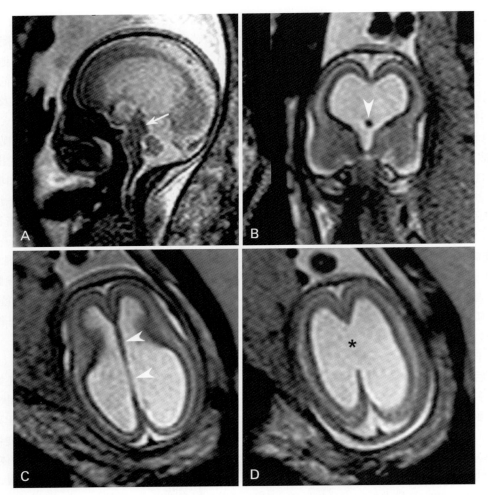

图 34.15 妊娠 21 周胎儿的视隔神经发育不良（SOD）。（A）矢状面 T2 加权像显示脑室明显扩张和导水管狭窄（箭头）；（B）冠状面 T2 加权像显示穹窿柱（箭头）在中线上的融合，注意脑室扩张，额角呈方形；（C）颅脑横断面穹窿融合水平 T2 加权像（箭头）提供了透明隔存在的错误印象；（D）侧脑室水平横断面 T2 加权像显示，两个侧脑室在中线处广泛相连（星号）。

（2）MRI 表现：胎儿 MRI 可清晰显示透明隔和 CSP，ASP 时额角中线融合。视隔神经发育不良（SOD）典型表现为穹窿柱融合，在中线矢状方向形成脑室内束，冠状面可清晰显示，这一发现有助于诊断相关性脑积水（图 34.15）。即使在妊娠晚期进行 MRI 检查评估视神经和视交叉的大小也是困难的，通常只有在出生后才能被诊断。然而当存在视交叉发育不良（和皮质异常）时，应怀疑 SOD，并可通过母体和胎儿的内分泌缺陷来证实[6,22]。MRI 也用于检测可能的相关皮质异常，如多小脑回和裂脑畸形，然而妊娠中期初胸沟尚未发育出现时扫描，很难排除皮质畸形。

（3）其他表现：SOD 患者激素紊乱的发病程度差异很大，50%～90% 的病例在婴儿期出现内分泌障碍[31]。因此，尽管胎儿垂体功能正常（胎儿 MRI 视束形态正常），产前也不能完全排除 SOD。因此对胎儿垂体功能的评估应纳入诊断流程，因为垂体功能障碍是 SOD 的典型征象。

典型征象

ASP 的典型征象包括：CSP 缺失、中线穹窿融合、前角中线处相连、额角方形外观。

（五）影像鉴别诊断　超声冠状面显示透明隔缺失导致侧脑室方形外观，类似于前脑无裂畸形（图 34.13 和图 34.16）。如果大脑半球间裂隙正常发育，胼胝体前动脉和大脑前动脉的形状和位置正常，则提示 ASP 而不是前脑无裂畸形（图 34.13）。MRI 可清楚地显示前脑无裂畸形的额叶腹侧融合和 SOD、孤立性 ASP 病例中向尾侧移位的穹窿。

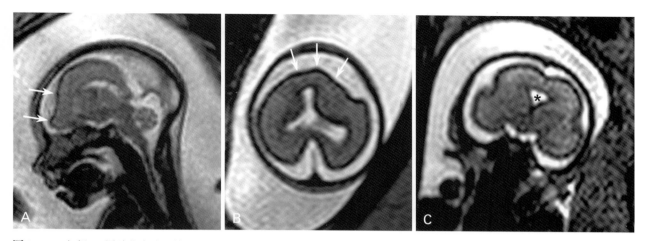

图 34.16 妊娠 23 周胎儿半叶型前脑无裂畸形。(A)矢状面 T2 加权像显示前侧中线连接的神经结构异常(箭头);(B)横断面 T2 加权像证实了额叶缺乏分裂(箭头),透明隔缺失;(C)冠状面 T2 加权像显示侧脑室中线融合(星号),让人想起视隔发育不良。

(六)治疗方案概要

1. 产前 产前没有有效的治疗方法。

2. 产后 产后治疗主要是对症治疗,多学科团队应定期随访管理 SOD 患者。激素缺乏可以用激素替代疗法来治疗,但随着年龄的增长,需要密切监测。儿童可能会受益于针对视障人士的发展项目及物理和职业治疗。

医生须知

● 超声和 MRI 可在妊娠中期诊断透明隔缺失。
● 一些相关的颅脑异常要到妊娠晚期方可检测到。
● 多数 SOD 不能在出生前确诊。

要点

● 超声可于妊娠中期诊断透明隔缺失。
● MRI 可显示视神经和视交叉的大小(妊娠晚期),可发现视神经或交叉发育不全(SOD),并显示可能的相关皮质异常(SOD+综合征)。
● 对胎儿垂体功能的评估应纳入诊断流程,因为存在垂体功能障碍是 SOD 的典型征象。
● SOD 的临床表现是多样的;仅 30% 的患者表现为完整的临床三联征,很多患者仅有相关的发现。

参考文献见 www.expertconsult.com.

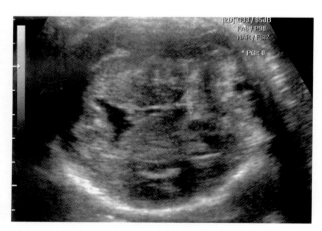

第35章

视隔发育不良

METHODIUS G. TUULI | ANTHONY O. ODIBO

刘畅 译，吕小利 任敏 审校

一、引言

视隔发育不良（septooptic dysplasia，SOD），又称 de Morsier 综合征，是一种罕见的异质性疾病。它的特征性表现是视神经发育不全和前脑中线结构异常，如胼胝体发育不全、透明隔腔缺失、垂体发育不全，由此导致全垂体功能减退[1]。有人提议应放弃 SOD 和 de Morsier 综合征这两个术语，因为它们不是独立的疾病[2]。

二、疾病概述

（一）定义 SOD 的诊断需要具备以下两个典型特征：①视神经发育不全；②前脑中线结构异常或垂体发育不全[1]。

（二）发病率和流行病学 报道的活产儿发病率为 1/10 000[3]，男性和女性发病率相近。一些研究表明 SOD 在年轻母亲和初产妇中更常见[3]。人口密度高的地区、失业率高的市中心地区和少女妊娠率高的地区，这种情况更为常见。

（三）病因和病理生理学 SOD 的病因尚不确定。这可能是同源盒基因 *HESX1* 突变的结果，也可能是常染色体隐性遗传[4]。散发病例被认为是由血管破裂、接触致畸剂（如丙戊酸和乙醇）、病毒感染（如巨细胞病毒）或母体滥用可卡因和苯丙胺药物所致[5,6]。

三、疾病表现

（一）临床表现 SOD 的临床表现多种多样，取决于解剖缺陷的程度和垂体受累的程度，大多数病变个体表现出神经发育障碍、视力缺陷和癫痫发作等。

相关的眼部异常包括眼球震颤、小眼症、虹膜、脉络膜和视网膜的缺损；相关的颅脑异常包括脑室扩大、胼胝体发育不全和裂脑畸形；颅面异常包括双侧唇裂/腭裂、高弓腭和扁平鼻梁；智力低下也较常见。

45%～60%的受累个体存在垂体前叶和后叶缺陷的情况[4,6]，低水平的生长激素和抗利尿激素可能导致垂体侏儒症和尿崩症，也可能发生青春期延迟或性早熟；另一种内分泌方面的表现是继发性甲状腺功能减退症，其特征是甲状腺激素水平低，伴促甲状腺激素水平低。

（二）影像学表现

1. 超声表现 经典的超声表现是透明隔腔缺失，侧脑室前角于中线处融合，形成典型的"方形屋顶"征象（图 35.1）。胼胝体可存在、变薄或缺失，轻度脑室扩大是常见的。

图 35.1 妊娠 35 周胎儿颅内解剖结构。透明隔腔缺失，侧脑室前角中线处融合，呈现典型的"方形屋顶"征象。

根据产前超声表现,SOD 最初分为两个不同的解剖亚组[6]。

(1) 存在裂脑畸形,正常大小的脑室,透明隔腔残留,视辐射正常。

(2) 没有裂脑畸形,透明隔腔缺失和白质发育不全,脑室扩大。诊断技术的进步以及对该疾病认识的进展表明,SOD 是一系列不同严重程度的病变,而不只是两种截然不同的亚型。

2. MRI 表现　胎儿 MRI 可以明确检查透明隔腔的缺失和其他相关的大脑畸形,然而 MRI 缺乏足够的分辨率来检测视交叉和视束的异常。

(三) 影像鉴别诊断

(1) 前脑无裂畸形(叶状和无叶型)。

(2) 裂脑畸形。

(3) 胼胝体发育不全。

(四) 治疗方案概要

1. 产前　胎儿疑似 SOD 的孕妇,不需要特殊的产科管理。羊膜腔穿刺术可能有助于排除遗传学的非整倍体,促进父母咨询,确定诊断后,及时终止妊娠是一种选择;选择继续妊娠时不需改变产前护理;新生儿科或小儿神经科会诊有助于父母为新生儿期的随访和长期预后做好准备。

2. 产后　出生后,新生儿需要进行 CT 或 MRI 等影像学检查、内分泌评估和视觉评估以确诊,预后取决于相关异常的严重程度和垂体功能不全的程度,预防低血糖发作、癫痫发作和激素失衡对于长期生存

和总体预后至关重要,应告知父母未来妊娠的复发风险通常较低,然而少数病例可能是显示常染色体显性遗传和常染色体隐性遗传模式。

医生须知

SOD 是一种罕见的异质性疾病,其特征表现是:①视神经发育不全;②前脑中线结构异常;③垂体发育不全。它可能是由特异性基因突变或可能的常染色体隐性遗传导致,典型的超声征象是透明隔腔缺失。

要点

- SOD 的诊断需要具备以下三个特征中的两个:①视神经发育不全;②前脑中线结构异常;③垂体发育不全。
- 产前超声诊断线索包括透明隔腔缺失、胼胝体发育不全和脑室增宽。
- 临床表现是多种多样的,取决于解剖缺陷的程度和垂体受累的程度。
- 胎儿疑似 SOD 的孕妇,不需要特殊的产科管理。

参考文献见 *www.expertconsult.com.*

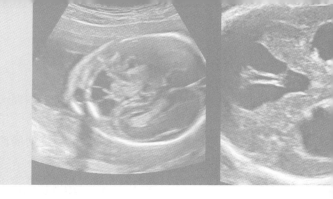

第36章

脑皮质的发育和疾病

ANTS TOI | GUSTAVO MALINGER

刘畅 译，董立平　高月秋　任敏 审校

一、引言

　　大脑皮质神经细胞的发育始于妊娠7周左右，起源于脑室表面生发基质中的干细胞。干细胞增殖并分化为神经胶质细胞和神经元。神经胶质细胞呈辐射状迁移到大脑表面，形成辐射状胶质纤维支架，神经元沿着这些纤维移行至大脑表面，并在此处相互连接构成大脑皮质。来自神经节隆起的其他神经元切相迁移，形成抑制性神经元和基底节。在妊娠15～20周时快速发育。妊娠30周左右，大脑皮质的神经元发育完成，形成了6层大脑皮质。神经元形成的数量超过了所需的数量，其中一半以上的神经元发生了细胞凋亡[1]。在大脑皮质形成的同时，大脑其他结构也在发育，包括联合处（如胼胝体）、小脑和眼睛。任何原因造成正常神经发育中断都可能导致任意结构出现异常，最终的临床表现往往反映的是损伤发生的时间而不是损伤的性质[2]。

　　迁移和发育受复杂的基因-蛋白质相互作用的控制[3]。控制神经发育的基因通常也控制着肌肉和骨骼等身体其他器官的发育，因此参与神经发育的基因突变或紊乱可导致体细胞发育异常。例如，与致死性骨发育不全相关的 *FGRF3* 基因发生突变会导致骨骼异常和巨脑回畸形[4,5]。

二、疾病概述

　　（一）定义　皮质发育障碍统称为皮质发育畸形（malformations of cortical development，MCD）。表现多样，没有单一或完整的分类方法。Barkovich等[2]根据损伤时间和遗传异常对皮质发育畸形进行了分类（表36.1）。

表36.1　皮质发育畸形的分类

神经元增殖、分化或凋亡异常
　脑大小异常（小头畸形、大头畸形、半侧巨脑畸形）
　异常神经元增殖（伴或不伴肿瘤）
神经元迁移异常
　1型无脑回畸形/皮质下带状异位
　2型无脑回畸形（鹅卵石样皮质/先天性肌营养不良症）
　灰质异位症
迁移后神经元连接异常
　多小脑回畸形
　脑裂畸形

注：修改自 Barkovich AJ, Guerrini R, Kuzniecky RI, et al. A developmental and genetic classification for malformations of cortical development: update 2012. Neurology 135: 1348 - 1369, 2012。

　　（二）发病率和流行病学　皮质发育畸形并不常见。然而，在约25％患有顽固性癫痫的儿童和年轻人中发现有皮质发育畸形。

　　（三）病因和病理生理学　无论何种原因造成神经元增殖、迁移和连接异常均可导致皮质发育畸形[2,5,6]。在确定畸形的类型时，损伤的特定发育阶段可能比损伤本身更为重要。皮质发育畸形的病因多种多样，大约一半的病因是未知的，其余病因包括单基因疾病和先天性代谢异常（过氧化物酶体病、有机酸中毒、线粒体疾病）[7]。外源性（获得性）损伤包括缺氧、母体疾病（糖尿病、苯丙酮尿症）和母体暴露（致畸剂）。

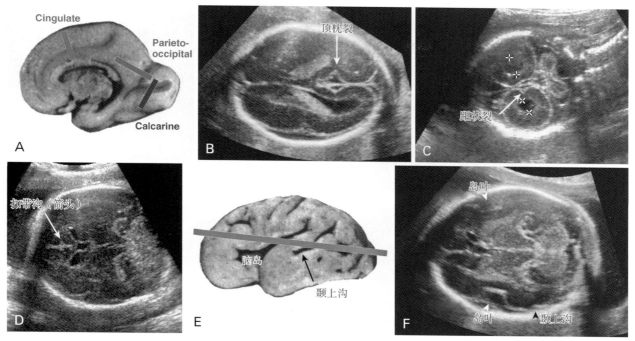

图 36.1 超声显示早期出现的脑沟和脑裂。（A）Medial hemispheric sulci at 26 weeks' gestation. Sulci indicated by color. Solid bars indicate scan orientation that is used to show each sulcus. [40]；（B）妊娠 24 周时的顶枕裂呈菱形结构（箭头）；（C）妊娠 22 周时枕叶内侧面距状裂切迹（箭头）；（D）妊娠 26 周时的扣带沟（箭头）；（E）妊娠 28 周时出现的早期脑沟，探查切面显示外侧裂、脑岛及颞上沟；（F）早期外侧脑沟的正常超声表现，白色箭头指向岛叶呈倒三角形，黑色箭头指向颞上沟。（A 修改自 DoroviniZis K，Dolman CL. Gestational development of brain. Arch Pathol Lab Med 101：192 - 195，1977. Copyright © American Medical Association. 侵权必究）

（四）疾病表现

1. 临床表现　临床表现多样，可表现为功能正常，也可表现为严重发育迟缓或死亡，其中癫痫较为常见。它还可出现与相关异常和综合征相关的其他临床表现。

2. 影像学表现　整个妊娠期间大脑经历了显著的形态学改变，因此了解每个阶段的正常表现非常重要。

（1）超声表现：超声检查是评估产前胎儿中枢神经系统（CNS）的主要手段[8-10]。通过多普勒和三维超声还可获得更多额外信息。妊娠 18 周时脑沟及脑岛发育成熟，可在此阶段评估其成熟度。超声检查更易评估半球内侧面的脑沟[11-14]（图 36.1 和表 36.2）。

（2）MRI 表现：MRI 是次要检查手段，可显示更为完整的解剖结构（图 36.2）。MRI 可以更有效地评估大脑皮质、区分灰质和白质，并且可以检测出缺氧和出血性改变[5,6,8,15,16]。目前正在开发更为复杂的 MRI 序列，进而评估皮质的代谢和微观结构的变化[17]。在妊娠 24 周之前，MRI 均可有效诊断皮质发育畸形。

表 36.2　超声和 MRI 可显示脑沟的胎龄

脑裂或脑沟	超声第一次显示	超声总是可以显示	MRI第一次显示	MRI总是可以显示
顶枕裂	18.5	20.5	18～19	23～23
距状裂	18.5	21.9	18～19	22～23
扣带裂	23.2	24.3	24～25	28～29
中央沟			26～27	26～27
大脑凸面脑沟	23.2	27.9	26～27	28～29

注：修改自 Ghai S，Fong KW，Toi A，et al. Prenatal US and MR imaging findings of lissencephaly：review of fetal cerebral sulcal development. Radiographics 26：389 - 405，2006。

三、特殊的皮质发育畸形

（一）小头畸形

1. 定义　小头畸形是指在儿童群体内，头围小于同龄和同性别者平均值的 2 个标准差（SD）以上。一些学者认为小于 3 个标准差更为合适，这可能对胎

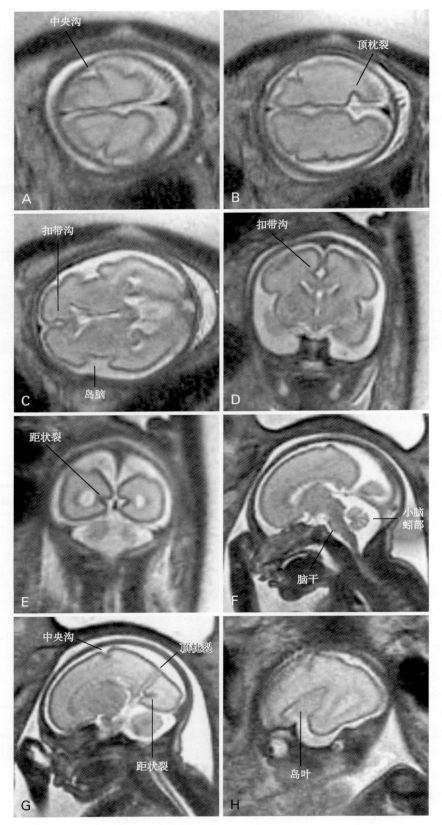

图 36.2 妊娠 28 周胎儿正常脑沟的 MRI 表现。(A)中央沟(在超声很难探及);(B)顶枕裂;(C)扣带沟和脑岛,脑岛边缘的锐角表明其正常边界;(D)扣带沟;(E)距状裂;(F)正中矢状面显示基本平直的脑干、正常的小脑蚓部和三角形的第四脑室;(G)矢状面显示中央沟和顶枕裂,距状裂与其相交;(H)脑岛和外侧裂呈三角形。

儿小头畸形的诊断更具临床意义[18-21]。小头畸形是一个描述性的术语，并不是指特定的病理状况，目的在于识别有智力缺陷的小头畸形儿。

2. 发病率和流行病学　新生儿中的发病率为 1/10 000～1.6/10 000。小头畸形通常与其他疾病相关，如果把自然流产、死胎和新生儿死亡计算在内，发病率可能更高[20,22]。根据发病原因，小头畸形可能出现在妊娠早期或晚期，但在绝大多数情况下，在出生后的第 1 年才会显现出来。

3. 病因和病理生理学　病因尚不明确（表36.3），胎儿头部大小的变化反映了大脑的发育缺陷。较小的头部可能与神经发育缺陷相关。在人类孟德尔遗传在线数据库（OMIM）中列出了 680 种与小头畸形相关的疾病（www. ncbi. nlm. nih. gov/sites/omim）。主要分为两类：原发性（先天性）和继发性（后天性）[18,21,22]（表 36.3）。

表 36.3　小头畸形的病因
原发性（先天性）
多种因素（某些病例是家族性的）
遗传因素
孤立性的
综合征
染色体异常（21-三体、18-三体、13-三体）
邻接基因缺失综合征
伴有多种异常的综合征
全前脑畸形
Smith-Lemli-Opitz 综合征
Cornelia de Lange 综合征
其他综合征
继发性（获得性或环境性）
缺氧缺血性脑病
宫内生长受限
损伤（双胞胎死亡、血管病变、外伤）
感染（特别是巨细胞病毒、寨卡病毒）
母体暴露史或致畸物（酒精、海因、辐射）
母体疾病（产妇苯丙酮尿症、控制不良的糖尿病）

注：修改自 Dahlgren and Wilson[22]，Abuelo[18]，and Tarrant et al[21]。

4. 疾病表现

（1）临床表现：胎儿头围较小，头围小于胎龄平均值的 3 个标准差。小头畸形可能出现在从妊娠中期到分娩后的任何阶段[23]，通常有可疑的不良孕史和家族史。一项针对 33 例患儿的研究发现，48% 有明显的大脑畸形，18% 有巨细胞病毒（CMV）感染，24% 有非特异性的大脑异常，10% 没有明显的大脑异常。在 90% 可识别的大脑异常的儿童中，93% 患有神经发育异常[24]；寨卡病毒（ZIKV）等其他感染可能导致脑功能障碍和小头畸形[25]。

（2）影像学表现

1）超声表现：超声检查显示头围小于胎龄（小于胎龄平均值的 3 个标准差）。根据经验，当双顶径比预期数值小 10 mm 左右时，根据双顶径估计的孕周会比实际孕周小 4 周左右[20,21,26]。某些情况下会伴有头腹比或头股骨比的异常，或两者兼有[20]。还会出现前额短而后倾（图 36.3），蛛网膜下腔增宽。由于颅骨塌陷，颅缝和囟门变窄，超声探查窗口减少，因此颅内结构显示不清，需要在非典型切面扫查颅内结构（图 36.3）。一般情况下，大脑会出现异常征象[如结构异常、脑沟异常（通常是脑回减少）、全前脑畸形、颅内钙化灶合并感染]，可能还会有其他相关综合征的表现。没有相关异常时，产前很少能诊断出小头畸形。

2）MRI 表现：MRI 的影像学表现与超声类似，包括（图 36.3）颅骨小于预期数值，蛛网膜下腔增宽，脑沟异常，通常表现为脑回减少，以及可能的感染征象（钙化、脑室滞留）[5]。然而，MRI 可以更详细地评估脑沟和脑回的异常情况，可显示出超声上不明显的出血或缺血区域。此外，脑部以外的其他征象可提示其病因及相关综合征。

典型特征
● 头围小。
● 前额短而后倾。
● 超声下颅内结构显示不清且通常伴有畸形。
● 其他异常。

要点
● 头围小于胎龄平均值的 3 个标准差。
● 如果头围小于胎龄平均值的 2 个标准差，应在 3 周后复查。
● 大脑发育异常可能出现较晚。
● 多种病因。
● 需要多学科检查与咨询。

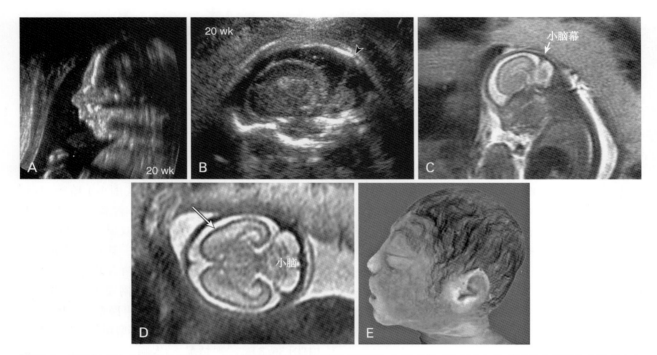

图 36.3　妊娠 20 周(wk)时的小头畸形。(A)侧面轮廓显示前额短而后倾和小颌畸形；(B)超声矢状面显示小颅骨和小脑幕上方光滑的大脑(箭头)；(C)相应的 MRI 图像；(D)MRI 轴位显示小的无脑回结构的大脑(箭头)被过量的轴外液体包围；(E)胎儿的轮廓显示特征性的前额后倾。

(二) 大头畸形和半侧巨脑畸形

1. **定义**　大头畸形是指不明原因的头颅体积增大，包括头皮、颅骨和颅内结构的异常。它是一个术语，定义为头围大于同龄、同性别者平均值的 2 个标准差以上。某些学者用第 98 百分位数或大于同胎龄平均值的 3 个标准差以上来表示，巨脑畸形是指脑体积和重量超出正常范围。大头畸形是由于巨脑畸形(脑实质的真正增大)或其他原因导致的头颅体积增大[27]，脑积水和脑肿瘤导致的头颅增大不包括在内。半侧巨脑畸形是一种皮质发育畸形，表现为一侧大脑半球的错构性异常增大[5,28]。

2. **发病率和流行病学**　发病率尚不明确，按照定义占新生儿总数的 2%，但大多数大头畸形的胎儿临床表现正常。大头畸形与多种因素相关(表 36.4)。OMIM 列出了 218 种与大头畸形相关的因素和 27 种与巨脑畸形相关的因素。

良性家族性大头畸形(外部性脑积水)约占该病例的 50%，这是一种常染色体显性遗传病，男孩的发病率是女孩的 4 倍，大多数患儿临床表现正常，家族内其他成员的颅脑体积也很大。当发现一个颅脑体积很大但发育正常的人时，我们提出的第一个问题应该是"家里有没有其他人头颅也很大"。

半侧巨脑畸形是散发性的，它可能是孤立性的，也可能与神经皮肤综合征或偏身肥大综合征相关，大多预后很差，伴发综合征时更甚。

表 36.4　与大头畸形相关的因素

遗传性
家族性大头畸形("良性")
自闭征
相关综合征
　皮肤疾病
　　PTEN 错构瘤、神经纤维瘤病
　过度生长综合征
　　Sotos 综合征、Weaver 综合征、Fragile X 综合征等
　神经-心-面部-皮肤综合征
　　Noonan 综合征、Costello 综合征等
　代谢性疾病
　　脑白质营养不良(婴儿型、海绵状等)
　　有机酸尿
　　贮积症
　骨骼发育不良
　　致死性
　脑积水
非遗传性
脑积水
　继发于出血、感染等
硬膜下积液
蛛网膜囊肿

注：修改自 Olney[31] and Williams et al[27]。

3. 病因和病理生理学　头颅体积增大可以是孤立性的，也可与许多遗传、综合征和非综合征疾病相关（表 36.4）。良性家族性大头畸形是大头畸形的最常见原因，并与蛛网膜下腔液增加有关。半侧巨脑畸形是一种脑皮质发育异常，大约 50% 的病例是孤立性的，但也可与其他异常和综合征相关[5,28,29]（表 36.5）。

4. 疾病表现

（1）临床表现　大头畸形多在妊娠晚期或儿童期表现出头颅体积增大[27,30,31]。半侧巨脑畸形表现为颅脑不对称性增大，部分病例可表现为一侧躯体肥大，癫痫发作、发育迟缓和偏瘫也很常见[29]。大头畸形和半侧巨脑畸形都有与相关疾病和综合征相关的多种表现（表 36.4 和表 36.5）。

（2）影像学表现

1）超声表现：头围大于胎龄平均值的 2 个标准差以上。然而，大头畸形可能要到妊娠晚期或分娩后才会被发现[30]。最常见的病因是良性家族性大头畸形，表现为蛛网膜下腔增宽和皮质静脉征（增宽的蛛网膜下腔中显示未移位的皮质静脉及其分支）[32,33]（图 36.4）。应仔细询问家族史，因为大多数病例的临床表现是正常的。

表 36.5	与半侧巨脑畸形相关的综合征
孤立性（约 50% 的病例）	
综合征	
皮肤综合征	
表皮痣综合征	
Proteus 综合征	
伊藤色素沉着症	
单侧黑色素沉着症	
神经纤维瘤病 I 型	
结节性硬化症	
Klippel-Trénaunay-Weber 综合征	
其他	
全半侧巨脑畸形（也涉及脑干和小脑）	

注：修改自 Flores-Sarnat[29] and Tinkle et al[28]。

伴发的躯体异常与相关综合征涉及身体的任何部位。由于潜在的影响因素不同，颅脑可表现为正常、体积增大或畸形。半侧巨脑畸形表现为大脑半球体积不对称，大脑半球的纹理和脑回异常、脑室增宽（图 36.5），可能伴发躯体和颅后窝池的不对称。

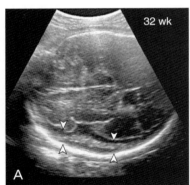
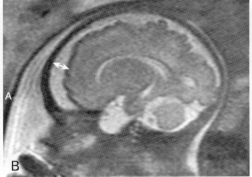
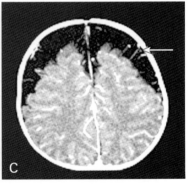

图 36.4　家族性常染色体显性大头畸形。（A）超声横断面显示蛛网膜下腔增宽（箭头之间）和表面下正常的大脑；（B）MRI 旁矢状面显示额部蛛网膜下腔增宽（箭头）；（C）另一名患者的产后 CT 显示蛛网膜下腔积液，其内有未移位的蛛网膜血管穿过（箭头）。

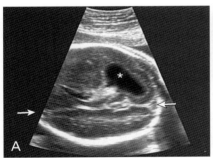
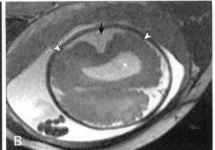
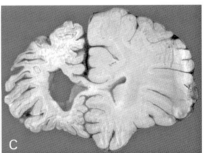

图 36.5　妊娠 26 周胎儿的半侧巨脑畸形。（A）图示患侧大脑半球增大，脑室增宽（星号）。注意箭头之间大脑镰移位[40]；（B）不同患者的 MRI 图像，上方患侧大脑半球的异常信号，异常的大脑外侧裂（黑色箭头）和异常的脑回结构（箭头）；（C）不同胎儿的病理标本显示大半球不对称增大，结构紊乱。较小的半球显示脑室增宽和异常旋转。（A 引自 Toi A, Chitayat D, Blaser S. Abnormalities of the foetal cerebral cortex. Prenat Diagn 29:355-371,2009. 图片使用通过许可）

2) MRI 表现：超声检查疑似大头畸形，MRI 可用于确定诊断。由于潜在的影响因素不同，颅脑可表现为正常、体积增大或畸形[27]（图 36.4）。半侧巨脑畸形受累侧半球体积增大、畸形，灰质和白质分化不良，脑回异常及脑室增宽；而另一侧半球受压[29]（图 36.5）。

3) 其他表现：多学科咨询和调查对大头畸形和半侧巨脑畸形的诊断和预后非常重要。

典型征象

1. 大头畸形的典型征象
- 头围大于胎龄平均值的 2 个标准差。
- 有大头家族史。
2. 半侧巨脑畸形的典型征象包括：
- 颅脑不对称。
- 癫痫。
- 对侧偏瘫。

要点

- 头围大于胎龄平均值的 2 个标准差。
- 孤立性良性大头畸形是最常见的病因，预后良好，也可能是家族性的；应该测量父母的头围。
- 可能要到妊娠晚期或出生后才会表现出来。
- 与一些相关的综合征和异常有关。
- 详细的超声、MRI、多学科调查和咨询非常重要。

（三）迁移异常（平脑症、无脑回畸形、灰质异位症和巨脑回畸形）

1. 定义　神经元迁移异常是指神经元从脑室表面生发基质到大脑皮质的迁移受阻，表现为脑回异常、脑沟异常（无脑回、巨脑回、皮质增厚）和神经元的异位聚集（灰质异位症）。它主要包括以下三类[2]（表 36.1）。

1 型无脑回畸形：迁移失败，如 Miller-Dieker 综合征，见第 157 章。

2 型无脑回畸形：迁移过渡，如先天性肌营养不良症、Walker-Warburg 综合征，见第 38 章。

灰质异位症：迁移异常导致神经元聚集在异常位置。

2. 发病率和流行病学　1 型和 2 型无脑回畸形较为罕见，发病率为 1/100 000～4/100 000，灰质异位症更为常见，约 40% 的难治性癫痫患者存在灰质异位症。

3. 病因和病理生理学　无脑回畸形与多个基因的突变相关，但并不是所有的病例都有基因突变[1,3]。在 1 型病例中，已发现 LIS－1、双皮质素（DCX）、ARX 和 RELIN 的突变；在 2 型病例中，发现了 POMT1、POMT2、FKTN 和其他基因的突变，这些基因在其他器官（如眼睛、周围神经、骨骼肌和心肌）的发育中也具有重要功能。胎儿发育的关键时期，环境因素如感染（尤其是 CMV）、致畸剂和缺氧会导致类似的大脑异常[2]。根据特定的基因突变或环境因素严重程度的不同，最终的结局可能从正常到致命不等，幸存者通常患有癫痫和发育迟缓[3,12]。灰质异位症可以是散发性和孤立性的，也可以与基因突变或生长发育异常相关。

4. 疾病表现

（1）临床表现：临床表现取决于皮质畸形和相关躯体异常的严重程度，癫痫、发育迟缓和躯体异常很常见。轻症患者，尤其是获得性灰质异位症的患者产前很难做出诊断[3,5,34]。

1 型：Miller-Dieker 综合征通常伴有先天性心脏病、脐膨出、泌尿生殖系统异常、IUGR 和面容畸形[12]。DCX 突变是 X 连锁遗传，MRI 显示双皮质征象，女性患者临床表现良好，男性症状较为严重。

2 型：是一组患有先天性肌营养不良的疾病。有几种表型，包括 Walker-Warburg 综合征、Fukuyama 综合征、肌肉－眼－脑病等。其中最为严重的是 Walker-Warburg 综合征（也称为 HARD－E），其特征性表现为脑积水、无脑回畸形、视网膜或眼部发育不良和脑膨出，并且由于肌张力异常，患儿在出生时音调低下（"松软儿"）[12]（见第 38 章）。

（2）影像学表现

1）超声表现：对于轻症者，产前超声无法探及大脑或躯体结构的异常。在妊娠中期前，胎儿大脑结构是平滑的、不显示脑回结构的，所以早期诊断很困难。妊娠 23 周后，大脑沟回结构开始变得明显[10,12]。1 型通常表现为脑室轻度增宽、无脑沟、脑沟发育迟缓或发育异常（图 36.6）；2 型表现为早期出现脑室增宽、无脑沟或发育异常的脑沟，眼部异常伴有或不伴有脑膨出（称为 HARD±E）。其他征象还包括胼胝体异常、脑干异常扭结、小脑蚓部发育不良和躯体异常（图 36.7）。灰质异位症可表现为室管膜下方结节

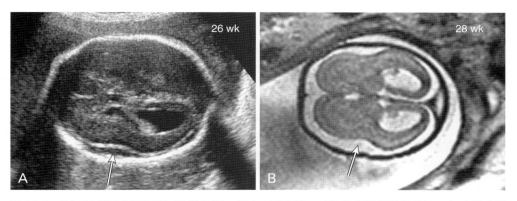

图 36.6 妊娠 26 周时 1 型无脑回畸形（Miller-Dieker 综合征）。（A）脑室轻度增宽（11 mm），皮质表面光滑，可见外侧裂处较平滑（箭头所指）；（B）相应的 MRI 图像显示大脑外侧裂平滑，无脑回结构显示（箭头）。（B 引自 Toi A，Chitayat D，Blaser S. Abnormalities of the foetal cerebral cortex. Prenat Diagn 29：355 - 371，2009. 图片使用通过许可）

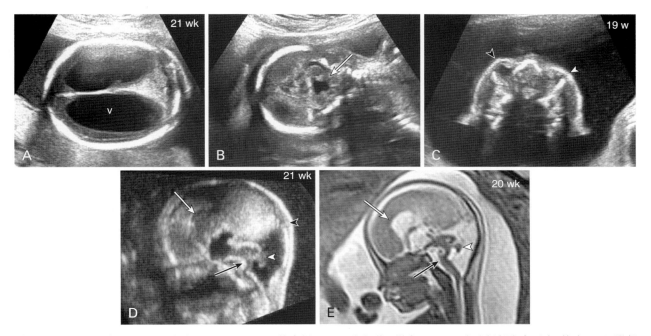

图 36.7 妊娠 19 周 2 型无脑回畸形（Walker-Warburg 综合征）。（A）脑室明显增宽（V）；（B）小脑蚓部发育不全（箭头）；（C）眼部异常：小眼症、白内障（黑色箭头）、无眼症（白色箭头）[40]；（D）脑干呈"z"形弯曲（黑色长箭头）；小脑蚓部受压变小（白色箭头）；胼胝体异常升高（白色长箭头）。脑膨出（黑色箭头）；（E）相同情况下不同胎儿的 MRI。（C 引自 Toi A，Chitayat D，Blaser S. Abnormalities of the foetal cerebral cortex. Prenat Diagn 29：355 - 371，2009. 图片使用通过许可）

样回声（脑室周围异位）（图 36.8），但皮质层内的病变通常无法探及[5]。

2）MRI 表现：与超声检查相比，MRI 显示条带或结节状的异常灰质（神经元）更为敏感，并且更有利于在妊娠晚期评估脑回结构（图 36.7）。对于重度 2 型无脑回畸形患者，脑干扭结、胼胝体异常、小脑发育不全和囊肿在 MRI 上更易显示（图 36.8）。对父母进行检查有助于识别家族性病例的综合征[3,5,35,36]。

（3）其他表现：与 *FKTN* 基因相关的 Walker-Warburg 综合征患者进行携带者筛查非常重要。

5. 影像鉴别诊断

（1）大脑导水管狭窄（脑室增宽）。

（2）感染（CMV）。

（3）致畸剂（酒精、辐射）。

（4）缺氧性损伤。

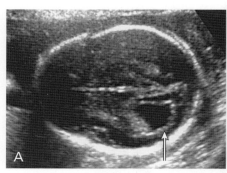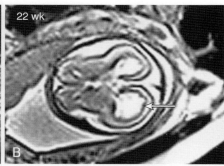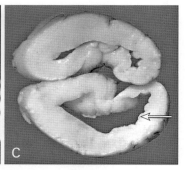

图 36.8　妊娠 21 周脑室旁结节状病灶。（A）脑室增宽，脑室旁有结节状病灶（箭头）；（B）MRI T2 加权相显示脑室旁低信号（暗色）异位结节状病灶；（C）病理标本为脑室旁异位结节。（A、C 引自 Toi A，Chitayat D，Blaser S. Abnormalities of the foetal cerebral cortex. Prenat Diagn 29：355 - 371，2009. 图片使用通过许可）

典型征象

- 脑室增宽。
- 脑沟和脑岛发育迟缓或缺失。
- 皮质灰质异常。
- 脑干扭结。
- 小脑和眼睛异常。
- 家族史。

要点

- 早期脑室增宽可能是第一线索。
- 脑沟和脑裂发育延迟或缺失。
- 可能伴发后脑、眼睛、脑膨出和躯体异常。
- 某些情况下可以进行基因筛查。

（四）皮质发育畸形：多小脑回畸形和脑裂畸形

1. 定义　皮质发育畸形是指迁移到皮质的神经元无法正常的连接[2,3,5]，多小脑回畸形是指脑回小且数目增多，皮质表面形状不规则；脑裂畸形（裂脑）指的是从脑室迁移至大脑皮质的灰质连接异常，这一畸形可能是由于灰质异常连接构成的开放性沟通裂（开放性裂隙）或封闭的、非沟通的柱状病灶（闭合性裂隙）[37]。相比之下，脑穿通畸形中的裂隙是由白质构成，而不是灰质（见第 40 章）。

2. 发病率和流行病学　皮质发育畸形在产前并不常见，在产后影像学检查中最常见的皮质发育畸形是多小脑回畸形[5,38]。

3. 病因和病理生理学　多小脑回畸形可以是孤立性的，也可伴发其他大脑或躯体异常。它主要由遗传因素或环境因素原因引起，包括传染性、毒性、缺氧和代谢异常，也可能是多种单基因疾病的一部分[2,3,5,39]。

脑裂畸形也主要由遗传或环境因素引起，包括缺氧和外伤性血管异常、致畸剂（华法林、酒精、可卡因）、感染和双胞胎的相互作用所致[3,38,39]。这两种畸形通常都伴发其他中枢神经系统异常和躯体异常。

4. 疾病表现

（1）临床表现：临床表现取决于大脑受累的程度、部位及其他相关异常，精神和运动缺陷及癫痫发作很常见[5,38,39]。

（2）影像学表现

1）超声表现：多小脑回畸形和脑裂畸形在超声下很难显示，特别是病灶较小时，这是因为神经元会更晚的移行到皮质层。而相关的躯体和中枢神经异常更为常见，包括脑室扩大、胼胝体、透明隔腔及小脑异常[10]。多小脑回畸形的脑回异常可发生在皮质的不同部位，而超声的检查视野是有限的（图 36.9）。大约 80% 的病例累及外侧裂。超声仅可探及少数病例[5,10]。开放性脑裂畸形的开放性裂隙通常发生在后顶叶区。严重的情况下，外观可能与水脑症非常相似[10,37]（图 36.10）。

2）MRI 表现：与超声相比，MRI 更易显示多小脑回畸形，可以更为精细地显示小而增多的脑回异常及灰质异常。这些征象直至妊娠晚期才会显示，并累及大脑皮质[36]（图 36.9）。脑裂畸形表现为横跨脑室到皮质的灰质异常，伴或不伴有开放性裂隙[36-38]（图 36.10）。其他脑部异常征象较为常见，由于这些征象大多出现在妊娠晚期，累及大脑皮质，并与灰质和白质异常相关，所以 MRI 可以更加完整的定义，如灰质异位症和脑回异常[5,37,38]。

5. 影像鉴别诊断　严重的脑裂畸形应该与脑积水和脑室增宽伴皮质破裂鉴别。

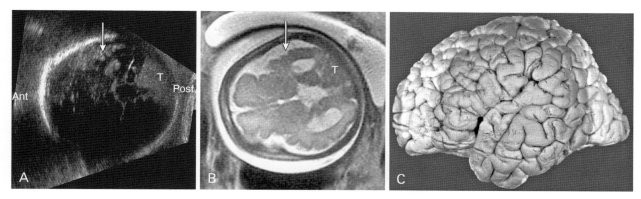

图 36.9 妊娠 30 周出现多脑回。矢状窦血栓形成(T)和蛛网膜下腔出血的胎儿皮质异常发育。在超声上很难检测到这种外周皮质改变。(A)超声横切面显示蛛网膜下腔出血区小的异常脑回(箭头所指)(相邻回声区可见出血)。T,血栓形成的矢状窦增大。Ant/Post 表示前额和枕骨的方向。(B)相应 MRI 证实小的异常沟(箭头)。T,血栓。(C)病理标本显示所有脑回小而紊乱。(引自 Neuropathology Unit，University of California，San Francisco School of Medicine)

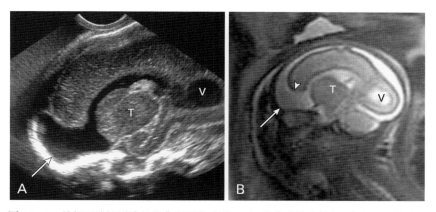

图 36.10 前部开放性裂隙的非典型裂脑畸形。(A)前皮质较大缺损(箭头),可使蛛网膜下腔和脑室之间的脑脊液交通(V)。(B)相应的 MRI。注意缺损表面暗色低信号(箭头),意味着皮质组织排列在缺损处。这区分了裂脑畸形和后天性缺陷脑穿通畸形,后者脑白质位于缺损边缘。

典型特征
● 多小脑回畸形,小而异常的脑回。
● 脑裂畸形,皮质裂隙。
● 两者通常与其他大脑异常相关[5]。

要点
● 发现时间较晚,通常在儿童或以后。
● 超声可以检测到一些病变,但更多需要 MRI 完整地评估。

四、皮质发育异常的治疗方案概述

对于本章讨论的所有情况,产前和产后的治疗方案和对转诊医生的建议是相似的。

(一) 产前 产前的治疗方案取决于具体的情况和相关异常。如果合适,可以选择终止妊娠。

(二) 产后 产后的治疗方案是对症治疗,癫痫是常见的。

医生须知
● 皮质发育不良有多种病因和表现。
● 许多畸形出现在妊娠晚期,但症状可能直到出生后才会出现,有时直到成年后才会出现。
● 发育迟缓、癫痫多见。
● 产前诊断和病情严重者预后一般较差。
● 超声检查后需要 MRI 进一步详细的评估。
● 其他躯体异常和综合征很常见。
● 多学科专业咨询很重要。

【致谢】

感谢 Dr. David Chitayat、Dr. Katherine Fong、Dr. Patrick Shannon、Dr. Susan Blaser、Dr. Charles Raybaud、Dr. Phyllis Glanc,以及胎儿医学组提供的材料和对手稿的帮助。

参考文献见 *www.expertconsult.com*.

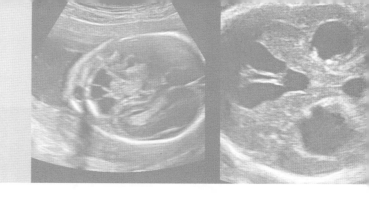

第**37**章

小脑异常

GUSTAVO MALINGER | TALLY LERMAN-SAGIE

王磊 译，吕小利　任敏　郭强 审校

一、引言

　　整个妊娠期胎儿小脑都在发育，从妊娠早期开始就能被观察到。妊娠 7 周，菱脑泡，即第四脑室和颅后窝池的前体，是大脑最突出的结构。妊娠 8 周时，可见位于第四脑室两侧的小脑半球，第四脑室脉络丛也开始出现。小脑半球向中线方向生长发育，到妊娠 12～13 周时，小脑蚓部上部出现在两侧小脑半球之间的中线处。蚓部向颅骨尾侧发育，通常在妊娠 20 周前完成这种"旋转式"发育。

二、疾病概述

　　胎儿颅后窝异常通常产前超声表现为囊性扩张或枕大池闭塞。小脑的生物测定，通过超声或 MRI 测量的小脑蚓部常显示特定的小脑或蚓部变异或异常，其中许多具有众所周知的预后。可能的胎儿小脑异常包括小脑发育不全［CH，包括孤立性的或胎儿宫

内生长受限（IUGR）所致的 CH］、菱脑融合、Dandy-Walker 畸形（DWM）、小脑半球不对称、小脑蚓部发育不全、脑桥小脑发育不全和其他与小蚓部相关的综合征。

　　（一）定义　小脑横径（TCD）测量（图 37.1A）是一种估计胎龄很好的方法，因为 TCD 比其他参数受 IUGR 的影响更小[1]。TCD 过小的主要鉴别诊断有两种罕见情况：小脑发育不全 CH（图 37.1B 和图 37.2B）和菱脑融合（图 37.2A）。26％ IUGR 胎儿的 TCD 可能较小[1]。

　　小脑发育不全（CH）本质上是一种生长障碍，小脑的大体解剖结构完整，但叶片数减少[2]。某些情况下，脑桥也可能受累，这种情况称为脑桥小脑发育不全，通常为常染色体隐性遗传疾病。CH 很少能在产前诊断，通常伴有其他异常或染色体缺陷[3]，特别是 18 -三体综合征（图 37.1B 和图 37.2B）[4]。胎儿 CH

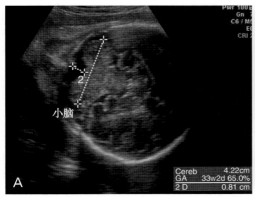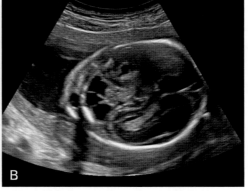

图 37.1　（A）妊娠 32 周 TCD 测量（测量线之间），同一平面枕大池测量（两测量线之间）；（B）妊娠 23 周，CH 伴有皮质发育畸形和颈部囊肿。

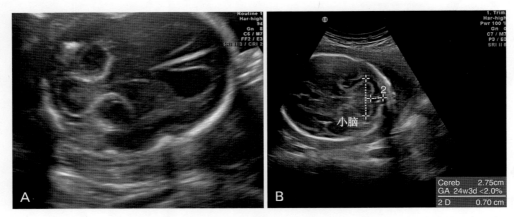

37.2 (A)妊娠 21 周 6 天胎儿菱形融合,小脑明显缩小,呈圆形,小脑蚓部发育不全,中线缺乏高回声。此胎儿同时合并严重脑室扩张和透明隔异常(未显示);(B)妊娠 28 周 4 天胎儿 TCD 比预期小了 4 周,但解剖结构是存在的。

与小脑萎缩无法区分,通常妊娠中期胎儿结构筛查时无法显示而不能诊断,某些病例甚至到妊娠晚期也不能诊断[5-7]。当 TCD 测值小于正常范围或存在家族 CH 风险时,应定期测量并随访直至临近足月;即使这样,通过神经系统超声和 T2 加权 MRI 也可能无法显示一些经分子水平诊断证实的 CH 病例。

菱脑融合是一种更为罕见的疾病,文献报道的病例不超过 200 例。被定义为伴有小脑半球融合的蚓部完全或部分发育不全[7]。TCD 减小的程度相同,但通常 TCD 小是比较明显的(图 37.2A)。若能显示一侧半球的分叶延续至另一侧半球(横切面和冠状面),且不能看到蚓部和正常三角形的第四脑室(冠状面和正中矢状面),则可确认诊断。菱脑融合可能是孤立性存在的,也可能是畸形综合征的一部分;最典型的综合征是 Gomez-Lopez-Hernandez 综合征,其特征为菱脑融合、顶枕秃发、三叉神经麻痹、智力障碍、颅缝早闭、身材矮小和颅面异常[8]。产前诊断这种情况已报道至少 40 例[9,10]。无相关畸形的患者神经发育正常或几乎正常。

当胎龄不确定时,诊断 IUGR 存在挑战,确诊为 IUGR 合并小脑小的胎儿与其他 IUGR 相比,围产期死亡率增加 2 倍[11]。

胎儿和新生儿小脑半球不对称的诊断频率越来越高。对小脑半球不对称患儿的随访数据表明,大多数病例是由于产前小脑损伤造成的,极有可能是出血导致单侧发育不全[12,13]。其他可能的病因包括小脑梗死、感染和海绵状血管瘤或肿瘤出血。无论病因如何,一般单侧 CH 起源于产前,临床表现从无症状病例到严重损害,蚓部或脑桥受累的患者预后较差[14]。

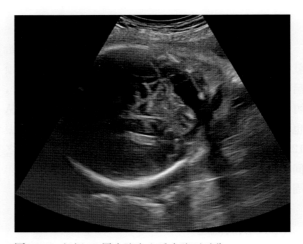

图 37.3 妊娠 32 周小脑出血后小脑不对称。

产前诊断的病例病史发展是动态的,小脑内高回声逐渐发展为囊性病变,导致小脑半球变小(图 37.3)[15]。

小脑延髓池小(小于 2 mm)应怀疑 Chiari Ⅱ 型畸形合并开放性脊柱裂畸形(见第 41 章)。这一发现通常与脑室增宽、头骨形状异常和大脑周围蛛网膜下腔消失有关。尽管脊柱闭合障碍的诊断可能很困难,但几乎可以通过经腹部或经阴道超声检查最终确诊。

小脑延髓池大(大于 10 mm)则需要使用正交平面对蚓部进行详细检查。持续性的 Blake 囊肿可能被误诊为小脑蚓部发育不全,这些病例颅后窝池通常大小正常,小脑幕未上抬。小脑延髓池增大患者的鉴别诊断包括单纯的小脑延髓池扩张、颅后窝蛛网膜囊肿、DWM 和其他影响小脑蚓部发育的情况。在这些患者中,首先是要确定小脑蚓部是否正常(见影像学表现)。尽管应用超声检查或 MRI 很难确定诊断,但如果小脑蚓部形态正常,则鉴别诊断就减少为两种情况:小脑延髓池单纯增大或颅后窝蛛网膜囊肿。当伴有小脑蚓部形态异常时,则怀疑 Dandy-Walker 畸形(DWM)。

小脑延髓池扩张的定义为小脑延髓池宽度大于 10 mm。但小脑延髓池增大的很多情况是由于扫查平面不标准导致测量有误。小脑延髓池扩张不会对邻近小脑施加压力或引起脑室增宽,小脑延髓池扩张可伴有巨头畸形。孤立的小脑延髓池扩张可能被认为是一种正常变异,与神经发育迟缓无关[16]。

蛛网膜囊肿可能出现在胎儿大脑的不同位置,幕下小脑颅后窝囊肿是最常见的蛛网膜囊肿。这些囊肿很少会对小脑和脑干造成压力性影响,但可能发展为进行性脑室增宽,需要手术治疗,包括囊肿减压或脑室-腹腔分流术。一般情况下,预后类似于小脑延髓池增大[16]。

Dandy-Walker 畸形(DWM)的定义是颅后窝囊性扩张与第四脑室相通,小脑蚓部不同程度发育不良或发育不全,小脑幕抬高(图 37.4),伴有不同严重程度的脑室增宽。DWM 的流行程度尚不清楚,据报道活产儿发病率为 1/100 000[17]。第四脑室与小脑延髓池之间异常通道以及小脑幕抬高是 DWM 的必要超声征象。小脑蚓部发育的程度,特别是是否存在正常的原裂和次裂,对预后的判断非常重要(见影像学表现)。第四脑室和小脑延髓池扩张所产生的占位效应使得测量蚓部和评估其结构更为困难;DWM 患者是否存在正常的脑桥很重要(参见后续关于脑桥小脑发育不全的讨论)。预后不仅与有无相关畸形有关[18],还与蚓部发育不全的程度有关[19],受累新生儿的存活率从 6%[20]到 75%[18]不等。

小脑蚓部发育不全和孤立的小脑蚓部发育不良描述了一组易混淆的定义和术语。在产前文献中,Dandy-Walker 变异型、孤立的小脑蚓部发育不良、下蚓部发育不良和小脑蚓部发育不全作为白齿相关综合征的一部分被不准确地当作同义词使用。多平面超声检查,大多数(但不是所有)情况下可以区分这些异常[22]。

第四脑室与正常大小的小脑延髓池相通,小脑蚓部测量正常、蚓部上下比例正常、正常的叶裂表明为小脑蚓部延迟闭合,可能继发于持续性的 Blake 囊肿,通常预后良好。

单纯性的小脑蚓部小且所有小叶都存在,应怀疑是小脑蚓部发育不良。这类患者一般在产前无法做出预后判断,因为这种情况可以为显性良性特征或遗传综合征的一部分,如脆性 X 综合征。

小脑蚓部发育不全表现为完全或部分的蚓部缺失。如小脑半球相隔甚远则可直接诊断,但某些小脑蚓部缺失病例小脑半球可能靠近中线,造成小脑蚓部存在的假象。在横切面和冠状面,正常小脑蚓部的特征是中线高回声,未能观察到这种中线高回声,矢状面上通过观察小脑半球而不是蚓部,以及第四脑室不是通常的三角形等征象帮助正确诊断排除异常假象;同时在小脑蚓部发育不全病例中,需要扫查有无"白齿征"(一个借用 MRI 的描述性术语),包括脚间窝、小脑脚和脑干的显示,以诊断白齿相关综合征。

正常脑桥前突的缺失和小脑的异常表现是明确的病理性改变(如脑桥小脑发育不全),这与预后不良有关。

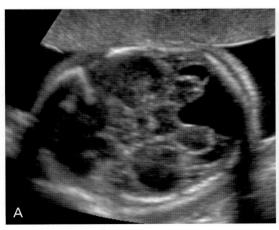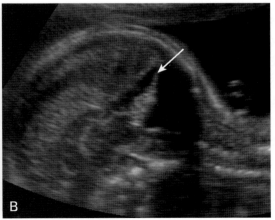

图 37.4 妊娠 22 周胎儿经典型 DWM。轴向(A)和矢状(B)面显示增宽的第四脑室和小脑延髓池相通。B 中可见小脑蚓部异常和小脑幕抬高(箭头所示)。

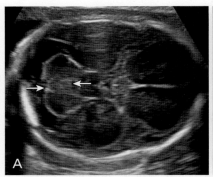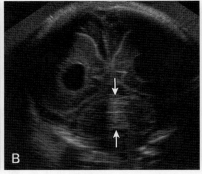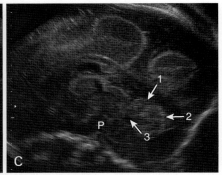

图 37.5 妊娠 25 周胎儿脑部正交平面显示正常小脑蚓部。轴向(A)和冠状(B)面显示蚓部高回声(箭头)；在正中矢状面(C)，可以观察到原裂(1)和次裂(2)，其结束点靠近第四脑室(3)的顶部。此切面也可以观察到脑桥(P)。

(二) 疾病表现

1. 临床表现 临床表现包括颅后窝的异常超声表现，或者是小脑延髓池增大(小脑蚓部异常)，或者是小脑延髓池小或缺如(开放性脊柱裂畸形)。

2. 影像学表现 超声和 MRI：小脑发育相对较晚，小脑的病理改变可能是多种原因导致的发育停滞造成的。另外幕下结构显示存在技术上的困难，使小脑疾病的产前诊断非常具有挑战性，对神经系统针对性超声检查[22]或 MRI[23]专家来说也是如此。因此，很多人[24]认为，小脑异常的诊断方法应该是逐步描述重要的小脑幕下标志，包括以下几点。

(1) TCD 测量(图 37.1)[1,25]。

(2) 小脑半球对称性评估(图 37.3)(明显的不对称性是由于单侧发育不全所致)。

(3) 测量小脑延髓池宽度(图 37.1A)[26]。

(4) 小脑蚓部评估，包括大小、有无叶裂和第四脑室形状(图 37.5)[27]。

(5) 脑桥的评估(图 37.5)[28]。

诊断过程中应尝试寻找相关的中枢神经系统和非中枢神经系统异常，因为任何其他病理发现都表明预后较差。

小脑延髓池宽度测量是任何胎儿解剖超声扫描的最基本要求(图 37.1)[29]。测量通常在小脑横切面进行，但正中矢状面被认为更精确，宽度在 2～10 mm 为正常[26]。

小脑蚓部评估可能是胎儿脑成像中最困难和棘手的问题，并可能存一些假阴性和假阳性诊断[30]。这困难问题与检查技术和疾病发展相关，其中主要的技术问题是小脑横切面诊断信息不足，而真正的矢状面获取困难，横切面上区分小脑蚓部和小脑半球困难；疾病发展问题主要是小脑蚓部发育可能较

晚和晚期 Blake 囊的消失。当胎儿有其他相关异常或异常核型时，可疑小脑蚓部问题的临床意义增加。小脑蚓部的完整评估包括在正交平面上观察，特别注意原裂和次裂的大小和存在，以及第四脑室的形状(图 37.5)[19,22,27,31]。

正中矢状面上脑桥是一个前突的低回声结构。在可疑病例中，对脑桥进行生物计量评估可以帮助诊断疾病程度和提示预后[28]。

典型特征

- Blake 囊肿、单纯小脑延髓池扩张、小脑颅后窝蛛网膜囊肿或 DWM 时，小脑延髓池增大(小脑横切面可见)。
- Chiari Ⅱ型畸形时小脑延髓池小或不显示，与脊柱闭合不全相关。
- 菱脑融合时，小脑蚓部缺和小脑半球在中线处融合。
- 小脑蚓部发育不良，无 DWM 征象——以前称为 Dandy-Walker 变异型。

三、影像鉴别诊断

小脑延髓池增宽的鉴别诊断包括 Blake 囊肿、颅后窝蛛网膜囊肿、单纯小脑延髓池扩张(正常大小的小脑蚓部)与 DWM(蚓部下部缺失并向上旋转，小脑幕抬高)或蚓部发育不良或发育不全。

四、治疗方案概要

(一) 产前

若可明确预后不良，可考虑终止妊娠。然而，正常的变异或一些良性改变，如 Blake 囊肿或小脑延髓池扩张。可能导致严重的小脑异常必须明确排除。

(二) 产后

产后治疗取决于神经系统的症状。

医生须知

- 胎儿小脑和小脑延髓池的形态可因很多颅后窝异常而发生改变。
- 通常详细的神经系统超声检查可在产前鉴别诊断这些异常情况。
- 颅后窝最常见的异常是开放式脊柱裂中的 Chiari Ⅱ型畸形。
- 正常变异或轻微的异常也可能造成严重的异常,需牢记。

要点

- 胎儿小脑异常可采用逐步的方法诊断。
- 即使是高危患者,产前也可能无法诊断一些影响小脑特别是小脑蚓部发育异常的情况。

参考文献见 *www.expertconsult.com.*

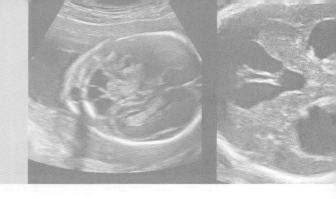

第38章

Walker-Warburg 综合征

METHODIUS G. TUULI | ANTHONY O. ODIBO

王磊 译，吕小利 任敏 郭强 审校

一、引言

Walker-Warburg 综合征（WWS）是一种罕见的、致命的先天性弥漫性神经发育不良，以眼和大脑的多种异常为特征，大脑表现包括脑室增大、脑膨出和 Dandy-Walker 畸形；眼部表现多种多样，可发生在眼的后部或前部，也可同时发生，包括小眼症、先天性白内障、角膜混浊、无反应性瞳孔、虹膜粘连、视盘缺损、视网膜发育不良或脱离[1]。

二、疾病概述

（一）定义 WWS 的主要形态学诊断标准是无脑回畸形、小脑和眼畸形及先天性肌肉营养不良[2]。

（二）发病率和流行病学 WWS 是一种分布于世界各地的罕见疾病。尽管总体发病率未知，但意大利的一项调查报道活产儿发病率为 1.2/100 000[3]。已发现该病在兄弟姐妹中复发，特别是在近亲家族中，提示是一种常染色体隐性遗传模式[4,5]。

（三）病因和病理生理学 与 WWS 病因学相关的有几个基因，但变异性较大。约 20% 的患者存在蛋白 O－甘露糖基转移酶 1 和 2（POMT1 和 POMT2）基因突变，这些基因对肌肉和神经元的发育至关重要[6,7]。妊娠 6～9 周的神经元迁移失败导致神经发育不良[8]，这可能是由毒素、药物、感染、辐射或染色体畸变引起的，眼部的异常被认为是眼部结构分化异常的结果。

三、疾病表现

（一）临床表现 家族病史或超声发现无脑回畸形、大脑和小脑异常，以及眼部缺陷应引起产前 WWS 的怀疑。出生后临床表现包括全身性张力减退、肌肉无力、发育迟缓、智力迟钝和偶发癫痫。实验室检查通常显示肌酸激酶升高，肌肉病理显示肌病或营养不良模式和 α-营养不良聚糖改变。

（二）影像学表现

1. 超声表现 新生儿中可能找到一些诊断标志，但超声识别所有的迹象是不可行的，所见包括脑室增大（图 38.1）、脑膨出（图 38.2）和 Dandy-Walker 畸形。

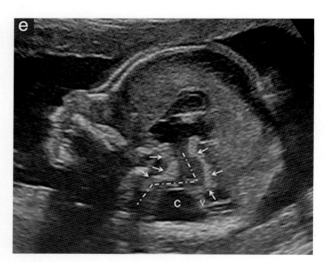

图 38.1 胎儿头颅正中矢状超声图像，显示脑干呈"Z"形（虚线），周围有一条高回声带（箭头），伴颅后窝囊肿（C），导致小脑蚓部向上移位（V）。这是典型的鹅卵石样无脑回畸形病例。（引自 Lacalm A，Nadaud B，Massoud M，et al. Prenatal diagnosis of cobblestone lissencephaly associated with Walker-Warburg syndrome based on a specific sonographic pattern. Ultrasound Obstet Gynecol 47：117－122，2016）

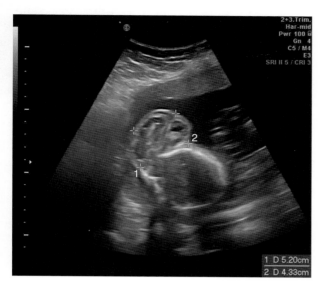

图 38.2 脑膨出。

Dandy-Walker 畸形可在妊娠 14 周时确诊,脑室扩张可在妊娠 15~17 周时发现[9,10]。无脑回畸形要到 28 周后才能得到可靠的诊断,但最近的一份报道描述了早在 14 周时就可以做出诊断。经阴道超声观察,无脑回畸形也可能被视为鹅卵石样外观[12]。

2. MRI 表现　MRI 可用于确认颅内表现,特别是无脑回畸形。

典型特征

- 无脑回畸形。
- 小脑和眼部异常。
- 先天性肌肉萎缩症。

四、影像鉴别诊断

常见表现(脑室扩张、脑膨出和无脑回畸形)的鉴别诊断如下[14]。

1. **非整倍体**　13 - 三体综合征和 18 - 三体综合征。

2. **先天性感染**　弓形体病、风疹、巨细胞病毒、疱疹。

3. **无染色体异常的综合征**　Meckel-Gruber 综合征、Miller-Dieker 综合征、Fryns 综合征、Neu-Laxova 综合征。

五、治疗方案概要

(一) **产前**　WWS 是一种致命的疾病。应向父母提供遗传咨询,并建议进行羊膜腔穿刺术以排除非整倍体。在已知基因突变的家庭中,可进行产前检测。

(二) **产后**　在大多数报道的 WWS 病例中,婴儿在出生后的前几个月内死亡,几乎所有受累儿童在 3 岁前死亡。由于没有具体的治疗方法,采取支持性和预防性的治疗方法,应进行营养监测,并根据需要通过管饲补充营养。如发生惊厥、癫痫,可根据需要使用抗惊厥药。有些儿童因脑积水或脑膨出需要放置分流管。

医生须知

要识别出超声下所有的 WWS 迹象是不可能的。常见症状包括脑室扩张、脑膨出和 Dandy-Walker 畸形。无脑回畸形只有在妊娠 28 周后才能被诊断出来,通常检查胎儿的大脑,最好使用经阴道超声。

要点

- WWS 是一种罕见的致命性先天性弥漫性神经发育不良,以多种眼和脑异常为特征。
- 主要的形态学诊断标准是无脑回畸形、小脑和眼部异常,以及先天性肌肉营养不良。
- 有几个基因与 WWS 的病因有关,包括 POMT1 和 POMT2 基因,具有常染色体隐性遗传模式。
- WWS 没有特定的治疗方法,处理方法是支持和预防性治疗。

参考文献见 *www.expertconsult.com.*

第39章

前脑无裂畸形

HARM-GERD K. BLAAS

王磊 译,吕小利 任敏 郭强 审校

一、引言

通过荷马史诗《奥德赛》(约公元前 800 年)中独眼牧羊人波利菲莫斯的形象,前脑无裂畸形(HPE)为人所知。直到 17 世纪,"独眼怪"新生儿,无论是人类还是动物,都与神秘和神话般的叙述联系在一起[1,2]。在 18 世纪,HPE 和其他异常被认为是先天性疾病,有学者收集了 HPE 病例并对其进行了科学的描述[1,2]。最近,在秘鲁发现了一个 1 500 年前的 5岁儿童头骨(基于骨化和牙齿萌出),他患有前颌骨发育不全和眼距过窄[3]。

1980 年 Kurtz 等首次提出二维超声可在产前识别 HPE[4],在许多案例报道和研究中都有描述。无叶型 HPE 是 HPE 最严重的类型,可在胚胎期发育第 9 周通过二维和三维超声诊断[5]。1984 年 MRI 被引入胎儿成像,1991 年 MRI 检查描述了胎儿 HPE,但由于 MRI 检查资源受限,这种成像方式在诊断胎儿 HPE 方面的应用仍然有限。产后 HPE 的神经影像学研究主要基于 MRI,并显示出广泛的多种表现[7],HPE 的各种表达和相关异常尚未在产前研究中全部描述。

二、疾病概述

(一)定义 HPE 是一种异质性中枢神经系统(CNS)异常,主要由头侧神经管(基底前脑)的诱导和模式缺陷引起,导致大脑半球不同程度的不完全分离。HPE 的分类由 DeMyer 和 Zeman 在 1963 年提出,1977 年 DeMyer 对其进行了修改[8],至今仍被广泛接受。根据脑异常的严重程度将 HPE 分为无叶型 HPE、半叶型 HPE 和叶状 HPE。一种轻度的 HPE 称为中间半球间变异体也已被确认[9]。

(二)发病率和流行病学

1. **胚胎** 2004 年,日本学者对 HPE 胚胎进行了广泛研究[10]。如果胚胎具有特征性的颅面特征,如眼距缩短或融合眼、喙鼻和异常狭窄的头部,则诊断为 HPE。他们在 44 000 个人类胚胎中发现了 201 例 HPE 病例,这些胚胎从卡内基分期 13～23 期不等,根据最后一次月经周期计算相当于妊娠 6～10 周。该胚胎人群中重度 HPE 的患病率为 50/10 000。实际患病率可能更高,因为轻度 HPE 可能没有被发现,尤其是在颅面发育的早期阶段。日本的这项研究没有根据大脑异常对 HPE 进行分类,染色体核型未知。

2. **胎儿** 许多超声报告描述了胎儿 HPE 的诊断。胎儿研究得出了一些流行病学结论。Kagan[12]报道了 57 119 例妊娠 11～13 周胎儿,其中检测到 44例无叶型 HPE[11-13],无叶型 HPE 的发病率为 7.7/10 000。44 例中,29 例(66%)为非整倍体。有两个可能的原因解释了本研究中高发病率:①HPE 胎儿的妊娠早期损失,尤其是与假定的致命染色体缺陷相关的胎儿,不会出现在出生时的研究系列中;②这可能是一个特定的人群。

Blaas 等[11]报道了 17 例来自转诊人群的胎儿,以及 13 例来自 119 411 例正常分娩(大于或等于 16周妊娠)的胎儿。这些病例的平均检出孕周为妊娠 21±3 周。审阅了研究区内所有产科、儿科和病理科的医院记录后,他们发现了另外 2 例 HPE 病例(1 例无叶型 HPE 和 1 例半叶型 HPE),这些病例在分娩前未被诊断,出生后不久死亡。叶状 HPE 病例未能被识别。未经选择的胎儿人群中 HPE 的发病率为 1.26/10 000。整个研究组中 37%(11/30)出现染色体畸变。脑部异常包括 18 例无叶型 HPE(60%)、5 例半叶型 HPE(17%)、4 例叶状 HPE(13%)和 3 例无脑 HPE(10%,见下文)。

来自台湾的一项研究[13]基于转诊胎儿进行核型分析的病例中检测到 HPE 的患病率高达 6/10 000 (Chen C,个人通讯),可能是有染色体异常风险的妊娠选择偏差的结果[13]。仅在被诊断为无叶型 HPE 病例中,有 34 例(58%)染色体异常。

加利福尼亚州的一项围产期研究(从大于或等于 20 周胎龄到分娩后 1 年登记的 1 035 386 例活产和胎儿死亡分娩中,121 例诊断为 HPE)报道的患病率为 1.2/10 000[14]。研究人员发现 56 个无叶型(46%)、24 个半叶型(20%)和 11 个叶状(9%)的 HPE 病例,30 个标本(25%)的 HPE 类型未确定[14]。

3. 国际研究 包括终止妊娠、死产和活产在内的大型国际研究发现,HPE 的发病率相对较高[15,16]。2000—2003 年,在南美洲 179 例住院患者中,确诊的 HPE 病例占 2.16/10 000[17]。根据国际出生缺陷监测中心 2000—2004 年的 963 例 HPE 病例,其流行率为 1.31/10 000[16]。在 2010 年 EUROCAT 的监测观察到类似的流行率为 1.33/10 000[15],包括 2000—2008 年大约 6 218 000 例分娩中的 827 例无嗅脑畸形或 HPE。

HPE 研究人群因样本年龄、HPE 检测时间、病例数量、已确定的亚群(例如,染色体、非染色体、非核型)和人群类型(选择或非选择)而有所不同。在已发现的大脑缺陷和伴随的面部异常中也存在大量差异,这些差异在 HPE 病例的确定和分类方面产生了差异。胚胎和早期胎儿群体与围产期群体之间的差异表明,妊娠早期 HPE 胎儿的损失率高。此外,有可能一些 HPE 病例在围产期没有被识别和登记。面部正常的 HPE 新生儿和轻度脑 HPE 的婴儿尤其容易被遗漏。在加利福尼亚州的产后研究中,1 岁之前的诊断可能解释了轻度 HPE 相对较高的患病率和比例。在一些研究中,HPE 在无脑儿和无颌等情况下的特征也可能被忽视。

(三)病因和病理生理学 病因学上的异质性导致了 HPE 研究的显著差异。环境、遗传、多因素和未知的原因似乎与这种情况的起源有关。HPE 是一个以多因素为特征的例子,可能是关键基因突变、内源性变异及额外的环境效应等共同的协同作用。

1. **胚胎学** 在胚胎发育过程中,HPE 谱的一个共同特征是前大脑神经上皮细胞(包括前筛板产生的神经嵴)的诱导存在缺陷,这可能导致 HPE 的面部和大脑外观发生变化[19]。在卡内基 7 期和 8 期的人类胚胎中,通常可以检测到与神经沟底部接触的脊索突头侧的中胚层前索板。在第 9 和第 10 阶段,该板与神经粒 D1 有关,后者由厚的神经外胚层和视原基组成[19]。人类 HPE 致畸诱导的关键时间段是人类发育的"第 3 周到第 4 周早期"[20],这大约相当于卡内基 9 期和 10 期,即基于最后一次月经期的妊娠 4 周 6 天到 5 周 2～3 天。

2. **环境影响** 母亲因素如糖尿病与 HPE 有关。根据 1983 年的研究报道,糖尿病母亲婴儿的风险为 1%～2%,比一般人群的风险高 200 倍[20,21]。致病因素及其影响可以总结为对糖酵解途径的任何干扰导致糖酵解速率降低和葡萄糖转化为丙酮酸的结果[22]。

动物研究表明,许多致畸因子可能与 HPE 的发生有关[21]。在一篇关于 HPE 致畸的综述中,Cohen 和 Shiota[21]总结了 HPE 的发生可能与多种因素有关,如妊娠期母亲饮酒、异维 A 酸和阿维 A 酯对神经嵴细胞的影响、突变基因,以及涉及 Sonic Hedgehog (SHH)信号通路的致畸因子,包括胆固醇稳态的扰动,这是该通路的重要组成部分。人类 HPE 的两个已知原因,胎儿酒精暴露和母亲糖尿病,都与活性氧水平升高有关[21]。用抗氧化剂(维生素 C 和维生素 E)治疗妊娠小鼠以减少氧化应激,表明氧化应激可能参与 HPE 的发病机制。它们在一定程度上阻止了乙醇诱导的中胚层前叶细胞凋亡和 HPE 畸形[23]。本研究可能对 HPE 的发病机制和基因-环境相互作用具有重要意义。

3. **异常核型** HPE 最常见的病因是染色体数目异常。这些异常包括 13-三体、18-三体和三倍体,但也有其他几种异常的报道,这种染色体畸变在妊娠期或婴儿期几乎都是致命的[24]。13-三体占 HPE 病例的 75%,是由染色体异常(包括隐性重排)引起的;三倍体占 HPE 病例的 20%;18-三体 HPE 病例不太常见,占 1%～2%。除 13-三体和 18-三体外,还有报道称患有三体的患者出现 HPE。总体而言,继发于细胞遗传学异常的 HPE 复发风险约为 1%[25]。

之前关于 HPE 遗传病因学的研究表明,在 11 条染色体上至少有 12 个 HPE 候选位点,命名为 HPE 1～12[26]。细胞遗传学技术的进步提高了 HPE 患者染色体畸变的分辨率,改善了对染色体畸变的描述,并确定了至少 14 个杂合子突变导致 HPE 的基因,甚至表明在某些家族中,几个基因事件是导致 HPE 所必需的[27]。

4. 相关综合征　　HPE 可能与多种综合征有关,如 Meckel 综合征、Martin 综合征、Fitch 综合征、Pallister-Hall 综合征、Steinfeld 综合征、眼距过远和缺指综合征、腭心面综合征、假性 13 - 三体综合征、Lambotte 综合征、Genoa 综合征、Goldenhar 综合征、肢端胼胝体综合征,还有 Smith-Lemli-Opitz 综合征[11]。Smith-Lemli-Opitz 综合征是由于胆固醇生物合成途径的最后一步,即 3β - 羟基类固醇 - 7 还原酶的活性降低[28],而胆固醇是 SHH 信号网络的重要组成部分[29]。

5. 相关异常　　根据病因,无论是染色体畸变还是非染色体综合征,已有广泛的相关异常报道。

三、疾病表现
(一)临床表现

1. 脑　　无叶型 HPE 只有一个大小不等的单个脑室,缺乏半球间的分裂。从后面看,皮质包绕单个脑室。皮质可向背侧隆起,形成充满液体的"背囊"(图 39.1)。丘脑和纹状体在中线上融合;嗅束、嗅球和胼胝体缺失(图 39.2)。

半叶型 HPE 有发育不全的脑叶,后面可能存在半球间裂隙(图 39.3)。嗅束和嗅球缺失或发育不良,胼胝体发育不全。

叶状 HPE 存在明显的半球间裂隙,但可能存在一些中线部位连续性。嗅束和嗅球可能缺失、发育不良或正常。丘脑和纹状体的中线分裂可能不完全。

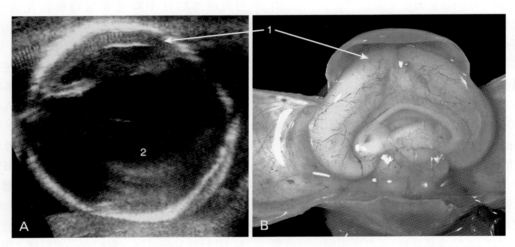

图 39.1　妊娠 18 周时的胎儿无叶型 HPE。(A)有一个小的单一脑室(1)和一个大的背侧囊肿(2);(B)尸检时,背侧囊肿的膜塌陷,肉眼无法看到。

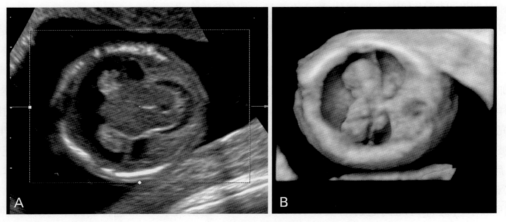

图 39.2　妊娠 13 周时的胎儿无叶型 HPE。单腔单一脑室和脉络丛在二维(左)和三维(右)模式下清晰可见。(引自 Rabih Chaoui)

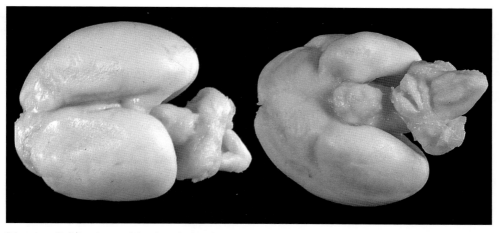

图 39.3 从头部(左)和尾部(右)看到的半叶型 HPE 脑的尸检图像。额叶融合,而大脑后部明显分离。

表 39.1 前脑无裂畸形 MRI 神经影像学特征

项目	无叶型	半叶型	叶状	MIH
皮质不分离	弥漫性(全球)	额叶	额叶基底	后额叶和顶叶
胼胝体	缺失	嘴、膝和体部缺失,压部存在	嘴和膝缺失,体部前部不定,压部存在	体部缺失,膝部不定,压部存在
IHF 和镰	前部和后部完全没有	只存在后部	前部发育不全,后部存在	后额叶和顶叶区缺失
侧脑室	单一脑室与背侧囊肿广泛相通	前角缺失,后角存在,第三脑室小	发育不全的前角,第三脑室形成	正常或发育不全的前角,第三脑室形成
背囊	通常存在	存在不定	缺失	1/4 出现
透明隔	缺失	缺失	缺失或发育不良	缺失
丘脑	通常融合	部分融合	通常完全分离	1/3~1/2 融合
基底核	通常融合(可形成单一丘脑)	部分融合(尤其是尾状核的头部)	不同程度的融合	分离
下丘脑	融合(100%)	通常在某种程度上融合(98%)	通常在某种程度上融合(83%)	分开
外侧裂	经常缺失	前部和中部移位(外侧裂宽),额叶融合	前部和中部移位(宽侧裂),额叶较小	通常在顶点的中线上异常连接
皮质发育不良与异位灰质	频繁出现弥漫性宽脑回,脑沟过少	脑沟过少的宽脑回偶发	罕见额区中线皮质下异位	非常普遍
脑血管系统	颅内动脉分支的血管网	单一大脑前动脉	单一大脑前动脉	单一大脑前动脉

注:背侧囊肿的存在与丘脑融合和脑积水的发展密切相关[34]。IHF,半球间裂隙大脑纵裂;MIH,前脑无裂畸形的中间半球间变异型。
引自 Hahn JS, Barnes PD. Neuroimaging advances in holoprosencephaly: refining the spectrum of the midline malformation. A m J Med Genet Part C Semin Med Genet 154C:120-132,2010。

在 HPE 的中间半球间变异型中,后额叶和顶叶不分离[7]。Hahn 和 Barnes[7] 根据出生后高分辨率脑 MRI 研究详细概述了 HPE 的神经影像学特征(表39.1)。

HPE 谱进一步扩展到具有半球间分离和只有细微的中线脑缺陷(如胼胝体发育不全)的微型[30]。通过常规神经成像,微型 HPE 可能具有正常的大脑,但显示出与中线缺陷一致的细微颅面异常,包括间距缩窄(眼距近)、扁平或尖锐的鼻梁、鼻后孔狭窄或单个上颌中切牙(SMCI)[31,32]。最近,Solomon 等提出了 5 例微型 HPE 病例,其中 4 例已发现 HPE 相关基因突变,他们都有正常智力。有报道扩展了前脑无叶症的表型谱,对患者和家庭的咨询很重要[32]。

2. 面　头侧神经管(基底前脑、神经嵴细胞)的

诱导和模式的主要缺陷也会导致各种面部异常(图 39.4),通常分为四种主要类型:①独眼畸形有单眼或不同程度的融合型双眼,有或没有长鼻(图 39.5);②猴头畸胎有眼距缩短合并喙鼻;③猴头畸胎有眼距缩短和单鼻孔(图 39.6);④正中唇裂/腭裂(前颌骨发育不全)和眼距过窄(图 39.7)。

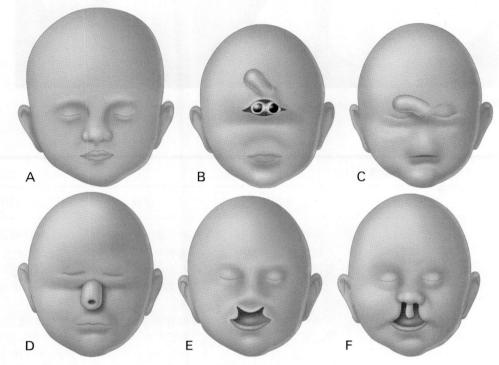

图 39.4　HPE 中可能的面部特征。(A)正常的面部;(B)有两只眼原基的独眼;(C)猴头畸胎;(D)单鼻孔猴头畸胎;(E)前颌骨发育不全或正中唇裂;(F)双侧唇腭裂。(引自 Nyberg DA, Pretorius DH. Cerebral malformations. In Nyberg DA, Mahoney BS, Pretorius DH, editors: Diagnostic ultrasound of fetal anomalies. St. Louis, 1990, Mosby Year Book, pp 83 - 145)

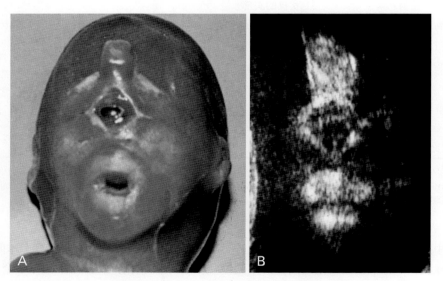

图 39.5　无叶型 HPE 胎儿的独眼畸形(单眼原基)(A)和长鼻畸形(B)。超声图像是面部的切线部分,显示了长鼻、单眼眶和唇。(引自 Blaas H-GK, Eriksson AG, Salvesen KA, et al. Brains and faces in holoprosencephaly: pre- and postnatal description of 30 cases. Ultrasound Obstet Gynecol 19:24 - 38,2002)

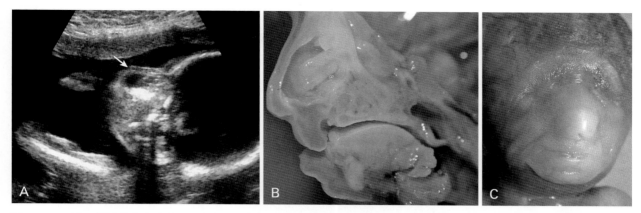

图39.6 一例 18 周胎儿猴头畸胎。超声检查诊断出的无叶型 HPE。(A、B)有一个单鼻孔和一个大的共同鼻腔(A 中的箭头),尸检证实了这一点(B);(C)猴头畸胎:眶距缩短,单鼻孔。

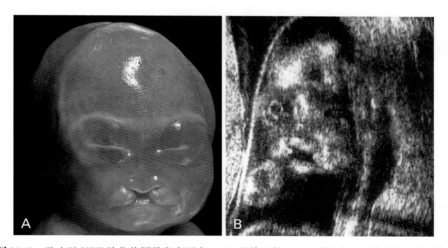

图39.7 无叶型 HPE 胎儿前颌骨发育不全。(A)尸检面部;(B)双胎妊娠 18 周时的超声图像。

此外,关于各种面部表现型的描述,也可能出现轻度的面部裂或其他异常。在人类 SHH 杂合子患者中,高度变异的家族内表型被描述,从严重的独眼到非常轻微的 HPE 临床体征,如上切牙融合[33]。

3. 其他可能相关的颅面异常 面部异常通常是 HPE 谱的一部分,可以在无脑儿中发现(图 39.8)[11]。这种联系似乎很少见,但有可能大多数无脑儿面部 HPE 的病例不被认为是 HPE 谱的一部分。没有大型围产期研究描述无脑 HPE 病例[14-16,34]。

4. 无颌畸形 HPE 偶与无颌症相关,包括孤立性无颌症;无下颌并耳畸形,是指一种更广泛的下颌骨发育不全或无颌;耳移位或并耳畸形,有或没有无舌畸形(没有舌)和小口畸形(小口)(图 39.9)。许多患者还有其他异常,尤其是位置异常[35]。队列研究中 HPE 病例的患病率从 1∶121(0.8%)到 3∶30(10%)[11]。约有 100 个案例发表,其中最近收集了 32 个案例并在一个综述中详细描述[35]。

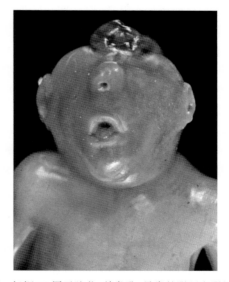

图39.8 妊娠 18 周无脑儿,单鼻孔,异常的眼眶和眼原基作为 HPE 谱 的 一 部 分。(引 自 Blaas H-GK, Eriksson AG, Salvesen, et al. Brains and faces in holoprosencephaly:pre- and postnatal description of 30 cases. Ultrasound Obstet Gynecol 19:24-38,2002)

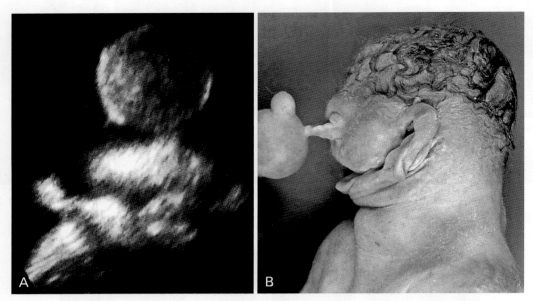

图 39.9　患有无叶型 HPE 和不寻常的无颌-无下颌并耳畸形变异(B)妊娠晚期胎儿,超声图像是通过耳、上颌骨和球状长鼻的切面(A)。(引自 Blaas H-GK, Eriksson AG, Salvesen KA, et al. Brains and faces in holo-prosencephaly: pre- and postnatal description of 30 cases. Ultrasound Obstet Gynecol 19:24 - 38,2002)

5. 检测和结果　对胚胎[10]、胎儿[11-13]和婴儿[4]中 HPE 患病率的估计表明,在妊娠早期中 HPE 谱的患病率更高,类型更严重。

轻度变异如叶状 HPE 和中间半球间变异型前脑无裂畸形(MIH)常在妊娠晚期或出生后发现。严重孤立性 HPE 表现出产前和围产期死亡率高。在 24 个患有 HPE 的活产婴儿中,第一年只有 29%存活下来[36]。尽管早期死亡率很高,但一些无叶型 HPE 患儿和许多症状较轻的患儿可能存活至婴儿期之后[37]。卡特前脑无裂及脑相关畸形研究中心的 Levey 评估了 182 名 HPE 患儿(15%为无叶型,54%为半叶型,18%为叶状,15%为 MIH 型 HPE)。HPE 患儿的发育障碍与脑畸形的严重程度相关[37]。

(二)影像学表现

1. 超声表现　通过对头部进行标准测量(双顶径或头围),超声医师可以在妊娠中期发现严重的 HPE。

(1)妊娠早期

1)方法:超声早期评估 HPE 的一个先决条件是从胚胎期开始了解正常发育的大脑的超声表现[38,39]。如果可能,最好使用高分辨率的经阴道超声检查,以更好地评估脑内和面部解剖结构。三维超声可用于获取和生成扫描平面中无法获得的平面图像,以评估感兴趣物体的形状和计算体积,所有三维成像的基础和前提是清晰的二维断层成像,经阴道二维和三维超声可用于整个妊娠期胎儿神经超声检查。在选择经阴道和经腹部超声时,必须在分辨率和穿透力之间进行权衡。

2)结果:自 20 世纪 80 年代以来,报道了很多妊娠 10～14 周诊断的 HPE[5,11,12,40,41]。无叶型 HPE 最早诊断于 9 周 2 天[5]。头臀长 23 mm 的胚胎,端脑单室腔非常小。诊断线索包括侧脑室的缺失和明显的长鼻(图 39.10 A、B)。虽然通过二维超声进行了初步诊断,但三维容积成像帮助重建了二维超声无法获得的面部切面。可辨识两个低回声眼原基,并可评估脑容量。端脑的单一脑室腔非常小,小于侧脑室正常容量的 1/10[5]。在另一个病例中,妊娠 9 周 6 天诊断出有一个较大的端脑单一室腔[42]。报道的半叶型 HPE 最早诊断在妊娠 13 周[43]。

在两个报道中,三维反转渲染(图 39.11)用于妊娠早期 HPE 的诊断[40,41]。Kim 等[40]报道了一例 12±4 周无叶型 HPE 胎儿异常脑室腔的病例,Timor-Tritsch 等[41]描述了妊娠 9±2 周到 14±5 周 4 例 HPE 胎儿异常大脑。

从妊娠中期的研究中可知[11,44],相对较小的头部也是妊娠早期晚期 HPE 胎儿的常见特征[45,46]。32%的 HPE 患者 BPD 低于第 5 百分位数。

(2)妊娠中晚期

1)方法:妊娠中期使用 5 MHz 超声探头经腹部进行检查常提供可接受的胎儿大脑图像。头位时,经

图 39.10 胚胎期和早期胎儿期无叶型 HPE 的二维和三维图像。(A)通过胚胎头部的水平经阴道超声图像(头臀长度,23 mm),前额后面有一个小的单一脑室(箭头);(B)同一胚胎的矢状面,可以清楚地识别长鼻(箭头);(C)妊娠 10 周时同一胎儿三维重建的矢状面(头臀长 33 mm),箭头表示长鼻;(D)妊娠 10 周时胎儿的三维表面渲染。箭头指向长鼻。D:间脑;M:中脑;Rh:脑。(C 图引自 Blaas H-GK,Eik-Nes SH,Vainio T,et al. Alobar holoprosencephaly at 9 weeks gestational age visualized by two- and three-dimensional ultrasound. Ultrasound Obstet Gynecol 15:62－65,2000)

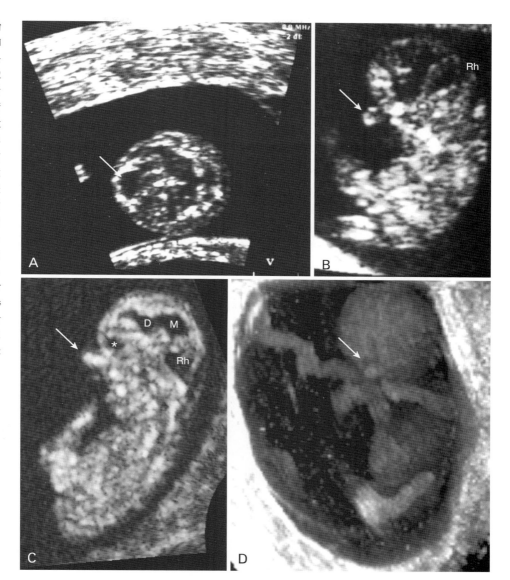

图 39.11 无叶型 HPE 胚胎脑泡的三维重建及反转渲染模式。(A)矢状面,三维超声重建可见第三脑室缺失,面部平坦;(B)箭头指向非常小的前脑腔(对应间脑和端脑的腔)。(图片由 Bernard Benoit 提供)

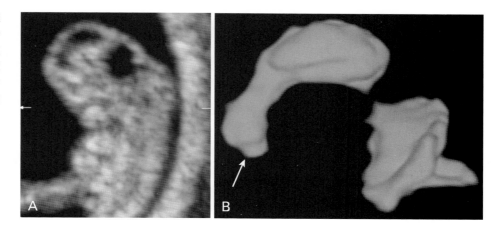

阴道超声可以获得非常详细的神经解剖学信息。妊娠晚期颅骨的日益骨化影响对颅内脑组织的检查,特别是当胎头位于母亲的骨盆内时。经腹部超声必须调低探头频率如 3.5~5 MHz。此时尽管很难获得经典的胎儿神经解剖学检查的标准切面,但头位时经阴道超声检查可以改善成像质量[47]。由于头的尺寸较大,适合选择较低的频率,通过胎儿囟门作为一个透声窗,在头盆倾势不均时可能比较困难。

2)结果:小头畸形是 HPE 中核型正常和异常胎儿的共同特征,头部也可能增大,通常发生在妊娠晚期。大约 80% 的 HPE 胎儿头部形状或大小不正常。超声检查发现头部大小异常、脑积水、小头畸形或无脑畸形应提示排除 HPE[11]。HPE 小头畸形胎儿的颅骨缝和超声窗通常较窄,使大脑解剖学研究更加困难。

在测量双顶径的标准胎儿头部横切面上,一个扩张的中线脑室取代了两个侧脑室,或部分分割的脑室(图 39.12)。冠状位中位切面可明确诊断,显示透明隔腔缺失,额角融合并呈方形。

Pilu[48,49]描述了诊断叶状 HPE 的超声征象(图 39.13、图 39.14)。最早的病例是在妊娠 21 周发现的。Volpe[50]指出鉴别诊断的困难包括视隔发育不良和孤立性透明隔腔发育不全。一个线索是冠状面(经丘脑)额角的出现,透明隔腔、胼胝体缺失和融合的穹窿。三维超声很适合进行 HPE 面部异常的立体成像(图 39.15、图 39.10 D)。

2. MRI 表现 超声仍然是胎儿颅脑检查的主要成像方式,但它可能受到混响像的限制,穿透骨化颅骨的能力差,以及颅骨骨缝和囟门狭窄、羊水过少、胎儿位置等不利因素的影响,特别是在妊娠晚期。MRI 可作为可疑胎儿中枢神经系统异常的重要补充[51]。MRI 具有较大的视野和优越的软组织对比度分辨率,特别适合显示中枢神经系统结构,包括体内大脑发育过程中的神经迁移、髓鞘形成和旋转。此外,真正的三维多平面成像,更容易通过大脑结构实现最佳切片。胎儿无叶型 HPE 的第一个 MRI 检查是在胎儿麻醉下进行的[52]。今天,技术的进步使得 MRI 可以在毫秒内完成,减少了胎儿运动带来的影响。如果父母拒绝尸检,MRI 也可以应用于死后尸检("虚拟尸检")[53]。

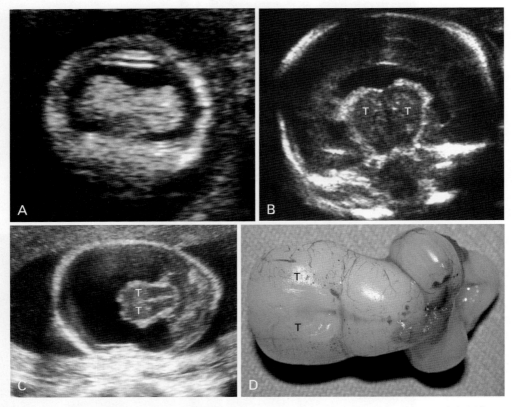

图 39.12 妊娠 12 周(A)、妊娠 18 周(B)、妊娠 19 周(C、D)的无叶型 HPE 胎儿。(A、B)头部冠状面,大脑皮质延伸至中线,丘脑(T,B 图)没有分离,单一脑室腔中含有少量液体;(C)头部横切面(双顶径切面),可见一个大的充满液体的脑室腔,这个腔代表前脑无裂畸形的单一脑腔和一个大的背囊,丘脑(T)没有分开;(D)C 中相同胎儿的大脑没有端脑。

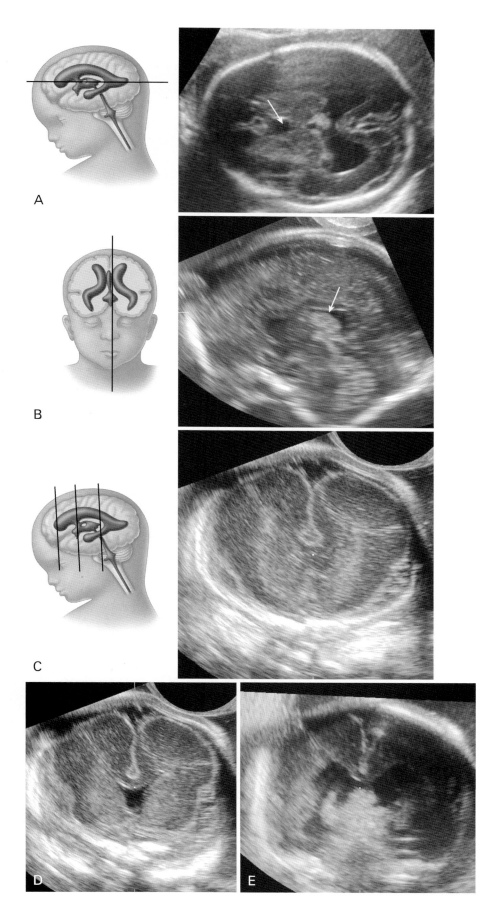

图 39. 13 叶 状 HPE。(A)透明隔腔缺失,侧脑室明显畸形,从额角水平到体部融合;(B)矢状面,典型的胼胝体,但后方可见一个不规则的组织脊连接半球(箭头);(C~E)冠状面对诊断最有用,因为它们可显示较差的额叶融合,融合额角发育不良,侧脑室体间的连接。(引自 Visual encyclopedia of ultrasound in obsterics and gynecology,2010)

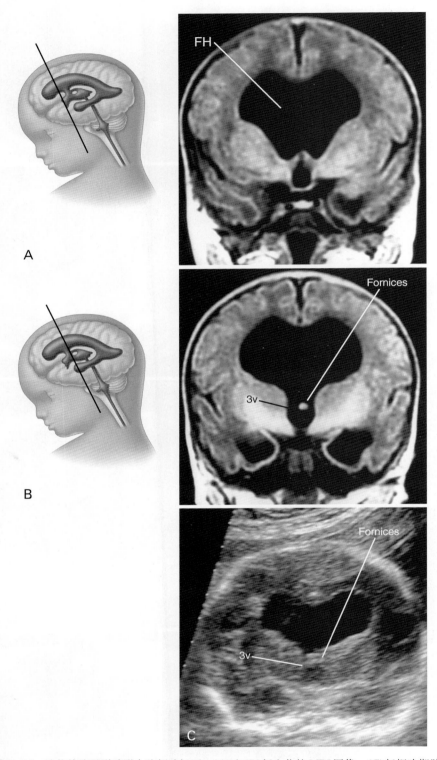

图 39.14　叶状前脑无裂畸形大脑额叶切面。(A)和(B)新生儿的 MRI 图像。(C)妊娠晚期胎儿的超声图像。额叶发育良好和脑室系统伴梗阻性扩张有利于 HPE 的诊断。穹窿(Fornices)融合并形成厚束,贯穿于室腔底部。3v:第三脑室;FH:额叶角。(引自 Pilu G,Ambrosetto P,Sandri F,et al. Intraventricular fused fornices:a specific sign of fetal lobar holoprosencephaly. Ultrasound Obstet Gynecol 4:65 - 67,1994)

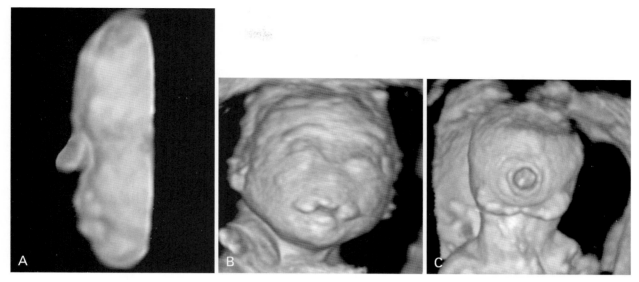

图 39.15 三维超声表面渲染成像显示无叶型 HPE 的面部特征。(A)猴头畸胎胎儿剖面图;(B)13-三体畸形伴眼距缩短和上颌骨发育不全胎儿正位图;(C)独眼畸形和无下颌并耳畸形胎儿的正面图。(A 图片由 Eberhard Merz 提供;B 和 C 图片由 Rabih Chaoui 提供)

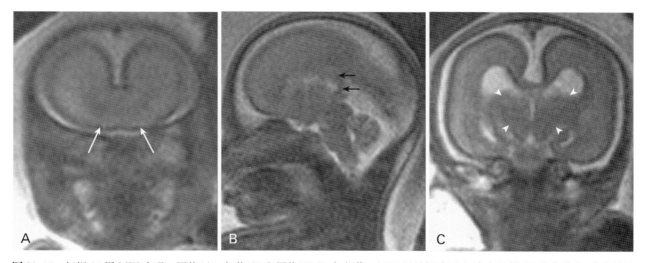

图 39.16 妊娠 24 周 MRI 表现。冠状(A)、矢状(B)和冠状(C)T2 加权像。MRI 显示额叶下叶(白色长箭头)分离消失,伴有前镰发育不全(A)和胼胝体压部分离不全(黑色箭头)(B)。丘脑和基底神经节(箭头)分离(C)。(引自 Wong AM, Bilaniuk LT, Ng KK, et al. Lobar holoprosencephaly: prenatal MR diagnosis with postnatal MR correlation. Prenat Diag 25:296-299,2005)

　　活产婴儿的 MRI 显示了轻度 HPE 的详细信息,特别是叶状 HPE 和中间半球间变异型 HPE 的区别(图 39.16 和图 39.17)[54,55]。2004 年,MRI 首次在 22 周胎儿中发现 HPE 中间半球间变异型[55]。

四、影像鉴别诊断

　　轻度 HPE 可能被误认为是中枢神经系统中线异常,而这些异常不属于 HPE 的范围,如视隔发育不良和透明隔腔发育不全。叶状 HPE 的鉴别诊断见第

34 章和第 35 章。

五、治疗方案概要

　　(一)产前 严重孤立性 HPE 的产前和围产期死亡率较高,没有有效的治疗方案。由于预后不良,建议终止妊娠。如果父母不希望终止妊娠,他们需要充分的咨询关于预后和最终治疗的可能性。

　　(二)产后 HPE 患儿有多种医学问题,其中许多是脑瘫儿的典型问题。由于 HPE 为中线缺陷,常累

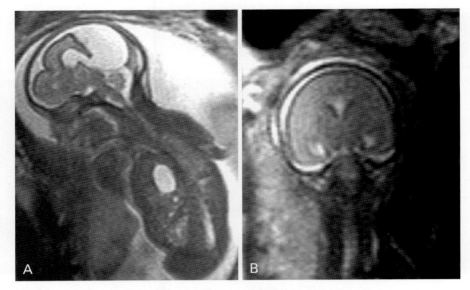

图 39.17 妊娠 22 周胎儿 MRI。(A)通过中线获得的 HASTE 图像(TR/TE/NA,1 000/95/1)显示了背侧囊肿和由顶部的大脑外侧裂连接形成的裂隙,胃泡明显疝入胸腔;(B)通过大脑中部获得的冠状面 HASTE 图像显示半球分离缺失,半球间裂更向背侧偏移。(引自 Pulitzer SB,Simon EM,Crombleholme TM,et al. Prenatal MR findings of the middle interhemispheric variant of holoprosencephaly. AJNR Am J Neuroradiol 25:1034 - 1036,2004)

及下丘脑,故较高比例的患儿有内分泌功能障碍、温度不稳定、睡眠-觉醒周期紊乱。新生儿 HPE 出院后的生存率往往不确定。父母常常迫切需要医疗的支持和指导,他们熟悉与 HPE 有关的自然史和常见医学问题。家长也需要一个临床医生,可以作为出院后的联系人[37]。对 HPE 患儿的医疗护理通常需要多名医疗和康复专家的协调,以及基于预后、治疗目标和父母优先处理事项的护理计划。

医生须知

　　HPE 可以从解剖学和遗传学两个不同的角度来评估。当主要兴趣是描述时,解剖学角度是合适的。从遗传学的角度看,对 HPE 进行固定的定义是不合适的,因为同样的原因可能导致严重的 HPE 或轻微型 HPE。临床医生必须考虑这两个方面诊断病情,并为潜在的未来妊娠提供最佳咨询。

要点

- 前脑不同程度融合导致中线异常,包括大脑镰、胼胝体、透明隔腔、丘脑和面部。
- 大脑半球之间的异常融合是可疑的 HPE。
- 大小不一的背侧囊肿常出现在严重的 HPE 中,与丘脑融合和脑积水密切相关。
- 严重的 HPE 通常有面部异常(如独眼畸形、头发育不全畸胎、猴头畸胎、前颌骨发育不全、唇腭裂),但 HPE 也可以有正常的面部。
- 染色体畸变在 HPE 中很常见。
- CNS 的 MRI 是超声的补充,特别是在轻度 HPE 变异的鉴别诊断中。
- 严重孤立性 HPE 的产前和围产期死亡率高。
- 幸存的 HPE 患儿有与大脑畸形严重程度相关的发育障碍。

参考文献见 *www.expertconsult.com.*

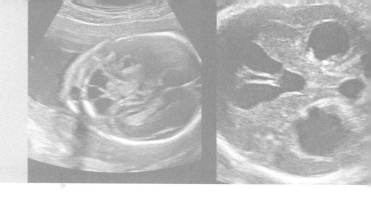

第40章

颅内出血、囊肿、肿瘤及破坏性病变

ELENA CONTRO | FRANCESCA DE MUSSO | GIANLUIGI PILU | TULLIO GHI

杨丽娟　杨宏宇　译，陆彧　高月秋　审校

一、引言

破坏性脑损伤不属于胚胎发育畸形，而是正常发育的胎儿大脑被损伤。最常见的病因是出血、缺氧缺血和感染，许多病例的病理生理机制尚不清楚。预后通常很差。本章介绍了胎儿颅内破坏性病变的主要特征，包括颅内出血、脑穿孔畸形、积水性无脑畸形和脑裂畸形；也阐述了其他发生在妊娠晚期的颅内病变，包括颅内囊肿和颅内肿瘤。胎儿颅内感染在第165~168章中讨论。

二、颅内出血

（一）定义　脑出血（ICH）是一种发生在胎儿脑部的血液外渗凝结成块，通常发生在侧脑室，但偶尔也会发生在大脑的其他部位。颅内出血包括生发基质出血、脑室内出血、脑实质内出血和硬脑膜下血肿。

（二）发病率和流行病学　产后脑出血在早产儿中很常见。在体重小于1500g或小于32周胎龄的新生儿中，发生率为40%[1]。宫内胎儿脑出血很少有报道[2,3]，妊娠中总发生率估计为1/10 000[2]。

（三）病因和病理生理学　宫内胎儿脑出血的原因有许多，有的已被证实，有的还是假说，包括母体出血性疾病、凝血功能障碍、母体低血压、子痫前期、严重胎儿生长受限、胎盘早剥、感染、非免疫性水肿、母胎输血、单绒毛膜双胎妊娠并发症，还有母亲滥用可卡因[4]。血小板疾病（免疫性血小板减少性紫癜、同种免疫性血小板减少性紫癜和隐匿性自身抗血小板抗体）可导致胎儿血小板破坏，并与分娩前胎儿脑出血相关[5]。胎儿同种免疫性血小板减少症多数是由母体对人抗原HPA-1α的同种免疫引起的，在妊娠晚期可能引起胎儿脑出血。胎儿血小板计数很难获得，因为在这种情况下通常会避免进行侵入性手术。最近的一份报道表明，与抗原暴露和免疫等级相关的既往妊娠次数是预测胎儿脑出血的最佳指标[6]。胎儿硬膜下血肿可由外伤引起[7]。在至少大约一半的病例中可以发现诱发因素[8]。

大多数产后的脑室内出血起源于室管膜下生发基质区。在早产儿大脑中，生发基质的血管壁由脆弱的基质支撑，薄且易破裂，脑血压升高时很容易被损伤，如胎儿缺氧或血栓形成。目前尚不清楚宫内胎儿脑出血的病理生理学是否都相同。

（四）疾病表现

1. 临床表现　胎儿脑出血常在妊娠晚期发现，但最早在20周时就有可能发生。只有严重的脑出血才易在产前被发现。小的出血可以溶解或留下小的残留囊肿。大量脑出血时，血液最初聚积于侧脑室，而后渗透至第三脑室或中脑导水管，引起脑积水。最后形成脑穿通性囊肿可能是脑室周围脑白质破坏的结果。

脑出血通常按严重程度分为四个级别。

Ⅰ级：局限于室管膜下基质。

Ⅱ级：明显溢入脑室，但侧脑室充填不足50%（无急性脑室扩张）。

Ⅲ级：溢入脑室，侧脑室充填超过50%（急性脑室扩张）。

Ⅳ级：Ⅰ~Ⅲ级特征，并伴有脑室周围实质破坏。

2. 影像学表现　超声表现：大多数脑出血发生在脑室内，超声显示为不规则混合性回声肿块（图

40.1)。出血后侧脑室经常扩张（Ⅲ级）（图 40.2），在某些情况下，脑室周围皮质可能出现梗死（Ⅳ级）（图 40.3）。硬膜下血肿表现为原正常脑组织部位的高回声聚集，但通常很难做出具体诊断（图 40.4）。

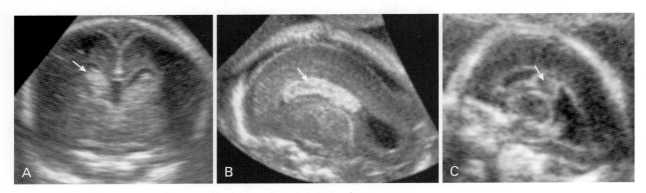

图 40.1 Ⅱ级脑室内出血。（A、B)近期出血，箭头指示一侧侧脑室前角和体部的脑室内高回声区；(C)陈旧性出血，箭头表示中心呈低回声的血凝块。（引自 Visual encyclopedia of ultrasound in obstetrics and gynecology，2011）

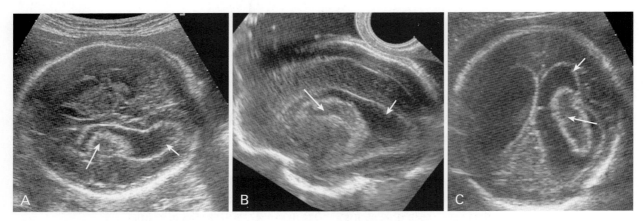

图 40.2 横断面(A)、矢状面(B)和冠状面(C)显示三级脑室内出血，增宽的侧脑室有高回声内壁（短箭头），内见一个大血块（长箭头）。（引自 Visual encyclopedia of ultrasound in obstetrics and gynecology，2011）

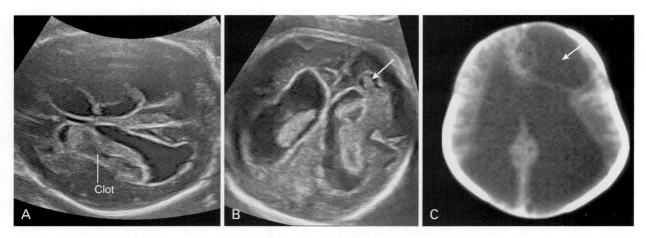

图 40.3 Ⅳ级脑室内及脑室周围出血。（A)增宽的侧脑室，内壁呈高回声，脑室内见血凝块（Clot）；(B)额叶不规则无回声区提示白质梗死（箭头）；(C)产后 MRI，严重的脑室扩大和脑室周围白质破坏（箭头所示）。（引自 Visual encyclopedia of ultrasound in obstetrics and gynecology，2011）

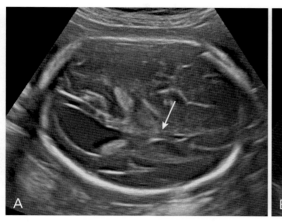
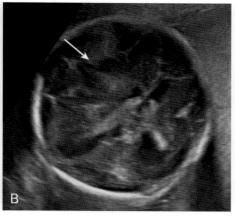

图 40.4 硬脑膜下血肿。(A)中线偏移的占位效应(箭头);(B)冠状面显示大部分颅腔被低回声块占据,大脑结构扭曲。脑出血超声诊断不明显,可能主要由抗凝剂使用史提示诊断。(引自 Visual encyclopedia of ultrasound in obstetrics and gynecology, 2011)

典型特征

- 双侧脑室扩大,脑室内有不规则高回声区。
- 高回声病变在 1～2 周后发展成以低回声为中心的混合性回声。

超声观察脑出血可显示四个临床阶段。脑出血开始后各阶段的发展时间是不定的。

(1)新鲜出血期:侧脑室有高回声性的血液充填(3～8 天)。

(2)液化期:周围包绕线性高回声,中心为无声的混合性肿块(3～8 天)。

(3)完全液化期:囊性低回声肿块(7～28 天)。

(4)缓解期:脑室扩大和血凝块消失(7～105 天)。

大脑中动脉(MCA)的多普勒测速对于脑出血的诊断是一个有意义的辅助参数。在大量出血的情况下,大脑中动脉流速的增加表明胎儿发生贫血,而颅内压的增加会使脑血流量随着脑血管血流阻力的增加而受损[9]。

(五)影像鉴别诊断 在胎儿大量脑出血中,可能存在占位效应,而被误诊为脑肿瘤。鉴别诊断的一个特征是胎儿肿瘤生长或保持稳定,而血凝块在妊娠期间萎缩并外观可以改变。鉴别诊断还必须考虑引起脑室扩大的其他原因(感染、脑结构异常、遗传)。若诊断不明确,应进行连续的超声扫查和胎儿 MRI 检查。

(六)治疗方案概要 产前:产前治疗的考虑以下内容。

(1)查明病因(全面了解母体病史、母体血小板计数、母体同体异体免疫和同种免疫检测)。

(2)母体给予类固醇或静脉注射免疫球蛋白,若胎儿有同种免疫性血小板减少症,则为胎儿输注血小板。

(3)超声监测。

(4)分娩方式的选择与血小板减少不相关。

(5)在适当的情况下终止妊娠。

医生须知

脑出血的预后很大程度上取决于病情的严重程度,从轻微的神经功能障碍到新生儿死亡。据报道,有 50% 的围产期死亡率和 50% 的存活者神经系统受损。预后的严重程度与出血等级相关[8]。复发的风险取决于潜在的病因。同种免疫性血小板减少症患者脑出血的复发风险非常高(85%～90%)[10]。

要点

- 脑出血通常影响侧脑室。
- 脑出血常见于早产儿,并很少在产前发现。
- 具有同种免疫性血小板减少症的胎儿有较高的脑出血发生率,并且在随后的妊娠中有非常高的复发风险。
- 胎儿脑出血预后不良。

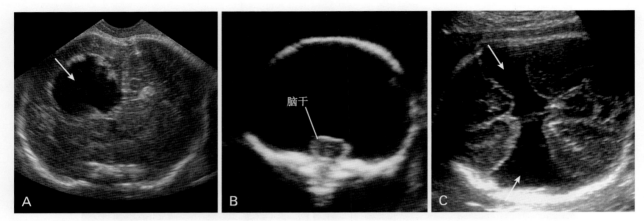

图.40.5 胎儿大脑的破坏性损伤。(A)脑穿通畸形,一侧大脑半球内可见不规则空洞(箭头所示);(B)在积水性无脑畸形中,大脑完全被液体所取代;(C)双侧裂(箭头)提示脑裂畸形。(引自 Visual encyclopedia of ultrasound in obstetrics and gynecology, 2011)

三、脑穿通畸形

(一)定义 脑穿通畸形的定义是大脑实质中出现囊性空腔。这些囊腔通常与脑室系统、蛛网膜下腔或两者都相通。与脑裂畸形不同的是,脑穿通畸形囊腔的内壁通常为白质。其同义词还包括脑裂性脑穿通畸形和脑穿通囊肿。

(二)发病率和流行病学 脑穿通畸形非常罕见,只有在宫内的孤立病例报道[11]。

(三)病因和病理生理学 缺血性损伤被认为是造成这种脑损伤的原因,可以认为是胎儿缺血性脑中风的结果。大脑中动脉闭塞被认为是造成脑穿通畸形的主要原因[12]。分娩创伤、炎症性疾病、羊膜腔穿刺术并发症和双胎输血综合征也被认为是可能的原因[13]。此外,也有关于家族性和染色体相关的脑穿通畸形的报道[14]。

(四)疾病表现

1. **临床表现** 脑穿通畸形的神经病理学特征通常是单侧大脑半球裂开。裂开部分是一个充满液体的空腔,通常其内部与脑室相通,外部与蛛网膜下腔相通,内壁通常为白质。与脑裂畸形不同,脑穿通畸形与神经元异常迁移无关。

2. **影像学表现** 脑穿通畸形是一种偏侧性病变,表现为脑内囊腔,通常与侧脑室、蛛网膜下腔或两者均相通(图 40.5A)。

典型特征
大脑单侧囊腔与同侧脑室相通。

(五)影像鉴别诊断

(1)与单侧脑裂畸形鉴别可能很困难。在脑裂畸形中,脑裂的裂缝通常表现有光滑的轮廓,而在脑穿通畸形中,囊腔往往更圆,轮廓呈锯齿状。在妊娠晚期应用胎儿 MRI 可以显示病灶内壁为白质(脑穿通畸形)还是灰质(脑裂畸形)。

(2)蛛网膜囊肿通常囊壁光滑,且不与脑室系统相通,与脑穿通畸形不同的是,它对邻近的大脑组织有占位效应。

(六)治疗方案概要 治疗方面的考虑包括:①与脑出血类似的诊断手段;②在适当的情况下终止妊娠或保守治疗。

医生须知
脑穿通畸形是一种罕见的胎儿脑破坏性病变,可能与血管闭塞和梗死有关。预后较差,应在胎儿可成活之前终止妊娠。这类病变的患者可能会出现癫痫、发育迟缓、偏瘫和智力障碍等。

要点
● 脑穿通畸形是一种罕见的胎儿大脑的破坏性病变,可能继发于血管闭塞。 ● 表现为单侧、内壁为白质的囊腔,与同侧脑室相通,无占位效应。 ● 预后很差,应终止妊娠。

四、积水性无脑畸形

（一）定义 积水性无脑畸形的定义是大脑半球缺失，大脑半球被一个充满液体的囊腔所取代。积水性无脑畸形也被称为脑积水性发育不良和脑囊肿。

（二）发病率和流行病学 积水性无脑畸形罕见，发生率在分娩胎儿中为 1/10 000～2.5/10 000[15]。

（三）病因和病理生理学 积水性无脑畸形是胎儿大脑破坏的结果，可由大脑前动脉或大脑中动脉的血管阻塞引起[16]，多发性囊性白质软化腔融合形成一个大囊腔[15]，母亲暴露于丁烷或一氧化碳所致弥散性缺氧缺血性脑坏死[17]、弓形体、巨细胞病毒或单纯疱疹病毒感染均可导致积水性无脑畸形[18]。最近报道了一例孕妇感染寨卡病毒后继发胎儿积水性无脑畸形和胎儿水肿[19]。最后，单绒毛膜双胎之一宫内死亡也可能导致积水性无脑畸形。积水性无脑畸形被认为是孔洞脑的一种极端形式。

（四）疾病表现

1. **临床表现** 积水性无脑畸形的特征是大脑半球缺失，大脑镰不完整或完全缺失。充满液体的囊腔取代了脑实质，囊腔内液体由软脑膜和脑脊液形成。

2. **影像学表现** 超声表现：在超声检查中，积水性无脑畸形表现为大的囊性结构取代了脑实质，大脑镰中断或缺失（图 40.5B）。脑干和菱形脑结构通常不受影响。虽然积水性无脑畸形通常在妊娠中期发现，但此病是一个破坏性过程的结果，所以也可在妊娠晚期发现。

典型特征

- 没有大脑半球。
- 囊状结构内可见突出的丘脑和脑干。

（五）影像鉴别诊断 积水性无脑畸形必须与重度脑积水、孔洞脑畸形和叶状前脑无裂畸形鉴别，即使存在最小的额叶大脑皮质也表明是脑积水。彩色多普勒可能对鉴别诊断有帮助，因为积水性无脑畸形患者的大脑前动脉和大脑中动脉均不能显示。

（六）治疗方案概要 产前：产前治疗注意事项包括：①染色体核型分析。②孕妇血清学或羊水聚合酶链反应检测巨细胞病毒、弓形体、疱疹病毒和寨卡病毒。③如有必要，建议终止妊娠，或保守治疗。

医生须知

积水性无脑畸形是一种严重的破坏性大脑病变，胎儿的大脑被充满液体的囊腔所取代。预后普遍较差，婴儿通常在出生后 1 年内死亡。如果可能应建议终止妊娠。目前认为积水性无脑畸形是散发的，只有在存在感染性疾病的情况下才会有一定程度的复发[2]。

要点

- 积水性无脑畸形是一种严重的破坏性的大脑病变，伴有大脑半球的缺失。
- 可以是血管意外、其他缺血性损伤、感染、母体接触毒素或单绒毛膜双胎妊娠中同卵双胞胎死亡的结果。
- 典型的超声表现是一个大的囊状结构取代了胎儿的脑实质，但脑干和丘脑保留了下来。
- 它通常在妊娠中期发现，但也可以发生在妊娠后期。
- 预后极差，如有可能应考虑终止妊娠。

五、脑裂畸形

（一）定义 脑裂畸形是一种内壁为灰质的大脑皮质全层裂开的疾病。裂缝通常是双侧且对称的，使侧脑室和蛛网膜下腔相交通。同义词是真性脑穿通畸形。

（二）发病率和流行病学 脑裂畸形非常罕见。

（三）病因和病理生理学 脑裂畸形的病因尚不清楚。这可能不是胎儿大脑破坏性过程的结果，而是形态发生障碍。根据最普遍接受的理论，脑裂是生发基质神经元迁移改变的结果[21,22]。血管因素也被考虑，类似于假定的脑穿通畸形的血管病因[23]。最近有人提出该疾病的遗传因素，与导致溶血性贫血的 COL4A1 突变有关[24]。

（四）疾病表现

1. **临床表现** 脑裂畸形的神经病理学特征包括：①位于大脑外侧裂区的半球裂，内衬软脑膜室管膜，通常为双侧；②蛛网膜下腔与侧脑室相通，灰质沿裂口向内折叠；③多发性相关颅内畸形，如多小脑回畸形、灰质异位、透明隔缺失、视神经发育不全、胼胝体发育不全[22,23,25]。有人提出了以下两种分类。

（1）Ⅰ型：融合的大脑皮质裂。

（2）Ⅱ型：分离的大脑皮质裂伴脑室扩大。

2. 影像学表现　产前诊断脑裂畸形的病例很少,通常是Ⅱ型;Ⅰ型变异很难在产前诊断。当在大脑外侧裂区发现裂口,扩大的侧脑室内侧与蛛网膜下腔外侧相通时,必须考虑脑裂畸形(图40.5C)。两个侧脑室前角也可融合,透明隔缺失。

典型特征

　　双侧大脑皮质全层裂伴灰质内衬,使侧脑室和蛛网膜下腔相连通。

(五)影像鉴别诊断

(1)无法区分大脑外侧裂区的大的脑穿通畸形囊肿和脑裂畸形。然而,大的脑穿通畸形囊肿通常是单侧的,边缘呈锯齿状。

(2)叶状前脑无裂和视隔发育不良,也有透明隔缺失伴侧脑室前角融合,但通常没有大脑皮质缺损。

(3)颅内囊肿可发生在大脑外侧裂区,但与脑室不相通。

(六)治疗方案概要　如有必要应终止妊娠,或提供保守治疗。

医生须知

　　脑裂畸形是一种罕见的疾病,其特征是大脑组织的缺损,可能继发于神经元迁移过程的异常。预后通常很差;儿童通常有不同程度的智力低下和发育迟缓、癫痫发作和运动异常;很少有无症状的Ⅰ型病例报道[26]。脑裂畸形的复发风险尚不清楚,然而,据报道有部分脑裂畸形患者的兄弟姐妹大脑畸形的发生率为5%~20%,与相关神经元迁移异常相关[27]。

要点

- 脑裂畸形是一种罕见的疾病,以双侧全层裂为特征,使侧脑室和蛛网膜下腔相通。
- 这可能是一种神经元迁移障碍。
- 脑裂畸形并不能在产前诊断中完全诊断,尤其是Ⅰ型裂脑畸形。
- 预后差,应终止妊娠。

六、颅内囊肿

(一)定义　颅内囊肿是胎儿脑内的充满液体的圆形病变。脉络膜丛囊肿是最常见的颅内囊肿,它们在第33章中讨论。蛛网膜囊肿和胶质室管膜囊肿在胎儿中也很常见。蛛网膜囊肿是脑膜之间的脑脊液积聚的结果。胶质室管膜囊肿是内衬室管膜的颅内囊肿。与蛛网膜囊肿不同,蛛网膜囊肿有纤维壁,没有室管膜。蛛网膜囊肿没有同义词。胶质室管膜囊肿的同义词有室管膜囊肿、神经上皮囊肿、上皮性囊肿、脉络膜上皮性囊肿和半球间囊肿(偶与胼胝体发育不全有关)。

(二)发病率和流行病学　除脉络丛囊肿外,颅内囊肿很少见。确切的发病率也未知。

(三)病因和病理生理学　从外到内脑膜由硬脑膜、蛛网膜和软脑膜组成。蛛网膜囊肿是起源于硬脑膜和蛛网膜之间、两层蛛网膜之间(蛛网膜内囊肿)或蛛网膜和软膜之间(蛛网膜下腔囊肿)的积液。它们可以是原发性的(脑膜发育不良)或继发性的(外伤、出血或感染所致)[28]。蛛网膜囊肿可与蛛网膜下腔相通。胶质室管膜囊肿被认为起源于移位的神经外胚层组织[29]。

(四)疾病表现

1. 临床表现　蛛网膜囊肿是一种充满液体的病变,通常位于主要的大脑裂隙(侧裂、中央沟和半脑间裂)、蝶鞍、颅前窝和颅中窝,很少位于颅后窝。最近的一项系统性回顾研究表明,蛛网膜囊肿常伴其他脑畸形(73%的病例)和脑外畸形(14%的病例),最常见的伴发脑异常是脑室扩大和胼胝体异常。在6%的病例中可能存在染色体异常,但在孤立性病例中少见[30]。胶质室管膜囊肿通常位于中线,常与胼胝体发育不全有关。体积较大的颅内囊肿可引起阻塞性脑室扩大。

2. 影像学表现　超声表现:颅内囊肿超声表现为具有明确占位效应的无回声肿块,常伴有脑室扩大(图40.6)。中线处囊肿可能与胼胝体发育不全有关。产前不能区分蛛网膜囊肿和胶质室管膜囊肿,当病变位于中线时后者可能性更大。除脉络丛囊肿外,其他大多数颅内囊肿妊娠晚期显示明显。

典型特征

- 蛛网膜囊肿的典型表现为规则的无回声位于幕上区中线、大脑侧裂或周围池,通常位于脑表面,具有占位效应。
- 神经胶质室管膜囊肿的典型表现为中线处无回声,使大脑半球移位;胼胝体发育不全。

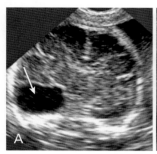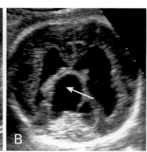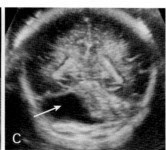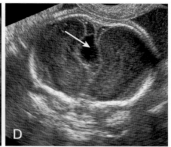

图 40.6 颅内囊肿（箭头）。(A)位于颅底和颞叶之间的囊肿；(B)脑室扩大伴半球间囊肿；(C)颅后窝囊肿；(D)伴有胼胝体发育不全的半球间囊肿。（引自 Visual encyclopedia of ultrasound in obstetrics and gynecology, 2011）

（五）影像鉴别诊断　颅内囊肿必须与其他积液鉴别。

（1）脑穿通畸形囊肿和脑裂畸形位于大脑实质内，而蛛网膜囊肿位于脑外，与侧脑室不相通。

（2）脑肿瘤位于大脑皮质内，常表现为实性或混合性回声。

（3）当发现中线处囊肿时，排除相关的胼胝体发育不全非常重要。

（4）颅后窝蛛网膜囊肿通常很难与原发性小脑异常鉴别（如 Dandy-Walker 畸形）（见第 37 章）。

（5）彩色血流很容易显示盖伦动静脉畸形的血流情况（见第 42 章）。

（6）蛛网膜囊肿和胶质室管膜囊肿可能只能通过组织学而非超声来鉴别诊断，但是蛛网膜囊肿通常位于脑表面，而位于中线部位并伴有胼胝体发育不全的囊肿常提示胶质室管膜囊肿。

（六）治疗方案概要　产前：产前治疗的考虑包括：①超声监测。②标准的产科护理。

医生须知

颅内囊肿是良性的颅内病变，预后良好，在大多数情况下是无症状的，但它们可能导致癫痫、轻度运动或感觉异常，以及儿童脑积水[30]。超声监测的管理应该是保守的。建议采用标准的产科护理，除非出现胎儿脑积水或巨颅症。在这些情况下剖宫产可能较合适。胶质室管膜囊肿和蛛网膜囊肿在外观和临床结果上相似，所以并不确定是否有必要区分这两种疾病。如果胎儿合并梗阻性脑积水或胼胝体发育不全的情况，则预后可能更差。

要点

- 蛛网膜囊肿是脑膜之间脑脊液的积聚。超声表现为边界清晰的具有占位效应的无回声区。
- 胶质室管膜囊肿是内部充满液体并内衬室管膜的病变，与蛛网膜囊肿的区别通常只是组织学上的。它们是良性的，但可能与胼胝体发育不全有相关性。
- 颅内囊肿通常预后良好，应保守治疗，但它们可能与梗阻性脑积水有相关性。

七、颅内肿瘤

（一）定义　最常见的颅内肿瘤是胚胎肿瘤（畸胎瘤、表皮样肿瘤、皮样肿瘤），其次是生殖细胞肿瘤（生殖细胞瘤、绒毛膜癌、胚胎癌）和神经母细胞肿瘤（髓母细胞瘤、神经母细胞瘤、视网膜母细胞瘤）。罕见的类型包括与胚胎残余组织相关的肿瘤（颅咽管瘤）和起源于室管膜的肿瘤（多形性胶质母细胞瘤、脉络丛乳头状瘤）。最后，还有与遗传疾病相关的肿瘤（结节性硬化症、神经纤维瘤病、中枢神经系统和眼睛的全身性血管瘤病）、脂肪瘤和脉络膜丛乳头状瘤。脉络丛乳头状瘤将在第 33 章讨论。颅内肿瘤的同义词是脑肿瘤。

（二）发病率和流行病学　胎儿颅内肿瘤很少见，估计发病率在活产儿中为 0.34/100 万[31]。

（三）病因和病理生理学　早期恶性肿瘤的确切原因尚不清楚。目前认为胚胎肿瘤起源于胚胎移位的细胞。正常胚胎细胞与肿瘤细胞有一些共同之处（生长快速，转化能力强）。胎儿暴露于外源性因素，如药物、病毒和电离辐射可导致不受控制的细胞复制，导致恶性肿瘤发生。在动物模型中，脑肿瘤是通过使用化学或病毒致畸剂产生的。

（四）疾病表现

1. **临床表现**　大多数脑肿瘤（70%）发生在幕上，其余发生在幕下[32]。

畸胎瘤可能包含分化良好的结构（毛发、骨骼）或具有较高恶性倾向的未分化组织。它们常见于松果体区、鞍上区或第四脑室，具有占位效应和周围脑结构的扭曲。

表皮样肿瘤起源于上皮细胞，表现为囊性病变，内含脱落的内层上皮细胞。它们大多位于鞍上区、颞叶或小脑-脑桥角水平。

生殖细胞瘤起源于生殖细胞，是发生在松果体和鞍上区的实体性病变。髓母细胞瘤表现为内部坏死的脆性肿块，生长于颅后窝。颅咽管瘤起源于颅咽管的残余物，是一种实性囊性病变，通常位于鞍上区。尽管肿瘤在组织学上是良性的，但肿瘤的膨胀会导致周围脑实质的移位和损伤。

结节性硬化症、神经纤维瘤病和中枢神经系统，以及眼睛的系统性血管瘤病是与脑肿瘤相关的常染色体显性遗传病。结节性硬化与大脑皮质内和心室系统内的多发性神经胶质结节相关，听神经鞘瘤与神经纤维瘤病有关，小脑血管母细胞瘤发生在中枢神经系统和眼睛的系统性血管瘤病中。

脂肪瘤是良性病变，通常位于大脑半球间或脑室内。半球间脂肪瘤与胼胝体发育不全之间有明确的联系（见第34章）[31]。

大头畸形、阻塞性脑室扩大、颅内钙化和出血常与胎儿脑肿瘤有关。

2. **影像学表现**

（1）超声表现：胎儿脑肿瘤超声表现为实性或混合性病变，伴有占位效应和周围脑结构扭曲（图40.7）。典型的病变是脑组织不对称的，并可引起中线移位。大头畸形或颅骨肿胀、脑积水、上颌寄生胎、羊水过多、心力衰竭和水肿也是常见的症状。病变的组织学特征通常无法确定。但是畸胎瘤是最常见的，尤其向颅外生长时，应予以考虑（图40.8）。

（2）MRI可用于确定肿瘤的精确轮廓（图40.8）。

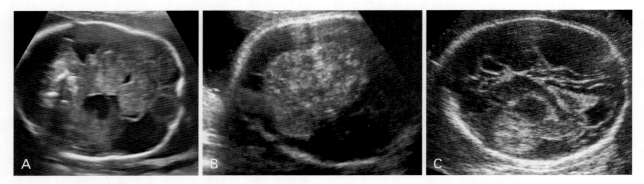

图40.7　胎儿颅内肿瘤：畸胎瘤（A）、颅咽管瘤（B）和星形细胞瘤（C）。尽管组织学类型不同，但超声检查的表现相似。大脑组织被一个大的实质性或复杂性的肿块所破坏。（引自 Visual encyclopedia of ultrasound in obstetrics and gynecology，2011）

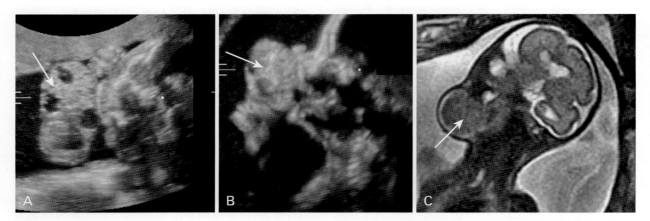

图40.8　颅内畸胎瘤常可外生性生长（箭头所指），可通过眼眶（A）、口腔（B）或颅底（C）向外生长。（引自 Visual encyclopedia of ultrasound in obstetrics and gynecology，2011）

典型特征

占位性病变,其内包含囊性和实性成分,并伴有颅内正常解剖结构的扭曲。

（五）影像鉴别诊断　脑肿瘤的主要鉴别诊断是新发的颅内出血,后者在大约 2 周内可导致颅内空洞和血凝块的形成。产前 MRI 可能有助于鉴别这两种疾病。

（六）治疗方案概要　产前:治疗方面的考虑包括:①超声监测。②在适当的情况下终止妊娠。

医生须知

胎儿颅内肿瘤非常罕见。最常见的是畸胎瘤。在出生后 1 年的随访中,这种肿瘤的生存率只有 7%[33]。一般预后很差,总死亡率约为 77%。只有与胼胝体发育不全没有有相关性的脂肪瘤,预后良好,存活率为 100%,并且无神经功能损害[34]。

要点

- 胎儿脑肿瘤很少见。
- 超声表现为具有占位效应的病变,伴有周围脑结构扭曲。
- 产前诊断可能无法确定肿瘤的组织学类型。
- 除胼胝体正常的脂肪瘤外,脑肿瘤预后均较差。

参考文献见 *www.expertconsult.com.*

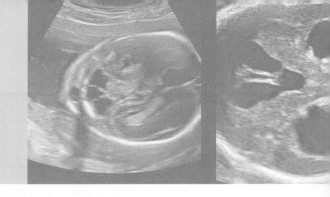

第41章

神经管缺陷

TULLIO GHI | ANDREA DALL'ASTA | GIANLUIGI PILU | ELENA CONTRO |
FRANCESCA DE MUSSO | TIZIANA FRUSCA

李克婷 译，陆彧　任敏 审校

一、引言

神经管缺陷（neural tube defects，NTD）是神经管不同位置和不同程度闭合失败所致。NTD包括颅穹窿缺损、露脑畸形、无脑畸形、脑膨出、脊柱缺损（脊柱裂或脊髓脊膜膨出），以及颅骨脊髓合并缺损，如颅脊柱裂。本章将讨论这些缺陷及半椎体。

二、组织胚胎学

NTD是中枢神经系统（CNS）发育过程中几个不同阶段的神经损伤引起的[1]。由于遗传和环境因素之间复杂的相互作用，其原因是多样的。

起源于外胚细胞的神经早在排卵后16天向原条移动[2]，形成神经板的神经外胚层组织，在这个阶段，神经板被近轴中胚层细胞包围，这些细胞将发展成成对的体节。这些体节是椎体和肋骨的中胚层前体[3]。

神经外胚层细胞和非神经外胚层细胞（发展成上覆的皮肤层）之间复杂的相互作用诱导神经板的形成。神经板边缘抬高至神经皱襞，向中线移动融合，形成神经管[1]。虽然神经管以前被认为从颅尾像拉链一样闭合，并且从第5体节水平开始[4]，但最近的证据表明，神经传导是沿着颅尾神经轴的渐进式闭合波进行的，闭合过程开始后，神经管的开放区域称为前（颅）和后（尾）神经孔[5,6]。一旦在某个部位闭合，神经外胚层细胞重组形成神经管顶部，而覆盖的表皮细胞形成皮肤外胚层。

尾部神经管的闭合一直持续到后神经孔关闭[1]；而在颅区，第9体节水平的前脑出现了第二个暂时闭合点。这一过程被称为闭塞，负责颅囊泡的间隔和防

止液体从囊泡中流出，囊泡仍然充满液体，形成神经管腔[7]。颅神经孔在第25天关闭，而尾神经孔在第28天关闭。在这个阶段，神经管腔重新打开，而颅囊泡中的液体没有流失。

前面描述的神经形成过程被称为初级神经形成，负责大脑和脊髓直至骶部（可能是S4～S5）的发育[1]。从这一水平向下的次级神经形成脊髓尾端，发生在排卵后第23～32天。由于这一过程发生在表面外胚层以下，继发性神经形成异常产生的病变被皮肤覆盖，与开放性脊柱裂的发病机制无关。

当颅神经孔不能关闭时，覆盖大脑的骨组织就不能发育，未受保护的神经组织就会被破坏。这代表胚胎学起源的主要脑畸形，如无颅-露脑序列征和无颅-无脑序列征。无颅畸形的特征是颅骨部分或完全缺失。颅骨和皮肤的开放性缺损导致神经管暴露，被称为露脑畸形。露脑畸形被认为是无脑畸形的早期阶段，因为大脑组织的"外露"（位于羊膜内）导致前脑和间脑的异常发育和退化，从而导致无脑畸形；另一方面，后脑正常发育使胎儿能够存活到足月[8-10]。

先天性脑膨出的原因尚不确定，可能由于神经管前壁的闭合缺陷导致。最严重的病变可能发生在受孕后前26天，而涉及颅骨或脑膜较轻的病变可能发生在晚些时候[11]，前脑膨出（枕部和基底部）可能是由于前脑神经嵴组织发育不良所致；枕部脑膨出可能是由于颅后骨（枕骨上、枕骨外、枕骨基和顶骨后部）的分割异常引起的[12]。

脊髓脊膜膨出其一可能是由于神经管腔重新开放前神经管关闭失败造成的，这也可以导致颅内囊泡

塌陷和 Chiari Ⅱ畸形[13,14]，或者是由于之前正常闭合的神经管过度扩张和破裂导致。最近有人提出假设，在某些病例中，脊髓脊膜膨出可能是由于原肠胚形成过程中，中线轴向整合异常引起的[15,16]。

颅脊柱裂是最广泛的 NTD，以颅和尾神经管闭合失败为特征。最近关于神经管多部位融合的假说最好地解释了这一缺陷的发病机制，即颅骨和椎骨不能正确形成，使神经组织受到进一步的损伤和破坏[17]。

椎体缺损可由正常解剖结构的破坏引起，如羊膜带综合征，或由于胚胎分化失败或特定解剖结构发育异常导致。半椎体或楔形椎体是由成骨过程中体节的异常发育或分割造成的，最有可能由椎骨供血不足导致。半椎体和其他椎体异常如块状椎、蝴蝶椎、移行椎和脊柱裂等，可因椎管变形、脊柱弯曲、椎体形状和数量的改变而导致，可导致脊髓受压[18,19]。

三、无颅骨、露脑畸形和无脑畸形

（一）定义　无颅骨是指眼眶上方骨化的颅骨穹窿缺失，导致异常的脑组织暴露于羊水中。

对人类胚胎的超声观察研究表明了从无颅骨到无脑畸形的发展过程，因此推测露脑畸形是无脑畸形的前兆[20]。最初的缺陷是颅盖骨缺失（无颅骨），导致脑组织暴露于羊水中（露脑畸形）并随后退化。颅穹窿的骨化是一个连续过程（图 41.1），妊娠 12 周完成[21]。到第 12 周时，超声诊断颅骨缺如要基于颅脑的骨性部分（颅骨）缺失，眼眶（图 41.2）是最明显的颅骨结构（图 41.3）。

露脑畸形的脑血管区（即取代大脑半球的异常杂乱的中枢神经组织）向外突出，向外挤压脑组织（图 41.4A、B），而颅骨的缺失和异常暴露的大脑组织有助于区分正常的未成熟的大脑和露脑畸形。

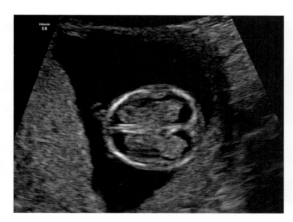

图 41.1　妊娠 12 周正常胎头：颅骨正常骨化、两侧大脑半球、脉络丛及大脑镰。

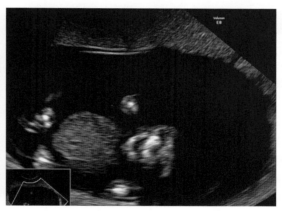

图 41.2　妊娠 13 周无脑畸形：冠状面显示颅骨缺失。

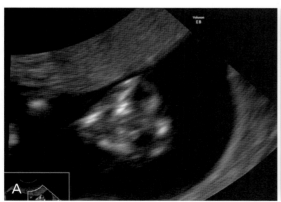

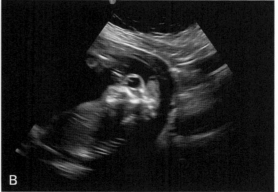

图 41.3　妊娠 12 周无脑畸形：（A）冠状面，眶缘缺失；（B）眼眶骨缘以上可见的露脑畸形。

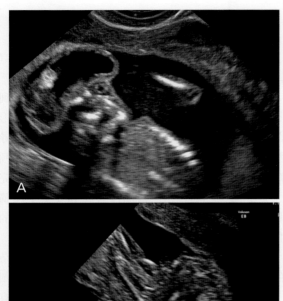

图 41.4 妊娠 13 周时的露脑畸形：(A)腹部超声显示头部轮廓异常，脑组织向外突出；(B)阴道超声显示扭曲的残余大脑结构。

（二）**病因** 大多数 NTD 的确切病因尚不清楚，大多是偶发且有异质性，多数受累妊娠没有可识别的危险因素。

遗传和非遗传因素，如父母的社会经济地位；接触致畸剂，如丙戊酸、叶酸拮抗剂、维生素 A 和酒精；母亲糖尿病、肥胖和妊娠早期的高热等，均被认为是危险因素。

20 世纪 90 年代早期的流行病学研究表明，孕妇叶酸水平与神经管缺陷之间存在相关性[11,22]。后续研究证实自行补充叶酸可降低 NTD 发生风险。妊娠前和妊娠中给予叶酸可使 NTD 的发生率降低 30%～50%[11,23]，但不能完全预防。NTD 的发生是由于多种因素造成的，也就是说，是由于遗传成分[24]与环境的危险因素相互作用引起的[25,26]。

据报道，NTD 胎儿的非整倍体发生率为 2%～25%，包括 18-三体、2 号染色体长臂部分三体、11号、13 号染色体的结构异常和 11 号、13 号染色体重复、四倍体和三倍体[27]。非整倍体发生率取决于 NTD 的类型：无脑畸形和脊髓脊膜膨出的非整倍体发生率较低，为 0.6%～5%；脑膨出的非整倍体发生

率较高，为 6%～9%[27,28]。如果伴有其他的结构异常，非整倍体的发生风险更高。

四、无脑畸形

（一）**定义** 无脑畸形是指骨性眼眶上方的颅骨穹窿缺失，与大脑半球和中脑缺失有关。

（二）**发病率和流行病学** 无脑畸形的发病率区域差异很大，欧洲发病率约为 0.3/1 000[29]；美国、丹麦、南非、印度和中国台湾地区的平均发病率是 1/1 000；爱尔兰和威尔士的发病率是 3/1 000～7/1 000，而法国、日本、匈牙利及前南斯拉夫地区的发病率只有 0.1/1 000～0.6/1 000[30]。与脊柱裂类似，英国的发病率特别高，而亚洲的发病率较低[31]。在所有发病者中男女比例约为 4∶1[29]。

（三）**病因和病理生理学** 颅神经孔的闭合通常发生在第 23～28 天。闭合失败最终导致无脑畸形，即大脑发育不完全，眼眶上方的颅骨缺失。一些人认为，无脑畸形是无颅骨的一种极端形式或末期，由于大脑半球直接暴露于羊膜腔和胎动造成的持续创伤，使脑组织与子宫壁接触而被破坏[32]。

（四）**疾病表现**

1. **临床表现** 无脑畸形的特征是大脑半球和颅骨穹窿的缺失。缺损处有一层间质层覆盖，但没有皮肤覆盖。大脑发育不完全：脑干和部分中脑存在。妊娠早期有时会观察到一部分大脑半球，这种情况通常称为露脑畸形。无脑畸形可能合并脊柱裂、泌尿系异常、唇腭裂、胃肠和心脏异常[33]。

大多数无脑畸形的新生儿在出生后数小时或几天内死亡。宫内死亡率为 23%，产时死亡率约为 35%，据报道新生儿最高存活率可达 8 天[34]。一项关于无脑畸形观察性研究表明，25% 的无脑畸形妊娠合并羊水过多，近 20% 的无脑畸形分娩合并肩难产。此外，此研究还发现其他并发症的发生率增加，包括引产时间延长和第二产程延长[34]。

2. **影像学表现**

（1）超声表现：无脑畸形是第一个通过产前诊断发现的胎儿异常，最早在 1972 年于美国发现[35]。妊娠早期通常诊断为露脑畸形，表现为形状不规则的脑组织膨出，冠状面形成了特征性的"米老鼠征"（图 41.5 和图 41.6）[36]。

妊娠中期，眼眶以上的颅骨缺失是诊断无脑儿的关键（图 41.7A、B），而在颅底以上很少或几乎没有大脑组织。

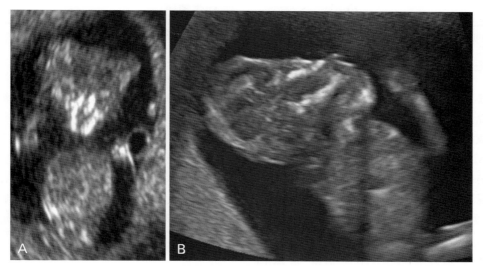

图41.5 妊娠早期无脑畸形:脑组织存在但严重变形,漂浮在羊水中。(A)妊娠10周,冠状面呈"米老鼠征";(B)妊娠13周时矢状面。(引自 Visual encyclopedia of ultrasound in obstetrics and gynecology,2011)

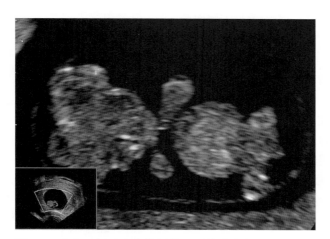

图41.6 妊娠9周露脑畸形:冠状面呈"米老鼠征"。

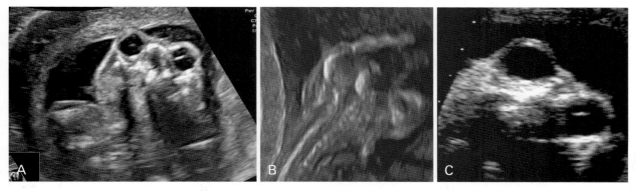

图41.7 (A)妊娠中期无脑畸形典型表现:胎儿面部的最顶端为眼眶,无其他结构;(B、C)妊娠中期无脑畸形,颅底水平以上的颅骨穹窿和大脑组织缺失:(B)纵切面;(C)横切面。(引自 Visual encyclopedia of ultrasound in obstetrics and gynecology,2011)

（2）MRI 表现：MRI 对于发现成熟大脑中某些脑部异常来说是一种比较敏感的检查方法，但对于胎儿无脑畸形或露脑畸形，MRI 通常不会提供额外的信息。胎儿 MRI 作为超声的辅助检查，可以帮助识别局部解剖结构，增加中枢神经系统和非中枢神经系统异常的发现，并有助于评估复杂形式的脑膨出[37]。但 MRI 在改变超声诊断方面的价值不确定，尤其是在无脑畸形和脑膨出的诊断方面[38]。

3. 其他检查方法　母体血清甲胎蛋白（MSAFP）升高提示开放性神经管缺陷高风险，该项检查用于神经管缺陷筛查已有 30 多年。在确定孕龄的单胎妊娠中，当 MSAFP 的截断值为中位数的 2 倍或 2.5 倍时，检出率约为 95%，无脑畸形和开放性神经管畸形的检测率分别在 70%～85%[39]。不同实验室选择的截断值可能存在差异，从业者应熟悉当地实验室的标准。截断值通常对应于正常人群的第 95 百分位，因此将有 5% 的筛查假阳性率（即 5% 的正常妊娠将高于截断值）。

许多中心将高分辨率超声与 MSAFP 筛查结合使用，检出率取决于孕龄、神经管畸形的类型和严重程度。研究显示，超声扫查引入颅后窝的详细解剖学评估之前[41,42]，妊娠早期无脑畸形的检查率高达 90% 以上，脑膨出的检出率约为 80%，而开放性脊柱裂的检出率则相对较低[40]。

（五）影像鉴别诊断　极端小头畸形或较大的脑膨出可与无脑畸形混淆，但在小头畸形中，颅骨存在且无中断。羊膜带序列征可导致颅骨穹窿的破坏，通常伴有其他异常，如肢体被破坏等。无颅骨、露脑畸形及无脑畸形可能属于同一系列的发育异常[32]。

（六）治疗方案概要　建议终止妊娠。

在单绒毛膜双胎中，相比期待治疗法，选择性终止无脑畸形胎儿可能对未受累的另一胎儿造成更大的伤害，但可以考虑射频或微波阻断受累胎儿的血液循环。有诸如早产和胎膜早破等并发症的存在，尤其是在严重的羊水过多时。

1. 产前　无产前治疗方法。必须告知选择露脑畸形或无脑畸形继续妊娠的孕妇，其妊娠并发症（包括先兆子痫、羊水过多和产前出血）的风险较高[43]。

2. 产后　无脑畸形和露脑畸形都是致死性的，

无法治疗。

五、脑膨出

（一）定义　脑膨出是颅内结构通过颅骨缺损的向外膨出。疝囊内可有脑膜和脑组织（脑膨出）或仅有脑膜（脑膜膨出）。别名：脑突出、颅或枕部脑膜膨出、颅裂畸形、脑膜脑膨出、脑脊膜囊状膨出。

（二）发病率和流行病学　脑膨出占所有颅脊髓闭合不全的 10%～20%。活产儿脑膨出的发病率为 0.8/10 000～4/10 000[44-46]，东南亚的比例较高（2/10 000）[47]。总体上，枕部脑膨出比额部脑膨出更常见[44,48]，但存在显著的种族差异，枕部脑膨出在西半球更常见，而额部脑膨出在亚洲尤其是泰国更常见。

（三）病因和病理生理学　枕部脑膨出通常被认为是 NTD 的一部分，可能是多种因素造成的。环境因素被认为是额叶脑膨出的原因。两种主要的病因学理论包括神经皱襞前融合失败（导致颅骨发育失败）或通过骨性畸形形成脑疝[49]。损伤被认为发生在妊娠第 50 天左右。脑膨出可能是孤立性的，但通常与其他结构异常有关（23%～37.5%），包括其他

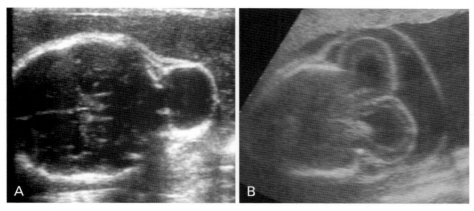

图 41.8 脑膨出和脑膜膨出:(A)脑膜膨出;(B)脑膨出。(引自 Visual encyclopedia of ultrasound in obstetrics and gynecology,2011)

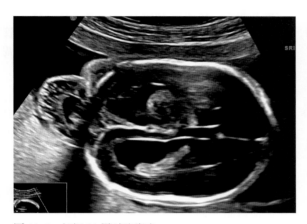

图 41.9 妊娠 24 周时脑膨出。

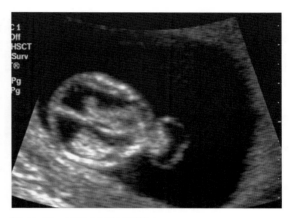

图 41.10 妊娠 12 周时脑膨出。

CNS 异常和 CNS 外的异常,以及遗传综合征,最常见的是 Meckel-Gruber 综合征(见第 133 章),这是一种常染色体隐性遗传疾病,有 25% 的复发风险[50-52]。另一个与脑膨出相关的典型异常是胚胎羊膜破裂,即所谓的羊膜带序列征(见第 98 章)[53,54]。孤立性脑膨出的复发风险为 2%~5%,但如果兄弟姐妹中有两个患病,则复发风险为 10%[26,55]。

(四) 疾病表现

1. 临床表现　脑膨出可分为枕部(人字缝和枕骨大孔之间)、顶部(前囟和人字缝之间)或前部(前囟和筛骨之间)。前部脑膨出进一步分为额部(鼻根附近的外部病变)和基底部(鼻、咽或眼眶内的内部病变)。3/4 的脑膨出是枕部的脑膨出。

在亚洲的一些地区,顶叶和额叶脑膨出更为常见[44-46]。胎儿脑膨出预后不良,存活率较低,精神发育迟滞的发生率显著增加。脑膨出的预后取决于缺损的大小、是否有脑组织疝出及其他相关异常或综合征[52]。孤立性脑膨出预后较好[56-59]。

2. 影像学表现　脑膨出的产前诊断通常很容易。超声表现是一个疝囊内有脑组织的颅旁肿块(图 41.8~图 41.10),其上通常有完整的皮肤覆盖。产前超声检查可能无法诊断内部脑膨出。

典型特征
颅骨缺损伴有脑组织的囊疝。

(五) 影像鉴别诊断　枕部脑膜膨出必须与囊性水囊瘤鉴别。颅骨缺损的显示可能很困难,因为骨性不连续通常很小。脑膨出的基底较小,常伴有其他颅内表现(脑室扩大、枕大池闭塞、额部隆起),而囊性水囊瘤起源于颈部,基底较大。额部脑膨出必须与前囟门皮样囊肿和泪囊突出鉴别。

(六) 治疗方案概要　根据神经组织疝出的大小和数量,以及是否存在脑积水或其他异常选择治疗方案[60]。枕部脑膨出与脑积水和癫痫发生相关,而前部脑膨出的预后较好。但是,前部脑膨出的手术更具挑战性[61,62]。

治疗方案概要：①相关异常的解剖学手术；②核型分析；③在适当的情况下终止妊娠；④根据缺陷的大小选择分娩方式和时间。

医生须知

脑膨出是一种颅骨缺损伴有脑膜膨出和脑组织膨出的一种疾病。它可以是孤立性的，也可以是胎儿多发性异常的一部分。预后取决于病变部位和大小，但通常预后较差。脑膜膨出较脑膨出有更好的预后、额叶缺损者较枕部缺损预后较好。与其他 NTD 一样，补充叶酸可能有助于预防脑膨出的发生和复发。露脑畸形，当然还有无脑畸形，以及大多数患有脑膨出的胎儿都可以被早期发现，许多是在第一次筛查时发现的。

要点

- 脑膨出是颅内结构通过缺损的颅骨向外膨出。
- 常伴有其他结构异常或遗传性疾病。
- 预后通常较差，应考虑终止妊娠。

六、颅脊柱裂

（一）定义 颅脊柱裂是由于神经管形成完全失败，颅骨没有发育，以及广泛的脊椎和皮肤缺损所致，也称为脊柱裂。

（二）发病率和流行病学 颅脊柱裂发病率较低。得克萨斯州的发病率为 0.5/10 000，佐治亚州的亚特兰大市的发病率为 0.1/10 000[63]。

（三）病因、病理生理学和胚胎学 颅脊柱裂是由于原发性神经胚发育障碍导致的。初级神经形成是指神经结构形成管状结构，形成大脑和脊髓。次级神经形成是指下段脊髓的形成，产生腰椎和骶骨成分。神经板在妊娠第 17～19 天形成，神经褶在第 19～21 天形成，神经褶的融合发生在第 23 天。从神经板开始第一次折叠到融合形成神经管过程中发生的任何破坏，都可能导致颅脊柱裂。与其他神经管缺陷一样，叶酸缺乏同样可以导致颅脊柱裂，遗传、营养和环境因素的相互作用被认为与此有关[30]。

（四）疾病表现

1. 临床表现 颅脊柱裂的特点是颅骨完全缺失，椎骨和皮肤广泛缺损，以及大脑完全缺失。大多数颅脊柱裂病例伴有多种畸形，并在妊娠早期发生自然流产[64]。

2. 影像学表现 超声表现：颅骨、椎骨和皮肤的缺失使得胎儿的外观发生显著改变（图 41.11A），产前超声上很容易识别（图 41.11B）。颅脊柱裂的早期产前诊断已有报道[65]。

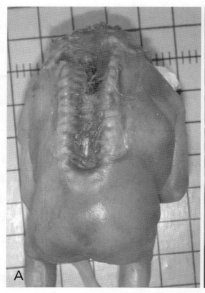
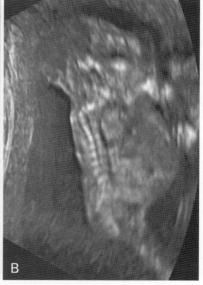

图 41.11 颅脊柱裂：(A)产后外观，颅骨穹窿和大脑缺失，脊柱短而裂开；(B)妊娠 13 周时超声表现。（引自 Visual encyclopedia of ultrasound in obstetrics and gynecology，2011）

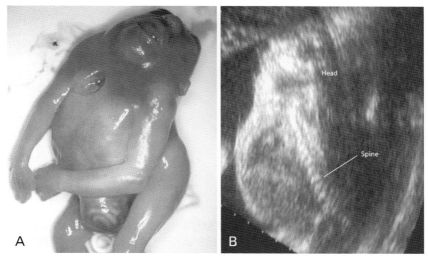

图 41.12 枕骨裂露脑畸形:(A)产后外观,头部极度后仰,可见小的脐膨出和脊柱裂;(B)妊娠 20 周时超声显示头部后仰和脊柱短小,并存在开放性脊柱裂。(引自 Visual encyclopedia of ultrasound in obstetrics and gynecology,2011)

典型特征

颅骨、椎骨和皮肤完全缺失。

(五)影像鉴别诊断 鉴别诊断包括无脑畸形、脊髓纵裂和枕骨裂露脑畸形(图 41.12)[66]。脊髓纵裂和枕骨裂露脑畸形有类似表现,但脊髓纵裂仅累及后部神经管,而枕骨裂露脑畸形还累及颅底和颈椎,神经管前部闭合正常。

(六)治疗方案概要 颅脊柱裂是致命性的,所以应终止妊娠。

医生须知

颅脊柱裂是最严重的神经管畸形,是神经管形成完全失败的结果。这种情况通常是致命的,并常伴有多种异常。大多数孕妇很早自然流产,否则应终止妊娠。

要点

- 颅脊裂是最严重的神经管缺损,是致死性的。
- 罕见,常伴有其他异常。
- 可在妊娠早期诊断。

七、脊柱裂或脊髓脊膜膨出

(一)定义 脊柱裂是椎骨的中线缺损,导致神经管内容物暴露。同义词包括脊柱闭合不全、脊髓脊膜膨出、脊髓膨出和脊膜膨出。

(二)发病率和流行病学 脊柱裂是最常见的中枢神经系统畸形之一。发病率因地理区域而异,英国发病率较高,亚洲发病率较低[32]。虽然在墨西哥人口中发病率也很高,但移民到美国的墨西哥妇女发病率有所下降,这可能与营养因素有关。第二代墨西哥裔美国女性患神经管缺陷(NTD)的风险与白种人女性相当[67]。自从在面包、谷物和谷类食品中强制性加入叶酸补充剂以来,美国和加拿大的 NTD 总体发病率大幅下降[68]。

(三)病因、病理生理学和胚胎学 神经沟闭合形成神经管,脊柱的前开口(前神经孔)在妊娠 24 天左右闭合,后开口在妊娠 28 天左右闭合。远端神经孔的原发性闭合失败和继发性再开放被认为是形成脊柱裂的可能原因[69]。外胚层和中胚层组织的诱导失败导致缺损上方的皮肤和肌肉缺失。

(四)疾病表现

1. 临床表现 "脊柱裂"是指骨性缺损,一般是广泛意义的异常分类[70]。背侧缺损较常见,腹侧缺损罕见。腹侧缺损是由于椎体分裂造成的。在这些病例中,可以观察到位于脊柱前方的神经源性囊肿。腹侧缺损通常发生在颈椎或上胸椎区域,也可见于脊柱下段,作为多种胎儿异常(Currarino 综合征)的一部分。背侧缺损可以是开放性缺损(神经组织暴露),也可是闭合性缺损(缺损表面有皮肤覆盖,图 41.13 和图 41.14)。开放性脊柱裂占背侧缺损的 85%。开放

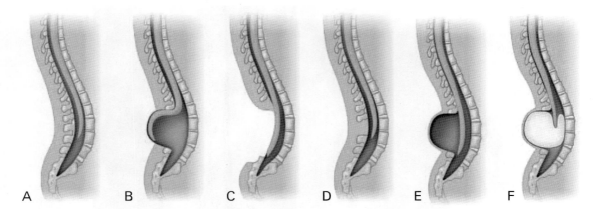

图 41.13 脊柱裂示意图。(A)完整的神经管;(B)开放性脊柱裂——脊髓脊膜膨出;(C)开放性脊柱裂——脊髓膨出;(D)非囊性闭合性脊柱裂;(E)闭合性脊柱裂伴脊膜膨出;(F)闭合性脊柱裂合并脂肪瘤。(引自 Visual encyclopedia of ultrasound in obstetrics and gynecology, 2011)

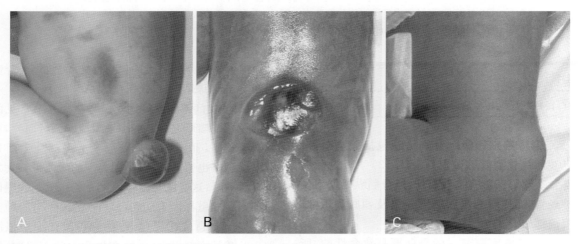

图 41.14 出生后脊柱裂:(A)脊髓脊膜膨出;(B)脊髓膨出;(C)闭合性脊柱裂。(引自 Visual encyclopedia of ultrasound in obstetrics and gynecology, 2011)

性脊柱裂中,神经管内容可通过不同程度缺损的椎体及皮肤向外疝出至羊膜腔内,椎管完全暴露于羊膜腔或被薄的脊膜覆盖。神经组织也可以通过缺损的皮肤外突,表现为囊性肿块。如果肿块仅由脊膜形成,则称为脊膜膨出;如果同时存在神经组织,则称为脊髓脊膜膨出。

开放性脊柱裂常伴有其他异常。主要包括颅后窝畸形、下肢畸形及出生后不同程度的尿失禁。Chiari Ⅱ 型(或 Arnold-Chiari)畸形的特点是小脑蚓部通过枕骨大孔疝出,第四脑室和小脑幕向下移位,枕大池闭塞,可伴有梗阻性脑积水。开放性脊柱裂也可伴有髋关节脱位、双侧足内翻或摇椅足等异常;由周围神经缺陷导致某些肌肉群不能完成对抗活动。

闭合性脊柱裂是一种神经管异常,其椎骨缺损表

面被覆皮肤,常伴有缺损正上方皮肤的色素沉着或毛发增生。有时可观察到脊膜膨出或皮下脂肪瘤。闭合性脊柱裂常伴有下肢功能障碍和大小便失禁,但无 Chiari Ⅱ 畸形和梗阻性脑积水。闭合性脊柱裂如果脊髓没有通过骨缺损处疝出,则被归类为隐匿性脊柱裂。隐性脊柱裂通常是出生后发现的,新生儿通常无症状,一般继发于脊髓栓系或相关瘘管感染的神经后遗症。脊柱裂可作为染色体异常(尤其是 13 -三体综合征或 18 -三体综合征)或其他综合征(如 Meckel 综合征、Jarcho-Levin 综合征)的一部分。

2. 影像学表现 在正中矢状面上,正常脊柱表现为两条平行线,一条是由前方椎体形成的强回声;另一条是后方的棘突和连接两个棘突间的结缔组织形成的模糊虚线。在开放性脊柱裂中,后线和覆盖的软组织在病变水平缺失。

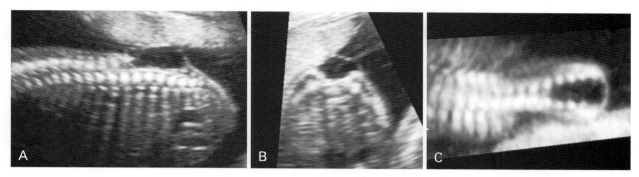

图 41.15 脊髓脊膜膨出：(A)矢状面显示脊柱双轨外观中断,薄壁囊肿覆盖缺损处；(B)横切面显示开放呈"U"形的椎骨外观,病变处可见囊肿；(C)冠状面显示病变区域椎骨骨化中心不规则增宽。(引自 Visual encyclopedia of ultrasound in obstetrics and gynecology，2011)

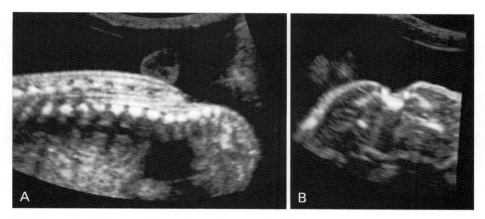

图 41.16 脊髓膨出：(A、B)矢状位和横位。有神经管开口,后无囊性结构。(引自 Visual encyclopedia of ultrasound in obstetrics and gynecology，2011)

如有脊髓脊膜膨出,病变顶部可见薄壁囊肿(图41.15)。也有少数病例有 NTD 存在,但无囊性结构,诊断难度增加(图 41.16)。开放性脊柱裂的产前诊断通常可通过其头颅特征来鉴别(图 41.17)。这些表现较容易发现,包括两侧额骨内陷,头颅呈柠檬状；枕大池闭塞,小脑形状异常呈香蕉征[71]。几乎所有的开放性脊柱裂病例在妊娠晚期都会出现不同程度的脑室扩张,50%的病例在妊娠中期出现[72]。妊娠早期诊断开放性脊柱裂的一个特征是第四脑室(所谓的颅内透明层)或矢状面上的枕大池消失(图41.18)[73-75]。

闭合性脊柱裂的诊断主要完全依赖于脊柱外观,产前诊断较困难。通常脊柱缺损较小,偶尔可见囊性结构或脂肪瘤。这些病例胎儿皮肤的连续性总是存在的,但很难证明。鉴别开放性和闭合性脊柱裂最重要的体征是闭合性脊柱裂缺乏头颅特征(图 41.19 和图 41.20)[72]。

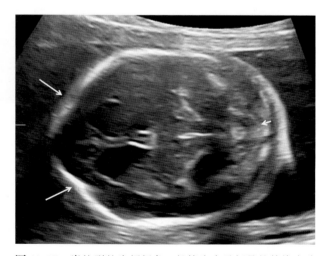

图 41.17 脊柱裂的头颅征象。长箭头表示额骨的外缘内陷(也称为柠檬征)；短箭头表示枕大池消失,小脑形状异常(也称为香蕉征)。(引自 Visual encyclopedia of ultrasound in obstetrics and gynecology，2011)

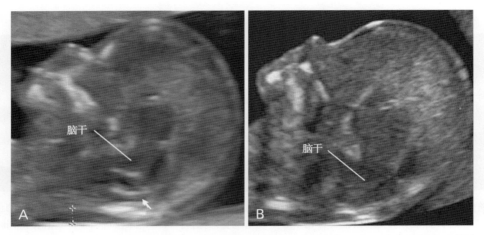

图 41.18 （A）妊娠 12 周时颅后窝的正常外观：脑干后方充满液体的一层，通常称为颅内透明层（箭头）；（B）患有脊柱裂的胎儿，颅内透明层消失（由 R. Chaoui 提供，柏林）。

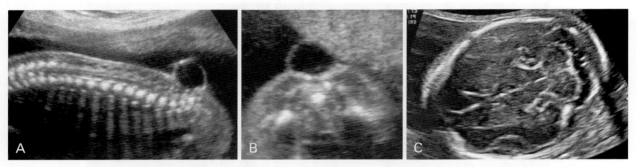

图 41.19 闭合性脊柱裂伴脊膜膨出：（A、B）矢状面和横切面显示的图像与开放性脊柱裂的图像相似；（C）鉴别诊断最重要的依据是颅内解剖结构的完整性。（引自 Visual encyclopedia of ultrasound in obstetrics and gynecology，2011）

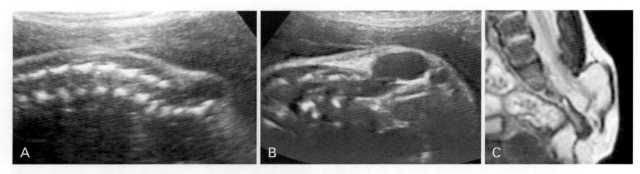

图 41.20 闭合性脊柱裂合并脂肪瘤：（A、B）超声显示外观与脊膜膨出相似；（C）产后 MRI。（引自 Visual encyclopedia of ultrasound in obstetrics and gynecology，2011）

对于开放性或闭合性脊柱裂，当发现缺损时，应尝试描述其在脊柱中的位置。三维超声有助于确定骨缺损部位的解剖水平。

典型特征

- 开放性脊柱裂的典型特征包括：柠檬征、香蕉征、枕大池闭塞、缺损上方皮肤和肌肉缺失。
- 闭合性脊柱裂的典型特征包括：小的脊柱缺损，表面有完整的皮肤覆盖，可能伴有无回声囊性病变。

（五）影像鉴别诊断 主要是鉴别开放性脊柱裂和闭合性脊柱裂，它们可能具有相似的超声表现，但预后非常不同。颅内表现和皮肤连续性与否是两者最重要的区别，应作为诊断线索。脊柱下部囊性肿块还包括骶尾部畸胎瘤，但后者没有神经管中断。闭合性脊柱裂可能与骶尾部脂肪瘤混淆，后者也可能与脊柱裂有关。半椎体可能存在脊柱扭曲的表现（图41.21），但不引起颅内表现，并且病变表面的皮肤是完整的。

（六）治疗方案概要 闭合性脊柱裂按正常标准

进行产科护理。

开放性脊柱裂应考虑终止妊娠。

可以足月分娩,除非出现脑积水;出现脑积水时,分娩的时间和类型(剖宫产和阴道分娩)要根据颅内积水程度进行评估。

剖宫产可以减少神经损伤(这是存在争议的)。

宫内关闭缺损可减少脊髓神经的进行性损伤。

一项大型随机对照试验对患有孤立性开放性脊柱裂的胎儿,进行宫内皮肤闭合手术的有效性进行评估[76]。研究表明,与正常产后进行修复的病例相比,在妊娠 26 周前进行宫内手术的病例围产期死亡率较低,且引流管安置率较低,婴儿 30 个月时智力发育和运动功能评分较高。

医生须知

脊柱裂是一种常见的神经管缺陷。闭合性脊柱裂通常预后良好,而开放性脊柱裂则与高死亡率和致残率相关。在接受手术的活产婴儿中,约 20% 在出生后第一年死亡,约 35% 在出生后 5 年内死亡[77]。幸存者中 25% 完全瘫痪,25% 部分瘫痪,25% 需要强化康复计划。只有 17% 的幸存者有正常的自理能力[78]。应对闭合性脊柱裂提供正常标准的产科护理;对于开放性脊柱裂病例,有必要对分娩的时间和方式进行精确制定。妊娠期间补充叶酸可能会降低 2/3 患脊柱裂的风险,并可预防 70% 的复发病例[79]。通过每日摄入以下剂量叶酸可降低低风险孕妇患脊柱裂的风险:从妊娠前 1 个月到妊娠后 3 个月,每日服用 0.4 mg 叶酸。补充大剂量叶酸(4 mg)可降低复发风险[79]。

要点

● 开放性脊柱裂预后差,而闭合性脊柱裂通常预后良好。
● 颅内征象(柠檬征和香蕉征)可有助于开放性脊柱裂的诊断。
● 妊娠前摄入叶酸可能会降低脊柱裂的风险,并降低复发率。

八、半椎体

(一)定义 半椎体是脊柱的一种先天性异常,只有一半的椎体发育。同义词包括先天性脊柱侧凸(病因之一)、单侧椎体发育不全和单侧椎体形成完全失败。

(二)发病率和流行病学 据估计,半椎体的发生率为 5/10 000~10/10 000,多椎体异常的男女比例为 0.31,单椎体异常的男女比例为 0.68[80]。

(三)病因、病理生理学和胚胎学 病因不明。遗传因素的作用是有争议的,在兄弟姐妹中发生孤立性半椎体是非常罕见的。据报道,半椎体与兄弟姐妹的神经缺陷有关。Wynne-Davies[80] 对 337 名先天性脊柱侧凸患者进行了一项家族性调查,发现 5%~10% 的多发性椎骨异常(伴或不伴脊柱裂)患者的兄弟姐妹患有椎骨异常或脊柱裂。发现其中 101 名患有单一椎骨缺损(包括孤立性半椎体)的婴儿中,245 名兄弟姐妹中只有 1 名患有脊柱缺损。因此得出结论,孤立性椎骨缺陷是偶发的(非家族性),对后续的兄弟姐妹没有风险。Connor 等[81] 发现,在先天性脊柱侧凸患者的兄弟姐妹中,神经管缺陷的发生率为 4%。与之前的报道相反,他们发现单一半椎体和多发性脊椎缺损患者的兄弟姐妹中,NTD 发病率增加。

(四)疾病表现

1. **临床表现** 半椎体通常仅存在一个侧部,导致脊柱变形。偶尔,椎骨的缺失部分可能位于前方。半椎体常见于脊柱的下胸椎[82],一般累及单个椎骨[19]。半椎体通常与其他肌肉骨骼异常有关,包括脊柱、肋骨和四肢的异常。心脏和泌尿生殖道畸形是半椎体常见的合并畸形。中枢神经系统和胃肠道的异常也有报道。半椎体可能是包括 Jarcho-Levin 综合征、Klippel-Feil 综合征和 VACTERL 联合征(脊椎、肛门、心脏、气管、食管、肾脏和肢体异常)相关综合征的一部分[19,81]。在孤立性脊椎异常的胎儿中,核型异常的发生率很低。Zelop 等[82] 在所有 18 名患有孤立性半椎体的婴儿中获得了正常的核型。

2. **影像学表现** 超声表现:与胎儿半椎体相关的超声检查结果包括脊柱外形扭曲,可以通过矢状面和冠状面扫描进行评估。通常可以通过冠状扫查发现在脊柱扭曲的部位,正常椎体之间楔入一比椎骨小的三角形骨性结构。目前研究表明,通过使用三维超声极大地提高了诊断率(图 41.21)。

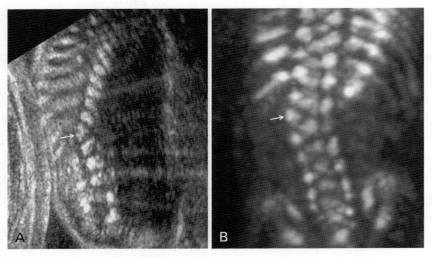

图 41.21 冠状位扫描(A)妊娠中期胎儿脊柱半椎体(箭头)与同一病例三维最大模式重建(B)的比较。

（五）影像鉴别诊断 半椎体与导致先天性脊柱侧凸的其他椎体异常（楔形椎、蝴蝶椎、块状椎、棒状椎或任何组合）类似。在某些情况下，只有通过出生后详细的新生儿放射学评估才能鉴别。开放性神经管缺陷也可能与脊柱的异常弯曲有关，但有其他相关异常表现与半椎体鉴别，包括开放性神经管缺陷的头颅征象、缺损处皮肤不连续及可能存在脑膜膨出或脊髓脊膜膨出。脊髓纵裂的超声表现与半椎体非常相似，但脊髓纵裂在横断面上表现典型：椎骨有 3 个后部骨化中心，中央骨化中心向皮肤和神经管突出。

（六）治疗方案概要 治疗包括：①异常部位详细检查；②核型分析；③如果存在开放性神经管缺损问题，检测羊水中的甲胎蛋白浓度；④系列超声评估；⑤无其他并发症时，规范管理产程和分娩；⑥对新生儿心脏和泌尿生殖系统相关畸形进行仔细评估；⑦如有必要，在出现严重畸形之前进行长期骨科随访。

医生须知

半椎体是一种常见的脊柱畸形，常伴有其他畸形。预后与异常存在的部位以及受累椎骨的数量直接相关[83]。孤立性半椎体的预后通常良好。如果不进行治疗，25% 的先天性脊柱侧凸患者没有进展，50% 进展缓慢，25% 在出生后进展迅速[19]。脊柱融合术是治疗进展性或短小僵硬型先天性脊柱侧凸的首选方法。患有孤立性半椎体的婴儿通常在出生后 2 年内无症状[83]。产前诊断对于先天性脊柱侧凸患者在出现明显畸形之前进行干预非常重要。

要点

● 半椎体是一种常见的脊柱畸形，常伴有多发性胎儿畸形。
● 如果为孤立性，预后通常良好。
● 应对异常部位进行详细扫查、核型分析并排除开放性脊柱裂可能。

参考文献见 *www.expertconsult.com.*

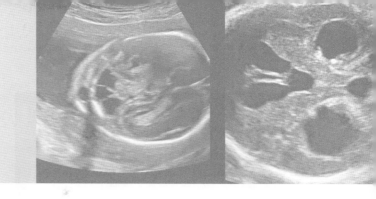

第42章

脑血管畸形

AMAR BHIDE

李克婷 译,陆彧 任敏 审校

一、引言

脑血管畸形属于罕见病,但患者一旦发病,可能会带来灾难性的后果。Galen 静脉瘤是产前检查中最常见的脑血管缺陷[1]。其他类型的颅内血管畸形在产前诊断中很少见。新生儿时期,该疾病的临床表现包括发绀、继发于高动力循环的收缩期杂音、心脏肥大和颅内压升高[2]。超声检查普及之前,大多数脑血管畸形只有在尸检时才能确诊。脑血管畸形是具有高死亡风险的严重病变。Galen 静脉瘤的死亡率接近 90%,大多数病例在出生后 1 周内死亡[3]。血管畸形可分为以下几种类型:静脉异常、Galen 静脉瘤、硬脑膜窦畸形(DSM)、动脉异常、软脑膜动静脉瘘、混合畸形和血管瘤。

二、Galen 静脉瘤

(一)定义 Galen 静脉瘤是一种复杂的动静脉畸形(AVM),其特点是 Galen 静脉系统与脑动脉之间存在短路[1]。图 42.1 是脑静脉系统的示意图。这种异常包括前脑正中静脉扩张伴静脉壁内动静脉瘘,或与静脉前部相通的多个分流有关。

(二)发病率和流行病学 Galen 静脉瘤是一种罕见的血管畸形,占所有颅内动静脉畸形(AVM)的不到 1%。

(三)病因、病理生理学和胚胎学 Galen 静脉瘤被认为是一种发育异常。然而有几篇文献报道了妊娠早期、中期时颅脑超声检查结果正常但在妊娠晚期检测出 Galen 静脉畸形的病例[4,5]。

Galen 静脉畸形可引发下列结局[1]。

(1)心力衰竭:因动静脉短路,血液从左向右高速分流导致心力衰竭。血液左向右分流会增加心脏负荷、心胸比例,通常还会增加心率。出生后,婴儿通常患有肺动脉高压。

(2)盗血:大脑中的动静脉分流可导致大脑中其他动脉的盗血现象,引发进行性脑萎缩。

(3)静脉高压:静脉压升高可导致脑脊液吸收减少和进行性脑室扩张。

(四)疾病表现

影像学表现

(1)超声表现:Galen 畸形静脉产前诊断的报道已经不少[2,6-8]。典型表现是小脑幕上方和丘脑后方中线后部区域无回声的结构(图 42.2)。

常见矢状窦扩张。应用彩色血流显像和多普勒超声检查发现湍流血流是脑动静脉畸形的典型特征(图 42.3)。如果病灶处形成血栓,这种血流可能消

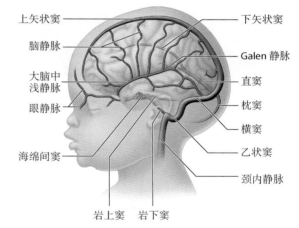

图 42.1 脑静脉系统。

上矢状窦
脑静脉
大脑中浅静脉
眼静脉
海绵间窦
岩上窦 岩下窦
下矢状窦
Galen 静脉
直窦
枕窦
横窦
乙状窦
颈内静脉

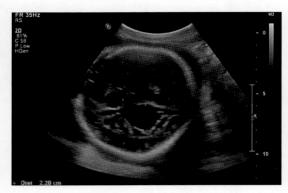

图 42.2 Galen 静脉畸形灰阶图像。

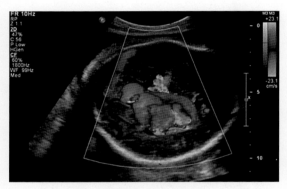

图 42.3 Galen 静脉畸形的彩色血流成像。注意混叠的高速湍流部分。

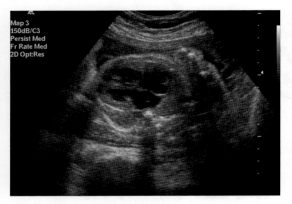

图 42.4 与 Galen 静脉畸形相关的心脏扩大。心脏占据了大部分胸部。

失[9]。已使用三维彩色血管能量成像确定畸形的结构[10]。

（2）MRI 表现：MRI 技术已用于产前检查以评估血管连接并探查脑损伤情况。许多病变都与 Galen 静脉畸形有关。表 42.1 中列出了相关常见病变。图 42.4 显示了一例 Galen 静脉瘤患者的心脏扩大情况。

表 42.1　Galen 静脉畸形相关常见病变

超声检查	n	（%）
心脏扩大	16	（64）
颈静脉扩张	8	（32）
脑室扩张	6	（24）
羊水过多	4	（16）
无相关发现	6	（24）

注：数据来自 Sepulveda W, Platt C, Fisk N. Prenatal diagnosis of cerebral arteriovenous malformation using color Doppler ultrasonography: case report and review of the literature. Ultrasound Obstet Gynecol 6:282－286,1995。

（五）影像鉴别诊断
（1）蛛网膜囊肿或假性囊肿。
（2）脑穿通性囊肿。
（3）脑内血肿。
（4）Dandy-Walker 畸形。

（六）治疗方案概要　产后：大多数新生患儿出现心力衰竭的症状。控制心力衰竭是最直接的产后干预措施。明确的产后治疗措施包括切除病灶、手术结扎或栓塞治疗。Lasjaunias 等[11] 报道了 317 例 Galen 静脉瘤的治疗经验。初始治疗包括使用利尿剂和洋地黄控制心力衰竭，317 例患儿中有 233 例成功采用血管内栓塞术作为一线治疗。尽管接受了治疗，仍有 23 名（10.6%）新生儿死亡；20 名婴儿出现了严重的智力发育障碍；30 名婴儿出现了中度智力发育障碍。据报道，74% 的幸存者神经系统发育正常。

已有产后新生儿静脉畸形出现自发性血栓的报道[12,13]。在这些病例中，形成血栓的病变区域在 CT 或 MRI 上显示为高密度或高信号的肿块。然而，在大多数情况下，病灶不会自发消退，需要明确的产后治疗措施。

三、硬脑膜窦畸形

（一）定义　硬脑膜窦畸形（DSM）是一种罕见的疾病，该疾病预后不良，死亡率为 38%。相对于 Galen 静脉瘤，此类畸形更为罕见[1]。DSM 通常在产前检查时确诊。

（二）发病率和流行病学　目前还没有关于 DSM 患病率的可靠数据。

（三）病因、病理生理学和胚胎学　DSM 是由胚胎窦的持续存在或硬脑膜静脉供血区内继发性动静脉短路的静脉窦持续扩大引起的。其他可能的原因包括胚胎静脉通道阻塞或静脉窦暂时性闭塞。妊娠

22 周的孕妇超声检查中曾发现上述病变。

（四）疾病表现

影像学表现

（1）超声表现：虽然 DSM 可发生于颅内硬脑膜窦的任一部位，但主要发生于颅后窝。DSM 被认为属于先天性疾病。Morita 等[14] 发现了 3 例硬脑膜窦后部出现动静脉瘘的情况，文献检索后又发现了 21 例此类病例。Komiyama 等[15] 报道了在颅后窝的无回声病灶，即位于小脑后部的窦汇区，上矢状窦、直窦和枕窦的连接处（图 42.1）。

彩色血流成像可用于寻找病灶中的湍流血流，DSM 病例的血流通常比 Galen 静脉瘤病例慢，经常彩色多普勒可能无法检测到。图 42.5 显示了形成血栓的 DSM 病例。彩色多普勒或能量血流成像上均未显示血流信号（图 42.6）。

（2）MRI 表现：MRI 在评估胎儿脑白质和灰质方面发挥重要作用，也可用于检测血栓。图 42.7 所示为图 42.6 中所示胎儿的 MRI 结果。大脑镰后方被一个围绕脑中线对称的肿块挤压而扩张，下部受到小脑幕限制，枕骨向两侧略微张开。父母要求终止妊娠。尸检也对产前诊断结果进行了确认。图 42.8 显示了胎儿的尸检结果。也曾报道过颅前窝[16]和额顶区域 DSM 病变[17]。

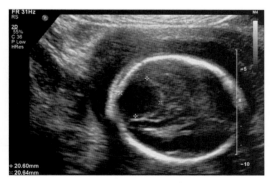

图 42.5 妊娠 22 周 DSM 的灰阶图像。

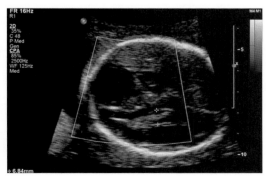

图 42.6 DSM 的彩色血流成像。由于血栓形成，未见血流。

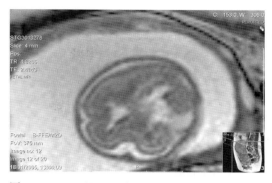

图 42.7 DSM 的 MRI（与图 42.6 所示的胎儿相同）。

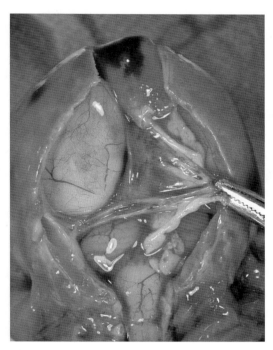

图 42.8 DSM 的尸检图像。DSM 病灶中的血凝块已去除。

（五）影像鉴别诊断

（1）Dandy-Walker 畸形。

（2）蛛网膜囊肿。

（3）Blake 囊肿。

（六）治疗方案概要 产后：曾有一例 DSM 病例患进行性心力衰竭的报道[18]。Morita 等[14] 报道 DSM 的死亡率为 67%。在他们的系列研究中，DSM 患儿的结局并不令人满意，总体死亡率为 38%。对 8 名患者尝试了直接手术切除或静脉窦分离，但只有 2 名患者实现了解剖学意义上的治愈。鉴于保守的预后考量，如果此疾病在早期做出产前诊断，则可选择终止妊娠。

四、软脑膜动静脉瘘

（一）定义 软脑膜动静脉瘘是由于动脉和静脉

之间的异常沟通导致的。大多数软脑膜动静脉瘘的供血动脉都通向一条扩张的引流静脉。软脑膜动静脉瘘病灶可能位于颅后窝，更常见于幕上区域。

（二）发病率和流行病学　一项病例报道[19]显示 3 例病例在产前检查中确诊[19]。还有一些零星的病例报道。

（三）病因、病理生理学和胚胎学　软脑膜动静脉瘘是由于动脉和静脉之间的异常沟通导致的。它们最常见于幕上区域，但也可位于颅后窝。幕上动静脉瘘好发于浅表，由软脑膜皮层动脉供血。低阻性脑动静脉畸形（AVM）通常会导致高动力循环、心脏超负荷和心力衰竭。

（四）疾病表现

1. 超声表现　软脑膜动静脉畸形的超声特征如下。

不明原因的心脏肥大，未见结构性心脏异常，可能是由于高输出量性心力衰竭导致。

Galen 静脉扩张可能由于软脑膜动静脉畸形病灶的血流引流到静脉中导致，不应与 Galen 静脉瘤相混淆。Galen 静脉瘤病例中，彩色血流成像图显示湍流血流，而软脑膜动静脉畸形病例未见此情况。

可见软脑膜动静脉瘘病灶是该疾病的主要诊断特征。病灶可能靠近中线，也可能位于外侧。

2. MRI 表现　MRI 检查尤其适用于检测靠近颅骨的软脑膜动静脉畸形，此处的病灶超声检查可能无法探及。相较于超声检查，MRI 能更清楚地显示供血和引流血管。

（五）治疗方案概要　产后：预后取决于是否存在充血性心力衰竭和相关的脑缺血性病变。Galen 静脉畸形和软脑血管动静脉畸形的鉴别对于治疗选择是非常重要的。Galen 静脉瘤的治疗需推迟到婴儿 5~6 个月大，而软脑膜动静脉畸形需要在出生后不久进行治疗。即使在无症状的软脑血管动静脉畸形新生儿中，脑组织的损伤也会迅速发生。栓塞是首选治疗方法，应在高度专业化的中心进行。

五、血管瘤

（一）定义　血管瘤是血管的聚集。最常见的形式通常被称为"草莓状血管瘤"，因形似草莓的表面而得名。血管瘤有时可位于颅内。

（二）发病率和流行病学　颅内血管瘤是一种罕见的肿瘤。

（三）病因、病理生理学和胚胎学　血管瘤不是真正的肿瘤，也没有显示出转移的可能。因其有反复出血和进行性生长并伴有局部破坏的趋势，血管瘤的发展进程具有不可预测性。

（四）疾病表现　血管瘤本身通常是不可见的。当出血导致回声增强时，易被发现而得到诊断。出血和缺血引起的组织破坏，可导致不对称的颅内结构发育不全。单侧小脑发育不全提示可能是产前诊断 PHACE 综合征（颅后窝畸形、血管瘤、动脉畸形、主动脉缩窄和心脏缺陷，以及眼部异常）。

影像学表现

（1）超声表现：曾有产前检查到小脑海绵状血管瘤的报道[20]。由此产生的出血在胎儿脑组织中显示为高回声区。

（2）MRI 表现：MRI 诊断脑海绵状血管瘤准确度很高，但产前诊断可能难以精确。

（五）影像鉴别诊断　鉴别诊断包括由血管异常、占位性病变或是病毒感染引起的脑实质内出血。

（六）治疗方案概要　颅内出血的预后不佳，在法律允许的情况下，可选择终止妊娠。

产后：胎儿组血管瘤出血的风险（50%）高于所有其他年龄组（10%~45%），4 例出血病例中有 3 例死亡或中度智力障碍[21]。婴儿血管瘤大多会逐渐消失，不需要治疗。

医生须知

- 脑血管畸形很罕见。
- 产前干预作用有限。
- 超声检测到囊性的颅内病变时，应该进一步行彩色多普勒或能量多普勒检查。
- 许多病例都有间接征象，如心脏增大。
- 出生后行血管内栓塞等微创治疗可显著改善预后。

要点

- 脑血管畸形是罕见的先天性异常。
- 病灶大多表现为颅内类囊性无回声，彩色多普勒超声检查对正确诊断具有重要意义。
- 大多数畸形与脑损伤、相关异常和循环损害相关。
- 如果在早期产前检查中发现，可以考虑终止妊娠。
- 大多数治疗在产后进行。
- 必须转诊至专门的儿科神经外科。

参考文献见 *www.expertconsult.com.*

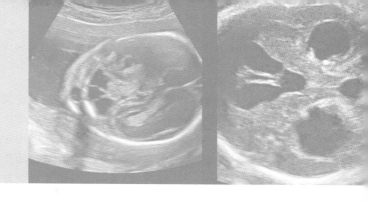

第43章

脑室扩张

FRANCESCO D'ANTONIO | ARIS T. PAPAGEORGHIOU

姜中慧 译，陆彧 任敏 审校

一、引言

脑室扩张（ventriculomegaly，VM）是一个非特异性术语，指侧脑室扩张，通常定义为侧脑室内径大于10 mm。它是产前影像学检查中最常见的中枢神经系统异常[1]，并不代表一种疾病，而是不同疾病病理过程导致不同结果和预后的一种征象，也可能是生理上的正常变异。

脑室扩张的预后在很大程度上取决于引起脑室扩张的病因，以及其他合并存在的畸形和最终的进展情况。因为疾病的预后具有不可预测性，所以产前咨询可能很困难。脑室扩张可以有良好的预后，但当与非整倍体异常、宫内感染、脑血管异常或出血，以及其他胎儿颅内、颅外异常相关时则会对远期神经发育结局产生不同的影响[2]。

二、疾病概述

（一）定义 胎儿脑室扩张是一种超声检查表现为侧脑室扩张，通常定义为侧脑室内径大于10 mm，同时伴或不伴有第三或第四脑室扩张[1]。在儿科文献中，脑积水指脑脊液（central nervous system，CSF）压力升高导致的脑室扩张，继发于脑脊液循环障碍[3]。由于产前无法测量子宫内胎儿的脑脊液压力，所以用侧脑室扩张表示[4]。

侧脑室宽度在妊娠15周后大致保持不变。将侧脑室内径大于10 mm定义为脑室扩张，相当于高于均值7.6 mm的4倍标准差[5]。大多数学者认为，侧脑室内径小于10 mm为正常，宽度介于10～15 mm为轻度扩张，宽度大于15 mm为重度扩张[6]。也有文献将侧脑室内径10～12 mm定义为轻度扩张，

13～15 mm定义为中度扩张，大于15 mm定义为重度扩张（图43.1和图43.2）[7]。

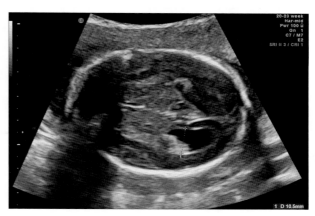

图43.1 妊娠22周胎儿轻度侧脑室扩张。

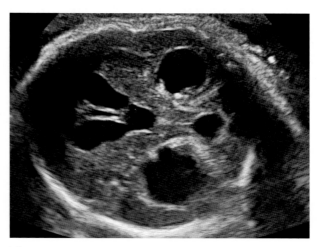

图43.2 妊娠30周胎儿重度脑室扩张，侧脑室下角、侧脑室前角、第三脑室和第四脑室扩张。

（二）发病率和流行病学 根据脑室扩张定义不同，发病率有所不同，据报道范围为 1/1 600～1/50[8,9]。新生儿重度脑室扩张发病率约为 1/1 000[10]。由于测量技术、胎儿孕周不同，仅评估单侧大脑半球，胎儿产前与产后诊断缺乏一致性，以及一部分胎儿可能自愈等情况致使脑室扩张的发病率有所差异[11]。男性胎儿的检出率略高于女性[12]。

（三）病因和病理生理学 许多脑室扩张病例是由于梗阻导致脑脊液产生和吸收不平衡引起的。脑脊液主要在脉络丛水平形成，从侧脑室通过室间孔流入第三脑室，然后通过中脑导水管流入第四脑室。在这个水平，它通过第四脑室顶部的中央孔或第四脑室两侧的侧孔（Luschka 孔）进入大脑半球周围的蛛网膜下腔，脑脊液在这里被沿上矢状窦分布的蛛网膜颗粒重吸收。如果脑室系统存在梗阻，则定义为非交通性或阻塞性脑室扩张，梗阻可能发生在脑室系统的任何地方，并由已知的各种病因，包括先天性因素或继发于内源性或外源性病变引起[8]。一般来说，梗阻部位距离室间孔越远，脑室系统受累程度越重（图 43.2）。

非交通性脑室扩张包括室间孔的单侧和双侧梗阻，中脑导水管先天性狭窄、导水管分叉或导水管内隔膜。一些导水管狭窄患儿可能为 X 连锁隐性遗传或更罕见的常染色体隐性遗传[13]。

脑室梗阻也可能由炎症等内在因素引起，或继发于巨细胞病毒或弓形体感染（图 43.3），或是出血、肿瘤、蛛网膜囊肿、中枢神经系统畸形等外因事件，影响脑脊液在脑室内、外正常循环。开放性神经管缺损和颅后窝异常也常与脑室扩张相关（图 43.4）[14,15]。

交通性脑室扩张是指诸如矢状窦血栓形成等情况[9]，病因在脑室系统外，并至少部分与蛛网膜下腔相通，或者其他使脑脊液增多的疾病，如没有引起明

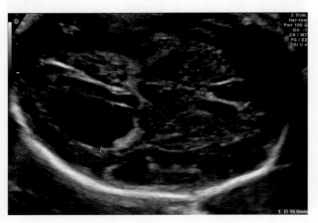

图 43.3 一例确诊为巨细胞病毒感染的妊娠 22 周胎儿，伴孤立性重度侧脑室扩张。

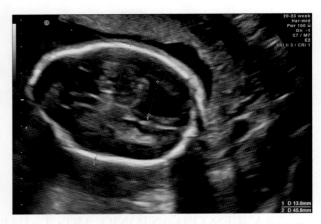

图 43.4 妊娠 22 周腰骶部脊柱裂的胎儿，伴轻度侧脑室扩张。

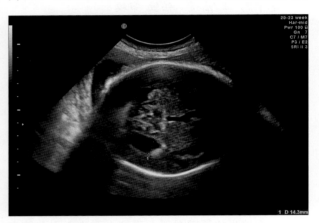

图 43.5 妊娠 23 周胎儿轻度侧脑室扩张，胼胝体完好。

显梗阻的脉络丛乳头状瘤等[10]。脑室扩张的发生也可以不由梗阻引起，如前脑发育异常，包括全前脑畸形、胼胝体发育不全（图 43.5）；神经增殖障碍，包括小头畸形、巨脑畸形；神经元迁移异常，包括无脑畸形、裂脑畸形（见第 34、36 和 39 章）；其他后天性原因包括血管意外或感染引起的大脑获得性破坏引起（见第 40 章）[16,17]。

三、疾病表现

（一）临床表现 临床表现取决于引起脑室扩张的病因及颅内、颅外的相关畸形。孤立性脑室扩张通常只有在超声最初检查时没有发现颅内、颅外相关畸形或其他非整倍体标志物时诊断（图 43.1）[2,6,12,18]。

通常在常规妊娠中期超声检查时发现，寻找病因需要进行详细专业的神经系统超声，并进一步有针对性的检查，如胎儿脑磁共振成像（MRI）、先天性感染筛查或抗血小板抗体筛查。

影响脑室扩张预后的重要因素包括：其他相关畸形、引起脑室扩张的病因、脑室扩张的进展情况。

相对于进展性脑室扩张，分娩前保持稳定的轻度

脑室扩张的神经系统异常风险较低[19,20]。

孤立性轻度脑室扩张(图 43.1)通常在出生时没有症状,重度脑室扩张可有脑脊液压力升高的表现,如颅缝分离、头皮静脉扩张、前囟膨出、眼睛向下偏斜、烦躁不安、展神经麻痹,在终末期患儿中会出现心动过缓和呼吸困难[18]。重度脑室扩张患儿的围产期死亡率高于轻度患儿[6,21]。

很难对产前诊断为轻度脑室扩张患儿的神经发育情况进行评估,对该类患儿是否具有神经发育迟缓的报道差异性较大。如前所述,由于检查方法学问题很难为这些婴儿提供准确的预后评估。大多数研究的回顾性分析类型、样本量受限、不同检查方法及随访方式均会导致不同的结果[2,22]。此外,用脑室扩张这类轻微脑部异常描述神经发育结果是不恰当的,因为它包含了很多征象,是病理、环境和适应因素的交互作用,并不容易被测量出来。对轻度脑室扩张患儿的神经发育结果的最佳评估时间也存在争议,较早期的评估可能无法准确预测之后的神经发育结果;相对的,在患儿较大时评估则因社会经济、养育情况、环境和教育等因素影响产生偏差,尤其是在寻找细微差异时。将对照组神经发育评估定义为异常及异常频率是另一个特殊问题,并且一般人群中患神经心理疾病的数量(定义为不受脑异常影响)变化很大,据报道在一些研究中高达 7%～10%。

Atad-Rapoport 对患有单侧脑室扩张和脑室不对称的学龄期儿童神经系统发育情况如何随评估时间和类型变化而改变的情况进行了研究[22]。在之前的一项研究中发现患有单侧轻度脑室扩张的儿童在智力发育和行为评估中明显具有较低得分,大约 20%患有脑室不对称扩张的儿童在学龄前表现出发育迟缓[23]。而在学龄

期对这些儿童进行再次评估时,则发现这些情况完全有了改变,他们的神经心理学特征与一般人群并没有显著差异,但后期评估的例数仅为原始人群的一部分[22]。

胎儿脑室扩张对神经心理产生的影响是一个值得探讨的问题。大多数关于轻度脑室扩张患儿的神经发育结果的研究没有区分"神经发育迟缓"和"神经功能障碍",也没有量化分析异常神经心理学结果对日常生活质量的影响。轻度的神经发育迟缓并不总是指功能障碍,它对整体生活质量的影响很小,而严重的发育迟缓则常与功能障碍相关,会明显影响生活质量。

考虑到以上局限性,最新的一项研究报道出生时确诊为轻度脑室扩张的胎儿神经发育异常的发生率约为 8%[24]。一些研究则侧重于单侧或不对称脑室扩张的患儿,当两侧脑室宽度差异为 2 mm 或更大时来进行评估[22,23]。

有报道称单侧轻度脑室扩张的患儿中神经发育迟缓的发生率约为 7%,相较于双侧患病者没有显著差异[25]。重度脑室扩张的患儿大多数情况下神经发育结果较差,尤其那些在宫内进行性脑室扩大的患儿。然而,也有患儿发育正常或接近正常的报道[26-28]。

这说明我们迫切地需要研究神经发育迟缓患儿在不同时间段内的整体生活质量,评估脑室扩张儿童神经功能障碍的实际影响。

(二)影像学表现

1. 超声表现 应将测量侧脑室宽度作为常规畸形筛查的一部分,测量标准切面为透明隔腔水平横切面,在脉络丛水平,显示侧脑室体部、侧脑室后角的扩大部分,与顶枕沟相对处测量侧脑室的内侧壁到外侧壁的内侧缘(图 43.6)[29,30]。冠状面上避开近端颅骨的遮挡测量两侧侧脑室内径,这个切面上可以看到两

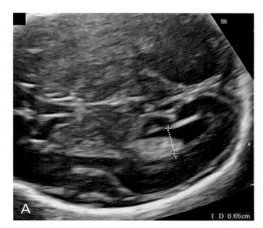
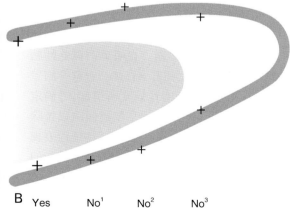

图 43.6 国际妇产超声学会测量胎儿侧脑室宽度的标准切面。(引自 International Society of Ultrasound in Obstetrics and Gynaecology:Sonographic examination of the fetal central nervous system:guidelines for performing the "basic examination" and the "fetal neurosonogram". Ultrasound Obstet Gynecol 29:109-116,2007)

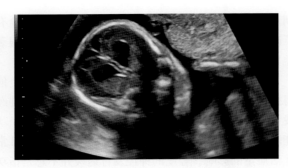

图 43.7　妊娠 23 周胎儿冠状面双侧侧脑室前角重度扩张。

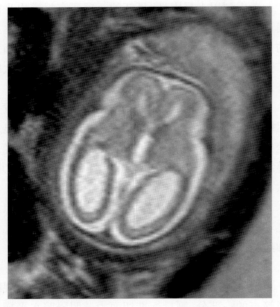

图 43.8　妊娠 22 周胎儿 MRI 检查双侧侧脑室轻度扩张伴胼胝体缺失。

侧的脉络丛,并可进行垂直于侧脑室长轴的测量,同样测量内侧缘到内侧缘。这种测量方式可以比较两侧的侧脑室,同时检查结果也与 MRI 的测量值较一致(图 43.7 和图 43.8)[2]。

脑室扩张是一种征象而非特定的脑部异常,因此孤立性脑室扩张是排除性诊断。在明显的孤立性脑室扩张的情况下,应从幕上到幕下仔细扫查整个脑室系统,以确定扩张是否由阻塞性病变所引起,并确定可能影响扩张的梗阻程度[31]。评估脑周间隙以排除可能与脑室扩张相关的大头或小头畸形,特征性表现为脑周积液增加。应检查皮质裂隙,因为脑室扩张的出现可能为脑沟回异常的第一个征象。外侧裂形成作为大脑皮质回旋过程的主要标志,应在具有脑室扩张的病例中进行系统评估[31]。

需要注意的是,皮质异常通常不会在常规的妊娠中期检查中被诊断出来,通常需要在后续多次的超声检查中确定这种怀疑[32]。皮质异常基本很难从标准的横切面中扫查到,常常需要使用高分辨率探头进行多平面扫查。可以根据胎儿体位、患者意愿和操作者的习惯选择进行经阴道扫查或经腹部扫查[2]。还应检查脑室壁、脑室腔和脑室周围区域来寻找是否存在缺血性或出血性病变的迹象。如果存在脑室壁不规则和脑室腔内异常回声团块,则可能累及周围实质或存在感染,如巨细胞病毒感染,这时通常能够观察到脑室周围或实质内有钙化灶,脑室内有囊性病变。详细检查脑室周围区域以早期排除脑室周围是否存在灰质异位,通常表现为脑室壁呈结节状不规则回声。

约 50% 脑室扩张的胎儿可能存在相关的颅内和颅外异常[2],其中最常见的为胼胝体发育不全(图 43.5)和开放性脊柱裂(图 43.4)。重度脑室扩张患儿相较于轻度者更易出现相关异常表现[6]。

正常的大脑发育在整个妊娠期和产后持续进行,人们只能检测出某一胎龄时的大脑结构是否正常,而不能判断它是否会在妊娠后期或出生后继续正常发育[11]。正因为如此,产前超声检测到脑室扩张后,随妊娠期推移会产生新的变化,如仅在妊娠晚期或出生后才变得明显的神经元迁移异常[32]。在双侧和单侧轻度脑室扩张病例中,出生后才诊断出同时具有其他脑异常的患病率分别为 11% 和 6%,所以进行适当的产后随访检查是必要的。

脑室系统的评估也是对如颅后窝异常或脊柱裂等脑畸形预后分析的基础。胎儿脑室宽度的逐步增加与脊柱裂胎儿产后是否需要脑室腹腔分流有关,而颅后窝异常胎儿,如大脑池和 Blake 囊肿,脑室扩张的发生会增加脑积水的风险,这类患儿需要在产后进行减压[33]。

2. MRI 表现　虽然超声是评估和诊断胎儿脑室扩张的主要检查方法,但 MRI 对中枢神经系统异常胎儿的检查特别有帮助。据报道 MRI 能够提高诊断准确性,MRI 在检测脑实质病变、迁移异常、梗死、出血和脑室壁不规则,如灰质异位等方面具有特殊价值[34-36]。超声和 MRI 应为互补检查,尽管两者偶尔对大脑异常的解释有所不同,但由专业医师进行操作时两者的诊断效能具有较好的一致性。据报道脑室扩张胎儿在产前 MRI 检测到的额外脑部异常的总体患病率高达 19%,该数值与脑室扩张程度无关,而在单侧脑室扩张的情况下为 5%[37]。

关于胎儿 MRI 检查的最佳胎龄是在初次超声诊断时还是之后仍无明确界定。

一些数据表明推迟胎儿 MRI 对提高检出率没有帮助,但这一发现需要进一步的研究证实(图 43.8)[36]。

四、影像鉴别诊断

孤立性脑室扩张是一种排除性诊断,必须仔细排查与脑室扩张相关的情况,并确定引起梗阻的原因和程度。主要相关的病变及鉴别诊断见表 43.1。

表 43.1 脑室扩张相关畸形及脑室扩张的鉴别诊断
相关畸形及鉴别诊断
开放性脊柱裂
脑膨出
颅后窝和脑异常
前脑异常(全前脑、胼胝体发育不全、透明隔腔缺失)
皮质发育异常(小头畸形、巨脑畸形、无脑回畸形、脑裂畸形)
胎儿感染(弓形体病、巨细胞病毒)
血管损伤(脑穿通畸形、积水性无脑畸形)
非整倍体异常
脉络丛异常
颅内肿瘤和囊肿
颅内出血

五、治疗方案概要

（一）产前 鉴于可能与胎儿宫内感染有关,应做母体血清巨细胞病毒、弓形体和细小病毒 B19 的相关检测。对患儿预后、远期治疗效果、简单安全和相对成本低的筛查试验应该更关注[2]。孤立性脑室扩张的存在对于非整倍体异常风险的似然比为 9[2,38],重度脑室扩张非整倍体异常风险似乎较低[20]。根据既往风险可选择有创的产前诊断方式。

目前没有研究表明需要在孤立性脑室扩张患儿中检测同种免疫性血小板减少症的抗人血小板抗体,胎儿同种免疫性血小板减少症的发生率较低,一般人群为 1/1 000～1.2/1 000,这些病例中颅内出血的风险为 10%～30%。如果超声怀疑有颅内出血,则需要寻找母体抗人血小板抗体。

脑室扩张患儿的随诊频次没有达成一致,主要根据诊断时的胎龄。有研究报道,约 11% 的患儿在宫腔内的脑室扩张情况会进行性发展[35]。

诊断为脑室扩张的患儿在初始详细评估后,进行随诊检查的最短时间间隔应为 2 周[2]。

妊娠期可尝试宫内分流术或重复头颅穿刺术来治疗重度脑室扩张,以防止脑脊液压力持续性增加引起进行性的脑损伤。但有研究表明由于手术相关的死亡率高并且缺乏显著改善的结果,不应选择宫内治疗[39]。

分娩方式应该是个体化的,没有明显头部增大的单纯性脑室扩张胎儿的分娩方式不受影响,有胎头增大的重度脑室扩张的患儿可能需要行剖宫产[14]。

（二）产后 产前诊断孤立性脑室扩张的胎儿在分娩后应接受相应体格检查和颅脑超声检查,相关问题可以咨询小儿神经科医生和神经外科医生。如果在产前或出生时检测到其他异常,则需要咨询医学遗传学家。

产前未进行核型分析的胎儿,则应在生后进行相应检查,还应进行胎儿相关感染的血清学检查。MRI 可根据产前检查发现检测是否存在恶化,能够确定根本的病因并排除相关的脑部异常[14]。脑室扩张患儿出生后的管理与合并相关异常有关,差异很大。

医生须知

- 脑室扩张不是一种诊断而是一种非特异性征象,是多种疾病的常见表现。
- 孤立性脑室扩张是一种排除性诊断,但是超声筛查时并不总能排除相关畸形。
- 需要进行详细的胎儿超声筛查,MRI 可作为补充,需要个体化的相关检查,可能包括核型分析和先天性感染的血清学检查。
- 脑室扩张的预后取决于其严重程度、引起脑室扩张的原因、相关畸形及宫内进展。

要点

- 脑室扩张是一个非特异性术语,描述了脑室异常扩大。
- 为产前影像学筛查中最常见的中枢神经系统异常表现。
- 许多颅内和颅外畸形也可有脑室扩张的表现。
- 脑脊液产生和吸收之间的不平衡、中线发育异常、皮质增殖和迁移障碍,以及血管损伤或感染等破坏性过程均可引起脑室扩张。
- 了解引起脑室扩张的原因有助于将孤立性脑室扩张从其相关异常中区分出来。
- 超声是诊断脑室扩张的主要筛查方法,MRI 可作为补充。
- 预后取决于其严重程度、相关畸形、病因和在宫内的进展。
- 神经发育迟缓在重度脑室扩张中更常见。

参考文献见 *www.expertconsult.com.*

第 **6** 部分

早期妊娠并发症

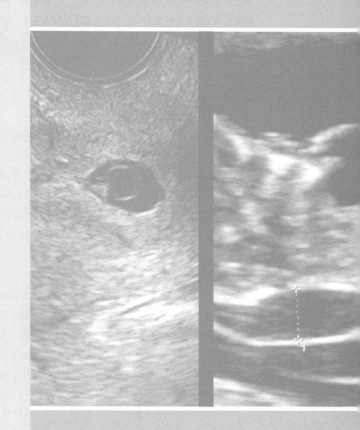

第44章

不明部位妊娠、妊娠早期流产、异位妊娠和剖宫产瘢痕妊娠

ANNA KATERINA SFAKIANAKI｜ANA MONTEAGUDO｜ILAN E. TIMOR-TRITSCH

白博 吴晶晶 译，周毓青 审校

一、引言

妊娠的过程并不是很高效，一大部分的妊娠早期以流产告终。着床于子宫外的异位妊娠（ectopic pregnancy，EP），则是孕产妇发病率和死亡率的主要原因之一。临床上需要确定妊娠是否位于子宫内，是否存活。本章将介绍超声在妊娠早期诊断中的应用，此时超声在鉴别诊断正常和异常妊娠中起关键作用。

二、不明部位妊娠

（一）定义 不明部位妊娠（pregnancy of unknown location，PUL）是指妊娠位置尚未确定的妊娠，因此包含了最终为正常妊娠或异常妊娠的两种情况。此时人绒毛膜促性腺激素（human chorionic gonadotropin，HCG）为阳性，但超声未能探及妊娠囊，也没有其他提示异位妊娠的超声征象（如盆腔游离积液，"甜甜圈"征）。PUL发生于妊娠早期，是临床上的诊断难题。及时确定无法存活的宫内妊娠可使临床及时处理，减少并发症，并让患者可以及早开始接受治疗。及时确定异位妊娠对于最大限度地降低孕产妇发病率和死亡率至关重要，并可以帮助患者在多种治疗方案中做出选择。然而，过度积极的治疗可能会导致正常妊娠的流产。

（二）发病率和流行病学 事实上，所有的妊娠都是从PUL开始的。腹痛和出血在妊娠早期很常见，有这些症状的患者应该得到及时评估，以确定妊娠的位置和存活力。针对PUL患病率的研究报道称，在就诊于妊娠早期专科门诊的患者中，5%～42%

的患者被诊断为PUL[1-5]。

（三）病因和病理生理学 在末次月经后的4～5周，即使高频经阴道超声也不能识别妊娠早期。因此，如果在这个窗口期内出现腹痛和/或出血的妇女来就诊，临床将面临PUL的处理。这种情况下经阴道超声是必要的，并通过妊娠早期胚胎发育的阶段性标记及应有的正常超声表现得出结论（表44.1）。

由于HCG在不同孕龄时的正常值范围较宽，上述妊娠早期标记并不能与HCG值精确匹配。排除异位妊娠时，可通过系列超声检查进行评估，而不是使用定量的HCG值。在确认宫内妊娠（intrauterine pregnancy，IUP）后，如果对胚胎存活力有疑问，可以进行连续超声检查，以避免不必要地终止一个原本是可以继续妊娠的IUP，同时也可以尽早诊断异常IUP。妊娠囊（孕囊）：在妊娠的前3～5周，由于激素变化引起的蜕膜反应，子宫内膜表现为强回声。内膜的这种表现并不具有诊断意义，因为它也出现于非妊娠子宫的分泌后期（图44.1A）。妊娠囊是一个超声术语，而不是解剖学术语，用来描述偏心地位于子宫内膜中的圆形的无回声区，实质为充满液体的绒毛膜腔（图44.1B）。绒毛膜囊的强回声光环由发育中的绒毛膜以及母体蜕膜组织组成，统称为蜕膜反应，此时妊娠囊内部已经存在羊膜、三胚层胚盘和卵黄囊，但由于此时孕龄太小而无法在超声上显示（图44.2）。由于使用的超声仪不同、检查者不同，妊娠囊最早在达到2～3mm时可能被探测到，但大多数情况下妊娠囊达5mm时才能被探测到（一般是妊娠5

孕龄（末次月经后）	胚胎发育的阶段性标记	经阴道超声表现	HCG 水平（mIU/mL）
表 44.1　妊娠早期的发育阶段性标记、超声表现及与 β - HCG 水平的相关性			
23 天	胚泡着床	胚泡太小而无法显示，子宫内膜呈正常的三线征	不定
3.5～4.5 周	着床部位的蜕膜变化	子宫内膜局灶性回声增强、增厚	不定
4.5～5.5 周	胚泡的胚外体腔	妊娠囊达到 2～3 mm 时可能被检测到	1 000～2 000
5～5.5 周	卵黄囊	位于妊娠囊内的薄壁的囊性结构，妊娠囊达 10 mm 时应可见	1 000～7 200
5～6 周	胚胎	胚芽是位于卵黄囊附近的一个中等回声的点状结构，妊娠囊＞10 mm 时应可见	7 000～10 000
5～6 周	胎心搏动	当胚芽＞5 mm 时应可见	

注：修改自 Paspulati RM，bhatts，Nour SG. Sonographic evaluation of first-trimester bleeding. Radiol Clin North Am 42：297 - 314，2004；Bree R，Edwards M，Beohm-Velez M，et al；Transvaginal sonography in the evaluation of normal early pregnancy：correlation with HCG level. AJR Am J Roentgenol 153：75 - 79，1989。

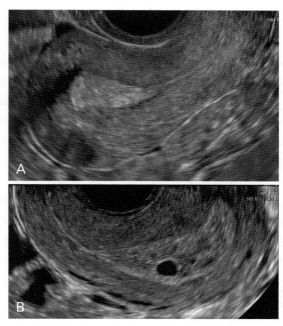

图 44.1　（A）前位子宫，月经周期的分泌晚期（月经第 28 天），可见厚且强回声的子宫内膜；（B）后位子宫妊娠早期，可见厚且强回声的子宫内膜及绒毛膜囊。

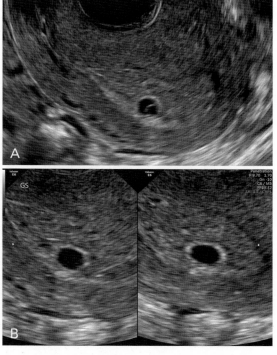

图 44.2　（A）可见一个清晰的绒毛膜囊，周围为强回声的蜕膜包绕；（B）为（A）的放大图像，显示清晰的绒毛膜囊，但胚胎结构（卵黄囊和胚芽）显示不清。

周时）[6]。虽然，增厚的蜕膜征及一个位于子宫内膜强回声一侧的 2～3 mm 的小囊是与宫内妊娠相关的，但上述征象的缺失并不一定意味着妊娠流产或异位妊娠[7]。可以使用妊娠囊平均直径（mean sac diameter，MSD）来估计孕龄，该直径由妊娠囊三个正交的直径平均而得出，并与孕龄相关。通过妊娠囊大小估计孕龄的一种简单方法是在 MSD（mm）基础上增加 30，获得以天为单位的孕龄：孕龄（天）＝MSD（mm）＋30[8]。

一旦胚胎被探测到，就应该用于估计孕龄。妊娠囊平均每天生长约 1 mm，因此为了确定存活力或孕龄，在前一次超声检查后的 4～7 天重复检查是意义不大的。

妊娠囊内只有看到卵黄囊存在，才能确认为真正的宫内妊娠。异位妊娠患者宫腔内的积液（如血液）受子宫蠕动的影响而来回移动，称为假妊娠囊，有时被误认为是宫内妊娠囊,尤其是经腹部超声检查时。当宫腔内的无回声区位于宫腔中央、两侧有前后壁的子宫内膜、形状细长,且没有蜕膜反应,均应高度怀疑为假妊娠囊。然而,假妊娠囊并不能诊断异位妊娠,因其假阳性率高[9],而且一些医务人员已经弃用这个术语[10]。

卵黄囊:卵黄囊位于妊娠囊内,为一圆形结构,其中心为无回声、周围为强回声。使用高频超声探头通常可以在妊娠囊达到 5 mm 时见到卵黄囊,这是首个可以确诊宫内妊娠的征象。鉴于个体差异,不应将卵黄囊的大小作为诊断界值,而是应该进行超声随访及相关的 HCG 检查。妊娠 10 周时卵黄囊生长至 6 mm 大小,然后迁移至绒毛膜腔边缘部位,至妊娠早期末便探测不到(图 44.3)[11]。

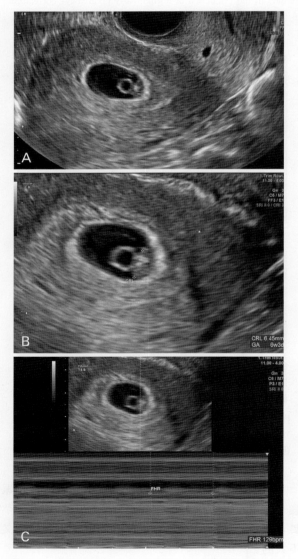

图 44.3 妊娠 6 周 2 天,宫内妊娠。(A)卵黄囊呈圆形强回声环,与卵黄囊靠得很近的胚芽清晰可见;(B)胚芽大小测量;(C)M 型超声测及胎心为 129 次/分。

头臀长(crown-rump length,CRL):胚盘(embryonic disk),又称胎芽(fetal pole),或者更准确地说是胚芽(embryonic pole),是沿着卵黄囊一侧壁的最外层的增厚区域(图 44.3)。当其长度为 1～2 mm 时,即可被见到[12]。通常,当 MSD 达到 18 mm 时可见胚芽;当 MSD 达 25 mm 仍不见胚芽,可诊断妊娠早期流产[7]。

CRL 是对胚胎最长径的直线测量,是妊娠 14 周之前首选的估测胎龄的方法。然而,胚胎长度达到 18 mm 之前,真正的"头"和"臀"是无法分辨的,因此测量是沿着胚胎的长轴进行,并测量最大径线。随着胚胎的生长,前神经孔闭合并发育成前脑,后神经孔伸长形成尾部。CRL 一般每天增加 1 mm。这种生长规律可用于评估疑似的妊娠流产。与 MSD 类似,现代超声仪有内置的公式,通过测得的 CRL 可计算孕龄[13]。

胎心搏动:以往的一些关于正常妊娠的研究认为,胚芽长达 4 mm 时一般可见胎心搏动[14]。然而,最近更多的文献认为使用胚芽长 7 mm 更妥。心率可以通过 M 型超声或频谱多普勒检测,彩色或能量多普勒由于能量集中于胚胎有潜在的生物效应,应在尽可能短的时间内使用或完全避免使用。原始搏动胎心在这个早期阶段是非常明显的,通常在胚胎与相邻的卵黄囊分开之前即能检测到(图 44.3C)。

(四) 疾病表现

1. 临床表现   PUL 患者临床表现为闭经和妊娠试验阳性。患者也可能有腹痛、出血或腹部疼挛。对异位妊娠高风险的患者(既往异位妊娠、输卵管病变)应密切监测,直到确定妊娠部位。体格检查一般为阴性,若有触痛应立即评估异位妊娠的可能性(详见后述)。

2. 影像学表现

(1)超声表现:经阴道超声于 1987 年首次用于宫内妊娠的成像[15],从那时起成为首选的成像方式,并被认为优于经腹超声,因其可以更早、更可靠地探测到妊娠位置和胎儿存活力。经腹部超声在患者憋尿时进行,探头频率为 3.5～5 MHz 及更高频率,由于其视野更大,因而是观察盆腔全貌的良好方法,对于寻找腹腔积血的征象及探测肝肾隐窝均很有帮助。在膀胱排空的情况下,频率为 5～12 MHz 的阴道探头可以放置于更靠近盆腔器官的位置,在提高分辨率的同时仍保持适当的穿透力[16]。任何妊娠早期超声检查中,应尽量减少胚胎暴露于多普勒而可能带来的生物效应风险,但有临床指征时可以使用多普勒。多

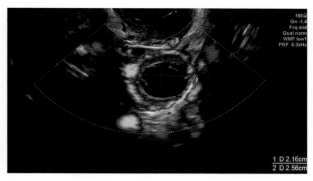

图44.4 左侧卵巢,内见黄体。彩色及能量多普勒显示位于黄体周边清晰的火环征。

普勒在检查卵巢是否存在黄体时特别有用,典型者表现为"火环"征(图44.4)。然而,输卵管妊娠时也可能表现为火环征。

PUL 时缺乏上述所列的诊断宫内妊娠的超声征象。此外,在正常子宫位置以外也没有发现妊娠征象。卵巢可表现出黄体的特征,应注意与罕见的卵巢异位妊娠鉴别。盆腔内可见游离液体;若其内部有回声,可能是异位妊娠或黄体破裂出血的迹象,必须进一步检查。

(2) MRI 表现:MRI 对 PUL 的评估价值有限。在怀疑有罕见的异位妊娠如腹腔妊娠或间质部妊娠时,可作为经阴道超声检查的补充。

> **典型特征**
>
> PUL 的典型征象是 HCG 阳性,但超声没有宫内妊娠或异位妊娠的证据。

(五)影像鉴别诊断 PUL 必须与以下情况鉴别:极早期的正常妊娠、早期但异常的宫内妊娠、自然流产或妊娠早期流产、异位妊娠。

(六)治疗方案概要 产前:只要患者病情稳定,在确诊为宫内妊娠(存活或不存活)或异位妊娠(见后续关于妊娠早期流产和异位妊娠诊断的章节)之前,可进行期待治疗。对患者进行连续的 HCG 检测,通常每次检测间隔 48 小时。许多学者提出对 PUL 的管理中可使用孕酮水平[17]。最近发表的一篇文章中,作者采用了两步法,首先以孕酮水平≤2 nmol/L 将患者初步分类。那些孕酮水平>2 nmol/L 的患者 48 小时后进行血清 HCG 检测,然后综合孕酮和 HCG 结果将患者再次分类。低孕酮水平的患者更有可能是早期宫内妊娠流产。该研究方案将 PUL 更有效地划分为低风险组(最终为宫内正常妊娠或流产)

和高风险组(异位妊娠)[18]。

如表44.1所列,在相应的 HCG 水平进行超声检查,应显示相应的宫内妊娠超声表现。如未能确定为宫内妊娠,结果可能会是异位妊娠并需进行治疗(详见后续异位妊娠的相关章节)。

对于病情不稳定的患者,应建议腹腔镜探查,同时可行宫腔诊刮,或不行诊刮。

三、妊娠失败——妊娠早期流产

(一)定义 妊娠早期流产(early pregnancy failure, EPF)是指妊娠的前 6～7 周内但胚胎无存活力。这个术语包括空孕囊(empty gestational sac)及胚胎无心脏搏动[19]。这种情况以往使用稽留流产(missed abortion)这一古老的名词。

(二)发病率和流行病学 EPF 的发病率因患者人群而异。一些研究的对象是接受常规检查的孕妇,另一些研究的对象是通过体外受精(in vitro fertilization, IVF)妊娠的,还有一些研究的对象是有症状而来看急诊的孕妇。发病率还取决于流产是否已被诊断,以及是否存在出血。据报道,EPF 的发病率在所有妊娠中占 8%～31%[20-21]。

(三)病因和病理生理学 大约 25% 的孕妇早期出现阴道出血,早期出血者最终约半数流产[22]。引起 EPF 的原因较多。最常见的病因是染色体异常,最常见的染色体异常是常染色体三体,但也有多倍体、单倍体、不平衡易位和结构重排[23]。其他病因包括:内分泌因素(未控制的糖尿病和甲状腺功能减退症)、子宫因素(先天性子宫畸形、子宫肌瘤、宫腔粘连)、免疫因素(抗磷脂综合征、系统性红斑狼疮)、孕妇高龄及环境因素(吸烟、吸毒、接触致畸因子)等[24]。在大多数病例中,并没有明确的检查病因的流程可用,而且大部分人再次妊娠也是成功的。而在一些病例中,病因始终无法解释。重要的是,要确保这些患者不会因为流产而责怪自身或责怪自己的活动量太大。

(四)疾病表现

1. 临床表现 EPF 妇女的临床表现为停经和妊娠试验阳性。如果患者正在自然流产的过程中,会出现阴道出血和腹痛。妇科检查时,宫颈可能是闭合的也可能是开放的,妊娠物(products of conception, POC)尚未完全排出时可见其位于阴道内或宫颈口。EPF 也可在超声检查时偶然发现,患者一般无症状。表44.2总结了 EPF 的临床表现。

表 44.2　妊娠早期出血和妊娠早期流产的临床与超声表现的相关性

临床类型	临床表现	超声表现
先兆流产	阴道出血和腹部痉挛疼痛 宫颈闭合	IUP,形态正常
妊娠早期丢失/流产	阴道出血和腹部痉挛可能有,也可能无 宫颈闭合 妊娠物尚未排出	IUP,无心跳 IUP,未见胚芽
难免流产	出血和腹痛加剧 宫颈扩张 妊娠物可能已通过宫颈内口,但尚未排出	IUP,胚芽有存活力或无存活力
不全流产	阴道出血和腹部痉挛 部分妊娠物排出 宫颈开放或闭合	由血液和滋养层组织、不同程度增厚的子宫内膜混杂而成的妊娠物呈不均匀回声,见或不见妊娠囊 妊娠物是鉴别完全和不完全流产的要点
妊娠物残留	阴道出血和腹部痉挛 宫颈开放或闭合	自然流产、引产或产后,胎盘、胎儿、胚胎组织或滋养层组织残留于子宫内
完全流产	阴道出血和腹部痉挛 妊娠物完全排出 宫颈开放或闭合	宫腔空虚,子宫内膜形态正常
感染性流产	腹痛、发热、脓性分泌物、全身脓毒血症的症状 宫颈开放或闭合	宫腔内可见妊娠物

2. 影像学表现

（1）超声表现：与 PUL（妊娠部位不明）一样,经阴道超声是 EPF 首选的影像学检查方式。如前所述,先做一个经腹超声检查可能对定位有用。

EPF 在超声上表现为以下几种情况：之前检查胚胎存活、此次检查胎心消失,有胚胎但从未出现胎心,或者有妊娠囊但其内部从未显示有胚胎。

图 44.5A 所示为一例无胚胎的宫内妊娠,以前称为孕卵枯萎（blighted ovum）。大而空的妊娠囊可能是胚胎死亡并被吸收的结果,而且发生在患者来院之前。妊娠囊的形状也可是扁平和不规则的。

图 44.5B 和 C 显示一个形态异常的卵黄囊,这是 EPF 的非特异性征象。异常妊娠中,卵黄囊可能增大、不规则,有时被描述为"漂浮状",这种形状可能与水肿变性有关。妊娠囊足够大时（如 MSD 25 mm）应该可以看到胚胎,可以看到羊膜但看不到胚胎则是 EPF 的可靠征象。胚胎死亡（embryonic demise）是指胚胎已死亡的宫内妊娠,其诊断依据包括：胚胎在一段时间内不再继续生长,或胚胎超过一定大小（诊断界值）仍未出现心跳（图 44.5）[7]。妊娠囊每天生长小于 1 mm,以及妊娠囊偏小,均与不良预后相关。妊娠早期羊水过少,通过测量 MSD 和 CRL 之间的差值来确定,当差值小于 5 mm 时,有关的 EPF 风险为 94%[25]。

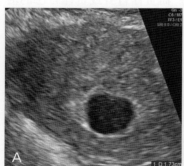 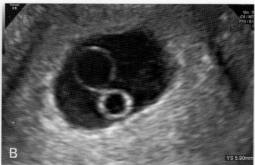 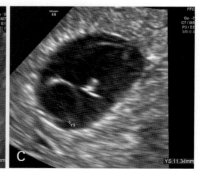

图 44.5　（A）空的绒毛膜囊；（B）绒毛膜囊内见一个 5.9 mm 的卵黄囊,其上方见一个空的羊膜囊；（C）见一个大的卵黄囊,直径 11.34 mm；另见一羊膜囊,其内有高回声的胚芽,无胎心。

人们一直在努力提高超声诊断 EPF 的准确性，以减少可能导致正常妊娠早期丢失的假阳性诊断数。为此，美国妇产科医师学会（ACOG）更新了 EPF 的诊断标准[24]，详见表 44.3。

表 44.3　放射医师协会关于经阴道超声诊断妊娠早期流产的超声指南

妊娠早期流产的诊断标准	妊娠早期流产的疑诊标准
CRL≥7 mm，无心跳	CRL＜7 mm，无心跳
MSD≥25 mm，无胚胎	MSD 16～24 mm，无胚胎
超声检查见妊娠囊未见卵黄囊，2 周或 2 周后复查未见有胎心的胚胎	超声检查见妊娠囊未见卵黄囊，7～13 天后复查未见有心跳的胚胎
超声检查见妊娠囊并有卵黄囊，11 天或 11 天以后复查未见有胎心的胚胎	超声检查见妊娠囊并有卵黄囊，7～10 天后复查未见有心跳的胚胎
	末次月经后 6 周或更长时间，未出现胚胎
	空羊膜囊（见羊膜囊与卵黄囊相邻，未见胚胎）
	卵黄囊增大（＞7 mm）
	妊娠囊相对小（与胚胎大小比较而言，MSD 与 CRL 的差值＜5 mm）

注：[a] 标准来自 2012 年 10 月的放射医师协会关于 EPF 诊断和排除可存活宫内妊娠的超声多学科共识会议。
[b] 这些只是影像学诊断标准，不能替代临床诊断。
[c] 当发现 EPF 可疑时，通常在 7～10 天进行超声随访以评估妊娠是否可存活。
转载自 Doubilet PM, Benson CB, Bourne T, Blaivas M, Barnhart KT, Benacerraf BR, et al. Diagnostic criteria for nonviable pregnancy early in the first trimester. Society of Radiologists in Ultrasound Multispecialty Panel on Early First Trimester Diagnosis of Miscarriage and Exclusion of a Viable Intrauterine Pregnancy. N Engl J Med 369:1443-1451,2013.

检测到胎心率以后妊娠流产的风险较低，因此见到胎心搏动对大多数孕妇来说是可以安心的。而 EPF 与非整倍体的风险有关，而非整倍体的风险又与母体年龄有关。一项针对 IVF 妊娠的研究发现，见到胎心以后的自然流产率，在 36 岁以下的年轻孕妇中仅为 4.5％，在 36～39 岁的孕妇中增加到 10％，在 40 岁以上的高龄孕妇中达 29％[26]。胎心率小于 70 次/分时，胚胎 100％ 死亡；然而，胚胎心动过缓需要反复超声检查以确认，因为胎儿心率为 80～120/分在 EPF 的诊断中是不可靠的[27]。

绒毛膜下血肿是妊娠囊外绒毛膜和子宫内膜之间的月牙形的积液（图 44.6），已被视为 EPF 的一个

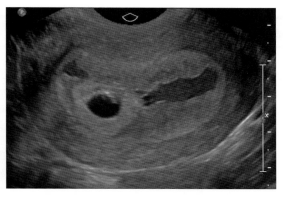

图 44.6　一例宫内妊娠，妊娠 6 周 2 天，伴绒毛膜下血肿。

预后因素，也是妊娠结局不良的一个远期危险因素。绒毛膜下出血发生于约 20％ 的具有存活力的先兆流产中。有胎心并出现绒毛膜下血肿的妊娠，与无绒毛膜下血肿者比较，继续妊娠率从 95％～100％ 降低至 60％～70％。出血量似乎与结局无关[29]。

（2）MRI 表现：如果怀疑有罕见部位的异位妊娠，MRI 可能有用。

（五）影像鉴别诊断　如前所述，必须将 EPF 与正常妊娠早期区分开来，以避免治疗不当。

（六）治疗方案概要　产前：不全流产和妊娠物残留的处理取决于临床表现。如果患者出现大出血或出现感染的临床症状和体征，则需要手术刮宫，药物治疗则是不恰当的。如果不全流产或妊娠物残留的患者病情稳定，手术或药物治疗（使用米索前列醇）都是合适的，具体取决于患者的偏好和可用的医疗资源[29]。

在 EPF 中，如果妊娠物未排出，可选的治疗方案包括期待治疗、手术清宫或药物治疗。如果采用期待治疗，妊娠物的自然排出通常发生于流产（即胚胎死亡）后 1～4 周。排除正常宫内妊娠的过程中等待 1～2 周，并进行系列的超声检查，一般不会显著增加出血或感染。一项 EPF 的随机对照试验比较了手术和米索前列醇药物治疗的成功率，后者为 84％；服用米索前列醇的患者出血时间更长，红细胞压积下降更大[30]，但这在临床上无显著差异[30]。选择局麻镇痛手术清宫还是在家中等待妊娠物自然排出，患者的偏好很重要。此时非常重要的是，了解患者的血型以备需要使用 Rh 免疫球蛋白的情况，并检查患者的红细胞压积以确认患者的临床状态是稳定的。

四、异位妊娠

（一）定义　异位妊娠是指正常子宫体部以外的妊娠，包括许多不同类型的诊断，详见表 44.4。

表 44.4　异位妊娠部位与超声诊断特征

部位	定义	超声特征	注意点
输卵管	妊娠囊位于输卵管,壶腹部多见	宫腔内未见真正的妊娠囊 可见与卵巢分开的"输卵管环"征,可见卵黄囊或胎芽 后陷凹可见有回声的游离积液,可能是破裂的征象	最常见部位
间质部	妊娠囊位于输卵管间质(子宫肌层)部	妊娠囊位置偏于子宫宫角 妊娠囊被薄的(<5 mm)子宫肌层包绕,靠近子宫浆膜 间质线,为一条高回声的线,是从子宫内膜最外上的部位延伸至间质部肿块或妊娠囊的中心的连线	有时也称为宫角妊娠;然而,宫角妊娠是指妊娠位于双角子宫的宫角内
宫颈	妊娠囊着床于宫颈管内	子宫颈管内可见妊娠囊 宫腔空虚,子宫内膜清晰可见 宫颈形态可能膨大	应鉴别流产过程中的宫内妊娠流产
卵巢	妊娠囊着床于卵巢间质中	诊断困难 卵巢内见 2 个强回声环,异位妊娠的环与黄体的环是分开的 常常在妊娠早期末因为破裂而来院	最罕见部位

　　罕见的情况下,多胎妊娠可表现为宫内宫外复合妊娠,包括一个在宫内正常植入的胚胎和另一个异常位置的胚胎,如表 44.4 所列的位置。

　　(二)发病率和流行病学　异位妊娠的真实发病率很难确定。在早期妊娠期出现腹痛或阴道出血的妇女中发病率较高。

　　异位妊娠最常见的部位是输卵管,输卵管异常是最常见的危险因素,包括输卵管病变如感染和粘连、输卵管手术史。IVF 也是异位妊娠的一个危险因素。宫腔内有节育器合并妊娠时,异位妊娠的发生较多见。

　　(三)病因和病理生理学　异位妊娠的发生是由于受精卵的异常迁移,着床发生于子宫宫底部以外(图 44.7～图 44.9)。

　　卵巢异位妊娠与其他部位异位妊娠相似,是由于既往异位妊娠史、盆腔炎症、子宫内膜异位症等因素导致输卵管上皮受损,从而造成胚胎正常迁移失败[31-32]。

　　(四)疾病表现

　　1. **临床表现**　异位妊娠最常见的表现是腹痛和出血,其严重程度取决于妊娠是否破裂。未破裂的异位妊娠可能体格检查阴性。异位妊娠破裂,特别是有明显的腹腔积血时,表现为急腹症。

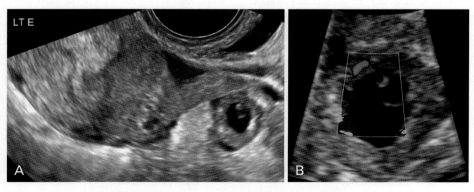

图 44.7　(A)显示一例输卵管异位妊娠;(B)经仔细观察,可见卵黄囊和有心跳的胚胎。

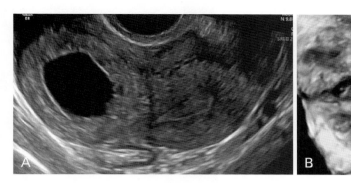

图 44.8 显示一例间质部异位妊娠。(A)横切面显示宫腔空虚,其左侧妊娠;(B)三维重建多平面成像显示为间质部异位妊娠。

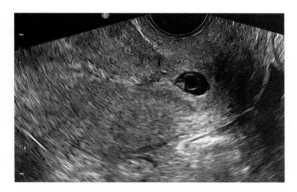

图 44.9 显示一例宫颈异位妊娠。

宫颈异位妊娠典型表现为大量的、无痛性的阴道出血。妇科检查发现宫颈极软而且肿大,应避免指诊以免造成妊娠囊破裂(详见剖宫产瘢痕妊娠之后的章节)。

随着常规超声检查越来越多的使用,更多的异位妊娠在症状出现之前已被诊断。

许多女性还会出现妊娠早期的常见症状,如恶心、疲劳和乳房胀痛。

2. 影像学表现

(1)超声表现:经阴道超声是评估疑似异位妊娠的首选的影像学方法。超声表现汇总于表 44.4(图44.7~图 44.9)。

(2)MRI 表现:MRI 对可疑的腹腔妊娠可能有用。MRI 也可用于评估间质部妊娠。

典型特征

异位妊娠的典型表现是腹痛、异常阴道流血、妊娠试验阳性,以及超声未见宫内妊娠表现。

(五)治疗方案概要　产前:早期输卵管异位妊娠可用药物治疗,如已发布的治疗方案中,对病情稳定的患者可用甲氨蝶呤治疗。药物治疗的优点是可以保留输卵管这一解剖结构[31-32],但也有许多禁忌证,包括活跃期肝病。手术治疗包括输卵管造口术或输卵管切除术,通常采用腹腔镜手术。

对间质部妊娠和宫颈妊娠处理的理想的结果是可以避免失去子宫,但风险高于其他异位妊娠的处理。间质部妊娠通常采用楔形切除术,这使未来妊娠有子宫沿缝合线破裂的风险。宫颈妊娠出血的频率较高,因此可给予妊娠囊内注射氯化钾的局部治疗联合甲氨蝶呤的全身用药。子宫动脉栓塞作为其他治疗方法的预处理,在间质部妊娠和宫颈妊娠中均可考虑。

疑似异位妊娠且病情不稳定的患者,无论是什么部位的异位妊娠,都应进行手术治疗。

医生须知

- 经阴道超声是妊娠早期首选的影像学方法。
- 将患者转到超声诊断室时,重要的是提供临床信息,如症状、体征、相关病史和已有的HCG 检测结果。不稳定的患者不应送到超声诊断室进行诊断;此种情况更适合进行快速的床边超声,必要时转移到急诊手术室。
- 妊娠早期流产的过度诊断可能导致一个正常妊娠的丢失。因此,在达到诊断标准之前,病情稳定的患者最好采用期待治疗。

五、剖宫产瘢痕妊娠

(一)定义　一次或多次剖宫产(cesarean deliveries,CD)后的子宫,超声上均可显示明显的瘢痕。瘢痕,也称为憩室,大小形状各异,有时前次剖宫产的瘢痕处基本看不到子宫肌层,这种情况称为裂口。剖宫产瘢痕妊娠是指妊娠着床于先前剖宫产的瘢痕/憩室/裂口处(位于其内或其上)。这种类型的妊娠并不是真正的异位妊娠,因为最终可以活产。

（二）发病率和流行病学　剖宫产瘢痕妊娠的估计发病率通常报道为 4/10 000～5/10 000,但真实的发病率未知[34]。有学者估计,剖宫产瘢痕妊娠发生于 0.15% 的既往剖宫产的妊娠患者中[35]。最近的一个报道指出,至少有一次剖宫产的患者中,其剖宫产瘢痕妊娠的发生率是 3/10 000～20/10 000[36]。然而,由于一些患者被误诊为宫颈妊娠或者是未能被及时发现,发生率会有所不同。

（三）病因和病理生理学　剖宫产瘢痕妊娠的病理生理学与先前的剖宫产后瘢痕直接相关。在之前的剖宫产瘢痕区域,底蜕膜和尼氏层可变薄或消失。

正常的底蜕膜与绒毛的滋养层相互作用,并产生一层纤维蛋白变性沉淀的区域,称为尼氏层;这一层可防止滋养细胞穿透并附着于子宫壁深处的肌纤维上。在剖宫产瘢痕妊娠中,尼氏层缺失或不足,使胎盘滋养细胞可以穿透并进入子宫壁的肌纤维之间及邻近器官,如膀胱。

关于病理生理学已经有几种关于剖宫产瘢痕妊娠的假说;一种假说认为,瘢痕区域的低氧张力造成一种刺激,促使细胞滋养层侵入子宫肌层;关于细胞滋养层和子宫内膜组织的体外研究表明,细胞滋养层更倾向于附着于暴露的细胞外基质,其次是附着于子宫内膜上皮细胞[37,38]。

（四）疾病表现

1. **临床表现**　剖宫产瘢痕妊娠的主要临床表现是妊娠试验阳性,患者既往至少有一次剖宫产史。患者通常无症状或具有妊娠早期的常见症状。

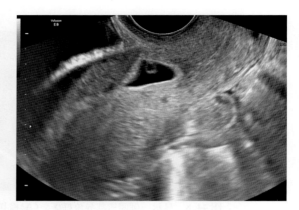

图 44.10　一例 CSP,妊娠 6 周 2 天,经阴道超声检查,膀胱已适当充盈,形成清晰的界面,可以看到瘢痕憩室的顶端上方有子宫肌层。

2. **影像学表现**

（1）超声表现:有剖宫产病史且妊娠试验阳性的患者怀疑为剖宫产瘢痕妊娠时,应获取子宫的长轴、矢状面,同时显示子宫底部、妊娠囊和子宫颈。膀胱应适度充盈,以便清晰显示膀胱与子宫肌层的交界面(图 44.10)。

使用超声检查,可见以下超声诊断标准中的几项表现;与单用经腹部超声检查相比较,经阴道超声检查具有更高的诊断价值(图 44.11A、B)[34,40-43]。

1）子宫和宫颈管均无妊娠囊(图 44.10 和图 44.11B)。

2）胎盘和/或妊娠囊着床于子宫前壁下段剖宫产瘢痕上或憩室内(图 44.10 和图 44.11B)。注意:妊娠 6～7 周后,妊娠囊可能已经移位、转向宫腔方向或者已经位于宫腔中,但胎盘还留在原处并牢固地植入于憩室内或瘢痕上(图 44.12)。

3）妊娠早期,妊娠囊可呈三角形,以适应瘢痕处憩室的形状(图 44.10)。

4）绒毛膜囊和膀胱之间的子宫肌层变薄或缺失。

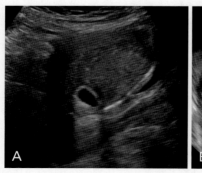
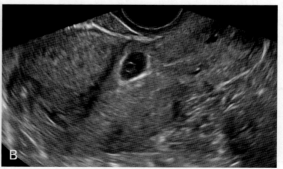

图 44.11　(A)一例 CSP,经腹部超声检查;(B)经阴道超声检查。两种途径的超声检查均显示妊娠囊位于子宫前壁下段的剖宫产瘢痕水平。

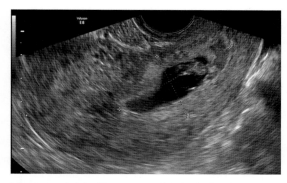

图 44.12　妊娠 8 周 2 天，CSP 的妊娠囊看起来正在向上向子宫底部"移动"。

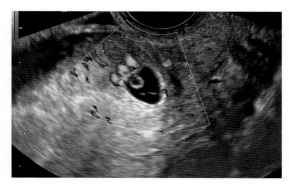

图 44.13　使用彩色多普勒，可见瘢痕区域一股明亮的彩色血流信号，提示此为妊娠囊着床的部位。

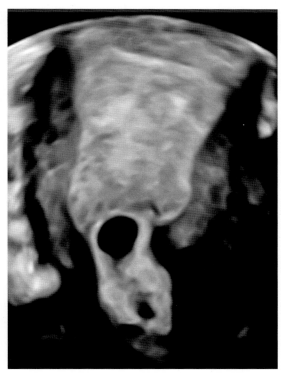

图 44.14　一例 CSP，妊娠 6 周 5 天，三维超声重建冠状面清晰显示妊娠囊位于子宫下段而宫腔空虚。

5）可见绒毛膜囊，有或没有胚胎/胎芽，有或没有卵黄囊，有或没有胎心搏动。

6）彩色/能量多普勒显示瘢痕处明显或丰富的彩色血流。通常，滋养层周围检测到血流信号是剖宫产瘢痕妊娠的可靠征象（图 44.13）。

7）三维超声在诊断中的价值存在争议。在有经验的医生中，可能有助于诊断（图 44.14）。

（2）MRI 表现：在超声诊断的基础上并不增加更多信息，仅在医学或其他条件不允许超声成像的情况下进行 MRI。

典型特征

剖宫产瘢痕妊娠的典型征象是：患者至少有一次剖宫产史，妊娠囊靠近子宫前壁或位置低，宫腔空虚。

（五）影像鉴别诊断　主要有两种情况需要鉴别诊断。第一种情况是自然流产过程中妊娠物正在通过宫颈管排出，第二种情况是宫颈妊娠（图 44.15A）。

在自然流产妊娠物排出过程中，患者通常表现为自然流产的临床症状（腹痛和出血）。妊娠囊被拉长并位于宫腔的中央；使用彩色/能量多普勒检查，无胎心搏动，妊娠囊周围亦无彩色血流。有时，在实时超

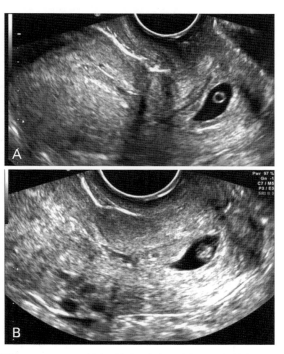

图 44.15　（A）一例宫颈妊娠，妊娠 6 周 6 天，长轴切面显示妊娠位于颈管中央，空腔空虚；（B）同一妊娠的另一张长轴切面图，同时清晰显示了宫颈内口和外口，以及妊娠囊位于宫颈管的中央。

声下,当子宫收缩时,可见妊娠囊在上下移动。宫腔可能已排空,或含有高回声的积血和血块。

在宫颈妊娠的情况下,通常没有剖宫产史,甚至可以发生在第一次妊娠,胎盘和包含胚胎/胎儿的整个妊娠囊位于颈管中央,低于内口水平。胎心搏动可以用彩色/能量多普勒探测到。宫颈管和宫颈都扩张成桶状,与剖宫产瘢痕妊娠相似的是子宫腔是空虚的。对于宫颈内口的确认,可通过彩色/能量多普勒超声在冠状面上识别子宫动脉分支接近和插入宫颈的水平[44]。

(六)治疗方案概要　剖宫产瘢痕妊娠的治疗是不断发展的,并且已经提出了许多不同的方法[34,40,45]。外科治疗包括宫腔镜下经阴道切除术、腹腔镜下切除术和子宫切除术。药物治疗包括全身用药和局部用药的结合、妊娠囊穿刺给药、甲氨蝶呤治疗,以及其他的手术或非手术治疗。治疗的目的是立即阻断妊娠的进一步生长和发育。子宫动脉栓塞也经常用于联合治疗。最近有报道使用一种双球囊导管促宫颈成熟的无创治疗方法[46,47]。

医生须知

新的研究认为,剖宫产瘢痕妊娠是一种发生于妊娠早期的病理性胎盘附着(MAP)或胎盘植入[48,49]。

患者将根据来院时的超声检查结果做出选择,因此需要对他们进行适当的咨询。

- CSP有卵黄囊,但无胚胎或无胎心搏动:在进行任何治疗前,患者应每隔2~3天复查超声。如果在7~10天后仍未见有心跳的胚胎,或者胚胎的CRL已大于7 mm而无胎心搏动,则这次妊娠符合CSP流产。此时,应每周进行超声检查和检测HCG,直到HCG正常。
- CSP有卵黄囊,且胚胎有心跳:这种情况需要进行详细的咨询,因为有两种可能的选择,且结果大不相同。给患者的第一种选择是继续妊娠,第二种选择是在妊娠有任何进展前立即终止。如果患者决定继续妊娠,由于CSP是胎盘异常着床(植入)的危险因素,非常重要的是使用超声密切随访这些患者,尽可能地尽早诊断胎盘异常附着及其严重程度,因为这将影响分娩时机及其他处理流程(见第97章)。

要点

所有既往有剖宫产史的妊娠患者均应考虑存在CSP的风险。应尽早进行第一次超声检查,膀胱适度充盈,并清晰记录妊娠囊的位置;妊娠囊位置低且位于前壁,同时宫腔空虚,是CSP关键的具有诊断意义的特征。如果需要终止,应该尽快执行。治疗的目的是阻止妊娠的进一步发育和生长。

参考文献见 *www.expertconsult.com.*

第45章

颈项透明层

JENNIFER M. WALSH | MARY E. D'ALTON

白博 吴晶晶 译,周毓青 审校

一、引言

1866 年,Down 首次报道了 21-三体综合征患者中出现皮肤过度增厚的情况[1]。20 世纪 90 年代早期至中期,超声应用于妊娠早期评估揭示了胎儿皮肤过度增厚实质为颈后的皮下积液,这一发现就是众所周知的颈项透明层(NT)[2]。目前已知 NT 增厚是胎儿早期表现出的一种征象,和众多的胎儿染色体、遗传和结构异常有关。因此,妊娠早期超声评估 NT 已经从一种用于研究目的的影像学评估方法演变为一种面对普通产科人群的筛查工具。

美国和欧洲的大型前瞻性研究已证实,超声检测 NT 是产前筛查 21-三体综合征的一种有效的标记物,假阳性率为 5% 时检出率为 63%~77%[3-5]。妊娠早期和妊娠中期风险评估(FASTER)试验表明,基于 NT 的超声检查与母体血清游离 β-HCG、PAPP-A(妊娠相关血浆蛋白 A)结合运用时效率甚至更高,假阳性率为 5% 时将检出率提高到 87%[6]。

NT 增厚并不只是与 21-三体综合征相关。NT 在胎儿的各种其他遗传性疾病中也常常增厚,包括 13-三体综合征和 18-三体综合征、特纳综合征和三倍体,以及结构性出生缺陷,如先天性心脏缺陷、膈疝、骨骼系统发育不良、胎儿贫血和神经肌肉疾病[7,8]。检出 NT 增厚可提醒临床医师注意非整倍体的风险,即使核型正常也应对胎儿进行彻底的解剖结构检查以发现结构异常,并进行详细的胎儿超声心动图检查。

不论产妇年龄多大,应向所有妇女提供针对非整倍体的产前筛查或诊断试验,但目前提供给孕妇选择的产前筛查方法越来越多[9],决定哪一种是最合适的

检测方法变得越来越复杂。使用母体游离细胞 DNA(cfDNA)的无创产前筛查正在迅速改变产前筛查的体系,所有的检测针对 21-三体和 18-三体均具有高灵敏度和特异度。在产科高危人群中,一般建议将 cfDNA 作为首选的筛查方法。产科高危人群包括:年龄 ≥35 岁,超声检查提示胎儿非整倍体风险增加,孕妇曾有染色体三体综合征相关的后代,夫妇携带平衡罗伯逊易位而 13-三体综合征或 21-三体综合征风险增加,以及妊娠早期或中期筛查试验结果阳性的妇女。然而,对普通产科人群而言,常规超声筛查 NT 仍然是最适当的一线筛查方法[10]。

需要注意的是,美国妇产科医师学会(ACOG)指出,没有哪一种检测在所有方面都能优于其他筛查检测,决定进行哪一种检测必须考虑到一系列因素,包括孕妇希望获得什么样的信息、孕妇既往病史、费用分析、当地可提供的可靠的试验是什么,以及对于异常结果后续是否可提供恰当的咨询。

二、疾病概述

(一)定义 胎儿 NT 是指正常的充满液体的皮下间隙,位于颈后部,表面覆盖皮肤。妊娠 10~14周,颈后积聚的少量液体几乎在所有胎儿中都可被辨认并测量。胎儿 NT 增厚是指在胎儿正中矢状面测量 NT 垂直厚度所得测值等于或大于某个特定界值[4]。

不同的界值被用来将 NT 划分为异常或增厚。妊娠 10~13 周,正常情况下 NT 测值随着孕龄(头臀长)增加,每周增加 15%~20%。因此,需要制定特定孕龄的截断值,其中可能包括第 95 或 99 百分位

数、MoM 值（该孕龄 NT 测值的中位数的倍数）或 delta 值（与该孕龄 NT 测值的中位数的差值）。由于需要根据孕龄进行风险计算，可用于解释风险估计的软件程序也是必须使用的。对应于每一个 CRL 测值，NT 的测值代表了一个似然比（LR），当 LR 乘以母亲的背景风险及母亲年龄相关的风险将得到一个新的风险比值。NT 越大，LR 则越高，因此新的风险比值也就越高。在非整倍体筛查项目中，在最终的风险评估结果告知患者之前，NT 测值一般与其他风险数据相结合，其中包括一系列血清标志物。

（二）发病率和流行病学　非整倍体的风险随着 NT 增厚而增加，受影响的高风险胎儿的比例取决于所使用的诊断界值。在一项大型研究中，当使用 NT 的第 95 百分位数作为界值，12% 的胎儿有染色体异常[4]。在另一项大型研究中，基于 NT 测量的非整倍体发生率为：NT 在 CRL 相关的第 95 百分位数至 3.4 mm 之间时，非整倍体发生率为 7%；NT 为 3.5～4.4 mm 时，非整倍体发生率为 20%；NT 为 4.5～6.4 mm 时，非整倍体发生率为 50%；NT 为 8.5 mm 或以上时，非整倍体发生率为 75%。NT 增厚且核型异常的胎儿中，大约 50% 为 21-三体[11]，其余的胎儿为其他染色体异常，如 13-三体综合征、18-三体综合征和特纳综合征。

就整倍体胎儿而言，在 NT 增厚的胎儿中 4%～10% 的胎儿中探测到结构畸形[12,13]。心脏畸形是与 NT 增厚相关的最常见的畸形，其总体风险率为 3%～5%[14-16]。

（三）病因和病理生理学　由于很多畸形与 NT 增厚有关，因此不太可能是单一机制造成这种异常的液体积聚。更有可能的是，不同的病理生理通路最终导致颈部液体的积聚增多[17]。主要的病因包括 21-三体综合征的真皮胶原蛋白组成成分异常，特纳综合征（X 单体）的颈部淋巴发育异常[18]，以及心脏畸形时内皮细胞发育异常和心功能不全[19,20]。主要编码内皮细胞的许多候补基因，同时参与了心脏和淋巴的发育。这些候补基因的变异可能解释了 NT 增厚和先天性心脏缺陷之间密切相关的基因起源[21]。NT 增厚与骨骼系统发育异常相关的原因可能是：胸部狭窄使纵隔受压，继发于肢体骨折的胎儿运动减少，以及与胶原蛋白缺陷有关的皮肤成分异常[22]。

三、疾病表现

超声表现：在进行超声评估 NT 并获得测量数据时，最优化的技术对于确保最大程度的准确性至关重要（图 45.1）。

以下几点总结了来自胎儿医学基金会（FMF）和 FASTER 研究联盟的标准：

（1）NT 筛查与测量只应由接受过该技术培训的有经验的超声医师承担。

（2）经腹部还是经阴道进行检查，应由超声医师根据产妇的体型、孕龄及胎儿体位自行决定。

（3）超声仪和探头的条件设置应优化，以确保图像清晰，特别是颈部透明层的边界清晰。

（4）孕龄应限制在 10 周 3 天至 13 周 6 天（即头臀长为 38～84 mm，但对孕龄的实际限制取决于实验室所进行的血清学检测指标及使用的软件）。

（5）应在胎儿正中矢状面检测，该切面应显示以下结构：鼻尖的强回声，腭的矩形强回声位于前方，无回声的间脑位于中央，以及颈项透明层位于后方[23]。

（6）胎儿颈部应处于水平位。如果下颏骨与颈前皮肤的夹角大于 90°，则定义为颈部仰伸。当下颏骨和颈前皮肤之间没有羊水，则为过度俯屈。

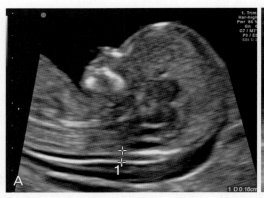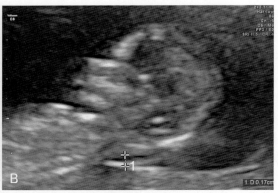

图 45.1　（A）妊娠早期 NT 超声技术良好，一例妊娠 12 周正常胎儿的 NT 测量图。图中显示了一个标准的超声筛查切面，包括图像足够放大，胎儿为正中矢状面，胎儿颈部水平位，测量键的卡尺放置正确；（B）与（A）对照，一例 NT 超声技术较差的胎儿 NT 测量图。

（7）观察胎儿时应鉴别羊膜。羊膜在妊娠 16 周之前可能是与绒毛膜分开的，而可能被误认为是胎儿背部的皮肤。应等待胎儿运动，以区分羊膜和胎儿表面皮肤。

（8）胎儿的影像应至少占屏幕图像区域的 75％。

（9）测量键应放置于胎儿颈后无回声的最宽处。测量键的十字标记应放置于颈部透明层双侧内缘之上。测量时只能使用十字形的测量卡尺（＋），不应使用其他形状的测量卡尺（如×、÷）。

（10）放置测量键时，测量线应垂直于胎儿身体的长轴。

（11）应测量多次，在符合质控标准的测值中取最大值。

（12）约有 5％的胎儿存在脐带绕颈的情况，这会使 NT 测值错误地增高。在这些胎儿中，在高于和低于脐绕颈部位所获得的 NT 测值可能不同，在计算风险时宜使用上下两个测值的平均值。

（13）在测量失败而决定放弃之前，至少应该有 20 分钟的时间专门用于 NT 测量。

对一项评估 NT 筛查的系统分析中所纳入的 34 个研究一一进行评估，结果表明对 21-三体综合征的检出率从 29％（假阳性率为 4％时）至 100％（假阳性率为 5％时）不等[23]。这种检出率的巨大差异被认为是由于超声培训及 NT 图像质量的显著差异所致。超声医师必须获得一个超声测值用于计算非整倍体的特定风险，其精确度达 0.1 mm，类似于实验室分析物。鉴于 NT 测量精度的重要性，已经制定了严格的计划来培训和监督超声检查者，促使他们规范地完成这一测量。

英国的 FMF 和美国母胎医学基金会开发的 NT 质量检查（Nuchal Translucency Quality Review，NTQR）计划都提供了相应的初级培训计划，介绍和讨论基于 NT 的筛查方案的理论，并演示规范化的超声测量技术。超声医师可以在自己的工作地点通过网络向中心的专家审核小组提交图像（NTQR 要求 5 张图像，FMF 要求 3 张图像）来展示他们的实践技能，并获得 NT 检测的授权。两个中心都对各自授权的医生们提供持续的质量监测，定期将各位医生 NT 测值的分布和标准差（SD）与根据标准参考曲线所得的测值进行比较。持续的质量监测对于临床试验中获得一定的检出率至关重要，并对过度偏离既定标准进行补救[24]。

四、影像鉴别诊断

在妊娠早期筛查领域，有分隔的水囊瘤（CH）与 NT 增厚之间的鉴别经常引起争议（图 45.2）。在 FASTER 研究中，将 CH 定义为一个位于胎儿颈后部的增大的无回声区域，并沿着胎儿背部上下延伸[25]，并有清晰可见的分隔。根据以上定义，研究中检出 132 例 CH，其平均 NT 为 6.5 mm，其中 51％的胎儿与染色体异常有关，染色体正常的胎儿中 34％与结构畸形有关。

相比而言，单纯的 NT 这个名词倾向于使用在枕部和脊柱上部的范围内，且内部无分隔[26]。FMF 的研究中并没有将 CH 和 NT 增厚区分开来。研究认为，NT 增厚时是否存在分隔并不会改变预后，其结局主要取决于 NT 的厚度。在 NT 测值大于第 99 百分位数（相当于≥3.5 mm）的妊娠中，染色体异常的发生率增高，并随着 NT 测值的增加而相应增高。这种对应增加的关系在染色体正常而结构畸形的胎儿中也很明显（即 NT 越厚，结构畸形发生率越高）。

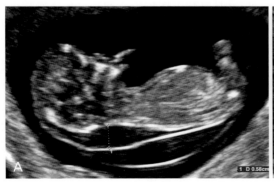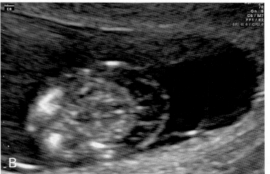

图 45.2　（A）妊娠 12 周水囊瘤。显示胎儿正中矢状面的颈部水囊瘤，可见 NT 增厚，并沿着胎儿长轴上下延伸；（B）与（A）同一胎儿的颈部横切面，水囊瘤清晰可见，内部有明显的分隔。

表 45.1 与颈部水囊瘤或 NT 增厚有关的胎儿结局

项目	核型异常(%)	结构畸形(%)	胎儿死亡(%)	正常结局(%)
有分隔的水囊瘤(FASTER, 2005)	50.8	33.8	15.2	16.7
NT 5.5～6.4 mm(FMF, 2005)	50.5	24.2	10.1	30
NT >6.5 mm (FMF, 2005)	64.5	46.2	19.0	15

表 45.1 比较了 FASTER 研究的 CH 队列和 FMF 研究的 NT>5.5 mm 队列的胎儿结局。两组之间不良妊娠结局的发生率相当接近。由于两组的结局相似,而且核型异常、结构畸形和胎儿死亡的风险在两组中均显著增加,区分有水囊瘤和 NT 大于第 99 百分位数在临床上可能并不重要。两组的相关风险都足够高,需要立即进行侵入性检查,而无需追加任何一种进一步的筛查方式。尽管该组的不良结局发生率很高,但值得注意的是,大多数死亡胎儿是在 20 周前死亡,通常在发现 NT 增厚以后逐渐进展为明显的胎儿水肿。对于那些存活至中期妊娠的结构正常胎儿,围产期结局不良和产后发育迟缓的风险并没有显著增加[8]。因此,没有必要进行更密集的胎儿检测。

其他需要考虑的鉴别诊断包括神经管缺陷,如后部脑膨出或颈部脑膜膨出,以及囊性畸胎瘤或血管瘤。排除这些异常通常需要使用高分辨率的超声来观察是否有完整的颅骨和脊柱,并排除实性肿块的存在。使用经阴道超声也可以提高对于细节的分辨率。

五、治疗方案概要

（一）产前 自从仅根据产妇年龄就可提供侵入性检测以来,产前对于非整倍体的筛查已经取得了重大进展。各种筛选模式的统一目标是在低的假阳性率下获得高的非整倍体检出率。传统的筛查选择包括妊娠早期或中期的血清学和超声筛查,更复杂的方法是在不同孕龄联合使用不同的标志物。联合妊娠早期和中期检测的筛查策略包括综合筛查、逐步序贯筛查和酌情筛查。

近年来,随着孕妇血清中胎儿细胞游离 DNA 的发现,产前筛查因无创筛查(NIPT)的发展而进展显著。这项技术使产前筛查技术得到改善和简化,并大大减少了整倍体胎儿的孕妇接受侵入性检测的数量。目前 cfDNA 筛选 13-三体、18-三体和 21-三体的性能已得到验证;筛查微缺失综合征和罕见三体的性能尚未在临床研究中得到验证,而且真实的敏感性和特异性仍不确定。美国妇产科医师学会(ACOG)和母胎医学会(SMFM)目前均不推荐常规的 cfDNA 筛查微缺失综合征。

与传统的筛查方法相比,NIPT 筛查 21-三体综合征具有更高的敏感性和特异性,现已被美国妇产科医师学会(ACOG)和母胎医学会(SMFM)推荐为非整倍体高危孕妇的一线的筛查方法。NIPT 尚未作为低风险普通产科人群的一线检测有多种原因[10]。首先,考虑到年轻、低危妊娠中非整倍体的患病率较低,该人群的阳性预测值较低,这种筛查将增加低风险人群的假阳性率。此外,在胎儿染色体异常中,13-三体、18-三体和 21-三体在该组孕妇发生的比例低于高龄妇女。使用血清学分析物和 NT 测量的常规筛查方法更有可能检测到其他染色体异常及其他不良妊娠结局的风险。出于这个原因,尽管 ACOG 指出同时使用多种筛查方法进行筛查是不划算的而不应实施[10],但我们的做法是继续建议为高危孕妇同时提供 NT 评估和 NIPT 检查。

妊娠早期筛查的主要优点是对于筛查结果低风险的患者可以早期令其心安,对于筛查结果阳性的患者可以有机会早期选择绒毛膜穿刺取样以确诊。对于妊娠早期选择终止妊娠的患者,并发症的发生率较低,并且有利于保护患者隐私。在这种情况下,向患者披露风险筛查的结果是必要的,也就是需要解释对综合筛查结果的评价(表 45.2)。

另一种筛查方法是仅根据 NT 厚度决定是否进行核型评估,而不结合母亲血清学分析物筛查。FASTER 研究发现 NT 界值≥3 mm 时,胎儿患非整倍体的风险至少为 1:6,因此等待血清筛查结果获益很少[27]。然而,研究者指出,上述毫米级的临界值仅适用于按照严格的操作程序测量 NT 的胎儿中。3.5 mm 的 NT 界值也经常使用,因为该界值相当于高危妊娠的第 99 百分位数,而且不受孕龄或头臀长的影响[26]。

表 45.2　描述非整倍体筛查方法的术语

名称	筛查方法的组成	筛查报告出具时间
妊娠早期联合筛查	母亲年龄 头臀长 NT 厚度 母体血清 PAPP - A、血清游离或总 β - HCG	妊娠早期,超声检查和血清学分析后
四联筛查	母亲年龄 估计孕龄 母体血清甲胎蛋白、β - HCG、游离雌三醇、抑制素 A	妊娠中期
综合筛查	母亲年龄 头臀长 NT 厚度 母亲血清 PAPP - A 妊娠中期四联筛查	妊娠中期,仅在四联筛查结果后可以出具综合筛查报告(注:β - HCG 只能使用一次)
血清学综合筛查	母亲年龄 孕龄 妊娠早期 PAPP - A 四联筛查	妊娠中期,仅在四联筛查结果后可以出具血清学筛查报告(注:β - HCG 只能使用一次)
酌情筛查	妊娠早期联合筛查 对中风险者进行四联筛查,若结果为高风险则立即行绒毛膜穿刺取样,若结果为低风险则无需进一步检测(风险等级必须通过检测程序确定)	对于中风险(风险为 1∶51~1∶999)胎儿,最初的筛查报告在妊娠早期出具,进一步的筛查报告在妊娠中期出具
逐步顺序筛查	妊娠早期联合筛查 对于希望在妊娠中期重新确定风险的患者,行四联筛查±遗传学超声;对于妊娠早期希望有明确结果的患者,立即行绒毛膜穿刺取样;妊娠中期若患者需要明确结果,行羊膜腔穿刺术	初步的筛查报告在妊娠早期出具;对于要求第二次验血的患者,筛查报告在妊娠中期出具

　　对于 NT 增厚又希望避免侵入性检查的孕妇,可以考虑使用 cfDNA 进一步筛查。然而,应告知这些孕妇,在传统超声检测 NT 结果异常但进一步 NIPT 检测结果正常的情况下,后续出现非整倍体的残余风险是 1/50[28]。

　　多胎妊娠中,筛查非整倍体的准确性是有限的。任何通过母体血液检测血清分析物或 cfDNA 的方法,在区分每个胎儿的不同的风险方面都价值有限。胎儿 NT 测量已被验证为双绒毛膜双胎中筛查非整倍体的有效工具,其检出率与单胎妊娠相当[29]。但是在单绒毛膜双胎中 NT 增厚是双胎输血综合征的早期表现,因此使用该标志物筛查非整倍体的可靠性较差。有学者建议,计算单绒毛膜双胎 21 -三体综合征的风险,应分别测量每个胎儿的 NT 并考虑将两者的平均值作为测值[30]。

　　当 NT 增厚但胎儿证实为整倍体时,重要的是排除结构异常。有经验的机构有能力在妊娠早期进行胎儿解剖结构评估并发现重大畸形;然而,常规的做法是在妊娠 18~22 周进行系统的解剖结构筛查。也可以考虑使用更先进的基因检测方法,包括针对努南综合征等特定疾病的微阵列分析和基因测序[31]。

　　NT 增厚时相关的胎儿畸形风险随之增加,其中最常见的是先天性心脏病[14,32],因此应建议进行胎儿超声心动图专项检查。FASTER 研究表明,以 NT 为基础的妊娠早期超声并不是筛查重大先天性心脏病的良好方法,因其敏感性较低。但是,以 NT 的第 99 百分位数作为胎儿超声心动图的转诊界值,则可在每 16 例受检者中检出 1 例重大心脏畸形[14]。

　　在一小部分(3%)病例中,NT 增厚将持续至妊娠中期,并可在常规解剖结构筛查中探测到。这种情况下,据报道有 10% 的可能发展为水肿,需要定期监测[11]。

　　(二) 产后　宫内发现 NT 增厚的胎儿,其出生后的长期预后是难以确定的。有研究报道了有胎儿

NT 增厚病史的儿童中,神经发育迟缓的患病率上升(4%)[33];而一项系统分析指出,有胎儿 NT 增厚病史但核型正常的儿童,发育迟缓的风险并不增高,也未发现有先天性畸形的病例[34]。

医生须知

妊娠早期的 NT 测值是胎儿 21-三体综合征的非常有价值的标志物。妊娠早期联合筛查试验在假阳性率为 5% 时,检出率为 87%。筛查可使患者获得风险评估,以确定是否考虑侵入性产前诊断。胎儿 NT 增厚但核型正常的病例,应考虑进行更先进的基因检测,包括微阵列分析,并应排除结构畸形,尤其是心脏畸形。

美国妇产科医师学会的建议是,只有在经过专门培训、使用规范化技术并可进行持续质量评估的情况下,才可使用超声测量 NT 进行妊娠早期筛查。这些准则对于在临床实践中保持高检出率和低筛查阳性率是必要的。NIPT 的临床应用大大提高了常见非整倍体筛查的准确性,目前推荐用于高危人群筛查。不推荐将 NIPT 作为普通产科人群的一线筛查,这些人群可在妊娠早期进行超声检测 NT 联合血清分析物筛查。

要点

- 妊娠早期,胎儿颈后出现少量积液是正常表现;然而,NT 增厚与染色体畸形和结构畸形的风险增加有关。
- 妊娠早期的 NT 测值是胎儿 21-三体综合征的非常有价值的标志物。
- 妊娠早期 NT 与血清标志物联合筛查 21-三体综合征,假阳性率为 5% 时检出率为 87%。
- 多胎妊娠中,妊娠早期使用 NT 筛查非整倍体是可行的,但敏感性低于单胎妊娠的妊娠早期筛查。
- CH(颈部水囊瘤)和 NT 值 ≥3.5 mm 是绒毛膜穿刺取样的指征,无需等待血清标志物结果。
- NT ≥3.5 mm 或 3.0 MoM 的胎儿先天性心脏病的发病率增加,妊娠 18~22 周应进行胎儿超声心动图检查。

参考文献见 *www.expertconsult.com.*

第 **7** 部分

骨骼发育不良

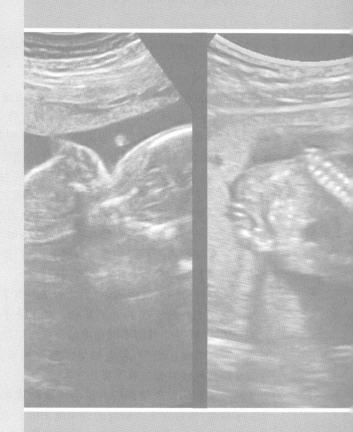

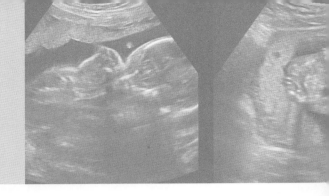

概　述

DEBORAH KRAKOW

何碧媛 译，周毓青 审校

一、引言

骨骼发育不良或骨软骨发育不良是一组遗传性疾病，疾病种类超过 450 种，主要影响骨和软骨，也可影响其他骨骼系统组织，包括肌肉、肌腱和韧带[1]。定义上，骨骼发育不良泛指软骨和骨异常的遗传性疾病，而骨发育不全是指以单个骨或一组骨异常为特征的遗传性疾病[2]。随着时间的推移，这些疾病之间的界限变得模糊，因为这些疾病在放射影像学表现、临床表现及分子遗传学表现方面存在重叠。例如，先天性桡侧序列缺损可能只影响单根骨或一组骨，但长期随访发现患儿可能会合并生长发育障碍。

在 450 种骨骼系统疾病中，最新的基因组学技术已经明确了 350 种疾病的分子基础。对于分子缺陷的研究表明，同一个基因不同程度的突变可以造成不同严重程度的临床表型，轻者如早发型骨关节炎，重者如 Ⅱ 型致死性软骨发育不良。

基因研究的发现使我们有机会将这些成果应用于临床检测，但许多基因研究的成果尚未能有效地应用到产前阶段。明确这些疾病的致病基因可以使我们依据遗传规律对有复发风险的家庭提供遗传咨询服务，并在产前和产后明确诊断。

二、胚胎学基础

骨骼的形成包括两个不同的过程：软骨内骨化和膜性骨化。软骨内骨化使大多数四肢骨骼（即长骨）形成，并涉及一系列精心组织的发育过程，包括胚胎肢芽萌芽于中胚层板的侧面，使间充质细胞分化发育为未来的四肢组成成分，间充质凝聚触发软骨分化，发育中的骨逐步骨化，以及最后，在出生后的正常生长和发育成熟[3,4]。膜性骨化几乎是一种将间充质细胞直接转化为骨细胞的发育过程。颅骨、锁骨和耻骨是通过间充质骨化形成的。出生后，通过软骨生长板继续生长，静息状态下的软骨细胞增殖、肥大、凋亡，成为骨的生长支架[5]。不同的分子机制（基因）是骨骼形成的基础，一旦这些高度协调的过程受到干扰则有可能引起骨骼发育不良[6]。

三、遗传学

骨骼发育异常的遗传方式有常染色体隐性遗传、常染色体显性遗传、X 连锁隐性遗传、X 连锁显性遗传和 Y 连锁方式遗传。了解遗传方式至关重要，因其提供了疾病复发风险的信息。如果怀疑胎儿存在骨骼发育异常，了解家族史对于明确潜在的遗传方式至关重要。有一些遗传方式在骨骼发育异常中是不常见的，体细胞嵌合就是其中一种，出现这种情况时，父母中的一方临床表现轻微，但其后代受到的影响更严重[7]。如果怀疑父母中的一方可能存在轻微的骨骼疾病，应考虑对父母双方进行基因评估。性腺嵌合是一种已知的显性遗传疾病、以家族复发为特征，因父母中的一方的原始生殖细胞携带有杂合突变，但携带者并没有临床表现[8]。这是一种罕见疾病，但会影响对所有显性遗传病的咨询，因为如果一个新生儿被诊断为常染色体显性遗传病，遗传咨询的内容应包括复发风险低于 1% 的性腺嵌合。

四、骨软骨发育不良的产前诊断

两种成像技术的快速发展大大提高了在产前识别骨软骨发育不良的能力[9,10]。对于父母中一方患有常染色体显性遗传病的家庭,无论是通过侵入性技术进行基因诊断还是通过超声检查,或联合应用两种方法,都有助于预测胎儿是否会受到影响。对于生育过常染色体隐性遗传病患儿的高危家庭,也可以使用上述同样的方法。然而,对于许多家庭来说,产前发病的骨骼发育不良胎儿常常是其家庭的首个发病者。

妊娠早期超声,通常用于筛查胎儿非整倍体异常,也可有效发现严重的、致死性的骨骼发育不良,包括成骨发育不全、致死型侏儒和短肋多指综合征[11-13]。如果胎儿在妊娠后期被诊断有骨骼畸形,其妊娠早期超声也曾表现为头臀长短于相应孕周、NT增厚等异常征象,那么胎儿很有可能患有严重的、致死性的骨骼发育不良。

很多胎儿骨骼发育不良都是在妊娠中期后期才被诊断,因为很多孕妇此时才接受常规的先天畸形超声筛查[14]。早期超声筛查即使不一定能获得准确的诊断,但好处是可以在分娩前提前做好准备,包括新生儿复苏、预约适当的咨询医生、收集脐血检测DNA,以及从胎儿到新生儿的平稳过渡。这些准备对于预计新生儿可能存在严重的但并非致死性的骨骼畸形时尤为重要。提前预判可能存在的新生儿疾病,包括气管软化症和颈椎畸形,有助于改善新生儿预后。

经验表明,许多骨骼疾病尤其是非致死性疾病在妊娠中期后期并未得到诊断,而是在妊娠晚期或出生时才能被诊断。这些疾病往往表现比较轻微,对骨骼的影响不严重,通常不会出现严重的呼吸衰竭或死亡。软骨发育不全、先天性脊椎骨骺发育不良(SEDC)和非致死性的成骨发育不全通常在新生儿期才被发现。此时许多家长往往会质疑是否之前就有提示骨骼畸形的征兆,常常会怀疑之前的超声检查是否有漏诊。事实上,许多轻型的骨骼畸形,在妊娠20周时长骨的长度通常是正常的,直到妊娠晚期才落后于标准的生长曲线[15]。

五、长期随访

从胎儿到新生儿的过渡时期,骨骼畸形的患儿应由多学科团队处理,视患儿情况邀请包括母胎医学、产科、儿科、新生儿科、医学遗传学科、内分泌科、神经外科、耳鼻喉科、整形外科等专科的医生进行具体处理。大多数患有非致死性骨骼发育异常的儿童生活质量较好。

要点

- 出生缺陷的儿童中大约5%患有先天性骨骼发育不良,其中很多可以在产前发现。
- 致死性骨骼发育不良的死因是胸廓狭小及其引起的肺发育不全,以及呼吸障碍。
- 如果产前发现胎儿骨骼矿化异常或弯曲、骨骼短、长骨低于相应孕周的第1百分位数,以及出现各超声径线的不成比例,应高度怀疑骨骼发育不良。超声检查有可能提供鉴别诊断,有条件时由分子诊断确诊。出生后的诊断依据是临床表现和X线影像学特征,有条件时包括分子诊断。
- 非致死性骨骼发育不良与身材矮小有关,但总体而言,患儿认知功能正常,生活质量良好。

参考文献见 *www.expertconsult.com.*

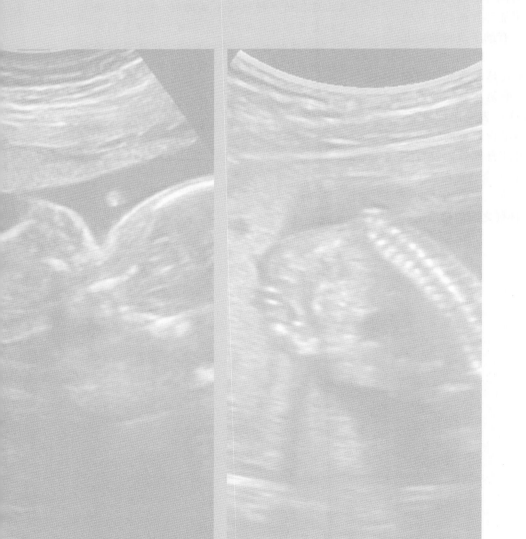

第 **1** 篇

致死性骨软骨发育不良

第46章

骨发育不全

DEBORAH KRAKOW

何碧媛 译，周毓青 审校

一、引言

骨发育不全（atelosteogenesis，AO）是指一组以异常、特殊面容和管状骨发育不全或发育不良为特征的致死性短肢骨骼发育不良[1]。根据特异性的放射影像学表现、独特的组织病理学及不同的遗传方式，可分为三种不同类型的 AO。三种类型 AO 患儿均有特殊面容和短肢表现，但又各具特异性表现。例如，AO Ⅰ型患儿有多指畸形、脐膨出和额部脑膨出，AO Ⅱ型表现为颈后软组织增厚及搭便车状拇指，而 AO Ⅲ型则表现为多关节脱位及手畸形[2,3]。

AO 是由参与骨骼发育的基因缺陷引起的。AO Ⅰ型和Ⅲ型由编码细丝蛋白 B（filamin B，FLNB）的基因发生杂合突变所致[4]。AO Ⅱ型为隐性遗传，由异型发育不良的硫酸盐转运体（DTDST，又称 SLC26A2）基因突变引起[5]。虽然有少部分 AO Ⅲ型患者可以存活到成年，但是各类型 AO 的新生儿大部分在婴儿期死亡，死因是呼吸系统的问题（包括肺功能不全、喉部发育不全和反复感染）。

二、疾病概述

（一）定义　AO 是指一组骨软骨发育不良的疾病，其特点包括四肢短小、指（趾）畸形和骨发育不全。这些不同的类型可依据软骨生长板的组织学特点加以区分[6]。通常是在产前进行常规超声检查时发现一些骨骼的特征性改变而怀疑存在 AO，之后可通过分子基因检测或出生后放射影像学检查明确诊断。

（二）发病率和流行病学　AO Ⅰ型和Ⅲ型为常染色体显性遗传，亦有文献报道该两种类型 AO 为生殖腺嵌合体[2,7,8]。AO Ⅱ型为隐性遗传。AO Ⅰ型

或 AO Ⅱ型患儿通常在新生儿期死于呼吸衰竭。AO Ⅲ型大约造成 50% 以上的致死率，但也有长期存活的患儿。

（三）病因和病理生理学　AO Ⅰ型和Ⅲ型为 FLNB 编码基因突变所致。由于疾病高度的致死性使这两型表现为散发性的突变，但也有生殖细胞嵌合的报道。AO Ⅱ型是由异型发育不良的硫酸盐转运体（DTDST、SLC26A2）纯合子或杂合子突变引起的。

三、疾病表现

（一）临床表现　AO Ⅰ型/Ⅲ型病变表现为扁平脸，小下颌，四肢骨骼短小。AO Ⅰ型的胎儿和新生儿表现为畸形面容（眼距过宽、塌鼻、腭裂、小下颌）、躯干短、肢体近段缩短（肢根型）、肢体中段缩短（肢中型）、指（趾）过短并呈明显的"船桨形"。关节脱位很常见，尤其是髋关节；此外较常见的异常表现有马蹄内翻足。新生儿死因与呼吸功能不全有关，通常因肺发育不全和咽喉发育不全所致。AO Ⅰ型和 AO Ⅲ型之间有一系列的差异性表现，如长骨发育好一些的为 AO Ⅲ型。

AO Ⅱ型的胎儿和新生儿头颅相对大、面部中线结构发育不全、小颌畸形、腭裂、胸廓狭小伴腹部膨隆、马蹄内翻足畸形和搭便车状拇指和足趾，第 1 和 2 趾之间有很大的间隙（"草鞋脚"）。四肢严重发育不全或发育不良，脊柱矿化差。肺发育不全和气管支气管软化为新生儿的主要死因。

（二）影像学表现

1. 超声表现　超声检查时如发现以下征象应怀疑存在 AO：面部平坦，小下颌，四肢长骨各组成部分缺失或远端发育不全，羊水过多[10-12]。三维或四维超

声可有效评估胎儿骨骼发育不良,尤其是对面部和四肢的成像(图 46.1)[13]。

AO Ⅰ 型超声表现有脊柱骨化差、胸廓狭小、肢体细小(图 46.2 和图 46.3),长骨形态异常或弯曲,

手足骨骼发育不全或不良("船桨形",图 46.4),马蹄内翻足和严重的颜面部畸形(前额突出,小颌畸形,可能还有腭裂,图 46.5)。AO Ⅱ 的显著特征包括搭便车状拇指和足趾(图 46.1),马蹄内翻足伴"草鞋脚"

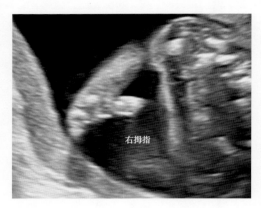

图 46.1 AO Ⅰ 型胎儿拇指呈搭便车状(右拇指)。

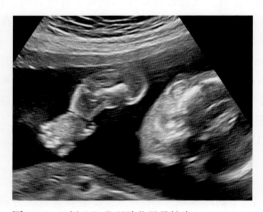

图 46.2 1 例 AO Ⅱ 型胎儿尺骨缺失。

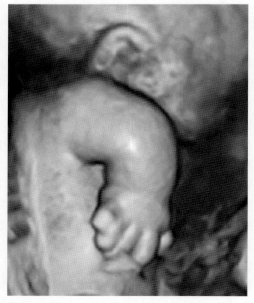

图 46.3 三维超声显示 1 例 AO Ⅰ 型胎儿肢体短小呈肢根型及肢中型。

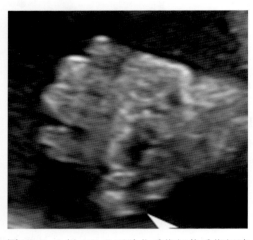

图 46.4 1 例 AO Ⅰ 型胎儿手指短伴手指间隙增宽。

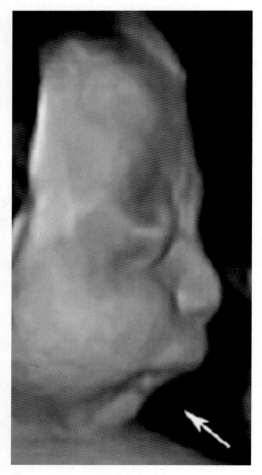

图 46.5 AO Ⅱ 型胎儿的扁平脸。

畸形。AO Ⅱ 患儿的肱骨和股骨远端非常纤细。AO Ⅱ 型的指骨骨化程度好于 Ⅰ 型和Ⅲ型。

2. MRI 表现 有时,MRI 可用于评估胎儿骨骼发育不良,有报道认为 MRI 可用于评估 AO Ⅱ 型胎儿骨骼畸形[14]。但是,由于费用较高、患者做检查的不方便及操作医生缺乏经验等原因,目前 MRI 的临床应用受到限制。

3. 其他影像学表现 出生后 X 线检查有助于鉴别三种类型的 AO。

(1) AO Ⅰ 型:肱骨和股骨缺失、缩短或远端变细;桡骨缺失、缩短或弯曲;胫骨和尺骨缩短、弯曲;腰椎冠状裂;脊柱骨化不全;指(趾)最近一节和中间一节无骨化或骨化不良;明显的扁平椎;骨盆发育不全;髋关节脱臼。

(2) AO Ⅱ 型:头颅大小正常,四肢和脊柱的骨化程度较 Ⅰ 型好一些,足内翻,颈椎后凸畸形,髋臼发育不全,耻骨未骨化,短长骨伴干骺端发育不全,肱骨形状异常(分叉、V 形、尖形、三角形、发育不全),股骨远端呈圆形,桡骨和胫骨弯曲。

(3) AO Ⅲ 型:手足畸形伴短而宽的掌骨/跖骨,长骨多发关节脱位,长骨短伴远端变细但骨化良好,轻度椎体发育不全。

(4) AO Ⅰ 型和Ⅲ型的软骨生长板的组织学特征是存在巨大多核软骨细胞。AO Ⅱ 型的组织病理学与其他 DTDST 疾病相似,其特征为软骨细胞周围呈环状,这是由细胞外基质中的非硫酸化蛋白聚糖引起的。

典型特征

- 长骨短及发育不全。
- 面部异常扁平。
- 特异性手部异常。
- 关节脱臼。

四、影像鉴别诊断

(1) 飞镖状发育不良,与 AO Ⅰ 型类似,突变基因为细丝蛋白 B。

(2) Larsen 综合征,与 AO Ⅰ 型和Ⅲ型类似,突变基因为细丝蛋白 B[15]。

(3) 扭曲性骨发育不良,与 AO Ⅱ 型类似,突变基因为 *SLC26A2*。

(4) 软骨发育不良Ⅰ B 型,类似于 AO Ⅱ 型,突变基因为 *SLC26A2*。

(5) Ⅱ 型耳-腭-趾发育不良,类似于 AO Ⅲ 型,由一种细丝蛋白 A(FLNA)同源基因突变引起[16]。

五、治疗方案概要

(一) 产前 超声声像图表现尤其是手部异常,有助于鉴别三种类型的 AO。如为复发病例,则更可能提示为隐性遗传的 AO Ⅱ 型。通过侵入性检测可对 AO Ⅱ 型(DTDST/SLC26A2)、AO Ⅰ 型和 AO Ⅲ 型(FLNB)进行确诊。应向孕妇夫妇提供遗传学咨询从而评估复发的风险。

虽然部分 AO Ⅲ 型患者能存活,但这些疾病通常是致死性的。咨询中应该讨论是否终止妊娠的问题。如选择继续妊娠,分娩之前应进行产科常规护理。分娩时期,建议制定包括围产期和新生儿期监护的协同护理计划。

(二) 产后 AO Ⅰ 型和Ⅱ型患者可进行姑息性治疗。婴儿期存活的 AO Ⅲ 型患者需多学科团队协作,监测其腭裂并发症、脊柱后凸和脱位、气管软化和呼吸衰竭。

医生须知

怀疑有骨骼发育不良的胎儿应转到有相应专业经验的中心进行超声检查和遗传咨询。应该讨论终止妊娠问题。X 线检查和分子遗传学检测可提供确诊意见。产前护理为常规护理。AO Ⅰ 型和Ⅱ型患儿的产后治疗是姑息性的。婴儿期存活的 AO Ⅲ 型患者需多学科团队协作处理并发症。

要点

- AO 综合征是一组骨骼方面的疾病,伴有严重的肢体短小和异常面容。相关检查可区分三种类型的 AO 和其他相关疾病。其他先天性异常很可能与 AO Ⅰ 型有关。
- AO 是由于在骨骼发育中起关键作用的基因发生突变所致的,AO Ⅰ 型和Ⅲ型由细丝蛋白 B 突变引起,而 AO Ⅱ 型由异型发育不良的硫酸盐转运体(SLC26A2)引起。

- 超声检查可发现并怀疑这类疾病,但明确诊断依据放射学特征、组织病理学和分子遗传学检测。
- AO Ⅰ型和Ⅲ型为致死性,死亡通常由呼吸功能不全(气管-支气管软化和反复感染)引起。AO Ⅲ型常因呼吸功能不全而在新生儿期死亡,但也有存活到成年的报道。

参考文献见 *www.expertconsult.com.*

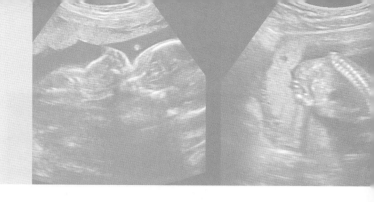

第47章

弯肢发育异常

DEBORAH KRAKOW

何碧媛 译，周毓青 任敏 审校

一、引言

弯肢发育异常（campomelic dysplasia，CD）是一种骨骼发育不良，特征表现为颜面部异常、多发先天畸形、典型的骨骼发育异常、频繁性别互换[1]。CD患儿往往死于呼吸功能不全和先天性畸形。少部分患者有CD临床特征，但没有长骨弯曲的表现，称为"非弯肢的弯肢异常"（acampomelic campomelic dysplasia，ACD）[2]。

CD由SOX9基因发生突变引起[3]。SOX9是一种转录因子，参与睾丸和软骨组织的调控，是软骨内骨化的主要调节因子[4,5]。CD属于常染色体显性遗传病，可发生性腺嵌合[6]。患儿通常在婴儿期死亡，死因与颈椎不稳或气道不稳（喉气管软化症）导致的呼吸功能不全有关。尽管新生儿死亡的概率很大，但仍有少数存活至成年的病例报道[7]。

二、疾病概述

（一）定义 "弯肢发育异常"一词来源于希腊语"camomelic"，意思是"弯曲的肢体"。CD通常会导致骨骼异常，即皮埃尔·罗班综合征（Pierre Robin序列征）。75%的病例可出现XY性别反转。常规产前超声检查可提示胎儿骨骼异常，明确诊断依据产前或产后的分子基因检测或放射学检查。

（二）发病率和流行病学 CD很罕见，具体发病率并不明确。没有特定的发病种族或性别。CD患儿通常在出生后不久死亡，死因与呼吸道狭窄或颈椎不稳引起的呼吸功能不全有关。值得注意的是，这类患儿虽然死于呼吸衰竭，但胸围是正常的，这表明死因可能有潜在的肺部疾病。

（三）病因、病理生理学和胚胎学 CD属于常染色体显性遗传，由SOX9基因新发突变引起。大多数发病个体具有一种可识别的突变。突变的杂合性包括错义突变、无义突变、编码缺失，偶有染色体重排破坏SOX9调节区域的报道[3,8-10]。

如果父母有性腺嵌合体突变，复发的风险增加。如果父母有体细胞嵌合体，复发的风险更高。有证据显示，在轻度受影响的个体中，子代可能有典型的CD特征[6]。遗传自父母之一的编码SOX9的染色体区域内的不平衡染色体重排也可增加复发风险。

三、疾病表现

（一）临床表现 CD表现为特征性骨骼发育异常、胫骨前皮肤凹陷、颜面部异常、长头、低位耳、喉气管软化、髋关节脱位，男性性别女性化发生率较高。骨骼发育异常包括肩胛骨发育不全（图47.1）、耻骨

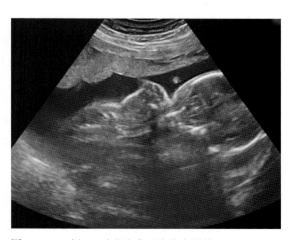

图 47.1 一例CD胎儿发育不全的肩胛骨。

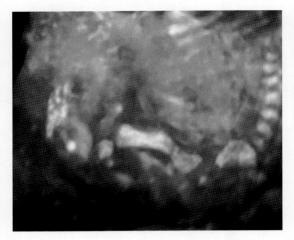

图 47.2 一例 CD 胎儿股骨弯曲合并髋关节脱位。

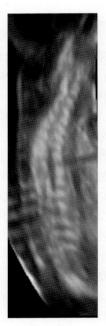

图 47.3 一例 CD 胎儿颈椎后凸畸形。

发育不良、长骨中段弯曲或缩短（图 47.2）、髋关节脱位（图 47.2）、由于颈椎发育不良导致的颈椎不稳定（图 47.3）、钟形胸腔（只有 11 对肋骨）。CD 常见的面部特征包括头相对较大、颜面部中线部位扁平、人中较长、小颌畸形（图 47.4）及腭裂[1]。

对于那些在新生儿期存活下来的婴儿，脊柱后凸、身材矮小和听力障碍比较常见，智力情况变异较大。这些婴儿通常需要手术修复一些畸形，包括腭裂、足内翻、颈椎不稳[11]。

（二）影像学表现

1. 超声表现 通常根据一些特征性超声表现而疑诊为 CD，包括长骨弯曲或缩短、肩胛骨发育不良、足内翻、外生殖器发育不良或性别不明或胎儿核型为

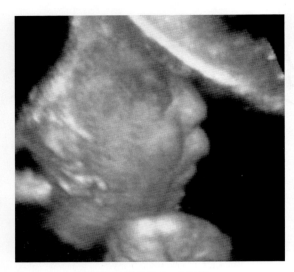

图 47.4 一例妊娠 22 周的胎儿，小下颌。

46，XY 但外生殖器反转为女性外观[12]。

长骨弯曲最常累及股骨和胫骨。其他超声征象包括小颌畸形、胸围小但头围正常。三维或四维超声可有效评估骨骼发育不良，尤其是对面部和长骨形态的评估（图 47.2～图 47.4）。经验丰富的超声医师或专家可在产前预测很多 CD 病例。

2. MRI 表现 MRI 偶尔被用于评估胎儿骨骼发育不良，特别是用于诊断脊椎异常。但是，由于费用高昂、检查不够便捷及检查者缺乏经验等，目前 MRI 的临床应用受限。

3. 其他检查方法 出生后有必要进行 X 线检查及体格检查以明确诊断。体格特征包括小颌畸形、腭裂、扁平脸和大头畸形。具有诊断意义的一系列影像学表现包括：股骨和胫骨弯曲、肩胛骨发育不良、颈椎和胸椎异常、髂骨翼狭窄、坐骨异常、胫骨近端骨化不足、脊柱侧凸、髋关节脱位、11 对肋骨、第 2～5 指的掌骨和中间指骨短小。

典型特征
● 长骨弯曲或缩短。
● 关节脱位。
● 肩胛骨发育不良。
● 耻骨发育不良。
● 胎儿染色体核型为 46，XY，但外生殖器模糊或为女性生殖器。

四、影像鉴别诊断

（1）成骨发育不全。

（2）低磷酸酯酶症。

（3）Stuve-Wiedemann 综合征。

（4）Antley-Bixler 综合征。

（5）表亲综合征。

（6）坐骨耻骨髌骨综合征。

五、治疗方案概要

（一）产前 产前无法治疗。虽然有极少病例报道称 CD 患儿可存活至成年，但一般认为 CD 是一种致死性疾病，因此产前应讨论终止妊娠。如选择继续妊娠，应进行常规产科监测直到分娩；分娩时期，建议制定针对围产期和新生儿期的协同监护计划。继续妊娠者，应讨论选择姑息性治疗或治疗性措施。分子基因检测或产后 X 线可以明确诊断。

（二）产后 产后可进行姑息性治疗，或支持性治疗。有必要手术修复患儿腭裂、颈椎不稳和脊柱后凸。此外，需要骨科矫正患儿的足内翻。对于发生 46，XY 性别反转的病例，由于存在性腺母细胞瘤高发的风险，通常建议行性腺切除术。

医生须知

怀疑有骨骼发育不良的胎儿应转到有胎儿骨骼疾病诊疗经验的中心进行超声检查和遗传咨询。产前应讨论终止妊娠。引产后尸检包括 X 线和分子基因检测以明确诊断。产前进行常规监测，产后一般进行姑息性治疗。新生儿期存活的 CD 患儿需要多学科会诊以处理并发症。

要点

- 与 CD 相关的特征性骨骼异常包括长骨弯曲或缩短、肩胛骨发育不良和髋关节脱位。
- CD 是由于 *SOX9* 基因的杂合性突变所致，该基因参与性腺和软骨组织的发育。
- 男性胎儿核型 46，XY 可发生性别反转。
- 超声检查可疑诊 CD，但最终确诊依据分子基因检测或出生后的放射学检查。
- CD 通常是致死性的，死因与呼吸功能不全（由气管支气管软化或颈椎功能不全或两者引起）有关。大多数 CD 患儿在新生儿期死亡，但也有存活至成年的报道。

参考文献见 *www.expertconsult.com.*

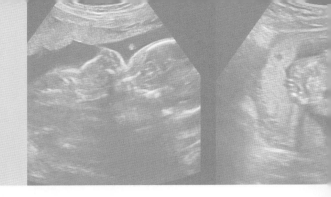

第48章

点状软骨发育不良

DEBORAH KRAKOW

何碧媛 译，周毓青 任敏 审校

一、引言

点状软骨发育不良（chondrodysplasia punctata，CDP）是指以软骨内点状钙化（钙化点）为主要特征的一组骨骼发育不良疾病。这类疾病的特征是短肢侏儒症、脊柱畸形、面部畸形、关节挛缩、皮肤损伤，偶尔发生先天性心脏病[1]。点状软骨发育不良有多种类型，其位点和等位基因异质性较为广泛。

二、疾病概述

（一）定义 CDP 为一组以软骨点状钙化为特征的骨软骨发育不良，其表现取决于疾病的类型、遗传学变化，以及其他器官系统发生异常的情况。

（二）发病率和流行病学 这种包括点状软骨发育不良的异质性骨发育不良的发生率约为 1/10 万活产婴儿。具体类型及确切发生率目前尚不清楚。

（三）病因、病理生理学和胚胎学 点状软骨发育不良主要有 6 种类型。

（1）肢根型点状软骨发育不良 I 型（常染色体隐性遗传型）。

（2）肢根型点状软骨发育不良 II 型（常染色体隐性遗传型）。

（3）肢根型点状软骨发育不良 III 型（常染色体隐性遗传型）。

（4）Conradi-Hünermann 综合征 2 型（X 连锁显性型）（CDPX2）。

（5）末节指骨短小症（X 连锁隐性型）（CDPX1）。

（6）常染色体显性型（常染色体显性遗传）。

肢根型 CDP 是一种罕见的常染色体隐性遗传疾病，与过氧化物酶代谢异常有关，通常在 2 岁前死亡。

其特征是近端肢体长骨（肱骨和股骨）缩短和骨骼的软骨部分发生点状钙化，尤其是肱骨和股骨近端。肢根型点状软骨发育不良根据基因位点的异质性可分为三种类型，但均为隐性遗传，由纯合或复合杂合突变引起。I 型是由编码过氧化物酶 7 的 *PEX7* 基因突变引起的；II 型由酰基辅酶 A 内部的二羟基丙酮磷酸酯酰基转移酶（*DHAPA T*）基因突变引起；III 型由烷基二羟基丙酮磷酸合成酶（*ADAPS*）基因突变引起。

Conradi-Hünermann 综合征是一种 X 连锁显性遗传类型，是由于缺乏德尔塔（8）-德尔塔（7）固醇异构酶依莫帕米结合蛋白[3] 所致。如果是男性患者，在半合子状态下即属于致死性疾病。如果是女性患者，其血清中的 8（9）胆固醇和 8-脱氢胆固醇水平升高。末节指骨短小症（CDXP1）是由于编码芳基硫酸酯酶 E 的基因突变导致的[4,5]。对于常染色体显性遗传型 CDP 及与其非常相似的胫骨掌骨畸形类型，其分子缺陷目前尚不能确定。

三、疾病表现

（一）临床表现 肢根型 CDP 的临床表现比较严重，包括小头畸形、前额突出、小颌畸形、先天性白内障、腭裂、呼吸功能不全、软骨钙化点、脊柱后凸、近端长骨对称性缩短（肢根型短小）、关节挛缩、鱼鳞病、脱发、癫痫和大脑皮层萎缩，患儿通常在 2 岁前死亡[1]。

Conradi-Hünermann 综合征（CDXP2）是一种 X 连锁显性遗传疾病，其特征为早期生长发育障碍、轻-中度生长缺陷、耳畸形、耳聋、白内障、面中部扁平、点状钙化、脊柱侧凸、半椎体、不对称性肢体缩短、鱼鳞病、毛发粗糙稀疏,偶尔还有智力迟钝。末节指骨短小症是一种 X 连锁隐性遗传病,其表现类似于其他类型的 CDP,临床表现为身材矮小、耳聋、白内障、面部畸形、软骨钙化点、远端指骨发育不全和发育迟缓。常染色体显性遗传型 CDP 和类似的胫骨-掌骨型畸形的区别在于前者为显性遗传。两者均表现为肢体短小,但显性遗传型 CDP 的细小钙化点常局限于脊柱;而在胫骨-掌骨型畸形中则表现为散在分布的钙化点,多位于手和椎骨,胫骨短,第 2、3 或第 3、4 掌骨缩短[6]。

(二)影像学表现

1. **超声表现** 超声检查有助于鉴别 CDP 的类型[7-9]。在所有类型的 CDP 中,通常在肱骨和股骨近端、股骨远端及跟骨可出现软骨点状钙化。大多数情况下,软骨发生点状钙化可引起肢体近端部分骨骼明显缩短。依据发病的严重程度,点状钙化可能在妊娠中期超声检查时被发现(图 48.1 和图 48.2)。

除了上述表现外,还可见椎体冠状裂、脊柱侧凸、小颌畸形、小头畸形、白内障、眼部缺损、腭裂、塌鼻梁(图 48.3)、前额突起、足畸形和多指趾。由于这类疾病存在复发的风险,因此详细了解家族史至关重要,尤其是怀疑患有常染色体隐性遗传的肢根型 CPD 及

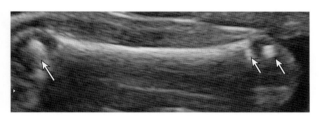

图 48.1 妊娠 22 周,Conradi-Hünermann 综合征,胎儿肱骨近端及远端可见点状钙化灶(箭头)。

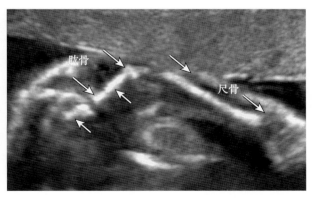

图 48.2 妊娠 19 周,肢根型 CPD,胎儿肱骨近端点状钙化灶(箭头);箭头指向相对于尺骨缩短的肱骨。

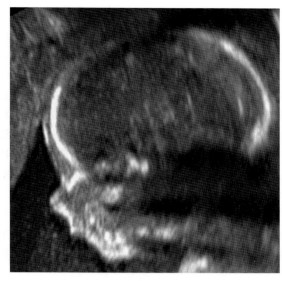

图 48.3 妊娠 22 周 Conradi-Hünermann 综合征的胎儿侧脸:扁平脸(无鼻梁)、小而朝天的鼻孔。

X 连锁隐性遗传的末节指骨短小型 CPD。三维或四维超声有助于评估胎儿骨骼疾病,尤其在面部和四肢成像方面。

2. **MRI 表现** MRI 偶尔有助于评估胎儿骨骼发育不良,尤其在明确诊断脊椎异常方面。这类患儿产前发生颈椎狭窄的风险较高,出生后需要紧急处理,而 MRI 又可以诊断胎儿颈椎是否狭窄,因此 MRI 在这类疾病中的应用尤为重要。隐性遗传型肢根型 CPD 患儿可出现小头畸形和神经元迁移异常,但是超声发现的骨骼异常更具诊断价值。

典型特征

长骨的骨骺软骨发生点状钙化(钙化点),与四肢骨骼的缩短有关。

四、影像鉴别诊断

在染色体异常和其他骨骼发育不良中均可出现跟骨点状钙化。弥漫性点状钙化与 CPD 的钙化类型相似,前者可出现在母亲红斑狼疮影响胎儿时及孕妇服用华法林时[10-12]。Zellweger 综合征是一种常染色体隐性遗传疾病,定义为严重的神经功能障碍、颅面异常和肝功能障碍。尽管肢根型 CPD 与 Zellweger 综合征在产前均可表现为相似的小头和面部异常,且都因缺乏过氧化物酶活性所致,但是两种疾病依然被认为是不同的疾病。

五、治疗方案概要

（一）产前　目前尚无针对各种类型 CPD 的产前治疗干预措施。如超声检查提示 CPD 应转诊至上级医院进行进一步详细的超声评估和遗传咨询。侵入性检查可以明确诊断。在某些情况下应讨论终止妊娠问题。如选择继续妊娠，应制定产科和新生儿科协作的分娩计划。常规进行产前和产时管理。在没有明确家族史的情况下，应建议孕妇进行狼疮的检查。值得注意的是，妊娠早期孕妇服用华法林可引起类似的表现。

（二）产后　出生后主要是对症治疗。可依据脊柱畸形、后鼻孔狭窄、白内障和心脏畸形的严重程度进行手术矫正。长期预后很大程度上取决于潜在生化缺陷的情况。虽然几乎所有肢根型的 CPD 都是致死性的，但非肢根型的许多病例如果早期放射学表现良好及智力正常，则其预后较好。

医生须知

怀疑胎儿患有骨骼发育不良应转到有胎儿骨骼疾病诊疗经验的中心进行超声检查和遗传咨询，以便进一步评估胎儿骨骼情况。不同类型的 CPD 有不同的遗传方式、复发风险和分子基础。有一些 CPD 很难进行分类。通过识别点状钙化分布模式，在产前可早期识别特定的 CPD 亚型，同时为 CPD 分型提供线索。在某些情况下，应该讨论终止妊娠。常规进行产前护理。应制定涉及产科和新生儿科协作的分娩计划。产后护理主要是支持性的，取决于并发症的情况，需要多学科合作共同处理。

要点

- CPD 的特征是软骨点状钙化。
- 有六种具有不同遗传方式和遗传基础的较明确的亚型。

参考文献见 www.expertconsult.com.

第49章

骨骼发育不良（包括骨发育不全Ⅱ型及软骨不发育ⅠB型）

DEBORAH KRAKOW

何碧媛 译，周毓青 任敏 审校

一、引言

骨骼发育不良（diastrophic dysplasia，DTD）属于常染色体隐性遗传的骨骼畸形，其特征为四肢短，颅骨大小正常，1/3的患者有腭裂，耳廓软骨肿胀，大关节畸形挛缩、脊柱畸形（脊柱侧凸、腰椎过度前凸、颈椎后凸），以及与搭便车状拇指相关的独特短指[1]。DTD患儿在新生儿期因呼吸功能不全（小胸腔、气管不稳定和塌陷，以及肺炎的发生率增加）而死亡，但大多数DTD患儿可活到成年时并出现身体缺陷。

DTD是由 SLC26A2 基因纯合子突变或复合杂合子突变引起的[2]。这是目前发现的唯一导致这种疾病的基因，没有证据表明该基因存在异质性。SLC26A2 发生隐性遗传突变的严重程度不同，严重的可以是致死性的，轻微的可以只是与早发性骨关节炎相关的身材矮小。依据严重程度的高低，这些种类包括软骨不发育ⅠB型、骨发育不全Ⅱ型及隐性遗传的多发性骨骺发育不良[2]。已知 SLC262A 基因突变与基因型-表型相关；而这些突变与细胞中最少量的硫酸盐摄取相关，可产生最严重的表型。

二、疾病概述

（一）定义 DTD一词来源于地壳变形，即地壳弯曲的过程。因此，该术语指的是脊柱和四肢在这种疾病中出现扭曲的方式。通常依据出生后的骨骼和身体特征来诊断。产前超声检查发现异常或询问病史发现其有家族史，尤其是同族有人患有DTD[3]，应警惕存在DTD。产前及产后依据分子基因检测或产后依据放射学检查明确诊断。

（二）发病率和流行病学 尽管没有具体的流行病学数据，但据报道称，DTD在活产新生儿中发病率大约为1/100 000。虽然DTD可发生在所有种族人群中，但在芬兰血统的人群中更为常见（1/30 000）[4]。DTD患儿往往能存活至成年，并具备生育能力。

（三）病因、病理生理学和胚胎学 由于 SLC26A2 基因发生突变，DTD为常染色体隐性遗传[2]。大多数突变导致基因功能丧失。DTD严重程度的判断依据所呈现的特定突变及该突变对软骨细胞外基质中蛋白质多糖与硫酸盐结合的影响程度。大约90%的临床诊断病例具有可识别的突变基因，最常见的 SLC26A2 突变在所有病例中占将近65%。四种最常见的 SLC26A2 致病变异包括 p. Arg279Trp、C. −26＋2T＞C（IVS1＋2T＞C）、p. Arg178Ter 和 p. Cys653Ser，约占DTD的65%。虽然可能存在染色体重排和缺失，但迄今还没有这方面的文献报道。

在几乎所有的DTD病例中，父母双方都是未受影响的携带者，其后代的复发风险为25%。目前为止，还没有新发或种系突变的报道。有证据表明，SLC26A2 的杂合突变可导致发育不良的椎骨滑脱，提示这是一种新的涉及腰骶脊椎的临床疾病[5]。

三、疾病表现

（一）临床表现　将近 95% 的 DTD 患儿近端拇指外展，类似于搭便车状拇指。骨骼畸形表现为四肢缩短、胸围小于平均水平、关节挛缩、颈椎后凸和足内翻。少数情况下，DTD 患儿出现桡骨脱位、胫骨和桡骨弯曲，以及第 1、2 趾之间的间隙增宽。大约 1/3 的患儿有腭裂。此外，大约 2/3 的 DTD 新生儿出现耳肿胀，可引起耳畸形[6]。

大多数 DTD 患儿智力正常，身材矮小、颈椎不稳和关节挛缩为常见的临床表型。往往需要手术修复某些身体异常，包括腭裂、足内翻、颈椎不稳定。

（二）影像学表现

1. 超声表现　常规产前超声检查可发现致死性的骨骼畸形，但是鉴别不同类型的骨骼发育不良比较困难[7]。DTD 的特征性表现有长骨缩短（图 49.1）、脊柱扭转或弯曲（图 49.2）、搭便车状拇指（图 49.3）和足内翻。

2. MRI 表现　出生后 MRI 检查有助于评估和诊断产前疑似的 DTD。虽然 MRI 已经用于诊断骨发育不全 II 型，但是目前还没有关于 MRI 诊断 DTD 的文献报道[8]。

3. 其他检查方法　出生后 X 线检查及体格检查均可明确诊断。体格检查特征表现包括耳肿胀、腭裂、关节挛缩和短手指。DTD 患儿的放射学检查结果基本是一致的，一系列的特征往往导致有信心的临床诊断。DTD 常见的临床特征包括了超声检查中所发现的特征性表现，比如长骨缩短、搭便车状拇指（图 49.4）、足内翻（图 49.5）及其他随着年龄长大而出现的畸形，如髋关节和颈椎畸形、不同程度的脊柱侧凸[9-11]。

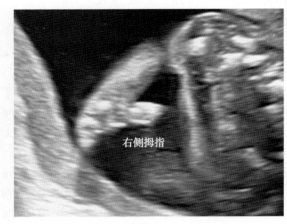

图 49.3　妊娠 22 周，超声显示拇指呈搭便车状。

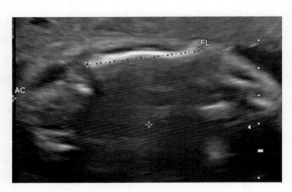

图 49.1　妊娠 22 周，超声显示股骨短并弯曲。

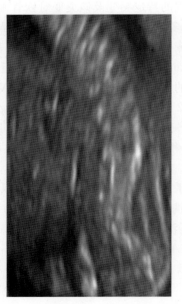

图 49.2　妊娠 22 周，超声显示脊柱侧凸。

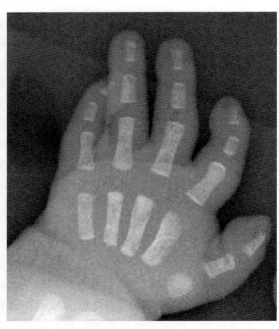

图 49.4　新生儿腕部 X 线平片显示拇指缩短且外展、短指畸形及骨龄较大。

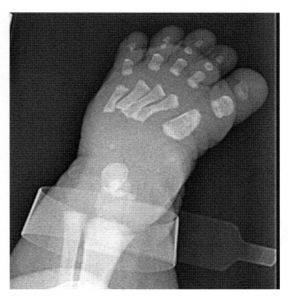

图 49.5 新生儿足部 X 线平片显示足内翻、蹬趾外展、提前骨化的跟骨和距骨。

典型特征

- 搭便车状拇指。
- 四肢缩短。
- 足内翻。
- 腭裂。
- 颈椎不稳。
- 关节挛缩。
- 脊柱侧凸。

四、影像鉴别诊断

(1) ⅠB 型软骨不发育。

(2) Ⅱ型骨发育不全。

五、治疗方案概要

(一) 产前 没有产前治疗 DTD 的方案。虽然 DTD 患儿可能在新生儿期死亡,但 DTD 并非致死性疾病。由于存在相关并发症,应讨论终止妊娠。对于继续妊娠,常规进行产科护理直到分娩,有必要制定涉及产科和新生儿科协作的分娩计划[12]。

(二) 产后 DTD 患儿出生后的治疗涉及具体的治疗方法。通常认为早期应手术修复腭裂。但是,对于手术修复或治疗颈椎不稳定、脊柱侧凸和关节异常的时机尚未得到一致认同,而且术后可能会出现其他并发症。此外,足内翻往往需要骨科矫治。

医生须知

怀疑患有 DTD 的胎儿应转到有经验的中心进行超声检查,以便进一步评估胎儿骨骼情况,进行遗传咨询。除了出生后的体格检查和 X 线检查外,产前及产后进行分子基因检测可明确诊断,且最重要的是可以准确评估复发风险。产前进行常规护理。应在三级医院分娩,以便多学科合作更好地处理并发症。

要点

- DTD 与各种骨骼畸形有关,包括四肢缩短、关节挛缩、脊柱异常和搭便车状拇指。此外,常见的还有腭裂和耳肿胀。
- DTD 由 *SLC26A2* 基因的隐性突变引起,而 *SLC26A2* 基因的隐性突变也与软骨不发育ⅠB 型、骨发育不全Ⅱ型及隐性遗传的多发性骨骺发育不良有关。
- 虽然超声检查可提示 DTD,但最终明确诊断依靠分子基因检测或出生后的放射学检查,或联合两种检查方法。
- DTD 新生儿期有必要进行气道稳定的治疗,也可能需要手术治疗,但 DTD 不属于致死性疾病。DTD 患儿的智力是正常的。
- DTD 属于常染色体隐性遗传,如果一对夫妻有一个患病的孩子,那么后续妊娠时孩子患此类疾病的概率是 25%。

参考文献见 *www.expertconsult.com.*

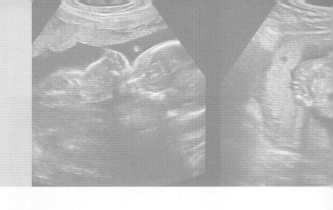

第50章

FGFR3 异常：致死性骨发育不全、软骨发育不全和软骨生成减退

DEBORAH KRAKOW

何碧媛 译，周毓青 任敏 审校

一、引言

成纤维细胞生长因子受体 3（FGFR3）基因发生突变可引起一系列疾病，包括致死性骨发育不全（thanatophoric dysplasia）、软骨发育不全（achondroplasia）和软骨生成减退（hypochondroplasia）。还可引起其他罕见的疾病，比如严重软骨发育不全伴发育迟缓、黑棘皮症（SADDAN）及颅缝早闭综合征[1]。这些疾病均因 FGFR3 发生杂合突变引起，属于常染色体显性遗传。软骨发育不全是最常见的非致死性侏儒症，其临床特征比较特殊，典型表现为头大、面部发育异常、四肢短、躯干较长、手部呈"三叉戟"样改变。侏儒人群之间的非选择性婚配可导致后代发生纯合子软骨发育不全，从而提高了这类围产儿的死亡率[2]。

二、疾病概述

（一）定义 致死性骨发育不全、软骨发育不全和软骨生成减退历来被认为是具有相似特征的不同疾病[1]。随着人们发现 FGFR3 为上述三种疾病的致病基因后，这三种疾病就被认为属于一个"骨骼疾病家族"[3]。这三种疾病都属于骨软骨发育不全，区别在于骨骼异常程度不同。如果不积极干预治疗，致死性骨发育不全是致死的[4]。软骨发育不全属于非致死性骨骼异常[2]，只有少数例外。软骨生成减退在表型上酷似软骨发育不全，但骨骼异常程度较轻[5]。软骨生成减退属于常染色体显性遗传，大多数为 FGFR3 基因杂合新生突变所致[6]。产前超声检查可以发现致死性骨发育不全和软骨发育不全。而软骨生成减退虽然表现较轻但在产前还是可能会被探测到，特别是当知道父母中一方患有该病时。

（二）发病率和流行病学 这类疾病的确切发病率尚不清楚，但属于较常见的骨骼畸形，估计发病率约为 1/20 000[7]。其为常染色体显性遗传，不存在民族或种族倾向。大多数病例由新生突变所致，似乎只发生在父系的等位基因上[8]。随着父亲年龄的增加，FGFR3 突变的风险增加[8]。表型正常的父母生育第二个受累患儿的概率很低，但在生殖腺有嵌合突变的情况下可以发生。如果夫妻双方均为软骨发育不全，那么后代患纯合子软骨发育不全的风险为 25%[9]。

（三）病因、病理生理学[6,10,11]和胚胎学 致死性骨发育不全、软骨发育不全和软骨生成减退的致病原因都为编码 FGFR3 基因功能发生突变[11]。由于三种疾病都可出现复发性突变，因此有可能进行针对性的基因分析。大多数软骨发育不全的患者都携带突变的 p. Gly380Arg 基因[1]。

FGFR3 失调是由于突变受体的激活导致生长板软骨细胞的异常增殖和调控，从而导致软骨内生长障碍[6,12]。FGFR3 功能的突变程度与表型严重程度有关[2]。

迄今，所有 FGFR3 突变似乎都来自父系，这是由于精子池中携带突变的精子具有选择性优势。父亲的年龄越大，这种突变的概率越大[8]。

三、疾病表现

（一）临床表现 致死性骨发育不全表现为头颅

增大、前囟大、前额突出、面部扁平、塌鼻、眼球突出、四肢短、指（趾）短小伴"三叉戟"手（手短、手指等长、第 3 与第 4 指间间隙增大）、皮肤皱褶增多、钟形窄胸伴短肋和腹部膨隆、肌张力降低、股骨弯曲，由于囟门早闭而导致"三叶草"头。其他影像学特征包括颅缝早闭、长骨短伴不规则的干骺端、椎体扁平（侧面观脊柱为扁平的）[4]。

软骨发育不全表现为肢根型（近端）肢体短小侏儒伴皮肤皱褶冗长、肘关节伸展受限、手指短小伴"三叉戟"手、腿骨弯曲、大头伴前额突出、塌鼻。影像学上表现为长骨粗短，尾椎椎弓根间距变窄，髂骨呈圆形，髋臼变平，坐骨切迹变窄，近端股骨 X 线表现为透光增加（回声减弱），干骺端轻度脱皮。纯合子软骨发育不全与致死型骨骼畸形的影像学征象相似[2]。

软骨生成减退比软骨发育不全表现轻，出生时不能马上发现，通常只在幼儿时期被发现。临床表现为身材矮小粗壮、肢体近端长骨（肢根型）或肢体中段长骨（肢中型）缩短、肘关节伸展受限、短指（非典型的"三叉戟"）、关节轻度脱位、正常面容的大头畸形。影像学征象与软骨发育不全相似，但表现较轻[5]。

（二）影像学表现

1. 超声表现　致死性骨发育不全表现为四肢所有长骨严重缩短，妊娠早期末即可表现出来，同时伴有胎儿颈项透明层增厚。妊娠中期长骨缩短更加明显，常呈弯曲形态但骨化正常，胸腔狭小伴肋骨短（图 50.1），头大、面部异常（塌鼻、前额突出）（图 50.1 和

图 50.2）、指（趾）短伴"三叉戟"手（图 50.3），其他超声表现包括侧脑室扩张、脑内结构异常、晚期妊娠羊水过多[13]。

软骨发育不全往往要到妊娠中期末或晚期初才表现出来，近端长骨的长度短于相应孕周的第 3 百分位数。如果为纯合子软骨发育不全，长骨缩短可能更加明显（短于 1%）。虽然骨头长度很短，但骨化程度和形状是正常的。面部轮廓表现为前额突出、塌鼻（图 50.4），手呈"三叉戟"状（图 50.5）。值得注意的是，胎儿可表现为巨头，双顶径大于相应孕周的 95%。

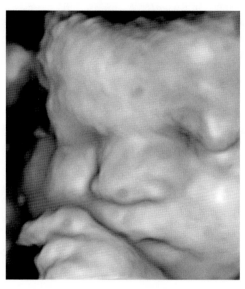

图 50.2　妊娠 22 周，胎儿致死性骨发育不全，超声显示胎儿塌鼻、前额突出。

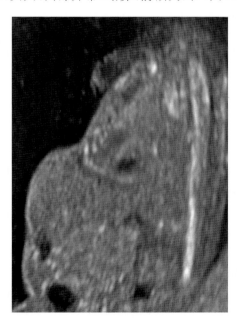

图 50.1　妊娠 20 周，胎儿致死性骨发育不全，超声示胎儿侧面观胸腔狭小，腹部相对明显隆起。

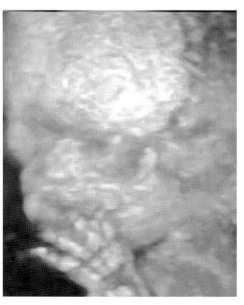

图 50.3　妊娠 18 周，胎儿致死性骨发育不全超声显示胎儿短指及"三叉戟"手。

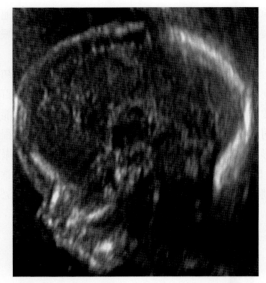

图 50.4 妊娠 24 周,胎儿软骨发育不全,超声示胎儿侧面观。

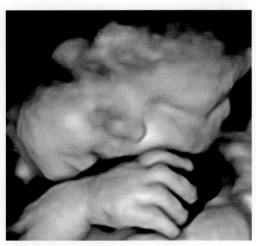

图 50.5 妊娠 30 周,胎儿软骨发育不全,超声示胎儿脸部以及手呈"三叉戟"样。

可出现轻中度羊水过多。三维、四维超声可能有助于评估胎儿骨骼发育不良,尤其在面部和四肢成像方面[14]。

软骨生成减退,类似于软骨发育不全,胎儿期可表现为头较大、近端长骨缩短、未见短指(趾)和"三叉戟"手。面部轮廓倾向于无异常,或者表现非常轻微的塌鼻梁(图 50.6)。

2. MRI 表现 在一些中心,CT 可用于产前诊断胎儿致死性骨发育不全,在一定程度上对超声起到补充作用[15,16]。

3. 其他检查方法 对于母亲正常而胎儿可疑患有此类疾病的病例,可对母体血浆中游离 DNA 进行 *FGFR3* 突变分析[17]。

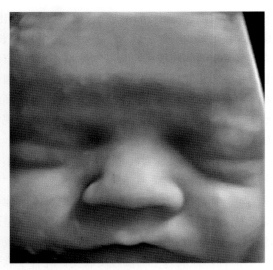

图 50.6 妊娠 28 周,胎儿软骨发育低下,三维超声面部成像显示轻度的塌鼻。

典型特征
● 肢体近端长骨(股骨和肱骨)短小。
● 进行性增大的巨头畸形。
● 前额突出、塌鼻。
● "三叉戟"手。

四、影像鉴别诊断

(1) 严重软骨发育不全伴有发育迟缓、黑棘皮症。

(2) 软骨发育不全(致死型软骨营养障碍)。

(3) 围产期致死性成骨发育不全(成骨发育不全Ⅱ型)。

(4) 骨骼发育不良(骨发育不全Ⅱ型及软骨不发育ⅠB型)。

(5) 短肋多指综合征。

五、治疗方案概要

(一) 产前 怀疑胎儿有骨骼异常的病例应转诊到有诊断胎儿骨骼畸形经验的中心进行超声检查和遗传咨询。由于该类疾病是致死性的或依据父母的意愿,产前应讨论终止妊娠。通过分子遗传学检查可确诊。常规产前检查包括超声监测胎儿生长发育和羊水情况。可考虑阴道分娩,但是由于 *FGFR3* 突变的患儿因巨头和/或先露异常,往往需要剖宫产。虽然在软骨发育不全和软骨生成减退等非致命性骨骼畸形病例中很少发生呼吸障碍或其他严重并发症,还是应考虑在三级中心分娩,在多学科会诊的情况下处理这类患儿,较好评估椎管狭窄和脊髓受压的情况。

对于致死性骨发育不全的患儿，不应进行复苏救治。

（二）**产后** 大多数杂合子型软骨发育不全的婴儿并没有严重的围产期并发症，但在出生后第一年由于椎管狭窄可能导致脊髓受压，因此可能需要请神经外科和骨科会诊进行干预。这些患儿可能出现复发性中耳炎、传导性耳聋和肥胖等慢性疾病。软骨生成减退比软骨发育不全表现轻，但在以后成长的过程中可能会出现严重的椎管狭窄，发育迟缓和癫痫的发病率增加。

纯合子软骨发育不全和致死性骨发育不全的死因通常与胸腔极度狭窄导致的呼吸障碍（肺发育不全）或颈髓受压有关[3]。对待这类患儿只能给予姑息性治疗。

医生须知

对于产前怀疑骨骼异常的胎儿应转诊到有诊断胎儿骨骼畸形经验的中心进行超声检查和遗传咨询。杂合子软骨发育不全要到妊娠中期末或妊娠晚期初才能表现出来。纯合子软骨发育不全可能出现异常的时间更早，因为其表现更为明显和严重。这类疾病很少见，属于致死性疾病，应考虑终止妊娠。这类疾病可同时合并轻度或中度羊水过多，但一般不会早产。由于胎儿头巨大或先露异常从而可能需要剖宫产。应考虑在三级医疗中心分娩，从而有效处理潜在的并发症。

要点

- FGFR3 异常是骨骼发育不全疾病中最常见的一种，分子诊断可鉴别这些疾病。
- 致死性骨发育不全是致死性畸形，而软骨发育不全和软骨生成减退属于非致死性骨骼畸形。
- 这些疾病属于常染色体显性遗传。
- 典型的表现包括进行性肢根型长骨短小、巨头伴前额突出、短指伴"三叉戟"手。
- 只有父母双方都患有软骨发育不全，他们的下一代才可能出现纯合子软骨发育不全。

参考文献见 *www.expertconsult.com.*

第51章

低磷酸酯酶症

DEBORAH KRAKOW

张弘琴 译，何碧媛 周毓青 审校

一、引言

低磷酸酯酶症（hypophosphatasia，HPP）是一种常染色体隐性遗传病，其特征表现是骨骼和牙齿矿化障碍。根据诊断年龄、遗传模式和预后可以分为6种类型。其主要的命名方式是根据诊断时的年龄分类：包括围产期（致死型）、婴儿期、儿童期和成人期HPP。大多数围产期诊断的患儿，要么死产，要么在新生儿刚出生时因胸腔狭小和肺发育不良引起呼吸衰竭而死亡，当然也有非致死的病例。婴儿期HPP的患儿在6个月大时出现症状，包括生长迟缓、颅缝早闭、胸部佝偻病引起的呼吸系统并发症和癫痫。儿童期HPP患儿表现为早期乳牙脱落和骨痛。成人期HPP的第一个症状通常是应力性骨折引起的足部疼痛。

其他非常罕见的类型是牙型HPP和假性HPP。前者通常发生在中年，伴有成人牙齿脱落，仅表现为牙齿和生化指标异常。后者的临床和放射学影像表现与婴儿期HPP相同，但血清碱性磷酸酶正常。由于产前超声可以提示本病的诊断，本章将着重于介绍围产期HPP。

二、疾病概述

（一）定义 HPP是一种骨矿化障碍导致骨骼异常（骨软化、佝偻病）的疾病[1]，其临床表现可以是围产期致死性的，也可以是相对良性的病程，后者的症状（过早的牙齿脱落和/或骨折）首次出现在成年期。

（二）发病率和流行病学 据估计，致死性HPP的发生率为1/100 000。在加拿大门诺派教徒的近亲婚配人口中由于返祖效应该病的发病率高达4/10 000活产[2]。

（三）病因、病理生理学[3]和胚胎学 严重表型（围产期、婴儿期）的HPP通过常染色体隐性遗传的方式遗传。较为轻型的HPP（儿童期、成人期和牙型）遗传方式尚不清楚，可能是常染色体显性遗传，也可能是常染色体隐性遗传，两种遗传方式均有报道[2]。围产期HPP是由于成骨细胞和软骨细胞中组织非特异性碱性磷酸酶（TNSALP）缺乏引起的，导致血清碱性磷酸酶水平降低[4]。骨的矿化受损导致骨骼软化，胸部狭小继发肺发育不良而导致围产期死亡。携带者因血清碱性磷酸酶（ALP）水平降低和尿液磷酸乙醇胺（PEA）浓度增高而可以被检出[5]。

三、疾病表现

（一）临床表现 产前超声怀疑为围产期HPP者，需要进行分子遗传学和/或放射影像学检查，以明确诊断。很多HPP胎儿容易发生死产。存活下来的婴儿表现为四肢短、骨骼矿化不良（尤其是脊柱）、长骨弯曲，在长骨、膝盖和肘部存在骨刺[6]。死亡的原因一般是胸部狭小和继发性肺发育不良。也可能出现不明原因的发热、贫血、高钙血症、癫痫发作和颅内出血[5]。通过血清碱性磷酸酶活性降低、分子遗传学、血清TNSALP活性和放射学表现可明确诊断。

（二）影像学表现

1. **超声表现** 如果产前超声检查显示颅骨、肋骨和胸椎骨化障碍[3,7,8]，应考虑围产期HPP可能。虽然颅缝早闭很少见，但依然可能存在。手部骨骼骨化不良是一个非常有用的诊断线索（图51.1）。颅骨骨化障碍（图51.2）、短而细、弯曲的下肢长骨和干骺

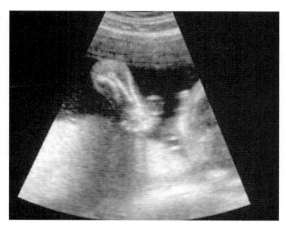

图 51.1 妊娠 18 周,超声显示一例 HPP 胎儿手部骨化不良。

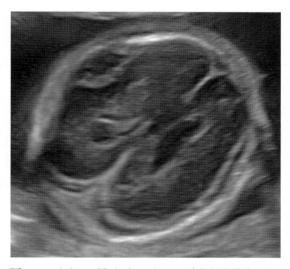

图 51.2 妊娠 22 周,超声显示 HPP 胎儿颅骨骨化不良。

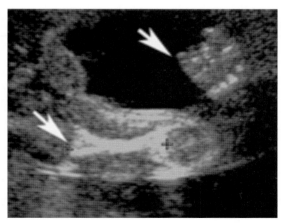

图 51.3 妊娠 20 周,超声显示 HPP 胎儿的典型表现:手部骨化不良,干骺端透光增加(箭头所示)。

端杯口样改变(侧棘)(图 51.3)可进一步提示诊断。虽然 HPP 的胎儿常出现骨刺,但在二维超声下很难

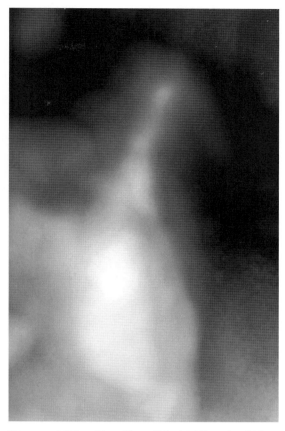

图 51.4 妊娠 22 周,三维、四维超声图像显示一例典型 HPP 胎儿的巨大骨刺穿透皮肤。

发现,而三维超声则可能发现骨刺(图 51.4)[9]。妊娠前 3 个月,胎儿颈项透明层出现明显增厚,妊娠后期可能出现羊水过多。三维或四维超声有助于评估胎儿骨骼发育不良,尤其是在面部和四肢的成像方面。

2. 其他检查方法 出生后的 X 线片显示患儿脊柱和颅骨的骨化程度存在明显变异或未骨化区域,椎体异常(圆形、扁平或蝶形),通常还伴有"Y"形股骨或骨刺或两者都有(图 51.5)。三维 CT 如果发现患儿骨骼干骺端有改变则提示 HPP[10]。

典型特征
● 颅骨、肋骨、脊柱的骨化区与未骨化区差异明显。
● 杯状干骺端。
● 长骨、膝盖和肘部存在骨刺。
● 弯曲的四肢骨。
● 手部骨化不良。

四、影像鉴别诊断

(1)HPP。

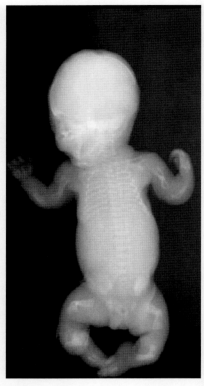

图 51.5　HPP 患儿出生后 X 线片显示骨骼骨化低下及干骺端特征性改变。

（2）围产期致死性成骨发育不全。

（3）软骨发育不全 I A 型。

五、治疗方案概要

（一）**产前**　超声检查如果提示 HPP,应转诊进一步做详细的超声检查和遗传咨询。侵入性检查可以明确诊断,应讨论是否终止妊娠,制定包括产科和新生儿科在内的协作分娩计划,特别是在有治疗可能性的情况下。常规进行产前监测。与大多数致死性疾病一样,剖宫产只能在产妇有指征时才能采用。

（二）**产后**　X 线、尸体解剖、血清碱性磷酸酶检测和 TNSALP 基因检测可用于活产或死产新生儿的确诊。对于患有这种疾病的新生儿减轻症状是主要的。如果家属要求积极治疗,需要加强新生儿通气和深切治疗。目前,补充酶替代物已可用于新生儿治疗,但父母和主诊医生需要讨论新生儿是否符合治疗条件。

医生须知

　　疑似骨骼发育不良的胎儿应转诊至具有诊断胎儿骨骼畸形经验的中心进行产前超声检查和遗传咨询。需要讨论终止妊娠的问题。组织病理学、X 线和其他影像学检查,以及分子遗传学可以提供明确的诊断。产前常规护理。而产后护理通常为姑息性,除非开始了酶替代疗法,而且最好在具有治疗遗传性疾病经验的中心进行治疗。如果患儿在新生儿期存活,需要多学科团队处理并发症,包括酶替代治疗。

要点

- HPP 是由于 TNSALP 基因突变导致的骨骼和牙齿的矿化障碍。
- 围产期诊断为 HPP 的新生儿可能是死产或者在围产期迅速死亡,死因通常是胸腔狭小和肺发育不良引起的呼吸衰竭。
- 产前超声如果发现骨骼骨化程度异常、干骺端成杯状、四肢短小、下肢弯曲或骨刺,应该考虑围产期 HPP。
- 如果要选择酶替代治疗方法,转诊至有经验的围产期和新生儿专家是至关重要的。

参考文献见 *www.expertconsult.com*.

第52章

成骨发育不全

DEBORAH KRAKOW

张弘琴 译,何碧媛 周毓青 审校

一、引言

成骨发育不全(osteogenesis imperfecta,OI),又称脆骨病(brittle bone disease),是一组以骨骼低矿化为特征的疾病,也是第一种被认为是由于胶原蛋白缺陷引起的疾病。主要表现为终身性的骨骼脆性增加、易骨折。其他特征根据OI类型而不同,如蓝巩膜、耳聋、关节松弛、牙本质发育不全等[1]。

成骨发育不全具有显著的临床和遗传特征异质性[2],病情的严重程度不同,从围产期死亡到轻微几乎无症状。尽管已发现更多的亚型,但目前依然按照以前的分类将OI分为4型。在这里我们主要讨论轻型、重型和围产期型,其中最后一型的分型显得随意,因其表型变异的范围很广。

二、疾病概述

(一)定义 OI是一种以骨脆性增加为特征的异质性的软骨发育不全。轻度OI(即Ⅰ型)最为常见,临床表现较轻。患者个体含有Ⅰ型胶原蛋白,但含量只有正常人的一半。身体矮小,但不属于严重畸形。骨折常发生在婴儿期和儿童期,而非胎儿期。骨折可正常愈合,四肢不形成畸形可出现牙本质发育不全,蓝巩膜。其他眼部缺陷包括巩膜软化症、圆锥角膜和视网膜脱离。通常情况下,与围产期致死性OI相反,OI越严重在产前越可能漏诊,因为胎儿一般在宫内不出现骨折,超声显示骨骼正常。

严重型的OI(已知的Ⅲ型和Ⅳ型)临床表现较广泛,大约90%病例为常染色体显性遗传,10%病例为常染色体隐性遗传。具体表现为身材矮小、四肢严重变形、胸廓异常、脊柱明显后凸畸形。脊柱和胸廓异常可影响肺功能,肺功能不全为OI患者死亡的主要原因。病情较轻的患者亦会慢慢出现呼吸功能恶化,出现限制性肺病和睡眠呼吸暂停。可能伴有脑积水、大脑神经麻痹、运动神经元损伤和头痛。颅底凹陷后可出现复视、眼球震颤、颅神经神经痛、运动功能减退、小便功能障碍和呼吸障碍等并发症。有些患者出现明显的全身性骨质减少,其骨折部位常发生在上下肢和椎体,尤其是青春期之前。与轻度OI相反,骨折愈合异常导致骨骼畸形。虽然产前可以通过胎儿的额骨突出、长骨弯曲或骨折来诊断,但由于骨折和伴随的骨骼畸形通常发生在出生后,因此在产前常常会漏诊。

围产期OI(即Ⅱ型),也称为先天性成骨不全,是一种围产期致死性OI。大多数病例是由于编码Ⅰ型胶原蛋白的基因突变导致的。值得注意的是,常染色体隐性遗传形式可在产前表现为严重的OI。宫内表现包括不同愈合阶段的骨折、肢体非常短并成角,胎儿水肿出现于非常严重的亚型。

(二)发病率和流行病学 OI的总发病率约为0.5/10 000。OI也是一种较常见的产前起病的骨骼疾病。

(三)病因、病理生理学和胚胎学 大多数可以在围产期诊断的OI病例是由编码Ⅰ型胶原蛋白的基因 COL1A1 或 COL1A2 的突变引起的,导致骨皮质和骨小梁的胶原蛋白明显减少。组织学上,正常的骨结构变疏松[4],大量大的成骨细胞被少量的细胞外基质包围。罕见的隐性遗传的致死性和重度OI的病例也有报道,这些病例与控制胶原蛋白翻译后修饰和转运的基因突变有关,包括 CRTAP、P3H1、PPBI、

FKBP10、HSP47、SP7、PLOD2、TMEM38B、PEDF、WNT1、P4HB、SEC24D、SPRAC、SMPD3、CREB/ATF[2,4,5]。

三、疾病表现

（一）临床表现 存在罕见的隐性遗传的致命型围产期 X 和严重型的 OI，但大多数病例为自发性常染色体显性遗传，通常是在做系统超声检查时发现肢体有多处骨折而做出诊断。此型 OI 的主要特征可能在妊娠中期的早期或更早就能表现出来，尤其是经阴道超声检查时。围产期致死型 OI 也可能与整倍体胎儿颈项透明层增厚有关。严重的成骨发育不全畸形在产前表现为胎儿额骨突出、长骨弯曲或骨折，但由于骨折和伴随的骨骼畸形通常发生在出生后，因此产前常常会漏诊。

（二）影像学表现

1. **超声表现** 围产期致死型 OI 的主要超声表现为骨骼低矿化、四肢短小伴长骨成角或弯曲（图 52.1）及肋骨弯曲（图 52.2）。由于多处骨折和骨痂形成，骨骼可能出现"褶皱"[7]。胸廓较小，脊柱出现扁平椎。

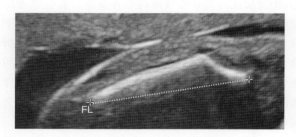

图 52.1 超声表现胎儿长骨（FL）成角或弯曲。

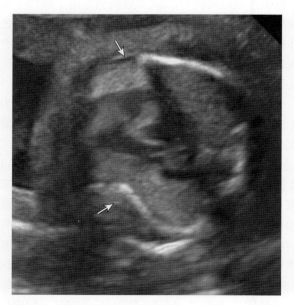

图 52.2 超声显示胎儿肋骨弯曲（箭头所示）。

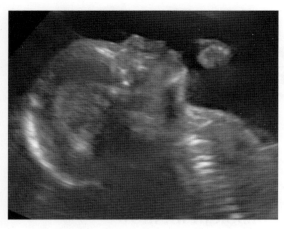

图 52.3 超声显示颅骨骨化差，颅内结构显示清晰。

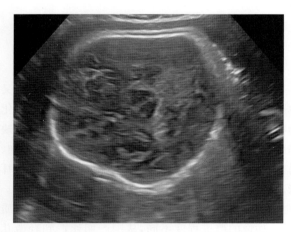

图 52.4 超声显示颅骨骨化差，探头加压后颅骨变形。

颅骨矿化不良可导致颅内结构的清晰度增加（图 52.3），用超声探头加压时，颅骨可被挤压变形（图 52.4），胎动和肢体位置可能异常。

严重型的 OI（Ⅲ 型和 Ⅳ 型）在宫内往往无法诊断，但在妊娠中晚期，如果胎儿长骨长度低于正常范围时，要怀疑存在本病的可能性。骨骼骨化差的严重程度低于围产期致死型 OI，且很少发生骨折。临床病程可能进展，需要多次超声检查来监测。三维或四维超声在评估胎儿骨骼发育不良方面是有用的，特别是对面部和四肢的评估。

2. **MRI 表现** 有资料显示，三维 CT 可作为妊娠晚期诊断 OI 的一种方法，但目前尚未显示其有效性优于超声。

3. **其他检查方法** 产后 X 线检查可证实产前超声诊断（图 52.5）。其他影像学特征包括缝间骨（被骨缝或不规则骨包绕的副颅骨）。有报道显示妊娠晚期通过 CT 三维重建可检出 OI，但 CT 是否优于超声检查尚无定论[11,12]。

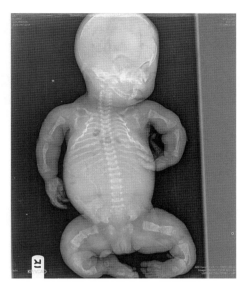

图 52.5 产后 X 线片显示严重致死型 OI 特征,包括肋骨骨折和骨碎裂。

典型特征

围产期致死型 OI(Ⅱ型 OI)的典型特征包括:

- 骨骼骨化差,尤其是颅骨。
- 四肢短小。
- 长骨成角或弯曲。
- 骨"皱褶"。
- 串珠状 S 形肋骨。
- 胸部小,肺发育不全。
- 胎儿运动和肢体位置异常。

严重型 OI(Ⅲ型和Ⅳ型)的典型特征包括:

- 骨骼骨化差的程度没有Ⅱ型 OI 明显。
- 妊娠 18 周后长骨长度首次出现低于正常范围。
- 妊娠后期可出现多发骨折。

四、影像鉴别诊断

(1) 软骨发育不全的所有亚型。

(2) 低磷酸酯酶症。

(3) 弯肢异常。

五、治疗方案概要

(一)产前 产前怀疑成骨发育不全时,应将患者转诊以进行详细的超声检查和遗传咨询。考虑到胎儿期发病类型的致死性和长期严重性,建议选择终止妊娠。可通过侵入性检查或针对妊娠物进行 *COL1A1* 或 *COL1A2* 突变分子基因的检测,该检测可能有助于确诊。有文献报道由于生殖腺嵌合可发生显性突变。如果患者有多例家族病例,应考虑为隐

性遗传。分子分析已经取代了生化分析。目前尚无治疗 OI 的有效方法。但是,双磷酸盐治疗幸存病例降低了儿童发生骨折的数量。

(二)产后 产后护理为姑息性和支持性的,几乎所有围产期致死性 OI 婴儿在出生后第 1 周内死于呼吸衰竭,一些患有严重成骨发育不全畸形的婴儿可在新生儿期死于呼吸道并发症。幸存者也将面临多处骨折、极度矮小及无法活动的长期并发症。对幸存者的护理包括减少骨折和残疾。主要的治疗方法为输注二磷酸盐改善骨质量。

医生须知

怀疑有骨骼发育不良的胎儿应转到有胎儿骨骼疾病评估经验的中心进行超声检查和遗传咨询。应讨论终止妊娠。可通过产后 X 线检查和尸体解剖确认诊断。可进行 *COL1A1* 和 *COL1A2* 突变的分子检测,必要时进行已知隐性遗传基因的检测。虽然围产期致死性 OI 和严重畸形 OI 通常为自发性常染色体显性遗传疾病,但存在罕见的常染色体隐性遗传和生殖腺嵌合体(可能来源于表型正常的父母)。产前进行常规护理,产后通常进行姑息性护理。新生儿期存活下来的婴儿需要多学科团队处理并发症。

要点

- OI 是一组异质性的软骨发育不良,其特征为骨骼脆弱性增加,导致易骨折。
- 围产期致死性 OI(Ⅱ型)是该病的一种致死类型(死亡原因为肺发育不全引起的呼吸衰竭)。
- 严重 OI(Ⅲ型和Ⅳ型成骨不全)是渐进发展的严重畸形,与轻度成骨发育不全相反。轻度成骨发育不全表现为身材矮小和骨骼脆弱,但由于骨骼愈合正常,很少发生畸形。
- *COL1A1* 和 *COL1A2* 自发性突变显性遗传的 OI 类型可在产前做出诊断,但该疾病也有隐性遗传形式且被认为是家族和亲属中复发的候选基因。
- 围产期致死性 OI(Ⅱ型)可在产前做出诊断,而严重畸形 OI(Ⅲ型和Ⅳ型)则常被漏诊,轻度 OI 不能在产前做出诊断。

参考文献见 *www.expertconsult.com*.

第53章

桡侧发育不良

DEBORAH KRAKOW

张弘琴 译，何碧媛　周毓青 审校

一、引言

超声评估胎儿桡侧发育不良存在诊断困境，因为这个缺陷可能是孤立性的，但也可能是多种原因造成的，比如染色体非整倍体异常、接触致畸因子或与200多种遗传综合征（包括骨骼发育不良，尤其是与中胚层相关综合征）有关[1-3]。桡骨不发育或发育不全非常罕见，在活产儿中的发病率为2/10 000，但比单纯尺骨发育异常多见。通常情况下，当桡骨发育异常时，尺骨和手指也会出现异常。与双侧患病相比，单侧桡骨异常存在潜在基因异常的可能性较小。在遗传疾病中，Cornelia de Lange 综合征（CDLS）是患有桡侧发育不良较为常见的疾病之一[5]（见第128章）。

二、疾病概述

（一）定义　桡侧发育不良（radial ray defect，RRD）包括一系列上肢异常，范围从部分桡骨发育不全到桡骨完全缺失，伴有或不伴有拇指缺损和其他上肢异常。一些学者依据缺失严重程度将其分为四种类型，Ⅰ型最轻，Ⅳ型为桡骨完全缺失[6]。还有其他的分类[7]，但是这些分类不一定有助于识别潜在的遗传疾病。

（二）发病率和流行病学　复杂的上肢畸形发生率约为5.25/10 000，而孤立性RRD在新生儿中的发病率约为2/10 000[8]。如果该缺陷是与非整倍体或遗传疾病相关的遗传综合征的一部分，则发病率指的是基于单个疾病的发生率。值得注意的是，2/3的先天性肢体缺陷婴儿同时伴有其他先天性异常，从而增加围产期的死亡率和发病率。

（三）病因、病理生理学和胚胎学　桡骨通过软骨内骨化和侧板中胚层发育，与其他四肢骨相似。四肢的发育受到精细的遗传控制，调控这一过程的基因在进化过程中高度保守。RRD 也见于非整倍体胎儿，包括18-三体、13-三体及嵌合型16-三体和染色体微缺失综合征[9]。致畸剂，特别是丙戊酸、沙利度胺和氨基蝶呤已证实可导致上肢发育缺陷。表53.1列出了许多与 RRD 相关的疾病，通常与其他先天性或形态学异常相关。双侧上肢和/或下肢受累可能与潜在的遗传因素有关。

了解患儿的详细病史将为隐性遗传疾病如范可尼贫血提供诊断线索。由于常染色体显性遗传的Holt-Oram 综合征可以有不同的临床表现，有些仅表现有轻微的拇指异常，但没有心脏异常，因此应对父母手部的细微异常进行评估，尤其是他们的拇指。血小板减少-桡骨缺失（TAR）综合征具有复杂的遗传模式，但它是一种隐性遗传疾病[11]。对于CDLS，近60%的病例由编码 delangin 同源基因的 NIPBL 基因突杂合变所导致，较少比例的 CDLS 也源于 SMC1A、SMC3 和 RAD21 的杂合性突变，这些基因编码粘连蛋白复合物的组成成分。由于 SMC1A 和 HDAC8 的突变，该病有两种 X 连锁遗传形式[5]。

三、疾病表现

（一）临床表现　通常，当桡骨异常时，尺骨也不正常。除了桡骨和尺骨，整个上肢都可能受到影响，包括肱骨、腕舟骨、大多角骨、掌骨和拇指，因此 RRD 通常指的是整个异常序列。进一步可以观察到轴前、轴后的多指趾畸形，以及少指趾畸形。临床上通常依

表 53.1　桡侧发育不良相关疾病
Aase 综合征
Cornelia de Lange 综合征
Duane ray 综合征/Okihiro 综合征
范科尼贫血（Fanconi 贫血）
Nager 综合征
AFD，Rodriguez 型
脐膨出-桡侧序列复合型
Rothmund-Thomson 综合征
TAR（血小板减少-桡骨缺失）综合征
13-三体综合征
18-三体综合征
嵌合型 10-三体综合征
嵌合型 16-三体综合征
22q11 微缺失综合征
VATER/VACTERL 联合征
Roberts SC 短肢畸形综合征
Goldenhar 综合征
下颌骨颜面发育不全（Treacher Collins 综合征）
Baller-Gerold 综合征
Steinfeld 综合征
Gollop-Wolfgang 综合征
胎儿水痘综合征
丙戊酸、沙利度胺、氨基蝶呤所致畸形

注：VATER/VACTERL，脊椎、肛门、心脏、气管、食管、肾脏和肢体异常。

据其他表现明确诊断或病因，包括羊膜束带、小于胎龄儿、面部畸形、颅脑、心脏、胃肠道、泌尿生殖系统或其他骨骼异常。表现为 RRD 的最常见的遗传疾病是 CDLS。这种疾病典型的表现有面部畸形（上颌前突、小下颌、人中长、嘴唇薄）、低位双耳、产前和产后生长发育迟缓、智力低下，多数情况下还伴有上肢畸形[5]（见第 128 章）。

（二）影像学表现

1. **超声表现**　超声检查内容应该包括胎儿双侧四肢的所有部分。如发现胎儿双侧桡骨或尺骨出现长短及粗细不一致则应进行更详细的检查[1]。桡骨可能只是表现为短而直的，也可能表现为弯曲伴移位、异常变形、严重的发育不全和缺失。如果桡骨异常，拇指也可能出现短、发育不良或缺失，评估手部手指的数量和形状是很重要的。对胎儿进行全面系统的检查有助于确定是否存在其他异常，为明确诊断提

供线索[12,13]。评估胎儿耳和下颌骨的细微缺陷，有助于诊断该病。心脏畸形在 RRD 综合征（如 Holt-Oram、Nager 综合征和 Rodriquez 综合征）中很常见。

CDLS 具有特征性的超声表现，包括小颌畸形、上唇外突、低位耳（图 53.1）、人中长、嘴唇薄（图 53.2）及不同程度的桡骨短小和少指畸形，通常对上肢的影响大于下肢，且不同的肢体受影响的程度各不相同（图 53.3）。

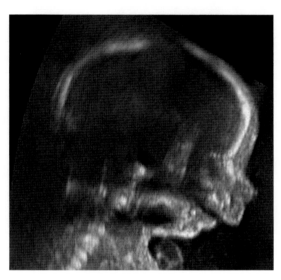

图 53.1　妊娠 24 周 CDLS 胎儿三维超声侧面图像显示上唇外突，伴有相对的小颌畸形。

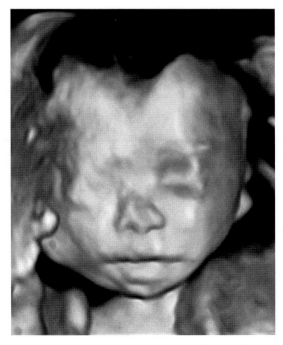

图 53.2　妊娠 24 周 CDLS 胎儿面部三维超声显示相对较长的人中、塌鼻梁和上唇薄。

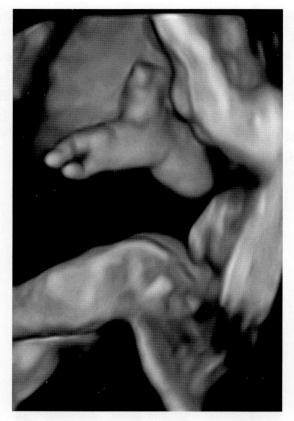

图 53.3　妊娠 24 周 CDLS 胎儿右臂三维超声图显示少指畸形和拇指异常。

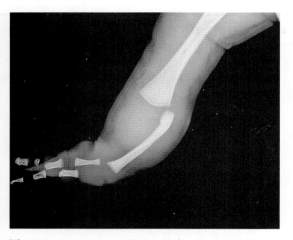

图 53.4　Roberts SC 短肢畸形综合征胎儿出生后 X 线片显示桡骨缺失和少指。

2. MRI 表现　胎儿 MRI 和 CT 可应用于高危胎儿骨骼异常的评估,有助于进一步明确诊断。目前尚未证实 MRI 及 CT 可用于 RRD 的评估。如果胎儿胸廓较小,超声检查不能确定其致死性,可通过 MRI 计算胎儿肺体积从而预测肺功能不全。

3. 其他检查方法　在评估 RRD 时,有必要进行产后 X 线片检查。X 线成像可以显示腕骨和指骨的异常,有助于鉴别诊断(图 53.4 和图 53.5)。

典型特征
RRD 包含一系列广泛的上肢异常,从部分性(桡侧发育不良)到完全性(桡侧不发育)桡骨缺失,伴或不伴拇指骨缺损。

四、影像鉴别诊断

　　与 RRD 相关的疾病有 200 多种。虽然 RRD 可能是孤立性的,但 2/3 的儿童伴有其他先天性出生缺陷,这些伴随的异常有助于鉴别诊断。

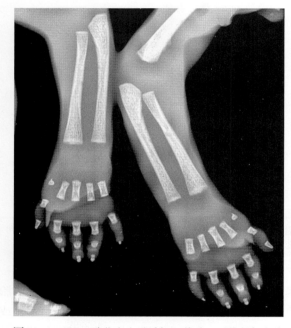

图 53.5　CDLS 胎儿出生后手部 X 线片显示桡骨轻微缩短,指骨异常,尤其是拇指异常。

五、治疗方案概要

　　(一) 产前　RRD 是一组复杂的形态缺陷或异常。图 53.6 概述了评估的流程图。由于与致畸剂有关,有必要详细询问接触史。非整倍体异常,包括微缺失[TAR 综合征等(见表 53.1)]与该缺陷有关,父母应做有创检测进行染色体微阵列分析。无创性产前检查(NIPT)阴性不能排除非整倍体异常,尤其是不能排除与 RRD 相关的微缺失综合征。

　　其他先天性异常的胎儿,除了 RRD 外,也可能有其他潜在的遗传缺陷。如果发现某种畸形类型,或者存在遗传病家族史,应进行基因检测。应告知父母先

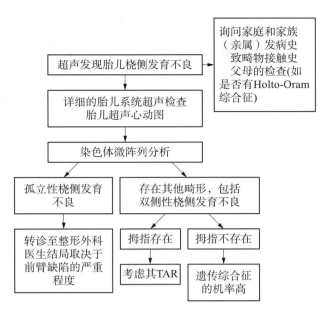

图 53.6 胎儿桡侧发育不良诊断方法示意图

天性多发畸形的发生率增加,以及这些畸形导致的围产期死亡率增加,并提供终止妊娠的选择。如果继续妊娠,应在分娩前组建多专科小组,为新生儿可能出现的气道和心脏问题做好准备。

(二)产后 桡侧发育不良的产后处理首先取决于是否存在其他先天性异常。如果有先天性心脏畸形或呼吸道不畅的问题,应该转诊至有新生儿多种畸形抢救经验和设施的医院。全面的骨骼基因方面的检查将有助于确定 RRD 是否为骨骼发育不良的一种表现。遗传学诊断将有助于鉴别潜在的遗传综合征。如果在产前没有做染色体微阵列分析,则应在新生儿

期补做。RRD 患儿的自然病程和结局取决于相关的检查结果。如果是孤立性 RRD,应固定由一组护理人员进行护理,从而保证达到最佳的肢体活动。

医生须知

RRD 患儿的结局取决于胎儿是否有其他先天性异常,以及是单侧还是双侧的。染色体非整倍体和潜在的遗传疾病将影响胎儿的自然病程和结局。如果伴有潜在疾病,应尽可能进行基因检测,以明确该家庭的复发风险。

要点

- 桡侧发育不良可以是孤立性异常,也可能与接触致畸因子、非整倍体染色体异常、遗传疾病相关。
- 评估应包括染色体非整倍体的检查。
- 超声检查应包括对双侧肢体所有组成部分的详细检查。
- 应进行详细系统的胎儿超声检查,包括胎儿超声心动图,以评估是否合并其他先天性异常。
- 咨询中应告知几乎 2/3 的婴儿伴有其他先天性异常,该病的发病率和死亡率亦增加。

参考文献见 *www.expertconsult.com.*

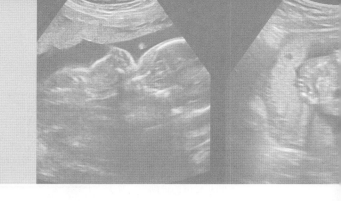

第54章

Russell-Silver 综合征

DEBORAH KRAKOW

张弘琴 译，何碧媛 周毓青 审校

一、引言

Russell-Silver 综合征（RSS，又称 Silver-Russell 综合征）属于生长障碍性疾病，是发病呈上升趋势的先天性生长发育障碍疾病中的一种。RSS 以严重的宫内生长受限及出生后生长发育障碍为主要特点。其他异常包括大头畸形、身体不对称肥大（身体一侧比另一侧肥大）、小指内侧斜弯和三角脸。RSS 为遗传异质性，表型表现不同。该疾病提示识别与产前宫内生长受限（IUGR）和长骨显著缩短（非典型的骨骼发育不良）相关的遗传综合征非常重要。与产前生长缺陷相关的遗传综合征有 1 000 多种，且这些综合征难以通过超声进行鉴别。

二、疾病概述

（一）定义 该综合征分别由 Silver 于 1953 年和 Russell 于 1954 年提出，因此在美国称为 Russell-Silver 综合征，在欧洲称为 Silver-Russell 综合征。RSS 的特征为产前宫内生长受限，并持续到出生后。RSS 与极低出生体重有关，并常伴有发育停滞。头围正常，但与身体其他部位相比，头部显得异常大。RSS 儿童身材消瘦，食欲差，许多患儿因喂养困难出现低血糖症。这类新生儿的共同表型特征包括三角脸、狭窄的下巴、小下颌、嘴角下垂、肢体不对称性肥大和小指内侧斜弯。RSS 还可出现生长发育迟缓、说话和语言以及远期的学习障碍。

（二）发病率和流行病学 目前尚无确切的发病率数据，估计的发生率为 1/100 000～1.3/100 000。

（三）病因、病理生理学和胚胎学 RSS 属于一种遗传异质实体，由表观遗传改变引起（生物化学修饰引起的表达变化，基因序列并未改变）。40%～60% 的病例由父源第 11 号染色体的 11p15.5 片段的印迹中心 1 区（ICR1 区）低甲基化引起。这与过度生长综合征 Beckwith-Wiedemann 综合征（见第 109 章）中受影响的区域相同。大约 5% 的 RSS 由于来自母亲的 7 号染色体形成单亲二倍体［UPD（7）mat］（遗传了两条来自母亲的染色体而没有来自父亲的染色体）[1]。其他异常印记染色体区域[2]也与 RSS 样表型相关。常染色体显性和隐性遗传很少见。

三、疾病表现

（一）临床表现 RSS 的特点是 IUGR，并持续表现为出生后的生长障碍。患儿出生体重通常低于平均值的 2 个标准差，出生后身材成比例的矮小、头围正常、小指内侧斜弯、典型的三角脸、前额宽大，同时伴有下巴狭窄、肢体长度不对称、咖啡牛乳色斑。RSS 患儿出现生长发育迟缓（运动和认知）和学习障碍的风险明显增高。

（二）影像学表现

1. 超声表现 早期出现 IUGR 的胎儿应考虑 RSS。产前超声最常见的表现是在很早期胎儿出现非对称性生长受限。通常情况下，四肢形态正常但较短且不对称，头围可能符合胎龄，但因为婴儿的整体尺寸较小，头围相对较大，因此也有长头畸形的报道[4]。二维和三维超声可以显示患儿出生后的面部特征，包括前额宽大、下巴小而尖（三角脸）、鼻梁突出和耳位低。跟骨（正常妊娠约 20 周骨化）（图 54.1 和图 54.2）和膝关节（正常妊娠 28 周骨化）（图 54.3）第二骨骺中心的软骨骨化延迟。小指内侧斜弯是一种常见的

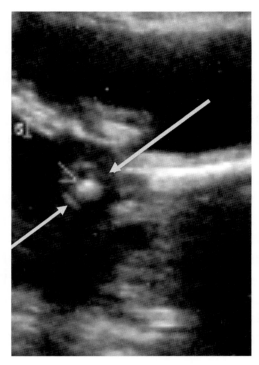

图 54.1　妊娠 20 周胎儿正常跟骨超声图像(箭头所示)。

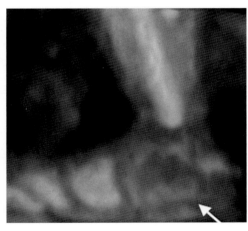

图 54.2　RSS 胎儿(妊娠 24 周)跟骨缺失超声图像(箭头所示)。

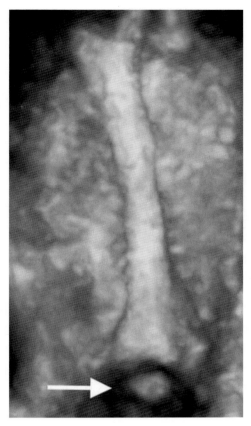

图 54.3　妊娠 28 周后可见的胎儿正常膝关节骨骺三维超声图像(箭头所示)。

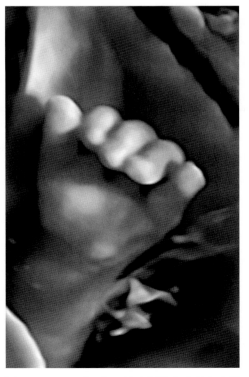

图 54.4　Russell-Silver 综合征胎儿小指向内侧斜弯的三维图像。

表现,可以通过超声检查发现(图 54.4 和图 54.5)。妊娠早期羊水和脐动脉多普勒血流正常,可排除早期胎盘功能发育不全[3]。小指内侧斜弯、在极早期发生 IUGR、长骨偏短和软骨内骨化延迟,如排除其他病因包括染色体非整倍体异常或宫内感染,应考虑 RSS。

2. MRI 表现　产前 MRI 已被应用于胎儿先天性畸形的筛查诊断,但没有用于检测 RSS。有文献报道,基因证实为 RSS 患儿在出生后可出现小脑发育不良,这是一种不典型的临床表现。MRI 在评估该疾病中的作用尚未确定。

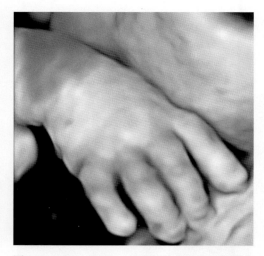

图 54.5 Russell-Silver 综合征胎儿小指内侧斜弯的三维图像。

3. 其他检查方法 基于上述特征,产后临床评估是诊断本病最有意义的方法。影像学异常包括手指弯曲畸形、短指畸形、屈指畸形、并指畸形、象牙骨骼、骨骼成熟障碍、长骨细长、肘关节和髋关节脱位,骶骨和尾骨发育不全[6]。

典型特征
● 非匀称型宫内生长发育迟缓。
● 头围正常。
● 肢体/躯体或面部发育不对称。
● 小指内侧斜弯、短指、弯指。
● 三角脸。
● 前额隆起。
● 咖啡斑或色素沉着(出生后)出现。

四、影像鉴别诊断

(1)染色体非整倍体,包括微缺失和印记异常。

(2)嵌合型特纳综合征。

(3)Fanconi 贫血。

(4)3 - M 综合征。

(5)IMAGe 综合征。

五、治疗方案概要

(一)产前 RSS 与体外受精妊娠有关(其他印记疾病也是如此)[7,8],但确切的风险尚不清楚。对于通过超声检查发现 IUGR 并疑似 RSS 的胎儿,产前可针对父亲 11 号染色体甲基化缺失(H19 - IGF2IC1)和母亲 7 号染色体单亲二倍体(UPD7)进行基因检测。

(二)产后 最好通过多学科方法治疗 RSS 患儿[9]。具体治疗事项包括生长迟缓、严重的喂养困难、胃肠道功能异常、低血糖和酮尿症、躯体发育不对称、脊柱侧凸、运动和语言功能迟缓,以及社会心理问题。必要的时候可通过药物和胃底折叠术治疗胃肠反流和喂养困难。最好由颅面外科治疗严重的小颌畸形或腭裂(罕见)。使用生长激素治疗这些患者有一定的效果[10],且由于肾上腺素分泌过早,可使用促性腺激素释放激素类似物进行治疗[11]。

医生须知
RSS 是一种罕见的疾病,由于 11 号染色体印记异常或母体 UPD7 所致。妊娠期处理应遵循 IUGR 相关临床指南,依据孕产妇及胎儿的具体情况选择合适的分娩方式。

要点
● RSS 与严重早发型 IUGR 相关。
● 体外受精可能会增加印记异常的风险。
● 产前超声检查可发现胎儿长骨短、头围正常、软骨内骨化延迟、小颌畸形、小而朝天的鼻和小指内侧斜弯。

参考文献见 *www.expertconsult.com.*

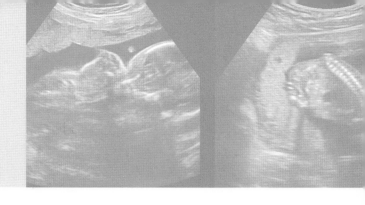

第55章

短肋胸廓发育不良伴或不伴多指畸形

DEBORAH KRAKOW

张弘琴 译，何碧媛 周毓青 审校

一、引言

短肋-多指综合征（short-rib polydactyly syndromes，SRPS）为一种遗传异质性常染色体隐性遗传骨骼发育不良疾病。其特征性表现为短小且水平位的肋骨、长骨短小、多指（趾）畸形[11]。在过去，可以分为4种类型。

(1) SRPS Ⅰ型（Saldino-Noonan 综合征）。

(2) SRPS Ⅱ型（Majewski 综合征）。

(3) SRPS Ⅲ型（Verma-Naumoff 综合征）。

(4) SRPS Ⅳ型（Beemer-Langer 综合征）。

目前，SRPS 被归类为"主要累及骨骼的纤毛病"，这类疾病还包括软骨外胚层发育不良（Ellis-van Creveld 综合征或 EVC）、4 型口-面-指综合征（Mohr-Majewski 综合征）和窒息性胸廓发育不良综合征（ATD 或 Jeune 综合征）[2]。虽然 SRPS 亚型具有不同的影像学和临床特征，表型特征往往多有重叠，因为这些特征可能是暂时性的表现。由于肺发育不全和呼吸系统损害，SRPS（Ⅰ～Ⅳ型）致死率很高，活产婴儿通常在出生后不久后死亡。

二、疾病概述

（一）定义 SRPS 通过影像学表现来定义，包括胸廓长而狭窄伴有短而水平位的肋骨、四肢短小、肢体发育或形成异常、多指（趾）畸形，常伴多脏器畸形。与其他由纤毛功能紊乱导致的孟德尔遗传病类似，常伴随多器官系统异常[3]。

（二）发病率和流行病学 由于这种疾病很罕见，确切的发病率尚不清楚。据统计，活产儿发病率为 1/130 000～1/100 000。SRPS 是常染色体隐性遗

传病[4]。

（三）病因 SRPS 为常染色体隐性遗传。四个亚型的 SRSP 和 Jeune 综合征几乎有很多相同的表现。分子分析显示同时存在等位基因和位点的异质性。因此，同一基因的突变可以造成广泛的表型，从新生儿立即死亡到长期存活[3]。

SRPS 疾病共同特点是胸廓狭小、短肢畸形、多指（趾）畸形和多发多脏器畸形。Jeune 综合征或 ATD 与 SRPS Ⅲ型非常相似，但临床和放射学表现没那么严重[5]。

分子遗传学的发展已经确定了许多与 SRPS 相关的基因，包括 *DYNC2H1*、*DYNC2LI1*、*NEK1*、*IFT140*、*EVC1*、*EVC2*、*KIAA0586*、*CEP120*、*WDR19*、*WDR34*、*WDR35*、*WDR60*、*TTC21B*、*IFT172*、*IFT80*、*IFT52*、*IFT81*、*ICK*、*INTU* 和 *C21ORF2*[6]。因此，这些基因是高危家庭可能携带的基因，可以帮助产前诊断。然而，仍有一些病例并不是由这些基因引起的，这使得分子诊断变得困难。*DYNC2H1* 是 SRPS 最常见的致病基因，在病例中约占 40%。术语"骨骼纤毛病"用于描述这些疾病，是因为上述基因都对纤毛的功能有深远的影响[2]。

三、疾病表现

（一）临床表现 超声发现水平短肋合并胸廓狭窄、短肢畸形、多指（趾）畸形、多脏器畸形时，应怀疑 SRPS。SRPS 四种亚型之间有细微的区别，但都是致命的。因为肺发育不全或（和）窒息导致呼吸障碍，通常出生后数小时内死亡。

1. Ⅰ型 新生儿通常水肿、胸廓长而窄、四肢严

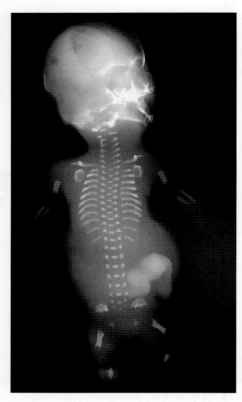

图 55.1 SRPS Ⅰ型胎儿的产后 X 线片。显示四肢短小、颅骨骨化不良、骨盆异常和骨干骺端的棘突。

重缩短、轴后多指（趾）（图 55.1）。内脏异常包括房室间隔缺损和腹壁缺损、胰腺和肾脏囊肿、生殖器异常和肛门闭锁。生殖器性别不明和性别逆转也有报道。

2. Ⅱ型　特点是唇裂、低位耳、轴前和轴后多指（趾）、胫骨严重短小。这些婴儿通常有生殖器性别不明、声门发育不全、喉畸形和气管狭窄、肾小球和肾小管囊肿、巨脑回和小脑蚓部偏小。可能有水肿，同时有脑室扩张和胼胝体发育不良的报道。

3. Ⅲ型　与Ⅰ型相似，但四肢骨骼骨化更好。死亡通常是由于窒息而不是肺发育不全。

4. Ⅳ型　与Ⅱ型相似，只是Ⅳ型胎儿或新生儿通常没有多指（趾）畸形，胫骨缩短程度较轻。Beemer 及其同事报道的原始病例中记录了水肿、正中唇裂、胸廓狭窄和弓状腿[7]。其他临床特征包括副舌系带、无眼畸形、手掌横纹。内脏畸形包括肾囊性发育不良、内生殖器缺失、胰腺囊肿、肝内胆管囊肿和门静脉周围肝纤维化。

Jeune 综合征或 ATD 与 SRPS Ⅲ型非常相似，但病情较轻，1/3 的婴儿在新生儿期存活，据报道有许多长期存活者。长期存活者有明显的并发症，包括视网膜变性、肝纤维化、多囊性肝病、胰腺纤维化和肾功能衰竭（囊性肾病）[8]。

（二）影像学表现

1. 超声表现　超声可探测到严重骨骼畸形，包括四肢短小，通常伴有骨发育不全/弯曲（图 55.2），短肋伴胸廓狭窄（图 55.3）和多指趾畸形（图 55.4）等。也可观察到内脏异常（图 55.5）。三维或四维超声有助于评估胎儿的骨骼发育不良，尤其是面部和四肢的成像。

不同亚型的超声表现特点：

（1）Ⅰ型：轴后多指趾，髂骨小，颅骨、椎骨、骨盆和指趾骨骨化不良；心脏大血管转位和室间隔缺损；多囊肾和水肿。

（2）Ⅱ型：轴后和轴前多指趾，脊椎骨化不良，胫骨异常短；腭裂、正中唇裂和小脑蚓部偏小；生殖器性别不明；多囊肾；趾蹼和水肿。

（3）Ⅲ型：与Ⅰ型相似，还有塌鼻梁、颅底短、枕骨扁平、前额突出和干骺端尖刺。

（4）Ⅳ型：胫骨过短（不如Ⅱ型严重）、正中唇裂/腭裂、单脐动脉、巨头畸形、单眼球畸形（独眼畸形）及水肿可能。

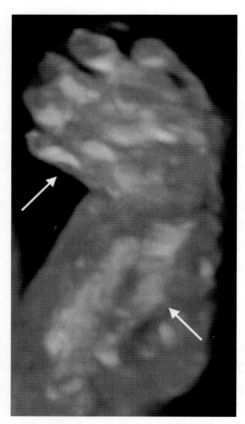

图 55.2 妊娠 28 周 SRPS 胎儿的三维超声显示短肢畸形、弯曲的桡骨和尺骨（箭头），以及多指畸形（箭头）。

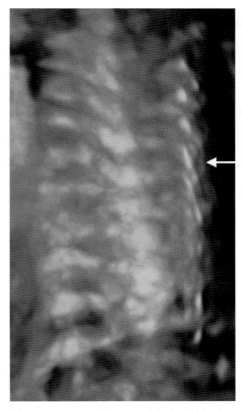

图 55.3 妊娠 28 周 SRPS 胎儿的三维超声显示特征性狭长而窄的胸廓(箭头)。

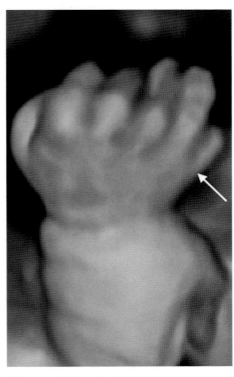

图 55.4 妊娠 28 周 SRPS 胎儿的三维超声显示轴后多指畸形(箭头)。

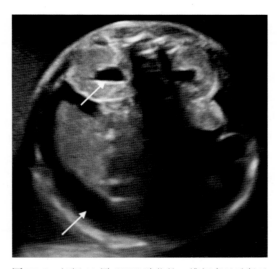

图 55.5 妊娠 32 周 SRPS 胎儿的二维超声显示肾盂扩张(箭头)和腹水(箭头)。

2. MRI 表现　MRI 不是常用的评估胎儿骨骼发育不良的方式,特别是并非诊断脊椎异常的方法,目前被用于尸检期间辅助诊断 SRPS[9]。三维螺旋 CT 已用于诊断妊娠晚期Ⅲ型 SRPS[10]。

3. 其他检查方法　新生儿放射学检查有助于区分这四种亚型。Ⅰ 型表现为脊柱和颅骨矿化不良、干骺端发育不良和骨盆骨刺;Ⅱ 型骨盆和管状骨干骺端的放射学表现正常,但是胫骨不成比例地缩短,脊柱骨化不良;Ⅲ型长骨有明显的皮质髓质分界,干骺端加宽,并存在明显的纵向骨刺;Ⅳ型胫骨短缩不明显,X 线检查胫骨短缩的严重程度可以将 Ⅱ 型和Ⅳ型区分开,因为Ⅳ型的胫骨缩短不大明显。

典型特征
● 窄胸伴肋骨短而窄。
● 多指(趾)。
● 短肢。
● 多脏器畸形。

四、影像鉴别诊断

Ellis-van Creveld 综合征。

五、治疗方案概要

(一) 产前　除了 30% 的 Jeune 综合征外,各类型 SRPS 都是致死性的。产前应讨论终止妊娠。如果可能,应提供分子基因检测。所有患者都应接受遗传咨询。常规进行妊娠期管理。

(二) 产后　产后治疗为姑息性治疗。

医生须知

　　SRPS 疾病表现为短而窄的肋骨、短肢、多指(趾)三联征,通过超声检查可以发现胎儿其他内脏畸形。四种亚型都是致命的,并且与 Jeune 综合征部分表现有重叠。疑似骨骼发育不良的胎儿应转诊到具有胎儿骨骼评估经验的中心接受超声检查和遗传咨询。产前应该讨论终止妊娠。组织病理学、X 线和分子遗传学可以明确诊断。基因检查可以帮助患者进行生育选择。常规产前护理;产后护理是姑息性的。

要点

- SRPS 为常染色体隐性遗传方式。
- 典型的三联征包括短肋窄胸、短肢和多指(趾)。
- 有四种亚型,都为致死性的。
- Jeune 综合征与 SRPS Ⅲ型相似,与致死性也相关,但两者致死性并不一致。

参考文献见 *www.expertconsult.com*.

第**2**篇

非致死性骨软骨发育不良

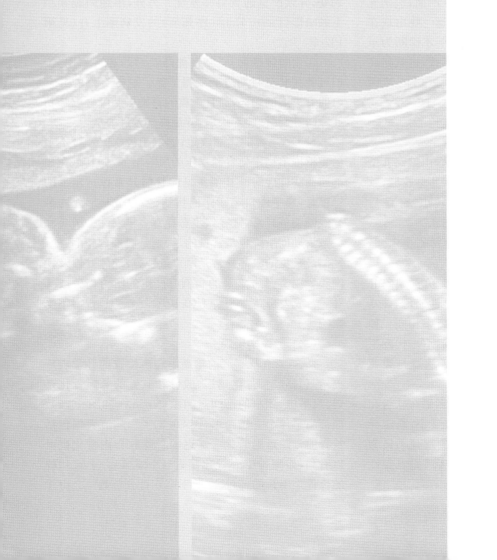

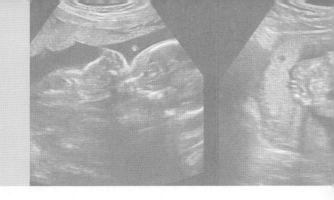

第56章

先天性脊椎骨骺发育不良

DEBORAH KRAKOW

宋芬 译，何碧媛 周毓青 审校

一、引言

脊椎骨骺发育不良是一种罕见的非致命性骨骼生长障碍疾病。这些疾病主要影响脊椎和长骨末端（骨骺），导致短躯干侏儒症。这些疾病为临床和遗传异质性。一些脊椎骨骺发育不良出现在产前，包括先天性脊椎骨骺发育不良（SEDC）；而其他一些出现在儿童期。另有脊椎骨骺发育不良在晚年才诊断为早发性关节病。本章主要讨论最常见的形式，也就是在产前发病的 SEDC，由编码 Ⅱ 型胶原蛋白的基因 COL2A1[1] 突变引起。

二、疾病概述

（一）定义 SEDC 为非致命性疾病，由编码 Ⅱ 型胶原蛋白的基因 COL2A1[2] 突变引起。Ⅱ 型胶原（软骨的主要成分）合成异常，导致身材矮小、脊柱后凸[3]、早发性骨关节炎、听力和视力问题。

（二）发病率和流行病学 实际的发病率未知，但属于比较常见的非致死性骨骼疾病。

（三）病因、病理生理学和胚胎学 负责编码 Ⅱ 型胶原蛋白的 COLA2A1 为常染色体显性遗传，该基因突变时引起 SEDC，因此男女受累的概率相同。如果父母双方因非选择性交配而均受影响，下一代发生纯合子病变的概率为 25%，这种纯合子病变是婴儿期的致死性疾病。

Ⅱ 型胶原在某些组织中高表达，特别是在软骨和眼睛的玻璃体，因而受影响的个体身材矮小，眼睛异常发病率高。其他罕见类型的脊椎骨骺发育不良为常染色体隐性遗传和 X 连锁遗传性疾病（如迟发性脊椎骨骺发育不良）。

三、疾病表现

（一）临床表现 SEDC 患者常伴有颈椎齿状突发育不全、脊椎后侧凸变形及早发性髋膝关节退行性病变，导致严重的骨科并发症。另外，单纯腭裂和小下颌畸形（Pierre Robin 序列征）的发病率上升（见第137章）[4]。

出生时腰椎前凸、胸椎侧凸及后凸通常不明显，但可能在儿童时期进展变得明显。这些脊椎的异常弯曲有进展的趋势，而且严重的脊椎后凸可导致肺功能障碍、限制性肺部疾病，并最终导致肺心病[5]。

SEDC 患者的颈部较短；继发于齿状突发育不全的寰枢椎不稳定使脊髓受压的风险增加，尤其是在颈部屈曲或伸展时。其他常见的骨骼异常包括扁平的脊椎骨（扁平椎）、鸡胸伴桶状胸、髋关节畸形伴内翻导致髋关节异常，常导致步态异常。早发性关节炎和关节活动度下降也是常见的，特别是髋部和膝部。

最常见的眼部异常是严重近视、玻璃体变性及视网膜脱离。大约 25% 的病例有严重的听力损失或耳聋[6]。成人身高在 3~4 ft（0.9~1.2 m）[7]，智力不受影响。

（二）影像学表现

1. 超声表现 产前诊断由超声检查的异常表现提示，包括耻骨骨化延迟、股骨和肱骨的骨骺骨化延迟、扁平椎、狭窄的椎间盘间隙（图 56.1 和图 56.2）、面部扁平伴小下颌畸形（图 56.3）[8]。超声表现包括长骨的骨骺延迟骨化。延迟的骨骺软骨内骨化也可以看到，如胸骨中心骨化延迟（图 56.4）。手臂和腿的长骨是生长的，但长度低于第 5 百分位数[9]。由于

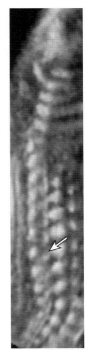

图 56.1 SEDC 的二维超声,显示扁平的椎体。

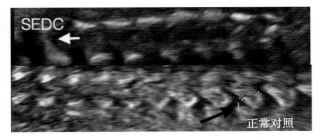

图 56.2 四维超声骨骼模式显示:SEDC 胎儿(白箭头)与正常胎儿(黑箭头)对照,其椎体显示不清。

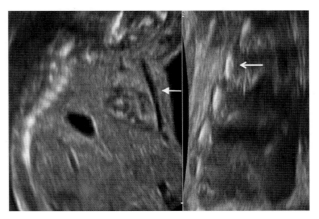

图 56.4 二维超声显示:SEDC 胎儿和正常胎儿对照,其胸骨体缺乏骨化(箭头)。

椎体的延迟骨化,超声上可呈无回声,椎体扁平而且小。股骨及肱骨弯曲尽管不太常见,但也可能存在。头的大小正常。马蹄内翻足和腭裂与上述特征同时存在,则高度怀疑 SEDC。

2. MRI 表现　MRI 用于评估胎儿骨骼发育不良偶尔有用,尤其是对脊椎异常的确定。目前没有产前使用 MRI 或 CT 评估 SEDC 的报道。

3. 其他检查方法　产后 X 线摄片和临床表型对作出最终诊断很重要[10]。

典型特征
● 不匀称的侏儒,脊柱短,颈短,桶状胸。
● 大多数病例的手和足大小正常。
● 扁平脸。
● 超声及 X 线摄片均可见骨骼延迟骨化。

四、影像鉴别诊断

与骨骺发育迟缓相关的其他疾病,包括另一个 II 型疾病。

五、治疗方案概要

(一)产前　在大多数病例中,SEDC 是非致死性的,不需要为了分娩采取特别的预防措施。胎儿头部大小正常,不像其他相对大头的骨骼疾病。

(二)产后　出生时可发现身材矮小,偶尔发生足内翻和单纯腭裂。这些新生儿肌张力低,运动迟缓,但智力正常。由于胸廓小和胸腔内容积减少,可引起呼吸并发症。有文献报道存在气管软化症,但很少见。第 1 及第 2 颈椎的不稳定使患儿有颈髓受压

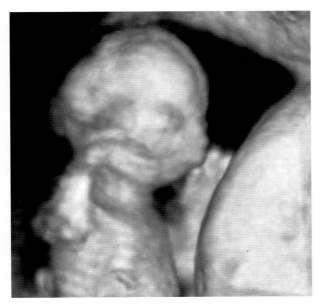

图 56.3 SEDC 胎儿的三维超声图,显示小下颌畸形。

的风险[3]。严重近视很常见,并可伴有视网膜脱离[11]。应对症治疗这些并发症。

医生须知

SEDC是一种显性遗传的一般不致命的疾病。远期并发症包括身材矮小、呼吸系统并发症和早发性骨关节炎。应根据母胎并发症选择分娩方式,不建议早期干预。

要点

- SEDC是非致命的常染色体显性遗传疾病,由编码Ⅱ型胶原蛋白的 *COL2A1* 基因突变引起。
- 超声发现四肢长骨缩短,尤其是胫骨和股骨。
- 超声可发现扁平椎和软骨内骨化延迟。

参考文献见 *www.expertconsult.com.*

第57章

其他 II 型胶原蛋白病

DEBORAH KRAKOW

宋芬 译,何碧媛 周毓青 审校

一、引言

II 型胶原蛋白病是一组疾病,包括软骨发育不全 II 型、软骨发育不良、Torrance 型扁平椎、先天性脊椎骨骺发育不良(SEDC)(见第 56 章)、Kniest 发育不全、脊柱干骺端发育不良、Studwick 型、儿童股骨头缺血性坏死(Legg-Calve-Perthes 病)、脊椎周围发育不良、脊柱骨骺发育不良伴跖骨缩短(Czech 型)、常染色体显性遗传的脊椎关节病和 Stickler 综合征。这组疾病是一个连续的疾病谱系,其中有些在产前即有表现,有些在出生后晚些时候发病。

二、疾病概述

(一)定义 上述疾病均为常染色体显性遗传疾病,由编码 II 型胶原蛋白的基因 COL2A1 突变引起。这组疾病除了有共同的遗传基础外,还有一些共同的放射学特征和临床特征,如非致死性的早发性骨关节炎。

(二)发病率和流行病学 这组疾病确切发病率尚不清楚;但作为一组疾病,II 型胶原蛋白疾病在骨骼疾病中并不少见。其中致死性的软骨发育不全 II 型,发病率估计为 1/60 000～1/40 000。

(三)病因、病理生理学和胚胎学 上述疾病都是由编码 II 型胶原蛋白的基因 COL2A1[1,2] 杂合性突变引起的。COL2A1 基因产物为 II 型胶原分子。体细胞和生殖细胞的嵌合型 II 型胶原病已有报道[3,4]。II 型胶原分子为结缔组织提供结构和强度,尤其是软骨。软骨主要在早期发育中组成骨骼,II 型胶原蛋白异常对骨骼的形状和完整性产生明显的影响。II 型胶原也是眼睛玻璃体、内耳和髓核的一部分。因此,

II 型胶原蛋白异常会影响眼睛、听力和脊柱。

这类疾病的基因突变大多数是由于 COL2A1 基因错义杂合突变引起的,而这些突变大多是由基因三螺旋中的甘氨酸残基被一种更大的氨基酸取代而导致。Stickler 综合征和 Pierre Robin 序列征同时出现,表现为轻度矮小、重度近视和视网膜异常,由于 COL2A1 基因无义杂合突变导致[5]。

三、疾病表现

(一)临床表现 以下疾病可在产前或出生后立即表现出来。

1. **软骨发育不全 II 型** 又称 Langer-Saldino 型。这种非常罕见的疾病特征为:四肢极度短小、胸廓狭小、肋骨短、肺发育不全、脊柱和骨盆的骨缺乏正常骨化(图 57.1)。独特的面部特征包括前额突出、小颌及腭裂。腹部相对增大,常伴有胎儿水肿。软骨发育不全 II 型的患儿通常在出生前或出生后不久死亡。

2. **软骨发育不良** 与软骨发育不全 II 型的表现非常相似。患儿表现为手臂和腿短小、胸廓小伴肋骨短、肺部发育不全(图 57.2)。头部骨骼发育正常,但脊椎和骨盆的骨骼缺乏正常骨化。面部扁平并呈椭圆形,小颌畸形和腭裂(Pierre Robin 序列征),易发生胎儿水肿。这些婴儿大多活不到足月。对于那些活下来并且活过新生儿期的患儿,通常被重新归类为先天性脊柱骨骺发育不良(一种相似但症状相对较轻的疾病)(见第 56 章)。

3. **Stickler 综合征** 是 COL2A1[5] 功能缺失的杂合突变引起的,因此在一定程度上,其发病机制不同。这些个体可能在产前出现轻度肢根型肢体短小和明

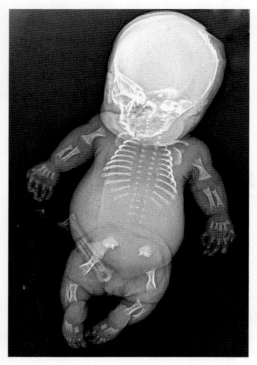

图 57.1 软骨发育不全Ⅱ型的产后 X 线摄片,注意脊柱和耻骨缺乏骨化。

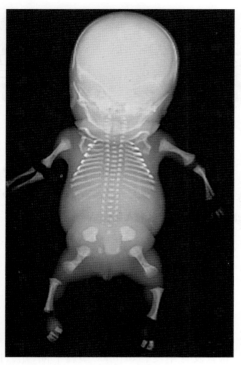

图 57.2 软骨发育不良的出生后 X 线摄片,注意脊柱和耻骨骨化不良,骨的形状与软骨发育不全Ⅱ型相似。

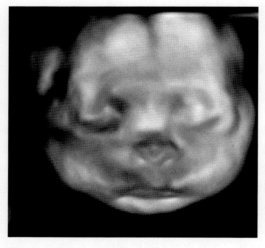

图 57.3 妊娠 18 周,胎儿软骨发育不全Ⅱ型,三维超声显示扁平脸。

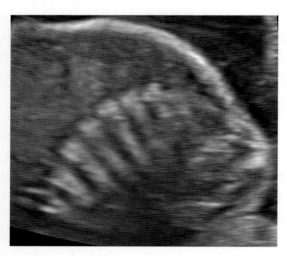

图 57.4 妊娠 20 周,胎儿软骨发育不全Ⅱ型,二维超声矢状面显示肋骨非常短,干骺端呈杯状。

显的小颌畸形。长期来看,大多数 Stickler 综合征患者都有影响关节的骨骼异常,包括脊柱侧凸和后凸。患者在儿童期时,关节比较松动,随着年龄增长关节变得不灵活。关节炎通常出现在生命早期,引起关节疼痛或僵硬。值得注意的是,Stickler 综合征的眼部异常包括青光眼、白内障和视网膜脱离,增加了视力受损的可能性,有些患者甚至失明。感觉神经性听力受损的严重程度各不相同,但很常见。

(二)影像学表现

1. 超声表现 软骨发育不全Ⅱ型和软骨发育不良会在产前出现。软骨发育不全Ⅱ型在妊娠早期表现为颈项透明层增厚,常有水囊瘤[6-8]。软骨发育不良也会出现类似表现。超声征象包括扁平脸(图 57.3),胸廓小,特别是在矢状面上可见短肋骨、其末端呈杯状(图 57.4),缺少二级骨化中心,所有长骨严重缩短,手相对正常。腹水、胎儿水肿和羊水过多相对

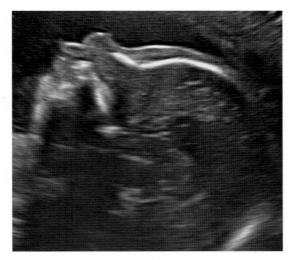

图 57.5 妊娠 16 周,胎儿 Stickler 综合征,二维超声显示明显的小下颌。

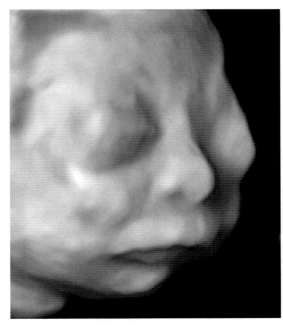

图 57.6 妊娠 16 周,胎儿 Stickler 综合征,三维超声显示明显的小下颌。

常见[9]。

Stickler 综合征可在产前出现,特别是有家族史者。产前的表现包括小颌畸形(图 57.5 和图 57.6)和轻度的肢根型肢体短小[10,11]。

2. MRI 表现 虽然产前 MRI 在某些情况下是有用的,但目前尚无 MRI 及 CT 应用于这类疾病的报道。

3. 其他检查方法 产后临床表现和 X 线摄片可用于诊断该病。

典型特征

- 软骨发育不全 Ⅱ 型/软骨发育不良。
- 躯干短,腹部明显外凸。
- 明显的肢体短小。
- 面部中线部位扁平,小颌,常伴腭裂。
- 水肿。
- 羊水过多。
- Stickler 综合征。
- 面中部发育不全。
- 腭裂。
- 小颌畸形。
- 轻度的肢根型短肢畸形。

四、影像鉴别诊断

(1) 软骨发育不良 Ⅰ A 型。

(2) 软骨发育不良 Ⅰ B 型。

(3) 先天性椎体骨骺发育不良。

(4) 其他骨骺发育不良。

五、治疗方案概要

(一) 产前 目前,足月胎儿软骨发育不全 Ⅱ 型和软骨发育不良是致死性疾病,应建议终止妊娠。如果是足月临近分娩,不应采取积极的复苏,应提供姑息性治疗。剖宫产术没有任何价值,除非是有产科指征而不是胎儿指征。

对于 Stickler 综合征,应组成多学科团队,为新生儿时期可能出现的呼吸困难做好准备,如果小颌畸形严重应考虑产时子宫外治疗(EXIT)。

(二) 产后 软骨发育不全 Ⅱ 型和软骨发育不良是致命的。Stickler 综合征与 Pierre Robin 序列征相关,应由具有该领域专业知识的外科团队管理。在早期就开始对患儿的眼睛进行细致的持续评估。听力损失和关节异常较常见,后续应密切随访以提高生活质量。

医生须知

软骨发育不全 Ⅱ 型和软骨发育不良是致死性的。应建议终止妊娠。腹水、胎儿水肿和羊水过多是常见的并发症,出现时应考虑分娩。对于早产,不主张进行积极的干预。这组畸形由于 COL2A1 基因的突变造成,突变是显性遗传或散发性的。

参考文献见 *www.expertconsult.com.*

要点

- 软骨发育不全Ⅱ型和软骨发育不良是 *COL2A1* 基因错义突变导致的致死性疾病。
- Stickler 综合征是由 *COL2A1* 基因无义突变引起的。
- 严重的肢体短小、脊柱骨化不良和水肿在软骨发育不全Ⅱ型和软骨发育不良中很常见。
- Stickler 综合征表现为轻度的肢根型短肢畸形和小颌畸形（Pierre Robin 序列征）。

参考文献见 *www.expertconsult.com.*

第58章

颅面部骨发育不全

DEBORAH KRAKOW

宋芬 译,何碧媛 周毓青 审校

一、引言

在出生缺陷的新生儿中,大约 1/3 有颅面畸形,这也是发病率和死亡率上升的原因。迄今已报道的颅面综合征有 700 多种[1]。面部骨发育不全可分为两种类型:下颌面部骨发育不全(MFD)和颅面部骨发育不全(AFD)。MFD 通常没有肢体缺陷,而 AFD 则与肢体异常相关[2]。至少有 8 种 MFD 已被报道,Treacher Collins 综合征(TCS)是最常见的一种。AFD 是一组遗传异质性的疾病,统一的表现是颅面和肢体的异常。依据肢体异常的类型,至少有 18 种不同类型的 AFD。它们又被进一步划分为轴前肢体异常和轴后异常,另有一组不能被划分为以上任一组。这些疾病的表型有明显的重叠。

二、疾病概述

(一)定义 MFD 有关疾病对面部发育有极大的影响被认为是面部骨发育不全。AFD 同时表现为面部和肢体的异常,也是面部骨发育不全系列中的一种。

(二)发病率和流行病学 最常见的 MFD 是 TCS,其发病率约为活产中 1/50 000。TCS 在大多数情况下以常染色体显性遗传方式遗传;然而,目前已有报道一种罕见的隐性遗传方式。Nager 综合征在 AFD 中最常见,但也是非常罕见的疾病,文献报道的病例不满 100 例。

(三)病因、病理生理学和胚胎学 TCS 的绝大多数病例是由于编码 TCOF1 基因的杂合突变引起的。POLR1D 基因的杂合突变也会导致 TCS,就如 POLR1C 基因突变一样可以隐性遗传。以上三个基因,无论是作为结合体还是复合体的亚基,都参与了 RNA 聚合酶的功能和核糖体的生物发生[4]。

Nager 综合征和具有等位基因但更为严重的 Rodriguez 综合征都是常染色体显性遗传病,两者都是由 SF3B4 杂合突变引起的[5]。在大约 50% 的 Nager 综合征病例中,已检测到 SF3B4 突变,这表明另一种基因与其他一些病例有关。SF3B4 基因编码一种剪接体蛋白,这种蛋白在 RNA 剪接过程中去除内含子并连接外显子[5]。

三、疾病表现

(一)临床表现 TCS 是一种颅面发育的先天性畸形,表现为外显率降低,有些患者病情轻微,有些则严重得多。TCS 的特征包括面部骨骼发育不全(特别是上颌骨、下颌骨和颧骨),伴有眼眶裂形成鲜明的面部外观。裂口导致下眼睑的睑裂向下倾斜,并伴有下眼睑缺损,下眼睫毛的中间 1/3 缺失。常见耳在大小、形状和位置上的异常。这些外耳异常与外耳道闭锁和中耳听小骨异常有关,造成各种形式的耳聋。患儿四肢一般正常[4]。

Nager 综合征是一种颅面部骨发育不全,包括面部和四肢畸形。典型的表现包括中面部发育不全、小颌畸形、后鼻孔闭锁、腭裂和感觉神经性听力丧失。肢体畸形通常影响前臂的桡侧结构,包括桡骨发育不全或不发育,或尺桡骨融合(图 58.1)。此外,拇指发育不全或不发育,或拇指有三节(三个骨化中心)也是该疾病的部分表现。更严重的 AFD 可出现少指(趾)、上肢海豹肢畸形,偶尔出现下肢畸形;Rodriguez 综合征已被证实携带等位基因,其肢体异

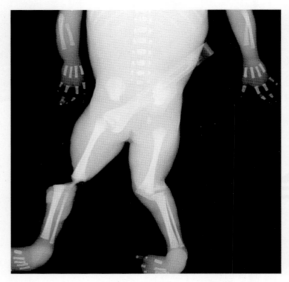

图 58.1 Nager 综合征胎儿 X 线片，注意双侧桡骨缩短。

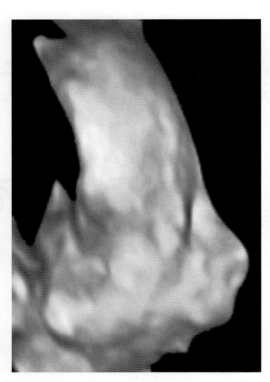

图 58.3 TCS 胎儿面部三维超声图，显示明显的小颌畸形。

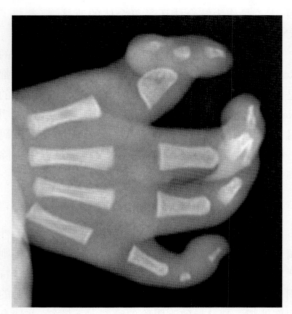

图 58.2 Rodriguez 综合征胎儿 X 线片，显示上肢严重异常。

常表现更为严重（图 58.2）[1]。

（二）影像学表现

1. **超声表现** 产前超声已被用于诊断许多 MFD 和 AFD。TCS 的超声检查结果包括小颌、横向面裂和低耳位（图 58.3），尤其是没有其他异常超声表现，生长参数正常[3,6,7]。在一些病例中可出现羊水过多[8]。

Nager 综合征和携带等位基因但更严重的 Rodriguez 综合征的产前超声表现为：严重的下颌发育不全、严重的下颌后缩畸形（图 58.4）、耳畸形、肢体中段缩短，肢体畸形包括桡骨发育不良和少指（趾）畸形（图 58.5）[9]。上肢和下肢都可能受到影响。

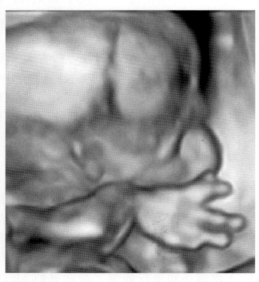

图 58.4 Rodriguez 综合征胎儿面部三维超声图，显示小颌和少指。

2. **MRI 表现** 产前 MRI 已被用于检测半面肢体发育不良和耳异常[10]。MRI 也被用于显示中耳腔，并检出了一例 TCS。因此，在 MFD 和 AFD 胎儿的成像中 MRI 可能会有一席之地，特别是因为中耳发育不全的诊断将影响临床处理[11]。

3. **其他检查方法** 产后 X 线片和临床评估对鉴别各种 AFD 特别有帮助。

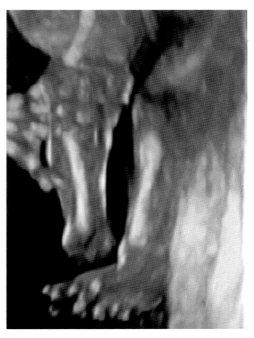

图 58.5 Rodriguez 综合征胎儿下肢三维超声图，显示腓骨缺失。

典型特征

TCS：
- 下斜的睑裂。
- 颧骨发育不全。
- 下颌发育不全。
- 下眼睑缺损。
- 耳畸形。
- 腭裂。
- 耳聋。

Nager 综合征和携带等位基因 Rodriguez 综合征：
- 颧骨发育不全。
- 传导性耳聋。
- 小颌畸形。
- 下眼睫毛缺失。
- 耳位低且向后旋转。
- 拇指从发育不全到不发育。
- 少指（趾）。
- 前臂短。
- 足内翻。
- 脊椎异常。
- 心脏畸形。
- 脑积水。
- 多小脑回畸形。
- 泌尿生殖道异常。

四、影像鉴别诊断

与其他形式的 MFD 或 AFD 鉴别，包括 Miller 综合征。

五、治疗方案概要

（一）产前　MFD 和 AFD 的产前监护最好在具有气道护理专业经验的中心进行，在某些情况下可考虑进行 EXIT。如果怀疑 TCS 和 Nager/Rodriguez 综合征的时候是在分子诊断的时间范围内，则应进行侵入性检测，以帮助家庭做出抉择。产科和分娩护理应遵循常规指南。严重的 TCS 和 Nager/Rodriguez 综合征可能发生羊水过多，应进行适当处理。由于这些疾病非常严重而且是终身问题，应与父母讨论终止妊娠的问题。

（二）产后

1. TCS　如果出现气道狭窄或者气管切开后还是狭窄，这些患者会出现呼吸问题。患者大多数智力正常，但早期干预耳聋至关重要。眼部异常可导致失明，应仔细观察随访。许多患儿需要多次手术来改善他们的外表。其他较少见的异常包括心脏畸形、后鼻孔闭锁和心智不全，在病例中大约占 5%。

2. Nager 综合征和携带等位基因 Rodriguez 综合征　Rodriguez 综合征非常严重，通常与新生儿时期的死亡率有关，早产的比例很高。Nager 综合征与多器官系统异常相关，围产期死亡率接近 20%。由于羊水过多，早产的发生率很高。听力干预和美容修复的建议与 TCS 相似。早期呼吸及喂养困难比较常见，因此父母应知道对喂食管和气管切开的需求在增加。

医生须知

MFD 和 AFD 都是与羊水过多和早产高度相关的严重疾病，是对儿童和家庭具有长期影响的严重疾病。AFD 具有较高的围产期死亡率。分娩必须在能够处理复杂气道问题的医生团队协作下进行，在某些病例中需要施行 EXIT。TCS 有两种显性遗传模式和一种隐性遗传模式，Nager 综合征和携带等位基因的 Rodriguez 综合征都是由 SF3B4 基因杂合突变引起的。

参考文献见 *www.expertconsult.com.*

要点

- 最常见的 MFD 是 TCS,它与原发性面部异常有关,包括口面裂和异常耳形。
- 最常见的 AFD 是 Nager 综合征,它与小颌畸形、低耳位、上肢或下肢异常相关。

第 **3** 篇

有脊柱缺陷表现的疾病

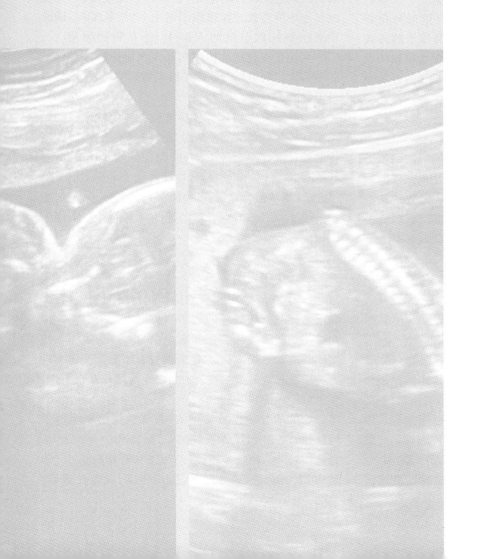

第59章

尾部退化综合征

CARA C. HEUSER | REBECCA S. HULINSKY | G. MARC JACKSON

宋芬　何碧媛 译，周毓青 审校

一、引言

尾部退化综合征（caudal regression syndrome，CRS），又称尾部退化序列、尾部发育不全、尾部不发育、股骨发育不全、海豹肢型糖尿病胚胎病或骶骨发育不良，是一组累及躯干骶尾部的疾病谱系。发病机制包括发育中的脊柱、脊髓和尾部中胚层的分化异常。尽管CRS在普通人群中很少见，但母亲的高血糖被认为是一个重要的原因，而这种畸形在糖尿病母亲的婴儿中更为常见。相关畸形也是常见的，特别是生殖泌尿道异常[1]。

二、疾病概述

（一）定义　CRS包括不同程度不同形态的躯干尾部异常。这组疾病谱系的表型范围，从孤立性骶尾椎部分发育不全到骶、腰椎或低位胸椎完全缺失不等。虽然有些学者认为完全并腿畸形是该疾病谱系的一部分，但许多学者现在认为完全并腿畸形是一个单独的类别[2]。

（二）发病率和流行病学　据估计，其发病率在出生的婴儿中为 1.3/10 000[3]。男女发病无差别。尽管CRS并不仅限于糖尿病母亲的婴儿中，但糖尿病母亲婴儿中的发病率是普通人群婴儿的 200 倍[4]。

（三）病因和病理生理学　尾部隆起（或称尾芽）是一团多能干组织，在胚胎发生早期，其作为原条的延续而分化而来，最终产生胚胎尾侧的所有组织，包括泌尿生殖系统的原基、后肠、神经索、神经嵴细胞及体节。在妊娠4周之前遗传和随机事件的联合作用导致这些结构发育异常，被认为是导致尾部退化的原因[5]。

在这一过程中最常见的致畸因子是母亲糖尿病引起的高血糖，血糖控制不良是一个已知的危险因素。据估计，一些类型的 CRS 在糖尿病母亲所生的婴儿中发生率为 1%[6]。即使没有明显的糖尿病，CRS 也与更细微的葡萄糖耐受不良有关[7]。其他的影响因素包括遗传易感性、血管异常改变血供、药物或其他环境因素。在服用米诺地尔、甲氧苄啶-磺胺甲噁唑和托珠单抗的人群中，已有病例报道[8,9]。CRS 可能是由包括遗传倾向和表观遗传事件在内的多种因素共同引起的。除了极少数病例，胎儿的核型是正常的。

一些研究者描述了怀疑常染色体隐性遗传的罕见家族病例。*HLXB9* 基因与一些常染色体显性遗传的骶骨发育不全、Currarino 综合征或 Currarino 三联征有关[10,11]，一组由部分性骶骨发育不全但第 1 骶椎完整（镰状骶骨）、骶前肿块、肛门直肠畸形、泌尿生殖系统异常组成的综合征。这些异常的外显率在不同病例有差异。

三、疾病表现

（一）临床表现　典型特征包括臀间裂短、臀部扁平、臀部狭窄、腿部远端萎缩和足内翻畸形。排尿与排便功能障碍几乎是普遍存在的。运动功能一般比感觉功能更受影响，且与脊髓发育不全累及的节段有关。在非常轻微的病例中如孤立性尾骨发育不全，患者可能无症状[1]。

相关的异常也是常见的，通常包括泌尿生殖系统、后肠、心脏和呼吸系统的畸形。CRS 与 OEIS 综合征（脐膨出、膀胱外翻、肛门闭锁和脊柱畸形）[12] 和VATER 综合征（椎体畸形、肛门闭锁、气管食管瘘、桡骨和肾发育不良)有关(见第 146 章)[13]。并腿畸形常常与肾脏发育不全和肺发育不全有关,因此这种病例是致命的。预后在很大程度上取决于相关的异常和脊髓受累的节段。智力和心理功能一般正常。

(二)影像学表现

1. 超声表现 典型的产前超声表现为脊柱突然间的折断伴椎骨缺失,下肢呈蛙腿位(图 59.1)。下肢的姿势也被称为盘腿式或佛陀式。

妊娠早期提示诊断的超声表现包括头臀长短、脊柱下部突出、颈项透明层增厚[14]。妊娠 13 周时可怀疑该病,但一般直到妊娠中期才能被诊断,因为骶骨到大约 18 周时才完全骨化[15]。妊娠早期使用高分辨率的经阴道超声检查可能有助于诊断。

妊娠后期出现的超声表现包括脊柱在不同水平(低位胸椎、腰椎或骶椎)突然折断,股骨短,下肢姿势异常。虽然 CRS 在矢状面显示最好,但胎儿脊柱的横切面或冠状面也显示了缺乏骨化(图 59.2)。在 CRS 中,骶骨被描述为"盾形",双侧髂翼融合,双侧股骨头之间的距离缩小(图 59.3)。同时,双侧股骨也可能保持固定的"V"形(图 59.4),常常不活动或活动可能异常。应小心注意脊柱折断的位置,在矢状面观察最佳(图 59.5)。在某些情况下,脊柱可能呈"锥形",这不应被误解为正常的骶骨。在常规超声检查中,正常的横切面应显示髂翼水平处的脊柱骨化中心。

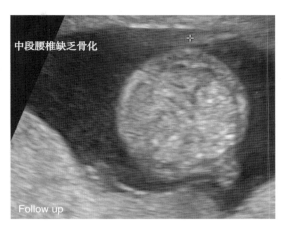

图 59.2 妊娠 17 周,胎儿尾部退化。胎儿冠状面可见脊柱无骨化。

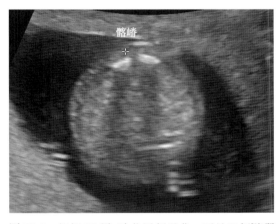

图 59.3 妊娠 17 周,胎儿尾部退化。可见双侧髂翼融合。

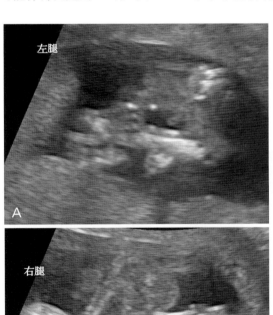

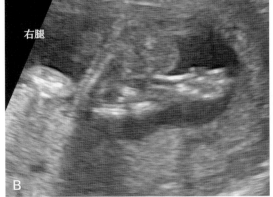

图 59.1 妊娠 16 周尾部退化胎儿,左腿(A)和右腿(B)呈蛙腿位。

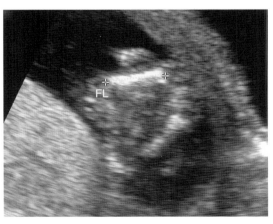

图 59.4 妊娠 14 周,胎儿尾部退化。可见双侧股骨呈"V"形(胎儿的双腿在检查过程中无活动)。

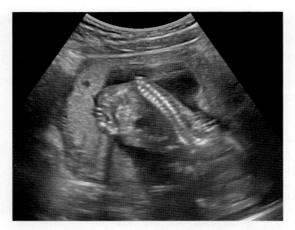

图 59.5 妊娠 17 周,胎儿尾部退化。矢状面显示脊柱突然折断。

CRS 相关的畸形很常见(表 59.1),对所有胎儿器官系统进行详细的超声检查是很重要的。应强烈建议正规的胎儿超声心动图检查。对继续妊娠者,应

表 59.1　相关异常

胃肠道
　直肠发育不全或肛门闭锁
　十二指肠闭锁
　腹股沟疝
　腹壁缺损
　肠旋转不良
　肠瘘
泌尿生殖道
　生殖器性别不明
　肾积水/肾盂扩张
　膀胱输尿管反流
　膀胱扩张
　肾脏不发育(单侧或双侧)
　融合肾或马蹄肾
　异位输尿管
骨骼
　脊柱后侧凸
　马蹄内翻或其他下肢畸形
　屈曲挛缩
　肋骨数量减少
其他
　面裂
　先天性心脏病
　神经管缺损及相关颅内异常
　单脐动脉

连续监测胎儿生长和羊水。分娩前有必要评估胎儿体位,因为胎位异常很常见。三维或四维超声可用于评估胎儿脊柱的不连续,对此采用多平面评估方法是最理想的。

2. MRI 表现　在一些尾部退化病例中,MRI 可为超声诊断提供补充信息[6]。它可更好地描述解剖结构破坏的程度,有助于进一步发现相关异常,可以证实骨化中心的缺失或组织结构紊乱,可以证实脊柱折断的末端呈楔形或盾形。当患者肥胖或羊水过少使超声显示不佳时,MRI 成像尤其有帮助。

典型特征

脊柱突然中断,伴有下肢位置异常或发育不全。

四、影像鉴别诊断

(1) CRS 可能与一些畸形组合有关,如 VATER 或 OEIS。

(2) 脊髓脊膜膨出。

(3) 关节挛缩-运动障碍(类似轻度 CRS,但脊柱正常)。

(4) 并腿畸形。

并腿畸形表现为只有一条融合的下肢,现在通常被认为和 CRS 不是同一类病变,也被称为美人鱼综合征。并腿畸形通常合并肾发育不全,属于致死性畸形(图 59.6)。

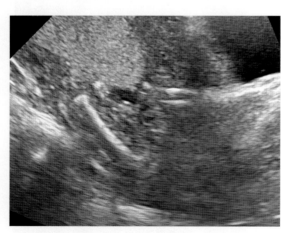

图 59.6 妊娠 24 周,并腿畸形。可见胎儿下肢融合,只有一根股骨。

五、治疗方案概要

(一) 产前　CRS 没有宫内治疗的方法。预防的重点是识别糖尿病患者和控制血糖。早期筛查高危

患者并积极进行血糖管理,特别是在围孕期和胚胎发生期,对降低母亲糖尿病胎儿相关异常的风险非常重要。明确诊断后,后续临床处理取决于孕龄、主要畸形的严重程度和存在的相关异常。应讨论终止妊娠的问题,选择继续妊娠的患者应在分娩前转诊至儿科专家处。通常会出现生长受限和羊水异常,所以有必要进行一系列的超声检查。剖宫产只有在出现产科指征时才能进行。

(二)产后 应在三级医疗中心进行分娩,以便组织多学科团队对并发症进行处理。通常,患者主要由儿科、骨科和泌尿科专家治疗,可能需要手术来矫正相关畸形或改善症状。治疗目标包括保存肾功能、预防感染、形成自控能力,并优化感觉和运动神经功能,包括灵活性。

医生须知

糖尿病患者在妊娠前应控制血糖,并在诊断妊娠后转至有经验的医疗中心进行早期超声检查。疑似 CRS 的胎儿应转到具有胎儿骨骼评估专业能力的中心进行超声检查。

要点

- CRS 代表一组畸形序列,涉及胚胎尾部结构的异常。
- CRS 的特征是脊柱在不同节段终止,通常伴有泌尿生殖系统和胃肠道系统的结构和/或功能异常。
- 常见一些相关畸形。
- 孕妇糖尿病是主要的危险因素。
- 主要的影像学表现为脊柱突然中断及下肢姿势异常。
- 预后取决于脊柱中段的水平面,以及相关畸形的严重程度。
- 没有宫内治疗的方法。
- 选择继续妊娠的患者应咨询适当的儿科亚专科医生。

参考文献见 *www.expertconsult.com*.

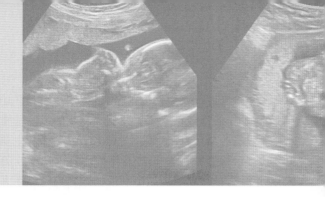

第60章

脊柱畸形和 Klippel-Feil 综合征

DEBORAH KRAKOW

宋芬 译，何碧媛 周毓青 审校

一、引言

脊柱畸形与椎骨分节缺陷有关，进行性融合可见于许多综合征，特别是与骨骼发育不良相关的综合征[1]。在脊柱畸形中，描述最清晰的是 Klippel-Feil 综合征（KFS），是一种短颈、后发际线低、头部颈部活动受限的三联征[2]。最初的病例报道是 1 例因先天性多节段颈椎融合而导致严重驼背的患者，但目前 Klippel-Feil 一词只用于单纯颈椎融合[3]。KFS 可以单独存在，也可以合并其他骨骼和内脏异常。KFS 曾经被称为 Klippel-Feil 序列、Klippel-Feil 异常、Klippel-Feil 畸形和 Klippel-Feil 表型，或者使用一些描述性术语（如先天性颈胸椎关节闭锁、先天性颈胸椎关节闭锁综合征等其他很多名词）。KFS 是一种异常表现，而不是一种诊断，就像平时称为脊柱畸形一样，与其他异常高度相关。还有一些其他椎体融合异常综合征，包括胸椎和腰椎节段的进行性椎体融合，但大多数临床表现发生于新生儿期之后。

二、疾病概述

（一）定义 KFS 曾经有不同的术语表示。简单来说，就是两个或多个颈椎的先天性融合[5]。KFS 可以根据椎体融合的程度和位置进行分类。Ⅰ型为颈椎和上胸椎融合并联接，Ⅱ型只是颈椎的融合，Ⅲ型为颈椎融合伴有下胸椎或上腰椎的融合。KFS 具有明显的临床异质性，可单独发生或合并其他骨骼异常；视力和听力障碍；口面异常；或内脏异常，包括心脏、肾脏、泌尿生殖系统和神经系统的异常[6-13]。一些综合征常常与 KFS 及脊椎分节异常或融合有关，见表 60.1[14,15]。

表 60.1　与 KFS 相关的综合征
Aicardi 综合征
Alagille 综合征
尾部发育不良综合征
CHILD 综合征
点状软骨发育不良
糖尿病胚胎病
Crouzon 综合征
Dubowitz 综合征
脊椎软骨瘤病
Fanconi 贫血
胎儿酒精综合征
Goltz 综合征
Gorlin 综合征
Holt-Oram 综合征
缺血性脊椎发育不良
Jarcho-Levin 综合征
Larsen 综合征
多发性骨性联接综合征
Noonan 综合征
Robinow 综合征
脊椎腕踝关节综合征
VATER 联合征
Wildervanck 综合征

（二）发病率和流行病学 KFS 在活产中的发病率约为 1/40 000[1,16]，其中女性占多数，女性与男性的

发病率之比约为 3：2[17]。因为大多数患有先天性颈椎异常的患者表现正常或无症状，所以有可能低估了实际的发病率。先天性椎体融合常常是在后期因脊柱侧凸、颈部疼痛、创伤、运动减弱或出现神经症状进行 X 线摄片时才偶然发现。

（三）病因、病理生理学和胚胎学　KFS 是一种先天性异常，是由于胚胎发育过程中脊椎没能正常分节引起的[1,2]。先天性融合可发生在颈椎的任何节段，但 75% 发生在前 3 个颈椎。最多见的融合发生在第 2 和第 3 颈椎之间。

KFS 可以是单发的，也可以合并有多种异常。遗传学上通常是散发的或常染色体显性遗传。已发现在生长分化因子基因（MEOX1、GDF3、GDF6、NOTCH 和 MYO18）中存在突变。染色体易位、缺失和重复也被发现与 KFS 有关。环境因素主要有母亲酗酒引起的胎儿酒精暴露和母亲糖尿病。50% 的胎儿酒精综合征患儿发生颈椎融合[16]。

三、疾病表现

（一）临床表现　KFS 主要表现为先天性颈椎融合。最初被描述为 KFS 的典型临床三联征包括颈部缩短、后颈线低和新生儿 X 线摄片显示颈部活动受限（图 60.1）。同时出现三联征的患者不到一半。有关的其他异常可能提供诊断线索。在产后表现为椎体渐进性融合的其他疾病，如脊椎腕踝关节综合征和多发椎体分节缺陷，如图 60.2 和图 60.3 所示。

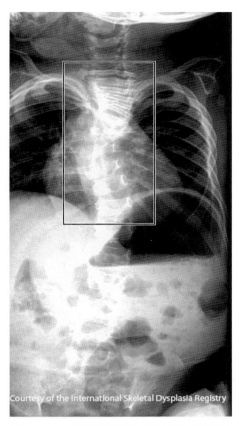

图 60.2　一例脊椎腕踝关节综合征，X 线摄片显示多个脊椎融合（方框所示）。（引自 the International Skeletal Dysplasia Registry）

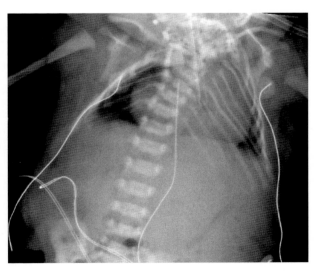

图 60.1　一例 KFS 的新生儿，X 线摄片显示多处颈椎融合（颈椎后凸）。

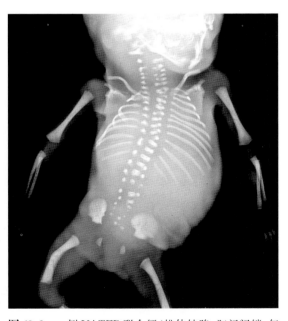

图 60.3　一例 VATER 联合征（椎体缺陷、肛门闭锁、气管食管瘘、桡骨和肾脏发育不良），X 线摄片显示多个脊椎融合。

（二）影像学表现

1. **超声表现** 胎儿颈椎应通过超声评估颈椎融合、阻塞和半椎体。产前可发现更为严重的KFS[18]，但较轻型可能仅表现为胎儿不完全的椎体骨化，尤其是在妊娠中期可发现（图60.4）。虽然患儿在出生时已有颈椎异常，但一般发现比较晚。对于合并其他异

常的病例，超声检查有助于对胎儿的详细评估。三维或四维超声尤其是骨骼成像模式对脊柱成像可能特别有用（图60.5）。

KFS的骨骼异常包括脊柱侧凸、四肢发育不全、肋骨异常、Sprengel畸形（肩胛骨向上移位呈翼状）和腕关节异常。口面部异常可能包括腭裂、面部畸形如面部不对称、小眼、无眼或虹膜缺失。应仔细评估胎儿是否合并心血管、泌尿生殖系统和神经系统异常（如神经管缺陷）。

2. **MRI表现** 明确KFS依赖于发现脊柱细微的病变，MRI对此可能有帮助，但MRI因患者的不便和费用问题而使用受限。产后，MRI对评估合并的中枢神经系统异常非常有用，对于评估颈椎畸形是否导致了大脑、脑干或脊髓受压也是很有价值[19]。

典型特征
颈椎融合。

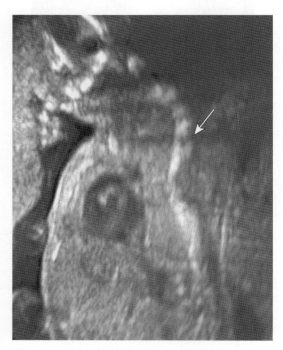

图60.4 一例KFS胎儿二维超声图像（箭头）。

四、影像鉴别诊断

KFS的短蹼颈、颈椎融合及可能出现的颈部过伸，与枕骨裂露脑畸形容易混淆。一些学者认为KFS是枕骨裂露脑畸形最轻的类型。枕骨裂露脑畸形与KFS的不同之处在于有一个很大的枕骨大孔，通过神经弓缺损直接与椎管相连。区分KFS和枕骨裂露脑畸形很重要，因为枕骨裂露脑畸形通常是致命的，而KFS不危及生命。如合并VATER联合征一般影响胸腰椎区域。

五、治疗方案概要

（一）产前 目前产前尚无治疗方法。疑似骨骼疾病的胎儿应转诊至具有骨骼疾病评估经验的医疗中心进行详细的超声检查。产前常规护理即可；然而经常需要剖宫产，因为胎儿因不能旋转头部而导致产道梗阻。如果担心患儿颈椎不稳，亦可考虑剖宫产。分娩应在三级医疗中心进行，以组织多学科团队共同处理并发症。

（二）产后 治疗方案取决于椎体融合的严重程度和不稳定椎骨的数量，以及后续的诊断。孤立性的KFS一般耐受性良好。最初的治疗策略包括调整活动、支具和牵引，所有这些方法都可能推迟手术并防止神经损伤。手术修复稳定性的指征是症状不稳定

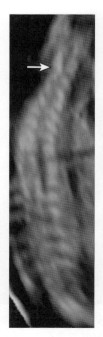

图60.5 一例KFS胎儿三维超声图像（箭头）。

或有神经损害[20]。KFS 患者最担心的问题是可能发生退行性改变和/或神经功能障碍。当某一关节无法运动，相邻节段的关节通常会出现代偿，变得活动度较高。上颈椎活动度过高会增加神经系统受损的风险。下颈椎融合的患者更容易出现更多的退行性改变，如退行性椎间盘病变。

医生须知

疑似骨骼异常的胎儿应转诊至有骨骼疾病评估专科的中心进行超声检查和遗传咨询。产前护理常规进行。在分娩过程中，有颈椎融合和阻塞的胎儿由于肩膀不能移动而胎头转动困难，可能会导致难产和产伤。如果担心胎儿颈椎不稳，可考虑剖宫产。产后的处理是高度个性化的，取决于后续的诊断和相关预后。需要组织多学科团队来处理婴儿并发症。脊髓或神经受压可导致神经损伤、神经根病、脊髓疾病、四肢瘫痪或猝死。一旦确定是 KFS，需要告知家属颈椎不稳定可能引起的后果。

要点

- KFS 有多个名称，经常是偶然发现的。
- 不完全的椎骨骨化发生在胎儿期，使椎骨融合在产前难以辨别。
- KFS 可以视为一种非常轻微的枕骨裂露脑畸形，但后者是致死性的，而 KFS 并不是致死性的。
- KFS 与多种异常相关，预后取决于潜在异常的病因。

参考文献见 www.expertconsult.com.

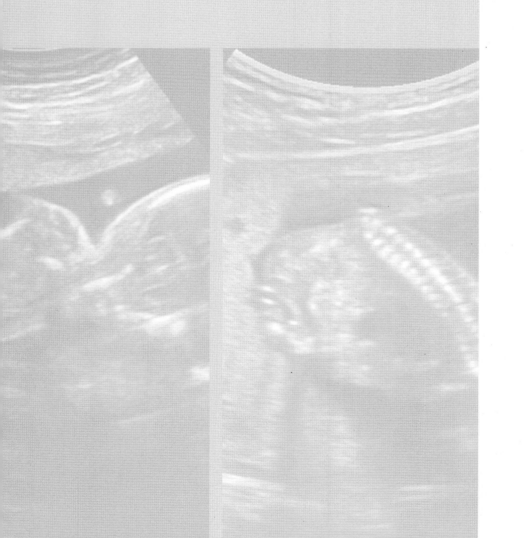

第**4**篇

有指(趾)异常表现的疾病

第61章

手异常:拇指异常

DEBORAH KRAKOW

陶久志　何碧媛 译,周毓青 审校

一、引言

常规的妊娠中期超声畸形筛查通常只是对四肢进行粗略的评估,记录手臂和腿部是否存在;然而,对胎儿四肢的全面评估往往可以发现关键信息[1]。手的异常很难诊断,畸形的种类从细微的畸形(如单纯第5指弯曲)到完全没有四肢(如在 Roberts-SC 综合征和 AL-Awadi Raas-Rothschild 综合征这类短肢畸形综合征种所见)[2,3]。手指的异常可以是孤立性的,也可以是与其他骨骼异常有关。手异常的鉴别诊断范围较广,包括染色体异常和遗传综合征[4,5]。正确识别手的异常至关重要,因为某些手部异常强烈提示某些特定疾病,并可以为产前诊断提供有价值的线索。

一种比较有用的分类方法是将手部异常划分到6个形态学领域。

(1) 对齐异常(紧握手、屈曲指、弯曲指、运动功能减退、内翻手、海豹肢症)。

(2) 拇指畸形。

(3) 大小异常(巨指、短指、"三叉戟"手)。

(4) 回声异常(矿化不足或过度)。

(5) 手指数异常(多指、少指)。

(6) 羊膜束带序列[2]。

手的异常可以按表征分类,与之类似的分类方法可以用于指导产前超声的鉴别诊断。例如,手的异常表现在以下几个方面。

形状异常:紧握手、内翻手、指屈曲、指弯曲、海豹肢症、短指、"三叉戟"手。

数目异常:多指、缺指或少指。

拇指异常:不发育、发育不全、搭便车状手、阔拇指、三节指拇指。

此外,由于手部异常,上肢的其他骨骼也经常累及。这一章重点讲解拇指。

二、疾病概述

(一) 定义　手部异常与数百种不同的疾病有关。简单来说,异常可以只发生在拇指,并导致拇指发育不全、拇指呈三指节状(三个骨化中心,而不是两个)、拇指变宽或角度异常(搭便车状手畸形)。这些异常中的任何一种都可能单独发生,也可能是许多非整倍体或遗传综合征的表现之一。某些异常几乎可以指向一个特定的疾病;比如,产前发现搭便车状手强烈提示扭曲性发育不全(图 61.1)。阔拇指与尖头并指畸形(见于 Apert 综合征、Carpenter 综合征或 Pfeiffer 综合征)及 13 - 三体综合征相关[2]。拇指发育不全或不发育见于许多疾病,包括 Nager 综合征、桡骨发育不全-血小板减少综合征、Roberts-SC 海豹肢畸形综合征、VATER 联合征(脊椎缺损、肛门闭锁、气管食管瘘、桡骨和肾发育不良)和 Townes-Brocks 综合征。对于拇指缺失或异常(发育不全或三节指)的情况,强烈提示考虑范科尼贫血和 Holt-Oram 综合征这两种诊断。

(二) 发病率和流行病学　手异常特别是拇指异常的发病率,与相关疾病的发生率有关。例如,范科尼贫血全球患病率估计为 1/100 万～5/100 万,影响到男性和女性,以及所有种族和民族的人群。这是一种常染色体隐性遗传病,杂合子突变携带者的发生率估计在 0.3%～1%。至少有 15 个基因与不同类型的范科尼综合征有关[6]。据估计,Holt-Oram 综合征的发病率估计在出生人口中为 1/10 万。Holt-Oram

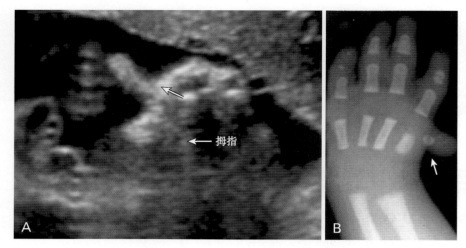

图 61.1　妊娠 20 周,搭便车状手。箭头指出向桡侧偏离的拇指;(B)同一胎儿手的 X 线片,显示拇指(箭头)偏离。

综合征为常染色体显性遗传,大约 85% 的病例归因于 *TBX5* 的新发突变[7]。

(三)病因、病理生理学和胚胎学　范科尼贫血是一种临床和遗传异质性疾病,其特征为自发性染色体不稳定,在细胞周期的 DNA 复制阶段可见断裂的染色单体。这些断点可以作为染色单体换位时被错误地修复,进一步导致染色体损伤。范科尼贫血的特征是在细胞周期的 G2 阶段自发阻滞和延迟,以及对 DNA 交联剂的染色体断裂和抗增殖作用过度敏感[6]。范科尼贫血有缺陷的遗传通路与该疾病的相关临床特征之间的关系目前尚不清楚[4]。

关于 Holt-Oram 综合征临床表现的致病过程,资料有限。*TBX5* 基因(参与上肢和心脏发育的转录因子基因 T-box 家族成员)可能与其他转录因子相互作用而产生了这些表型[8]。

三、疾病表现

(一)临床表现　范科尼贫血的特点是许多身体上和血液学改变,然而有 1/4 的病例没有身体上的异常。在产前诊断方面,除了拇指异常,心脏、胃肠道和肾脏系统的异常也可能与范科尼贫血有关。出生后的症状包括皮肤异常,如咖啡牛奶斑、色素过度沉着或色素减退、身材矮小、三角脸,以及小头畸形、小耳道和耳聋。性腺功能减退和生育能力降低与范科尼贫血有关。血液学特征主要是在生命的前 10 年里面出现全血细胞减少伴骨髓衰竭,90% 的病例在 40 多岁前出现骨髓衰竭。存在发生血液系统恶性肿瘤(主要是急性骨髓性白血病)和其他非血液系统(头部、颈部、皮肤、胃肠道和生殖道)恶性肿瘤的显著风险[6]。

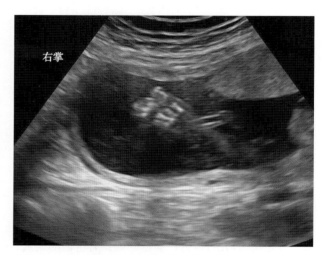

图 61.2　二维超声图像显示拇指缺失,可见于 Holt-Oram 综合征。

Holt-Oram 综合征的特征是至少一侧上肢轴前桡侧的发育异常,包括异常的拇指(缺失、发育不全或三节指)(图 61.2)。这是常染色体显性遗传的,外显率接近 100%,表型表达多变[5]。如有心脏间隔缺陷或房室传导疾病的家族史则更加提示该病的诊断。符合上述严格诊断标准的病例中 70% 以上存在 *TBX5* 基因突变,诊断可通过分子基因检测确诊。

(二)影像学表现

1. 超声表现　妊娠 9～10 周时,经阴道超声可观察到胎儿手指的萌芽;妊娠 12～13 周时可观察到更多手足的细节。然而,胎儿的手更多是在妊娠中期常规胎儿解剖结构筛查超声中观察,此时探测手或肢体异常的敏感性较低[9,10]。

胎儿的手最常见的影像是在一个放松的伸直的位置并且手指较松地卷曲。处于这个位置时,拇指可

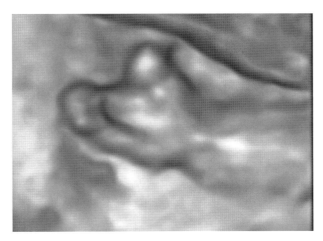

图 61.3 三维超声图像显示一个分叉的宽拇指和并指畸形。

能与其他四个手指不在同一平面上而看不到,所以可能需要多个二维超声平面以记录一只正常的手,或者三维超声容积采集和处理可用来显示胎儿手的解剖结构,包括拇指和其他手指之间的关系。图 61.3 说明了使用三维超声显示 Apert 综合征胎儿的一个短而阔的拇指及并指畸形。

范科尼贫血胎儿的表现包括拇指发育不全或不发育、桡侧缺失和生长受限。较少见的情况下,可能会出现多一个拇指、小头畸形、小眼、肾发育不全、重复输尿管、心脏或耳异常。Holt-Oram 综合征的表现包括拇指缺失、发育不全、三指节或拇指裂开(图 61.2);并指或弯曲指;桡骨不发育或发育不全;腕骨和大鱼际一侧的掌骨融合或发育异常;心脏畸形,主要是房间隔缺损和室间隔缺损。Holt-Oram 综合征显示拇指缺失,掌骨相对正常。

2. MRI 表现　MRI 偶尔用于评估胎儿的骨骼疾病,但还未用于评估手的异常。如果伴随有大脑异常,MRI 可以提供诊断线索。

典型特征

- 拇指缺如、发育不全或三指节。
- 拇指角度异常。
- 也可能会出现桡骨异常。

四、影像鉴别诊断

(1) 13q 缺失。

(2) Roberts-SC 海豹肢短肢综合征。

(3) 桡骨发育不全-血小板减少综合征。

(4) VACTERL 联合征或 VATER 联合征。

(5) Nager 综合征。

(6) Townes-Brocks 综合征。

五、治疗方案概要

(一) 产前　怀疑有骨骼异常的胎儿应转诊至具有评估胎儿骨骼专科的中心,进行超声检查和遗传咨询。在大多数情况下,父母也应该进行医学遗传学检查。通过侵入性检测进行分子诊断可用于发现有关的许多病变;对于已经证实有突变病例的家庭,家族成员再次妊娠前可进行植入前诊断。考虑到病变的肢体缺陷很严重,并伴随其他器官系统的异常,应讨论终止妊娠的问题。产前检查应常规进行。与拇指异常或其他多种异常相关的遗传性疾病可能与生长受限有关,因此需要进行系列的超声检查监测生长情况。分娩也是常规处理,并做好剖宫产准备以便在出现产科指征时进行。而且,骨骼异常的胎儿出现胎位异常和/或肢体位置异常的风险增加,可能需要剖宫产。鉴于与手部异常相关的疾病之间的差异较大,护理应个体化处理。

(二) 产后　孤立性的手异常需要儿科、遗传学科和骨科专科医生在新生儿期随访,但产后的即时护理只需常规的方法,分娩一般不需要去三级医疗中心进行。许多手的异常可以进行手术矫正,尤其是孤立性的异常。然而,患有手部异常且合并其他相关异常的胎儿可能分娩时需要额外的支援,具体取决于所合并的异常情况,因此应在三级医疗中心进行分娩,以便及早获得医学遗传学和新生儿亚专科专家的咨询,专家团队可能包括小儿骨科、手外科、心脏内科和心胸外科。

医生须知

数以百计的疾病与手部异常有关,所有这些疾病都会有不同的结局,需要不同的管理策略,从物理治疗或畸形手指矫治到致死疾病的姑息性治疗。怀疑有骨骼异常的胎儿应转诊至具有评估胎儿骨骼专科经验的中心,进行进一步的超声检查和遗传咨询。在许多情况下,应该讨论终止妊娠。根据疾病的不同表现,分子遗传学可作出确诊。产前监护一般常规进行;根据具体病变,可能需要进行系列超声以监测生长,产时和产后的护理是高度个性化的。

参考文献见 *www.expertconsult.com.*

> **要点**
>
> - 数百种疾病与拇指的异常及手的异常有关。
> - 合并存在的其他器官系统的异常为诊断提供了线索。
> - 通过分子基因检测进行诊断在许多病变中已是可能。
> - 发现手异常的胎儿应转诊至具有评估胎儿骨骼专科经验的中心,进行进一步的超声检查和遗传咨询。

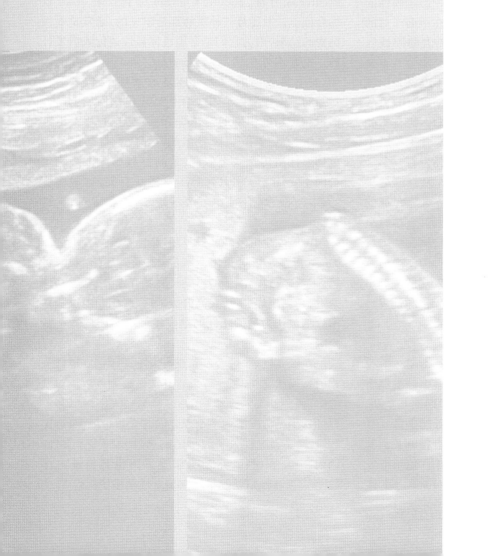

第**5**篇

其他骨骼异常

第62章

颅缝早闭

DEBORAH KRAKOW

陶久志　何碧媛 译,周毓青 审校

一、引言

胎儿颅骨的发育是一个复杂的过程,包括膜内成骨和软骨内成骨。胎儿的头盖骨由骨板组成,骨板是通过致密的纤维组织(称为颅缝)连接在一起,颅缝包括矢状缝、冠状缝、人字缝和额缝(图62.1)。膜性的骨缝使颅骨可以扩张,以适应人类大脑在产前产后的快速生长。骨缝和囟门(骨缝汇聚处更大的膜性区域),对于阴道分娩中正常的头颅变形也是至关重要的。虽然其中一些颅缝在出生的第一年内就开始闭合,但大多数在生后18~24个月前不会开始闭合;颅缝直到成年才完全闭合[1]。颅缝过早闭合,也称为颅缝早闭,导致头颅骨变形,并可能对头颅骨生长产生严重影响,在许多情况下影响大脑的正常发育。

颅缝早闭分为原发性和继发性。原发性颅缝早闭既可以是综合征的一部分,也可以是非综合征的(孤立性颅缝早闭,没有遗传综合征的证据)。颅缝早闭已被描述为150多种遗传综合征的表现之一[2]。产前探测颅缝早闭的目标是使综合征病例在产前有可能得到诊断,并使相关人员了解产前发病的颅缝早闭的潜在围产期并发症,其中包括胎位异常和继发性并发症(如脑积水)的发生率增加[3,4]。

二、疾病概述

(一)定义 颅缝早闭是指一个或多个颅缝缝合线的提早闭合,可能发生在产前、婴儿早期或儿童期。这是一种临床表现,而不是一个诊断,可能是孤立性的,或可能与并发严重后遗症的遗传综合征有关。

(二)发病率和流行病学 颅缝早闭(包括原发性和继发性)的发病率活产中估计为4/10 000[5]。大

约75%的颅缝早闭病例为孤立性的;然而在约25%的病例中发现了其他异常,高度提示是一种遗传综合征[1,6]。超过150种遗传综合征与原发性颅缝早闭有关,包括较常见的Crouzon综合征、Apert综合征、Pfeiffer综合征、Saethre-Chotzen综合征和Muenke综合征[2]。上述每一种疾病都是罕见的,通常是新发突变的结果,因为它们是常染色体显性遗传或散发的。也有例外的情况,如Saethre-Chotzen综合征病例,发生率较高的病例可能是家族性的[7]。5%~10%的原发性颅缝早闭病例中发现了其他结构异常,但没有可精确识别的遗传综合征,主要涉及中枢神经系统、心血管或肌肉骨骼的异常[8]。与其他常染色体显性遗传疾病类似,父亲高龄与成纤维细胞生长因子受体2(FGFR2)的新发突变有关,这些突变导致Apert综合征、Crouzon综合征和Pfeiffer综合征[9]。

可能发生继发性颅缝早闭,原因是头颅变形的压力[10]、母亲或新生儿代谢紊乱(如低磷酸酯酶症,见第51章)或致畸因子的影响。多胎妊娠、甲状腺功能亢进、高钙血症、生活在高海拔地区、吸烟和丙戊酸盐治疗都被认为是孤立性的继发性颅缝早闭的产前危险因素。

在孤立性、非综合征颅缝早闭的病例中,最常受累的是矢状缝(39%~57%),其次是单侧或双侧冠状缝(17%~29%)、额缝(10%~22%)、人字缝(5%~17%),少见情况下为多个颅缝同时受累(<10%)(图62.1)[5]。孤立性矢状缝早闭的男性发病多于女性,约为3∶1,一些研究表明额缝早闭也是男性占多数[11]。孤立性冠状缝早闭则是女性稍多于男性[12]。

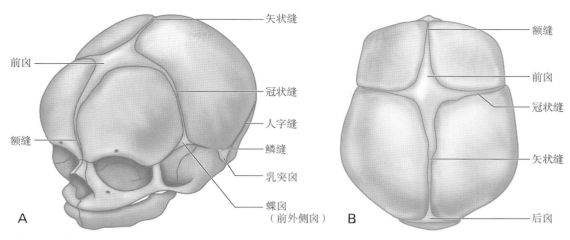

图 62.1 胎儿颅缝位置示意图。

（三）病因、病理生理学和胚胎学 非综合征性颅缝早闭的机制尚不清楚，但我们对其分子机制的研究已经取得了进展。从 1993 年在一个颅缝早闭家族中发现的 *MSX2* 突变开始，已发现 50 多个与颅缝早闭相关的基因[2]。在综合征性颅缝早闭的病例中，常见涉及的基因包括 *FGFR1*、*FGFR2* 和 *FGFR3*。*FGFR2* 编码基因杂合突变是颅缝早闭综合征最常见的原因[2,13]。*FGFR3* 编码基因杂合突变会导致 Muenke 综合征，以及其他可能发生颅缝早闭的疾病（如致死性骨发育不全 II 型和 Crouzon 综合征伴黑棘皮症）[14,15]。编码 *FGFR2* 的基因突变会导致 Apert 综合征、Crouzon 综合征和 Pfeiffer 综合征。与颅缝早闭综合征相关的 *FGFR* 突变导致配体结合增强和受体激活增加[16]。在与 *FGFR1*、*FGFR2* 和 *FGFR3* 无关的颅缝早闭综合征中，Saethre-Chotzen 综合征是由转录因子基因 *TWIST1* 及其结合伙伴之一的 *TCF12* 杂合突变引起的[2]。需要注意的是，颅缝早闭综合征的基因突变可以有不同程度的外显率。

三、疾病表现

（一）临床表现 根据所闭合的颅缝可预判颅骨变形的表现。垂直于早闭颅缝的平面上，颅骨生长受到极大抑制，而平行于受累颅缝的颅骨则进行代偿性扩张，使头颅形态异常夸张。矢状缝闭合导致双侧颞部狭窄，而额骨和枕骨向外鼓起（形成长头形或舟状头）。双侧冠状缝闭合导致一个宽而高的头颅（短头畸形）。人字缝闭合导致与冠状缝早闭相似的短头畸形，但人字缝主要涉及头颅骨的后半部分。单侧冠状缝或人字缝闭合会导致头颅形状不对称（斜头畸形），也可能造成面部不对称。当多个颅缝受到影响时，颅

骨呈现出独特的三叶草外观，也被称为三叶草头，常见于致死性骨发育不全[14]。

虽然大多数颅缝早闭是在婴儿期或儿童早期诊断出来的，但可疑的产前超声表现可提示诊断，且颅缝早闭通常始于妊娠晚期。早发性颅缝早闭的胎儿在妊娠中期可能表现为头颅轮廓异常，在某些颅缝早闭综合征中，还伴有典型的手足畸形。发现异常的颅骨轮廓应及时对胎儿四肢进行更细的评估，以发现可以提示最常见的颅缝早闭综合征（Apert 综合征和 Pfeiffer 综合征）的表现。Apert 综合征的胎儿有不规则的颅缝早闭，导致一个又高又大的前额，以及面中部发育不全（图 62.2 和图 62.3），大多数病例中出现

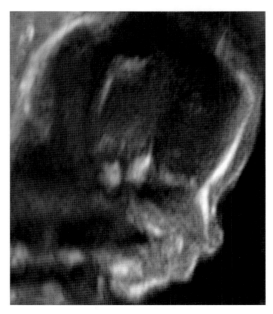

图 62.2 妊娠 24 周 Apert 综合征胎儿的二维超声图，面部矢状面可见前额突出和面中部发育不全。

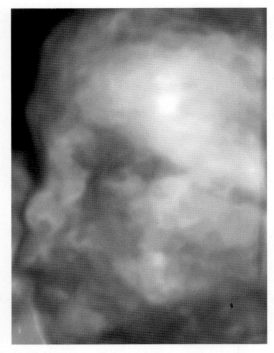

图62.3 妊娠24周Apert综合征胎儿的三维超声图，面部矢状面可见前额突出和圆形鼻。

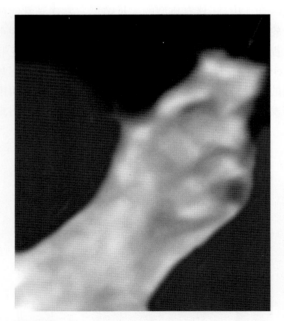

图62.4 一例Apert综合征胎儿手的三维超声；注意三个并指畸形的手指。

手足骨性并指（趾），通常由第2～4指骨并指引起外观像手套样的手（图62.4）。在Pfeiffer综合征中，可以看到不同程度的短指畸形，通常会出现典型的宽的向中间偏曲的拇指或踇趾[17,18]。此外，中枢神经系统异常，包括胼胝体发育不全和脑室扩张，可出现在这

两种综合征[19]。

颅缝早闭综合征患者会出现不同程度的认知功能障碍。总体而言，大约25%的因遗传性颅缝早闭而接受手术的儿童有明显的认知延迟；而合并Apert综合征和Pfeiffer综合征等疾病的儿童中，认知延迟的比例要高得多。在非综合征性单纯颅缝早闭的患者中，更普遍地表现为智商问题和学习障碍，而不是发育迟缓。手术干预（和手术时机）在预防这些并发症中的作用存有争议。

（二）影像学表现

1. 超声表现　横切面图像显示异常的头颅轮廓通常是超声发现颅缝早闭的第一个征象（图62.5）。可能有颞部凹陷（冠状缝早闭）、长头畸形（矢状缝早闭）、斜头畸形（单侧冠状缝或人字缝早闭）或三角头畸形（额缝早闭）。妊娠中期的表现可能很轻微，通常随着孕龄的增长而进展。然而，Pfeiffer综合征Ⅱ型或致死性骨发育不全Ⅱ型妊娠中期就可能表现为三叶草头。这些异常表现通常在妊娠晚期变得更明显。矢状面成像可显示额骨或枕骨突出。冠状面成像可显示短头畸形（双侧冠状缝早闭）、眼球突出，以及面中部发育不全伴眼距过宽[19]。

全面的骨骼检查和仔细检查手足的骨性并指或软组织性并指对于评估最常见的颅缝早闭综合征（Apert综合征，图62.2）是非常重要的。三维或四维超声用于观察颅缝早闭的胎儿一般是有意义的，特别是对面部和四肢的成像。骨缝是容易被三维和四维超声显示的，因此在颅缝早闭的情况下三维和四维超声在划定病变累及部位方面是有用的（图62.6）。

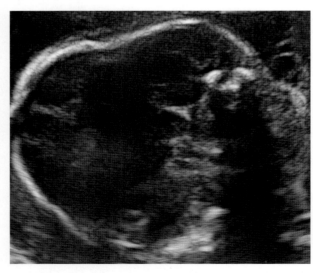

图62.5 一例双侧颅缝早闭综合征胎儿的头颅骨二维超声图。

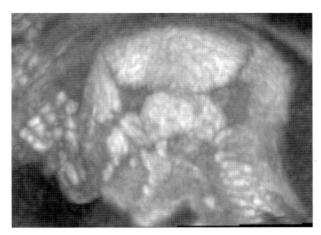

图 62.6 三维超声骨骼模式显示妊娠 20 周时冠状缝和人字缝的正常关系。

2. MRI 表现 胎儿 MRI 可能有助于更精确地描绘骨缝受累情况,同时存在的中枢神经系统异常和手足软组织性并指(趾),所有这些异常如果使用传统超声评估则比较困难[17,20]。产前 CT 也可以被用来描绘这些疾病[18]。

典型特征
头颅形态异常(例如,三叶草头)。

四、影像鉴别诊断

孤立性的头颅形态异常但没有三叶草头时,可见于以下情况:

(1)原发性非综合征性颅缝早闭。

(2)原发性伴综合征性颅缝早闭。

(3)继发性(变形性)斜头畸形。

五、治疗方案概要

(一)产前 产前没有治疗颅缝早闭的方法。疑似骨骼疾病的胎儿应转到具有评估胎儿骨骼专科经验的中心进行超声检查和遗传咨询。探测有无致命的非整倍体、严重和致命的骨骼发育不良(如致死性骨发育不全),以及严重的遗传综合征,应是产前诊断关注的重点。如果超声表现提示非整倍体,或一系列超声表现符合某种病变(如 FGFR2 相关病变),或者胎儿有某种疾病家族史危险因素,则应考虑侵入性产前诊断。对于无家族史的孤立性冠状颅缝早闭,应考虑检测 FGFR3(脯氨酸 250 精氨酸)并应与父母讨论,因为这是最常见的一个相关基因,可能进一步导致感觉神经性听力损失和轻度短指。在某些情况下

应该讨论终止妊娠,特别是存在早发的脑积水或其他颅脑解剖结构异常时。

虽然大多数病例是由散发性、新生的突变引起的,复发风险低;但因可能存在的生殖细胞系镶嵌,其复发风险大于普通人群。在家族性颅缝早闭的病例中,如果致病的突变基因在家族内是已知的,则有可能在产前做出遗传学诊断。

过期妊娠(>41 周 6 天)在颅缝早闭胎儿中也更为常见。颅缝早闭的胎儿中胎头转位延迟较常见,但并没有足够的证据支持或反对尝试外倒转术。在颅缝早闭的胎儿中,较多出现头皮血肿和脐动脉 pH 低,这些都与使用胎头吸引阴道助产有关。鉴于胎儿头颅形态异常是事先可判断的,应谨慎避免在第二产程延长时使用手术助产[4]。剖宫产用于产妇的一般指征,但胎位异常也常常发生。此外,在某些病例中,由于胎头的大小问题可能需要剖宫产。

由于一些其他表型异常,产时发生并发症的可能性增加,入住新生儿重症监护病房的比率增加[4]。由于以上这些原因,建议疑似颅缝早闭的胎儿转诊至三级医疗中心分娩,采用多学科的方法管理并发症。

(二)产后 对于围产期致命的疾病,产后护理通常是支持性的。对于非致死性疾病,产后立即采取的治疗主要也是支持性的,包括气道管理和眼部润滑,以防止眼球严重突出病例发生暴露性角膜病。最重要的治疗方法是手术干预,通常在生后 6 个月内进行,分阶段手术对头颅穹窿进行扩张,以使大脑能够正常生长并预防继发于头颅穹窿限制的颅内压增高和/或脑积水。存在其他表型异常时,需要其他手术干预。

要点
● 胎儿头颅轮廓异常时,应立即仔细检查胎儿骨骼系统,尤其是双手和双足。 ● 三维超声有助于识别受累的颅缝,增加对并指的检出。 ● 颅缝早闭胎儿中,异常胎位和异常头先露的发生率增加。 ● 颅缝早闭最好在有多学科团队的三级医疗中心进行管理。 ● 单发的颅缝早闭最多见于矢状缝,其次依次为冠状缝、额缝和人字缝。

- 一些环境因素(特别是使宫内胎儿头部受限的因子)和基因(单基因突变和染色体异常)可导致颅缝早闭。
- 基因引起的颅缝早闭大多数以常染色体显性遗传为特征,其中约一半由新发突变引起。
- 除了需要认识到颅缝早闭的遗传学基础,重要的是应认识到单基因缺陷更有可能导致多个颅缝早闭以及颅外畸形。
- 颅缝早闭中最常见的突变基因是 *FGFR2*、*FGFR3*、*TWIST1* 和 *EFNB1*。

医生须知

疑似骨骼疾病的胎儿应转到具有评估胎儿骨骼专科经验的中心,进行超声检查和遗传咨询。在明显是孤立性颅缝早闭的病例中,至少20%的病例伴有其他异常。相关的发现可能提供有关潜在致死性的预后线索。在某些病例中可以进行产前诊断。产前护理取决于潜在的病因。剖宫产适用于一般的产科指征,但胎位异常在这些胎儿中是很常见的。产后护理是支持性的,需要一个多学科的方法来管理并发症。

参考文献见 *www.expertconsult.com.*

第63章

内翻足和握拳手

DEBORAH KRAKOW

陶久志　何碧媛 译，周毓青 审校

一、引言

新生儿的先天性挛缩实际很常见，一些类型的挛缩发病率为 $1/200 \sim 1/100$，包括马蹄内翻足、髋关节脱位和多发性先天性挛缩（MCC）[1]。马蹄内翻足是一种足的位置异常。它可能只是位置异常，是一种孤立性的异常；也可能是在许多遗传综合征中出现的大量胎儿异常中的一个表现[2]。由于在子宫内位置不良产生的压力（如长期严重羊水过少、多胎妊娠或臀先露）所引起的内翻足，并不是"真正的"内翻足，出生后可以通过人工按摩足部来矫正。先天性握拳手是MCC综合征的表现之一。有内翻足或握拳手的胎儿，特别是累及一个以上关节的，即使可能的病因是子宫束缚，也需要进行彻底的检查，因为子宫束缚是挛缩（特别是多发性挛缩）的罕见病因[3]。

二、疾病概述

（一）**定义** 内翻足包括了一系列的异常，包括足部固定在跖前屈的位置，以及足底向内旋转[2]（见第64章）。畸形可能是单侧或双侧的，并影响骨、肌肉、肌腱和韧带结构。手法按摩病变部位并不能纠正这个缺陷。握拳手通常指手的姿势不正常，包括手臂、肘、腕和手指位置异常。同样，上肢的骨、肌肉、肌腱和韧带也受累。

（二）**发病率和流行病学** 内翻足在妊娠中的发病率大约为 $1/1000$，更常见于男性胎儿（男女比例为 $2:1$）[4]。在一级亲属中发病率增加。不同种族发生率存在差异；在亚洲人中似乎不常见（$0.5/1000$），在波利尼西亚群岛更常见（新生儿中 $7.5/1000$）[4,5]。

（三）**病因、病理生理学和胚胎学** 许多内翻足的病例，特别是单侧性的，是孤立性病变，与其他结构或遗传异常无关。内翻足通常根据内在或外在因素进行分类。能使正常发育的足变形的外力被认为是内翻足的外部原因，但关于外力对内翻足（特别是双侧内翻足）发生所起作用的重要性存在争议[3]。虽然许多畸形足被认为是孤立性的，但在家族和双胞胎病例的研究中有令人信服的证据表明，先天性内翻足在一级亲属中发病率更高[2]。孤立性的内翻足已被证明是由编码 *PITX1* 基因的杂合性突变引起的，因此可以认为一些孤立性的内翻足病例是由单基因突变引起的，但孤立性的内翻足中单基因病的比率很小[2]。据估计，$20\% \sim 25\%$ 的内翻足与以下病因有关，如 MCC 等综合征、先天性肌病如肌强直性营养不良、脊髓脊膜膨出继发性神经受损、羊膜束带序列，以及染色体综合征[6]。其他增加内翻足风险的病因包括母亲吸烟[2]。关键的是要认识到有 400 多种遗传疾病与先天性挛缩有关，而这些疾病在子宫内的唯一表现可能是内翻足或握拳手。同样重要的是要认识到，MCC 或关节挛缩，是一组高度异质性疾病，可以只影响上肢或下肢，或同时影响上下肢[6,7]。MCC 最常见的形式是肌肉发育不全，占所有病例的 1/3。这是一种散发性疾病，也有特定的自然病史，其潜在的原因尚不清楚，但被认为是起源于血管病变。

三、疾病表现

（一）**临床表现** 产前超声可以识别 $60\% \sim 80\%$ 的内翻足病例[8]。单侧病例中，右侧发病更多见[6]。孤立性内翻足中，一半病例是双侧的。然而，内翻足或握拳手的确切病因在产前是诊断不足的，遗传综合征经常被遗漏[1]。特征性的内翻足表现为前足和中足外展(图63.1),后足内翻,踝内翻呈马蹄状。足部表现为僵直地对着身体中线向内转,像一个持续收缩的足。即使在矫正后,小腿肌肉也经常是发育不全的。肌肉发育不全是关节挛缩综合征的一个亚型,该病的肌肉活检显示正常肌肉组织被脂肪或纤维组织所替代[7]。握拳手伴有手指弯曲和手腕异常,很少表现为孤立性的异常。握拳手可见于染色体异常如18-三体,以及线粒体病和MCC综合征。由于肌肉发育不全引起握拳手的病例常出现肩膀内旋、肘部伸展、前臂内旋、手腕僵硬弯曲(图63.2和图63.3)。与下肢和内翻足相似,握拳手出现肌肉量减少、弯曲皱缩减少,以及受累关节表面呈酒窝样凹陷。

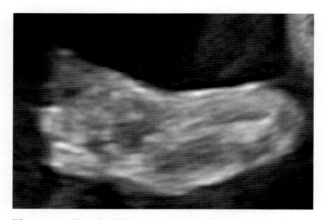

图63.1　二维超声图像显示内翻足的中部外展。

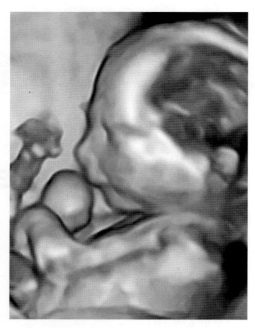

图63.3　一例肌肉发育不全胎儿的三维超声图,显示轻微小下颌、肩膀内旋、肘关节伸展、手腕弯曲。

(二)影像学表现

1. 超声表现　如果持续可见足底和胫骨腓骨在同一平面,产前可确诊(图63.4~图63.6)。可见足的中部外展(图63.1)[8]。对于握拳手或上肢关节挛缩,特别是由于肌肉发育不全所致者,双侧肩膀可以内旋。肘部伸直、手腕弯曲(图63.2和图63.3)。

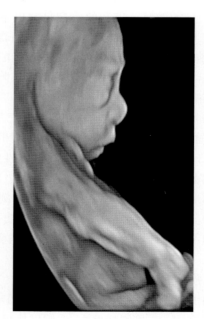

图63.2　一例肌肉发育不全胎儿的三维超声图,显示轻微小下颌、肩膀向内旋转、双腕弯曲。

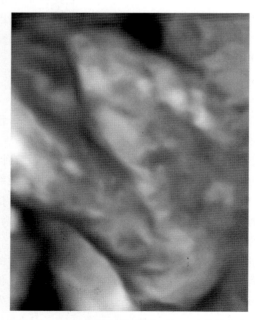

图63.4　单侧内翻足的三维超声,显示踝关节向内侧旋转,踇趾与胫骨下段在同一水平面。

MCC病例包括肌肉发育不全者,在子宫内的活动减少。由于MCC可能由于中枢神经系统异常、肌肉和神经发育异常、结缔组织疾病和骨软骨发育不良导致,因此应彻底检查这些相关的系统。肌肉发育不全是MCC中的一种特殊亚型,与腹裂、部分手指缺失、缩窄环和小于孕龄等发生率增加有关。面部中线上红斑痣("毛细血管扩张斑")常见于肌肉发育不全[7]。

2. MRI表现　MRI适用于诊断马蹄内翻足,尤其是对于复杂性内翻足,MRI还可以探测其他异常,特别是神经系统畸形。但对于超声诊断为孤立性的病例,MRI并没有帮助[9-11]。

四、影像鉴别诊断

　　鉴别诊断包括确定内翻足或握拳手是否是双侧的,是否与任何其他结构畸形相关。肩膀内旋,以及胎龄小,更指向肌肉发育不全[7]。微阵列分析可排除染色体异常,特别是当超声提示为复杂型时。

五、治疗方案概要

　　(一) 产前　怀疑有骨骼异常的胎儿应被转诊至具有评估胎儿骨骼疾病专科的中心,进行超声检查和遗传咨询。产前没有可选的治疗方案。超声表现与内翻足的严重程度相关性较差,不能用于咨询父母产后各种治疗成功的可能性。如果内翻足为孤立性的,分娩的方式和时机不变,不需要去三级医疗中心进行分娩。如果一级亲属中有孤立性的或双侧内翻足的病史,提示这次发现的可能是孤立性的。除内翻足以外有复合畸形的胎儿(伴或不伴握拳手)有较高的剖宫产率[12]。

　　(二) 产后　位置因素造成的内翻足由于是外力所致变形,通常可以通过单独的足部按摩恢复正常。大约10%的病例属于这一类[13]。与综合征、结构畸形或神经肌肉疾病无关的先天性内翻足,最常通过石膏和支具固定方法("Ponseti法",由Ponseti提出的一种非手术治疗方法)来处理。注射A型肉毒杆菌毒素(保妥适),在一些病例中可以作为一种辅助治疗。需要手术干预的比例变化较大,平均约为46%[14]。保守治疗失败的患者需要在孩子开始行走之前手术。手术干预,通常为单次手术,效果良好且可恢复行走能力。遗传综合征或更复杂病因的MCC需要一个专业的医生团队进行追踪管理。

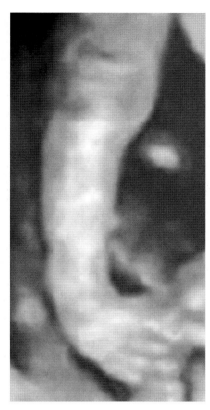

图63.5　三维超声骨骼模式,显示内翻足的蹈趾与胫骨在同一平面。

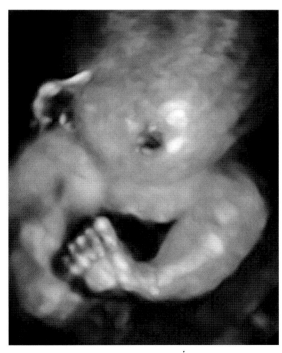

图63.6　三维超声显示双侧的位置固定的内翻足。

医生须知

　　疑似骨骼异常的胎儿,包括内翻足和握拳手,应转诊至具有评估胎儿骨骼专科知识的中心进行超声检查和遗传咨询。存在双侧内翻足或其他畸形增加了潜在的遗传综合征的可能性,需要进行产前的诊断性基因检测。如果内翻足是孤立性的,分娩方法和时机不变,不需要在专门的中心进行分娩。然而,如发现存在其他结构或遗传学异常意味着需要向专家进行产前咨询,以确定是否应该去三级医疗中心分娩。

要点

- 超声通过对胎儿足和小腿的评估可以成功检出 $60\%\sim80\%$ 的内翻足。
- 如果有内翻足,足底与胫骨腓骨在同一超声平面可见,足处于外翻状态。
- 当发现或怀疑有内翻足时,需要对胎儿解剖结构进行彻底的超声评估,包括对所有四肢进行评估。
- 由于染色体异常在复杂性内翻足中发生率增加,产前应提供微阵列分析。
- 存在其他畸形,增加了潜在的基因异常的可能性。
- 存在双侧内翻足、上肢位置异常或其他畸形时,胎儿的结局要复杂得多,属于 MCC 综合征的异质类型。
- 对于大多数能够正常生长至足月的孤立性内翻足的患儿,其结局通常是极好的,但孤立性内翻足的确定是基于产后诊断的[15]。

参考文献见 *www.expertconsult.com.*

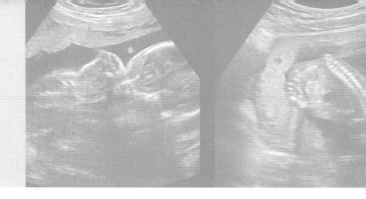

第64章

马蹄内翻足

STEPHANIE MARTIN

陶久志　何碧媛 译,周毓青 审校

一、引言

马蹄内翻足是一种足的位置异常。它可能只是位置异常,或是先天性的(孤立性的),或是综合征的一部分。因在母体子宫内位置不良产生的压力(如长期严重羊水过少、多胎妊娠或臀先露)导致的马蹄内翻足,不是"真正的"内翻足,可以通过手法按摩足部来矫正。

二、疾病概要

(一)定义　马蹄内翻足是一种足部畸形,其足部固定在跖前屈的位置,足底向内旋转。畸形可能是单侧或双侧的,并影响骨、肌肉和韧带结构。手法摩并不能纠正这个缺陷。

(二)发病率和流行病学　马蹄内翻足在妊娠中发生率为1/1000～3/1000,更常见于男性(男女比例为2∶1)。不同种族发生率存在差异;在亚洲人中(0.5/1000)似乎不常见,在波利尼西亚人和新西兰毛利人中(6/1000～7/1000)更常见[1-3]。

(三)病因和病理生理学　大多数足内翻是孤立性的和特发性的,与其他结构或遗传异常无关。马蹄内翻足通常根据内在或外在的原因进行分类。内翻足的内在原因包括遗传性疾病、神经肌肉疾病和其他综合征(表64.1)。外部原因是能使正常发育的足部变形的外力(表64.2)。本章主要讨论内翻足的内在原因。

三、疾病表现

(一)临床表现　产前超声可以识别80%的内翻足病例,最早在妊娠早期末发现[4,5]。大约30%～60%

表64.1　造成内翻足的内在原因

染色体异常
常染色体三体(如18-三体)
三倍体
性染色体异常(如47,XXY、47,XXX、47,XYY)
微缺失/微重复[如dup(3q)]

遗传综合征
Pena-Shokeir 综合征
Meckel-Gruber 综合征
Smith-Lemli-Opitz 综合征
Larsen 综合征
Roberts 综合征
TARP 综合征(马蹄内翻、房间隔缺损、罗班序列征和持续性左上腔静脉)
Lambert 综合征

骨骼发育不良
肢体弯曲发育不良
点状软骨发育不良
扭曲性骨发育不良
软骨外胚层发育不良(Ellis-van Creveld 综合征)
骨发育不全症
Nievergelt 综合征(肢中骨发育不良)

神经肌肉疾病
先天性关节弯曲
肌强直性营养不良
脊髓性肌萎缩

神经异常
神经管缺损
前脑无裂畸形
积水性无脑

表64.2 造成内翻足的外部原因
羊水过少
臀位
多胎妊娠
子宫肌瘤
羊膜带

的病例是双侧的。单侧性病例中,右侧发病更多见[6]。如果内翻足是孤立性的,潜在染色体异常的可能性很低(1.7%～3.6%)[7],然而有报道称4%～19%的胎儿在妊娠后期或出生时才会发现一些其他异常[8,9]。许多与畸内翻足相关的核型异常是性染色体异常(如47XXY),与母亲的年龄无关[7]。单侧与双侧内翻足相比,染色体异常的风险并无差异。微阵列分析的增加可能会增加侵入性产前检测的使用,但内翻足复杂的遗传模式表明,它很少由于单个基因突变而发生[10]。

（二）影像学表现

1. 超声表现　如果足部的足底与胫骨腓骨持续在同一平面上可见,则产前可确认诊断。内翻足可以在妊娠早期(图64.1)和妊娠中期(图64.2)被发现。三维或四维超声在评估胎儿骨骼异常方面是有用的,尤其在四肢的成像方面(图64.3和图64.4)。

2. MRI表现　MRI可用于评估胎儿的骨骼异常[11]。然而,费用、对患者不便及缺乏经验限制了MRI的使用。

四、影像鉴别诊断

需要和其他足部异常鉴别诊断(例如,摇椅足)。

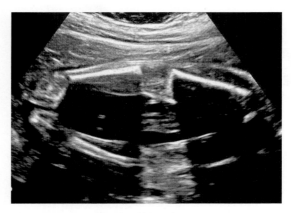

图64.2　妊娠29周,胎儿单侧内翻足(孤立性)。可见足底平面和小腿的长骨在同一超声切面上。

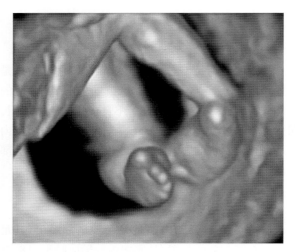

图64.3　三维超声检查显示双侧内翻足。

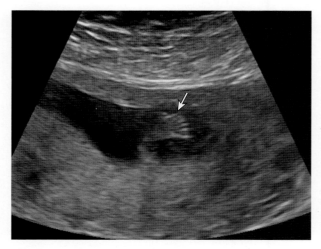

图64.1　妊娠12周,胎儿内翻足(箭头)。

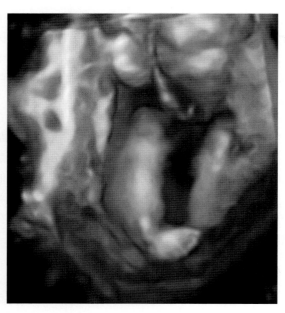

图64.4　三维超声显示单侧内翻足。

五、治疗方案概要

（一）产前　怀疑有骨骼异常的胎儿应转诊到具有评估胎儿骨骼专业经验及可以提供遗传咨询服务的中心。产前没有治疗方案可供选择。

超声表现与内翻足的严重程度相关性较差，不能用于咨询父母产后各种治疗成功的可能性。如果是孤立性的畸形足，分娩方式和时间不变，不需要在三级医疗中心进行分娩。

（二）产后　位置因素导致的内翻足是由于外力所致的变形，通常可以通过单独的足部按摩恢复正常。大约 10% 的病例属于这一类[9]。与综合征、结构畸形或神经肌肉疾病无关的先天性内翻足，最常通过石膏和支具固定方法（"Ponseti 法"）来处理。注射 A 型肉毒杆菌毒素（Botox，一种药品商标名），在一些病例中可以作为一种辅助治疗。需要手术干预的比例变化较大，平均约为 46%[9,12,13]。保守治疗失败的患者需要在孩子开始行走之前手术。手术干预通常为单次手术，效果良好且可恢复行走能力。

医生须知

　　疑似骨骼异常的胎儿应转到具有评估胎儿骨骼专业经验的中心，进行超声检查和遗传咨询。存在其他异常增加了潜在遗传综合征的可能性，这将促使对产前诊断性的基因检测进行讨论。如果畸形足是孤立性的，分娩方式和时间不变，不需要在专门的中心进行分娩。然而，如发现存在其他结构或遗传学异常时，需要向专家进行产前咨询，以确定是否应该转诊至三级医疗中心分娩。

要点

- 超声对胎儿足和小腿的评估可以识别 80% 的内翻足。
- 如果有内翻足，则超声可见足底与胫骨腓骨在同一个平面上。
- 当发现或怀疑有内翻足时，对胎儿解剖结构进行彻底的超声评估是必要的。
- 孤立性内翻足的胎儿发生染色体异常的风险很低，然而在随后的超声检查或分娩时，4%～19% 的最初怀疑为孤立性内翻足的胎儿可能发现其他相关的异常。
- 其他异常的存在增加了存在潜在基因异常的可能性，应对这些患者提供羊膜腔穿刺术。
- 大多数孤立性内翻足（单侧或双侧）的患儿，预后是极好的。

参考文献见 *www.expertconsult.com*.

第 **8** 部分

头部和颈部

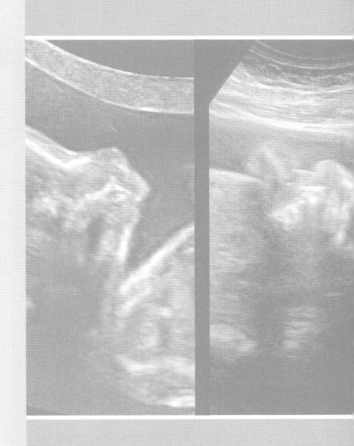

第 **1** 篇

面部畸形

第65章

唇腭裂

OLGA GÓMEZ | BIENVENIDO PUERTO

焦骏杰　龚菁菁　译，周毓青　审校

一、引言

唇腭裂包括唇裂（cleft lip，CL）、腭裂（cleft palate，CP）和两者皆有（cleft lip and palate，CLP），是一组影响唇和口腔的疾病，也是在新生儿中可诊断的最常见的颅面部畸形。它可以是累及多个器官的综合征的一部分，也可以是单发的畸形。

二、疾病概述

（一）定义　唇腭裂包括所有累及上唇的缺损，这种缺损可以延伸或不延伸至牙槽嵴或原发腭，累及或不累及硬腭或继发腭。根据缺损所在部位位于单侧、双侧或正中进行分类。缺损发生的特定位置对于评估相关畸形的风险和产后结局非常重要。

（二）发病率和流行病学　唇腭裂的发生率在活产中为 $1/1\,000\sim1/700$，存在种族和地理差异；非洲裔美国人中发病率最低，高加索人（白种人）中为中等，美洲原住民（北美印第安人）和亚洲人中最高。唇腭裂各类型的发病率各不相同：活产中 CL 和 CLP 的发病率为 $3.4/10\,000\sim22.9/10\,000$，单纯的 CP 发病率为 $1.3/10\,000\sim25.3/10\,000$[1]。

CL 和 CLP 分别为 200 多种和 400 多种遗传综合征的特征性表现之一。其中 $15\%\sim45\%$ 的唇腭裂合并有其他畸形、遗传综合征及染色体畸形[2-6]。

（三）病因、病理生理学和胚胎学　唇腭裂的病因是多因素导致的。流行病学和实验数据表明，唇腭裂受各种环境风险因素的影响，特别是孕妇在妊娠早期暴露于这些环境风险因素中，如吸烟、酒精、营养不良、病毒感染、医用药物和致畸物。有计划的妊娠时发生唇腭裂等缺损的风险较低，与上述观点

是一致的[1]。

由于唇和原发腭的发育和继发腭的发育有不同的起源，因此唇腭裂可以细分为不同的亚型（图 65.1～图 65.5）：

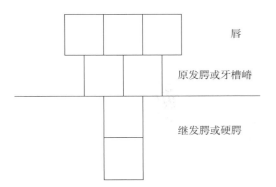

图 65.1　正常的唇和腭的示意图（根据 Kernohan 的图进行修改）。

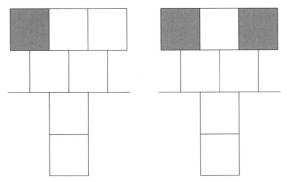

图 65.2　单侧和双侧唇裂的示意图。注意原发腭和继发腭是正常的。

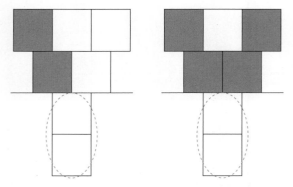

图 65.3 单侧和双侧唇腭裂示意图。原发腭受累,缺损延伸到或不延伸至继发腭。

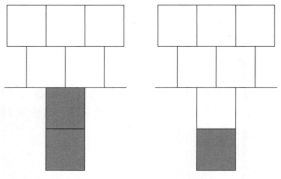

图 65.4 单纯腭裂示意图。唇和原发腭正常,仅硬腭有缺损且可以仅累及其后半部分。

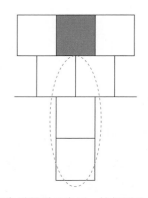

图 65.5 正中唇腭裂示意图。缺损累及上唇和上颚的中央部分。

1. 单纯 CL 占唇腭裂的 25%。只有唇部侧方受影响,缺损可以是单侧或双侧的。

2. CLP 占唇腭裂的 50%,主要累及口唇和原发颚,是一种侧方的缺损,可以是单侧或双侧的。

3. 单纯 CP 占唇腭裂的 25%。仅继发腭受影响。这种亚型在产前很少被诊断出来。

4. 正中唇腭裂(MCLP) 占唇腭裂的 1% 以下。MCLP 在病因学上与侧方的唇裂和/或唇腭裂完全不同,被认为是一种中线结构缺陷。MCLP 常常与大脑和面部的其他中线异常有关,并且染色体异常的风险非常高。

三、疾病表现

(一)临床表现 单侧的唇腭裂比双侧的更常见(分别为 75% 和 25%)。75% 的单侧病例和 90% 的双侧病例都合并腭裂。

如前所述,15%~45% 的胎儿唇腭裂与其他畸形有关。在双侧唇腭裂、单纯腭裂和那些合并其他畸形的病例中,染色体异常的风险更高。2%~7% 的唇腭裂可能与遗传综合征有关[1-6]。

唇腭裂的预后取决于缺损延伸的范围(缺损累及腭的范围)及合并的其他畸形。唇腭裂对患者的语言、听力、外观和心理造成影响,可导致患者在健康和社会融入方面较长期的不良后果。一般来说,患儿从出生到成年都需要多学科的治疗,其一生中与该疾病相关的患病率亦会增加。

(二)影像学表现

1. 超声表现 妊娠 13~14 周时经腹部超声和稍早的经阴道超声可以显示胎儿面部软组织时,唇裂和唇腭裂就有可能被诊断[7,8]。可以通过面部下半部分的不同切面(图 65.6)进行诊断,显示唇和/或腭的中断或不连续。口腔的斜冠状面对于诊断和确定缺损是单侧还是双侧至关重要。上颌骨水平的横切面会有助于确定前腭的完整性或受累程度(图 65.7 和图 65.8)。如果唇裂不合并腭裂,则牙槽嵴完整,上颌骨无异常。相反,如果缺损累及骨结构,在口腔和鼻腔之间可发现异常的相通之处。需要注意的是,单侧唇裂和唇腭裂的正中矢状面显示正常,因为缺损位于另一侧边。双侧唇腭裂具有其特有的表现,即中线处软组织突起并悬垂于人中下(图 65.9)[9]。

一些学者提出可以使用彩色多普勒功能观察胎儿吞咽过程中是否有羊水流过腭(图 65.10)。

由于周围结构的声影和舌的存在,评估继发或硬腭是非常困难的。一般来说,胎儿单纯腭裂很难被识别出来。如果有三维超声和 MRI,可以帮助评估硬腭[10-14]。据报道,通过一种二维超声成像的新技术可以显示悬雍垂和软腭[15]。该研究在 667 例妊娠 20~25 周的胎儿中,通过咽部的矢状面或冠状面在 91% 的胎儿中显示了正常悬雍垂的典型超声表现("等号征"),从而在这些胎儿的常规检查中排除了腭裂。

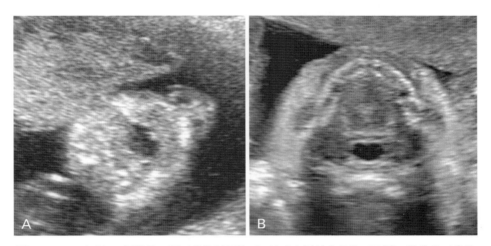

图 65.6 　(A)妊娠 21 周胎儿口唇正常的斜冠状面。注意上唇是完整的;(B)同一胎儿的正常的横切面,显示正常的牙槽嵴和硬腭后部。

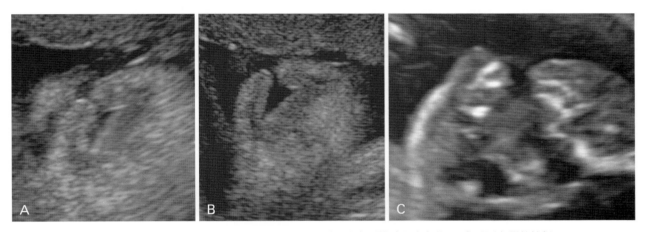

图 65.7 　(A、B)胎儿左侧唇裂的斜冠状面;(C)该切面可显示腭裂。注意牙槽嵴是中断的,证实了原发腭的缺损。

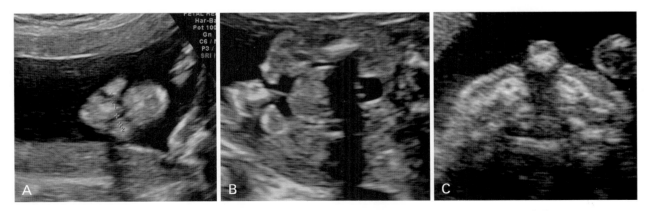

图 65.8 　(A、B)胎儿双侧唇腭裂的斜冠状面;(C)横切面显示腭裂。注意牙槽嵴是中断的,证实了原发腭的缺损。

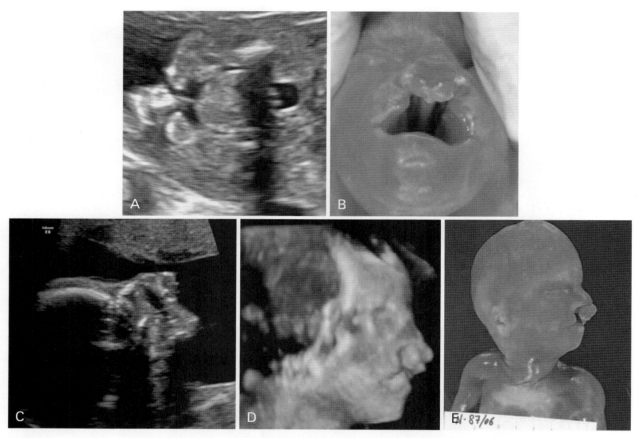

图 65.9　（A、B）胎儿双侧唇裂的斜冠状面；（C～E）同一胎儿的二维超声矢状面和三维超声容积渲染矢状面图，显示继发于双侧唇腭裂的人中部外突的软组织团块。

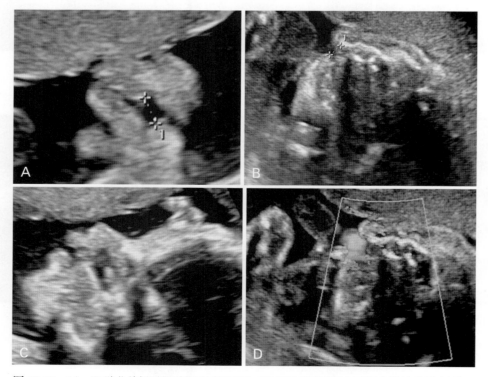

图 65.10　（A～C）胎儿单侧唇腭裂的不同切面观；（D）能量多普勒证实了原发腭的受累，因其显示了羊水通过腭的缺损处流入。

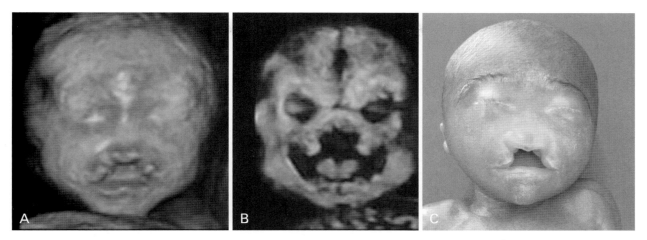

图 65.11 （A、B)胎儿正中唇腭裂的三维超声渲染图和多平面成像图,显示一个中央部位的唇腭裂(MCCP)。此缺损影响了所有的中线结构,注意胎儿没有正常的鼻;(C)产后相关图像。

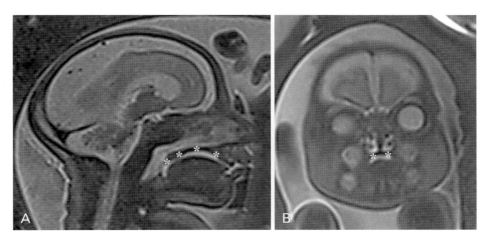

图 65.12 （A、B)MRI T2 矢状位和冠状位,显示一例妊娠 30 周胎儿的正常腭(星号所示)。

在 MCLP 中,缺损是中央性的、位于唇的正中(图 65.11)。如前所述,这种缺损是一种中线结构异常,几乎总是和其他中线结构畸形(不同类型的前脑无裂畸形、眼眶改变和鼻异常)相关[9]。

2. MRI 表现　MRI 有助于评估胎儿的硬腭(图 65.12)[13],在妊娠后期更为敏感。因此在一些有家族史或个人史的高风险的特殊病例中,可考虑作为一种补充的诊断工具。

3. 其他检查方法　三维超声重建有助于评估缺损的累及程度[16,17]并有助于与患儿双亲的沟通(图 65.13 和图 65.14)。

典型特征

- 面部斜冠状面显示上唇的单侧、双侧或正中位置的回声中断。
- 横切面显示上牙槽嵴回声中断。

四、影像鉴别诊断

(1) 羊膜带综合征造成的胎儿面部缺损。

(2) 位于口面部区域的肿瘤易被误诊为双侧唇腭裂。肿瘤的回声特征及对上唇的准确评估有助于明确诊断。

五、治疗方案概要

(一) 产前　目前对唇腭裂没有产前治疗的方法。已有报道在动物模型中进行唇腭裂的宫内矫治,但若在人类中进行此类矫治、风险远大于收益。产科的管理无需改变,但建议转诊至多学科管理团队。计划分娩的医院应当能提供有助于喂养的特殊乳头。

(二) 产后　在发达国家内部和发达国家之间,治疗方案均可能存在显著差异。产后护理是当务之急,如喂养和呼吸道问题。初次唇修复通常可在出生后3 个月进行,腭修复通常在出生后 6 个月进行。通常还需要进行一些额外的手术、语言训练和牙齿正畸治疗。

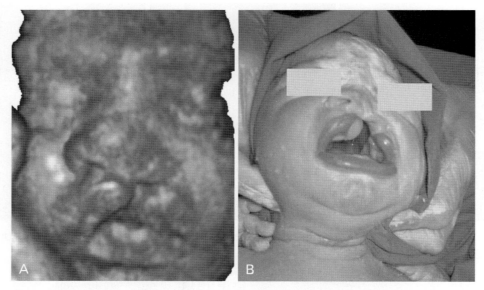

图 65.13   (A)妊娠 28 周左侧唇腭裂胎儿的三维超声渲染图像;(B)分娩后新生儿。

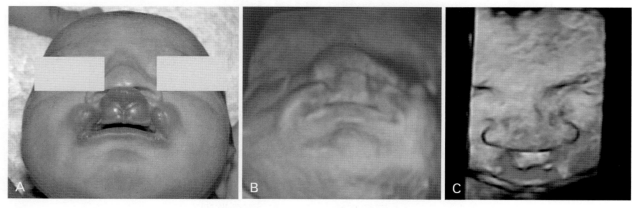

图 65.14   (A)双侧唇腭裂新生儿;(B、C)胎儿期妊娠 31 周时的三维超声渲染图像。

医生须知

- 存在这种畸形的情况下,产科管理不应进行改变,但建议将胎儿父母转诊至多学科管理团队。
- 应考虑进行羊膜腔穿刺术,包括比较微阵列基因组杂交,并对其他结构畸形(15%～45%的概率)和遗传综合征(2%～7%的概率)进行仔细的评估。
- 再发风险取决于缺损的亚型(腭裂更高)、是否存在遗传综合征,以及家族中是否存在其他相关病例。

要点

- 唇腭裂是最常见的颅面部畸形。
- 胎儿并发相关畸形和遗传综合征的风险较高。
- 孤立性患者总体预后良好。

参考文献见 *www.expertconsult.com.*

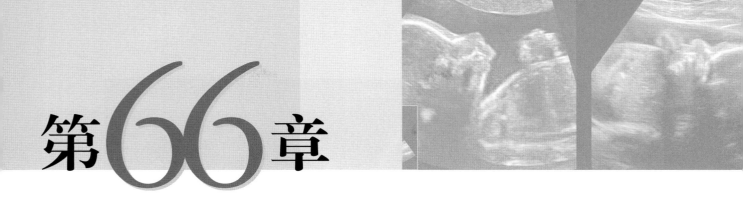

第66章

眼眶异常:眼距过宽和眼距过窄

ELISENDA EIXARCH|BIENVENIDO PUERTO

焦骏杰　龚菁菁 译,周毓青 审校

一、引言

眼眶可以在妊娠 10~12 周时通过经阴道超声辨别[1]。在超声检查中,眼眶表现为圆形的无回声结构,其内的晶状体表现为小的圆形无回声结构。在正常发育过程中,眼的结构最初位于头部的两侧,随后逐渐向中线位置移行,直到达到其最终位置。胎儿很少被诊断出眼眶的畸形。然而,眼眶的畸形与染色体畸形和非染色体畸形高度相关。

二、眼距过宽

(一)定义　眼距过宽的定义是眼间距(interocular distance,IOD)高于第 95 百分位数。

(二)发病率和流行病学　这是一种非常罕见的表现。

(三)病因和病理生理学　有三种不同的机制被认为是造成这种畸形的原因:①原发性眼部移行受阻;②由于中线区肿物的存在导致移行的继发性受阻,肿物机械性地阻止了眼部移行的过程;③颅骨的异常发育和生长[2]。

(四)疾病表现

1. 临床表现　眼距过宽很少与染色体畸形相关,但与非染色体异常的综合征高度相关[2],主要见于面部、中枢神经系统(CNS)或颅骨的畸形。表 66.1 列出了一些在宫内可以检测到的综合征。孤立性眼距过宽非常罕见,因此为了检出相关的畸形或染色体异常,有必要进行针对解剖结构的详细扫查和染色体核型分析。该疾病的预后取决于是否存在潜在的综合征或相关的畸形。

表66.1	与眼距过宽相关的非染色体异常综合征
与眼距过宽相关的畸形	**综合征**
前脑膨出、正中唇裂、鼻裂尖头畸形、巨舌畸形、并指畸形、颈椎融合、肾脏畸形和心脏畸形	额鼻发育不良综合征阿佩尔综合征(Apert综合征)
白内障、小头畸形、胼胝体发育不全、严重小脑发育不全、小颌畸形、短肢、并指、关节挛缩、早发型胎儿生长发育迟缓和羊水过多	Neu-Laxova 综合征

2. 影像学表现

(1)超声表现:超声是通过眼眶的横切面(从侧面或前面扫查的途径获得)上测量 IOD 来进行诊断的。眼眶的测量并不是常规项目,但当怀疑眼眶有异常时就应进行测量。眼眶的横切面在双顶径切面稍向下一点,超声上比较容易评估。眼的直径,眼间距和眼外距可在侧切面或冠状面上测量。此外,腹面观可用于观察眼内软组织、晶状体和眼眶后壁(图 66.1)。妊娠早期、妊娠中期和妊娠晚期的眼部测量值已有报道。测量眼距在诊断中度眼距过宽中特别有帮助(图66.2),而对于严重的、非常明显的病例,可能没必要进行眼部的生物学测量了。

(2)MRI 表现:眼眶可以通过 MRI 来评估,眼部生物学测量参数的正常值范围也已有报道[5,6]。特别是当超声无法确诊时,MRI 测量眼眶可以提供正常或异常的补充信息[5]。此外,胎儿 MRI 可能有助于

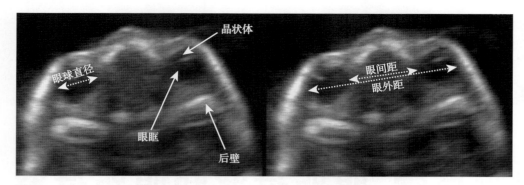

图 66.1　眼眶正常解剖及眼部生物学测量,包括眼球直径、眼间距和眼外距。

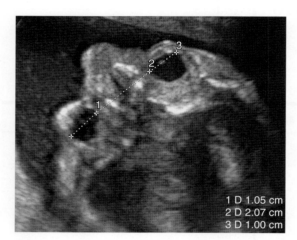

图 66.2　一例妊娠 21 周尖头畸形的胎儿合并眼距过宽。1D,右眼直径;2D,眼间距;3D,左眼直径。

发现其他相关的畸形[7]。

三、眼距过窄

（一）**定义**　眼距过窄的定义是 IOD 低于第 5 百分位数。

（二）**发病率和流行病学**　这是一种罕见的畸形。

（三）**病因和病理生理学**　面部中线结构的发育与前脑的发育密切相关[8]。眼距过窄最常见的原因是面部结构迁移的缺陷,通常与前脑在胚胎期中线发育缺陷而造成的前脑无裂畸形有关。

（四）**疾病表现**

1. **临床表现**　单发的眼距过窄极为罕见。80％的病例与前脑无裂畸形有关[9]。此外,眼距过窄可能与小头畸形[10]和梅克尔-格鲁伯综合征[11]（Meckel-Gruber 综合征,包括枕部脑膨出、囊性肾发育不良,以及与颅面部、中枢神经系统、胃肠道畸形有关的轴后多指畸形)有关。眼距过窄也与染色体畸形高度相关,最常见的是 13-三体综合征[12],因此必须进行染色体核型分析。同时还应对以中枢神经系统为主的胎儿解剖结构进行仔细的超声检查,来确认有无前脑无裂畸形或其他相关畸形。由于 13-三体综合征死亡率高,前脑无裂畸形智力发育严重迟滞,该类胎儿预后通常很差。

2. **影像学表现**

（1）超声表现:超声诊断应该通过眼眶横切面（从侧面或前面扫查的途径获得)IOD 的测量确立（图 66.3）。

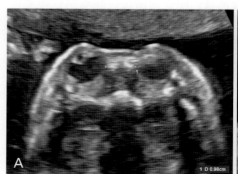
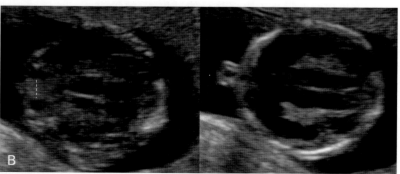

图 66.3　（A）一例妊娠 24 周中度眼距过窄的胎儿,表现为眼间距减小、前脑无裂畸形和无鼻畸形;（B）一例妊娠 13 周重度眼距过窄的胎儿,伴有无叶型前脑无裂畸形、小眼畸形和喙鼻。虚线为 IOD 的测量。

（2）MRI 表现:与眼距过宽的评估一样,MRI 对眼眶的测量可以提供补充信息,尤其是当超声不能确诊时[5]。由于与前脑无裂畸形的高度相关性,胎儿 MRI 对于评估颅内结构很有帮助,尤其是在超声检查显示不清的情况下[13]。

（五）治疗方案概要 产后:单发的眼距过宽影响外观,可以通过手术矫正的手段来解决[14]。

医生须知
眼眶畸形是一种罕见畸形。但这种畸形常常与染色体异常和非染色体异常的综合征有关。

要点
● 诊断眼距过宽和眼距过窄需要通过测量 IOD 来确诊。 ● 眼距过宽与非染色体畸形的综合征高度相关。 ● 眼距过窄与前脑无裂畸形和 13 - 三体综合征高度相关。

参考文献见 *www.expertconsult.com.*

第67章

后鼻孔闭锁

FATIMA CRISPI | BIENVENIDO PUERTO

焦骏杰　龚菁菁　译，周毓青　审校

一、引言

先天性后鼻孔闭锁是一种非常罕见的畸形，是由于口鼻膜不能破裂而导致的[1,2]。后鼻孔闭锁在产前很少被诊断，一般需要在产后进行复查才能确诊[2]。而且，这种畸形通常是在胎儿存在鼻畸形，且合并了其他畸形的情况下才会被怀疑。

二、疾病概述

（一）定义　后鼻孔闭锁是指后鼻孔的先天性闭塞。

（二）发病率和流行病学　后鼻孔闭锁是一种罕见畸形，据估计患病率在活产儿中为 0.5/10 000～3/10 000[1]。

（三）病因、病理生理学　后鼻孔闭锁是由于在胚胎发生的早期，鼻窝和口窝之间的壁没有破裂而造成的[1-3]。过去，90%的闭锁被认为是骨性闭锁，而其余 10%是膜性闭锁。最近的文献表明，膜性-骨性混合型闭锁更常见，发生率高达 70%。后鼻孔闭锁可以是单侧性或双侧性的；在单侧性的病例中，这种畸形可能直到新生儿早期才能被发现。约 50%的后鼻孔闭锁病例合并其他一些畸形，其中一些表现为已知的综合征，包括 CHARGE 综合征（特征为眼的缺损、心脏畸形、后鼻孔闭锁、发育迟缓、生殖器发育不良和耳畸形）、9p 单倍体、克鲁宗综合征（Crouzon 综合征，遗传性家族性颅面骨发育不全）和马歇尔-史密斯综合征（Marshall-Smith 综合征）[1-4]。当后鼻孔闭锁不合并其他畸形时，可能是受多因素影响的结果；然而，在一些患者中也表现出了该畸形具有隐性或显性遗传的特征[1,5]。也有报道提出后鼻孔闭锁与宫内接触甲巯咪唑有关[6,7]。后鼻孔闭锁本身的临床意义不大，其预后取决于潜在的综合征。

三、疾病表现

（一）临床表现　后鼻孔闭锁通常在出生后才会出现临床症状并被确诊[2,3]。双侧后鼻孔闭锁可表现为新生儿的呼吸窘迫，因为婴儿需要靠鼻呼吸。另一个问题是无法插入鼻胃管。单侧的后鼻孔闭锁可能在出生后较晚才有临床表现，也可能没有症状，或仅表现为鼻漏。

（二）影像学表现

1. 超声表现　产前超声诊断的后鼻孔闭锁很少，文献报道的病例也极少。如果在产前发现存在鼻畸形，特别是鼻中隔偏曲或只有单个鼻孔，则可怀疑后鼻孔闭锁的可能（图 67.1）[3-6]。

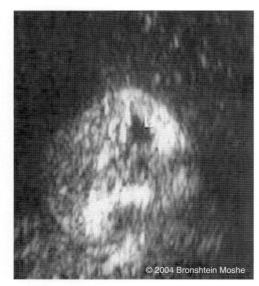

图 67.1　产前超声显示冠状面上单个气球样鼻孔。（图片来源：http://thefetus.net）

2. MRI 表现 产后 MRI 和 CT 是影像学诊断后鼻孔闭锁的金标准。其特征是单侧或双侧的鼻后部变窄并伴有闭塞(图 67.2)[3,8]。

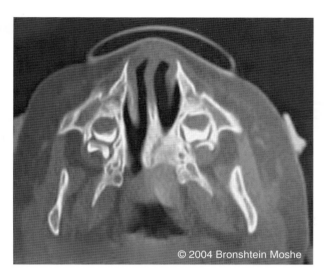

图 67.2 出生后 MRI 确诊了单侧后鼻孔闭锁。(图片来源: http://thefetus.net)

四、治疗方案概要

(一)产前 目前没有宫内治疗的方案。

(二)产后 可以在口腔中插入口腔通气管暂时缓解呼吸窘迫的症状。唯一有效的治疗方法是手术,通过在闭锁处打孔来建立鼻咽气道,从而矫正畸形。目前已有多种手术方式被提出用于治疗后鼻孔闭锁。鼻内镜技术通常是首选技术,该技术长期并发症和狭窄发生率低(12%)[3,8]。

医生须知

后鼻孔闭锁是一种罕见的畸形,由先天性后鼻腔闭塞引起。

要点

- 后鼻孔闭锁常与一些疾病综合征有关。
- 通常是在产后才能诊断。
- 产前如果发现鼻畸形,应怀疑是否存在后鼻孔闭锁。

参考文献见 *www.expertconsult.com*.

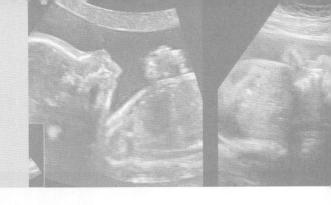

第68章

小颌畸形和下颌后缩畸形

MAGDALENA SANZ-CORTÉS│OLGA GÓMEZ│BIENVENIDO PUERTO

焦骏杰　龚菁菁　译，周毓青　审校

一、引言

在众多遗传因素和不良环境因素引起的畸形中，胎儿下颌骨是畸形常见的发生部位。当超声检测到胎儿下颌骨异常时，医生应继续寻找胎儿有无其他解剖结构畸形，因为两者常常是关联的。

二、疾病概述

（一）定义　下颌后缩畸形是指以下颌骨发育异常为特征的一种面部畸形，下颌骨位置相对于正常位置的上颌骨有明显后缩（图 68.1）[1]。小颌畸形是指以下颌发育不全为特征的一种面部畸形，形成一个后缩的小下颌（图 68.2）[1,2]。

（二）发病率和流行病学　胎儿小颌畸形的发病率为 1/1000 新生儿。小颌畸形的胎儿常伴有下颌后缩畸形，但下颌后缩畸形的胎儿可以不伴有小颌畸形[2]。

（三）病因和病理生理学　下颌骨发育不全的病因尚不清楚[3]。它可能由下颌骨位置畸形、内在性的生长异常或结缔组织疾病引起[3]。研究者一直在试图阐释为什么胎儿小颌畸形与不同的综合征有关。下颌骨不同解剖结构的协同发育及下颌骨的整体发育，均受多种因素的调节，如胎儿咀嚼肌的活动、舌的发育、下牙槽神经及其分支的生长，以及牙齿的发育和迁移。由于胎儿下颌骨的正常发育是一个多因素作用的过程，咀嚼肌或神经的发育不良可能导致下颌骨发育不全。此外，下颌形成失败使舌向上移位，从而阻止外侧腭板向内侧迁移和中线融合，这也是小颌畸形与腭裂高度相关的原因[3]。

下颌骨的正常发育过程可能被遗传或环境因素（染色体和非染色体相关综合征）（表 68.1）所扰乱。在一些神经肌肉疾病中，颞下颌关节固定挛缩而引起

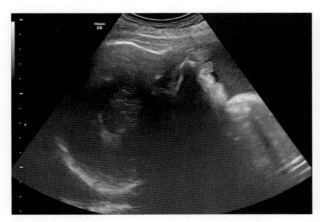

图 68.1　一例妊娠晚期下颌后缩畸形胎儿的面部侧面二维超声图。显示下颌后缩但大小正常。

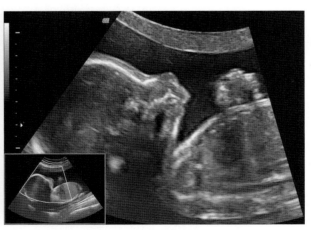

图 68.2　一例小颌畸形胎儿的面部侧面二维超声图。显示下颌骨明显发育不全并后移。

表 68.1　胎儿小颌畸形的相关临床表现

综合征	主要特征	遗传特征	产前诊断
面骨发育不全	轴前肢体缺失、CHD、CNS 畸形	AD	可以
下颌-面骨发育不全综合征	面骨发育不全、耳畸形、腭裂	AD	可以
Rodriguez 面骨发育不全综合征	轴前肢体缺失、CHD	AR	可以
Nager 综合征（肢端-面骨发育异常）	小头畸形、耳前赘生物、CHD、轴前肢体缺失	散发	可以
Miller 综合征（又称 Genee-Widemann 综合征）或轴后性肢端-面部骨发育异常（轴后 POADS）	并指（趾）、拇指发育不全、第 5 指（趾）缺失	AR	—
鳃裂-眼-面综合征	小头畸形、耳畸形、眼距过宽、小眼畸形、肾畸形、多指（趾）、小脑蚓部发育不全	AD	可以
大脑-肋骨-下颌综合征	胸廓极小、CHD、胸廓小、肋骨异常、异位肾、羊水过多	AD - AR	可以
下颌骨肢端发育不全	关节挛缩、宽颅缝	AD	—
口-面-指综合征Ⅰ型（Oral-facial-digital Ⅰ）	面部不对称、二裂舌、多囊肾、并指（趾）畸形、CNS 畸形	X 连锁显性	可以
口-面-指综合征Ⅱ型（Oral-facial-digital Ⅱ）或 Mohr 综合征	眼距过宽、多指（趾）畸形、脑穿通畸形	AR	可以
口腔-下颌-肢体发育不全谱系	肢端发育不全、并指（趾）畸形	散发	—
耳-腭-指综合征Ⅱ型	眼距过宽、脐膨出	X 连锁显性	—
皮埃尔·罗班综合征（Robin 序列征）	舌后坠、腭裂		可以
与小颌畸形密切相关的骨骼及神经肌肉疾病			
软骨发育不全ⅠA 型和ⅠB 型	严重的肢体短小、短肋骨	AR	可以
先天性肌发育不全破坏性序列征	弥漫性关节挛缩、腹裂、羊水过多	散发	可以
骨发育不全Ⅰ型	前额隆起（方颅）、面中部发育不全、胸廓小、11 对肋骨、肢根型短肢、马蹄内翻足、脑膨出、羊水过多	散发	可以
扭曲性骨发育不全	巨大前囟、眼距过宽、CHD、胸廓小、男性性反转、肾积水、胫骨弯曲和不太明显的股骨弯曲	AD	可以
脑-眼-面-骨骼综合征	小头畸形、小眼畸形、CHD、挛缩	AR	可以
斑点状软骨发育不良，X 连锁显性型	小头畸形、肢根型短肢	X 连锁显性	可以
骨畸形性发育不全	搭便车状拇指、脊柱侧凸、肢体短小	AR	可以
Langer 肢中部发育不良	肢体前臂或小腿的骨骼短小畸形	AR	可以
多发性翼状胬肉综合征	颈部、腋窝、肘前区、腘区的翼状胬肉	AR	可以
Neu-Laxova 综合征	小头畸形、眼球突出、CNS 畸形、关节挛缩、并指（趾）、皮下水肿	AR	可以
Pena-Shokeir 综合征（胎儿运动功能丧失变形序列征）	弥漫性关节挛缩、水囊瘤、小口畸形	AR	可以
与小颌畸形密切相关的染色体畸形综合征			
猫眼综合征	耳前赘生物、TAPVR、肾发育不全	AD（22）q11 倒位重复	可以
3p 缺失综合征	小头畸形、耳畸形、多指（趾）畸形	3 号染色体短臂缺失	—

（续表）

综合征	主要特征	遗传特征	产前诊断
4p 缺失综合征（Wolf-Hirschhorn 综合征）	眼距过宽、耳前赘生物、CHD、多指（趾）、马蹄内翻足、CNS 畸形	孤立性 4p16.3 缺失	可以
5p 缺失综合征（猫叫综合征）	小头畸形、眼距过宽、CHD	5p15.2 缺失	可以
9p 缺失综合征	三角头畸形、耳畸形、眼距过宽、CHD	AD,孤立性	—
11q 缺失综合征	三角头畸形、小头畸形、关节挛缩		—
13q 缺失综合征	小头畸形、CHD、拇指小或缺失	孤立性	—
22q 11.2 缺失综合征	圆锥动脉干型 CHD、胸腺发育不全	AD	可以
X 单体综合征（Turner 综合征）	左半心的 CHD、水囊瘤	散发	可以
Pallister-Killian 综合征	上唇薄、CDH、CHD、CNS 畸形、肢根型短肢	散发	可以
三倍体综合征	IUGR、肌张力减退、眼距过宽、并指（趾）、CHD、CNS 畸形	散发,69, XYY	可以
嵌合型 8-三体综合征	眼距过宽、关节挛缩	散发	可以
嵌合型 9-三体综合征	关节挛缩、CHD	散发	可以
13-三体综合征	IUGR,小头畸形、小眼畸形、腭裂、CNS畸形、CHD、肾畸形、多指（趾）畸形	散发	可以
18-三体综合征	握拳手、CDH、脐膨出、肾畸形、CHD	散发	可以

注:AD,常染色体显性遗传;AR,常染色体隐性遗传;CDH,先天性膈疝;CHD,先天性心脏病;CNS,中枢神经系统;IUGR,宫内生长受限;TAPVR,完全性肺静脉异位回流。
引自 Palladini D. Fetal micrognathia: almost always an ominous finding. Ultrasound Obstet Gynecol. 2010;35:377-384.

张口困难,这种情况与继发于下颌骨发育不全的小颌畸形有关[3]。

此外,小颌畸形还与暴露于不同的致畸物有关,如胎儿酒精综合征及妊娠期服用他莫昔芬和异维甲酸[1]。与维甲酸胚胎病相关的一组畸形包括面部不对称、小耳畸形、小颌畸形和继发腭裂[3]。类似的畸形在一些胎儿期接触他莫昔芬的婴儿中也能观察到。如果这两种药物在胚胎发生过程中以相似的方式发挥作用,则可能会产生相似的胚胎毒性效应。

三、疾病表现

（一）临床表现　由于下颌后缩畸形和小颌畸形两种畸形的预后不同,相关联的胎儿异常也不同,因此鉴别两者是非常重要的[1,4]。胎儿下颌后缩畸形通常是一种单发的畸形,预后良好。小颌畸形虽然可能是单发的畸形,但大多数病例都合并有其他的畸形,而且被认为是一个预后不良的特征[1,3]。Vettraino 等[5]报道了一项针对 54 名被诊断为小颌畸形胎儿的回顾性研究,其中 26% 的病例在产前被认为是单发的畸形;然而在这些出生前被诊断为单发畸形的病例

中,几乎所有的病例在出生后都发现合并有其他畸形,其中最常见的是腭裂。这项研究中,一半的新生儿需要呼吸支持,1/3 存在喂养困难,超过 1/3 的病例还合并有发育迟缓[5]。

下颌骨畸形常常与不同的综合征密切相关（表68.1）。在这些病例中,预后通常取决于合并的畸形,例如:

（1）一些综合征和疾病通常影响胎儿下颌骨的发育,如皮埃尔·罗班综合征（Pierre Robin 序列征）、各种类型的面骨发育不全（Treacher-Collins 综合征或 Franceschetti 综合征、Rodriguez 综合征、Nager 综合征、Miller 综合征或 Genee-Wiedemann 综合征）和口-面-指综合征。如果小下颌合并舌下垂和腭裂,应诊断为皮埃尔·罗班综合征[6]。通常有正常的预期寿命和良好的生活质量的。其他一些表现为严重小颌畸形的综合征,更常见的是伴有多种异常,如无下颌并耳畸形或颌发育异常综合征。

（2）一些骨骼发育不良和神经肌肉疾病可能会影响和损害胎儿下颌骨的发育（表 68.1）。

（3）一些染色体畸变以胎儿小颌畸形为特征性表现。在一些报道中,小颌畸形胎儿中 66% 合并染

色体畸形[7]。在 18 -三体和三倍体中,小颌畸形尤其普遍、可高达 80%;其次是在 13 -三体综合征中;以及基因易位或缺失的病例中[7,8]。

(4)暴露于酒精、他莫昔芬、维甲酸和吗替麦考酚酯等致畸物,与导致小颌畸形的胎儿下颌骨发育不良有关[9]。

面部畸形有时可能是非整倍体或先天性综合征胎儿最易被识别的异常[3]。由于胎儿小颌畸形与胎儿其他异常和畸形高度相关,因此应进行专门的超声评估,并根据检查结果判断下颌骨发育不全的病因,并确定其是否为非染色体异常综合征的一部分。为此,我们需进行以下检查。

1)由于小颌畸形与先天性心脏缺陷高度相关,因此应进行超声心动图检查。

2)测量胎儿长骨以进行骨骼系统发育不良的评估。

3)所有小颌畸形的胎儿均应进行核型分析,因其与染色体畸变和遗传变异高度相关。

4)测量羊水量以评估是否存在羊水过多。

5)应评估胎儿母亲的用药情况和家族史。

6)同时应考虑胎儿父母的面部特征,因为下颌后缩可能是一种家族特有的面部特征。

下颌骨畸形的胎儿有新生儿气道梗阻的风险[4],而可能导致缺氧缺血性脑病[2]。基于以上这个原因,有报道称小颌畸形新生儿中的 54% 在出生后需要立即干预[2]。最严重的小颌畸形类型,如孤立性严重小颌畸形、颌发育异常综合征、孤立性颌发育异常和无下颌畸形,这些畸形虽然罕见,但出生时就可能有更严重的气道梗阻,并常常由于气道梗阻而致命[2]。在这些畸形病例中,患儿的舌可能会阻塞上呼吸道,导致新生儿窒息。产前如能发现这些畸形,可使临床在围产期制定治疗预案,或者在分娩时或分娩后有新生儿科医生在场处置。在某些情况下,EXIT 即在切断脐带前进行气管插管,可能对防止新生儿窒息有所帮助。

(二)影像学表现

1. 超声表现　为了能在产前发现下颌后缩畸形和小颌畸形两种畸形,在胎儿畸形筛查超声检查中应观察胎儿的侧面部轮廓。这些畸形在用于评估口唇完整性的二维经口鼻冠状面中是无法被发现的(图 68.3)。实际上从妊娠 10 周一直到足月,只要是胎头位置合适,都可以在面部矢状面观察胎儿下颌骨(图 68.4)。

首先,在正中矢状面的胎儿面部图像上,通过评

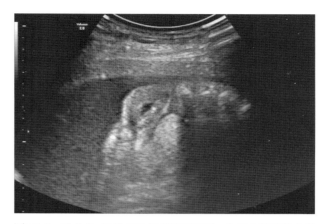

图 68.3　胎儿鼻、唇的二维超声冠状面图。这例小颌畸形在胎儿畸形筛查超声中如果没有获得面部矢状面,则会被漏诊。

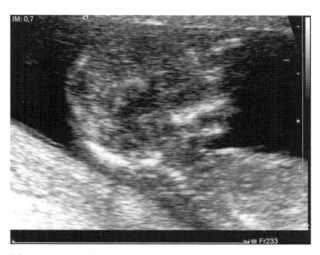

图 68.4　胎儿早期妊娠的二维超声图像。尽管孕龄较早,在矢状面图中仍可见下颌后缩的轮廓。下颌畸形在妊娠 10 周起就可以被诊断。

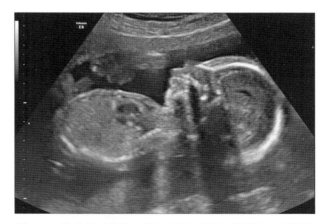

图 68.5　胎儿侧面部的二维超声图。根据下颌骨与上颌骨的相对位置可作出主观判断。

估下颌骨和其余解剖结构之间的角度关系,可以做出主观的判断(图 68.5)。当怀疑胎儿下颌骨形态发生改变时,应观察下颌骨和上颌骨的横切面以评估下颌

骨、牙槽嵴、下颌支、上颌骨，以及腭的完整性[1]。

通过主观判断发现小颌畸形或下颌后缩畸形后，应进行客观的诊断。为此，研究者们使用了不同的指数、比值比或面部角度并予以报道[3,10-15]，但这些参数在常规的临床工作中并未被全部采用。重要的是使用易于测量的参数，如果参数与胎龄无关则更理想。此外，由于小颌畸形和下颌后缩畸形的预后不同，应使用多参数联合测量来区分这两种畸形，并确定小颌畸形的严重程度。下颌面部角度（inferior facial angle，IFA）、下颌指数、下颌宽度/上颌宽度（mandibular width/maxillary width Ratio，MD/MX）和下颌比（mandibular ratio，MR）是比较有意义的。

IFA 是在胎儿面部矢状面测量以下两条线形成的夹角，其中一条线位于鼻根水平并垂直于前额的直线部分，第二条线通过颏骨的尖端及唇最突出的点（图 68.6）[4]。IFA 的正常参考值已有报道[4]，并且不随胎龄而改变。Rotten 等[4]报道，在一组胎龄 18～28 周的胎儿中，IFA 的平均值为 65°。IFA 小于 49.2°可判断为下颌后缩（图 68.6）。一些引起胎儿下颌骨原发性发育不良的综合征中（如皮埃尔·罗班综合征、Treacher-Collins 综合征或轴后性肢端-面骨发育不全），胎儿 IFA 低于正常值的 2 个标准差（2SD）。

下颌指数是在胎儿下颌骨的横切面上测量的（图 68.7）。首先画一条线连接两个下颌支的基底部（测得下颌宽度），然后从下颌支联合处至第一条线的中点画第二条线测得下颌前后径（APD）。APD 通过双顶径（BPD）标准化，并得到一个比值（下颌指数），计算 APD/BPD×100 得到下颌指数，该指数与孕龄无

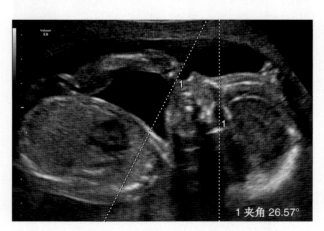

图 68.6 胎儿侧面 IFA 测量图。第一条线垂直于额骨的竖直部分，第二条线通过颏骨的尖端及唇最突出的点。诊断下颌后缩畸形的夹角（IFA）的界值是 25°。

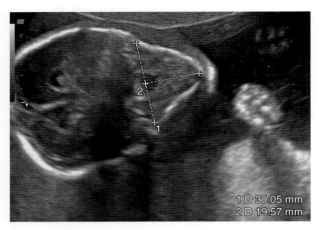

图 68.7 胎儿下颌骨二维超声横切面面图。下颌骨宽度（MD）（1）和下颌骨前后径（APD）（2）。

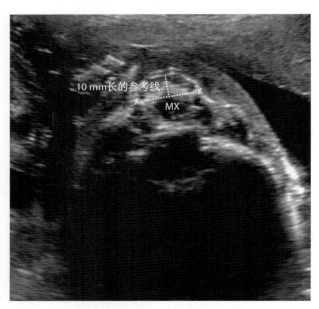

图 68.8 胎儿上颌骨横切面图。在这张切面图中，显示了上颌宽度（MX）的测量，用以计算 MD/MX。

关[13]。下颌指数可客观预测小颌畸形的严重程度。与面部轮廓的主观判断方法（敏感性 72%，特异性 99%）相比，使用"小于 23（相当于低于正常值 2 个标准差）"作为诊断界值，提高了胎儿小颌畸形的检出率（敏感性 100%，特异性 98%）[13]。

MD 和 MX 是在靠近颅底下方的横切面上测量的，分别于上颌骨的牙槽弓水平面（MX）和下颌骨的水平面（MD）测量（图 68.8、图 68.7）[4]。MX 测量线与前后径方向垂直，画于距离牙槽弓前缘之后的 10 mm 处。测量时从一侧骨的外缘到对侧骨的外缘[4]。4MD/MX 来自这两项测量，该比值在不同孕龄之间保持不变。妊娠 18～28 周胎儿的 MD/MX 平均值为 1.017。比值小于 0.785 时可定义为小颌畸形。

Treacher-Collins 综合征和轴后性肢端-面骨发育不全病例的 MD/MX 低于正常值的 2 个标准差。皮埃尔·罗班综合征病例的下颌骨略小于正常胎儿[4]。

测量 MR 时使用与下颌指数相同的切面，从一侧的内缘至对侧的内缘测量下颌骨的横径和前后径（APD）。APD 与横径的比值即为 MR（图 68.7）[3]。MR 随妊娠的增长有非常小的下降。Zalel 等[3] 报道整个妊娠期间 MR 为一个常数 1.5。为了计算 2 个标准差值以确定小颌畸形的诊断界值，使用了以下公式：MR＝1.7759－0.01047×w，其中 w 是妊娠周数。

以上每种参数都有着不同的意义；IFA 根据不同面部不同结构所形成的角度来确定是否有后缩的下颌或下颌后缩畸形。IFA 的优点在于可以通过胎儿面部侧面的存图进行回顾性测量，因为这个切面通常是胎儿畸形筛查超声的一部分，切面图像按要求已存储。而下颌指数和 MD/MX 用于分析胎儿下颌骨的发育情况且不受孕龄的影响，并能够确定是否存在下颌骨的发育不全。但这些参数不能从常规的超声检查存图中进行回顾性分析，因为下颌骨和上颌骨的横切面不是胎儿畸形筛查超声的常规切面。然而，当怀疑下颌骨有异常时，横切面可能较容易获取。超声有助于评估继发于下颌骨畸形的呼吸道和消化道梗阻的迹象，如羊水过多或胃泡不显示，或使用彩色多普勒诊断胎儿吞咽减少。

2. MRI 表现　在严重小颌畸形且预计需要在围产期进行气管插管的病例中，建议进行胎儿 MRI 以对气道进行精准评估[2,16]。胎儿 MRI 的使用提供了更全面的视野，通过 T2 加权序列得到极好的对比度和分辨率，多平面图像显示了咽部和下咽部的更多细节，这将有助于舌下垂的诊断[2]。

3. 其他检查方法　虽然通常使用二维超声就能获得需要的图像，但三维超声用于评估下颌异常时具有以下优点：

（1）疑似小颌畸形和下颌后缩畸形的病例，通过存储的胎儿三维超声容积数据获取所需的诊断切面通常并不费事[4]。一些学者报道使用三维超声获得可满意的诊断切面并测量，成功率大于 90%[17]。

（2）因为这些图像是通过计算机处理生成的，因此更容易获得完全对称的切面图像，可以对感兴趣的面部结构进行更精确的生物学测量（图 68.9）[4,17]。

（3）从存储的三维超声容积数据中可获得胎儿面部的表面渲染成像，该图像有助于探测胎儿面部可能与下颌骨异常相关联的一些其他畸形表现（图 68.10 和图 68.11）。

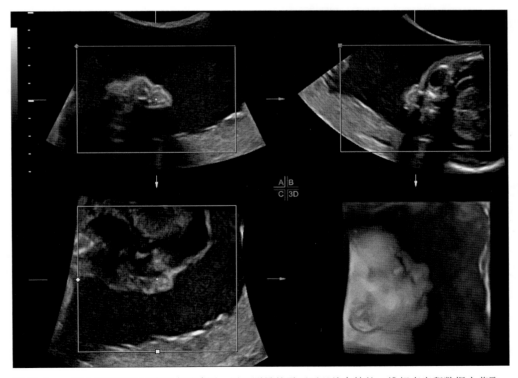

图 68.9　一例小颌畸形的三维超声重建图。用于测量的平面可以从存储的三维超声容积数据中获取。

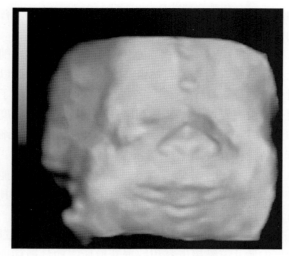

图 68.10　一例小颌畸形的三维超声表面渲染成像。

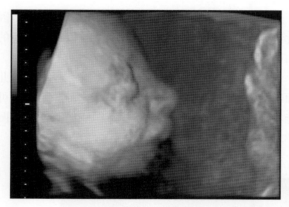

图 68.11　另一例小颌畸形的三维超声表面渲染成像。

然而,随着妊娠的进展,获取高质量的三维超声图像会变得更加困难,因为胎儿通常是头位,下颌贴于胸部,羊水会变少,并且四肢和脐带常会挡在下颌的前面,这些情况将使脸下部的显示更为困难[17]。

四、影像鉴别诊断

在一些正常胎儿中,下唇有可能位于上唇的后方,造成下颌后缩畸形的错误印象[7]。在唇腭裂的病例中,唇的突出更为普遍,从而导致下颌后缩畸形的错误的主观印象。然而,对上述病例使用 IFA 进行客观分析时发现,IFA 值在所有唇腭裂病例中都是正常的[4]。

五、治疗方案概要

(一)产前　在严重的小颌畸形病例中,当合并有显著的羊水过多时,应考虑进行羊水减量,以降低子宫内压力并延长妊娠期。

(二)产后　对于严重小颌畸形的治疗应仔细计划。为防止分娩时出现新生儿的气道阻塞和插管困难,应在分娩前计划 EXIT[2]。EXIT 的手术设计是在给胎儿(未娩出前)提前建立有效呼吸通道的同时保持子宫胎盘循环和婴儿生命体征的稳定[2]。

目前并没有一个公认的诊断标准用于在小颌畸形中筛选出那些已经严重到需要冒母儿风险进行 EXIT 的病例。Morris 等建议将下颌指数低于第 5 百分位数且有呼吸消化道梗阻迹象的小颌畸形作为选择标准。

在严重病例中,一些学者更推荐在保持子宫胎盘循环的同时直接进行胎儿气管切开术,以确保其从产前的依靠母亲供氧安全过渡到产后的自主气体交换。

下颌骨发育不全的新生儿可能出现严重的气道阻塞,传统的处理方法也是采用气管切开术。牵引成骨术(distraction osteogenesis, DO)是一种替代疗法。该技术通过牵引造成类似手术切骨的效果,在骨与骨的表面间形成张力并在其间隙诱导新骨形成。牵引通常以每天 0.5~1.2 mm 的速度进行。同时,必须通过其他手段(气管插管或较少使用的气管切开术)维持气道通畅,并在整个牵引过程中加强监测[6]。大部分有关皮埃尔·罗班综合征的初步研究表明,患儿在 DO 术后下颌骨生长良好。DO 术后患儿的气管插管可成功拔管,并可开始普通的用口进食[6]。这种替代气管切开术的治疗方法是非常重要的,因为单独由气管切开术导致的死亡率(而不是由上述的疾病导致的)为 5%。在皮埃尔·罗班综合征中,DO 使 90%~95% 的患者避免了气管切开术[6]。

在进行 DO 手术之前,外科医生必须评估患者是否有足够的下颌骨的骨质量及缺氧的严重程度。如果患者不符合 DO 的指征,则应积极建议气管切开术[6]。

在孤立性的下颌后缩畸形中,下颌移位很少对新生儿上呼吸道的通畅造成威胁,因此围产期治疗或儿童早期治疗通常是不必要的。对这些病例的矫治主要根据是否导致咬合不正,以及对外形美观的考虑。为此,下颌骨牵引术正在成为一种普遍的外科治疗方法[18]。很多报道认为,该技术对下颌骨缺损及其他颅面畸形具有极大的临床疗效[18],并且可以可靠地改善这种颅面畸形。

医生须知

- 胎儿畸形筛查超声时适当观察胎儿面部的侧面轮廓是非常重要的,因为这是检出下颌后缩或小颌畸形等的唯一途径。
- 上述两种畸形在胎儿颌骨发育方面是不同的。下颌后缩畸形意味着下颌后缩,如果是孤立性则预后良好。小颌畸形是一种下颌骨的发育不全,通常伴有下颌后缩畸形,而且几乎都与其他畸形、染色体异常及综合征相关。
- 当怀疑胎儿下颌骨发育不良时应使用客观参数的测量,如 IFA 可用于确定下颌后缩畸形,而下颌指数或 MD/MX 或 MR 则有助于确定下颌骨是否发育不良。
- 当探测到小颌畸形时,应建议患儿进行染色体核型分析、详细的胎儿系统筛查和胎儿超声心动图检查。
- 严重的小颌畸形可因吞咽困难而导致羊水过多。有些病例需要进行羊水减量。基于同样的机制,严重的小颌畸形可能导致潜在的致命的上呼吸道阻塞。
- 对于严重的小颌畸形,产前予以识别并提前计划好是否行 EXIT 或 DO 等其他矫形手术是必要的,因为这可能改善围产儿结局。

要点

- 下颌后缩畸形和小颌畸形是两种不同的疾病,预后亦不同,超声在产前较易进行鉴别。
- 小颌畸形常见于综合征,如 Pierre Robin 序列征和半侧面部小口征,并与各种染色体畸形有关,如 18 - 三体和 13 - 三体、三倍体及涉及基因缺失或易位的异常。
- 同时使用 IFA 和下颌指数或 MD/MX 来评估胎儿下颌骨异常是一种良好的诊断策略。IFA 在矢状面上评估下颌骨的位置。MD/MX 和下颌指数在横切面上评估下颌骨大小。
- 产前检出严重的小颌畸形意味着可以提前计划针对上呼吸道阻塞的处理预案。

参考文献见 *www.expertconsult.com.*

第69章

面部畸形

ELISENDA EIXARCH | FRANCESC FIGUERAS | OLGA GÓMEZ | BIENVENIDO PUERTO

焦骏杰　龚菁菁　译，周毓青　审校

一、引言

面部畸形是许多综合征的典型表现，通常包括一个或多个面部异常表现，如低位耳、眼距过窄或眼距过宽、小颌畸形或下颌后缩畸形、前额异常前突和前额倾斜[1]。由于有些异常表现在产前可以被探测到，在常规超声中对胎儿面部进行评估有助于最终诊断染色体畸形或多发畸形综合征。

二、疾病概述

（一）定义　面部畸形包括所有的面部形态的异常表现，通常与综合征相关。

（二）发病率和流行病学　面部畸形的发病率和流行病学是很难确定的，因为除了这些常见的面部畸形，还有多种疾病可能与之相关。

（三）病因和病理生理学　与面部形态异常相关的畸形见表69.1。

表 69.1　面部畸形相关的疾病
小头畸形
阿佩尔综合征（Apert 综合征）
软骨发育不全
致死性侏儒（致死性骨发育不全）
半侧面部短小症
无下颌并耳畸形
喙鼻畸形
无鼻畸形
双侧面裂
下颌后缩-小颌畸形

三、疾病表现

（一）临床表现　由于人类面部的表型存在巨大的个体差异，超声探测面部畸形是极具挑战性的。当父母面部有特殊的表型特征而胎儿也拥有父母的特殊面部表型特征时，这个实际上正常的胎儿有可能被误诊为异常（图 69.1）。因此，对单独的面部异常进行评估时，必须考虑父母的面部特征。对胎儿面部的侧面轮廓进行观察时，可探测到的异常表现如下。

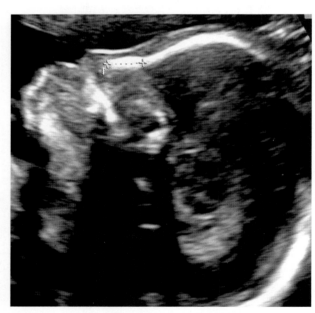

图 69.1　一例单发的胎儿面部畸形。这例胎儿在后续的超声检查中显示为正常的面部侧面。

1. 额骨畸形

（1）前额倾斜：额骨出现这种异常变化是由于小头畸形时额叶严重发育不全所致（图 69.2）[4]。一旦

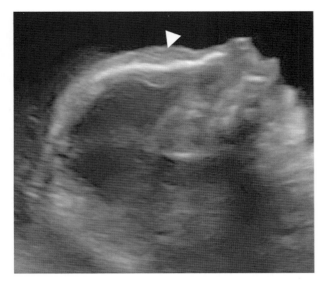

图 69.2 一例脑膨出合并小头畸形的胎儿，前额倾斜（三角所示）。

怀疑小头畸形，重要的是必须仔细评估大脑结构，以排除相关的大脑畸形。此外，还应该进行胎儿畸形筛查超声和染色体核型分析，因为小头畸形与结构及染色体畸形密切相关。

（2）前额异常前突：于颅缝过早闭合，导致的前额异常前突。这种情况可见于阿佩尔综合征、软骨发育不全和致死性侏儒。当在常规超声检查中发现前额突出时，应注意排除相关畸形（表 69.2）。与这种畸形相关的常见的综合征是阿佩尔综合征（图 69.3）[5]、软骨发育不全（图 69.4）和致死性侏儒[6]。

表 69.2　与前额异常前突相关畸形的鉴别诊断

尖头畸形、鼻梁凹陷、短-并指（趾）、冠状缝早闭、颈椎融合、肾畸形和心脏畸形	阿佩尔综合征
肢根型短肢（晚发型）、低鼻梁、巨颅	软骨发育不全
严重肢体短小（尤其是股骨）、致死性胸廓发育不全	致死性侏儒

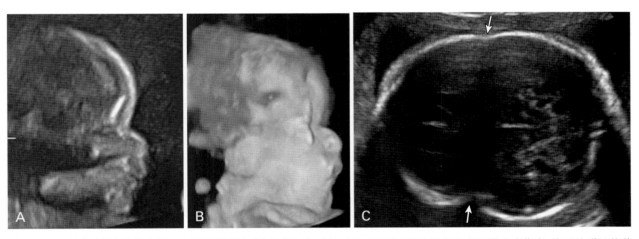

图 69.3 一例胎儿阿佩尔综合征。在面部轮廓的正中矢状面上，（A）二维超声和（B）三维超声表面模式成像中，均可见明显的前额异常前突及塌陷的鼻梁。二维超声经丘脑横切面（C），可见冠状缝（箭头）早闭。

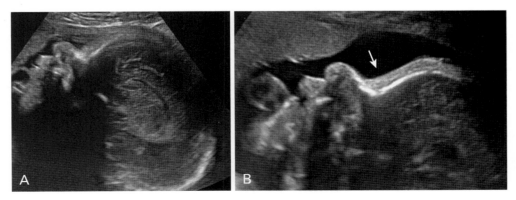

图 69.4 一例妊娠晚期胎儿软骨发育不全。（A）正中矢状面显示倾向于巨颅和（B）低鼻梁（箭头）。

2. 鼻畸形

（1）无鼻畸形：没有鼻骨和相应的软组织。

（2）喙鼻畸形：自鼻根区中线部位向外突起的短条状软组织。

（3）上述畸形与前脑无裂畸形高度相关[6]。

3. 嘴部畸形　通常包括在唇裂谱系中（见第65章）。

4. 小颌畸形　见第68章。

5. 半侧面部短小症　是一种不对称性的面部结构发育不全。这种畸形主要与眼-耳-脊柱畸形谱系（OAVS）的诊断有关。它是一种散发性的疾病，新生儿中的发病率为1/5 000～1/3 000[7,8]，但也有学者认为是常染色体显性遗传和隐性遗传的疾病[6]。估测的再次妊娠复发风险率约为3%[9]。OAVS表现为不同的异常，是由于起源于第一鳃弓和第二鳃弓的器官不同程度的发育不良所造成。据推测，这是由于妊娠4～8周面部单侧的血供中断所引起[10]。单侧面部畸形包括半侧面部短小症、唇腭裂、小眼畸形、外耳畸形（畸形耳、低位耳、小耳畸形、耳缺失和耳前赘生物）及脊柱畸形。通过二维超声可以诊断上述畸形，但三维超声表面成像模式有助于评估半侧面部短小症和外耳畸形[6]。OAVS可能并发其他畸形，如先天性心脏畸形（室间隔缺损）、泌尿系统畸形（输尿管肾积水和肾发育不全）、中枢神经系统（CNS）畸形（胼胝体发育不全和小脑发育异常）和肺畸形（发育不良或缺如）[6,11]。"Goldenhar综合征"这个名词是指伴有眼球上皮样囊肿和椎体畸形的OAVS病例[1]。OAVS的预后差，出生时死亡率为20%[11]。智力发育迟缓的风险与中枢神经系统畸形及小眼畸形的高发有关[11]。由于外耳受累，也可能出现听力受损[6]。对于出生后的存活者，需要进行整容手术。

6. 无下颌并耳畸形　是一种严重且致命的畸形，估计每70 000名婴儿中就有一个[12]。大多数病例为散发的，但有报道认为某些药物如茶碱、倍氯米松和水杨酸盐是有关的致畸物质[13]。其异常表现为下颌骨缺失或发育不全，无舌，双耳靠近颞骨且呈水平位[14]。胚胎学上，这种致命的畸形被认为是下颌骨发育失败的结果，可能继发于神经嵴细胞移行异常[15]。当无法识别正常位置的下巴和双耳时，应怀疑无下颌并耳畸形（图69.5）[16]。三维超声表面成像模式可以提高诊断的准确性，因为这种畸形有时通过二维超声无法看清[17]。无下颌并耳畸形可以是单发的，也可以合并其他畸形，如前脑无裂畸形、神经管缺陷、脑膨出、中线部位的喙鼻、气管食管瘘、心脏畸形和肾上腺发育不全[14]。基因或染色体异常与无下颌并耳畸形没有明显的相关性[18]。预后非常差。

（二）影像学表现

1. 超声表现　妊娠12周后可对胎儿面部轮廓进行成像[19]。应在三个切面评估胎儿面部，因为这样才可以对面部畸形进行详细的筛查[20]，并提高检出率[21]。三维超声有助于确诊[20]并帮助父母对畸形的理解[22,23]。正中矢状面是特别有用的，因为可以观察面部的三个区域（前额、鼻和唇、下巴）[6,21]。从上到下的解剖标志依次为：强回声的弯曲的额骨，额骨前面覆盖有软组织；鼻上部的鼻骨和鼻尖的软组织；上唇在下唇上方并略向前突；下巴及其下颌骨（图69.6）。此外，旁正中矢状面可显示上唇、鼻根、鼻孔和双耳[21]。虽然已有正常值的报道[19]，但对面部轮廓异常的诊断主要依靠主观判断。有学者建议测量胎儿的轮廓线，以发现额骨和下巴形态的变化[24]。

2. MRI表现　在某些病例中，MRI可以作为一种补充的诊断手段[25]。一些临床报道表明，在阿佩尔综合征[26]、半侧面部短小症[27]、无下颌并耳畸形[28]和喙鼻畸形[29]中，MRI有助于评估面部的畸形。

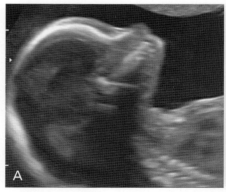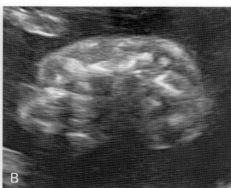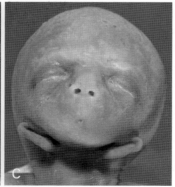

图69.5　一例胎儿无下颌并耳畸形。（A）正中矢状面显示下巴缺失；（B）横切面，无法见到正常位置的双耳；（C）引产后的胎儿。

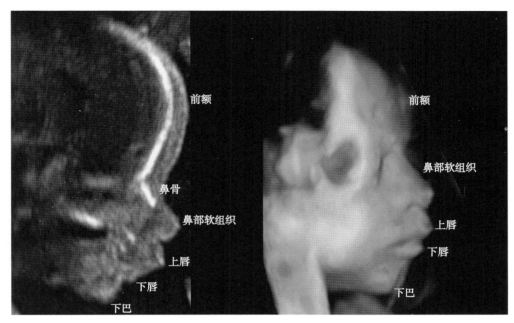

图 69.6　一例正常胎儿的面部轮廓二维超声正中矢状面和三维超声表面成像模式。

四、影像鉴别诊断

见第 7 部分第 1 篇。

五、治疗方案概要

产后治疗包括各种各样的矫正美容手术,具体根据畸形部位和功能修复的需要而定。

医生须知

　　根据胎儿面部轮廓异常的表现,最终可能诊断为染色体畸形或其他综合征。一旦怀疑有面部畸形,重要的是进行畸形筛查超声以诊断相关的异常。产科管理和产后治疗取决于胎儿的具体情况。

要点

● 对胎儿面部的评估应在三个互相垂直的超声切面上进行。

● 正中矢状面在诊断胎儿面部畸形中特别有用。

● 额骨形态的变化与严重的畸形有关。

● 单侧面部畸形与眼-耳-脊柱畸形谱系的诊断有关。

参考文献见 *www.expertconsult.com*.

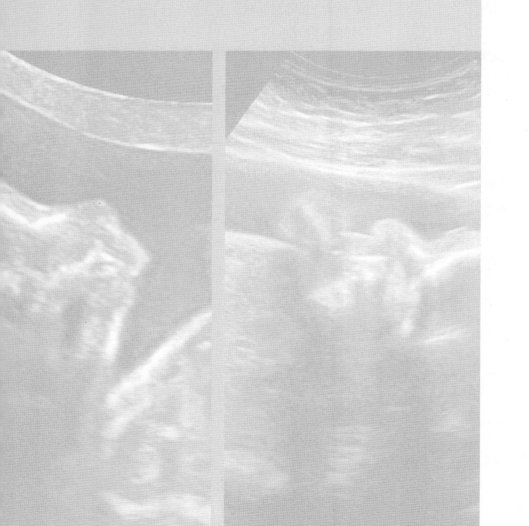

第2篇

颈部畸形

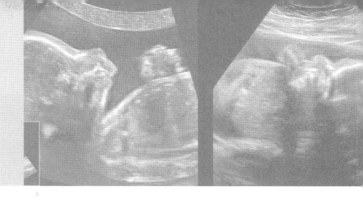

第70章

淋巴水囊瘤

MAR BENNASAR | MARTA ARIGITA | LAURA SALAZAR | BIENVENIDO PUERTO

龚菁菁 译，周毓青 审校

一、引言

淋巴水囊瘤（cystic hygroma，CH）是一种先天性淋巴畸形。它是产前超声最常见的胎儿颈部病变。

二、疾病概述

（一）定义　CH 是一种血管淋巴系统的异常，其主要特征表现为淋巴管内充满液体并扩张形成囊肿，80% 发生于胎儿颈部。根据其内部是否存在分隔，可分为分隔型和无分隔型。

（二）发病率和流行病学　CH 的发病率尚不清楚。据报道，新生儿该疾病的发病率为 1/6 000，自然流产中为 1/750[1]。来自妊娠早期和中期的风险评估（FASTER）试验的数据显示，妊娠期 CH 的总发病率约为 1/100，其中分隔型的 CH 在妊娠早期的发病率为 1/285[2]。

（三）病因和病理生理学　CH 常与其他畸形相关，特别是先天性心脏病（CHD）和染色体异常（占75%）。一些研究表明，分隔型水囊瘤具有预测非整倍体的可能性[3,4]，但这一观点还没有得到其他研究的证实[5,6]。特纳综合征是最常见的与 CH 相关的染色体异常，大约占 60%。最新的研究表明与唐氏综合征相关性更高[2]。其他染色体异常包括常染色体三体、Klinefelter 综合征、部分性三体、部分性单体、易位和嵌合[7,8]。和传统的核型分析相比，基因组微阵列分析会降低的遗传疾病的漏诊率。常规核型分析中容易忽略一些不平衡易位如 22q11.2 微缺失，而微阵列分析对 22q11.2 微缺失具有更高的分辨率[9]。CH 与整倍体胎儿的遗传疾病和畸形综合征（表70.1）、母体感染和药物摄入（包括酒精、氨基蝶呤和三甲双酮）有关[10,11]。

表 70.1　与水囊瘤相关的遗传综合征和畸形

软骨发育不全 II 型
软骨发育不良
Beckwith-Wiedemann 综合征
Brachmann-de Lange 综合征
短肢发育不良
先天性肾上腺皮质增生症
Cowchock 综合征
Cowden 病
Cumming 综合征
de Lange 综合征
淋巴水肿综合征
Fanconi 全血细胞减少综合征
Fraser 综合征
Fryns 综合征
遗传性淋巴水肿
多发性翼状胬肉综合征
Noonan 综合征
眼齿指综合征
Opitz-Frias 综合征
Pena-Shokeir 综合征
多脾综合征
Proteus 综合征
Roberts 综合征
血小板减少-桡骨缺失综合征
VACTERL 联合征
Williams 综合征
Zellweger 综合征

注：VACTERL 指脊椎、肛门、心脏、气管、食管、肾脏、肢体的异常。

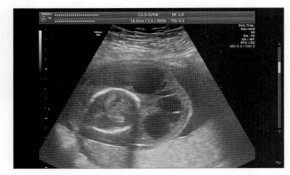

图 70.1　妊娠中期分隔型水囊瘤的横切面,可以辨认出颈背部的韧带。

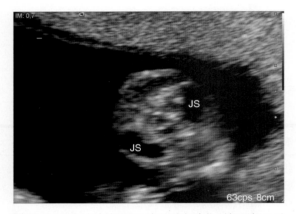

图 70.2　颈部水囊瘤(CH)消退后在胎儿颈部两侧显示扩张的颈静脉囊(JS)。

CH 通常是由淋巴管发育异常引起的,由于与静脉系统的连接异常或缺失[10],导致淋巴液瘀滞和颈部水囊扩大(图 70.1)。进行性的梗阻可导致胸腔、心包和腹部积液。如果建立了其他的淋巴流动路径,扩张的淋巴囊会塌陷,水囊瘤可以完全消退,最终超声下显示的是扩张的颈静脉囊(图 70.2)。

三、疾病表现

(一)临床表现　CH 的产前表现和病程是多变的。它可以自愈也可逐步进展,影响除颈部以外的结构,如胸膜、心包或腹膜,导致 75% 的胎儿水肿,胎儿死亡的风险极高[7]。在胎儿进展到足月时,巨大的CH 可能使产科和围产期管理复杂化。剖宫产能避免难产和产伤,产时宫外即刻治疗(EXIT)可以预防由于后续气管插管困难造成的新生儿窒息。出生后CH 很少会自然退化,会随着孩子的生长发育而成比例长大。1/3 的病例会发生自发性感染[11]。

(二)影像学表现

1. 超声表现　CH 通常发生在早期妊娠的末期,其特征是在胎儿颈部后方或后外侧存在充满液体的囊性结构。这些囊腔大小不一。水囊瘤通常为双侧性的,被颈韧带分开,类似于中心有一个或多个分隔的复杂肿块。在胎儿颈部的增切面见到此超声征象可以诊断。

大约 2/3 的病例会合并羊水过少,被认为是胎儿低血容量和肾灌注不足的结果。在胎儿水肿的病例中,会有羊水量的增加。

60% 的 CH 病例合并有其他畸形,包括心脏畸形、骨骼发育不良、泌尿生殖系统异常、先天性膈疝和中枢神经系统异常[2]。

颈部水囊瘤和颈项透明层:关于在妊娠早期颈项透明层增厚和 CH 的区别还存在争议,有人认为,随着所有颈项透明层的增厚,这些胎儿中都可以看到分隔,因此 CH 在早期妊娠不会被看作一种独特的病变实体。

2. MRI 表现　妊娠晚期 MRI 可以在产前评估气道通畅情况和淋巴管畸形的程度,以计划适当的分娩和围产期管理。

四、影像鉴别诊断

1. 枕部脑膨出和脑膜膨出　颅骨缺损和脑膨出是诊断的线索(图 70.3)。

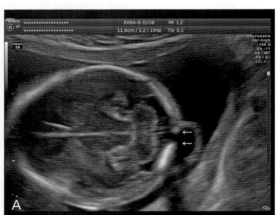

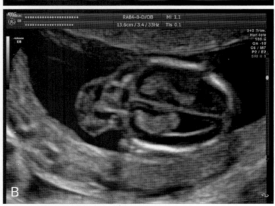

图 70.3　两例脑膨出病例,颅骨缺损(箭头)可作为 CH 与脑膨出鉴别诊断的线索。

2. 血管瘤 通常表现为形状不规则,低回声,彩色多普勒可以显示血流信号。

3. 畸胎瘤 畸胎瘤通常位于胎儿颈部前侧,呈实性或混合性肿块。

4. 甲状腺肿 甲状腺肿表现为前侧的两叶性肿块。

5. 其他 CH 还需与一些少见的异常鉴别,如转移性肿瘤、肉瘤、黑色素瘤、鳃裂囊肿、甲状舌管囊肿、喉囊肿、纤维瘤和脂肪瘤。

五、治疗方案概要

（一）产前 有一些关于 CH 宫内治疗的报道,在研究对象病灶内注射 OK - 432 溶液,浓度为 1 KE（消退速度常数）/5 mL 氯化钠溶液,进行硬化治疗,这些病例首先要排除染色体异常和其他结构异常[13-15]。

（二）产后

1. 外科治疗 完全切除是 CH 的首选治疗方法,虽然在 3/4 的病例中是可行的。死亡率极低,但 30% 的病例会出现复发、感染、伤口血肿和神经损伤等并发症。复发率取决于病变的复杂性和切除的完整性[16]。

2. 非外科治疗 非外科治疗主要用于治疗复发或未完全切除的病灶。在病灶内注射博来霉素（每次 0.3~3 mg/kg)[17] 和 OK - 432[18] 是最有效的治疗方法。40%~50% 的病例能完全消退。

医生须知

- 如果 CH 在产前已被诊断,应该提供基因芯片和详细的超声心动图检查。特纳综合征是最常见的疾病。
- 预后尚不确定,但总体死亡率较高,且合并其他缺陷或进展为积液或两者兼有的可能性大于 75%。
- 无论内部是否有分隔,CH 的大小似乎是最重要的决定预后的因素[19]。

要点

- CH 是在早期妊娠超声中最常见的胎儿颈部囊肿。
- CH 的特征是颈部后方或后外侧形成囊肿。
- 总体预后较差,与染色体和结构异常密切相关,并进展为水肿和胎儿死亡。
- 少数病例可能会消退并有良好的结局。

参考文献见 *www.expertconsult.com*.

第71章

颈部畸胎瘤

BIENVENIDO PUERTO | ELISENDA EIXARCH | MAGDALENA SANZ-CORTÉS

龚菁菁 译，周毓青 审校

一、引言

胎儿肿瘤很少见，畸胎瘤是最常见的组织学类型。颈部是除了骶尾部以外畸胎瘤最常见的部位[1]。无论起源于哪个部位，胎儿和婴儿畸胎瘤在组织学上基本上是相同的。如果分娩期处理不当，颈部畸胎瘤可能会引起80%～100%的新生儿病例死亡。对于大的肿块，如果产前得到恰当的诊断，可以采用EXIT的计划分娩，新生儿重症监护也是管理此类疾病的必要条件。

二、疾病概述

（一）定义　通常颈部的良性肿瘤是由来自胚盘的所有三个胚层（外胚层、中胚层和内胚层）所产生的多种组织组成，具有很高的过度生长的潜能[2]。

（二）发病率和流行病学　胎儿肿瘤的发病率很难确定，在活产儿中估计为 1.7/100 000～13.5/100 000。颈部畸胎瘤在活产儿中的发生率为 1/40 000～1/20 000，占所有新生儿畸胎瘤的3%～6%[3]。

这种疾病是散发的，与种族、母亲年龄、胎次或胎儿性别没有明显的关系。一些家族性复发的病例也有报道。

（三）病因和病理生理学　胎儿肿瘤的发展过程与成人肿瘤的发展过程不同。在胎儿中，肿瘤可能是由于发育中的组织无法进行正常的细胞分化和成熟而形成的[4]。

颈部畸胎瘤可能起源于上腭、鼻咽或颈部的甲状腺。通常与甲状腺密切相关，但并非起源于甲状腺。成熟或不成熟的神经胶质组织是最常见的成分，但软骨、呼吸道上皮和室管膜囊肿也很常见。恶性肿瘤极

为罕见[3]。存在不成熟的组织细胞，但并不表达相应的生物学行为。

三、疾病表现

（一）临床表现　肿瘤通常在进行常规结构畸形超声筛查时被发现。30%～40%的病例会由于食管被压迫而引起羊水过多。更少见的情况是，有些病例是在羊水过多引起早产之后，才发现和诊断该疾病。

（二）影像学表现

1. 超声表现　产前超声对畸胎瘤的诊断最早可以在妊娠早期做出[5]，但通常是在妊娠中期常规畸形筛查或发现羊水过多后才被检出。超声的关键标志是颈部轮廓的扭曲，是由于不对称的、单侧的和包膜完整的肿块所致（图 71.1）。肿瘤通常体积比较庞大，显示为伴有囊性和实性成分的混合回声。钙化的强回声灶出现在大约一半的病例中，是提示畸胎瘤的典型特征（图 71.2）。位于颈部前方的肿瘤，可能会累及从耳到下颌的范围，甚至延伸至纵隔内，对其周围组织产生肿块效应（图 71.3）。延伸至颅内和眼眶是比较罕见的[6]。大的肿瘤造成胎头严重的过度伸展。羊水过多提示病情严重，因为羊水过多反映了口腔受到阻塞或食管受到压迫而导致了胎儿吞咽障碍（图 71.4）。

肿瘤的实性部分常富含血管，并存在动静脉瘘。彩色多普勒能显示肿瘤血管生成的程度和特征（图71.5）。三维超声可以提供更多关于位置、延伸范围和颅内累及范围的详细信息（图 71.6 和图 71.7）。

合并染色体异常或其他畸形综合征的风险很低。已报道的与之相关的异常包括13-三体综合征、左心

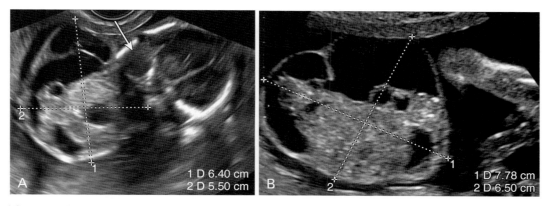

图 71.1 妊娠 21 周,颈部畸胎瘤。肿瘤远大于胎头(见三个互相垂直的测值)。(A)冠状面,注意有一个眼眶(箭头所示)及肿瘤的混合回声结构;(B)肿瘤的横切面。

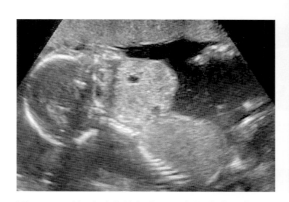

图 71.2 颈部畸胎瘤的矢状面。实性成分是其最重要的组成部分。

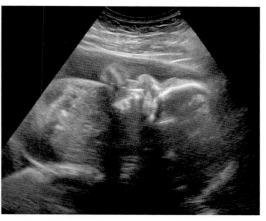

图 71.3 颈部畸胎瘤矢状面显示肿块累及胎儿面部形成肿块效应。可见散在的点状强回声。

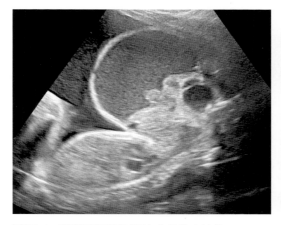

图 71.4 颈部畸胎瘤矢状面,合并羊水过多。

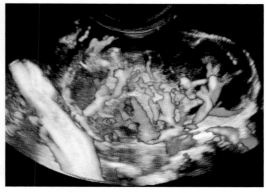

图 71.5 颈部畸胎瘤的横切面,彩色多普勒显示血管生成的情况。

室发育不全和中枢神经系统畸形[7-9]。

2. MRI 表现 MRI 可提供有关肿瘤位置、钙化、肿瘤内出血、延伸范围、面部累及范围和颅内累及范围等额外信息(图 71.8)。此外,MRI 还能评估病灶与气管的关系,这可能对计划 EXIT 和产后手术治疗都是至关重要的[10-13]。

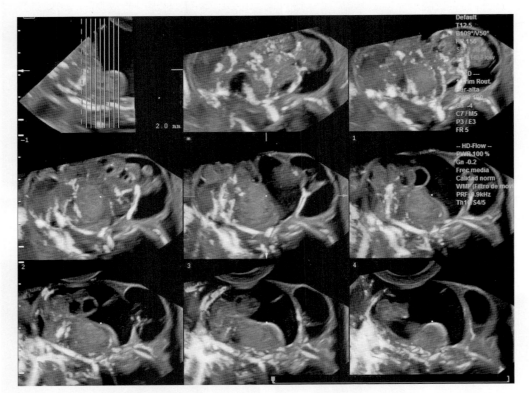

图 71.6 三维多普勒彩色血流成像和断层超声成像模式显示颈部畸胎瘤的血管生成特征和分布情况。

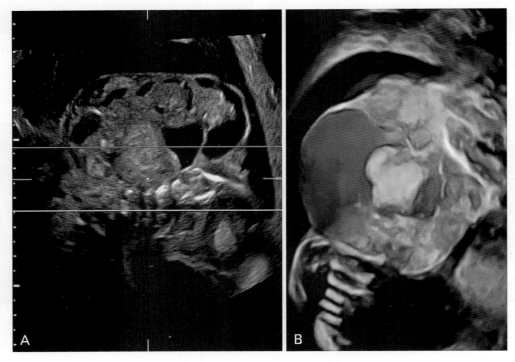

图 71.7 颈部畸胎瘤在二维(A)和三维(B)超声上显示的详细结构。

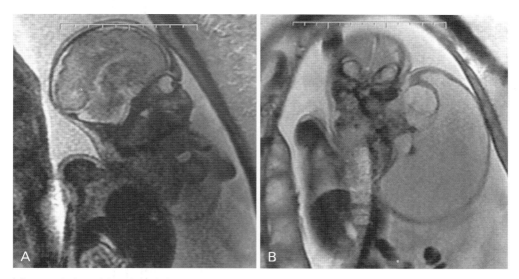

图 71.8　妊娠 31 周,颈部畸胎瘤的 MRI(与图 71.3 为同一病例)。(A)矢状面;(B)冠状面。

四、影像鉴别诊断

水囊瘤、淋巴管瘤和血管瘤是颈部肿块主要应鉴别诊断的类型。淋巴管瘤最常见于软组织。颈部淋巴管瘤是一种体积较大、单侧性的、多房性的、以囊性为主的肿瘤,常向胸腔内延伸,并合并水肿(图 71.9)。水囊瘤是位于颈部后方,伴有分隔的囊性肿块(图 71.10)。使用彩色多普勒可显示血管瘤内血流增加。颈部畸胎瘤还应与其他颈部肿块鉴别,包括甲状腺

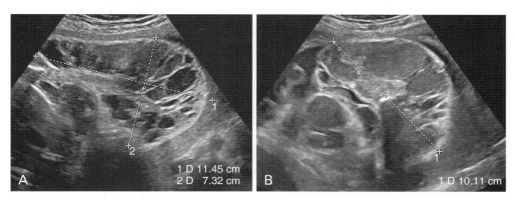

图 71.9　腋窝淋巴管瘤,显示为一个大的多房性的囊性肿瘤。(A)横切面;(B)矢状面。

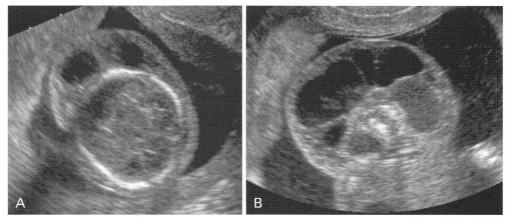

图 71.10　妊娠 14 周,水囊瘤,于颈部后方延伸,显示为有分隔的囊性肿瘤。(A)双顶径水平的横切面;(B)胎儿颈部冠状面。

肿、甲状腺实性肿瘤、甲状腺囊肿、鳃裂囊肿、喉膨出（囊性）、腮腺肿瘤、神经母细胞瘤（实性肿瘤）、错构瘤（有特异性多普勒表现），以及其他软组织肿瘤如脂肪瘤或纤维瘤（实性肿瘤）[14]。

五、治疗方案概要

（一）产前 目前尚无胎儿治疗方法，但对于严重羊水过多的患者，通常需要进行羊水减量以降低早产的风险（图 71.11）。分娩应提前计划，并选择具备 EXIT 技术的三级医疗中心进行，以降低严重并发症的风险，即使在看似复苏成功的病例也有可能发生严重并发症[15-18]，包括脑损伤或与严重肺发育不全有关的死亡[19]。如果喉镜插管不成功，需要气管切开。最近也有人提议在分娩前进行胎儿镜下气管插管，以避免对 EXIT 的需求[20]。巨大的病变可能使头部娩出变得困难，即使是剖宫产也可能发生这种情况。

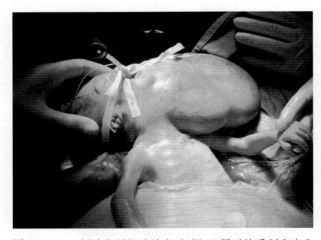

图71.11 一例胎儿颈部畸胎瘤，妊娠 32 周时接受剖宫产和 EXIT 手术（与图 71.3 和图 71.8 为同一病例）。照片为完成气管插管后即刻拍摄。

（二）产后 原则是在新生儿早期进行手术切除，因为延迟手术会导致更多的并发症，包括分泌物潴留、肺不张和因吞咽受干扰引起的肺炎[21]。对于非常大的肿瘤，需要经过多次手术才能达到完全切除，并保留适当的功能和一定的美容效果。由于甲状腺和甲状旁腺可能被切除或受到切除肿瘤的影响，因此必须考虑永久性甲状腺功能减退和甲状旁腺功能减退的风险[22]。恶性肿瘤的风险很低[3]。肺发育不全的风险很低，但确实存在，可能是由于气管梗阻和神经损伤的联合作用，有可能造成新生儿因严重呼吸功能不全而死亡，即使是在 EXIT 手术很成功的情况下也会发生。

医生须知

自然死亡率可能大于 80%。计划分娩和 EXIT 手术可以使生存率超过 90%。

要点

- 产前超声对颈部畸胎瘤的诊断最早可以在妊娠早期做出。
- 气管和食管梗阻可导致羊水过多或新生儿气道狭窄。
- 1/3 的病例出现羊水过多，通常需要行羊水减量术。
- EXIT 显著提高新生儿存活率。
- 产后早期切除是首选的治疗。

参考文献见 *www.expertconsult.com.*

第72章

胎儿甲状腺肿块和甲状腺肿

MAGDALENA SANZ-CORTÉS | SUSANA FERNÁNDEZ | BIENVENIDO PUERTO

龚菁菁 译，周毓青 审校

一、引言

产前诊断胎儿甲状腺肿的报道最早见于1980年[1]。随着产前影像学和胎儿内分泌生理学的进展，一些虽然严重但可以治疗的胎儿疾病开始在产前检出。任何产前治疗方案，都必须仔细权衡对胎儿的利弊和对母亲的潜在风险[2]。

二、疾病概述

（一）定义　胎儿甲状腺肿表现为甲状腺增大（图72.1和图72.2）。超声定义为甲状腺周长或直径大于同孕周的第95百分位数。它常与母亲甲状腺功能障碍相关，通常与母亲的甲状腺功能减退相关[2]。

（二）发病率和流行病学　在欧洲和北美洲，甲状腺肿引起的甲状腺功能减退症在活产婴儿中为0.2/10 000～0.3/10 000；甲状腺肿引起的甲状腺功能亢进症比较少见，发病率不明[3,4]。在地方性碘缺乏地区，先天性克汀病的患病率较高，可伴有胎儿甲状腺肿。碘缺乏仍然被认为是全世界范围内一个重要的健康问题[2]。

（三）病因和病理生理学　先天性甲状腺肿最常发生于母亲有已知甲状腺疾病的情况下，通常为Graves病[3,5]。Graves病是甲状腺功能亢进症的常见原因，存在于0.2%的孕妇中[6,7]。Graves病需要使用抗甲状腺药物治疗，包括丙硫氧嘧啶和甲巯咪唑，这两种药物不太容易通过胎盘屏障[7]。有报道称在妊娠早期使用甲巯咪唑会引起胎儿皮肤发育不全，妊娠早期使用丙硫氧嘧啶会引起母体远期并发症，

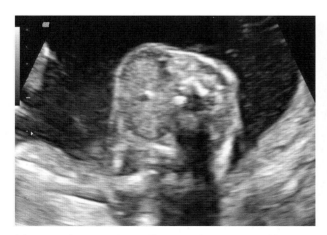

图72.1　胎儿甲状腺肿的横切面超声图。整个腺体均匀性增大。

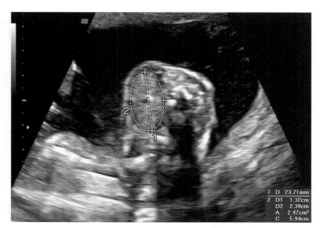

图72.2　一例胎儿甲状腺肿在横切面上的测量。（1）甲状腺肿的直径；（2）周长和面积。应使用列线图（又称诺莫图）来判断甲状腺是否肿大。

特别是肝功能损伤。因此,建议在妊娠早期使用丙硫氧嘧啶治疗,在妊娠中期和晚期使用甲巯咪唑治疗[8]。由于拮抗促甲状腺激素(TSH)受体的抗体(也称为甲状腺刺激免疫球蛋白)的传递,母亲患有甲状腺疾病的胎儿特别容易发展为先天性甲状腺功能亢进症的甲状腺肿,这在 Graves 病母亲所生的孩子中占 1‰[4,7]。由于丙硫氧嘧啶[4]会通过胎盘或偶尔抑制免疫球蛋白[4-9],胎儿也会发展为先天性甲状腺肿并引起甲状腺功能减退症。有学者报道了母亲摄入碘(妊娠期将碘作为营养剂补充或围孕期将碘油作为造影剂用于子宫输卵管造影),可以与胎儿甲状腺肿的发生有关[10,11]。

分析所有甲状腺肿引起甲状腺功能减退症的病例,几乎 80% 是由甲状腺发育不良引起的,可能与 TSH 受体的体细胞突变有关[9]。近 15% 的病例是由激素分泌异常或"TSH 受体阻滞抗体"通过胎盘作用于胎儿引起的[9]。在孕妇没有甲状腺疾病或碘缺乏的情况下,激素分泌失调是最常见的原因;激素分泌失调常常由于隐性遗传的生化缺陷引起,使甲状腺激素正常合成途径的一个或多个环节受损[12]。不到 5% 的病例是由下丘脑垂体功能紊乱和中枢性甲状腺功能减退症引起的[13,14]。地方性碘缺乏症、甲状腺激素的使用(含碘化钾或聚维酮碘的祛痰剂)和母亲摄入过量碘引起的胎儿甲状腺肿比较少见[5,6,9]。先天性甲状腺肿的甲状腺功能亢进症常常由母亲抗体或激素分泌异常引起。

三、疾病表现

(一)临床表现 胎儿甲状腺肿表现为甲状腺增大(图 72.1)。可以通过对胎儿颈部专门的超声评估发现,也可能通过其引起的并发症而发现。

1. 肿块造成的压迫症状

(1)食管梗阻,可导致羊水过多,并可能导致早产。

(2)气管梗阻,可导致围产儿窒息,并需要插管。

(3)颈部过伸,导致胎儿难产[14]。

2. 与甲状腺功能紊乱有关的并发症 与甲状腺功能紊乱相关的并发症包括胎儿甲状腺功能亢进症和先天性甲状腺功能减退症。

(1)胎儿甲状腺功能亢进症可导致宫内生长受限(IUGR)伴有骨骼成熟加速,因心力衰竭而宫内死亡、甲状腺毒症或颅缝早闭伴智力障碍[3]。

(2)未治疗的先天性甲状腺功能减退症的患儿远期可出现运动和智力发展受损[3,6,7]。神经功能损

害的程度与胎儿甲状腺功能减退症的严重程度有关,具体根据诊断时的年龄、血清甲状腺素(T_4)的浓度和产后治疗的延误来评估[14]。因此,应及早诊断,并及时开始后续治疗,以预防由于甲状腺激素不足而继发不可逆的神经损伤[8,14,15]。

当怀疑胎儿甲状腺肿时,对胎儿甲状腺功能的正确评估是精准诊断和治疗的关键[5]。甲状腺功能亢进症和甲状腺功能减退症的甲状腺肿大可能有相似的影像学表现,所以通过影像学无法准确提供诊断依据[9]。母体和胎儿的甲状腺功能均应予以评估。尽管母体患有 Graves 病、服用甲状腺药物或抗体的检测结果都可提示胎儿存在先天性甲状腺病变的可能[5],在所有疑似胎儿甲状腺肿的病例中,还是应该评估胎儿的甲状腺功能。

监测胎儿甲状腺功能的有效方法还存在争议。有的建议通过测定羊水中的 TSH 和 T_4 水平来间接评估胎儿的甲状腺功能,并用于诊断和随访;这种方法与脐带穿刺相比创伤性比较小,但是有一定的局限性[16]。首先,目前只建立了妊娠晚期的羊水 TSH 和游离 T_4 的参考值范围[10,17-19]。其次,胎儿和母亲对羊水中激素水平的影响尚不确定,羊水中和胎儿血清中的 T_4 和 TSH[9,12,20,21]水平相关性较差[6,12,14]。

脐带穿刺术是诊断的金标准,因为能够直接定量检测胎儿甲状腺激素水平,也是应用最广泛的评估胎儿甲状腺功能的方法[6,7,12,20]。作为一种精细的侵入性手术,它与胎儿出血、感染、胎儿心动过缓和胎膜早破的发生率增加有关,并且有 0.5%～9% 的胎儿丢失率(见第 112 章)[12,16]。正因如此,一些学者还是依靠系列的羊膜腔穿刺来检测羊水 TSH 水平,根据羊水 TSH 水平和肿块的缩小程度来确定胎儿对治疗的反应,而不是通过系列的脐带穿刺术[6,14,16]。然而,羊水 TSH 作为治疗效果的监测指标似乎不太可靠,因为 TSH 水平可能在胎儿的血清中保持升高,但在羊水中几乎检测不到[4]。另有一些学者报道了使用系列脐带穿刺作为最优方法来监测胎儿对治疗的反应[4,6,22]。

(二)影像学表现

1. 超声表现 胎儿甲状腺肿在超声检查中表现为胎儿颈前部回声均匀、中高回声的、对称性的肿块(图 72.1～图 72.3)[12,22]。当怀疑胎儿甲状腺肿大时,应测量甲状腺的横径和周长(图 72.4、图 72.2)。当这些测量值大于相应孕周的第 95 百分位数时,应作出诊断[23,24]。一些超声征象有助于确定胎儿甲状腺肿是否与甲状腺功能减退症或甲状腺功能亢进症有关。

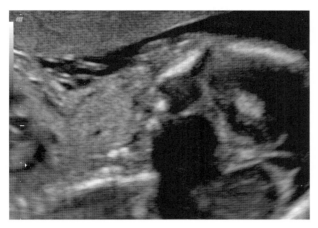

图 72.3 胎儿甲状腺肿的冠状面。值得注意的是，该肿块已突向侧方。

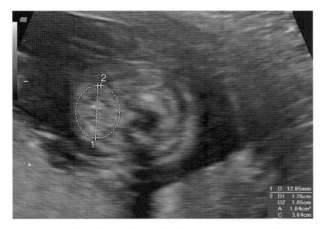

图 72.4 胎儿正常甲状腺。测量是在横切面上进行，以确定直径和周长。

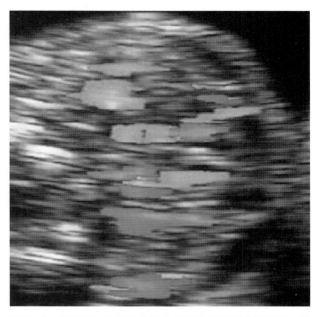

图 72.5 横切面上胎儿甲状腺肿的彩色多普勒血流评估。甲状腺肿周围分布的血管与甲状腺功能减退有关。（引自 Huel C，Guibourdenche J，Vuillard E，et al. Use of ultrasound to distinguish between fetal hyperthyroidism and hypothyroidism on discovery of a goiter，Ultrasound Obstet Gynecol 33：412 - 420，2009）

彩色多普勒可显示甲状腺外周分布的血管及其血流信号，反映了甲状腺虽然肿大但其功能不活跃，多见于甲状腺功能减退症的甲状腺肿（图 72.5）。显示分布于中央部位的血管及其血流信号，反映了甲状腺过度活跃，常见于甲状腺功能亢进症的甲状腺肿（图 72.6）[3]。胎儿甲状腺大小的测量和彩色多普勒血流检测已成为一种监测胎儿对治疗反应的有用的方法。肿块的消失或缩小，或者多普勒血流信号减少，提示胎儿甲状腺功能有改善[3]。

胎儿甲状腺功能的间接征象包括：

（1）骨的成熟。骨成熟加速被定义为妊娠 31 周之前出现股骨远端骨化，常见于甲状腺功能亢进症。骨成熟延迟被定义为妊娠 33 周后还未出现股骨远端骨化，常见于甲状腺功能减退症[3]。

（2）胎儿心动过速。胎儿心动过速定义为心率持续大于 160 次/分，是甲状腺功能亢进症的间接征象。

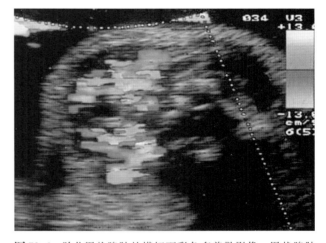

图 72.6 胎儿甲状腺肿的横切面彩色多普勒影像。甲状腺肿中央部位的血管分布和甲状腺功能亢进症有关。（引自 Huel C，Guibourdenche J，Vuillard E，et al. Use of ultrasound to distinguish between fetal hyperthyroidism and hypothyroidism on discovery of a goiter，Ultrasound Obstet Gynecol 33：412 - 420，2009）

（3）胎儿的运动。Huel 等描述了在其研究中甲状腺功能减退症胎儿会更频繁地表现出不稳定的运动，而这在所有的甲状腺功能亢进症的病例中是没有的。

Huel 等提议在胎儿甲状腺肿病例中使用一种诊

断性超声评分。对胎儿甲状腺肿的多普勒评估、骨成熟情况、心动过速和异常运动进行评分，以确定是否有潜在的甲状腺功能亢进症或甲状腺功能减退症（表72.1）。在 Huel 的研究中，该评分系统对 36 例先天性甲状腺功能减退症或甲状腺功能亢进症患者进行了准确的分类[3]。

表 72.1　超声评分鉴别甲状腺功能减退症与甲状腺功能亢进症

超声表现	分值
血管分布	
外周型或无血流信号	0
中央型	1
胎儿心率	
正常	0
心动过速	1
骨成熟	
延迟	−1
正常	0
加速	1
胎动	
正常	1
增多	0

注：总分≥2 提示甲状腺功能亢进症，总分<2 提示甲状腺功能减退症。
引自 Huel C，Guibourdenche J，Vuillard E，et al. Use of ultrasound to distinguish between fetal hyperthyroidism and hypothyroidism on discovery of a goiter，Ultrasound Obstet Gynecol 33：412－420，2009。

当胎儿甲状腺肿伴 IUGR 时，也可怀疑甲状腺功能亢进症，有时伴有羊水过少。在甲状腺功能亢进症和甲状腺功能减退症的晚期，可能会出现伴或不伴水肿的胎儿心力衰竭。

甲状腺肿的间接征象：当怀疑有先天性甲状腺肿时，应使用羊水指数来评估羊水的量，因为胎儿食管可能会受到压迫。羊水过多与甲状腺肿的体积有关，而与病因无关。当存在羊水过多时，应测量宫颈长度（图72.7）。

2. MRI 表现　MRI 被认为是研究胎儿甲状腺肿物的一种补充的成像方式，据报道已经在几例妊娠期甲状腺功能减退症的甲状腺肿病例中使用[6,25]。先天性甲状腺功能减退性甲状腺肿 MRI 表现为 T1

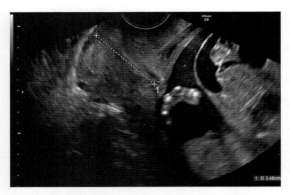

图 72.7　经阴道测量宫颈长度，该病例为继发于颈部畸胎瘤的羊水过多。由于羊水过多可能与早产有关，应测量宫颈长度。

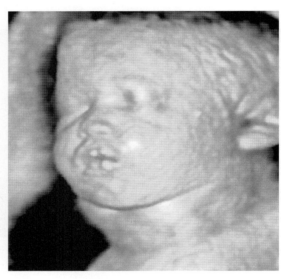

图 72.8　胎儿甲状腺肿的三维成像。表面渲染模式显示甲状腺肿块的轮廓。多平面成像可能有助于观察肿物与其相邻结构的关系。（引自 Corral E，Reascos M，Preiss Y，et al. Treatment of fetal goitrous hypothyroidism：value of direct intramuscular L-thyroxine therapy，Prenat Diagn 30：899－901，2010）

和 T2 信号增强。目前还没有关于在先天性甲状腺功能亢进症病例中评估 MRI 信号强度的报道，MRI 可能有助于鉴别甲状腺功能亢进症和甲状腺功能减退症[3]。当新生儿插管似乎不可避免的时候，MRI 可应用于评估胎儿食管和气管的损害和压迫程度[6,14]。

3. 其他适用方法　三维超声检查在胎儿甲状腺肿物方面的应用是有限的。它可以帮助母亲了解胎儿甲状腺肿，从而获得更好的治疗依从性。三维超声也可以用于评估治疗后胎儿甲状腺肿的大小和体积的减小（图72.8）。

四、影像鉴别诊断

产前诊断是因为胎儿颈部发现了罕见的肿块而做出的。应与以下疾病鉴别。

1. 甲状腺畸胎瘤　颈部畸胎瘤占小儿畸胎瘤的0.5%～3.5%,尤其是发生于新生儿。声像图可以表现为实性、囊实性或多房性(图72.9～图72.11)(详第71章)。大多数情况下,畸胎瘤起源于胚胎甲状腺原基,但在病理标本中甲状腺组织很难被识别出来。胎儿和小儿甲状腺畸胎瘤通常被认为是良性肿瘤,考虑到肿块本身的大小及其压迫食管或气管后导致了羊水过多,可能需要立即进行新生儿插管或产时进行EXIT 手术。

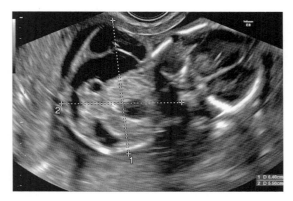

图 72.9　颈部畸胎瘤的冠状面。肿块的超声特征有助于诊断。畸胎瘤常有一半是实性成分,如本图所示。

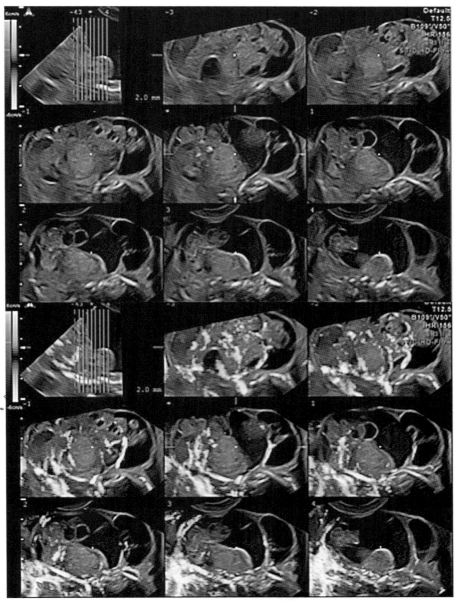

图 72.10　颈部畸胎瘤的三维超声评估,可见血管分布增加。

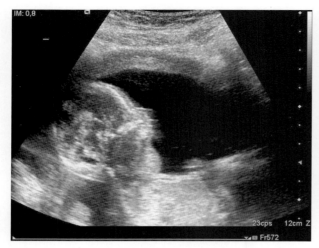

图72.11 胎儿颈部畸胎瘤的矢状面。这个颈部肿块诊断于妊娠16周。颈部肿块诊断时的孕周对鉴别诊断是有帮助的。通常,胎儿甲状腺肿在妊娠中期或晚期出现。颈部畸胎瘤应与胎儿甲状腺肿鉴别。

2. **甲状舌管囊肿** 是指甲状舌管持续存在,而甲状腺舌管是原始咽向下形成甲状腺时的一根空心管,通常在妊娠8周时消失,其内液体积聚后可导致甲状舌管囊肿。这种囊肿是最常见的先天性甲状腺发育异常。囊肿可位于舌根至甲状腺峡部的任何位置;可以是无回声、低回声或混合回声。出生后应进行手术切除,因为甲状舌管囊肿有感染和癌变的风险[26]。

3. **鳃裂囊肿** 是由于鳃裂组织不完全退化引起的,鳃裂于妊娠4周出现,在妊娠20周时发育完全。与畸胎瘤不同,鳃裂囊肿没有实性成分或分隔。由于分娩时上呼吸道可能受到压迫和感染,因此需要进行正确的产前诊断,并建议早期手术切除。术后预后通常良好[27]。

4. **胸腺异位** 胸腺的异常迁移会导致异位,使胸腺组织残留于纵隔、颅底、气管分叉处或颈部。异位胸腺很少有症状,因为它不会侵犯邻近的结构,所以很少会引起羊水过多或气管阻塞,以及由此引起的围产期插管。当计划切除这些残留的胸腺时,重要的是,要确认胸腺的正常位置是否存在腺体,因为胸腺对免疫系统很重要。

5. **其他** 需要考虑鉴别的胎儿颈部肿物还包括水囊瘤(图72.12)、淋巴管瘤或血管瘤,以及颈部神经母细胞瘤[5,14,28]。

五、治疗方案概要

(一)产前 如果在服用抗甲状腺药物的Graves病母亲中发现早期胎儿甲状腺肿,治疗先天性甲状腺

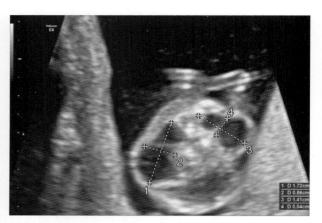

图72.12 妊娠早期水囊瘤的横切面。过多的囊性成分也会对颈部结构造成压迫效应。水囊瘤应与其他胎儿颈部肿块鉴别。

肿的第一步应该是减少用药剂量或停止给药,然后通过羊膜腔内给药使用左甲状腺素(L-T₄)治疗[2,3,6,22]。然而,由于母亲对甲状腺功能亢进症不耐受,不一定可能减少甲状腺药物的使用[22]。对于大多数甲状腺功能减退症的甲状腺肿,胎儿治疗是必要的,因为有实验室证据表明治疗能够使胎儿甲状腺功能减退症逆转,还能使颈部肿块减小或消退。在所有见诸报道的病例中,即使只是给予了单次注药也能使甲状腺的体积减小[1,29,30]。胎儿治疗的主要目的是使肿块缩小,以改善相关的产科并发症,如气管和食管梗阻或由于颈部过伸引起的难产[4,7,12,14,20,31,32]。

当确认胎儿甲状腺功能减退时,应考虑羊膜腔内滴注L-T₄的替代疗法。由于技术简单,羊膜腔内滴注似乎是一种理想的给药方法[7,14]。然而,Corral等[22]提出当胎儿存在严重吞咽障碍时可能会阻止羊膜腔内药物到达胎儿循环,应考虑肌肉内给药。L-T₄被认为是首选药物,几乎所有报道的病例都证实了该药的安全性(表72.2),而且L-T₄传递给母亲的可能性很小[20]。由于子宫内治疗的病例较少,胎儿从羊水中摄取和吸收L-T₄的药代动力学数据不足,L-T₄的适宜治疗剂量尚未规范[4,33]。不同的学者报道了治疗先天性甲状腺肿大性甲状腺功能减退症时各种不同的剂量和给药间隔时间(表72.2)。在羊膜腔内注射L-T₄的剂量范围为250~600 μg,单次或多次注射均有报道[7,12]。Davidson等[7]根据他们的经验和新生儿的相似需求,首次提出了每周使用250 μg的L-T₄。然而,一些学者认为应根据对首剂的反应调整剂量,并在必要时增加剂量[4]。脐血中TSH、T₃、T₄是监测胎儿治疗反应和调整剂量的最佳参数,其中TSH反应最早[4,9]。一般来说,L-T₄的有效剂量似乎会受到胎儿甲状腺功能减退症病理

表 72.2　先天性甲状腺肿大性甲状腺功能减退症的治疗方法回顾

研究	孕产妇甲状腺疾病	胎儿甲状腺肿	胎儿 L-T₄ 治疗[a]	开始治疗的孕龄(周)
Van Herle, 1973	是	不适用	120 μg, IM×4	32
Lightner, 1977[34]	是	不适用	500 μg, IA×3	33
Weiner, 1980[1]	是	是	200 μg, IA×1	33
Johnson, 1989[32]	否	是	500 μg, IA×2	34
Perelman, 1990[31]	否	是	500 μg, IA×3	34
Sagot, 1991[29]	否	是	300 μg, IA×1	36
Davidson, 1991[7]	是	是	250 μg, IA×3	35
Noia, 1992[30]	是	是	250 μg, IA×1	35
Abuhamad, 1995[20]	否	是	10 μg/kg, IA 每周×7	29
Van Loon, 1995[35]	是	是	250 μg, IA 每周×4	
Nicolini, 1996[36]（2 例）	是	是	600 μg T₃, IA 每周×5	22
Medeiros-Neto, 1997[13]	是	是	400 μg, IA×1	23
Bruner, 1997[37]（2 例）	是	是	500 μg, IA 初始剂量＋250 μg, IA 每周×5	29
	是	是	250 μg, IA×1	
Perrotin, 2001[16]	否	是	150 μg/kg, IA 每周×6	24
Gruner, 2001[4]	否	是	250 μg, IA 每周×5	25
			500 μg, IA 每周×5	
Agrawal, 2002[14]	否	是	450 μg, IA×2	29
			60 μg T₃, IA×3	
Mirsaeid Ghazi, 2005[38]	否	是	500 μg, IA 每周×4	34
Miyata, 2007[6]	是	是	300 μg, IA 每周×2	37
Hanono, 2009[9]	否	是	250 μg, IA	23
			500 μg×7	
Corral, 2010[22]	是	是	500 μg, IA	24
			400 μg IA＋100 μg IM	

注:[a] 所有剂量均为 L-T₄ 的剂量,除非注明了 T₃(三碘甲状腺原氨酸)。
IA,羊膜腔内灌注;IM,胎儿肌内注射。

基础的影响[6]。在严重羊水过多的情况下,应考虑将羊水减量作为一种对症治疗。

　　胎儿甲状腺功能亢进症者应给予母亲丙硫氧嘧啶或甲巯咪唑治疗,如果母亲已在服药则应增加剂量[7,21,25]。有时母亲可能需要补充小剂量的甲状腺激素。

　　(二)产后　先天性甲状腺功能减退症的新生儿筛查项目于 20 世纪 70 年代推出,在很大程度上成功地促进了先天性甲状腺功能减退症在出生后不久就能得到及时的诊断,并在生后 1 周内得到早期治疗[13]。早期发现和治疗可以有效预防新生儿先天性甲状腺功能减退症智力发育迟缓和其他远期并发症[7,20]。

　　如果在足月时发现一个大的颈部肿块,并且怀疑上呼吸道有潜在的阻塞,可以进行 EXIT。EXIT 过程中,当胎儿被从子宫中取出来时,子宫胎盘的血流仍在持续的维持中,同时维持脐带循环(图 72.13),直到胎儿通过直接喉镜插管成功。在进行这个手术前,应详细研究肿块及其与气管和食管的关系。颈部肿瘤,尤其是畸胎瘤,是使用 EXIT 的最常见原因。

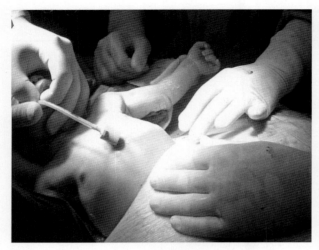

图 72.13 EXIT。当胎儿仍与母亲循环相连时进行气管插管。

医生须知

- 孕产妇患有甲状腺疾病尤其是 Graves 病时，应该进行胎儿甲状腺肿的筛查。
- 如果发现胎儿甲状腺肿，应进行详细的超声检查，寻找甲状腺功能亢进症或甲状腺功能减退症的迹象。
- 先天性甲状腺功能减退症是最常见的，甲状腺肿块的周围血管分布增加、骨的成熟延迟。先天性甲状腺功能亢进症与甲状腺肿块中央血管分布增加、骨成熟加速、心动过速和 IUGR 有关。
- 如果颈部肿块过大，可能压迫食管造成羊水过多，可能会早产。如果有气管阻塞，新生儿会有窒息的风险，需要提前准备好插管。
- 当发现胎儿甲状腺肿时，应评估胎儿甲状腺功能，优先考虑脐带穿刺术。如果有先天性甲状腺功能减退，羊膜腔内注射 L - T₄ 是首选的治疗方案，但给药的剂量和间隔时间尚未标准化。

要点

- 胎儿甲状腺肿很少见，更多与胎儿甲状腺功能减退症有关，较少与胎儿甲状腺功能亢进症有关，也可能在产前甲状腺功能正常。
- 孕妇 Graves 病是胎儿发展为甲状腺肿并引起甲状腺功能减退症的危险因素。
- 胎儿甲状腺肿和一些颈部肿块可引起羊水过多、围产期窒息和难产。
- 甲状腺功能紊乱对胎儿发育有不良影响。
- 宫内治疗胎儿甲状腺肿的主要目的是使肿块缩小，其次是恢复甲状腺功能。
- 产前治疗甲状腺功能减退症性甲状腺肿应采用羊膜腔内注射 L - T₄ 的方法。

参考文献见 *www.expertconsult.com.*

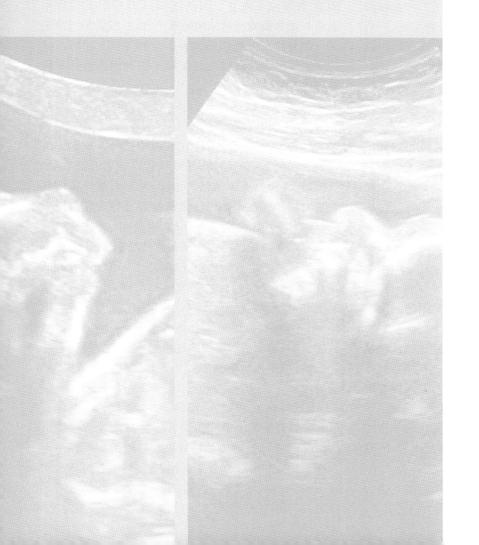

第3篇

其 他

第73章

先天性高位气道阻塞综合征和支气管闭锁

ROGELIO CRUZ-MARTÍNEZ | BIENVENIDO PUERTO

龚菁菁 译，周毓青 审校

一、引言

先天性高位气道阻塞综合征（congenital high airway obstruction syndrome，CHAOS）是一种罕见的胎儿畸形，死亡率高达80%～100%[1]。产前诊断对于父母咨询及胎儿监护、干预计划、分娩方式、产后管理决策方面是具有指导意义的[2,3]。CHAOS可以是双侧的，也可以是单侧的（支气管闭锁）。

二、疾病概述

（一）定义 CHAOS是一种极其罕见的情况，是由胎儿上呼吸道完全阻塞造成的，这种阻塞可以发生在喉、气管或支气管水平[4]。气道阻塞导致支气管分泌物潴留，引起胎儿肺脏异常扩张、气管支气管明显扩张和肺发育障碍。

（二）发病率和流行病学 CHAOS的发病率尚不清楚。文献中只有报道过少数病例[5,6]。

（三）病因、病理生理学和胚胎学 CHAOS可以表现为一种孤立性的结构异常，染色体异常的风险很低[1]；或者作为一种综合征的表现之一。当梗阻发生在喉部时，相当高比例的病例与Fraser综合征相关。Fraser综合征是一种常染色体隐性遗传疾病，其特征包括假声带融合引起的喉闭锁、唇腭裂、小眼畸形、并指（趾）畸形、耳廓畸形、生殖器性别不明、先天性心脏病和继发于双肾不发育的严重羊水过少（见第128章）[7,8]。此外，还有一些情况可引起外源性的气道梗阻，包括先天性淋巴管畸形、颈部畸胎瘤或血管环（双主动脉弓或右锁骨下动脉迷走）。

CHAOS的致病机制包括在胚胎发生期间一些内因性因素阻止气管支气管树正常发育。相关的组织病理学检查可以发现胎儿气道有网状结构、囊肿、闭锁、狭窄或不发育。因此，引起CHAOS的原因可能是一片薄膜或网状结构阻塞了气道，或者是气道的某一部分存在更复杂的发育不全和闭锁。胎肺液体的流出受阻会导致肺泡过度增生和肺泡内液体积聚等肺内改变。

三、疾病表现

（一）临床表现 CHAOS的特征性表现是支气管和肺泡内分泌物潴留，导致气管内压力升高和肺、气管、支气管内液体量显著增加，从而引起严重的肺容量增加和气管扩张。巨大的肺肿大导致膈肌反向凸起；如果气道阻塞是单侧的，则会引起纵隔移位。超声可以在妊娠早期内探测到这些改变[8]。

通常是在检查胎儿胸腔时做出CHAOS的诊断，其典型特征是肺过度扩张和呈高回声（图73.1），膈肌变平，以及梗阻水平以下的气道扩张[9]。当做出CHAOS诊断后，要对胎儿进行监测，包括每周评估肺的大小、羊水量和水肿的超声指标。还需评估心功能指标，如多普勒检测静脉导管和三尖瓣反流，以早期发现胎儿水肿。

CHAOS通常是一种致死性畸形，尤其是在Fraser综合征病例中。在没有合并其他先天性畸形的情况下，CHAOS的预后取决于肺脏的大小和是否存在水肿。如果没有合并水肿，有些病例通过适当的

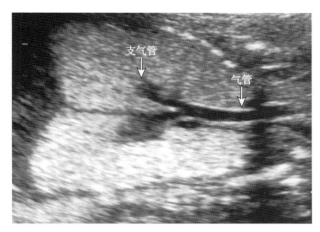

图 73.1　胎儿胸部矢状面,显示肺过度扩张和高回声并伴有胸腔积液,胸腔积液可作为胎儿水肿的早期征象。

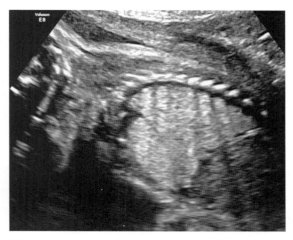

图 73.2　妊娠 25 周,胎儿 CHAOS 的超声图像。胎儿胸腔冠状面显示肺肿大和回声增强,伴有膈肌平坦,在两侧支气管隆突处水平可以显示气管分叉。

围产期管理是可以挽救的。

(二)影像学表现

1. 超声表现　超声通常表现为与完全性气道阻塞有关的征象。在胎儿心脏四腔心水平的横切面上,显示双肺明显增大,回声明显增高。由于胸腔内压力过高和肺扩张,心脏被挤压到两肺之间的纵隔内,显示心轴角度变小。在胎儿胸部的矢状面和冠状面可显示两个特异的征象:凸向胸腔的横膈变平或反向凸起,以及气道明显扩张使得整个气管支气管树看上去就像一张支气管造影摄片(图 73.2)。扩张的气管和支气管在胎儿胸部的冠状面能更好地显示。可以在冠状面或矢状面(图 73.3)测量气管和支气管的直径,并与文献中提供的正常参考值范围进行比较[10,11]。此外,可以利用彩色多普勒超声显示胎儿呼吸或吞咽时气管内无液体流动。肺外征象包括继发于心力衰竭和/或静脉回流受阻的非免疫性胎儿水肿和胎盘肿大,以及继发于食管受压的羊水过多[5,6]。

当 CHAOS 是单侧的(即由支气管闭锁引起),可能会累及整个肺或下叶,两种情况的超声改变是相似的。可表现为单侧肺肿大、回声增强、同侧的横膈反向凸起、严重的纵隔移位并常常进展为胎儿水肿,以及患侧肺典型的气道扩张。在少数病例中,支气管阻塞在超声上可以不表现为支气管扩张,使得支气管闭锁与微囊型Ⅲ型先天性肺囊性腺瘤样畸形(CCAM)的鉴别诊断非常困难[12]。

2. MRI 表现　CHAOS 的 MRI 表现包括:梗阻水平以下气道扩张,肺信号强度增加,肺体积增大,并伴有膈肌变平或反向凸起。MRI 对单侧 CHAOS 和 CCAM 的鉴别诊断起很大作用[13]。MRI 还可以帮助排除其他先天性畸形,以及使气管支气管受压的外部疾病,如邻近肿瘤[14,15]。在单侧 CHAOS 中,MRI 在识别梗阻水平方面发挥特别重要的作用[16,17]。以上信息对计划胎儿手术有帮助。

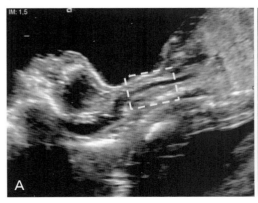

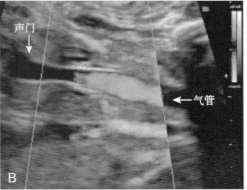

图 73.3　(A)一例正常胎儿的颈部矢状面,显示未扩张的气管图像。(B)利用彩色多普勒超声,观察胎儿呼吸时气管内液体的流动。

四、影像鉴别诊断

喉闭锁和气管闭锁在超声上难以鉴别,因为这两种畸形的声像图表现相同。

单侧 CHAOS(图 73.4)需要与微囊型实性 CCAM 鉴别[18]。通常情况下,可以通过扩张的气道加以鉴别;但在极少数情况下,气道在超声图像上没有表现出扩张,此时 MRI 可以帮助鉴别。

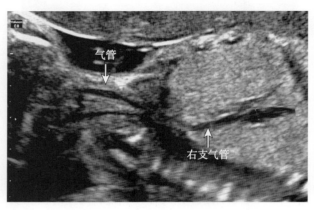

图 73.4 一例支气管闭锁的特异的超声图像。病变侧肺肿大和回声增强,伴梗阻下方单侧的支气管和细支气管扩张,呈现支气管造影摄片的表现。

五、治疗方案概要

(一)产前 在大多数情况下,CHAOS 的自然病程包括肺进行性增大,心脏受压导致继发于心力衰竭的胎儿水肿,随后可能围产期死亡。

迄今提高 CHAOS 胎儿生存率唯一可行的治疗方法是采用 EXIT 联合气管插管和安全气道控制[19-21]。如果无法完成气管内插管,气管切开术可能是一个合理的选择。然而即使进行了气管切开和 EXIT,见诸报道的幸存者也只有几个[19-21]。这些幸存者有着很高的并发症,包括肺发育不良和肺功能不全,需要长期插管,大量水肿引起的腹部肌肉组织功能低下,以及神经发育受损。

最近有些病例报道指出,宫内胎儿治疗对特定的孤立性 CHAOS 胎儿是有帮助的。当 CHAOS 继发于单侧一根支气管闭锁,可以使用胎儿气管镜来断开喉部的网状物,也可以使用支气管镜来打通闭锁的支气管,使发育不良的肺与上呼吸道重新连接。这些病例最后肺内扩张和水肿得以缓解,纵隔的压力得以下降,并完好地存活下来[4,12,22-25]。

以前的病例报道表明有可能会出现自发性肺压力减低,但这并不常见[6]。

(二)产后 一些病例报道对产前未经治疗的 CHAOS 的结局进行了评估,这些病例在新生儿期会发生呼吸窘迫综合征和毛细血管渗漏综合征,以及出生后 1 年内发生气管支气管软化和膈肌麻痹(可能由慢性膈肌拉伸引起)[1,20]。虽然以上报道的并发症通常是可逆的,但这些病例直至童年晚期会需要长期机械通气、喉气管成形术喉再造、出现语言能力延迟和神经发育不佳[1,20,23]。

> **医生须知**
>
> - CHAOS 通常是一种致死性的畸形,特别是出现水肿的情况下。
> - 临床医生必须在疑似 CHAOS 的胎儿中排除 Fraser 综合征。

> **要点**
>
> - 如果没有进行干预,CHAOS 的围产期死亡率为 100%。
> - 典型的超声征象包括高度扩张和高回声的肺、膈肌平坦,以及阻塞水平以下的气道扩张。
> - 疑似 CHAOS 的胎儿应转到能够进行 EXIT 的胎儿医学中心。
> - 在个别孤立性 CHAOS 病例中,胎儿外科手术可能是一个非常成功治疗的选择。

参考文献见 *www.expertconsult.com*.

第 **9** 部分

心脏和大血管

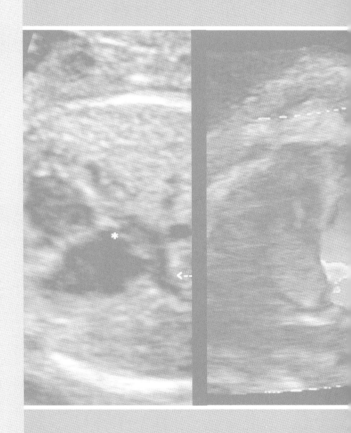

第**1**篇

正常心脏

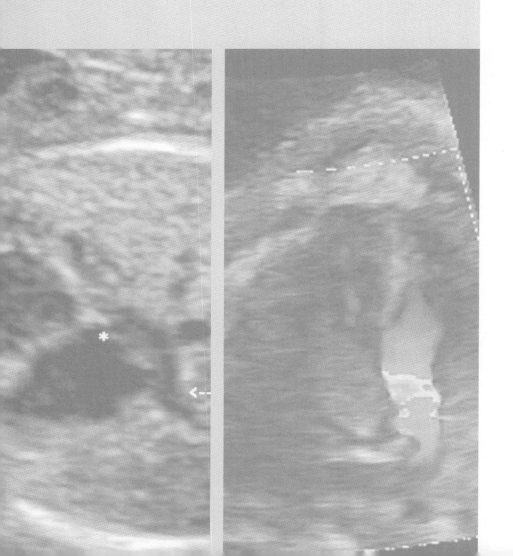

第74章

正常胎儿心脏超声

OLGA GÓMEZ | JOSEP M. MARTINEZ

刘宇杰 庄太红 译,陶阳 张家荣 审校

一、引言

先天性心脏病(congenital heart diseases,CHD),简称先心病,是最常见的严重先天畸形,新生儿发病率为0.8%～1%。约一半的先心病为严重畸形。产前诊断的先心病总死亡率为25%～35%,大约15%先心病儿童在青春期前死亡。

总体来说,先心病合并染色体非整倍体风险为15%～30%,合并其他染色体异常(包括微缺失和微重复)风险为5%～7%。先心病胎儿发生心外畸形的风险增加10倍,25%～40%的先心病胎儿伴发心外畸形。

大多数先心病发生在无任何疾病史和高危风险因素的胎儿中(>90%的病例)。产前超声筛查对于检出和诊断先心病至关重要,有助于评估预后、妊娠管理和制定分娩计划。尤其对产前导管依赖性先心病患儿至关重要。

二、正常解剖

(一)一般解剖描述 心脏是一个由两侧各有三个连接结构组成的器官。在左侧,肺静脉汇入左心房,再连接于左心室和主动脉。在右侧,上腔静脉和下腔静脉汇入右心房,再连接于右心室和肺动脉。全面的心脏超声检查应包括以上提到的所有解剖结构(包括形态、大小和功能),以及动脉导管和主动脉弓。

妊娠19～22周,多个标准心脏切面构成基本超声心动图检查[1-5]。对于高危患者可以增加更多补充切面[6]。妊娠早期即可进行心脏筛查,包括如下切面(图74.1):①上腹部横切面;②四腔心切面;③五腔心或左心室流出道切面;④短轴或右心室流出道切面;⑤三血管气管切面。

右心室长轴切面(导管弓切面)(图74.2)、上下腔静脉切面(图74.3)和主动脉弓长轴切面(图74.4)被视为补充切面(表74.1)。

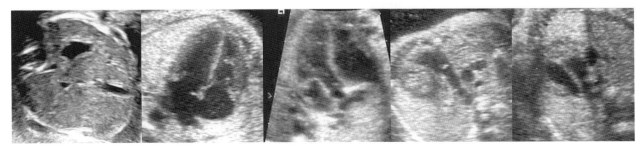

图74.1 Yagelet等提出的妊娠期先心病筛查的5个切面[2]。

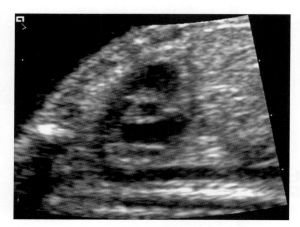

图 74.2 右心室长轴切面（导管弓切面）。肺动脉起源于右心室。导管弓呈垂直状，似"曲棍球杆"。

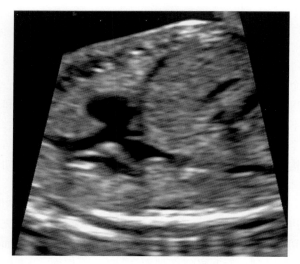

图 74.3 胎儿右侧长轴切面。可见上腔静脉和下腔静脉回流至右心房。

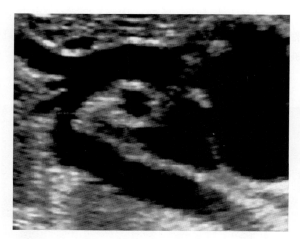

图 74.4 主动脉弓切面。可见供应头部和上肢的三条血管分支及穿行于主动脉弓下的右肺动脉。

表 74.1　胎儿超声心动图检查的适应证
母体因素
代谢综合征（妊娠糖尿病和苯丙酮尿症）
致畸因素：酒精、高剂量电离辐射、药物（抗惊厥药、锂、华法林、特定的抗抑郁药和抗焦虑药、维甲酸）和妊娠早期发热＞38 ℃
母亲 CHD
母亲结缔组织病（存在抗 O 或抗 LA 抗体）
体外受精，但既往未进行侵入性检查，非整倍体的风险很高
家族因素
既往患有 CHD 的儿童
父亲患有 CHD
与 CHD 高度相关的综合征或疾病
二级亲属患有 CHD
胎儿因素
11～14 周，颈项透明层＞第 99 百分位数
11～14 周，心房收缩期静脉导管 A 波消失或倒置
胎儿超声筛查怀疑 CHD
存在心外畸形
存在染色体异常
胎儿水肿
胎儿感染：TORCH 和柯萨奇病毒
羊水过多，尤其是心脏检查困难，或者存在其他相关畸形
宫内生长受限，尤其是在严重和早发病例中
单绒毛膜多胎妊娠
胎儿心律失常
抗感染治疗有动脉导管早闭风险的（尤其在妊娠晚期，不包括偶尔用药的情况）

注：CHD，先天性心脏病；TORCH，弓形体、其他（先天性梅毒和病毒）、风疹病毒、巨细胞病毒和单纯疱疹病毒。

（二）详细解剖描述

1. 正常

（1）上腹部横切面：观察内脏及血管位置关系（图 74.5），通常与心脏畸形有关。首先，确定胎方位和胎儿的左和右。横切面显示胃和降主动脉位于腹腔的左侧，肝脏和下腔静脉位于右侧。脐静脉进入肝脏后向右走行与门静脉窦相连。探头略向头侧移动可获取四腔心切面。在移动过程中，观察下腔静脉与右心房的连接关系。

（2）四腔心切面：胸部横切面第 4 肋骨水平获得（图 74.6A）四腔心切面（图 74.6），可筛查出多种先心病（如心房、心室、房室瓣、房间隔及室间隔异常）。四腔心切面检查内容包括：

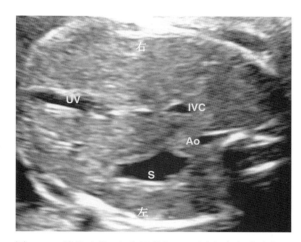

图 74.5 胎儿头位，上腹部横切面。胃和降主动脉位于左侧，下腔静脉和肝脏位于右侧。Ao：主动脉；IVC：下腔静脉；S：胃；UV：脐静脉。

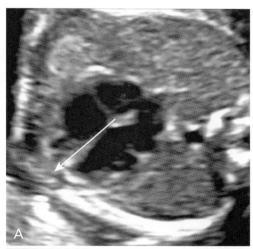

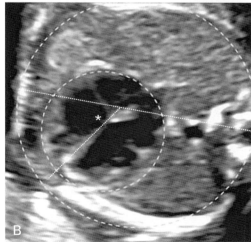

图 74.6 （A）与图 76.5 同一胎儿的四腔心切面，心脏 2/3 位于胸腔左侧，心尖指向左。标准放大的胸部横切面仅显示一根肋骨长轴。（B）显示正常的心脏大小及心轴（星号）。

1）心脏在胸腔的位置：正常左位心时，心脏 2/3 位于左侧，心尖指向左侧（图 74.6）。

2）心轴：是心脏纵轴与胸廓前后连线之间的夹角，为 45°±20°（图 74.6）。

3）心脏大小：心脏的面积≤胸腔面积的 1/3，心胸直径比可在房室瓣水平测量，心脏横径≤胸腔横径的 1/2（图 74.6）。

4）心率：正常在 120～160 次/分。

5）收缩性：确认心房和心室收缩是否同步。

6）评估心包积液：心包积液小于 2 mm 且未超过房室水平，视为生理性。

7）确认四腔心切面并评估心房和心室对称性：两个心房大小几乎相等。左心室腔略长于右心室腔，构成心尖。右心室腔较短，主要是因为调节束的存在，调节束是位于近右心室心尖部从室间隔到侧壁之间的肌小梁（图 74.7）。

8）心脏左右侧的区分：右心室位于心脏的右前方，左心室位于右心室左后方，是心脏最左侧的结构。右心室内壁不光滑，可见粗大的肌小梁；左心室腔光滑。如前所述，可用调节束识别右心室。左心房位置靠后，可见肺静脉汇入，卵圆孔瓣开放。降主动脉是位于脊柱左前方、左心房后方的圆形结构（图 74.7）。

9）确认肺静脉回流至左心房：彩色多普勒有助于识别上、下肺静脉。

10）正确评估两个房室瓣的附着位置：房室瓣附着点是鉴别两个心室的另一个重要特征（图 74.8）。两组房瓣膜分别附着于室间隔两侧。三尖瓣略靠近

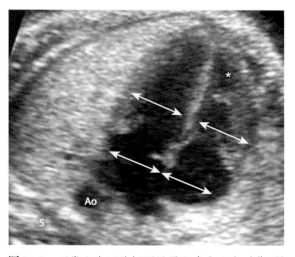

图 74.7 正常心尖四腔切面显示心房和心室对称（星号）。右心室心尖部调节束清晰可见。Ao：主动脉；S：脊柱。

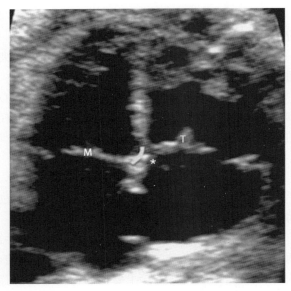

图 74.8 心尖四腔心切面，右心房和左心室之间房室间隔清晰可见，二尖瓣和三尖瓣附着位置正常。M：二尖瓣；T：三尖瓣。

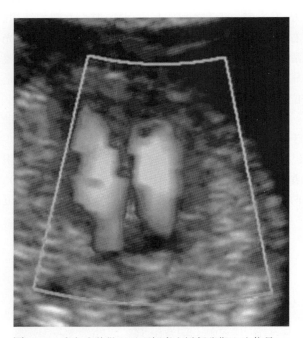

图 74.9 彩色多普勒显示两侧房室瓣舒张期血流信号。

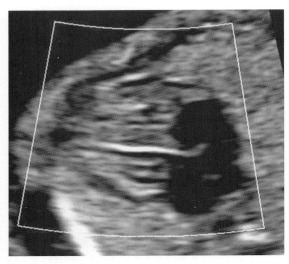

图 74.10 横向四腔心切面显示室间隔正常。彩色多普勒显示无过隔血流信号。

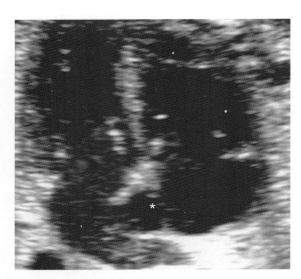

图 74.11 收缩期四腔心切面。显示房室瓣上方的原发隔。可见正常大小的卵圆孔瓣飘入左心房。

心尖。两组房室瓣附着点之间即为房室间隔，它将右心房与左心室分隔开来。

11）房室瓣功能评估：重要的是确认两个瓣膜在舒张期开放（通过回放功能观察），并在收缩期关闭（通过彩色多普勒评估有无反流）（图 74.9）。

12）室间隔的评估：四腔心长轴切面和彩色多普勒的应用可以很好地评估室间隔（图 74.10）。

13）房间隔的评估：应识别原发隔和卵圆孔（卵圆孔瓣可自由飘入左心房）（图 74.11）。

（3）五腔心或左心室流出道切面：探头稍向头侧移动，可显示左心室流出道。该平面对于识别更多的前室间隔缺损和累及主动脉瓣及大动脉的心脏缺损至关重要，如圆锥部缺损。主动脉是从室间隔向上延伸的血管，其后壁与二尖瓣紧密相连。对确认主动脉（图 74.12）和隔膜（升主动脉略微指向右侧）间的对位关系、主动脉根部直径、升主动脉直径及主动脉瓣的开放运动也很重要。彩色多普勒有助于识别主动脉血流情况。

（4）短轴或右心室流出道切面：将探头从四腔心和五腔心切面持续向胎儿头侧倾斜，便可获取右心室流出道切面。它是检查累及肺动脉和主动脉异常的重要切面。圆锥干异常可显示正常的四腔心切面，所具有参考价值[7]。彩色多普勒有助于评估肺动脉血流是否正常。此切面于肺动脉主干的右侧可见升主动脉和上腔静脉(图 74.14)。

（5）三血管气管切面：是最近才应用的胎儿心脏切面，它可以同时显示主动脉弓和动脉导管弓，矢状位切面时难以获得。该切面很容易在四腔心切面基础上获取，探头只需沿上胸部平行向头侧且稍向左侧移动即可。在上胸部，主动脉弓和导管弓呈切线交叉，形成一个"V"字形，指向脊柱左侧的后胸部(图 74.15)。气管是位于主动脉峡部右侧的圆形结构。上腔静脉位于气管前方和主动脉弓右侧。在此切面中必须确定血管的数量及位置（从左到右依次为：动脉导管弓、主动脉弓和上腔静脉），比较其内径大小（通常从左到右递减），确定气管与主动脉峡部的位置关系。

彩色多普勒可以观察主动脉弓及动脉导管弓的同向血流信号(图 74.16)。在这三条血管的前方，可以观察到胸腺结构，回声略低于相邻肺组织(图 74.15)。三血管气管切面非常重要，它可以检出许多流出道、导管弓及主动脉弓的异常，评估各种导管依赖性先心病。

（6）胎儿心脏的长轴切面：矢状面不属于常规检查范围。它包括导管弓（也称为右心室长轴切面）、主动脉弓和房室交界区。肺动脉起源于右心室前方，稍向左走行汇入降主动脉。导管弓呈垂直状，类似曲棍球棒(图 74.2)。主动脉弓起源于左心室。升主动脉先向右，然后向左走行。主动脉弓形似拐杖，发出的三条血管分支(图 74.4)。主动脉弓下方可以观察右肺动脉的横断面。右心房矢状面显示下腔静脉和上腔静脉回流到右心房(图 74.3)。此切面较易确定连接脐静脉和下腔静脉的静脉导管是否存在。

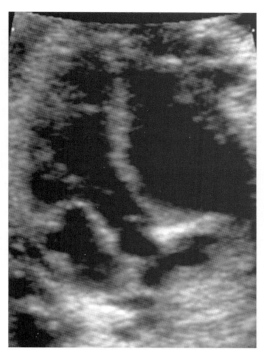

图 74.12 五腔心切面显示主动脉起源于左心室。可见主动脉前壁和室间隔连续性完整。

以必须评估心室与大动脉间连接关系。确认发自右心室的血管是肺动脉干至关重要，它垂直交叉走行于升主动脉下方，位于升主动脉左侧(图 74.13)。肺动脉与主动脉的区别在于主动脉走行朝向胎儿脊柱方向，发出三条血管分支；肺动脉分为左、右两支肺动脉和动脉导管，呈三叉状(图 74.14)。在此切面中，左肺动脉未显示，右肺动脉穿过主动脉根部下方朝右肺走行，还需观察右心室与肺动脉的连接关系、肺动脉与升主动脉的交叉、肺动脉主干的直径，以及肺动脉瓣的开放活动。肺动脉主干的直径略大于主动脉。胎龄准确的情况下，主动脉和肺动脉内径对疾病诊断

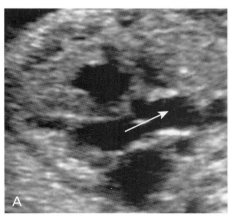 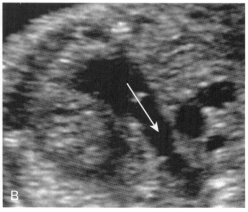

图 74.13 （A）横向五腔心切面，升主动脉指向右侧；（B）右上方流出道切面，肺动脉垂直穿过升主动脉(箭头)。

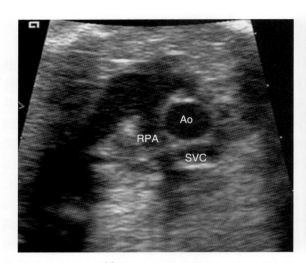

图74.14 Yoo 等[1]描述右心室短轴切面,可以显示右肺动脉、升主动脉和上腔静脉。Ao:主动脉;RPA:右肺动脉;SVC:上腔静脉。

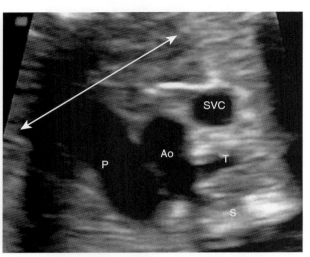

图74.15 妊娠21周胎儿上胸部横切面。可见动脉导管弓(左)和主动脉弓(右)。上腔静脉和气管位于主动脉右侧。在这些血管前方可以观察到胸腺。Ao:主动脉;P:肺动脉;SVC:上腔静脉;S:脊柱;T:气管。

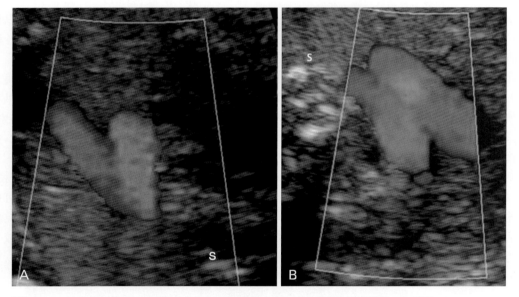

图74.16 三血管气管切面,彩色多普勒显示不同胎方位,不同流向的血流灌注。S:脊柱。

以上切面只能在少数胎位中获得,尤其是在异常情况下,缺乏经验的检查者很难领会。流出道和腔静脉的图像可以在上述长轴切面中反复获取。

(7)妊娠早期胎儿超声心动图:对妊娠11~14周非整倍体胎儿进行超声检查,经验表明颈项透明层厚度和静脉导管频谱异常与先心病有重要关联。妊娠早期可以通过以上超声表现估测胎儿患有先心病的风险。它是妊娠早期产前检查先心病的重要进展之一。

许多研究表明,经过培训的专业人员对妊娠12~14周胎儿进行超声心动图检查诊断准确率较高,与妊娠中期超声心动图检查相比有其自己的优势。妊娠早期诊断出先心病,初期即可针对先心病及其预后提供咨询。早期排查相关的心外畸形和染色体异常。若超声心动图结果正常,可以减轻父母的焦虑。

2. 异常　胎儿超声心动图检查的主要目的是诊断先心病,确定预后,妊娠管理策略和分娩计划。本文按发病率高低对各种胎儿期先心病超声心动图表现进行归纳总结。后续章节将详细讨论。

（1）室间隔缺损：室间隔缺损（ventricular septal defect，VSD）是胎儿期和出生后最常见的先心病，约占先心病的 30%。室间隔缺损的产前诊断很困难，尤其是小型单纯性室间隔缺损。四腔心切面可以诊断膜周部、流入道型和肌部室间隔缺损，五腔或左心室流出道切面可以识别漏斗部室间隔缺损。室间隔缺损的产前检查非常重要，因其常与其他先心病、心外畸形和染色体异常相关（尤其是大型或膜周部室间隔缺损）。

（2）左心发育不全综合征：左心发育不全综合征（hypoplastic left heart syndrome，HLHS）占胎儿先心病的 15%～20%。在四腔心切面上可以很容易地识别 HLHS（单一房室入口）。左心室流出道切面和三血管气管切面也有助于诊断。尽管新生儿心脏病学和心脏外科学有了长足进步，但 HLHS 在所有先心病中预后最差，围产期发病率和死亡率较高。

（3）法洛四联症和大动脉转位：法洛四联症（tetralogy of Fallot，TOF）和大动脉转位（transposition of great arteries，TGA）各占胎儿先心病的 10%。这些先心病可以在心室流出道切面诊断；四腔心切面大多是正常的。主动脉骑跨、主动脉和肺动脉之间交叉消失是识别法洛四联症和大动脉转位的特征表现。诊断法洛四联症很重要，因为 30% 的病例与染色体异常有关（包括 22q11 微缺失）。染色体异常的风险和出生后结局取决于肺动脉狭窄的程度。大动脉转位常是孤立性的，在室间隔完整的情况下，产前能否正确诊断决定着产后预后的情况。

（4）房室间隔缺损：房室间隔缺损（atrioventricular septal defect，AVSD）占胎儿先心病的 5%～10%。房室间隔缺损是胎儿期最常诊断的先心病，因其在四腔心切面就能发现异常。四腔心切面显示一组共同房室瓣，正常的房室瓣位差消失。房室间隔缺损是一种胎儿期的复杂先心病。它与染色体异常（特别是 21-三体）和心脾综合征高度相关。妊娠中期诊断的房室间隔缺损，只有 30% 是孤立性的，不合并其他畸形。

（5）主动脉缩窄：主动脉缩窄占胎儿先心病的 5%。在胎儿期很难通过直接征象做出诊断，通常只能间接推测。四腔心切面发现明显的右心优势时可以考虑此畸形。15% 的主动脉缩窄合并染色体异常

（尤其是特纳综合征）。产前检查非常重要，决定后续如何规划新生儿管理及预后。

（6）其他类型的先天性心脏病：其他类型先心病约占胎儿 CHD 的 15%。对于经验不足的检查者来说，诊断某些先心病很困难。在妊娠 19～22 周时，将上述"新"超声心动图切面纳入胎儿心脏超声检查，是诊断大多数胎儿先心病的关键。

总之，部分先心病在胎儿期无法诊断或诊断十分困难。继发孔型房间隔缺损和动脉导管未闭在胎儿的血流动力学中属于正常情况。同样，小型室间隔缺损（1～2 mm 或以下）、瓣膜狭窄、主动脉轻度缩窄和进展型先心病不太可能在产前诊断。

3. 相关检查注意事项　胎儿超声心动图检查技巧包括：

（1）尽可能使用高频率探头。

（2）谐波成像可以改善图像质量，尤其是腹壁肥厚者。

（3）系统设置尽量选择高帧频、高对比度、高分辨率，也可以使用低帧持久、单个声焦点和窄视野的设置。

（4）图像适度放大，使心脏占据整个屏幕的 1/3～1/2。

（5）可以使用电影回放功能帮助观察评估心脏。

（6）彩色多普勒量程应设置在 40～70 cm/s（取决于胎龄）。观察肺静脉，量程应选择在 25～30 cm/s。

要点

- 先心病是最常见的严重先天性畸形。大多数发生在没有病史或高危因素的胎儿中。
- 胎儿超声心动图检查是妊娠中期诊断胎儿先心病的主要工具。
- 胎儿超声心动图检查包括以下切面：上腹部横切面、四腔心切面、五腔心切面或左心室流出道切面、短轴或右心室流出道切面及三血管气管切面。
- 依据上述切面对胎儿心脏进行系统检查，可以识别出大多数主要的先心病。

参考文献见 *www.expertconsult.com.*

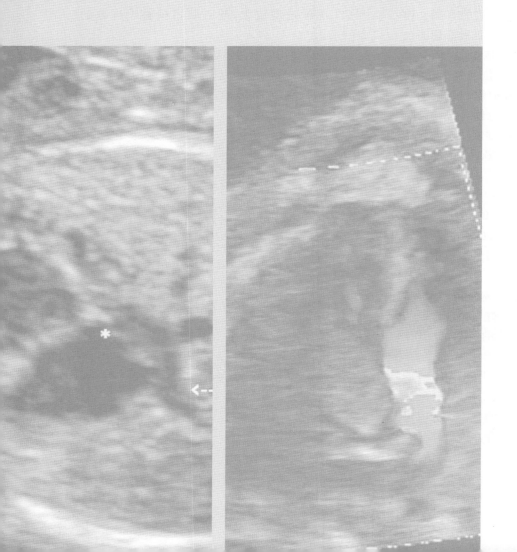

第2篇

间隔缺损

第75章

室间隔缺损

OLGA GÓMEZ | JOSEP M. MARTINEZ

刘宇杰　庄太红 译，陶阳　张家荣 审校

一、引言

室间隔缺损（ventricular septal defect，VSD）是儿童和成人最常见的先心病。25%～30%的先心病新生儿存在 VSD。VSD 作为复杂先心病的一部分，常与其他先心病合并发生，第 76、77、83 和 85～88 章对此进行了阐述。本章介绍单纯性室间隔缺损的产前特征。

二、疾病概述

（一）定义　VSD 是左心室和右心室之间的异常通道，造成左、右心室之间的血流自由沟通。根据缺损的位置进行分型，可能涉及室间隔的一个或多个解剖部位。室间隔缺损的位置与心内血液分流方向无关，但对于是否累及半月瓣或房室瓣、相关其他异常发生率和室间隔缺损是否能自发闭合具有显著的预测价值。

（二）发病率和流行病学　VSD 的发病率在3/1 000～5/1 000，是儿童期最常见的先心病。虽然 VSD 在新生儿先心病患者群中发病率为 25%～30%，但由于产前很难发现，所以在产前先心病胎儿中发病率仅为 5%～7%。

（三）病因和病理生理学　多种原因可以造成 VSD。儿童期 VSD 只有少数与染色体异常有关，但胎儿期 VSD 染色体异常的风险要明显增高（5%～10%，尤其是较大的或膜周部 VSD）[1-4]。VSD 常合并其他心内畸形及心外异常。VSD 的产前诊断具有重要临床意义。

VSD 有以下四种分型（图 75.1）。

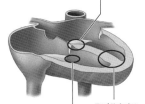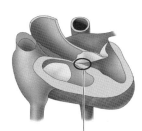

膜周部室间隔缺损

流入道型室间隔缺损　肌部室间隔缺损　漏斗部室间隔缺损

图 75.1　按缺损位置对 VSD 进行分型。

1. 膜周部 VSD（70%～80%）　也称为膜部或嵴下型室间隔缺损，位于室间隔膜周部，在肌部流入部、流出部之间的室间隔基底部位置。

2. 流入道型 VSD（＜5%）　也称为后位或低位型室间隔缺损，位于肌部-流入部，膜部室间隔的后下方。

3. 肌部 VSD（15%～20%）　位于有肌小梁的室间隔肌部，也可分为中间段肌部室间隔缺损（高于调节束）和心尖段肌部室间隔缺损（低于调节束）。

4. 漏斗部 VSD（＜5%）　也称为流出道型、嵴上型、漏斗部、圆锥部、肺动脉瓣下或双动脉瓣下缺损，位于室间隔肌部漏斗部，即左、右心室流出道间的室间隔。

以上提到的分型是比较经典的。伴随彩色多普勒超声在临床上的应用，在产前肌部室间隔缺损的诊断率要高于膜周部室间隔缺损，所以 VSD 不同分型的发病率在未来的报道中可能会发生变化。

三、疾病表现

（一）临床表现 胎儿期左心室、右心室压力相近，单纯性 VSD 不会造成心脏血流动力学和生理功能的改变。即使缺损面积很大，两心室间血液分流量也会很小。当胎儿出生时，肺血管阻力瞬间降低，右心室压力随之减低；为对抗全身循环系统的阻力，左心室收缩，左心室压力增高。最终形成心室间左向右异常血液分流，分流量大小受缺损面积、左右心室间压力和肺阻力的影响。随着时间的推移，较大的 VSD 会形成肺动脉高压最后导致艾森门格综合征，肺动脉压力升高最终将造成室间隔缺损反向分流（右向左）、血氧饱和度降低、发绀和继发性红细胞增多症等。

（二）影像学表现

1. **超声表现** VSD 的超声表现是室间隔连续性中断。如果缺损小，超声很难诊断。超声常常难以显示室间隔缺损的大小和形态，主要是由于室间隔是一个三维立体结构，而且缺损大多走行迂曲[5]。

超声诊断 VSD 的最佳显示切面取决于缺损的位置。四腔心切面可以显示膜周部（图 75.2）、流入道型和肌部室间隔缺损（图 75.3），左心室流出道、五腔心切面可以检测漏斗部室间隔缺损（图 75.4）。根据室间隔断端与主动脉壁间对位关系，将漏斗部室间隔缺损分为两型：单纯性漏斗部室间隔缺损和对位不良性室间隔缺损（图 75.5）。

在四腔心或五腔心切面观察室间隔，当声束与室间隔垂直时最容易显示缺损位置。当 VSD 较大时，缺口处断端回声增强，易于超声显示（图 75.6）。可是小的室间隔缺损，尤其是位于肌部的缺损，二维超声几乎无法显示，但彩色多普勒超声可以检测到异常双向过隔血流信号，对于诊断此型室间隔缺损非常有

帮助。脉冲波多普勒超声有助于进一步确认过隔血流为双向分流（图 75.7）。

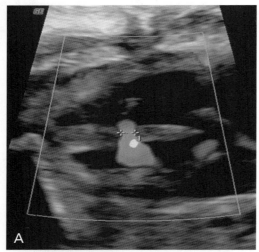

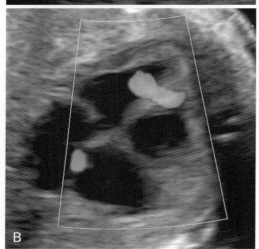

图 75.3 横向和心尖四腔心切面彩色多普勒显示中间段室间隔肌部缺损（A）和心尖段室间隔肌部缺损（B）。图 A 中 VSD 高于调节束，图 B 中 VSD 低于调节束。

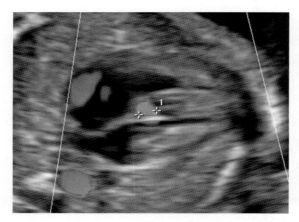

图 75.2 四腔心切面彩色多普勒显示膜周部 VSD。VSD 位于室间隔上部，靠近房室瓣。

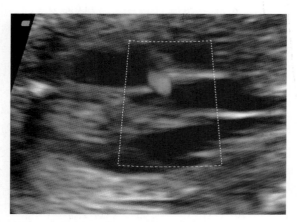

图 75.4 非标准五腔心切面显示漏斗部室间隔小缺损。彩色多普勒显示两个流出道间室间隔出现异常血流信号。

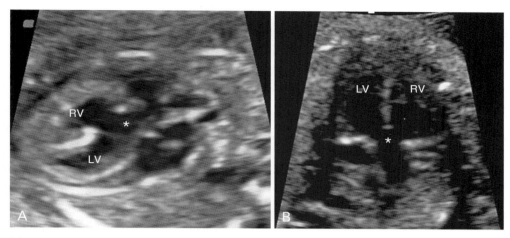

图 75.5 （A）五腔心切面显示单纯性漏斗部 VSD，室间隔上端和主动脉前壁对位良好。主动脉瓣（星号）位于室间隔的左侧；（B）五腔心切面显示对位不良性漏斗部 VSD，漏斗部间隔向前移位，主动脉（星号）骑跨于室间隔上。LV，左心室；RV，右心室。

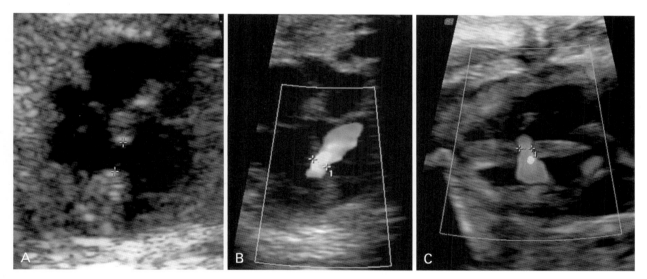

图 75.6 （A）标准四腔心切面显示中间段室间隔肌部较大缺损，室间隔断端回声增强；（B）彩色多普勒显示过隔血流信号；（C）横向四腔心切面也可观察到过隔血流信号。

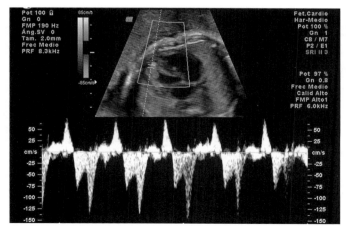

图 75.7 脉冲波多普勒显示 VSD 双向分流。由于胎儿期左右心室间压力接近，因此血液分流量很小。血流速度很快。

2. 其他检查方法 四维超声心动图。二维超声心动图不能实现室间隔的全面立体扫查。时间-空间成像方法可以多角度和多层面观察胎儿心脏的外部和内部结构。四维超声心动图有助于呈现室间隔缺损的大小及与心脏内其他结构之间的毗邻关系，是诊断胎儿室间隔缺损的一个有益补充方法[6]。

典型特征

- 非标准四腔心切面：观察膜周部、流入道和肌部室间隔缺损。
- 非标准五腔心切面或左心室流出道切面：观察漏斗部室间隔缺损。
- 彩色和脉冲多普勒超声：观察单纯性室间隔缺损双向分流。

四、影像鉴别诊断

1. 法洛四联症 以对位不良漏斗部室间隔缺损伴右心室流出道梗阻为特征。当检测出对位不良室间隔缺损时，应考虑法洛四联症，因为肺动脉狭窄通常是在妊娠晚期才逐渐形成。

2. 房室间隔缺损 要特别注意鉴别部分型房室间隔缺损和流入道型室间隔缺损。另外，确定原发隔是否存在十分重要，因为部分型房室间隔缺损的原发隔通常是缺失的，而膜周部室间隔缺损的原发隔是存在的。

五、治疗方案概要

（一）产前 虽然单纯性室间隔缺损的临床预后一般是良好的，但对于这 25%～35% 的病例仍需要进行常规筛查，以排除染色体异常、其他结构异常和遗传综合征[1-3]。通常 VSD 胎儿染色体异常的概率较低，但流入道型、膜周部、对位不良型和大型室间隔缺损（>50%主动脉直径）者其染色体异常风险明显升高。单纯性肌部室间隔缺损染色体异常风险没有增加，尤其是妊娠早期非整倍体筛查试验正常的孕妇[4]。

单纯性室间隔缺损的诊断不影响产科管理。建议每隔 4～6 周进行超声心动图随访，评估缺损大小和过隔血流的变化情况。肌部室间隔缺损在产前可自发愈合（尤其是小的膜周部室间隔缺损，占 5%～10%）[4]。

（二）产后 总体来说，单纯性室间隔缺损预后良好，小的肌部室间隔缺损（<5 mm 或<50%主动脉直径）在出生后 2 年内自愈率较高（75%～80%）。然而，流入道型和漏斗部室间隔缺损很少能自愈。较大的室间隔缺损需要不同程度的医疗干预，最终需要手术治疗。外科手术水平的提升、配套技术的进步及手术时机的优化进一步降低了 VSD 手术的并发症和死亡率。先进的导管技术和设备实现了经皮微创治疗室间隔缺损。在极少数情况下，由于室间隔缺损较大，单纯的室间隔修补术无法达到治疗目的，最后可能要按单心室来进行手术处理。

医生须知

- VSD 是最为常见的先心病，新生儿发病率为 25%～30%，至少 10% 的胎儿期先心病合并室间隔缺损。
- VSD 产前诊断很困难，尤其是小的单纯性室间隔缺损，因此在常规超声检查时要有意识地仔细探查。彩色多普勒和脉冲多普勒超声检查有助于诊断。
- VSD 可能合并其他先心病、心外异常、染色体异常和遗传综合征，应注意排查是否合并其他异常。
- 产科常规管理即可，肌部室间隔缺损的孕妇可以在当地医院分娩。较大的室间隔缺损，视其是否合并其他异常及当地新生儿科诊疗水平而定。

要点

- VSD 是最为常见的先心病，经常伴发复杂先心病。
- 产前诊断困难。四腔心切面和五腔心切面可以显示 VSD 位置，彩色多普勒有助于诊断。
- 单纯性 VSD 预后良好。

参考文献见 *www.expertconsult.com.*

第76章

房室间隔缺损

OLGA GÓMEZ | JOSEP M. MARTINEZ

刘宇杰　庄太红　译，陶阳　张家荣　审校

一、引言

房室间隔缺损（atrioventricular septal defect，AVSD）是胎儿期最常诊断的先心病，占新生儿先心病的 4%～5%。AVSD 与 21-三体综合征密切相关，常伴发其他先心病。

二、疾病概述

（一）定义　AVSD 是一组累及房室交界连接装置的先心病，也称为房室管缺损或心内膜垫缺损，可能与妊娠早期心内膜垫的异常融合有关。

（二）发病率和流行病学　AVSD 在活产儿中的发病率为 0.19/1 000～0.35/1 000。占胎儿先心病的 15%～20%。胎儿期，AVSD 经常伴发染色体异常和其他心脏畸形，被视为一种复杂先心病。因此，有较高的终止妊娠率，这同时也是先心病新生儿中 AVSD 发病率较低（占所有先心病新生儿的 4%～5%）的原因[1,2]。

（三）病因和病理生理学　很多原因可以造成 AVSD。有 35%～50% 的 AVSD 合并染色体异常，其中 75% 为 21-三体[3]。还有可能伴发心脾综合征（30%～40% 的病例）。AVSD 患儿合并完全性房室传导阻滞和其他先心病的风险也很高[1,2]。

AVSD 有以下两种分型。

1. **完全型 AVSD**　畸形特征是一个共用的心房，一组共同房室瓣（通常由 5 个瓣叶组成），以及室间隔膜部广泛缺损。在大多数情况下，两个心室大小正常，称为均衡型 AVSD。如果其中一个心室发育不良，则称为非均衡型 AVSD。

2. **原发性房间隔缺损（ASD）**　是部分型或不完全型 AVSD 的一种类型。畸形特点是存在房间隔缺损，室间隔连续完整，可能存在两组房室瓣。

三、疾病表现

（一）临床表现　AVSD 的新生儿由于存在心房和心室水平的异常分流，可能会出现轻度中心性发绀。是否出现发绀与出生时肺血管阻力升高的程度有关。患有完全型 AVSD 而且室间隔缺口面积较大的婴儿，刚出生时很有可能随着肺血管阻力下降，在出生后的前几个月内出现充血性心力衰竭。如果共同房室瓣重度反流或非均衡型 AVSD，心力衰竭可能出现的更早。完全型 AVSD 但室间隔缺口很小，而且共同房室瓣轻度反流，或部分型 AVSD 的婴儿，几乎不会发生心力衰竭，并且在婴儿期和儿童期临床症状不明显或没有任何临床表现。

（二）影像学表现

1. **超声表现**　完全型 AVSD 是胎儿期较易诊断的先心病之一，因其在四腔心切面即能发现异常。诊断完全型 AVSD 的关键特征是存在共同房室瓣，房室水平的正常形态消失；房室间隔缺失，收缩期共同房室瓣关闭呈"直线"样。由于房间隔原发隔缺失，可以观察到一个典型的、共用的单心房图像和膜周部室间隔缺损（图 76.1 和图 76.2）。彩色多普勒显示舒张期血流通过共同房室瓣，呈典型的"H 形"外观（图 76.3）。彩色多普勒可提示共同房室瓣功能是否正常。应用脉冲多普勒可测量瓣膜反流速度（图 76.4）。

在完全型 AVSD 中，评估和比较两个心室的大小很重要。心室发育不良表明存在不均衡型完全性 AVSD。彩色多普勒可以通过观察舒张期心室血流

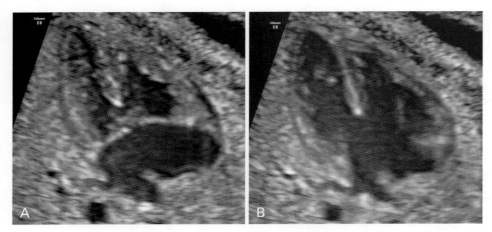

图 76.1 （A）收缩期非标准四腔心切面显示完全型房室间隔缺损（AVSD），收缩期共同房室瓣闭合为线样，还可观察到膜周部室间隔缺损（VSD）和原发性房间隔缺损（ASD）；（B）舒张期共同房室瓣开放，心脏中央可见一个异常缺损口。

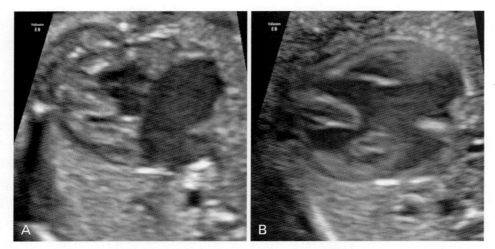

图 76.2 非标准横向四腔心切面观，同图 76.1 病例。（A）完全型房室间隔缺损（AVSD），收缩期共同房室瓣闭合呈"吊床"样；（B）舒张期，瓣膜开放。

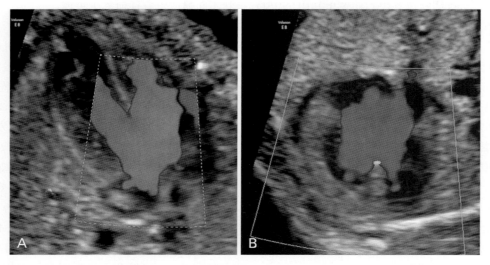

图 76.3 （A）非标准心尖四腔心切面。彩色多普勒呈"H"形外观，由左右心血液同时通过共同房室瓣和间隔缺损形成的。（B）基础四腔心切面。

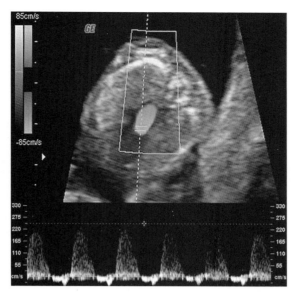

图 76.4 脉冲多普勒显示妊娠早期完全型房室间隔缺损（AVSD）。共同房室瓣全收缩期反流，最大反流速度大于 200 cm/s。

充盈情况评估心室发育不良的程度。还要关注心室-大动脉连接关系以排除该水平的并发异常，如法洛四联症和右心室双出口。

部分型 AVSD 的产前诊断十分困难。因为在部分型 AVSD 虽然房室平面的正常结构消失，仍可显示两组房室瓣且室间隔是完整的，使得诊断更具挑战性。其诊断的关键点是房室平面房间隔的原发隔消失。

2. 其他检查方法　四维超声心动图。四维超声心动图可能是评估共同房室瓣解剖结构的有力补充工具。

典型特征

- 完全型 AVSD：共同房室瓣和房室通道型室间隔缺损，四腔心切面不能显示正常房室结构。
- 部分型 AVSD：原发性房间隔缺损，两组房室瓣，室间隔连续完整，四腔心切面不能显示正常房室结构。

四、影像鉴别诊断

1. 永存左上腔静脉　永存左上腔静脉通常合并冠状静脉窦扩张，容易被误诊为完全型或部分型 AVSD。四腔心切面房间隔原发隔和房室瓣附着位置，有助于进行鉴别诊断（图 76.5）。

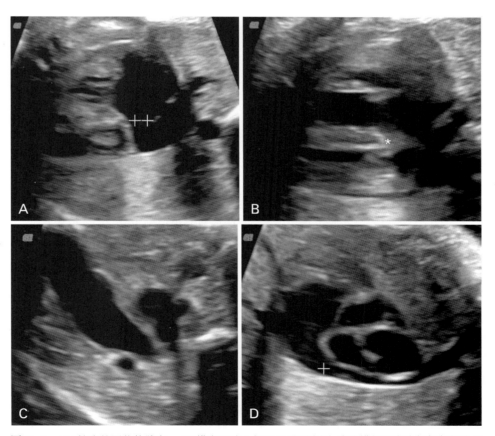

图 76.5　（A）扩张的冠状静脉窦。（B）横向四腔心切面显示原发隔，胸腔横切面向头侧倾斜探头可获取该切面。（C）三血管气管切面显示永存左上腔静脉。（D）永存左上腔静脉长轴观。

2. 流入道型 VSD 流入道型 VSD 与部分型 AVSD 图像相近。部分型 AVSD 的诊断要点是房间隔原发隔缺失，但在膜周部室间隔缺损中是可以观察到这个结构的。

3. 单心室 确定原发隔、房室瓣在室间隔上的附着点，以及三血管气管切面上流出道情况，可能有助于鉴别诊断心脏发育不良和不平衡型完全性 AVSD。

五、治疗方案概要

（一）产前 产前无治疗方法。如前所述，为排除其他心内、心外畸形和染色体异常，做详细评估和进一步检查是十分必要的。共同房室瓣发育不良预示产前发生心力衰竭和水肿的风险为 25%～30%。对 AVSD 做出正确分型很重要。均衡型 AVSD 与染色体异常高度相关，非均衡型 AVSD 的染色体异常风险较低，但常与心脾综合征及其他先心病相关（表76.1 和图 76.6）。

表 76.1 均衡型与非均衡型完全型房室间隔缺损鉴别诊断

均衡型 AVSD	非均衡型 AVSD
染色体异常（35%～50% 的病例），75%的 21-三体综合征）	心脾综合征（15%～30%的病例）
无染色体异常预后良好	完全型房室传导阻滞（15%～30%的病例）
	合并其他 CHD（高发病率）
	总体预后不良

建议每 4～6 周进行一次随访，以评估房室瓣功能情况。在未出现胎儿水肿时，产前无需干预。应选择在具备心脏畸形救治能力的医院分娩。对于部分型 AVSD[4]，也要仔细排查心内和心外畸形。因其与 21-三体综合征密切相关，有必要进行胎儿核型分析。

（二）产后 完全型 AVSD 的主要治疗手段是外科手术，包括对间隔缺损和房室瓣的修补。目前，为避免肺动脉高压形成，手术矫正时机一般选择在出生后前 6 个月内。据报道，手术死亡率低于 10%，近期的系列报道死亡率低于 5%。AVSD 的相关畸形可在手术中得到矫正。非均衡型 AVSD 的治疗很困难，大多数病例需要行单心室手术。21-三体综合征患者通常手术修复难度会降低，因为其缺损的解剖位置更有利于手术矫正，但 21-三体综合征患儿肺动脉

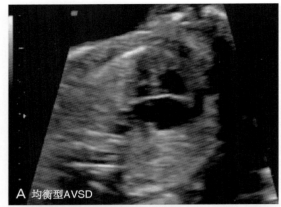

A 均衡型 AVSD

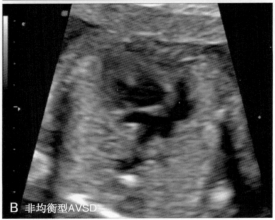

B 非均衡型 AVSD

图 76.6 （A）均衡型 AVSD；（B）非均衡型 AVSD。AVSD，房室间隔缺损。

高压往往出现得比较早，因此需要尽早手术治疗。部分型 AVSD 患者手术时机的选择不太重要，尤其是婴儿期和幼儿期无明显症状者，据报道后期择期手术死亡率很低。

由于左房室瓣反流、主动脉瓣下狭窄、残留室间隔缺损和晚发完全性心脏传导阻滞等原因，AVSD 修复术的幸存者可能需要二次心脏手术。总体来说，不同的研究报道的 10 年生存率为 85%。

医生须知

- 完全型 AVSD 是胎儿期最常诊断的先心病，因其在四腔心切面即能发现异常。
- AVSD 与染色体异常（尤其是 21-三体综合征）和心脾综合征高度相关。
- 建议每隔 4～6 周随访一次，定期观察房室瓣结构功能变化，因其发育不良预示胎儿水肿发病风险高。
- 未发生胎儿水肿，产前无需干预。

要点

- AVSD 是胎儿中最常诊断的先心病,其预后取决于可能存在的诸多相关异常。
- 与染色体异常和复杂综合征高度相关。
- 胎儿期通过四腔心切面比较容易诊断完全型 AVSD,但部分型 AVSD 的诊断具有挑战性。
- 完全型 AVSD 中的单纯均衡型和部分型 AVSD 预后良好。

参考文献见 *www.expertconsult.com.*

第 **3** 篇

右心系统发育异常

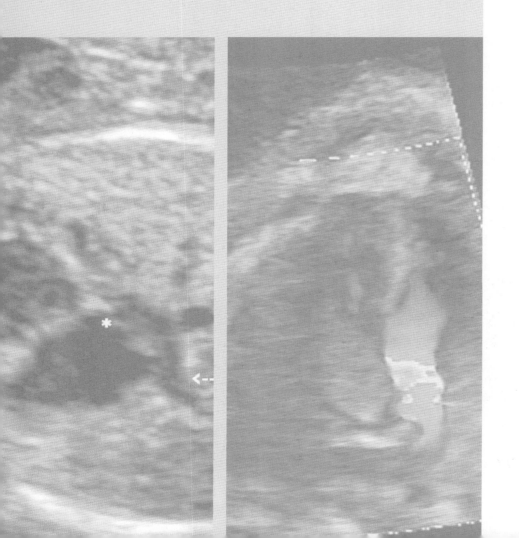

第77章

三尖瓣闭锁

OLGA GÓMEZ | JOSEP M. MARTINEZ

林琳 译，陶阳，刘宇杰 审校

一、引言

三尖瓣闭锁（tricuspid atresia，TA）是一种罕见的先心病，通常合并严重的右心室发育不良。产前可以诊断 TA 及相关的心内和心外异常，而且准确性较高。

二、疾病概述

（一）定义　TA 定义为右心房和右心室之间连接缺失。最常见的是正常三尖瓣结构缺失，代之以纤维组织结构。发育不良的三尖瓣通常合并瓣叶穿孔。大多数情况下，室间隔膜部缺损的大小决定着右心室和肺动脉的发育程度。在大多数 TA 病例中，伴有不同程度的右心室发育不良，因此 TA 可视为右心发育不良综合征的一种类型。

（二）发病率和流行病学　TA 是一种罕见的先心病。新生儿发病率约为 1/25 000。胎儿发病率更低，约占所有产前诊断先心病的 3%～4%。

（三）病因和病理生理学　多种原因可导致 TA。约 20% 合并心外畸形，5% 伴发染色体异常，约 30% 与其他心脏畸形并发，如大动脉转位和肺动脉闭锁。TA 也与胎儿生长受限有关。TA 通常合并膜周部室间隔缺损。卵圆孔和室间隔缺损的大小是影响预后的两个主要因素（图 77.1）。

（1）卵圆孔大小正常，可维持适当的右至左分流（右心房-左心房-左心室）。反之，如果卵圆孔开放受限，胎儿发生水肿的风险增高。

（2）合并较大室间隔缺损时，右心室和肺动脉可以接收来自左心室血流（左心室-右心室-肺动脉），因此发育尚可。反之，如果室间隔连续完整或室间隔缺

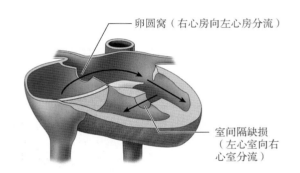

图 77.1　三尖瓣闭锁（TA）示意图显示血流穿过卵圆窝和室间隔缺损（VSD）。

口很小，将会导致右心室和肺动脉发育不良，肺动脉血供只能来自动脉导管的逆向灌注。

三、疾病表现

（一）临床表现　TA 在产后需要立即在心脏外科中心救治。血氧饱和度取决于回流入左心室的肺静脉和全身静脉血的比例。若无室间隔缺损，动脉导管是肺动脉血供的唯一来源，它通畅与否与新生儿的存活息息相关。若存在大型室间隔缺损，可以通过室间隔缺口保证肺动脉供血，但由于心脏的高输出量，患儿发生心力衰竭的风险增高。当合并大动脉转位时，新生儿可能不出现发绀，但仍有发生心力衰竭的风险，且有并发主动脉缩窄或离断的可能。

（二）影像学表现

1. 超声表现　四腔心切面可以诊断 TA，表现为右房室间无法直接交通，三尖瓣缺如，瓣膜形态异常、增厚、回声增强，无或仅有少量血流通过（图 77.2）。

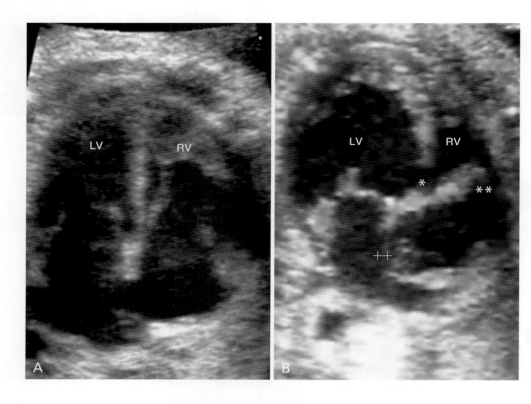

图 77.2 （A）心尖四腔心切面显示舒张期正常的房室间隔和两组开放的房室瓣。（B）非标准四腔心切面显示三尖瓣闭锁。三尖瓣（＊＊）增厚，回声增强，二尖瓣开放时其呈关闭状态。右心室（RV）比左心室小，左心室（LV）表现为优势心室。可见膜周部室间隔缺损（＊）。卵圆孔大小正常，并开向左心房侧（＋＋）。

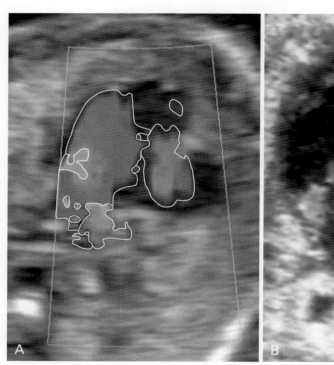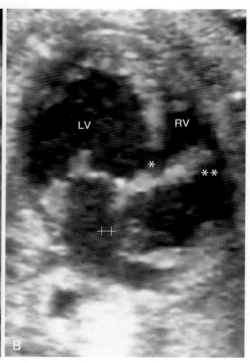

图 77.3 非标准四腔心切面显示三尖瓣闭锁，同图 77.2 病例。彩色多普勒显示通过二尖瓣的血流和经过室间隔缺损（VSD）流向右心室的血流。可见较大的室间隔缺损，三尖瓣未见血流通过，这是诊断三尖瓣闭锁的特征表现。＊：室间隔缺损；＊＊：三尖瓣；＋＋：卵圆孔；LV：左心室；RV：右心室。

导致右心室小，左心室优势。如前所述，大多数病例合并膜周部室间隔缺损。缺损的大小决定了右心室和肺动脉的发育。

彩色多普勒超声有助于诊断 TA。

（1）确定右房室间三尖瓣口无血流通过，这是诊断 TA 的基本特征（图 77.3）。

（2）评估室间隔缺损的分流情况（左心室-右心室-肺动脉）（图 77.4）。

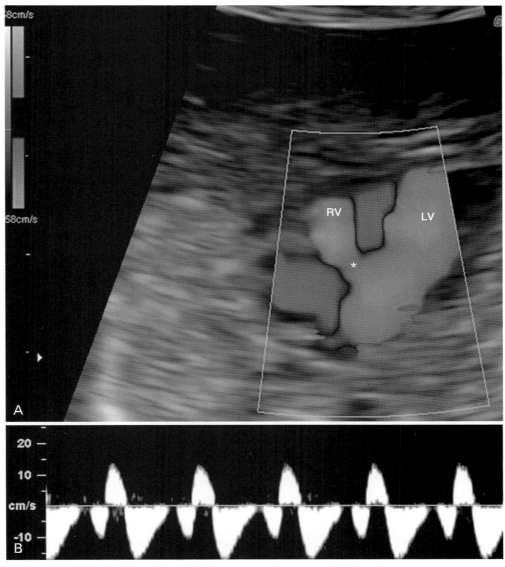

图 77.4 （A）非标准四腔心切面显示 14 周胎儿三尖瓣闭锁。彩色多普勒显示通过二尖瓣的血流信号和经过室间隔缺损（星号）流向右心室的血流信号。（B）脉冲多普勒显示静脉导管心房收缩期血流反向。LV：左心室；RV：右心室。

（3）评估心室大动脉连接关系和动脉导管的血流方向，对确定 TA 是否为导管依赖型十分重要。

当心室大动脉连接关系正常时，五腔心切面可以观察到两条大动脉的交叉关系。左心室超负荷做功表现为主动脉继发扩张和不同程度的肺动脉狭窄。反之，如果心室大动脉连接关系不一致，五腔心切面可见两条大动脉的交叉消失，代之以平行关系，呈并列走行。在本例中，肺动脉扩张，主动脉和主动脉弓相对发育不良。

2. 其他检查方法　四维超声心动图：四维超声心动图可用于评估心室大动脉的连接关系。

典型特征

- 四腔心切面：三尖瓣增厚，回声增强，瓣膜无或仅有微弱摆动；彩色多普勒显示三尖瓣口无血流通过。右心室和肺动脉发育不良，其严重程度取决于膜周部室间隔缺损的大小。
- 五腔心切面：心室与大动脉连接关系不一致时，五腔心切面无法显示两条大动脉的正常交叉关系。
- 三血管气管切面：肺动脉发育良好的病例，其内血流灌注方向正常。肺动脉闭锁时，其内可见源于动脉导管的血液逆向灌注。

四、影像鉴别诊断

1. 室间隔完整的肺动脉闭锁 室间隔完整的肺动脉闭锁且伴 TA 病例很难与室间隔完整的 TA 鉴别。在这两种情况下,右心室都重度发育不良。四腔心切面冠状静脉窦的显示有助于两种疾病的鉴别,因为 30% 室间隔完整的肺动脉闭锁伴有冠状静脉窦扩张。

2. 左心发育不良综合征 评估单心室畸形确认是左心发育不良还是右心发育不良十分重要。在左心发育不良综合征中,左心结构发育差,三血管气管切面可见主动脉血流逆向灌注。

3. 非均衡型完全型房室间隔缺损 识别正常的房室瓣结构是诊断的关键。另外,非均衡型完全型房室间隔缺损常与心脾综合征相关,这可作为与 TA 的鉴别点。

五、治疗方案概要

(一)产前 产前发现 TA,一定要对心脏结构进行详细检查[1,2]。确定心室大动脉的连接关系对排除其他心脏畸形至关重要,尤其是 30% 的病例会伴发肺动脉闭锁和主动脉缩窄。还要排除其他心外异常(约 20% 病例),并重新评估胎儿非整倍体的风险(约 5% 病例)。

建议在妊娠期间进行超声心动图随访(间隔 2~4 周),用以评估:①卵圆孔的大小和血流情况,预测发生胎儿水肿的风险;②室间隔缺损的大小;③肺动脉的发育,以及肺动脉和动脉导管内的血流情况;④左心室的大小和功能。右心梗阻性疾病与静脉导管搏动指数增高有关,最后会引起心房收缩期静脉导管血流反向(图 77.4)。以上变化主要是由于心脏异常引起的特殊血流动力学改变,不代表会发生心力衰竭[3,4]。与 TA 相关的胎儿总死亡率为 5%~10%,但在卵圆孔开放受限时会显著增加。未发生胎儿水肿时,产前可以不干预。尽管多数情况下,TA 伴发室间隔缺损可为右心室提供血液分流路径,而非导管依赖型,但也必须选择在心脏外科救治中心分娩。

(二)产后 TA 手术治疗需进行分期的姑息性手术(Fontan 手术)[5],目的有两个:①绕过发育不良的右心室;②建立右心房和肺动脉间的连接。左心室承担肺循环和体循环。

(1)新生儿,无室间隔缺损,肺循环依赖于动脉导管。如果新生儿缺氧严重,可进行房间隔造瘘术和体-肺分流术。

(2)6 个月,将肺动脉与瓣膜分离,再离断上腔静脉与右心房,远心端游离结扎,近心端直接接于肺动脉(Glenn 手术)。

(3)18~30 个月,房间隔造口,缝合室间隔缺损,在下腔静脉和上腔静脉之间创建一条人工通道使体循环血液回流入肺动脉。

最近的胎儿系列研究表明,第一期手术后新生儿存活率为 90%。但是,由于再次手术、血栓栓塞、心律失常和充血性静脉并发症等原因,患儿生存率逐渐下降(术后 1 年、5 年和 10 年的生存率分别为 80%、70% 和 60%)。

医生须知

- TA 是指右心房和右心室之间缺乏连接,大多数病例合并室间隔缺损。同时多伴有不同程度的右心室和肺动脉发育不良。

- 四腔心切面可以做出诊断。可见三尖瓣增厚,回声增强,无或仅有微弱运动。彩色多普勒显示三尖瓣口无血流通过。由于右心室发育不良,右心室小于左心室。

- TA 常合并心外畸形和染色体异常,发生率分别约为 20% 和 5%。TA 也常与其他心脏畸形伴发(发生率约为 30%,尤其是大动脉转位和肺动脉闭锁)。

- 要对胎儿进行染色体核型分析,并仔细检查心脏和心脏外结构是十分必要的。建议每 2~4 周随访一次,评估卵圆孔和肺动脉的发育情况。在未发生胎儿水肿时,产科管理方案无需改变。

- TA 外科治疗要进行分期和姑息性手术(Fontan 手术)。新生儿死亡率约为 10%。在儿童早期和后期存活率逐渐下降。

要点

- TA 是一种罕见的先天性心脏病。与染色体异常和心外畸形相关性较低。

- 产前在心脏四腔心切面比较容易诊断,可探及闭锁的三尖瓣无或仅有微弱运动,无血流通过。

- 心室大动脉连接不一致者,总体预后较差。

- TA 需要对儿童进行分期和姑息性手术。随着年龄增长,存活率逐渐下降。

参考文献见 *www.expertconsult.com*.

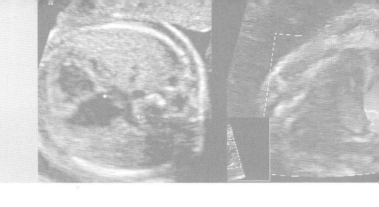

第78章

埃布斯坦畸形和三尖瓣发育不良

OLGA GÓMEZ | JOSEP M. MARTINEZ

林琳 译,陶阳 刘宇杰 审校

一、引言

埃布斯坦畸形(Ebstein anomaly,EA)和三尖瓣发育不良(tricuspid dysplasia,TD)是一组因三尖瓣异常而累及整个右心的先心病[1]。从解剖学角度分析,三尖瓣与右心虽然是两个独立的结构,但它们拥有许多共同的病理生理学特征。临床症状因瓣膜异常程度不同而表现各异。产前归类于严重畸形范畴。

二、疾病概述

(一)定义 EA的特征是三尖瓣隔瓣在室间隔上的附着点位置下移,后叶在瓣环上的附着点向心尖方向移位。前叶附着点虽然正常,但瓣叶通常发育不良和运动幅度减低。发育不良的瓣叶功能不全,导致部分右心室在功能上等同右心房("右心室心房化")。

TD会累及瓣叶和腱索,但瓣膜附着点的位置是正常的。EA和TD两者的本质区别是解剖学方面的。因为两者在功能上表现类似,都会导致瓣膜功能不全、心脏增大和心力衰竭。两者常伴发其他先心病。

(二)发病率和流行病学 EA和TD在活产儿中的发病率分别约为0.5/100 000和2.5/100 000。他们在所有产前诊断的先心病中占比不到2%。

(三)病因和病理生理学 与大多数先心病一样,EA和TD的病因是多因素的。在妊娠前几个月接受过锂治疗的孕妇,可能会引起EA。EA合并染色体异常者不到5%,而TD与染色体异常更具相关性(如18-三体综合征和21-三体综合征),尤其是在妊娠早期被诊断出来的。EA和TD常并发其他心脏畸形(约30%,包括房间隔缺损、室间隔缺损、右心室流出道梗阻和Wolff-Parkinson-White综合征)。罕见合并心外异常和非染色体综合征。

三、疾病表现

(一)临床表现 EA和TD累及右心整体功能,具有重要的临床意义。通常分两型:新生儿型和成人型[2]。

新生儿型更为严重,胎儿死亡风险很高。新生儿型经常合并发绀和充血性心力衰竭。因为宫内胎儿心脏增大导致肺发育不全,继而会产生上述症状。

成人型预后良好。产前诊断比较困难。在新生儿中,刚出生后的最初几个月,随着肺血管阻力的下降,三尖瓣反流量逐渐减少,因此婴儿期和儿童期无或仅有轻微临床症状。

(二)影像学表现

1. 超声表现

(1)EA:四腔心切面可做出诊断。可探及明显增大的右心房。最重要的诊断特征是三尖瓣隔叶和后叶在瓣环上的附着点异常低(低于房室水平)(图78.1)。以下特征有助于诊断EA:

1)三尖瓣根部的附着位置:在妊娠中期二尖瓣附着点与三尖瓣附着点之间的距离至少为4~5 mm,妊娠晚期至少为6~7 mm。

2)TD的特征:瓣膜增厚,回声增高,运动幅度减低。

3)三尖瓣功能不全:彩色和脉冲多普勒显示三尖瓣全收缩期高速反流信号(流速>200 cm/s)(图78.2)。

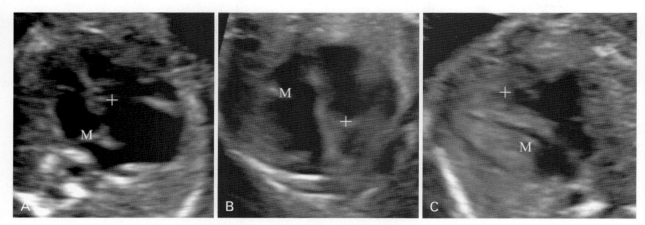

图 78.1 （A)非标准心尖四腔心、(B)基础四腔心和(C)横向四腔心切面展示不同病例的 EA。图像显示在所有的病例中三尖瓣附着点（＋）明显低于二尖瓣(M)的附着点。

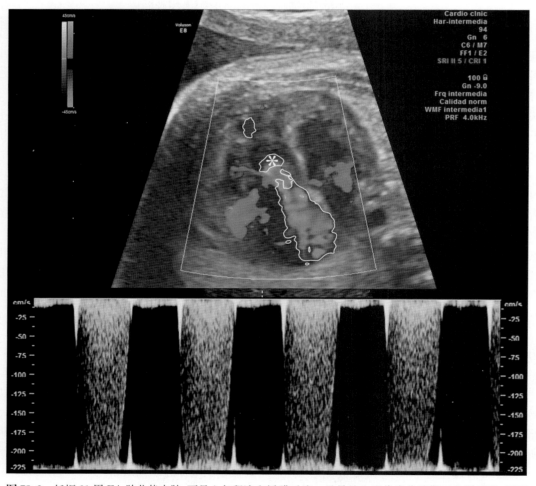

图 78.2 妊娠 21 周 EA 胎儿伴水肿，可见心包积液和瓣膜反流。星号处血流代表收缩期三尖瓣反流，反流起始点在房室水平以下，且达到右心房的顶部。脉冲多普勒测量三尖瓣的高速反流。

4）右心房明显增大（由于三尖瓣附着点下移和三尖瓣功能不全）：心脏增大的程度不定。严重时可导致肺动脉发育不良（图 78.3）。

5）右心室减小：是由于三尖瓣部分瓣叶向心尖

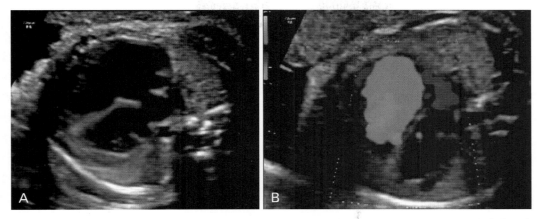

图 78.3 （A）非标准四腔心切面：显示三尖瓣附着点下移导致右心房增大，右心室减小。（B）彩色多普勒成像显示大量的三尖瓣反流起源于右心室心尖部。

方向下移导致右心室心房化引起的。

6）肺动脉狭窄或闭锁：可能与 EA 有关，可通过测量和检查排除。

肺动脉和动脉导管的多普勒检查。由于重度三尖瓣反流，右心室流出道梗阻通常是功能性的，在大多数情况下，很难将其与器质性解剖异常进行区分。识别瓣膜的运动或通过彩色多普勒显示瓣膜反流的起始点有助于判定瓣膜的附着点。

（2）TD：TD 的很多畸形特征类似于 EA。最关键的鉴别点是 TD 瓣叶的附着位置正常。但瓣膜是发育不良的（如瓣叶增厚、回声增强和活动减低），并伴有严重的功能不全（全收缩期反流或峰值流速＞200 cm/s，或两者兼有）。彩色多普勒有助于与 EA 的鉴别诊断（图 78.4）。在 TD 中，收缩期的瓣膜反流起源于房室交界水平（图 78.5），而在 EA 中，瓣膜反流起源位置低于房室水平的右心室内。

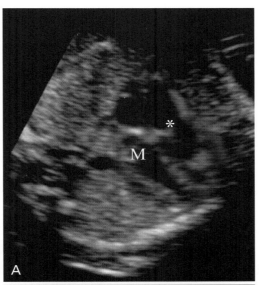

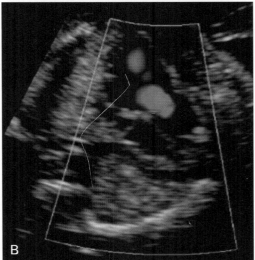

图 78.5 （A）非标准四腔心切面显示三尖瓣发育不良。三尖瓣附着点正常，与二尖瓣（M）附着点在同一水平（星号）。（B）彩色多普勒显示三尖瓣重度反流，附着点正常。

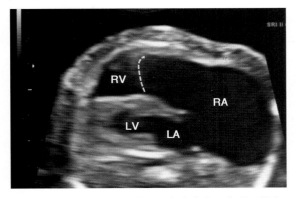

图 78.4 EA 由于三尖瓣大量反流造成右心房明显增大。线代表三尖瓣附着点。右心室减小。LA：左心房；LV：左心室；RA：右心房；RV：右心室。

TD 还表现为心脏增大,严重时可导致肺动脉发育不良,通常右心房和右心室都会增大。而在 EA 中,右心房明显增大,右心室减小。两者均与肺动脉狭窄或闭锁有关(见前文)。

2. 其他检查方法 四维超声心动图:有助于异常三尖瓣立体成像。

典型特征

四腔心切面观。

EA 和 TD 的共同点:

- 三尖瓣增厚,回声增高,无或仅见轻微活动。
- 严重的三尖瓣功能不全(全收缩期反流或流度＞200 cm/s,或两者兼有)。
- 心脏增大(右心房明显增大)。

EA 和 TD 的不同点:

- EA 中三尖瓣附着点下移,TD 瓣膜附着点正常,彩色多普勒显示瓣膜反流起始点的位置不同。
- EA 右心室小,呈不同程度发育不良;TD 右心室正常或增大。

右心室流出道切面和三血管气管切面(在两种情况下):

- 右心室流出道轻度梗阻时,肺动脉和动脉导管内显示正向血流;重度梗阻时,血流逆向灌注。

四、影像鉴别诊断

1. 室间隔完整型肺动脉闭锁 Ⅱ型表现为肺动脉发育不良和三尖瓣功能不全,很难与重度右心室流出道梗阻的 TD 鉴别。如前所述,观察肺动脉瓣运动情况、是否存在发育不良有助于跟 TD 鉴别。

2. 动脉导管早闭或提前收缩 可导致严重的三尖瓣功能不全和不同程度的心脏增大。好发于妊娠晚期或摄入非甾体抗炎药物的人群。动脉导管呈现典型的血流特征:低搏动指数(重者搏动指数＜2.0 和＜1.0),收缩期和舒张期均可检测到高速血流(收缩期＞140 cm/s,舒张期＞30 cm/s)。

五、治疗方案概要

(一)产前 与其他先心病一样,当在胎儿中发现这些畸形时[1-3],必须排除是否合并其他心外异常(相关性非常低),并重新评估胎儿合并非整倍体的风险(特别是 TD)。确定是否伴发其他先心病也很重要,发病率约为 30%(尤其是右心室流出道梗阻和室间隔缺损)。

建议在妊娠期间定期进行超声心动图随访(间隔 2~4 周),评估以下内容:①流经卵圆孔和静脉导管的血流,估测胎儿发生水肿的风险;②肺动脉的发育情况,肺动脉和动脉导管内的血流灌注情况;③是否合并心律失常,右心房增大的先心病可能导致心律失常;④心脏增大的进展程度;⑤肺发育不良的风险。

在胎儿期诊断出的这些先心病预后差,产前死亡率很高(35%~45%)[4]。合并心律失常和心力衰竭(30%的病例,特别是 EA)预后更加不好。同大多数先心病胎儿一样,未发生水肿前,产科管理方案不变。建议选择在三级医疗中心分娩。

(二)产后

1. EA 病情严重者,需要新生儿重症监护。手术治疗[5,6]要在早期进行,非常复杂,而且死亡率很高。大多数婴儿最终需要姑息性单心室手术(Fontan 样修复),主要包括以下内容。

(1)全身性肺分流术以维持肺部血液供应。

(2)用补片开窗术修复三尖瓣。

(3)房间隔切开术。

(4)切除多余的心房组织,右心室重建。

中度三尖瓣反流,随着肺动脉压力的降低其瓣膜功能会有所改善。无或轻微症状的 EA 婴儿可以存活到成年。如果需要,可以在成年后做外科手术,多数情况死亡率很低。

2. TD TD 产后病程类似于 EA。轻症者,随着胎儿出生、循环方式的转变,新生儿的症状会有所改善。多数病例可以在成年后进行瓣膜修复术。相比之下,重症者围产期死亡率很高,特别是并发心力衰竭者。这些重症者,在新生儿期就要进行手术且死亡率很高。

医生须知

- EA 和 TD 是影响三尖瓣的先心病,其严重程度范围很广。
- 可在四腔心切面做出诊断。EA 可见不同程度的心脏增大,但最显著的特征是右心房明显增大。三尖瓣反流且发育不良。在 EA 中,三尖瓣附着点向心尖方向移位。
- 与心脏外异常和染色体异常的相关性很低(特别是 EA)。然而,这两种畸形都常合并其他心内畸形(约 30%),特别常合并右心室流出道梗阻和室间隔缺损)。

- 要考虑胎儿染色体核型分析、详细的心脏超声检查和排查心外异常。建议每2～4周进行一次超声随访，评估胎儿发生水肿和心律失常的风险。
- 除非出现胎儿水肿，否则不应改变产科管理方案。
- 胎儿期诊断的一般都是严重型病例，死亡率高，新生儿管理难度大，不易手术治疗。

要点

- EA和TD是一种罕见的先心病。与胎儿染色体异常（在EA中）和心外畸形的相关性较低。
- EA，产前四腔心切面相对比较容易诊断，可见三尖瓣反流，瓣叶附着点下移。
- 总之，当这些疾病在胎儿期被筛查出来，预后较差，尤其是严重型预后更差。

参考文献见 *www.expertconsult.com*.

第79章

肺动脉狭窄和闭锁

OLGA GÓMEZ | JOSEP M. MARTINEZ

林琳 译，陶阳 刘宇杰 审校

一、引言

肺动脉狭窄（pulmonary stenosis，PS）和肺动脉闭锁（pulmonary atresia，PA）且室间隔完整在胎儿中的发病率很低。PS常并发右心室流出道狭窄，而PA的特征是右心室与肺动脉之间连接缺失。这些结构在解剖学中是相关的，但预后可能会有很大的不同。

二、疾病概述

（一）定义 PS继发于右心室流出道狭窄，可发生在肺动脉瓣膜区、瓣上区和漏斗部三个水平。最常见的类型是瓣膜发育不良，肺动脉的三个半月瓣部分融合。

室间隔完整的PS，也称为右心发育不良综合征，其特征是右心室流出道完全闭塞。闭锁通常发生在瓣环水平，很少发生PA。三尖瓣的功能和三尖瓣畸形的存在决定着右心室的发育情况。通常三尖瓣发育不良，瓣叶发育较小。右心室扩大或正常大小比较少见。

（二）发病率和流行病学 在先心病新生儿中，PS的发病率为9%～10%。活产儿中确诊PA的比例为1/22 000，占所有产前诊断先心病的1%～5%。

（三）病因和病理生理学 同大多数先心病一样，PS和PA的病因是多因素的。合并染色体异常和心外畸形的风险较低；发生非整倍体的风险为2%。PS可出现在不同的非染色体综合征中（如Williams综合征、Alagille综合征和努南综合征），它是先天性风疹综合征的典型表现。

与其他先心病一样，PS也与其他先心病相关：①单纯性PS在胎儿期较少诊断，因为诊断很困难，特别是轻型。②PS与其他先心病相关，胎儿期最常合并的是动脉圆锥干异常。

在PA中，是否存在室间隔缺损是与另外一种畸形的鉴别要点：PA合并室间隔缺损可能是法洛四联症的一部分，或是构成其他先心病的部分畸形（心室双出口、大动脉转位、异构综合征，见第86～88章和第90章）。三尖瓣的特征决定着PA时右心室发育的大小。根据三尖瓣发育情况，将PA分为两种类型：

（1）PA Ⅰ型（75%）：三尖瓣发育正常或闭锁，右心室发育不全。这种类型30%的病例合并心室-冠状动脉瘘。

（2）PA Ⅱ型（25%）：三尖瓣发育不良或功能不全，右心室大小可正常，但多数表现为扩张。这种类型的PA多与三尖瓣异常相关（例如，埃布斯坦畸形或三尖瓣发育不良，见第78章）。

三、疾病表现

（一）临床表现 轻度PS胎儿期耐受性良好，新生儿期最初亦无症状。但重度PS和闭锁时，发生心力衰竭和发绀的风险明显增高。新生儿早期，在手术之前必须注射前列腺素 E_1，避免动脉导管闭合。如果存在右心室依赖型冠状动脉循环（30%的PS Ⅰ型病例）、右心室扩张和右心室收缩不良（PS Ⅱ型），新生儿预后差。

（二）影像学表现

1. 超声表现

（1）肺动脉狭窄：产前超声能否做出诊断取决于肺动脉梗阻的程度。

1) 中度梗阻（轻度 PS）：四腔心切面可正常，只有在评估右心室流出道时才能检测到 PS，特别是应用彩色多普勒超声检查时更易发现。

2) 严重梗阻（重度或极重度 PS）：四腔心切面异常声像，这种情况通常可见不同程度的右心室肥厚和三尖瓣发育不良。

PS 的产前特征总结如下。

● 肺动脉瓣发育不良图像特征，包括回声增强、瓣膜增厚和运动减弱（图 79.1）。

● 肺动脉瓣和肺动脉直径小于胎龄预期（肺动脉与主动脉的比值<1）（图 79.1）。

● 肺动脉内收缩期高速血流导致肺动脉窄后扩张（图 79.1）。

● 彩色多普勒显示收缩期湍流血流信号（五彩镶嵌）（图 79.2）；脉冲波多普勒可以检测到高速血流，收缩期峰值流速在 140～200 cm/s 及以上（图 79.3）。

● 右心室肥大，可进展为右心室收缩功能减退和右心室扩大（严重病例）（图 79.4）。

● 三尖瓣发育不良，可能导致病情严重（严重病例）（图 79.4）。

● 肺动脉和动脉导管内血流反向灌注（严重狭窄）。

（2）肺动脉闭锁：多数情况下，四腔心切面可见异常改变。在 PA Ⅰ型（右心发育不全综合征）中，三尖瓣发育情况通常与右心室缩小程度成正比。右心室壁肥厚可导致不同程度的室壁运动减弱。在极其严重的病例中，右心室发育不全堪比心脏肿瘤。30%

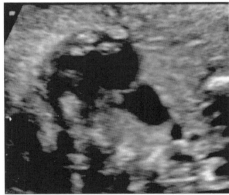
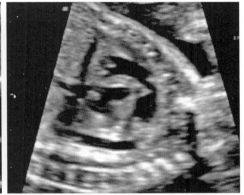

图 79.1 右心室短轴和长轴切面显示肺动脉狭窄。肺动脉瓣环直径减小，瓣膜增厚，肺动脉主干呈窄后扩张。

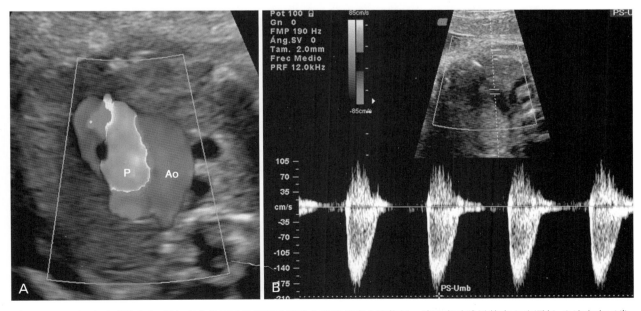

图 79.2 （A）轻度肺动脉狭窄，彩色多普勒显示收缩期肺动脉内湍流花彩血流信号。请注意动脉导管内血流顺行，血流方向正常。（B）脉冲波多普勒显示流经肺动脉瓣的高速血流（峰值流速为 180 cm/s）。Ao：主动脉，P：肺动脉。

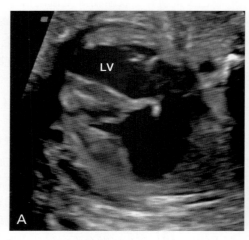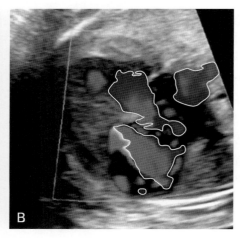

图 79.3　重度肺动脉狭窄异常四腔心切面。（A）与左心室（LV）相比，右心室壁明显增厚；（B）三尖瓣明显发育不良，显示收缩期血流信号。

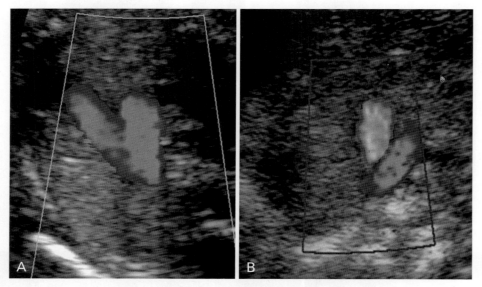

图 79.4　（A）正常三血管气管切面显示主动脉峡部和动脉导管内正常的顺行血流；（B）重度肺动脉狭窄，三血管气管切面异常声像，肺动脉和动脉导管内可见血流反向灌注。

PA Ⅰ 型病例合并心室-冠状动脉瘘，由于舒张期冠状动脉血流灌注异常导致心肌缺血，预后极差。心室-冠状动脉瘘显示为右心室心肌中迂曲走行的红蓝双向血流信号。胎儿时期，无法确定冠状动脉循环是否依赖于心室-冠状动脉瘘。最初有假说认为心室-冠状动脉瘘造成右心室压力增加。然而也有假设持相反意见，认为心室-冠状动脉瘘将血液从肺动脉分流到冠状动脉循环中导致肺动脉发育不良。

在 PA Ⅱ 型（正常或扩张的右心室类型）中，三尖瓣发育不良，无瓣膜限制功能，血液可在心室收缩期从右心室反流回右心房。由于三尖瓣功能不全，通常会导致心脏重度增大，包括右心房和右心室。此型

PA 与心室-冠状动脉瘘无关。

1）右室流出道切面：肺动脉瓣发育不良（回声增强、增厚，收缩时无运动）。彩色多普勒显示无血流信号通过瓣膜。

2）三血管气管切面：所有病例可显示通过动脉导管逆行灌注的细窄肺动脉。

PA 与重度 PS 很难鉴别。但是这两种疾病的预后相似。

2. 其他检查方法　四维超声心动图：四维超声心动图能更好地显示三尖瓣和肺动脉瓣的发育情况，但对诊断不起关键作用。

典型特征

PS

- 肺动脉瓣环直径减小,伴有发育不良的特征,可见湍流和收缩期高速血流(通过彩色和脉冲多普勒显示)。
- 狭窄后肺动脉主干扩张(部分病例)。
- 右心室肥厚和三尖瓣功能不全(重度和极重度 PS)。
- 肺动脉和动脉导管的血流反向灌注(极重度 PS)。

PA

- 四腔心切面:三尖瓣正常或闭锁,右心室缩小或发育不全(PA Ⅰ型);心脏增大伴三尖瓣功能不全,右心室正常或扩张(PA Ⅱ型)。部分患者伴有心室-冠状动脉瘘(30% PA Ⅰ型)。
- 右心室流出道切面:肺动脉瓣膜发育不良,无血流通过。
- 三血管气管切面:动脉导管反向灌注细小的肺动脉。

四、影像鉴别诊断

1. 伴有室间隔缺损的 PS 或 PA PS 和 PA 常与其他先天性心脏病相关(主要为法洛四联症、右心室双出口、大动脉转位、异构综合征;见相关第 85～87 章和第 90 章)。在左心室流出道切面室间隔起源处有助于确定室间隔缺损是否存在。

2. 无室间隔缺损的 PA 此型与三尖瓣开放受限的 PA Ⅰ型鉴别困难。这两种情况,右心室均严重发育不良,肺动脉和动脉导管内血流呈反向灌注。四腔心切面若能观察到心室-冠状动脉瘘可以帮助鉴别两种畸形,因为心室-冠状动脉瘘存在于 30% 的 PA Ⅰ型病例中。

3. EA 或 TD PA Ⅱ型很难与引起严重右心室流出道梗阻的三尖瓣原发性病变进行鉴别。如果观察到肺动脉瓣活动良好或肺动脉瓣功能不全,则表明三尖瓣可能存在异常。

4. PS 或 PA 与单绒毛膜双胎妊娠并发症相关 PS 或 PA 可并发于双胎输血综合征中。有些病例在双胎输血综合征治疗后可以恢复。病理生理学解释此现象与右心室前负荷增加造成胎儿血压改变有关,因为胎儿期右心室是全身血液循环的主导心室。

五、治疗方案概要

(一)产前 PS 和 PA 患者的染色体异常和心脏外畸形风险较低。但所有病例都必须进行仔细的超声心动图检查。是否需要核型分析可以与父母商议讨论。若发现胎儿颈项透明层增厚或有水囊瘤且合并 PS,通常与努南综合征相关。虽然非常罕见,但先天性风疹综合征患儿也要考虑是否合并 PS。

妊娠期间建议进行超声心动图随访(间隔 2～4 周),主要是监测右心室发育情况、是否存在三尖瓣功能不全,以及流经肺动脉瓣和动脉导管内的血流情况。通常肺动脉瓣异常程度在宫内是呈动态变化的。轻度异常一般只出现在妊娠晚期,若早期发现异常者,到妊娠后期可能会逐渐加重。密切监测三尖瓣和右心室的发育情况对于评估出生后双心室修复的机会尤为重要[1]。重度 PS 和 PA(特别是 Ⅱ型),胎儿发生心力衰竭和水肿的风险明显增加。三尖瓣的功能决定着胎儿死亡的风险。如果三尖瓣功能不全程度严重,胎儿宫内死亡的风险为 40%;如果三尖瓣闭锁,胎儿在宫内肺脏缺陷耐受性良好,死亡率低于 10%。

在胎儿未发生水肿时,无需改变产前管理方案[2]。轻度 PS 胎儿可以选择当地医院分娩。重度 PS 和 PA 是导管依赖性先心病,这种情况建议在三级转诊中心分娩。

可以尝试应用胎儿肺动脉瓣成形术的方法维持右心室发育,以期最大限度地提高产后双心室修复机会。由于此类患者样本量少,而且无长期随访,也没有明确筛选标准确定哪些病例可能会从产前干预中获益[3]。国际临床指南指出,该治疗方案在实际工作中适合在专业从事胎儿治疗的医疗机构内实施,并在与父母充分讨论分娩的风险和不确定性后进行。

(二)产后 轻度 PS 预后良好。新生儿出生后前几个月可能无临床症状。通常情况下,PS 程度会随着时间的推移而越来越严重,最终需要通过导管介入治疗进行球囊扩张瓣膜成形术,但很少采取手术瓣膜切开术。

在极重度 PS 和 PA 中,新生儿必须通过使用前列腺素输注状态稳定后,再决定行双心室或单心室修复术。若条件允许,双心室修复可取,但远期预后只有到成年后才能知道。

若右心室功能良好,仅有肺动脉瓣狭窄的新生儿可行介入导管球囊扩张术。治疗后,如果右心室不能在静息状态下为患儿提供良好的氧饱和度,通常要考虑进行主动脉-肺动脉分流术。根据胎儿系列研究,这一组新生儿早期存活率为 90%,预期寿命与正常人几乎相同,需要二次手术可能性很低。

右心室发育不良或右心室收缩功能减退、右心室依赖性冠状动脉循环或肌性肺阻塞的病例,需要姑息性单心室手术,即全腔-肺连接 Fontan 修复。这一组病例预后较差,据报道新生儿死亡率为 15%～35%。由于再次手术、血栓栓塞、心律失常和充血性静脉并发症,儿童早期和后期的存活率进一步下降。伴有冠状动脉重度狭窄或右心室依赖性冠状动脉循环的病例预后最差,新生儿死亡率高达 70%。

医生须知

- PS 和 PA 均是累及肺动脉瓣的先天性心脏病,胎儿发生率较低。

- 重型病例可在四腔心切面做出诊断,因为严重的右心室流出道梗阻通常会导致明显的三尖瓣反流和不同程度的心脏增大。如果三尖瓣闭锁,则右心室发育不良。

- 与心外畸形和染色体异常相关性较低(<2%)。但是合并室间隔缺损的 PS 和 PA 经常与其他心脏畸形(特别是动脉圆锥干异常)相关。

- 建议胎儿核型分析和详细的胎儿心脏和心外形态学检查。每 2～4 周随访一次,评估三尖瓣、右心室和肺动脉的发育情况。无胎儿水肿时保持原有产前管理方法。

- 轻度 PS 预后良好。重度 PS 和 PA,其预后与进行双心室还是单心室修复有关。

要点

- PS 和 PA 是罕见的先心病。与胎儿染色体异常和心外畸形的相关性较低。

- 重度 PS 和 PA 在四腔心切面很容易做出诊断。轻度 PS 只能在右心室流出道切面进行诊断。

- 轻度 PS 伴有正常或中度右心室发育不良的患者总体预后良好。右心室严重扩大或右室依赖性冠状动脉循环的病例预后较差。

参考文献见 *www.expertconsult.com.*

第 **4** 篇

左心系统发育异常

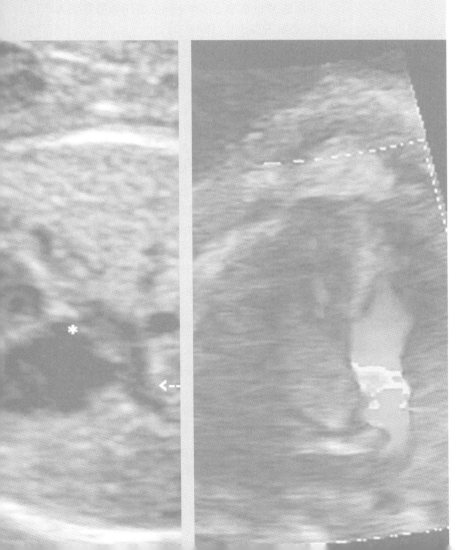

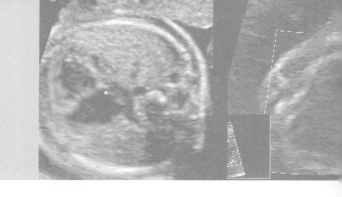

第80章

主动脉狭窄和主动脉瓣闭锁

MAR BENNASAR｜JOSEP M. MARTINEZ

林琳 译，陶阳 刘宇杰 审校

一、引言

主动脉狭窄（aortic stenosis，AS）新生儿的发病率为 1.4/10 000。受瓣膜狭窄程度影响，临床表现差异很大[1]。

二、疾病概述

（一）定义　AS 和主动脉瓣闭锁是一组以左心室流出道梗阻为特征的先心病。根据狭窄发生水平，分为瓣上、瓣环或主动脉瓣下梗阻。瓣环水平狭窄是胎儿期最常见的形式。

（二）发病率和流行病学　先心病患者中 AS 的发病率约为 3%。复发风险高达 15%，是复发风险最高的先心病之一。

（三）病因和病理生理学　病因是多因素的。常染色体显性和隐性遗传形式已有报道。主动脉瓣下型狭窄与肥厚型心肌病和母亲患有糖尿病有关。

主动脉瓣闭锁在左心发育不良综合征（hypoplastic left heart syndrome，HLHS）中常与二尖瓣闭锁相关（见第 81 章）。孤立性主动脉瓣闭锁并不常见。如果存在，其特征是瓣叶融合或发育不良，主动脉瓣表现为二瓣化、单瓣化或四瓣化。

临床表现和超声特征取决于梗阻的严重程度和二尖瓣的功能状态。

（1）轻度 AS 与左心室流出道压力增加有关，但无心室功能障碍。彩色多普勒超声是诊断此型 AS 的关键（图 80.1），可见流经主动脉瓣口的花彩血流。脉冲多普勒可在左心室流出道及瓣上探及高速血流信号。此型产前容易被忽视。

（2）因左心室流出道压力较高，梗阻将逐渐导致左心室壁肥厚。

（3）严重和长期的梗阻会引起心肌缺血和左心室功能障碍。慢性心肌应激造成弹性和胶原纤维增生，会逐渐导致心内膜弥漫性增厚和心内膜纤维增生[2]（图 80.2）。

（4）慢性危重型 AS 和主动脉瓣闭锁可发展为严重的左心室发育不良（图 80.3）。

三、疾病表现

（一）临床表现　取决于梗阻的严重程度和左心室功能减低的情况。患者可在成年前无症状但也可在新生儿期就表现出严重的心力衰竭。

（二）影像学表现　超声表现：产前诊断轻度 AS 比较困难，彩色多普勒超声有助于诊断。随着时间推移，AS 梗阻程度逐渐进展，超声表现也会随之越来越明显，因此需要多次的产前超声检查。虽然轻度 AS 四腔心切面和左心室收缩功能正常，但进展性左心室流出道梗阻将造成左心室功能减低和心室重构。左心室呈球状，占据心尖（图 80.3）。进行性梗阻导致心肌肥厚和心内膜纤维增生，可见明显的心内膜回声增高（图 80.2）。通常伴有二尖瓣反流（图 80.4）。

主动脉瓣增厚，回声增强。彩色多普勒是诊断轻度 AS 的关键。流经主动脉瓣口的血流加速（花彩）可能是轻度和中度主动脉瓣狭窄唯一的超声表现（图 80.1）。

轻度至中度 AS，左心室收缩功能正常，主动脉弓血流方向正常，但重度 AS 和主动脉瓣闭锁，左心室收缩功能减低，主动脉瓣无血流通过，可探及动脉导管反向灌注主动脉弓及峡部。

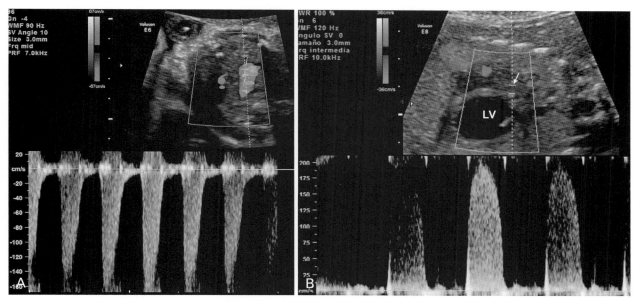

图 80.1 （A）轻度主动脉狭窄。脉冲多普勒频谱测量瓣上高速混叠血流。（B）彩色多普勒显示重度主动脉狭窄球形左心室流出道：流经主动脉瓣花彩（箭头）血流；频谱多普勒显示高速血流信号。LV：左心室。

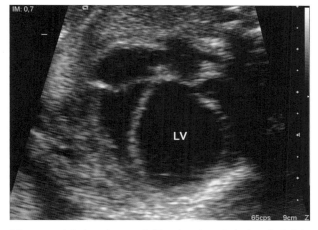

图 80.2 球状左心室（LV）占据心尖。左心室内壁回声增高提示心内膜纤维增生。

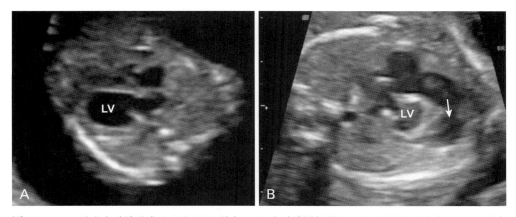

图 80.3 （A）重度主动脉狭窄左心室（LV）增大。（B）主动脉瓣闭锁左心室壁肥厚，呈球状，左心室发育不良。左心室腔缩小。右心室构成心尖（箭头）。

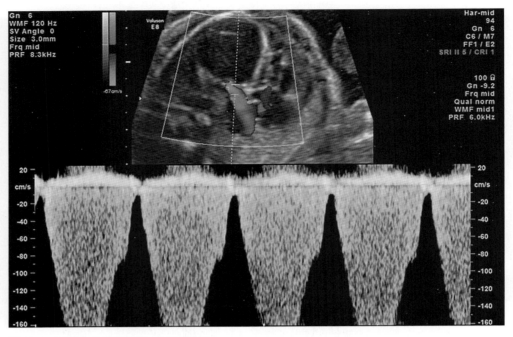

图 80.4 重度主动脉瓣狭窄,二尖瓣反流。

典型特征

- 左心室呈球形并扩大(图 80.3)。
- 主动脉瓣口的花彩血流(图 80.1)。
- 重度 AS 和主动脉瓣闭锁时,主动脉弓血流反向。

四、治疗方案概要

(一)产前 产前诊断 AS,需进行胎儿超声心动图检查,描述心脏形态学改变。应告知父母,梗阻性病变在胎儿期呈进展性的特点,因此要定期(间隔4~6周)做超声检查,排除 HLHS,若诊断 HLHS 需要做单心室修复术。分娩应选择在有能力做心脏手术的医疗机构进行。

有研究报道,产前宫内主动脉瓣成形术可作为重度 AS 的一种治疗方法。其目的是避免疾病在宫内进展为 HLHS。产前瓣膜成形术可通过增加左心腔血流量进而达到促进左心发育的目的。对于可能进展为左心室发育不良的高风险病例而言,通过观察瓣膜成形术后左心室的发育情况,可以帮助评估产后施行姑息性单心室治疗术(Norwood 手术)的必要性。这些治疗方案尚处于研究阶段,结果解读应谨慎[3-6]。

(二)产后 产后治疗的目的是缓解梗阻。经皮瓣膜成形术是一种较好的治疗方法。比较严重的梗阻需要切除瓣膜。进展为 HLHS 者需要进行Norwood 手术。

医生须知

- 诊断轻度 AS 比较困难,必须使用彩色多普勒超声。重度狭窄会导致心室形态改变,反之,左心室形态改变要考虑是否合并 AS。相关染色体和心外异常风险较低[7]。但经常与其他左心畸形有关。
- AS 预后取决于出生时狭窄严重程度和左心室功能[8];要是进展为 HLHS 且最终形成单心室,这是最差的远期预后。
- 产前诊断最困难的问题是无法预测病情进展为 HLHS 的风险,即使左心室正常大小或轻度增大也可以在出生时进展为 HLHS(图80.3)。
- 复发风险高,再次妊娠要予以关注。

要点

- 再次妊娠时 AS 复发风险很高。
- 病情有逐步进展为 HLHS 的可能。
- 左心室呈球状,功能减低(图 80.3)。
- 观察到流经主动脉瓣口的花彩血流可作为一种诊断依据。

参考文献见 *www.expertconsult.com*。

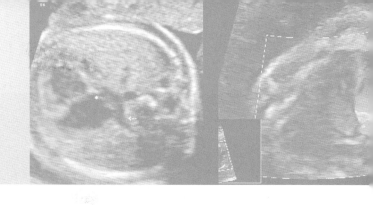

第**81**章

左心发育不良综合征和二尖瓣闭锁

MAR BENNASAR|JOSEP M. MARTINEZ

林琳 译，陶阳 刘宇杰 审校

一、引言

左心发育不良综合征（hypoplastic left heart syndrome，HLHS）在活产儿中发病率为0.1/1000～0.6/1000，占先心病的2%～3%。HLHS是最严重的先心病之一，围产期死亡率较高。若不治疗，新生儿病死率高达25%～40%[1,2]。

二、疾病概述

（一）定义 HLHS是一组以左心结构发育不良为特征的先天性心脏畸形。

（二）发病率和流行病学 HLHS占先心病的2%～3%。可在四腔心切面做出诊断，因此超声筛查能显著提高检出率。HLHS预后差，宫内死亡率为5%。男性发病率高于女性。再次妊娠复发风险为2%～4%。少数病例合并常染色体隐性遗传[3]。

（三）病因和病理生理学 病因是多因素的。HLHS被认为是多种综合征的组成部分。NKX2、NOTCH1及蛋白43和11q23.3的基因突变已被证实。染色体异常发生率为5%～12%，特别是合并其他心脏畸形者，尤其是房室间隔缺损和主动脉缩窄。常见的染色体异常包括X单倍体、18-三体和13-三体[3]。心外畸形主要是中枢神经系统缺陷，发病率为15%～30%。

HLHS主要体现为左心结构发育不良和功能缺失。右心室血液通过动脉导管维持胎儿体循环。据报道HLHS分为以下几种类型[4]。

（1）最常见的形式是二尖瓣闭锁和主动脉瓣闭锁。由于流经左心系统的血流量不足，导致左心房、左心室、二尖瓣、主动脉瓣及主动脉弓均发育不良（图81.1）。

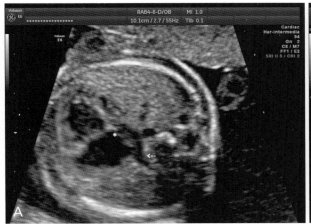
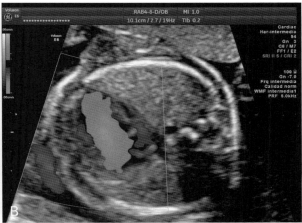

图81.1 （A）"裂隙样"左心室（星号）继发于二尖瓣和主动脉闭锁。左心室腔未发育，房间隔原发隔（虚线箭头）有助于识别心脏左、右侧。（B）彩色多普勒显示血流通过三尖瓣，而二尖瓣未见血流通过。

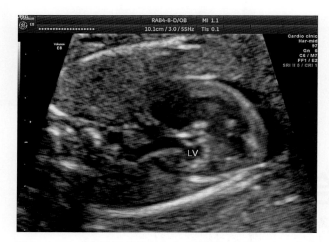

图81.2 主动脉闭锁所致左心室(LV)发育不良。左心室腔小;左心室壁肥厚,似心肌肿瘤。

(2)第二种相对常见的形式是重度主动脉狭窄、主动脉瓣闭锁伴二尖瓣发育不良,而不是二尖瓣闭锁。与二尖瓣闭锁相比,此型左心室呈球形扩大、室壁肥厚,最终发展为左心室发育不良(图81.2)。

(3)罕见病例,HLHS是其他严重心脏畸形的终末表现,包括以下情况:

1)二尖瓣闭锁伴右心室双出口,包括二尖瓣闭锁和膜周部室间隔缺损。主动脉瓣通常不闭锁,主动脉内血液流向主动脉弓,血流方向正常。左心室流出道和右心室流出道走行可正常,亦可转位(图81.3)。

2)不均衡性房室间隔缺损,造成两个心室和两条大动脉明显不对称。当有主动脉和左心室发育不良时,需行单心室矫正术。

3)重度主动脉缩窄和主动脉弓离断。

三、疾病表现

(一)临床表现 HLHS产前无症状。胎儿足月分娩,最初无异常表现。HLHS是导管依赖性疾病,出生时需要使用前列腺素维持动脉导管开放。否则,体循环血流灌注会突然减少,导致新生儿低氧血症、酸中毒和心源性休克。

(二)影像学表现 HLHS是最易被超声检测出的胎儿心脏病之一,因为左心结构发育不良,一般均可在四腔心切面观察到异常图像。

(1)二尖瓣和主动脉瓣闭锁,四腔心切面显示左心房和左心室发育不良。左房室瓣或半月瓣无血流通过,左心室小,呈"裂隙状"。彩色多普勒显示二尖瓣处无血流通过(图81.1A和B)。相比之下,若二尖瓣口通畅但主动脉瓣闭锁时,左心室明显增大,心内膜纤维增生,回声增高。彩色多普勒显示二尖瓣反流(图81.2)。

(2)病情最严重时会出现肺静脉血流反向(图81.4),继发于肺动脉高压、肺静脉-动脉化改变和左心房压力增高。

(3)五腔心切面及主动脉长轴切面,主动脉无法探及或回声增高,彩色多普勒显示半月瓣无血流通过。

(4)三血管气管切面异常声像。主动脉极其细小,二维超声有时无法探及。彩色多普勒显示通过动脉导管逆向灌注主动脉的反向血流信号(图81.5)。

典型特征
● 左心结构异常,左心室发育不良。
● 主动脉弓血流反向灌注。

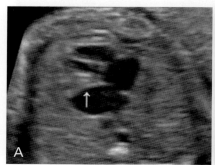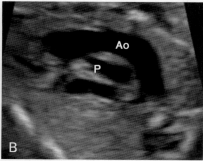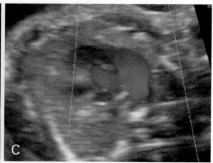

图81.3 二尖瓣闭锁伴右心室双出口,大动脉转位,肺动脉狭窄。二尖瓣(箭头)闭锁,无血流通过(A),可见两条流出道(B),血流顺行,方向正常(C),主动脉位于肺动脉右前方,肺动脉直径小于主动脉(B)。Ao:主动脉;P:肺动脉。

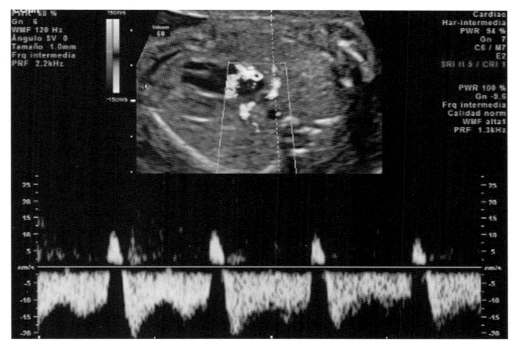

图 81.4 肺静脉 a 波反向血流。

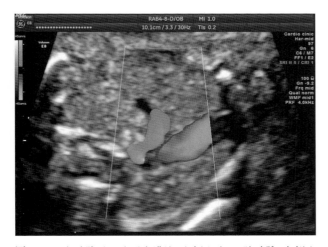

图 81.5 主动脉弓血流反向灌注(左侧血流)。肺动脉(右侧血流)内径大于主动脉弓。

四、影像鉴别诊断

与其他先心病的鉴别诊断比较简单,但要明确具体是哪一种心脏畸形最终导致 HLHS 却很困难。仔细观察通过二尖瓣和主动脉瓣的血流,探查主动脉弓及其血流充盈情况,评估室间隔回声,以上均有助于疾病的诊断。尽管如此,某些病例诊断依然困难,只有出生后再次评估才能明确诊断。孤立性重度主动脉瓣狭窄与重度主动脉缩窄鉴别困难。

五、治疗方案概要

(一)产前 为排除胎儿染色体异常、其他心内及心外畸形,染色体检查和详细的超声检查都是十分必要的[4-7]。每隔 4～6 周要进行一次超声随访,跟踪观察病情演变,明确是否出现限制性卵圆孔或肺静脉动脉化的情况。分娩要选择在有能力做新生儿心脏手术的医疗机构。

HLHS 产前无法治疗。有研究表明,对于有卵圆孔受限或闭合的病例,产前可以通过房间隔球囊造口术改善不良预后[7,8]。

(二)产后 产后两种治疗方案分别是:①心脏移植;②姑息性手术,1980 年首次提出,是一种分期的姑息性手术。

Norwood 姑息性手术分以下几个阶段:

1) 第一阶段:出生后第 1 周。肺动脉作为主要动脉干与降主动脉相连。采用全身-肺分流术以维持肺血流量。

2) 第二阶段:出生后 6～12 个月。将上腔静脉与肺动脉相连。

3) 第三阶段:出生后 2 年。将下腔静脉与肺动脉相连。完成此阶段手术后,体循环血流直接连于肺动脉,右心室成为功能性单心室。

HLHS 总体预后较差[7-10]。产前系列研究显示,Ⅰ期 Norwood 术后生存率为 15%～50%。产后系列报道生存率高达 85%,这可以解释为术前排除宫内死亡率和新生儿死亡率后的选择偏差造成的。由于 Fontan 循环,幸存者中可能会有明显的远期并发症。

有研究评估神经发育情况表明,受术前和手术环境的影响,可能导致患儿认知功能下降[11,12]。

医生须知

- HLHS 是产前最易发现的先心病,因为四腔心切面有明显声像图改变。
- 染色体异常、合并心内和心外异常的风险很高[4-6]。
- 确诊的 HLHS 生存率很低,幸存者生活质量差。

要点

- HLHS 是产前最易发现的且十分严重的先心病,具有高死亡率、高发病率和相关异常。
- 左心室腔小。
- HLHS 伴有主动脉弓发育不良。
- 主动脉弓血流反向灌注。

参考文献见 *www.expertconsult.com*。

第82章

主动脉缩窄

MAR BENNASAR | JOSEP M. MARTINEZ

林琳 译，陶阳 刘宇杰 审校

一、引言

主动脉缩窄（aortic coarctation，AoC）是一种以主动脉狭窄为特征的导管依赖性心脏疾病。胎儿血液循环的特点，即生理性从右到左方向分流，给产前诊断本病带来很大挑战，AoC 是诊断假阳性率和假阴性率较高的先心病[1,2]。

二、疾病概述

（一）定义　AoC 是指主动脉弓局限性狭窄，管腔缩小引起的血流梗阻将会导致一定程度的主动脉弓发育不良。狭窄段可呈局限性束腰样缩窄或较长段的管样缩窄。AoC 多位于主动脉峡部，左锁骨下动脉和动脉导管之间。

（二）发病率和流行病学　AoC 的发病率占先心病的 7%，新生儿发病率约为 1/1 600[3]。男性高于女性（2：1）。它常合并其他先心病，特别是室间隔缺损和左心梗阻性疾病[4,5]。

（三）病因和病理生理学　病因不明。尽管已有研究证实家族遗传是 AoC 的致病原因，但实际上 AoC 的致病因素是多样的。AoC 与染色体异常和多种遗传综合征相关，包括特纳综合征（30%）、21 - 三体综合征、18 - 三体综合征和 22q11 微缺失等[6]。有关 AoC 形成机制有多种假说，如主动脉弓血流灌注不足或导管吊带学说。

AoC 可根据狭窄部位与动脉导管之间的关系进行分类。胎儿期和新生儿期最常见的分型是导管前型。该型常伴发其他先心病，有可能在产前被检出。血流充盈不足将导致缩窄前主动脉弓管状发育不良。

导管后型 AoC 通常在儿童期被诊断。它是一种孤立性的先心病，主动脉弓正常，但局部"束腰样缩窄"将会导致主动脉近段变细。

三、疾病表现

（一）临床表现　取决于梗阻的严重程度、梗阻位置及伴发畸形的情况。新生儿在动脉导管闭合前是无症状的。病情严重时左心系统血流梗阻，最终导致胎儿心力衰竭、休克，可能在出生后几周内便死亡。轻型或导管后 AoC 出生后无症状，直到儿童期或成年后方被发现。

（二）影像学表现　AoC 是先心病中假阳性诊断率和假阴性诊断率最高的疾病。超声很难观察到缩窄部位的直接征象，因此诊断 AoC 主要依靠间接声像图改变，重点观察四腔心切面或三血管气管切面中左、右心室大小差异，以及左、右流出道的情况。Z 分数计算法能更客观地评估左、右侧心脏结构的比例。最新研究数据表明，应用特定胎龄评分系统，结合不同孕龄胎儿心脏大小的正常参数，可提高胎儿超声心动图对 AoC 的诊断准确性[7-9]。

（1）四腔心切面可见两心室大小明显不对称，是其典型声像图特征。右心室比左心室大，彩色多普勒显示更明显（图 82.1）。严重时可见房水平反向分流（左向右）。心室比例失调不仅存在于 AoC 和其他先心病中，也可出现在心外异常的胎儿中，如生长受限、母体药物摄入和胎儿贫血。此外，随着胎龄的增加，右心室本就是优势心室这一生理特点给诊断 AoC 带来了进一步挑战[10]。因此，妊娠晚期怀疑此病时，其阳性预测值仅为 30%。

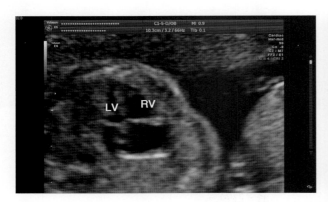

图82.1 两心室比例严重失调。左心室（LV）小于右心室（RV）。

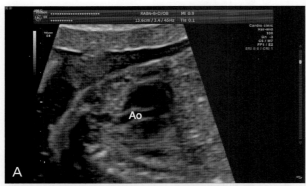

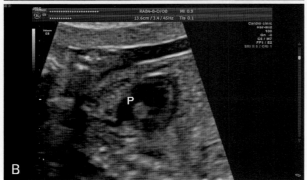

图82.2 妊娠 23 周胎儿主动脉缩窄，肺动脉（P）与主动脉（Ao）比例失调（P＞Ao）。

（2）左心室、右心室流出道的比例失调，肺动脉明显比主动脉宽（图 82.2）。

（3）测量主动脉弓峡部与动脉导管的直径比例诊断 AoC 最为敏感[11,12]。三血管气管切面显示主动脉弓细窄。严重时主动脉弓内可见反向血流灌注（图82.3 和图 82.4B）。

（4）矢状面可进一步确认主动脉弓发育不良和逆向血流。主动脉弓的形态也是诊断 AoC 的特点[13]，特别是左颈总动脉和左锁骨下动脉之间形成的夹角。

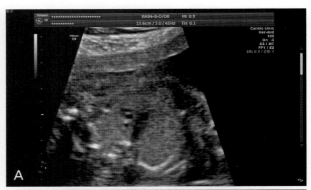

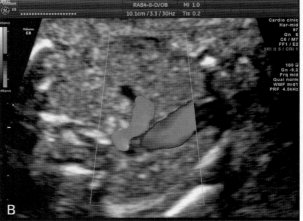

图82.3 三血管气管切面显示重度主动脉弓缩窄。主动脉弓未显示（A），彩色多普勒显示主动脉缩窄，血流反向充盈（B）。

（5）持续性左上腔静脉（persistent left superior vena cava，SVC）是诊断 AoC 潜在性特征（图 82.4A）。但也有研究表明不支持这种观点[14-16]。

（6）AoC 偶尔表现为进展性疾病，罕见发展为左心发育不良综合征。

预后与发病胎龄有关。妊娠 24 周前超声疑诊的 AoC，出生后 75%～80% 得到确诊；但在妊娠晚期超声疑诊的病例，70% 是假阳性[2,11]。

典型特征
● 四腔心切面，流出道切面和主动脉弓短轴切面，可见左、右心比例失调。 ● 左侧至右侧的反向分流。 ● 房水平左向右分流。 ● 主动脉弓逆向血流灌注。

四、治疗方案概要

（一）产前 需进行胎儿染色体和超声形态学检查。并告知父母，此病在妊娠晚期假阳性诊断率较

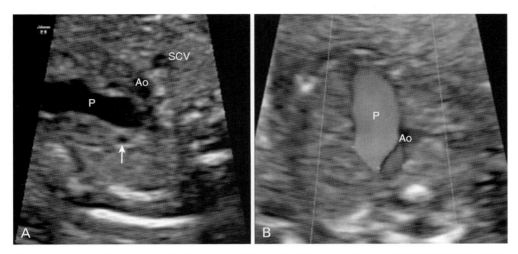

图 82.4 三血管气管切面。(A)持续性左上腔静脉(SCV,箭头)。主动脉(Ao)比肺动脉(P)明显细窄。(B)主动脉弓内可见反向血流信号。

高。要给胎儿做定期产检(间隔 4～6 周),排除进展为左心发育不良综合征或其他相关异常。分娩应选择在能做心脏手术的医疗机构。

(二)产后 产前疑诊 AoC 可改善新生儿预后[17]。因为 AoC 可能是导管依赖性疾病,出生后需要给新生儿使用前列腺素来维持动脉导管开放。孤立性 AoC 预后良好,术后生存率大于 90%。产后需要给新生儿进行手术治疗。主动脉回缩和再狭窄常见于经皮扩张术后,所以此技术一般用于再狭窄的治疗。左胸切开术,切除受累主动脉后首选端-端吻合或端-侧吻合术,有 15%～20% 出现缩窄复发需要再次干预。若合并除单纯室间隔缺损外其他复杂畸形时,死亡率将上升到 20%。对于进展为左心发育不良综合征者需行姑息性手术治疗,但生存率较低。

医生须知

- 当左心大小存在异常时,必须考虑到 AoC 的诊断。但假阳性率很高。
- 伴发心内和心外异常风险高[4]。
- 孤立性 AoC 预后良好。

要点

- 左右心室和左右流出道比例失调(左＜右)。
- 假阳性诊断率和假阴性诊断率高。
- 常伴发其他先心病。
- 与特纳综合征高度相关。

参考文献见 *www.expertconsult.com*.

第83章

主动脉弓离断

MAR BENNASAR|JOSEP M. MARTINEZ

林琳 译,陶阳 刘宇杰 审校

一、引言

主动脉弓离断(interruption of the aortic arch,IAA)是一种罕见的导管依赖性先天性心血管畸形。它是 AoC 最严重的表现形式。

二、疾病概述

(一)定义 IAA 的特点是升主动脉与降主动脉之间连续性中断。

(二)发病率和流行病学 IAA 在先心病中发病率为 0.1%,占产后先心病的 0.2%~1%,新生儿发病率为 1/300 000[1]。IAA 经常伴发其他异常,包括:

心外异常:30% IAA 患儿并发中枢神经系统、泌尿系统和消化系统畸形[2]。

染色体异常:B 型 IAA 与 22q11 微缺失有很高的相关性(60%~70%)[3]。

心脏异常:常见的心内畸形包括动脉干异常(10%~20%)、左心室流出道梗阻(10%~16%),主动脉瓣狭窄(10%)、主肺动脉窗、右心室双出口(5%)和大动脉转位(4%~6%)[4]。

(三)病因和病理生理学 IAA 是由于主动脉弓的近端与远端之间连续性中断。其病因尚不清楚,但有研究表明与遗传和染色体异常有关,特别是 22q11 微缺失[4]。

根据离断部位不同,将 IAA 分为三种类型[5]。

(1)A 型:离断位于左侧锁骨下动脉远端(30%~40%),此型在伴有动脉导管未闭的病例中更为常见。

(2)B 型:离断位于左颈总动脉和左锁骨下动脉之间(50%~60%)。

(3)C 型:离断位于无名动脉和左颈总动脉之间的近段主动脉(5%~10%)。

大多数患者(90%)并发 VSD。

三、疾病表现

1. **超声表现** 左右心室比例失调是诊断 IAA 的关键提示(图 83.1)。

(1)四腔心切面显示左右心室比例失调,尤其是 A 型和 C 型 IAA。右心室比左心室明显增大,彩色多普勒显示右心室内宽大的血流信号。此特征在 B 型 IAA 中表现不明显,因为 B 型常合并一个较大的错位 VSD,它可以平衡左右心血流。

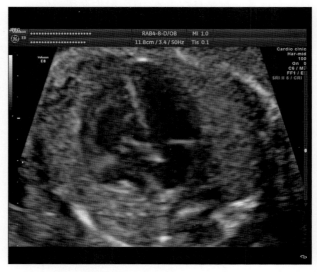

图 83.1 主动脉弓离断(IAA)B 型。四腔心切面显示左右心室比例失调。可见膜周部室间隔缺损。

（2）左右心室流出道比例失调,肺动脉比主动脉明显增宽[6]。

（3）三血管气管切面可见主动脉直径明显减小或无法显示,主动脉弓与肺动脉明显不成比例（图83.2）。

（4）根据 IAA 的不同分型,升主动脉显示如下。

A 型:升主动脉呈"W"字形,对应于中断发生在主动脉弓发出三根血管分支以后。

B 型:升主动脉呈"V"字形。中断发生在左颈总动脉和左锁骨下动脉之间。主动脉弓正常曲度消失、走行僵直,分为无名动脉和左颈总动脉向头侧走行（图83.3 和图83.4）。

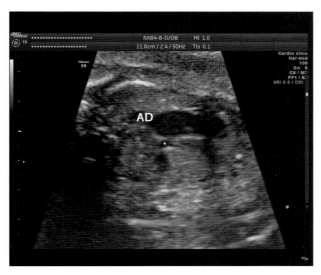

图83.2 异常三血管气管切面。主动脉弓（星号）离断。此图尚不能确定动脉导管（AD）和主动脉峡部之间的连续性。

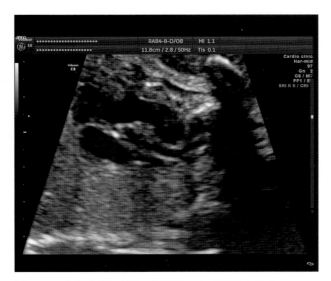

图83.3 升主动脉朝颈部走行僵直。主动脉弓未显示。

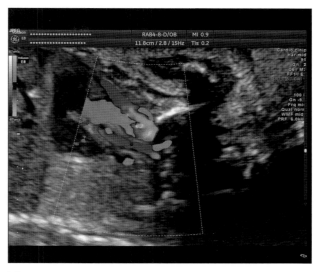

图83.4 彩色多普勒显示朝向颈部走行僵直的升主动脉。主动脉弓近端声像图显示为 IAAB 型。

C 型:向颈部方向直行,未见主动脉分支。

2. **其他检查方法** 四维超声心动图:应用二维灰阶血流成像技术和反转渲染成像模式有助于主动脉弓显像[7]。

典型特征
● 三血管气管切面肺动脉与主动脉比例失调。
● 左右心室比例失调,尤其是 A 型和 C 型。
● 主动脉曲度异常,不朝向降主动脉走行。

四、影像鉴别诊断

AoC 有时无法与 A 型 IAA 进行鉴别。但在 IAA 时升主动脉走行僵直,呈"W"形或"V"形有助于两者的鉴别诊断。

五、治疗方案概要

产后:治疗方法可以选择手术矫正。近年来,据报道死亡率显著下降,约为 19%[8]。合并室间隔缺损的 IAA 死亡率为 $5\%\sim10\%$。5 年存活率逐渐下降至 60%。对神经运动系统发育的远期影响存在争议[4]。术后最严重的并发症有再狭窄、动脉瘤形成和左心室流出道梗阻。

医生须知

- IAA 是一种非常罕见的先心病,左右心室比例失调时要考虑 IAA 可能。IAA 很难与 AoC 鉴别。
- 与其他心内和心外异常高度相关。
- 孤立的 IAA,一般预后良好,但手术治疗后可能会出现远期并发症。

要点

- 升主动脉与降主动脉之间连续性中断。
- 左右心室、主动脉与肺动脉比例失调。
- 与 22q11 微缺失高度相关。
- 四腔心切面显示右心室较大。
- B 型 IAA 产前最常见,常合并膜周部 VSD。

参考文献见 *www.expertconsult.com*.

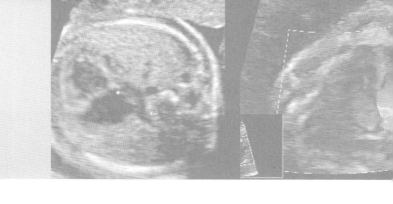

第84章

主动脉弓异常

MAR BENNASAR｜JOSEP M. MARTINEZ

洪海燕 译，陶阳 刘宇杰 审校

一、引言

主动脉弓（aortic arch，AA）异常是一组涉及主动脉分支位置的先心病。它可能与其他先心病相关，也可在无症状新生儿中偶然发现。

二、疾病概述

（一）定义 最常见的 AA 异常包括右位主动脉弓（right aortic arch，RAA）和右锁骨下动脉迷走（aberrant right subclavian artery，ARSA）。RAA 的主动脉走行异常，升主动脉走行于气管右侧（而不是左侧）。ARSA 是指右侧锁骨下动脉起源于发出左锁骨下动脉后的降主动脉，并走行于气管、食管和其他血管结构后方，再到达右臂。

（二）发病率和流行病学 AA 异常是常见的儿科疾病，但产前报道很少[1]，因为需要有经验的高年资医生才能获取诊断所需超声图像。三血管气管切面的应用提高了主动脉弓正常和异常的诊断准确性，并有助于对疾病的理解[2-4]。

ARSA 是最常见的主动脉弓异常，胎儿发病率约为 1%。RAA 成人发病率为 0.1%，是继双主动脉弓（double aortic arch，DAA）后第二常见的潜在症状性血管环[1]。

（三）病因和病理生理学 主动脉弓在胚胎发育初期为双动脉弓，每个动脉弓都有各自的动脉导管，两者均与降主动脉相连[5,6]。每个动脉弓都发出颈总动脉和锁骨下动脉分支。正常情况下在发出锁骨下动脉后右侧主动脉弓退化。若在这个发育过程中出现问题，可能导致以下几种主动脉弓异常。

（1）镜像 RAA 是左侧主动脉弓远端发出左锁骨下动脉后退化，然后再接续右侧主动脉弓形成的。

（2）RAA 合并左锁骨下动脉迷走是由于左颈总动脉与左锁骨下动脉之间的左侧主动脉弓退化形成的。此型右 RAA 由近至远排列顺序为：左侧颈总动脉、右侧颈总动脉、右侧锁骨下动脉和左锁骨下动脉。

（3）当左侧主动脉弓在发出左颈总动脉之前中断时，会出现左无名动脉迷走，走行于食管后方。

（4）左位主动脉弓伴 ARSA 或无名动脉迷走，是由右颈总动脉与锁骨下动脉之间、右颈总动脉发出（无名动脉）前右侧动脉弓退化形成的。

（5）DAA 是因左、右两个动脉弓持续存在形成的。

三、疾病表现

（一）临床表现 AA 异常可无症状或表现为继发于血管环压迫而形成的与气管（持续喘鸣或上呼吸道梗阻）或食管（吞咽困难）相关的临床症状。DAA 最易产生此类症状。

AA 异常，特别是镜像右 RAA[7]，常伴发其他先心病，如法洛四联症和室间隔缺损。与染色体异常和 22q11 微缺失高度相关。若显示正常胸腺可排除 22q11 微缺失，阴性预测值为 90%[8]（见第 6 章）。ARSA 是预测唐氏综合征的软指标，独立存在时正似然比为 3.94[9-12]。

（二）影像学表现

1. 超声表现 AA 异常可在的三血管气管切面做出诊断，可见肺动脉和主动脉典型的"V"字形消失（图 84.1A）。

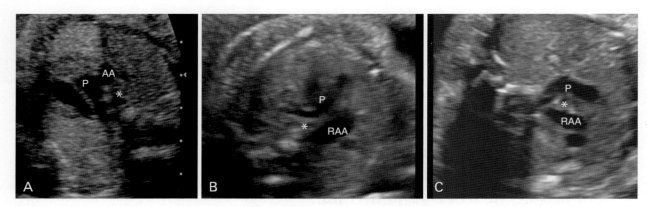

图84.1 (A)正常胎儿三血管切面;(B)法洛四联症合并肺动脉狭窄及镜像右位主动脉弓;(C)右位主动脉弓伴左锁骨下动脉迷走。＊:气管;P:肺动脉;AA:主动脉弓;RAA:右位主动脉弓。

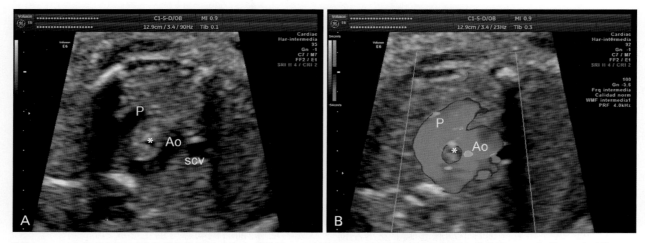

图84.2 三血管气管切面彩色多普勒显示右位主动脉弓。主动脉位于气管(星号)右侧,紧邻上腔静脉。＊:气管;P:肺动脉;Ao:主动脉;SCV:上腔静脉。

(1) 镜像 RAA:主动脉弓走行于气管左侧(图84.1B和图84.2)。

(2) RAA 伴左锁骨下动脉迷走或无名动脉迷走:迷走的动脉走行于气管后方,主动脉弓走行于气管右侧,动脉导管走行于气管左侧,在气管周围形成典型的"U"形血管环(图84.1C)。

(3) 左位主动脉弓伴 ARSA 或无名动脉迷走:主动脉弓位置正常,走行于肺动脉和气管之间。彩色多普勒显示起源于降主动脉流向右臂的一条血管。脉冲多普勒证实为动脉频谱(图84.3)。

(4) DAA:左、右主动脉弓均未退化,形成环绕气管的血管环。

2. MRI 表现 MRI 和 CT 可用于小儿和成人主动脉弓异常的诊断。

3. 其他检查方法 四维超声心动图:反转模式

和二维灰阶血流成像技术可以显示二维超声无法识别的异常。

典型特征
● 三血管气管切面显示血管分支位置异常。
● 主动脉和导管弓失去正常"V"字形。

四、治疗方案概要

(一) 产前 产前要进行超声形态学检查,包括对胎儿胸腺的评估。合并 AA 异常的病例要进行常规遗传基因微阵列检查。但是孤立性 AA 异常的病例是否需要做胎儿染色体核型分析尚有争议[13]。

(二) 产后 有症状者可行手术治疗,特别是 DAA 可以通过手术解除血管环造成的压迫。预后取

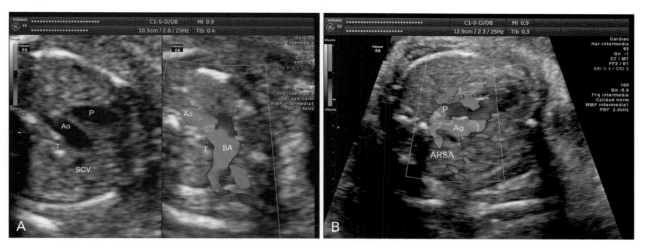

图 84.3 （A）正常锁骨下动脉，起自主动脉走行于气管前方；（B）右锁骨下动脉迷走，起自主动脉，走行于气管后方。P：肺动脉；Ao：主动脉；SCV：上腔静脉；T：气管；SA：锁骨下动脉；ARSA：右锁骨下动脉迷走。

决于是否合并染色体和其他异常，以及气管和食管被压迫的严重程度。

医生须知

- 常规超声心动图检查几乎无法检出 AA 异常。要有意识地针对性探查可提高检出率。
- 孤立性 AA 异常预后通常良好。很少需要手术干预。

要点

- 异常三血管气管切面可以做出诊断。
- 伴发心内畸形的风险很高（法洛四联症）。
- 若合并其他异常或胸腺发育不良，22q11 微缺失的风险很高。
- 产后可能出现食管和气管受压情况。

参考文献见 *www.expertconsult.com.*

第 **5** 篇

圆锥动脉干畸形

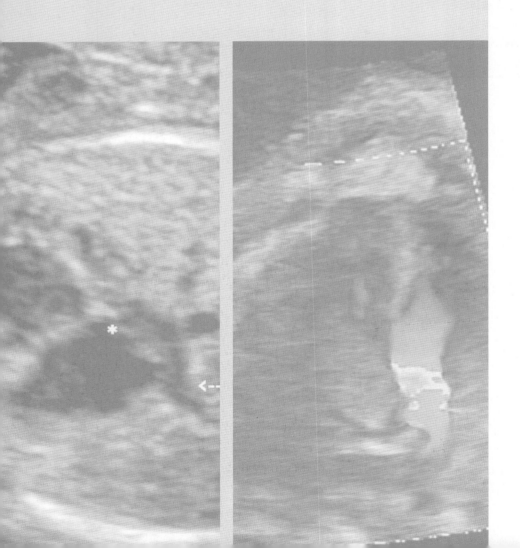

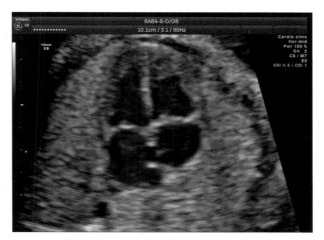

第85章

法洛四联症

MAR BENNASAR / JOSEP M. MARTINEZ

洪海燕 译，陶阳　刘宇杰 审校

一、引言

法洛四联症（tetralogy of Fallot，TOF）是最常见的圆锥动脉干畸形。它在新生儿先心病占9%～11%[1]。

二、疾病概述

（一）定义　以室间隔缺损的肌部残端为参照物，TOF的室间隔缺损开口位置向前上和左侧移位。TOF畸形特征包括流出道型、膜周部VSD，主动脉骑跨和不同程度的右心室流出道梗阻，典型者位于瓣下（漏斗部）区域。胎儿期右心室壁肥厚并不常见，主要是由于右心室流出道梗阻程度不同，以及胎儿循环右向左分流的特点缓解了右心室压力。

（二）发病率和流行病学　新生儿发病率为0.5/1 000～1/1 000，是儿童期最常见的发绀型先心病。其占产后先天性心脏病的10%，但仅占产前先天性心脏病的3%～6%[2,3]。

（三）病因和病理生理学　病因是多因素的。TOF与产妇糖尿病未治疗、苯丙酮尿症和维甲酸摄入有关。30%合并染色体异常，包括21-三体、18-三体、13-三体和22q11微缺失，特别是肺动脉闭锁和肺动脉瓣缺如综合征（absent pulmonary valve syndrome，APVS）（40%～50%）病例。25%～30%病例合并心外异常，主要是腹部和胸部畸形。复发风险为3%[3,4]。

预后取决于TOF的分型，根据肺动脉异常情况分为以下几型：

（1）肺动脉狭窄（约60%）：产前最常见类型。

（2）肺动脉闭锁（30%～35%）：肺动脉梗阻程度

可在胎儿期逐步进展，偶尔会从狭窄发展为闭锁。

（3）肺动脉瓣缺如（5%～10%）：由于肺动脉瓣缺失，血液往返不受限制，导致肺动脉主干及分支严重扩张。通常与动脉导管发育不良有关[5]。

三、疾病表现

（一）临床表现　TOF在胎儿期通常无症状。产后表现取决于右心室流出道梗阻的严重程度。肺动脉狭窄型的TOF出生时通常无症状，但在出生后1个月会出现心脏杂音或日渐加重的发绀。肺动脉闭锁型的TOF，出生时便有严重的发绀，出生即需进行体-肺分流手术。

（二）影像学表现　超声表现：一般四腔心切面显示正常（图85.1）。某些病例，当出现心轴左偏时，应考虑TOF的可能（图85.2）。APVS者可见心脏增大（图85.3）[6]。

图85.1　法洛四联症胎儿显示四腔心切面正常。

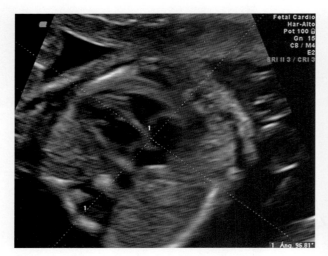

图 85.2 法洛四联症胎儿显示心轴左偏(左位心)。

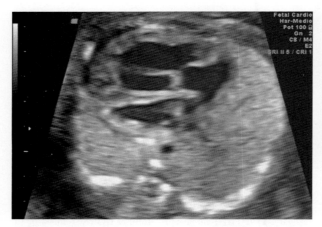

图 85.3 妊娠 22 周胎儿法洛四联症伴肺动脉瓣缺如,四腔心切面显示心轴左偏、心脏增大。

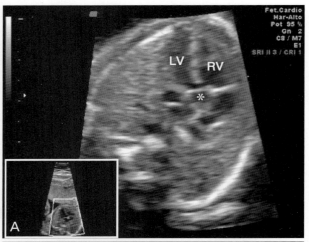

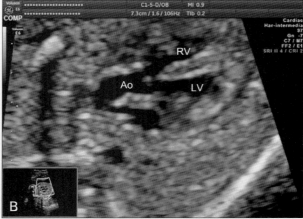

图 85.4 (A)五腔心切面:显示膜周部室间隔缺损(星号),主动脉骑跨于室间隔上;(B)横向切面显示主动脉骑跨。LV:左心室;RV:右心室;Ao:主动脉。

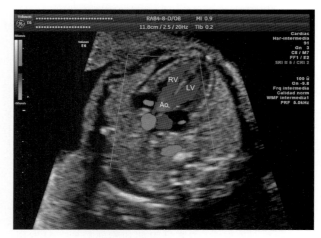

图 85.5 彩色多普勒显示"Y"字征,左心室、右心室血液流向主动脉。LV:左心室;RV:右心室;Ao:主动脉。

五腔心切面或左心室长轴切面是诊断的关键。TOF 典型声像图特征是膜周部主动脉瓣下室间隔缺损,且合并主动脉骑跨。漏斗部室间隔与主动脉间连续性中断,左、右心室血液汇入主动脉(图 85.4),彩色多普勒呈为典型的"Y"字征(图 85.5)。主动脉骑跨导致升主动脉增宽。

长轴切面显示升主动脉扩张且走行迂曲。升主动脉从左至右向上走行陡直,降主动脉再返回左侧走行。严重情况,血管的这种异常走行可呈一个特征性的"问号"形状,表明发生肺动脉闭锁的风险较高(肺动脉狭窄为 55%,肺动脉闭锁为 89%)(图 85.6)。在 TOF 合并 APVS 或 RAA 时,不会出现这种声像图特征[7]。

确定两条大动脉呈交叉关系。胎儿期可见主动脉和肺动脉内径比例异常。

三血管气管切面图像异常。肺动脉狭窄时肺动脉内可见正向细窄血流束(图 85.7A),当肺动脉瓣闭锁时,细窄的肺动脉内可见反向血流灌注(图 85.7B)。

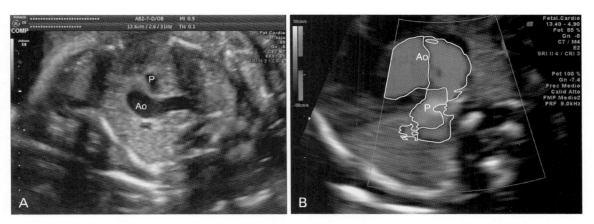

图 85.6　（A）法洛四联症（TOF）合并肺动脉闭锁，二维超声显示主动脉扩张；（B）法洛四联症（TOF）合并肺动脉闭锁，扩张的升主动脉呈"问号"征。彩色多普勒显示肺动脉内反向血流从流出道至动脉导管，主动脉弓内正向血流。P：肺动脉；Ao：主动脉。

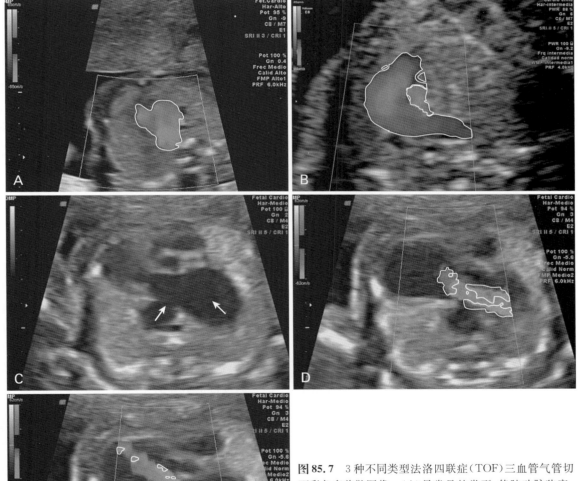

图 85.7　3 种不同类型法洛四联症（TOF）三血管气管切面彩色多普勒图像。（A）最常见的类型，伴肺动脉狭窄，肺动脉主干内充满正向血流；（B）伴肺动脉闭锁，可见主动脉内正向血流和肺动脉内反向血流；（C）伴肺动脉瓣缺如综合征，肺动脉主干及分支呈"瘤样"明显扩张（箭头所指），彩色多普勒显示大量血流随着心脏收缩、舒张在右心室和肺动脉间来回运动，显示为图 D 和图 E 中血流特征交替出现。

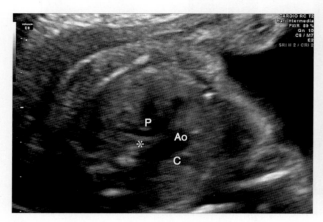

图85.8 法洛四联症（TOF）伴右位主动脉弓。狭窄的肺动脉主干位于左侧。主动脉位于气管的右侧（星号），上腔静脉旁。P：肺动脉；Ao：主动脉；C：上腔静脉。

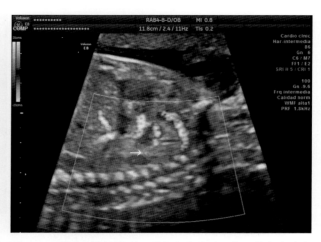

图85.9 降主动脉长轴观。彩色血流显示一条血管起自降主动脉（箭头）朝向肺循环走行。脉冲多普勒证实这条血管为动脉。

约30%的TOF伴发RAA[8]（图85.8）。

TOF合并APVS比较罕见，在三血管气管切面可见一个非常特别的声像图，即由于肺动脉瓣发育不良造成的肺动脉主干及分支呈瘤样扩张，而且动脉导管缺如。彩色多普勒显示肺动脉内往返血流信号（图85.7C）。

最后，右心室流出道重度梗阻时机体将会建立主肺动脉侧支循环（major aortopulmonary collateral Arteries，MAPCA）。彩色多普勒和脉冲多普勒可见起源于降主动脉的动脉血管，连接体循环和肺循环（图85.9）。

典型特征
● 四腔心切面未见异常。
● 心轴左偏。
● VSD为膜周部和主动脉瓣下型，主动脉骑跨。
● 肺动脉细窄。

四、影像鉴别诊断

1. 对位不良型VSD 主动脉骑跨但无右心室流出道梗阻。肺动脉是正常的，但由于TOF肺动脉狭窄可能在妊娠晚期才出现，因此有时诊断很具挑战性。

2. DORV 两者的鉴别诊断具有挑战性。TOF与TOF右心室双出口的区别在于主动脉骑跨的程度。虽然这种观点仍存有争议，但普遍认为主动脉骑跨率至少要大于50%才可做出DORV的诊断。

3. 永存动脉干 必须与TOF合并肺动脉闭锁

鉴别[9]。永存动脉干常伴有动脉导管缺失。

五、治疗方案概要

（一）产前 产前要做染色体基因组微阵列检查和超声形态学检查。在孤立性TOF中，肺动脉狭窄型预后良好（术后生存率大于90%），但肺动脉闭锁型，术后存活率降低到70%，APVS型预后最差。产前应定期（间隔4～6周）进行超声评估，以排除进展性右心室流出道梗阻、MAPCA建立及其他妊娠后期可能出现的心内及心外异常[10]。

（二）产后 产后治疗方式取决于TOF的类型。无症状者，手术修复通常选择在4～6月龄，风险低。是一种根治性手术，主要是修补VSD。伴有重度肺动脉狭窄或肺动脉闭锁的TOF在动脉导管闭合后新生儿便会出现临床症状。为了避免低氧血症和促进肺动脉主干及分支的生长发育，在进行根治手术前需要先行体-肺动脉分流术。若MAPCA建立则预后差。因为这些异常血管连接会导致进行性肺动脉高压，无法进行手术矫正[11,12]。

医生须知
● TOF是最常见的圆锥动脉干畸形。
● 若不常规扫查流出道切面，有漏诊的可能性。
● 与染色体异常和心外畸形有较高的相关性。
● 总之，产前若合并其他异常，预后较差。对于孤立性TOF，预后取决于肺动脉畸形的严重程度。

要点

- 四腔心切面正常。
- 膜周部室间隔缺损且主动脉骑跨。
- 右心室流出道梗阻。

参考文献见 *www.expertconsult.com.*

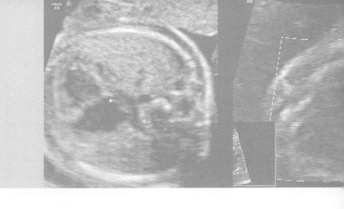

第86章

大动脉转位

MAR BENNASAR | JOSEP M. MARTINEZ

洪海燕 译,陶阳 刘宇杰 审校

一、引言

大动脉转位(transposition of great arteries, TGA)有两种分型:完全型和矫正型。

二、完全型大动脉转位

完全型 TGA 是以心室大动脉连接不一致为特征的圆锥动脉干异常。新生儿发病率约为 3/10 000。

(一)定义 完全型 TGA 的定义是房室连接正常,心室大动脉连接不一致。肺动脉起自解剖学左心室,主动脉起自解剖学右心室前方。

(二)发病率和流行病学 完全型 TGA 占出生后先心病发病率的 6%~8%,在产前先心病发病率占 2%~3%[1,2]。当依据指南做产前胎儿超声心动图检查,将流出道切面纳入评估标准时,完全型 TGA 检出率可以提高到 40%~50%[3]。孤立性完全型 TGA 很少与染色体异常或心外畸形有关,但常合并其他先心病,较常见的有室间隔缺损(30%)、肺动脉狭窄(15%)和主动脉弓异常(5%)[4]。

(三)病因和病理生理学 病因多元化,有报道与母亲糖尿病史、药物接触史有关。个别报道还与基因突变相关。完全型 TGA 是在胎儿第 5 周时动脉圆锥和动脉干异常反转和螺旋造成的[5,6]。心房和心室的连接及解剖结构是正常的。正常情况下,肺动脉瓣下圆锥组织发育,与右心室流出道呈肌性连接;而主动脉瓣下圆锥组织被吸收,与二尖瓣环呈纤维连接。大动脉转位时,主动脉瓣下圆锥发育,与右心室呈肌性连接;肺动脉瓣下圆锥萎缩,与二尖瓣环呈纤维连接。冠状动脉起源于主动脉窦。关键问题是体循环和肺循环平行走行,阻碍了正常的血氧运输,导致出生后严重的低氧血症。

(四)疾病表现

1. **临床表现** 出生时表现为严重的低氧血症、全身发绀和心力衰竭,其严重程度取决于胎儿期血液循环右向左分流的维持情况。合并卵圆孔狭窄、动脉导管狭窄或室间隔完整的病例预后差[7,8]。

2. **影像学表现**

(1)超声表现:从五腔心切面到三血管气管切面均无法显示主、肺动脉的交叉关系。

1)四腔心切面通常正常(图 86.1),但时常伴有心轴左偏。

2)五腔心切面或长轴切面未见异常,室间隔与肺动脉连续性良好。可见肺动脉起源于解剖左心室,肺动脉分支为左肺动脉和右肺动脉(图 86.2)。

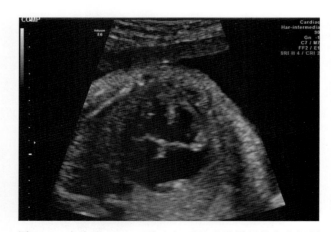

图86.1 完全型 TGA 四腔心切面显示膜周部较大室间隔缺损。

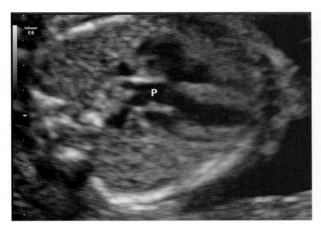

图 86.2 完全型 TGA 肺动脉起自左心室。左心室流出道在起始段即分支为左、右肺动脉。P:肺动脉。

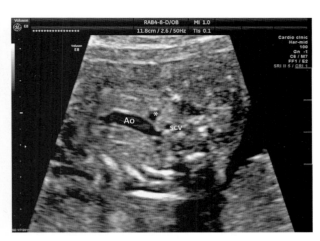

图 86.4 异常三血管气管切面,仅显示主动脉、上腔静脉和气管(星号)。Ao:主动脉;SCV:上腔静脉。

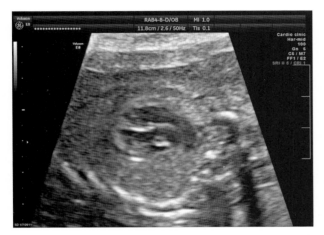

图 86.3 两条大动脉平行走行。主动脉起自前方右心室,肺动脉起自后方左心室。

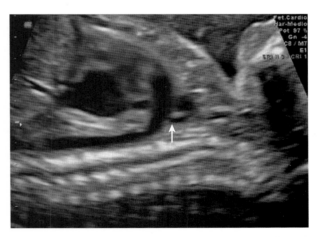

图 86.5 长轴切面显示主动脉弓起自前方心室。呈曲棍球状,其上可见远离半月瓣的主动脉弓分支(箭头)。

3) 左、右流出道交叉消失,两者呈平行走行(图 86.3)。

4) 三血管气管切面通常只显示两条血管(图 86.4),因为主动脉呈"曲棍球状"起源于前方、上方的心室,比"肺动脉弓"高一个平面走行[9]。

5) 长轴切面显示主动脉弓的血管分支(图 86.5)。

(2) 其他检查方法:四维超声心动图。有人提出应用一些简便的方法提高完全型 TGA 的检出率(图 86.6),但这些方法都不是常规操作[10,11]。此外,四维超声心动图在房室瓣正面观时,有助于识别冠状动脉开口位置。

典型特征

● 四腔心切面正常。

● 左心室、右心室流出道交叉关系消失。

● 主动脉起自解剖右心室,向右前方走行,远离半月瓣发出分支(图 86.5)。

● 肺动脉起自解剖左心室并于近段起始处发出左、右肺动脉分支(图 86.2 和图 86.6)。

● 三血管气管切面仅显示两条血管(图 86.4)。

(五)影像鉴别诊断

(1) DORV 与完全型 TGA 合并 VSD 很难鉴别。在 DORV 中,主动脉起自左心室,但骑跨率大于 50% 以上。

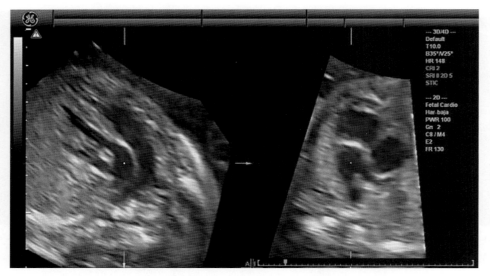

图 86.6　四维成像显示主动脉弓纵切面和横切面。平面 A 显示主动脉起自前方。平面 B 显示肺动脉(·)起自后方心室。

（2）与矫正型 TGA 的鉴别至关重要（见后文）。

（六）治疗方案概要

1. 产前　产前几乎无并发症。建议所有病例进行染色体核型分析，TGA 且室间隔完整者染色体异常的风险很低[4,13]。建议每 4～6 周随访一次排除妊娠后期可能出现的相关异常。对卵圆孔和动脉导管的评估至关重要，其决定着出生后是否需要立即进行房间隔造瘘术[8]。

2. 产后　产前正确诊断可以帮助改善产后监测[14,15]。分娩必须选择在三级转诊中心。出生后要立即输注前列腺素 E₁ 避免动脉导管闭合，保证新生儿血氧饱和度正常。分流严重受限的病例需要进行姑息性 Rashkind 房间隔造口术，让动静脉血液混合，维持到可以施行终极手术治疗。

首选的治疗方法是在出生后几天既行大动脉调转手术，其手术的早晚还要参考 VSD 的大小。调转流出道位置的同时，也要将异位的冠状动脉重新连接到主动脉根部。近期数据显示，TGA 总死亡率为 6.5%～8.7%，单发 TGA 死亡率低于 2%[16]，长期生存率超过 90%，拥有正常生活质量[3,17]。肺动脉狭窄和冠状动脉阻塞是最常见的需要再次干预的远期并发症。如果无法进行调转手术，可选择姑息性治疗方案，单发 TGA 施行 Senning 手术或 Mustard 手术，伴发 VSD 病例施行 Rastelli 手术，但存活率较低（80%～85%）。

完全型 TGA 有关神经系统疾病呈现高发病率，如低智商、语言和视觉功能障碍。这些问题部分是由新生儿和手术并发症引起的，近期也有研究显示部分是由产前氧供应不足造成大脑发育异常导致的[18]。

> **医生须知**
>
> - 完全型 TGA 易被漏诊，因为四腔心切面是正常的。
> - 如果左心室、右心室流出道的交叉关系消失，一定要考虑此病。
> - 产前做出诊断和有针对性的新生儿护理可明显改善预后。
> - 大动脉调转术后长期存活率约为 90%。

三、矫正型大动脉转位

矫正型 TGA 是一种少见的圆锥动脉干异常的先天性心脏病。

（一）定义　矫正型 TGA 同时存在房室连接不一致和心室大动脉连接不一致。上下腔静脉回流入右心房，连接解剖左心室，然后与肺动脉相连。肺静脉回流至左心房，左心房与解剖右心室连接，再与主动脉相连。因此，大血管的起源方向是正确的，但有心室转位。

（二）发病率和流行病学　矫正型 TGA 在先心病中发病率占比不到 1%[19]。在孤立性矫正型 TGA 病例中，很少合并染色体异常和心外畸形，但合并其他心内畸形的发生率高达 80% 以上[20-22]，最常合并的是膜周部和肺动脉瓣下型 VSD（70%）。有报道也可伴发其他先心病，包括肺动脉狭窄（40%）、三尖瓣反流(90%)和埃布斯坦畸形。

（三）病因和病理生理学 请参阅前一章完全型 TGA 的内容。此外，由于房室结和 His 束的位置异常，完全性房室传导阻滞的发生率很高[23-25]。

（四）疾病表现

1. 临床表现 若无其他相关异常，矫正型 TGA 可能在出生时、儿童期和青少年时期均无任何症状。然而，完成体循环的解剖右心室无法长期承受来自主动脉的血流压力。随着时间推移，将会出现严重的心室重构、心室肥厚、心脏扩大和心力衰竭，最终需要心脏移植。心室壁肥厚常伴有心脏传导途径异常，可能造成心律失常和房室传导阻滞[23,24]。

2. 影像学表现

（1）超声表现：矫正型 TGA 是唯一一具有典型四腔心切面改变的圆锥动脉干畸形[25]。

1）典型征象，堪称病理学诊断，即四腔心切面显示房室连接不一致（图 86.7）。前方心室是解剖左心室，靠后的是解剖右心室，解剖右心室的特点是可见调节束，三尖瓣隔瓣附着点更靠近心尖。所有静脉回流正常。

2）由于主动脉、肺动脉平行走行，两条动脉的交叉关系消失。

3）沿四腔心切面向上探查，第一根血管起自右侧心室（解剖左心室），通过纤维束与二尖瓣相连，为肺动脉，于起始段即分支为左右肺动脉（图 86.8）。

4）第二根走行其上方的血管是主动脉，特征为：通过肌性漏斗部与后方心室相连（解剖右心室），与正

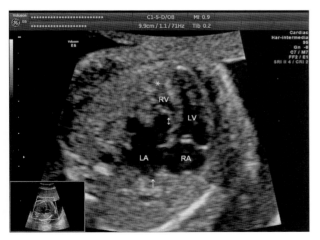

图 86.7 矫正型 TGA 四腔心切面。前方的心室是解剖左心室，通过二尖瓣与右心房相连。肺静脉（箭头）回流入左心房，与解剖右心室相连。注意后方的心室内可见三尖瓣（↕）的附着点更靠近心尖部和节制索（星号）。LA：左心房；LV：左心室；RA：右心房；RV：右心室。

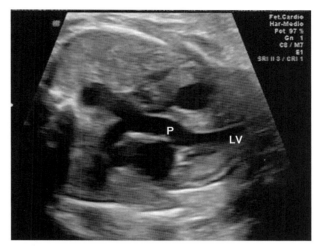

图 86.8 肺动脉于起始段发出肺动脉分支，起自前方解剖左心室，与二尖瓣连接。P：肺动脉；LV：左心室。

常的主动脉相似，在远离半月瓣的位置发出主动脉弓分支。

5）与完全型 TGA 一样，三血管气管切面显示异常（图 86.4）。

（2）其他检查方法：四维超声心动图。四维超声心动图有助于了解血管的异常连接。

典型特征

- 四腔心切面显示靠后的左侧心室为解剖右心室，其内可见调节束，而且房室瓣的附着点更靠近心尖部（图 86.7）。
- 左心室、右心室流出道交叉关系消失。
- 三血管气管切面仅见两条血管。

（五）影像鉴别诊断 最初与完全型 TGA 看起来相似，但是否存在心室转位可为鉴别诊断提供依据。

（六）治疗方案概要

1. 产前 应进行有目的的超声形态学检查和胎儿超声心动图检查。虽然染色体异常的风险很低[22]，但染色体核型分析也是必要的。应间隔 4～6 周对胎儿进行一次随访，以排除妊娠后期可能出现的其他异常，如三尖瓣反流。

2. 产后 出生后，患者可能出现多种症状，主要取决于解剖右心室的功能。要对无症状患者进行定期随访，以排除心室功能障碍和进展性心脏传导阻滞。有症状者一般需要外科治疗，范围从传统的功能性修复，包括修复相关的心脏畸形如 VSD 或肺动脉狭窄，但保留解剖右心室仍作为功能性左心室，到所

谓的解剖学修复或双转换手术,即将解剖左心室与体循环相连。该手术即校正心房静脉回流也恢复了心室动脉连接。有报道称此手术后期可能会出现左心室收缩功能障碍,需要进行长期随访[26,27]。

医生须知

- 矫正型 TGA 是一种罕见的心脏异常,产前诊断困难。
- 预后取决于伴发异常。
- 三尖瓣反流和右心室功能障碍是影响预后的重要因素。
- 早年存活率大于 90%,20 年后下降到 65%～75%[20,25,26]。
- 手术治疗存在争议。无症状患者一般不做手术,有症状的患者可以做双转换手术。

要点

完全型 TGA

- 四腔心切面正常。
- 两条大动脉交叉关系消失。
- 三血管气管切面显示两支血管。

矫正型 TGA

- 四腔心切面异常。
- 两条大动脉交叉关系消失。
- 三血管气管切面显示两支血管。

参考文献见 www.expertconsult.com.

第87章

右心室双出口

MAR BENNASAR | JOSEP M. MARTINEZ

洪海燕 译,陶阳 刘宇杰 审校

一、引言

右心室双出口(double-outlet right ventricle, DORV)是一组复杂性先心病,两条大动脉完全或大部分起源于右心室。

二、疾病概述

(一)定义 DORV包括一系列病变,其中左心室、右心室流出道全部或大部分起源于右心室。

(二)发病率和流行病学 产前DORV占先心病发病率的4%～8%。DORV与心内、心外畸形和染色体异常具有高度相关性,这也是出生后发病率较低(1%～3%)的原因[1]。

DORV胎儿经常合并其他异常。染色体异常的发生率为10%～20%,其中18-三体和13-三体最常见,21-三体和22q11微缺失也时有发生[2]。常伴发的心脏畸形包括房室间隔缺损、心脾综合征、主动脉缩窄、二尖瓣闭锁,以及由于房室瓣骑跨或坐跨导致的心室发育不良[2]。2/3 DORV合并心外异常[2,3],主要是胃肠道和中枢神经系统畸形。

(三)病因和病理生理学 病因是多因素的。DORV伴有较大的VSD。VSD位置不定,缺损可孤立性位于主动脉瓣下或肺动脉瓣下;可直接位于瓣膜下方,横跨左右两个流出道;也可位于室间隔下方,远离半月瓣[4]。

孤立性主动脉瓣下VSD和肺动脉瓣下VSD分别是产前和手术适应证中最常见的类型[5]。伴主动脉瓣下VSD时,DORV的两条大动脉走行正常,合并

一定程度的肺动脉狭窄。从病理生理学角度来看,这种形式类似于TOF。在肺动脉瓣下室间隔缺损的病例中,大动脉位置异常居多,类似TGA合并VSD。

双动脉瓣下型VSD的特征是膜周部缺损,肌性流出道完全缺失,缺损于三尖瓣隔瓣下方开口于右心室,或者是缺损边缘与动脉下流出道之间房室瓣环受损、不完整。

三、疾病表现

(一)临床表现 临床表现取决于VSD的位置、两条大动脉的走行关系、流出道梗阻程度,类似于TOF、VSD或TGA。

(二)影像学表现 超声表现:产前超声诊断具有挑战性。四腔心切面一般显示正常,若出现心轴左偏或向后生长的大VSD,四腔心切面可显示出异常图像。

(1)四腔心切面通常是正常的,除非合并其他异常。这种圆锥动脉干异常可造成心脏左旋。

(2)五腔心切面或长轴切面,通常可见大血管骑跨于膜周部VSD的断端。骑跨率大于50%以上才能诊断DORV(图87.1)。

(3)主动脉瓣下型室间隔缺损的DORV,大血管关系走行正常;肺动脉瓣下型室间隔缺损的DORV左心室、右心室流出道呈并列走行。正确识别左心室、右心室流出道走行关系对DORV的分类具有重要意义。如前所述,肺动脉主干很早就分支成左右肺动脉,主动脉弓上的分支远离半月瓣。

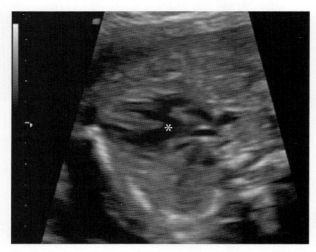

图87.1　右心室双出口（DORV）伴肺动脉骑跨于膜周部室间隔缺损（星号）。两条大动脉并列走行。

典型特征

- 正常四腔心切面。
- 大型室间隔缺损。
- 流出道骑跨：骑跨率大于 50%。

四、影像鉴别诊断

（1）TOF 和错位 VSD：这两种疾病的鉴别存在争议，主要取决于主动脉骑跨程度。大多数学者认为，当主动脉骑跨率大于 50% 以上[6]，就可诊断为 DORV。但即使在出生后，两者鉴别也十分困难。

（2）TGA 合并 VSD：鉴别诊断依据是肺动脉骑跨程度。

五、治疗方案概要

（一）产前　染色体核型分析和超声形态学检查是十分必要的。对于孤立性 DORV，预后取决于 DORV 的亚型（TOF 型或 TGA 型）。要间隔 4~6 周对胎儿进行一次随访，以排除进展性流出道梗阻和其他可能在妊娠后期出现的相关心内和心外异常。分娩要选择在具有心脏手术能力的三级医疗中心进行。

（二）产后　治疗取决于 VSD 的处置和流出道梗阻的严重程度。主动脉瓣下室间隔缺损的病例可当做 TOF 处理。尽管大动脉调转术是 DORV（类TGA 亚型）的首选治疗方法，但由于肺动脉骑跨率较大，手术通常很难进行。也可以考虑其他治疗方法，比如通过心外导管将肺动脉连接于右心室，通过VSD 将主动脉连于左心室。

预后通常取决于伴发的其他异常，这些异常可能影响妊娠终止率。产前诊断的 DORV 生存率在 30%~50%。孤立性 DORV 的产后手术和预后取决于 VSD 的位置和大动脉的排列关系。如果考虑到产后病例，双心室修复术的总死亡率较低。有报道，10年生存率大于 80%。

医生须知

- 基于常规超声检查做出诊断具有挑战性，因为四腔心切面通常是正常的。
- 诊断的关键是五腔心切面可见大型室间隔缺损，左心室、右心室流出道均起源于右心室。
- 与染色体、心外和心内异常高度相关。预后一般较差。

要点

- 正常四腔心切面。
- 膜周部室间隔缺损。
- 主动脉骑跨型 DORV 类似 TOF。
- 肺动脉骑跨型 DORV 类似 TGA。

参考文献见 *www.expertconsult.com.*

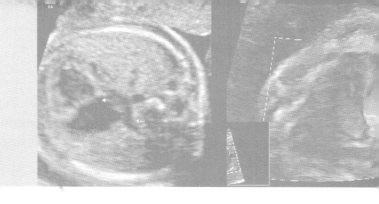

第88章

共同动脉干

MAR BENNASAR│JOSEP M. MARTINEZ

洪海燕 译 陶阳,刘宇杰 审校

一、引言

共同动脉干(common arterial trunk,CAT),又称永存动脉干,是一种罕见的两个心室共用一条流出道的圆锥动脉干畸形。

二、疾病概述

(一)定义 CAT 的畸形特征是一条大动脉与两个心室相连,单一动脉承担肺循环、体循环和冠状动脉循环的灌注任务。

(二)发病率和流行病学 CAT 占所有类型先天性心脏病的 1%[1],常伴有其他异常[2,3],尤其是染色体 22q11 微缺失(30%),以及其他心内(35%~50%)和心外(35%)异常。最常伴发的先心病有主动脉弓异常和动脉导管缺失,三尖瓣闭锁和双入口单心室也有报道。

(三)病因和病理生理学 胚胎学上,CAT 是动脉干分隔失败的结果,即主肺动脉间隔和肺下漏斗部缺失。单一半月瓣环通常发育不良,可由两个、三个或四个瓣叶组成。它常伴有狭窄或反流,或两者兼而有之。永存动脉干要供应肺动脉、主动脉和冠状动脉的血液循环。许多患者合并冠状动脉异常,最常见的变异是两条冠状动脉的其中一支在心室壁内走行,形成单一冠状动脉形式[4]。Collett、Edwards[5]、Van Praagh R 和 Van Praagh S[6]对 CAT 的分型见表 88.1 和表 88.2。

三、疾病表现

(一)临床表现 CAT 胎儿在宫腔内是无症状的,但共同动脉干半月瓣常发育不良,伴有中度至重

表 88.1 collett 和 Edwards 的永存动脉干(CAT)分型

分型	解剖学特征
I	肺动脉主干起源于共同动脉干
II	肺动脉主干缺如。左、右肺动脉分别起自共同动脉干近端
III	肺动脉主干缺如。左、右肺动脉起自共同动脉干的侧壁远端
IV	肺动脉分支起源于降主动脉(现此型被认为是肺动脉闭锁伴室间隔缺损)

注:引自 Collett RW, Edwards JE. Persistent truncus arteriosus: a classification according to anatomic types. Surg Clin North Am 1949;29:1245。

表 88.2 Van Praagh R 和 Van Praagh S 的永存动脉干(CAT)分型

分型	解剖学特点
A1	肺动脉主干起始段与共同动脉干分离。对应于 Collett 和 Edwards I 型
A2	左右肺动脉分别起自共同动脉干
A3	一条肺动脉分支缺失。另一分支起源于动脉导管或直接起自降主动脉
A4	同时存在主动脉弓离断或主动脉发育不良

注:引自 Van Praagh R, Van Praagh S. The anatomy of common aorticopulmonary trunk (truncus arteriosus communis) and its embryologic implications: a study of 57 necropsy cases. Am J Cardiol 1965;16:406。

度瓣膜反流。后者可能导致胎儿心力衰竭和水肿。产后前几天即可出现症状，是由动静脉混合血和非限制性左向右分流造成的，表现为不同程度的发绀和肺血管疾病。

（二）影像学表现

1. 超声表现

（1）若无其他异常，通常超声四腔心切面表现正常。经常可见心轴左偏（图88.1A）。

（2）在五腔心切面或长轴切面上，通常可见一较大的膜周部 VSD，且伴有血管骑跨。共同动脉干起源于心脏中部（图88.1B）。共同动脉瓣环常发育不良，导致瓣膜反流，可通过彩色多普勒超声观察（图88.2）。

（3）共同动脉干供应体、肺和冠状动脉的血液循环。主动脉和肺动脉的血液供应均来自共同主动脉干，这是特征性诊断图像（图88.1和图88.3）。肺动脉的分支往往不易识别，特别是Ⅳ型 CAT。

（4）三血管气管切面仅显示一条大血管，动脉导管通常缺失。

2. 其他检查方法　四维超声心动图：四维超声心动图有助于更好地了解心脏解剖结构和识别肺动脉分支（图88.4），特别是肺动脉闭锁合并室间隔缺损时（永存动脉干Ⅳ型）。

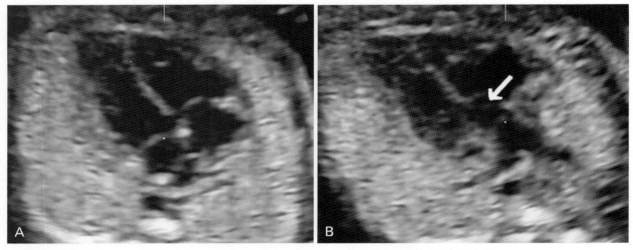

图88.1　CAT 四腔心切面正常（A）。CAT 合并膜周部 VSD（箭头），共同动脉干骑跨，可见肺动脉分支（B）。CAT：永存动脉干；VSD：室间隔缺损。

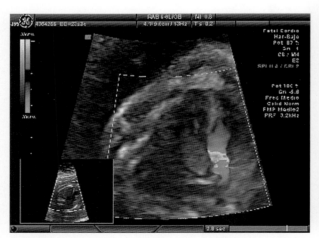

图88.2　彩色多普勒显示Ⅰ型 CAT。共同动脉干供应体循环和肺循环。主动脉上部和肺动脉主干及分支均起源于 CAT，可见顺行血流信号。

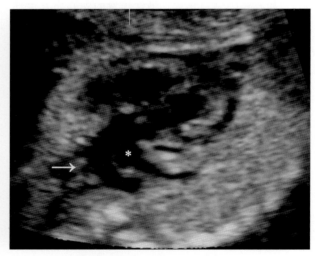

图88.3　Ⅰ型 CAT。共同动脉主干供应体和肺的血液循环。主动脉血管分支（箭头）和肺动脉主干（星号）及其分支均起源于共同动脉干。

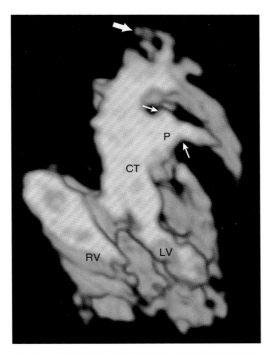

图 88.4 四维超声 STIC 技术的反转模式显示 I 型 CAT。共同动脉干(CT)骑跨于右心室(RV)和左心室(LV)之上。肺动脉主干(P)和分支(箭头),主动脉上的血管分支(粗箭头)均起源于共同动脉干。

典型特征

- 四腔心切面正常,常伴有心轴左偏。
- 大型室间隔缺损。
- 心脏中部发出单一动脉干(图 88.1)。
- 肺循环和体循环的血液均由共同动脉干供应(图 88.2)。

四、影像鉴别诊断

产前对肺动脉闭锁合并室间隔缺损、TOF、CAT 的鉴别诊断是非常困难的。在 TOF 中可见动脉导管内反向血流灌注,CAT 常伴有动脉导管缺如。从共同动脉干识别出肺动脉分支可支持 CAT 的诊断[1,7-9]。

五、治疗方案概要

(一)产前 染色体核型分析和超声形态学检查是十分必要的。寻找染色体 22q11 的缺失很重要,因为它与 30％ 的病例相关。产前要对胎儿进行定期(每 4 周)随访,排除进展性瓣膜功能障碍和其他可能在妊娠后期出现的心内及心外异常。分娩要选择在具有心脏手术能力的三级医疗中心进行。

产前诊断的 CAT,若合并染色体异常和结构缺陷或胎儿水肿,预后差,会造成相对较高的终止妊娠率[2,3,7]。

(二)产后 CAT 通常要在出生后前 3 个月内进行手术,最好是出生后第 2 或第 3 周肺动脉阻力降低后,如果存在充血性心力衰竭或主动脉弓离断,手术要更早进行。手术包括通过心外导管将肺动脉分支连接到右心室,重建主动脉和修补 VSD。

总之,产前诊断 CAT 的存活率为 29％～40％,包括终止妊娠和胎儿水肿的数据。据报道,足月分娩者 15 年生存率为 65％～80％[10,11]。由于需要再次手术置换肺动脉导管(未进行同种异体移植术者,10年、20 年和 30 年后生存率分别约为 68％、37％ 和 26％)和共同动脉瓣(30 年后,19％ 需要再修复),存活率逐渐降低。出现肺血管疾病和共同动脉瓣功能衰竭会使预后更差。

医生须知

- CAT 是一种非常罕见的先心病。四腔心切面可以表现正常,但流出道切面可见典型异常声像。
- CAT 和 TOF 很类似。两者鉴别诊断很重要,因为预后差异很大。
- 总体来说,CAT 预后不良。

要点

- 四腔心切面正常。
- 大型膜周部室间隔缺损。
- 共同动脉干骑跨。
- 体、肺和冠状动脉血液循环均来自共同动脉干。

参考文献见 *www.expertconsult.com.*

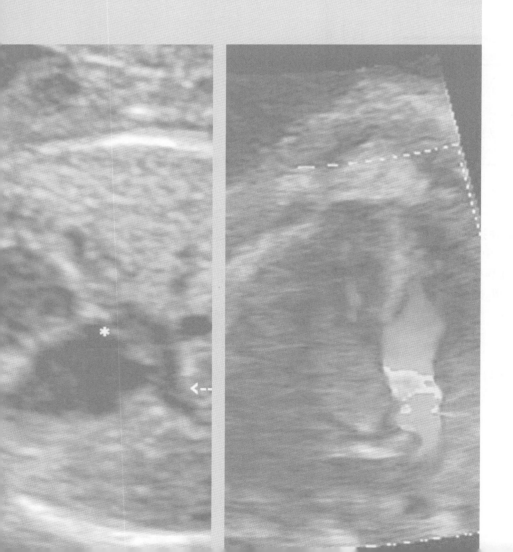

第**6**篇

其他畸形

第89章

双入口单心室

FATIMA CRISPI | JOSEP M. MARTINEZ

洪海燕 译,陶阳 刘宇杰 审校

一、引言

双入口单心室是一种罕见的心脏异常,占所有类型先心病的 2‰～3‰。双入口单心室是一组包括多种畸形的心脏异常,其特征是存在两个心房和一个心室。通常与心内和心外异常高度相关。预后差,需行单心室修复术。

二、疾病概述

(一) **定义** 双入口单心室是一组特殊的心脏异常,其特征是有两个心房和一个心室,一组或两组房室瓣。有时可见一小的残余心室腔,但实际上只有一个正常功能的心室,接受来自两个心房的血流。本病不包括继发于二尖瓣或三尖瓣闭锁的功能性单心室。

(二) **发病率和流行病学** 双入口单心室是一种罕见的先心病。活产儿中发病率为 0.5/10 000～1.0/10 000,占所有先心病的 2‰～3‰。

(三) **病因和病理生理学** 双入口单心室的形态学表现多种多样,具有多种节段模式和解剖形态,包括不同的单心室解剖模式(左心室型、右心室型、不确定型);房室瓣面积大小不同;房室瓣其一闭锁;不同的心室循环方式,不同的心室动脉连接关系;主动脉流出道或肺动脉流出道梗阻(或两者同时发生梗阻)。最常见的形式是左心室型单心室、右心室发育不良、两组房室瓣、主动脉走行于肺动脉左前方。

通常合并其他心内(瓣膜闭锁或狭窄、主动脉缩窄)或心外(内脏异位、水囊瘤、先天性膈疝)异常,也常合并染色体异常(18-三体综合征、Klinefelter 综合征、DiGeorge 综合征或 Goldenhar 综合征)。

三、疾病表现

(一) **临床表现** 双入口单心室在超声图像上通常表现为单个心室[1,2]。

(二) **影像学表现** 超声表现:四腔心切面显示单一心室接收来自左、右两个心房的血流,可考虑双入口单心室诊断(图 89.1 和图 89.2)。还可能观察到另一发育不良心室,但不接收心房血流。

两个心房和一个心室之间可以通过一组或两组房室瓣进行连接[1,2]。虽然产前几乎无法区分心室形态,但仍可见右心室(有调节束)、左心室(肌小梁较少)或心室不确定时的图像特征。通常大动脉的解剖位置都是异常的,主动脉大多位于左前方。

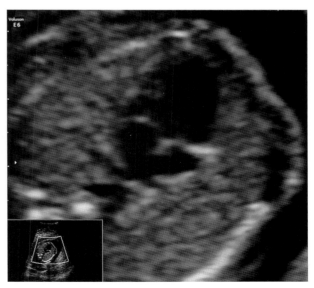

图 89.1 单个心室接收来自两个心房的血流。本例有两组房室瓣。

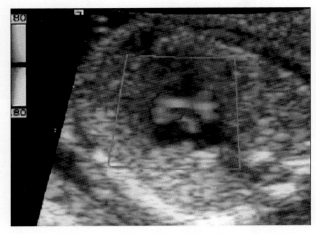

图 89.2 彩色多普勒显示血流分别通过两组房室瓣进入单心室。

典型特征

两个心房和一个心室。

四、影像鉴别诊断

主要与继发于二尖瓣或三尖瓣闭锁导致的功能性单心室进行鉴别[2]。

五、治疗方案概要

产后：最主要的问题是单心室如何完成血液循环[3-5]。一个心室既要支持体循环还要完成肺循环。大多数病例需要进行改良 Fontan 手术：单心室的作用是维持体循环，然后在上腔静脉、下腔静脉与肺动脉之间建立吻合通道，将全身静脉血引流回肺动脉流向肺脏[3-5]。总死亡率或心脏移植死亡率大于 30%。此外，相关的心外异常也会影响预后。

医生须知

- 常规超声详细检查，诊断比较容易。正常的四腔心切面消失。
- 双入口单心室是一种非常罕见且预后不良的先心病。

要点

- 四腔心切面异常，仅见单一心室。
- 通常合并其他心内和心外异常。
- 由于单心室血液循环，预后很差。

参考文献见 *www.expertconsult.com*.

第90章

心房异构

FATIMA CRISPI│JOSEP M. MARTINEZ

洪海燕 译,陶阳 刘宇杰 审校

一、引言

异构(或位置不明确)的定义为胸部和/或腹部器官跨过中轴线,导致左右侧结构的异常排列;它与完全性内脏转位不同,后者涉及所有器官[1,2]。异构指正常情况下本不对称的器官或系统反而对称生长,这是异构综合征的主要特征[1,2]。异构综合征包括心脏、血管和内脏的异常。异构综合征又被称为异位综合征、心脾综合征、左侧或右侧异构和位置不定等[1,2]。

心房异构表现为各种各样心内和心外畸形。宫内及新生儿死亡率均较高,预后差[1]。

二、疾病概述

(一)定义 异构被定义为正常情况下本不对称的器官或系统反而呈对称性生长发育[1,2]。器官系统位置不明确与先心病相结合是诊断本病的主要线索[3]。

(二)发病率和流行病学 心房异构非常罕见,发病率占先心病的4%[1-4]。

(三)病因和病理生理学 心房异构表现为多种类型的心脏畸形,大多数情况伴有心脏、内脏异位[1-4]。尽管本病可能出现的异常种类变化很多,但仍可总结分类如下[2,3,5,6]。

(1)右侧异构:右侧脏器呈对称性生长;左侧结构可能缺失。典型特征包括无脾、双侧三叶肺、肠旋转不良、肺静脉异位引流、永存左上腔静脉、主动脉和下腔静脉位于脊柱同侧、房室间隔缺损、导管依赖性肺动脉疾病。

(2)左侧异构:左侧脏器呈对称性生长;右侧结构可能缺失。典型特征包括双侧心耳均呈左心耳形

态、双侧肺脏均为双叶、多脾、肠旋转不良。超声心动图普遍可显示下腔静脉离断伴奇静脉扩张(图90.1和图90.2)。心脏传导阻滞、房室间隔缺损、右心室

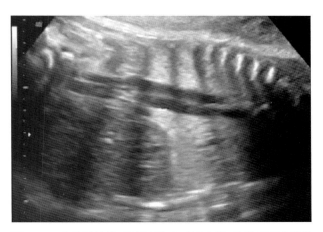

图90.1 奇静脉扩张,平行于胸主动脉走行,继发于下腔静脉离断。

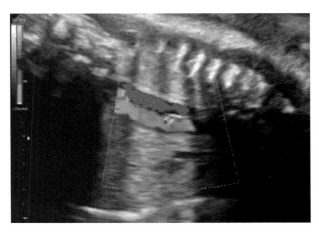

图90.2 图90.1的彩色多普勒形式,清晰地显示两条血管血流方向相反。

双出口、右心室流出道或左心室流出道梗阻、肺静脉异位引流、永存左上腔静脉、主动脉弓和下腔静脉位于腹腔同侧等异常也可出现。

大多数情况下,胎儿染色体核型分析是正常的。然而,22q11 染色体缺失(DiGeorge 综合征)、18 - 三体、13 - 三体和其他染色体缺失或倒置也曾有报道[5,6]。

预后取决于心脏异常情况。完全性心脏传导阻滞、复杂心脏畸形和胎儿水肿的出现提示预后不良[5,6]。此外,心脏畸形较轻者存在出生后胆道闭锁、肠旋转不良导致的肠梗阻和免疫功能紊乱的风险。右侧异构预后差,死亡率非常高,出生后第一年死亡率大于 90%[1,5-7]。左侧异构预后相对较好,但在 5 岁前仍有 80% 的死亡率[1,5-7]。

三、疾病表现

(一)临床表现　常规超声检查可显示心脏复杂畸形或内脏心脏异位等多种异常组合[4-6]。在常规超声检查中,辨别胃泡位于左侧,心脏大部分位于左侧胸腔及心尖朝左是十分重要的。心房异构在妊娠早期可表现为颈项透明层增厚、心律失常或胎儿水肿[6-8]。

(二)影像学表现

1. 超声表现　存在广泛的心内和心外异常[3,5-9]。典型的超声表现有脏器位置不明确、心轴位置不正、心脏传导阻滞、房室间隔缺损和异常静脉引流(图 90.3)。适当对腹部脏器位置的探查对诊断本病至关重要:如胃泡右移、肠梗阻和下腔静脉异位。其他典型的异常,如无脾或肺脏异常分叶,可能需要产后影像学检查或尸检才能发现。

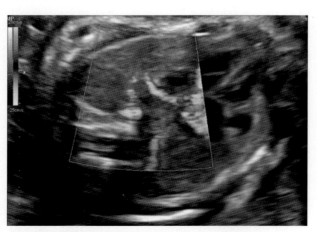

图 90.3 两条肺静脉异常引流至右心房。

2. 其他检查方法　其他典型的异常,如无脾或肺脏异常分叶,需要在出生后进行腹部超声检查、CT 或由病理学专家尸检方可明确[3,5-9]。

典型特征
心脏复杂畸形和心脏内脏异位的复杂组合。

四、治疗方案概要

产后:异构综合征预后通常很差,宫内死亡率和新生儿死亡率均较高。在出生后的幸存者中,新生儿期的发病率和死亡率主要取决于心脏异常情况[1,5,8]。随着现代心脏外科手术的进步,对本病心脏异常的预后有了不同程度的改善,因此腹腔内异常对患者远期预后的影响显得越来越重要[1,5-9]。

医生须知
● 脏器位置的不确定和先天性心脏畸形是心房异构的特征性表现。 ● 心房异构表现为形式不同的心脏畸形和心脏内脏异位。

要点
● 多种类型的心内和心外畸形。 ● 与内脏异位有关。 ● 多数情况下预后差。

参考文献见 *www.expertconsult.com.*

第91章

肺静脉异位引流

FATIMA CRISPI | JOSEP M. MARTINEZ

云永子 译，陶阳 刘宇杰 审校

一、引言

肺静脉异位引流（anomalous pulmonary venous return，APVR）是一种罕见的先天性心脏异常，肺静脉血被异常引流到体静脉系统。尽管它的发病率非常低，但在儿科 APVR 属于心脏急诊[1]。

二、疾病概述

（一）定义 APVR 的定义是肺静脉血被异常引流到体静脉系统。完全型 APVR 的特征是 4 条肺静脉均异常引流，而部分型 APVR 的特征是 4 条肺静脉中有 1、2 或 3 条静脉引流异常[1-3]。

（二）发病率和流行病学 据报道，活产儿中 APVR 的发病率为 1/10 000，约占先天性心脏病的 2.2%[1-4]。

（三）病因和病理生理学 APVR 当卵圆孔闭合后，回流入左心房的肺静脉血中断[1]。在完全型 APVR 中，几乎没有含氧血液返回到左心房、左心室和主动脉。势必迅速导致新生儿低氧血症和酸中毒，因此产后必须进行急诊心脏手术。

APVR 根据不同的引流部位进行分型，需确认是否合并梗阻，如下所述[1-5]。

（1）Ⅰ型：心上型（50%）。4 条肺静脉汇入位于左心房后方的共同静脉干，形成垂直静脉从左心房上行至无名静脉，最终汇入右上腔静脉和右心房。有报道垂直静脉可能发生梗阻，但这种严重情况在围产期是罕见的。

（2）Ⅱ型：心内型（25%）。多条肺静脉通过冠状静脉窦引流或直接进入右心房。通常情况下，无梗阻。

（3）Ⅲ型：心下型或膈下型（20%）。多条肺静脉汇合成下行的垂直静脉，穿过膈肌到达腹部。通常引流入门静脉，少数引流入静脉导管或下腔静脉。大部分情况下，垂直静脉明显受压梗阻。

（4）Ⅳ型：混合型（5%）。肺静脉被分别引流至不同的部位。

APVR 可以单独存在，也可以合并其他心脏畸形，如单心室、左心发育不良综合征、永存动脉干、大动脉转位和异位[1,2]。罕见伴发染色体异常，但也有报道少数病例合并染色体问题（不平衡易位）[1-4]。

三、疾病表现

（一）临床表现 如果 APVR 是孤立性的，产前无症状。出生后临床表现多变，取决于并发的心脏异常，但完全型 APVR 通常代表新生儿危急值[1-3]。相比之下，部分型 APVR 预后很好，通常无临床症状时不需要手术[1-3]。

（二）影像学表现

1. 超声表现 产前超声诊断 APVR 十分困难，经常被漏诊。但可通过超声心动图的间接征象对完全型 APVR 做出诊断，如下所述[3-9]。

（1）肺静脉与左心房无明显连接。

（2）左心房后面可见一肺静脉汇入的共腔或共同静脉干（图 91.1 和图 91.2）。

（3）三血管气管切面或腹部短轴切面可见一条额外的垂直静脉通道：扩张的上腔静脉，上行或下行的共同静脉干或垂直静脉。

（4）左侧、右侧心腔及两条大动脉间存在差异。

（5）左心房与降主动脉之间的距离增加（左心房-降主动脉距离与降主动脉直径之比大于 1.27）。

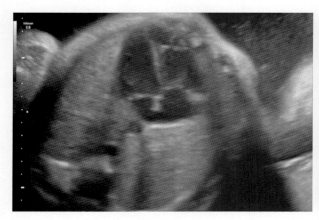

图 91.1 左心房后方可见共同静脉干。

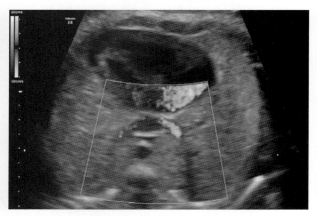

图 91.2 彩色多普勒显示左、右肺静脉汇入共同静脉干。

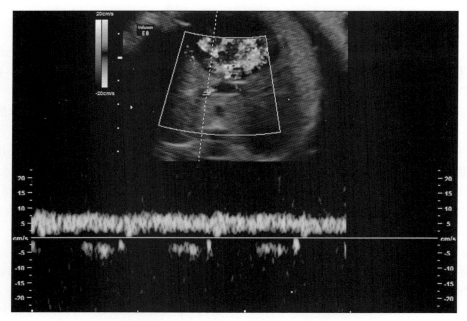

图 91.3 脉冲多普勒显示静脉内非典型的三相波频谱。

当怀疑 APVR 时,以下征象支持诊断成立:①脉冲多普勒证实异常静脉内无肺静脉的特征性三相波形(图 91.3)。②在某些病例中,可以观察到肺静脉直接汇入到右心房(图 91.4)。

这些诊断特征多数都是间接征象,而且并不是全部都同时存在。尤其是与复杂先天性心脏病合并存在时,使诊断更加复杂和困难。例如,当合并异构综合征时,由于肺静脉的数量不定,使诊断非常困难。

2. 其他适宜技术 利用时间-空间相关成像技术 B-flow 可能会对 APVR 的诊断有所助益[10,11]。肺静脉呈"海星状"汇合被认为是完全型 APVR 心上型的典型征象[10,11]。

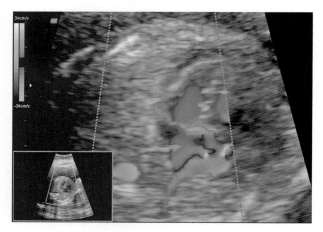

图 91.4 可见一条右肺静脉直接汇入右心房。

四、影像鉴别诊断

　　APVR 的诊断主要依靠间接征象,要与其他复杂先天性心脏病进行鉴别[3-8]。

五、治疗方案概要

　　(一) 产前　如果产前诊断为完全型 APVR,分娩必须选择在能进行心脏手术的三级医疗中心。一旦怀疑合并重度梗阻,必须在胎儿出生后几小时内进行干预。

　　(二) 产后　尽管发病率较低,但完全型 APVR 通常属于非常严重的急诊范畴。孤立性的完全型 APVR 常表现为严重的失代偿,需要急诊手术矫正[1-4]。如果手术修复可以成功地完成,预后通常较好,据报道死亡率低于 10%。如果存在梗阻性完全型 APVR 或与异构综合征有关,其预后是非常差的,短期死亡率大于 50%。产前诊断的非阻塞性完全型 APVR 和部分型 APVR,无论产前检查结果如何,在出生时通常无症状,可以先进行保守治疗。相关报道生存率为 95%~98%[1-4]。

医生须知

- APVR 是一种罕见且容易被漏诊的心脏异常。
- 完全型 APVR 是一种严重的儿科急症。相比之下,部分型 APVR 病情较缓和。
- 胎儿期只有通过彩色多普勒或脉冲多普勒检测到 4 条肺静脉直接回流入左心房,才能排除 APVR。

要点

- 产前超声检查,要关注肺静脉的回流情况。
- 产前疑诊 APVR,对产后手术成功率和长期预后有重要意义。
- 左心房后面若存在共同静脉干要考虑 APVR 的诊断。

参考文献见 *www.expertconsult.com.*

第92章

体静脉回流异常

FATIMA CRISPI | JOSEP M. MARTINEZ

云永子 译，陶阳 刘宇杰 审校

一、引言

体静脉连接异常是一组复杂多样且涉及多条静脉的先天发育异常。报道最多的是永存左上腔静脉（persistent left superior vena cava，PLSVC）[1,2]、下腔静脉缺失[3]及静脉导管发育不良[4,5]。产前更有罕见病例报道：右侧上腔静脉缺如[6]、持续性右脐静脉、全身静脉血全部回流入冠状静脉窦。

体静脉回流异常可以单独发病也可伴发于其他复杂性先天性心脏病，主要是异构综合征（见第90章）和染色体异常。预后主要取决于伴发的其他相关异常。

二、疾病概述

（一）定义 体静脉连接异常包括脐静脉、门静脉、肝静脉和腔静脉系统的异常。

（二）发病率和流行病学 产前体静脉连接异常罕见。发病率为 0.3%～0.5%。

（三）病因和病理生理学 虽然对胎儿静脉系统正常解剖结构的认知已经有了长足进步，但对产前有关体静脉连接异常的胚胎发育机制却知之甚少。体静脉连接异常是一组复杂多样且涉及多条静脉的先天异常，包括主静脉、脐静脉和卵黄静脉的异常。以下介绍几种最常见的异常情况。

1. **永存左上腔静脉** 是腔静脉系统最常见的先天性异常，成人发病率为 0.3%～0.5%，占先天性心脏病的 10%[1,2]。它是左前主静脉尾部不完全退化汇入无名静脉失败所致[1,2]。多数情况下，右上腔静脉仍然保持正常。但在极少数情况下，右上腔静脉缺失，左上腔静脉成为唯一引流上半身血液的体静脉。

一般将血液经冠状静脉窦引流回右心房或双侧心房；若为无顶冠状静脉窦，则会导致冠状静脉窦扩张（图92.1）。

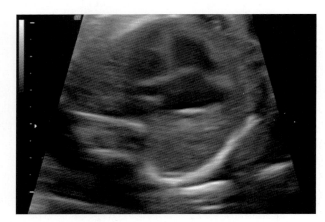

图 92.1 四腔心切面显示永存左上腔静脉回流至扩张的冠状静脉窦。

位于导管弓的左侧，在高位短轴切面形成了"四血管"切面而不是三血管切面[1,2]（图 92.2）。旁矢状面显示典型的"管道"征[1,2]（图 92.3）。多数独立发病，但也可伴发于其他心血管异常，包括房间隔缺损、主动脉二瓣化、主动脉缩窄、冠状静脉窦闭锁和三房心[1,2]。在不合并其他先天性异常的情况下，回流至冠状静脉窦多无临床症状，无血流动力学改变[1,2]。

2. **下腔静脉离断** 下腔静脉（IVC）离断后由奇静脉或半奇静脉代替引流，是一种罕见的先天性异常。它占先心病的 0.6%～2%，在正常胎儿中发病率低于 0.3%[3]。这种畸形是由于右下主静脉和右侧卵黄静脉之间的连接失败造成的。因此，来自下半

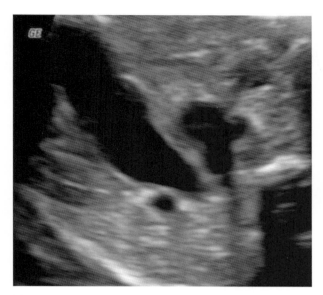

图 92.2 三血管气管切面于动脉导管左侧可见第四条血管,即为永存左上腔静脉。

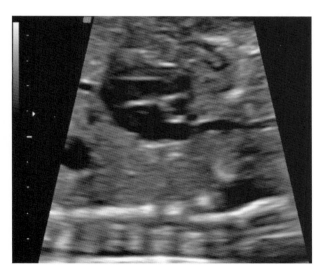

图 92.3 旁矢状面显示永存左上腔静脉回流至冠状静脉窦,形成"管道"征。

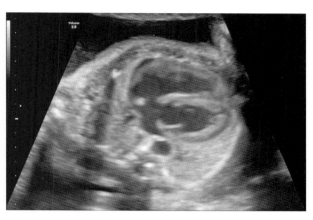

图 92.4 妊娠晚期静脉导管发育不良且伴有肝外引流。四腔心切面显示严重的心脏增大。

预后与伴发的异常情况有关,而且还受胎儿门静脉系统发育不良的影响[4,5]。ADV 胎儿预后与合并先天性异常和早产有关。多数情况脐静脉由肝内静脉引流至心脏,预后良好[4,5]。但少数脐静脉引流是通过肝外静脉(门体静脉分流)完成,这将明显增加胎儿心力衰竭和水肿的风险。这些病例通常在妊娠晚期表现为心脏增大(图 92.4),应每月随访 1～2 次,以便能够早期发现心力衰竭的迹象[4,5]。预后主要取决于合并的其他异常,如果是单纯的 ADV,一般预后良好[4,5]。

三、疾病表现

(一)临床表现 产前过程大多是平稳的,但极少数静脉导管缺失会因右心负荷过重导致心力衰竭,最后发展为胎儿水肿[4,5]。

(二)影像学表现

1. **超声表现** 超声检查的特征图像取决于异常的类型,如 PLSVC 四腔心切面可见冠状静脉窦扩张[1,2],下腔静脉离断时显示奇静脉或半奇静脉扩张[3],以及静脉导管缺失[4,5]。如果 PLSVC 存在,则位于导管弓的左侧,在三血管切面上可以观察到 4 条血管,而不是 3 条[1,2]。若奇静脉扩张,要高度怀疑下腔静脉离断,可通过腔静脉系统的彩色多普勒超声确诊[3](图 91.1～图 91.3)。静脉导管发育不良的诊断主要有脐静脉与下腔静脉或髂静脉异常连接,或直接连接到右心房[4,5](图 92.5)。在脐静脉的末端应用彩色多普勒有助于确认静脉导管的缺失和脐静脉的异常引流(图 92.6)。

2. **其他检查方法** 利用时间-空间成像技术 B-flow 有助于更好地理解复杂的异常静脉回流。

身的静脉血通过奇静脉或半奇静脉汇入上腔静脉最后回流至心脏[3]。下腔静脉较多的血流量由扩张的奇静脉和半奇静脉进行代偿[5](图 90.1～图 90.3)。下腔静脉离断通常与异构综合征和心脏异常有关[5]。大多数文献报道将下腔静脉离断作为左心房异构的标志,而且多数文献都认可此观点[5]。然而,也有报道称孤立性下腔静脉离断预后良好。

3. **静脉导管发育不良**(agenesis of the ductus venosus,ADV) 是一种罕见的疾病[4,5],是由于胚胎时期原始门静脉与体静脉系统之间吻合失败所致。

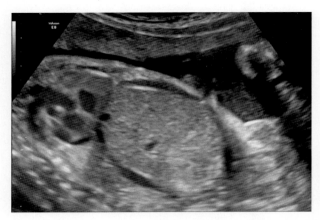

图 92.5 与图 92.4 中同一病例,可见脐静脉直接回流入右心房。

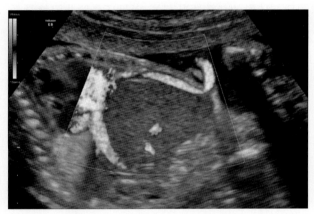

图 92.6 彩色多普勒更清晰地显示脐静脉向右心房的异常血流。

典型特征
● PLSVC 四腔心切面可显示冠状静脉窦扩张。 ● 下腔静脉离断:奇静脉或半奇静脉扩张。 ● 静脉导管缺失。

四、治疗方案概要

产后:体静脉连接异常的预后主要取决于是否合并异构综合征或其他相关畸形。单发的体静脉连接异常预后通常良好。静脉导管发育不良产后无需治疗,预后良好。下腔静脉离断的产后治疗取决于静脉引流的具体情况[3]。

医生须知
● 体静脉连接异常难以发现,但多数情况常规超声检查可以诊断。 ● 产前通常是平稳安全的。 ● 与异构综合征、其他结构或染色体异常高度相关。 ● 单独发病者通常预后良好。

要点
● 体静脉连接异常通常与异构综合征或其他异常有关。 ● 当冠状静脉窦或奇静脉扩张时,可怀疑体静脉连接异常。 ● 如果单独发病不合并其他异常,通常预后良好。

参考文献见 *www.expertconsult.com.*

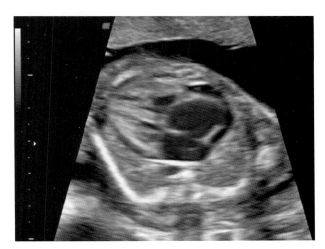

第93章

心肌病

FATIMA CRISPI | JOSEP M. MARTINEZ

云永子 译，陶阳 刘宇杰 审校

一、引言

胎儿期心肌病非常罕见，预后往往很差[1-5]。仅见个案报道或小样本病例分析公开发表[1-5]。临床表现多样，病因和血流动力学差异性大，很大程度上影响了诊断和遗传学咨询。

二、疾病概述

（一）定义　心肌病是一种原发性心肌异常，与心脏结构性异常或心包疾病无关。

（二）发病率和流行病学　公开发表的文章仅见个案报道和小样本病例分析。包括新生儿和婴儿在内，心肌病发病率占所有心脏异常的 2%～7%。公认胎儿期发病率更高，为 6%～11%。这种数据差异是因为 1/3 胎儿产前发生流产导致的[1-5]。

（三）病因和病理生理学　胎儿心肌病有以下几种类型。

1. **扩张型或充血性心肌病**　是胎儿期最常见的心肌病。特点是一个心室扩大或两个心室同时扩大并且心脏功能受损（图 93.1）。胎儿期扩张型心肌病临床表现多样。除了非常罕见的原发性扩张型心肌病外，还有一些因素与扩张型心肌病有关，如感染（巨细胞病毒、细小病毒、柯萨奇病毒）、血流动力学原因（单绒毛膜双胎胎）[3,4]、心源性因素（心律失常）、遗传性疾病和代谢性疾病。瓣环的扩张可导致瓣膜反流（图 93.2），再与原发性心力衰竭相结合，这便解释了扩张型心肌病易伴发胎儿水肿的原因[2]。

2. **肥厚型心肌病**　定义是心脏扩大伴室壁增厚[1,3-5]（图 93.3）。胎儿期肥厚型心肌病的致病因素是多元化的，可以是原发性也可能继发于外部因素[1,3-5]。

图 93.1　混合性心肌病伴心脏增大、心肌肥厚、双心房扩张。

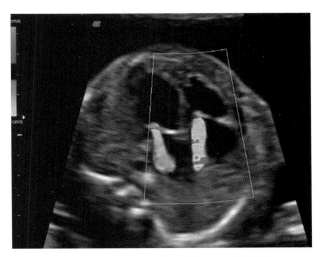

图 93.2　因瓣环扩张引起的重度二尖瓣和三尖瓣反流。

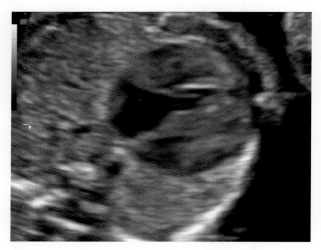

图93.3 母体糖尿病胎儿肥厚型心肌病,室间隔和室壁逐渐增厚。

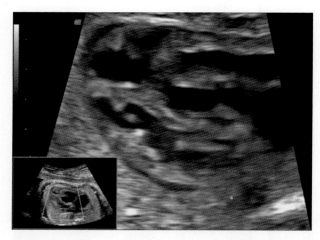

图93.4 心肌致密化不全心肌病,可见明显的肌小梁,较深的心肌陷凹。

室壁可以呈向心性肥厚,也可呈非对称性增厚。妊娠糖尿病(30%～50%)的胎儿表现为典型的室间隔非对称性肥厚,室间隔厚度逐渐增加(>6 mm),严重时可导致主动脉瓣下狭窄。一般来说,母体糖尿病或双胎输血综合征导致的胎儿肥厚型心肌病预后良好,但原发性肥厚型心肌病通常在出生后病情是逐渐进展的[5]。

3. 限制性心肌病 非常罕见,其特征是原发性心内膜下纤维弹性组织增生,导致心内膜回声增高。

4. 心肌致密化不全 是近期报道的一种心肌病,其特征是胎儿心内膜形态发生过程中心肌致密化过程紊乱,导致出现大量突出的肌小梁和比较深在的心肌隐窝[6-8](图93.4)。胎儿期心肌致密化不全通常发生在左心室,但亦可累及右心室或两个心室同时

受累。胎儿和新生儿表现相似,包括水肿、左心室扩大、逐渐增厚的心室壁和逐渐降低的射血分数[6-8]。

所有类型的心肌病都以心肌僵硬为特征,收缩力和顺应性降低,最终导致心脏功能障碍和心输出量降低[1-6]。产前及产后心室功能障碍逐步加重,但也有个别报道称各种类型心肌病左心室功能可以改善甚至正常化[1-6]。如果出现胎儿水肿、明显的心脏扩大、重度房室瓣反流、静脉导管 A 波反向、胎龄较小发病、舒张功能障碍等情况,预后较差[9]。

三、疾病表现

(一)临床表现 临床表现包括心脏增大、瓣膜反流、心肌肥厚或回声增强、心力衰竭和胎儿水肿[1-6]。

(二)影像学表现

1. 超声表现 超声征象包括心脏增大(图93.1)、心肌肥厚或回声增强、三尖瓣和二尖瓣反流(图93.2)、心包积液、胎儿水肿及心脏不同程度的收缩和舒张功能障碍[1-6]。特殊情况,母体糖尿病的胎儿应在横切面上于舒张末期评估室间隔是否有非对称性肥厚,应用 M 型超声在房室瓣下测量室间隔厚度,还要测量主动脉峰值流速[1]。

2. MRI 表现 MRI 有助于为产前咨询时提供些预后信息,但可供比较的产前数据有限[10]。

典型特征
● 心脏增大。
● 心肌肥厚或回声增强。
● 胎儿水肿。

四、治疗方案概要

(一)产前 大多数病例预后不良[1-6]。只有少数了解病因后的治疗方法有效(如心动过速[2]、贫血、双胎输血综合征[3])。预后主要取决于致病原因,若出现胎儿水肿和静脉导管 A 波倒置提示预后不良。

母体糖尿病的胎儿,非对称性室间隔肥厚通常在出生后 1 年自行消退,很少有病例需要治疗[1]。但是这些孩子的远期预后令人担忧。孕妇有效控制血糖将有助于减少产前胎儿心室壁严重肥厚的发生[1]。

(二)产后 出生后的治疗效果取决于心肌病的致病原因和心室功能障碍的严重程度。如果没有可治疗的病因,治疗的重点就是改善症状。许多情况

下,心脏移植是唯一的最终治疗方案[5]。对代谢性疾病的遗传学评估可能有助于确定其病因。

医生须知

心脏增大或胎儿水肿的存在需要进行全面的超声心动图检查,以排除心肌病。

要点

- 心肌病的超声心动图表现各异。
- 多数病例预后差。
- 母亲妊娠糖尿病且血糖控制不佳,胎儿心脏可出现室间隔非对称性增厚。

参考文献见 *www.expertconsult.com.*

第94章

心脏肿瘤

FATIMA CRISPI | JOSEP M. MARTINEZ

云永子 译，陶阳 刘宇杰 审校

一、引言

心脏肿瘤罕见，通常良性居多，少数伴有心脏并发症，大多数患者无症状，肿瘤最终可退化消失[1-3]。并发症主要有心律失常、左心室或右心室流出道梗阻、继发性心源性休克导致的胎儿水肿和死亡[1-3]。产前检查有助于监测以上情况，为改善继发性心力衰竭，必要时可选择分娩或宫内治疗[1-3]。

二、疾病概述

（一）定义 良性（95%）或恶性（5%）心脏肿瘤主要来源于心内膜、心肌层或心包组织[3]。

（二）发病率和流行病学 心脏肿瘤并不常见，估计在胎儿期的发病率约为 1.4/1000。儿童尸检估测患病率为 0.017/1000～0.28/1000[1-3]。

（三）病因和病理生理学 大多数心脏肿瘤是良性的（95%）。胎儿时期和儿童时期最常见的心脏肿瘤是横纹肌瘤[1,3,4]（图 94.1）。其次是畸胎瘤、纤维瘤、黏液瘤和血管瘤。

心脏肿瘤通常是孤立性发病的，与染色体异常或其他结构畸形无关[1-3]。横纹肌瘤是唯一的例外，它与结节性硬化症有高度相关性（75%～90%）[4]（图 94.2）。检测到多发性心脏肿瘤应高度怀疑横纹肌瘤和结节性硬化症。这类患者应详细询问家族史，并给予遗传咨询。结节性硬化症是一种罕见的涉及多系统的神经外胚层疾病，包括多发性心脏横纹肌瘤，颅内、肾脏、肺和皮肤也是肿瘤的好发部位。横纹肌瘤通常可在出生后退化消失，但相关的神经系统并发症临床表现会比较明显（4/5 患有癫痫，2/3 神经发育迟缓），父母在做产前咨询时要重点关注[1,4]。

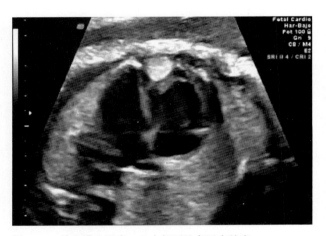

图 94.1 单发横纹肌瘤。心尖部可见高回声肿瘤。

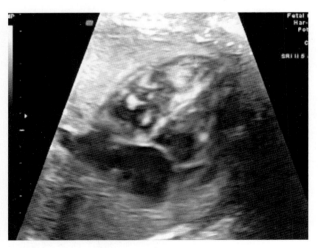

图 94.2 多发性横纹肌瘤。室壁和室间隔上可见多个高回声肿瘤。

产前,心脏肿瘤通常在妊娠晚期才被发现。大多数在妊娠期间呈持续性生长,但无血流动力学改变。然而根据肿瘤大小、数量和位置的不同,可能会引发胎儿心律失常、冠状动脉灌注减少、左心室或右心室流出道或卵圆孔梗阻等并发症,从而导致心力衰竭、胎儿水肿或最终造成胎儿围产期死亡[1-3]。因此,产前必须进行系统的超声心动图检查,且定期随访。

三、疾病表现

(一)临床表现 临床表现包括心脏肿块,偶尔也有胎儿水肿。

(二)影像学表现

1. 超声表现 肿瘤的声像图特征取决于肿块的组织学特性。

(1)横纹肌瘤(65%~70%):心肌或腱索内多发高回声肿块且回声均匀[1](图 94.2)。

(2)畸胎瘤(20%~25%):好发于心包附近,显示回声杂乱有包膜的囊性肿块。大多数合并心包积液,可引发胎儿水肿和死亡[2](图 94.3)。

(3)纤维瘤(10%~15%):通常为实性、回声均匀、单发、位于室壁肌层内。

(4)黏液瘤:心房内带蒂肿瘤。

(5)血管瘤:实性肿瘤。

肿瘤的其他超声表现与其继发影响有关:心力衰竭、胎儿水肿、心包积液和心律失常[1-3]。超声心动图检查和定期随访是十分必要的。

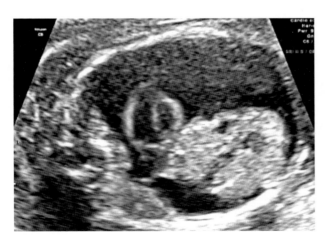

图 94.3 巨大的心外畸胎瘤并伴有大量心包积液。

2. 其他检查方法 超声心动图、CT 和心脏 MRI 是主要的非创伤性诊断方法[1-3]。产后肿瘤切除病理活检和组织学检查是诊断金标准。

四、治疗方案概要

(一)产前 推荐使用期待疗法[1-3]。产前仅在出现严重的血流动力学改变、胎儿水肿或无法控制的心律失常时才采取干预措施[1-5]。如果出现胎儿水肿,治疗取决于胎龄。在胎儿肺成熟或基本成熟时,首选分娩。妊娠早期施行宫内心包穿刺术、心包-羊膜腔分流术和抗癌药物干预[6]对改善胎儿水肿和延长妊娠时间,满足胎儿分娩条件方面取得良好效果。个别报道称,畸胎瘤导致的胎儿水肿产后管理十分困难,而且预后差[2]。

(二)产后 横纹肌瘤通常在出生后消失[1]。心脏肿瘤是否需要手术切除主要取决于肿瘤的组织学特点、生长位置、引发的相关症状或血流动力学情况[3]。

医生须知

产前发现的心脏肿瘤大多数是横纹肌瘤,通常是良性的。如果多发,则要考虑是否为结节性硬化症。严格监测胎儿心脏功能是必要的,以排除可能发生的心力衰竭或胎儿水肿。

要点

● 最常见的心脏肿瘤是横纹肌瘤。

● 多发性心脏肿瘤提示结节性硬化症。

● 必须进行定期随访,以排除可能出现的流出道梗阻、心律失常和胎儿水肿。

● 当出现胎儿水肿,特别是存在继发于畸胎瘤的心包积液时,可选择宫内治疗。

参考文献见 *www.expertconsult.com*。

第 7 篇

心律失常

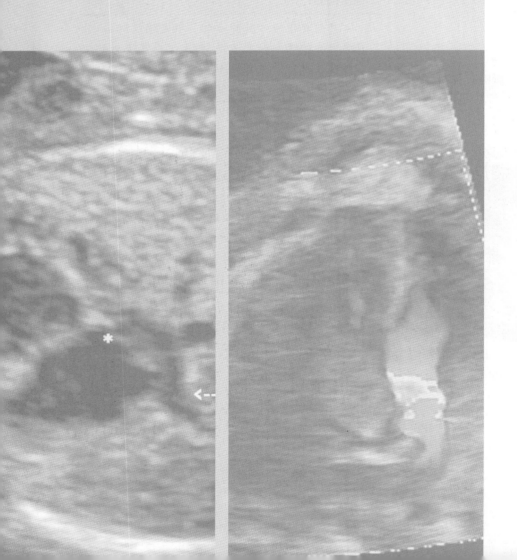

第95章

心律失常

FATIMA CRISPI|JOSEP M. MARTINEZ

云永子 译，陶阳 刘宇杰 审校

一、引言

正常心律中出现的任何节律异常都称为心律失常。胎儿心律失常是指心率低于 100 次/分或大于 180 次/分，或在无宫缩时出现胎儿心跳节奏不规律[1,2]。胎儿时期心律失常的发生率约为 2%，多数为良性，不需要宫内治疗[1,2]。至少 90% 的心律失常是由心跳节奏不规则（异位搏动）引起的；8% 由心率过快导致（心率>180 次/分）；2% 由心率过慢造成（心率<100 次/分）。快速性心律失常通常与室上性心动过速、心房扑动和窦性心动过速有关。持续性心动过缓可能与窦房结功能障碍、完全性心脏传导阻滞或非传导性心房二联律有关。本章回顾宫内胎儿期最常见的心律失常：①房性异位搏动；②室上性心动过速；③完全性房室传导阻滞。

二、房性异位搏动

（一）定义 心房异位搏动是心律失常的一种，也称为期前收缩或早搏[1]。

（二）发病率和流行病学 心房异位搏动通常出现在妊娠晚期，占胎儿心律失常的 85%～90%，会影响 1%～2% 的妊娠过程[1]。

（三）病因和病理生理学 病因尚不清楚，据推测心房异位搏动是由于胎儿期传导系统不够成熟或尚不稳定引起的自发性心房去极化导致的。大多数病例是单发的，然而有 1%～2% 的病例可由潜在的心脏结构异常或心脏肿瘤引起。妊娠期规范系统的胎儿超声心动图检查是十分必要的。

预后大多良好，多数病例是自限性的，无需治疗。通常胎儿对心房异位搏动有较好的耐受性，胎儿血流动力学无异常改变[1]。有 2%～5% 的病例可进展为

心动过速或心动过缓，因此建议每 1～2 周做一次胎心监测排除心动过速（>200 次/分）。

（四）疾病表现

1. **临床表现** 心房异位搏动是通过听诊胎儿心律或因其他原因进行超声检查时发现的。

2. **影像学表现** 超声表现：典型的心律失常超声比较容易诊断。可以应用 M 型超声观察心房壁异位搏动或脉冲多普勒观察心房搏动[1]。心房异位搏动与前一次搏动的间隔比两个正常心脏搏动之间的间隔短。心房异位搏动是紧随前一个心室搏动后出现，下一次心房搏动会因代偿性间歇而延迟出现（图 95.1）。

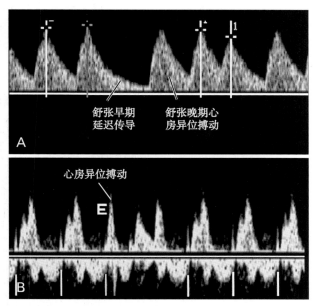

图 95.1 （A）脉冲多普勒检测脐动脉，显示心房异位搏动。（B）心内左心室流出道附近同时显示左心房和左心室血流搏动，可见心房异位搏动。

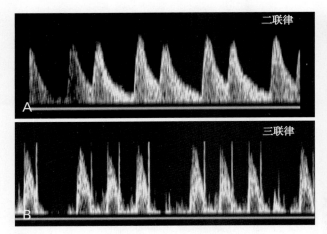

图 95.2　脐动脉血流显示二联律(A)和三联律(B)。

心房异位搏动可与正常的窦性搏动相结合,形成二联律(1 次窦性心律,1 次异位搏动交替出现)、三联律(2 次窦性心律,1 次异位搏动交替出现),以此类推[1,2](图 95.2)。

典型特征
房性异位搏动后伴有代偿性间歇。

(五) 治疗方案概要

1. 产前　不需要治疗,因为大多数病例耐受性良好且具有疾病自限性。有经验者建议母亲妊娠期要减少咖啡因摄入,最好戒烟。围产期无需特殊管理,可以选择在非三级医疗中心等医疗机构进行阴道分娩。

2. 产后　通常不需要任何治疗。

医生须知
大多数病例是良性和自限性的,但是产前必须进行规范系统的超声心动图检查和定期随访。随访可通过产前常规听诊胎心,进而评估是否存在胎儿心动过速的情况。

三、室上性心动过速

(一) 定义　室上性心动过速是指房室传导比例为 1:1 的房性心动过速(通常为 220~260 次/分)。

(二) 发病率和流行病学　室上性心动过速占胎儿心律失常的 1%~5%。虽然它是最常见的胎儿快速性心律失常,但实际发病率仅为 1/10 000[1,2]。

(三) 病因和病理生理学　其机制是房室折返传

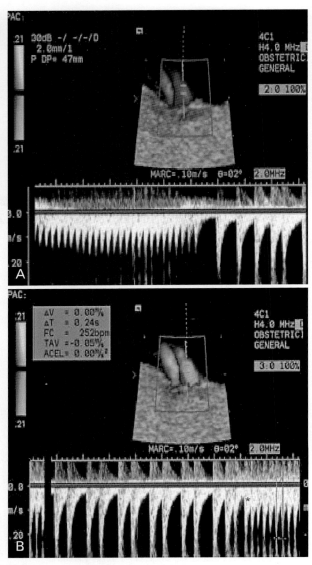

图 95.3　(A)阵发性室上性心动过速(259 次/分),心脏搏动突然减慢呈二联律。(B)1 分钟后,异位搏动突然触发心动过速(星号)。

导形成的,虽然顺行传导也存在,但通常都是基于快速传导旁路的次序颠倒的、逆行心房激活[2]。有 5%~10% 是由心脏结构异常或心脏肿瘤造成的。有些病例继发于频繁的心房异位搏动,如间歇性心动过速,表现为心动过速突然开始又突然结束[2](图 95.3)。

当胎儿心率在 210~220 次/分或以上时,30%~50% 的病例可能出现胎儿水肿[2]。持续的心动过速会导致扩张型心肌病伴瓣膜反流、心室充盈时间变短、心输出量减少、充血性心力衰竭,最后导致胎儿水肿[2]。胎儿出现水肿标志预后差、死亡率增高(>30%)及神经系统的损伤。

（四）疾病表现

1. 临床表现　听诊胎儿心脏,确认胎心率是否在 220～260 次/分,明确伴或不伴有胎儿水肿[2]。

2. 影像学表现　超声表现:室上性心动过速的特征是胎儿心率大于 180 次/分(通常为 220～260 次/分),且房室传导比例为 1 : 1。心房节律和心室节律几乎相等[2]。脉冲多普勒或 M 型超声检测,验证了心房率和心室率是一致的(图 95.4 和图 95.5)。

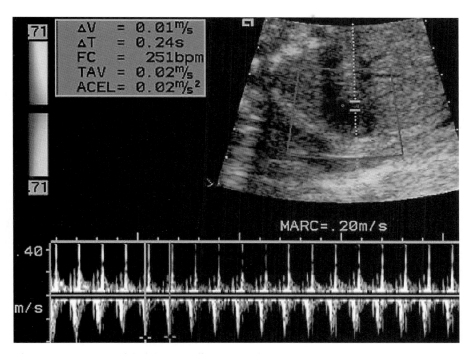

图 95.4　心内检测频谱多普勒用于评估室上性心动过速(251 次/分)。

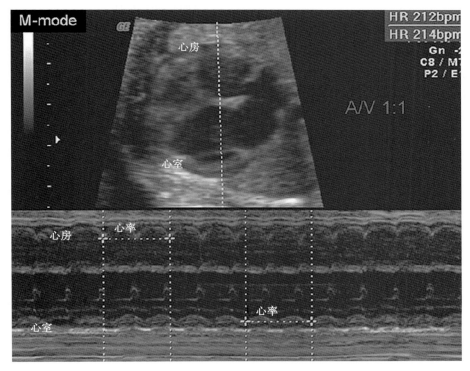

图 95.5　M 型超声评估室上性心动过速,房室传导比例为 1 : 1。心房率为 212 次/分,心室率为 214 次/分。

在大多数情况下,心动过速是在常规产前检查时偶然发现的,30%～50%的病例首诊体征是胎儿水肿。

(五)影像鉴别诊断 要与心房扑动进行鉴别,心房扑动的特征是心房率更快(300～400次/分或以上)。由于存在不同程度的房室传导阻滞,心室率通常较心房率要慢得多(180～200次/分),形成3∶1到4∶1的传导比例[1]。

(六)治疗方案概要

1. 产前 治疗取决于胎龄、心率、间歇时间和是否存在胎儿水肿[1,2]。在大多数情况下,可以尝试宫内心脏复律,并给母亲服用药物。只有特定的病例(短期心动过速近期无水肿)可推迟至出生后治疗。治疗目的是让心脏恢复窦性心律或至少将心率降至210～220次/分或以下[1]。

(1)室上性心动过速,无胎儿水肿:由于孕妇口服地高辛(每8小时0.25 mg)或氟卡尼(每8小时150 mg)疗效好、安全性高且成本低,被认为是最佳治疗方案[1-3]。如果母体达到洋地黄化后胎儿仍持续心动过速,可以将氟卡尼和地高辛两种药物同时使用,80%～95%的病例能达到心脏复律的效果。

(2)室上性心动过速伴胎儿水肿:孕妇首选口服氟卡尼,因为胎儿水肿会降低地高辛经胎盘的吸收[1-3]。在这种情况下,治疗的效果降低,只有65%～75%的病例可实现心脏复律。对于顽固性病例,还可以使用其他药物,如索他洛尔(甲磺胺心定)。复律成功后,胎儿水肿还将持续2～3周。

2. 产后 通常在出生后1年内需要治疗。之后80%以上的病例异常旁路会逐渐萎缩(解剖性或功能性)病情将自行缓解。但也有报道称儿童期复发或持续存在心动过速则需要行旁路消融术[1,2]。

产前治疗心动过速可降低胎儿水肿的发病风险,改善预后。

四、完全性房室传导阻滞

(一)定义 完全性房室传导阻滞是指胎儿心动过缓,其特征是心房率和心室率分离、完全不同步,通常心房率正常,心室率<100次/分[1,4]。

(二)发病率和流行病学 房室传导阻滞很少见,胎儿发病率约为1/20 000[1]。

(三)病因和病理生理学 房室传导阻滞主要与以下两种情况有关。

1. 结构性心脏异常(45%～50%) 影响房室传导系统。最常见的是复杂性先心病伴发心房异构,且合并房室间隔缺损和大血管异常。它还与矫正型大动脉转位有关(房室连接不一致且心室与大动脉连接也不一致)[1,4]。

2. 孕妇自身免疫性疾病(45%～55%) 炎症导致母体产生抗Ro(SSA)和抗La(SSB)抗体,继发造成传导系统不可逆性组织纤维化[1,4,5]。继发于干燥综合征自身免疫性疾病的房室传导阻滞发病率为8%～10%,继发于系统性红斑狼疮者为3%～5%,无症状携带抗Ro或抗La抗体的发病率为0.5%～1%,曾生育过此类患儿的孕妇再次妊娠发病率为15%～20%。针对这些病例,建议从妊娠16～18周一直到分娩都要进行超声心动图随访(高风险期为妊娠18～26周)[1,4,5]。

无论病因如何,房室传导阻滞预后都很差,因为它与胎儿水肿(40%～60%)和胎死宫内(45%～50%)高度相关。造成不良预后的主要原因有结构性心脏病、心率低于55次/分和胎儿水肿[1,4]。

(四)疾病表现

1. 临床表现 常规产检时,听诊胎儿心脏发现胎心率持续低于100次/分,或在产前超声检查时发现胎儿水肿。

2. 影像学表现

(1)超声表现:房室传导阻滞的特点是心房率和心室率的分离,频谱多普勒(图95.6)或M型超声(图95.7)可清晰显示[1]。通常,心房率正常(120～160次/分),心室率小于100次/分。

(2)其他检查方法:必须进行详细的超声心动图检查以排除胎儿心脏结构异常[2]。本病常伴有心脏增大、心肌肥厚、房室瓣反流、静脉导管A波反向。为排除自身免疫性疾病,还需评估母体血液中的抗Ro(SSA)抗体和抗La(SSB)抗体[1,4,5]。

严重心动过缓,心房率和心室率完全分离。

(五)影像鉴别诊断 要与二度(不完全性)传导阻滞进行鉴别。在二度传导阻滞中,最常见房室传导

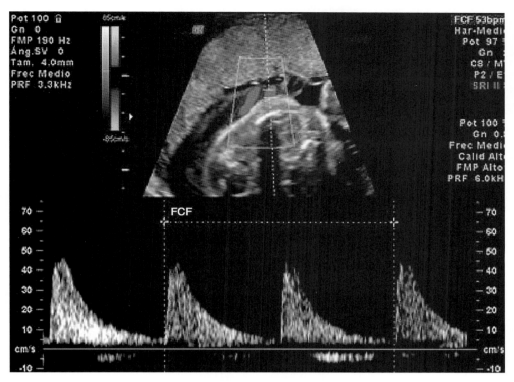

图 95.6 完全性房室传导阻滞。测量脐动脉心室率为 53 次/分。FCF:胎儿心率。

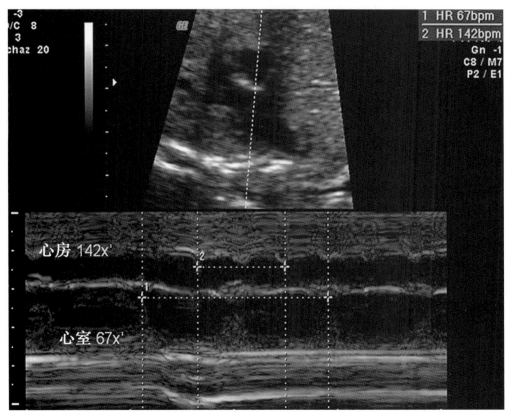

图 95.7 M 型超声显示完全性房室传导阻滞房室率分离。心房率为 142 次/分,心室率为 67 次/分。

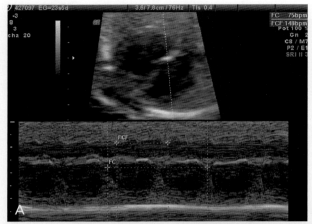

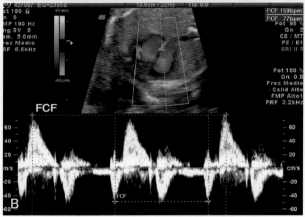

图 95.8 通过 M 型超声(A)和脉冲多普勒(B)评估二度(不完全)房室传导阻滞,可见典型的 2∶1 房室传导比例。心房每搏动两次(频率 148∼155 次/分),心室搏动一次(频率 75∼77 次/分)。FCF:胎儿心率。

比例为 2∶1(或 3∶1),且传导比例固定[1,4](图95.8)。PR 间期进行性延长,直到一次心房搏动消失[1,4](Wencke-bach)。

(六)治疗方案概要

1. 产前　完全性房室传导阻滞唯一有效的治疗方法是新生儿期安装心脏起搏器,因此产前主要目标是尽力维持胎儿健康直至分娩[1,4-6]。虽然给孕妇使用 β 拟交感神经药物(利托君、沙丁胺醇、特布他林)或地高辛可以轻微改善胎儿心率,有望降低胎儿心力衰竭和水肿的发病率,但有关这些药物治疗的安全性和有效性目前无明确的数据进行证实[1,4-6]。一旦出现病情恶化的迹象,唯一的办法是择期分娩(最好是在三级医疗中心行剖宫产)和给新生儿安装起搏器[1,4-6]。

患有自身免疫性疾病的孕妇,糖皮质激素对已形成完全性心脏传导阻滞的胎儿没有任何效果[1,4-6]。对于既往有不良孕史(孕育过此类患儿)或患有不完全性房室传导阻滞的患者,使用糖皮质类固醇作为预防性治疗存在争议[1,4-6]。一些科研团队提出,糖皮质激素可以降低炎症的发生和进展为完全性心脏传导阻滞的概率,但这种观察性研究结果仍然存在争议[1,4-7]。

2. 产后　超过 50%∼70% 的房室传导阻滞胎儿需要出生后安装心脏起搏器。

医生须知

- 异位搏动非常常见,通常预后良好。
- 频谱多普勒或 M 型超声有助于确定房室节律的关系及心律失常的类型。
- 产前对室上性心动过速进行治疗可以预防胎儿水肿。

要点

心房异位搏动
- 房性异位搏动是最常见的胎儿心律失常。
- 预后良好,产前无需治疗。

室上性心动过速
- 50% 室上性心动过速将发生胎儿水肿。
- 通常需要孕妇口服药物(经胎盘转移吸收)为胎儿宫内心脏复律。

完全性房室传导阻滞
- 若存在持续心动过缓,要考虑是否为完全性房室传导阻滞。
- 特征是心房率(正常)和心室率(搏动过缓)分离,使用频谱多普勒或超声 M 型可清晰显示。
- 与结构性心脏病或胎儿水肿相关的完全性房室传导阻滞几乎均是致命的。
- 在与结构性心脏病或胎儿水肿无关的病例中,预后较好,尤其是心室率大于 50 次/分时。但是多数情况都需要产后安装起搏器。

参考文献见 *www.expertconsult.com*。

第 **1** **0** 部分

胎盘和脐带

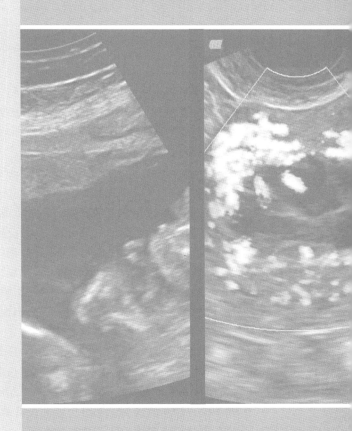

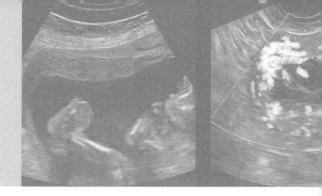

第96章

胎盘早剥

AUDREY MERRIAM | MARY E. D'ALTON

云永子 译,陶阳 刘宇杰 审校

一、介绍

虽然胎盘早剥发病率低,但它却是导致孕产妇和胎儿死亡的主要原因。这种疾病的临床诊断取决于胎龄和胎盘剥离的严重程度,影像学在诊断和治疗中发挥的作用有限。

二、疾病

(一)定义 胎盘早剥是在妊娠20周后或分娩前,正常位置的胎盘与子宫壁过早分离[1]。完全分离时,整个胎盘分离,易导致胎儿死亡;部分分离时,只有一部分胎盘从子宫壁分离。剥离可以是"显性"或"隐性"的。显性剥离表现为血液从蜕膜和胎膜之间流向宫颈,造成阴道出血。隐形剥离表现为出血聚集在胎盘后方,不引起阴道出血。

(二)发病率和流行病学 在美国约有1.2%的妊娠合并胎盘早剥[2]。胎盘早剥是一种临床诊断,在胎盘的病理检查中,发病率高达2.1%～3.8%。但是,病理学检查诊断的病例中部分患者并没有临床表现,因此有人建议该术语仅用于临床诊断[1]。

与欧洲国家相比,美国的发病率在过去30年里逐渐增加[2]。加拿大的发生率也一直增加,直到21世纪初才开始下降[2]。超过一半的病例发生在妊娠37周之前,妊娠24～26周发病率最高,随着胎龄的增长而逐渐降低[1,3]。

现已明确胎盘早剥的多种风险因素,通过改变患者的行为习惯可以规避一部分风险。既往妊娠中有胎盘早剥病史是不能规避的重要风险因素,可使患病风险增加15～20倍[4]。表96.1中列出了各种可控和不可控的风险因素。胎盘早剥与血栓形成、羊膜腔

穿刺术、绒毛膜绒毛取样和遗传因素有关,但多项研究结果不一致,通常认为它们不是胎盘早剥的主要风险因素[5-7]。

表96.1 胎盘早剥的危险因素

可控因素	不可控因素
• 孕产妇高龄	• 慢性高血压
• 剖宫产史	• 妊娠期贫血
• 子宫异常/子宫肌瘤	• 妊娠糖尿病
• 经产妇	• 妊娠期吸烟
• 多胎妊娠	• 滥用可卡因
• 妊娠早期出血	• 妊娠间隔时间短
• 早产儿胎膜早破	• 创伤
• 子痫前期	• 休克/败血症
• 短脐带	
• 帆状胎盘	
• 有流产或死产史	
• 羊水过少	
• 羊水过多	
• 男性胎儿	
• 妊娠早期筛查时PAPP-A水平较低	
• 妊娠中期筛查时孕妇血清甲胎蛋白或β-HCG水平高	

注:β-HCG,人绒毛膜促性腺激素;PAPP-A,妊娠相关血浆蛋白A。
数据来自参考文献[1]、[3]、[10]和[27]～[30]。

(三)病因学与病理生理学 大多数胎盘早剥的生理机制尚不清楚,仅有少数风险因素有明确的病理生理机制。创伤或宫腔压力骤降时产生的剪切力导

致胎盘与子宫壁分离引起出血,如多胎妊娠中第一胎分娩时或羊水过多胎膜破裂后[8]。底蜕膜的小动脉痉挛和收缩可能导致蜕膜缺血和坏死,这种坏死导致静脉出血,引起更广泛的胎盘与子宫壁分离和更多的出血,滥用可卡因、休克/败血症或妊娠高血压都是这种原因引起的胎盘早剥[1]。

大多数病例表明,早期妊娠中滋养细胞增殖是一个长期的过程。异常增殖导致子宫小动脉分化不全,类似妊娠合并子痫前期的情况[9]。绒毛形成异常或受损造成胎盘早剥时检出异常血清分析物,妊娠相关血浆蛋白 A 极低,甲胎蛋白增高[10]。先兆子痫和妊娠合并早发型生长受限之间的联系进一步支持了这一理论[1]。此外,胎盘早剥史与后续患妊娠高血压疾病的风险增加有关[11]。无论何种原因,病理生理机制的终点都是胎盘后出血导致胎盘和蜕膜分离,胎盘的功能表面积减少,引起进一步的分离和出血。

(四) 疾病的表现

1. 临床表现　胎盘早剥的典型表现是腹痛和出血,但临床症状与胎盘早剥的严重程度可能不一致。在隐性早剥的病例中,约 10% 的病例没有出血。当胎盘位于后壁时,会出现背痛的症状。体格检查发现宫缩、子宫压痛或触痛和早产的迹象。宫缩描记显示子宫出现高频低振幅宫缩。当胎盘剥离超过 50% 时,胎心监护可表现为基线变异减弱或缺失和/或反复变异减速和晚期减速[1]。

胎盘早剥相关的母体并发症有低血容量和失血。轻度早剥时,母体可能没有后遗症。严重早剥和大出血时,母体并发症包括低血压、休克、弥散性血管内凝血和相关的终末器官损伤。胎盘后出血可引起子宫疼痛和收缩,导致早产。子宫出血导致宫缩乏力,使子宫呈蓝色,称为库弗莱尔(Couvelaire)子宫[12]。宫缩乏力会增加失血的风险。在极少数情况下,大量出血可导致孕产妇死亡。

胎儿并发症继发于胎盘功能减退。胎盘功能表面积的减少可导致胎儿缺氧和早产。当胎盘与子宫壁分离超过 50%,可发生宫内胎儿死亡[1]。围产期死亡率为 20%～30%,其中包括因早产引起的胎儿死亡[13-15]。妊娠合并慢性早剥可能会引起早产、胎膜早破、羊水过少和胎儿生长受限[16]。

2. 影像学表现

(1) 超声表现:胎盘早剥是一种临床诊断,影像学检查的主要作用是排除前置胎盘或胎盘其他异常,因为这些疾病也会出现阴道出血。

早剥形成的血肿最常见于绒毛膜下(图 96.1),

常继发于胎盘边缘,它与妊娠早期出血有关(图 96.2)。妊娠 20 周后,胎盘后出血和血凝块更为常见(图 96.3),胎盘前血肿最不常见,发生率仅约为 1%

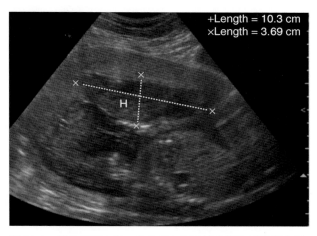

图 96.1　绒毛膜下血肿。出血(H)位于绒毛膜和子宫壁之间。这是最常见的出血部位。

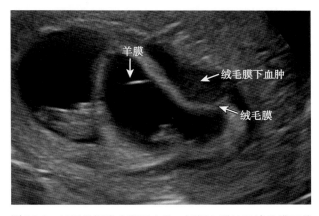

图 96.2　妊娠早期绒毛膜下血肿。妊娠 9 周的双绒毛膜双羊膜囊双胎妊娠合并绒毛膜下血肿。图中低回声为非急性血肿。

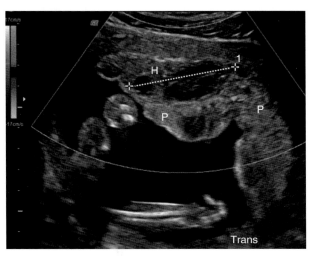

图 96.3　子宫横切面(Trans)显示胎盘后血肿,回声高低不等的血肿(H)位于胎盘(P)后方。卡尺(1)显示胎盘后血肿的测量值。

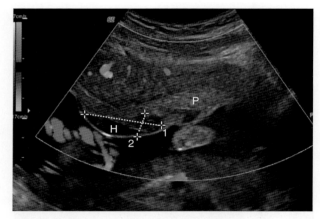

图 96.4 胎盘前血肿。出血(H)位于胎盘(P)和羊膜之间,但未漏入羊膜腔内,羊水中没有出现"暴风雪"征。卡尺(1 和 2)描述了血肿的尺寸。

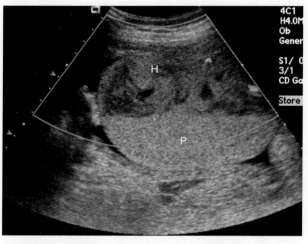

图 96.5 胎盘后血肿,呈低回声。与胎盘(P)相比,该血肿(H)表现为低回声,提示血肿逐渐吸收。

(图 96.4)[17]。血液的回声结构随时间而变化,与胎盘回声相对照,血肿从高回声到等回声,此时易被误诊为胎盘增厚。发病 1 周,血肿表现为低回声(图 96.5),2 周通常是无回声[17]。

只有 50%疑似胎盘早剥的病例超声检查时能检出血液或血凝块,因此超声结果阴性不能排除胎盘早剥[18]。在大多数研究中,超声诊断早剥的敏感性约为 25%;但阳性预测值较高,范围为 82%～100%[1,19]。一些研究中发现,血块的位置(胎盘后方)、胎盘剥离的百分比(＞50%)与胎儿结局呈正相关[16]。

妊娠合并胎盘早剥时胎儿先天性异常的风险增加 2 倍,超声检查时应注意评估胎儿有无异常[20]。

(2)MRI:MRI 是诊断胎盘早剥的辅助成像方法。一项研究发现,在 19 例疑似有早剥的患者中,扩散和 T1 加权 MRI 的阳性检出率为 100%,这在后来的胎盘病理中得到证实[21]。目前,MRI 可以作为超声检查后的一种辅助检查,但在临床怀疑早剥的情况下,MRI 阴性也不能排除早剥的可能。MRI 有助于识别某些胎盘异常的疾病,如胎盘植入,并与胎盘早剥鉴别(见第 98 章)。

(3)其他适宜检查:CT 并不是诊断早剥的常用方法,但在接受检查的孕妇中,其结果证实 CT 可以有效鉴别早剥。一项关于应用 CT 评估外伤患者胎盘早剥的研究显示其敏感性为 43%～100%[22]。考虑到腹部/骨盆 CT 的辐射剂量,即使是在超声检查阴性的情况下,这种检查只能应用于选择性病例,而不能作为评估胎盘早剥的主要方法。

典型特征
"胶冻"征可用于评估胎盘是否剥离。当超声探头加压时,会发现胎盘或子宫内的血凝块"抖动"[1]。

三、影像鉴别诊断

(1)妊娠中期出血的病例均应排除前置胎盘。

(2)对于既往有剖宫产或宫内侵入性操作的患者需要排除胎盘粘连、植入、穿透。

(3)超声检查时,胎盘早剥应与副胎盘、子宫肌瘤、绒毛膜血管瘤、胎盘增厚和葡萄胎妊娠进行鉴别。对关注的区域进行多次检查可能有助于明确诊断[17]。

四、治疗方案概要

(一)产前 胎盘早剥需个性化管理,根据胎龄、早剥的严重程度及早剥发生后的母体和胎儿的健康状况作出决策。目前还没有大样本试验评估妊娠合并胎盘早剥的干预措施[23]。

当患者出现产前出血时,首要关注的是孕产妇和胎儿的健康状况。若母体血流动力学异常,如出现低血压、心动过速和精神状态改变,需要立即处理,包括及时补充血容量。无论胎龄如何,都应尽早分娩。如果出现凝血功能障碍,还应加快分娩速度,并根据需要提供血制品。无论任何胎龄只要胎儿出现异常,应立即终止妊娠。但在围产期,母亲血流动力学稳定的情况下,允许选择分娩方式和干预模式。

在母体或胎儿没有损害的情况下,孕周是管理的主要指南。早剥发生在妊娠 34 周以上的晚期早产,应及时分娩。在晚期早产时,可以考虑延迟使用皮质类固醇[24]。妊娠 24～28 周时,当早产的风险大于延长妊娠的风险时,可以尝试保守治疗[25]。在这些情况下,患者应住院密切监测产妇和胎儿状况,给予皮质类固醇促进胎儿肺成熟,通过胎儿监测和超声检查评估胎儿生长发育,通过实验室检查评估母亲贫血或凝血功能障碍。在某些病例中可以考虑保胎,但它在胎盘早剥治疗中的作用存在争议[18,25,26]。在胎儿和母亲状况允许的情况下,可以尝试阴道分娩[1]。

（二）产后　胎盘早剥的患者,产后子宫收缩乏力会增加出血的风险[12]。

既往有胎盘早剥病史的妇女再次妊娠发生胎盘早剥的风险可能增加 20 倍[1,4]。再次妊娠后,护理的目标之一应该是减少早剥的可控因素,如戒烟和停止滥用药物,治疗慢性高血压,改变饮食降低妊娠糖尿病的风险。建议患者两次妊娠间隔至少为 2 年,间隔时间短会增加再次早剥的风险。

目前缺乏产前抗凝治疗可预防血栓复发的证据,因此不建议对有胎盘早剥病史的患者进行遗传性血栓形成的常规检查;然而,有血栓形成和早剥病史的患者,再次妊娠后应考虑预防性抗凝治疗[1]。在后续的妊娠中需要加强胎儿生长监测,因为在并发胎盘早剥的妊娠中,患妊娠高血压的风险会增加,继而可能引起胎儿生长受限[1,11]。

医生须知

- 胎盘早剥伴产前出血的临床表现多样,诊断标准低,而且超声阴性并不能排除诊断。
- 超声检查应排除前置胎盘和胎盘植入。
- 当发生胎盘早剥累及母体或胎儿时,需要加快分娩;若没有危及母体和胎儿生命安全,则根据胎龄进行个体化管理。
- 胎盘早剥史是复发的主要风险因素,减少可控的风险因素是未来妊娠的关键。
- 再次妊娠需要密切监测。

要点

- 胎盘早剥使 1% 的妊娠复杂化,可导致严重的母婴并发症。
- 胎盘早剥是一种临床诊断。
- 超声对诊断胎盘早剥不敏感,超声检查阴性不应排除胎盘早剥的诊断。
- 妊娠 20 周的出血,应使用超声来排除前置胎盘或胎盘异常的可能。
- 根据出血的严重程度、临床症状和胎龄进行个性化处理。

参考文献见 *www.expertconsult.com.*

第97章

胎盘植入

LESLIE MOROZ│MARY E. D'ALTON

云永子 译，陶阳 刘宇杰 审校

一、引言

近年来剖宫产率的上升导致胎盘粘连、胎盘植入和穿透性胎盘植入的发病率逐渐增加。妊娠期胎盘绒毛过度侵入子宫，称为病理性黏附性胎盘或异常侵袭性胎盘。胎盘植入造成孕产妇死亡率高达7%[1,2]。然而，孕产妇在由多学科组建的、符合"卓越中心"标准的三级医疗中心分娩，可降低这些风险[3,4]。产前高度怀疑胎盘植入和影像学检查对识别高危患者和计划分娩至关重要。

二、疾病概述

（一）定义 胎盘粘连是指滋养细胞浸润超出胎盘底蜕膜的 Nitabuch 纤维层以外，但未进入子宫肌层。胎盘植入是滋养细胞侵犯到子宫肌层。穿透性胎盘植入是指滋养细胞穿透子宫浆膜层，可能累及膀胱或血管等邻近器官。本章使用术语"胎盘植入"来描述这三种情况。

虽然产前怀疑胎盘植入，但临床在分娩时发现部分或整个胎盘不能与子宫分离才能诊断，它通常会引起大出血，需要切除子宫。图 97.1 展示一例子宫切除标本，产前并未怀疑胎盘植入，分娩时胎盘无法娩出，黏附在子宫肌层上。病理组织学检查发现滋养细胞的异常侵犯，是诊断的金标准。

（二）发病率和流行病学 据报道，胎盘植入使1/2 500～1/533 分娩复杂化；发病率在过去 50 年里增加了 10 倍[5]。主要风险因素是既往剖宫产史和当前妊娠合并前置胎盘[5,6]。前置胎盘发生胎盘植入的风险随着剖宫产次数的增加而增加，4 次或以上剖宫产的发病率高达 50%～67%[5,7,8]。其他风险因素包

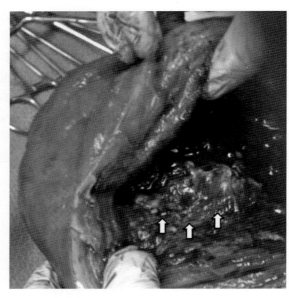

图 97.1 子宫切除标本。产前影像学检查未怀疑胎盘植入患者，胎盘娩出失败，黏附于子宫肌层（箭头）。最终病理证实胎盘植入。

括高龄产妇、吸烟、多胎妊娠、既往有清宫或子宫肌瘤切除、子宫内膜切除、Asherman 综合征、黏膜下肌瘤和盆腔放疗病史[5-10]。在侵袭性胎盘的病例中，大多数（75%）符合粘连的组织学诊断，而植入（18%）或穿透（7%）的诊断则较少见[6]。

（三）病因和病理生理学 侵入性胎盘植入的潜在诱因是基底层蜕膜缺损和子宫内膜损伤后重塑失败导致滋养层过度侵袭[6]。组织学证实胎盘植入通常包括滋养细胞紧贴子宫肌层，侵入子宫肌层，甚至延伸到子宫浆膜层或超出浆膜层。

三、疾病表现

（一）临床表现　诊断高危患者是否有胎盘植入是最重要的一步。既往有剖宫产史或子宫手术史，在当前妊娠中诊断为前置胎盘或低置胎盘的孕妇，应彻底评估有无胎盘植入。患者产前可能无症状，或者在前置胎盘或低置胎盘时，可能会有阴道出血。有少数报道在妊娠中后期出现自发性子宫破裂和腹腔出血[12]，以及在妊娠中期胎盘植入患者在流产时出血过多的病例[13]。侵入性胎盘产前没有特殊的症状。

剖宫产手术时可以发现胎盘的异常侵犯很明显：胎盘植入可能使子宫下段扭曲，有时出现血管充血和异常增生，并延伸至膀胱或盆腔侧壁。然而，在某些情况下，直到在第三产程中分离胎盘遇到困难时或植入部位出现大量出血时，才可能怀疑胎盘植入[8]（图97.1）。妊娠合并有胎盘植入的妇女失血量较高，平均损失 3 000～5 000 mL[8-10,12]。大出血可能需要切除子宫，或可能导致邻近器官的手术损伤急性呼吸窘迫综合征、肾衰竭、弥散性血管内凝血或死亡。

（二）影像学表现

1. 超声表现　所有既往行剖宫产、子宫手术、子宫内膜切除术，既往有前置胎盘或低置胎盘、阿谢曼综合征（子宫腔粘连综合征）史或盆腔放疗史的孕妇，均应在妊娠中期评估是否存在胎盘植入[3]。临床医生应将风险告知影像学医师，以确保进行彻底的评估。在经腹部和经阴道超声中使用多普勒成像和三维成像技术以获得更多的信息[14,15]。在仔细检查和评估风险因素后，产科医生可以确定将哪些患者转诊到能够提供术前计划和术中服务的三级医疗中心进行治疗。

妊娠早期，超声可以显示位于子宫下段的妊娠囊。一项对 94 230 名患者进行的回顾性队列研究，其中 20 名患者在分娩时最终被诊断为胎盘植入，确定有 7 例在妊娠 10 周或之前进行了妊娠早期影像学检查。7 例患者中有 6 例的妊娠囊位于子宫下段，而不是宫底的位置[16]。剖宫产瘢痕异位妊娠是指妊娠囊植入剖宫产瘢痕处，与胎盘植入不同的是，妊娠囊完全被子宫肌层和/或瘢痕组织包围，与子宫内膜腔分开。然而，滋养层组织的生长可能朝向子宫颈和子宫腔的方向，也可能朝向膀胱和腹腔，最终导致胎盘植入或腹腔妊娠[6,7]。Timor-Tritsch 等[17]统计 60 例剖宫产瘢痕妊娠的患者，其中 9 例选择了预期治疗，并获得良好的治疗结果。8 例患者最终需要进行子宫切除：3 例剖宫产后胎儿存活，5 例有妊娠中期并发症，包括子宫破裂（3 例）、子宫不全破裂（1 例）和胎膜膨出（1 例）[17]。1 例患者在 36 周时剖宫产，随后失访。在超声上，剖宫产术后瘢痕妊娠应与不全流产鉴别，前者表现为子宫腔和宫颈管内未显示妊娠囊，子宫峡部的前部有妊娠囊，膀胱后方的子宫肌层组织缺损，多普勒图像显示妊娠囊周围有血流信号环绕[18]。

中晚期胎盘植入超声检查表现：①胎盘和子宫肌层之间的低回声区消失，即胎盘后间隙消失（图 97.2）。②与膀胱交界处的血管增多，胎盘膨向膀胱后方（图 97.3 和图 97.4）。③胎盘内多个血管陷窝，表现为不规则的无回声区，呈"虫蚀"或"瑞士奶酪"样外观，多普勒呈湍流改变（图 97.3 和图 97.4）。一系列研究报道了表 97.1 所示单个超声标志物的测试特征，其中胎盘陷窝是最具预测性的超声标志物，妊娠 15～20 周时敏感性为 79%，妊娠 15～40 周时敏感性为 93%[15,19,20]，且胎盘陷窝数目越多，胎盘植入的风险越高[18]。而胎盘后间隙消失是造成大多数假阳性

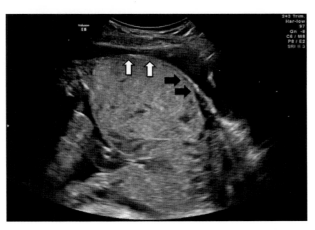

图 97.2　晚期妊娠早期的胎盘植入。胎盘和子宫肌层之间的低回声区（黑色箭头）在上方消失（白色箭头）。

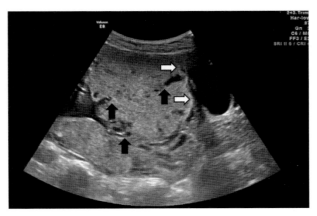

图 97.3　晚期妊娠早期的胎盘植入。子宫和膀胱之间的界限缺失，胎盘向膀胱方向膨出（白色箭头），可见多个胎盘陷窝（黑色箭头）。

表97.1　文献报道的胎盘植入超声标志物的检测特征范围[14-16,19,20,49,50]

项目	灵敏度(%)	特异性(%)	PPV(%)	NPV(%)
胎盘后透明间隙消失	73~100	35~81	14~57	97~100
膀胱和胎盘之间的界限消失	11~70	99~100	75~100	88~92
胎盘陷窝	73~100	28~97	21~94	88~100
彩色多普勒血流出现湍流	89~100	94~100	80~100	97~100

注:NPV,阴性预测值;PPV,阳性预测值。

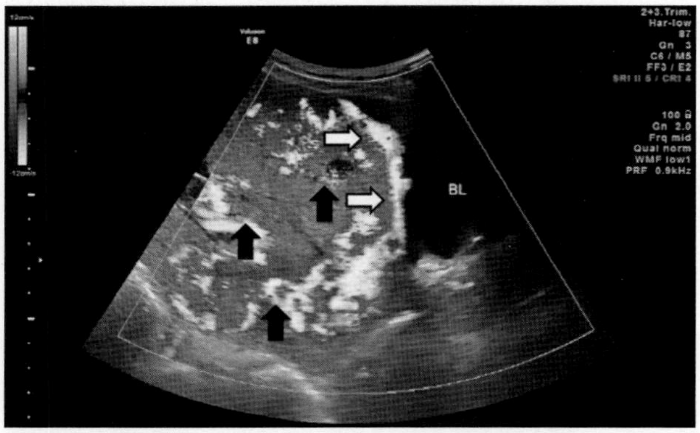

图97.4　能量多普勒显示胎盘和膀胱之间的血管增多(白色箭头)和陷窝内的血流紊乱(黑色箭头)。

诊断的原因[15,20]。使用彩色血流多普勒超声可检出侵袭性胎盘植入的异常血管增生,其敏感性为82%~100%,特异性为72%~100%[14,19],但是这些回顾性研究可能受到病例选择偏差和技术人员特定经验的限制。有报道称可以使用三维能量多普勒技术评估计算出子宫胎盘交界处最大汇合面积(cm²),为诊断胎盘植入和判断侵犯的严重程度提供了一种定量手段[21]。虽然这种计算技术很有前景,但在引入常规临床实践之前,应该经过进一步的验证。

　　总体来说,胎盘植入的组织学检查证实,超声诊断胎盘植入的敏感性为53%~100%,特异性为37%~96%[12,19,22-29]。如前所述,许多研究都受到了质疑,因为对临床情况的了解程度、单个或少数专家对图像的解读,以及病例的选择,都可能对测试特征的报告产生影响。在最近的一项病例对照研究中,6名受过类似培训和经验水平相当的研究人员,且对临床情况不知情,回顾审查了前置胎盘伴或不伴植入的图像,报道的敏感性仅为53.5%,特异性为88%[28]。此外,研究人员在报告中提及,从受试者给出的诊断中可以看出观察者之间的差异很大(κ=0.32~0.73)[29]。根据预测性超声特征和至少两次剖宫产

史得出的胎盘植入指数已被提出用于标准化超声评估和风险评估[30],目前仍需要更多的研究来验证这个评分系统。虽然超声是评估胎盘的必要工具,但这些研究都强调它不是一个完美的检查。有风险的患者,在影像学检查没有提示植入时,临床医生也应该保持怀疑的态度。当计划对高危患者进行影像学检查时,医生应明确要求检查者对胎盘植入进行评估。

　　2. MRI表现　　MRI比超声更昂贵,也不易获取。有人质疑MRI是否能提供更高的诊断准确性。据报道,MRI对胎盘植入的敏感性在75%~100%,特异性为84%~100%,其检测特征范围与超声相似[23-25,31,32]。虽然MRI尚未证明优于超声,但在某些情况下可以作为一个有用的辅助手段。MRI适用于评估后壁胎盘或需要更好地了解胎盘组织侵犯邻近结构的程度[23,31,32]。最能预测胎盘植入的MRI表现包括胎盘内T2低信号带、胎盘内信号不均匀、子宫膨出和子宫-胎盘界面中断[31,32]。

　　3. 其他检查方法　　一些评估母体中妊娠期血清标志物诊断作用的研究表明,甲胎蛋白和β-人绒毛膜促性腺激素升高与胎盘植入有关[33,34]。一种可能的解释是,异常的子宫-胎盘界面导致标志物渗漏到母体循环。同样,也有假设认为,血管异常增生的胎盘可能导致血管生成相关因子和抗血管生成相关因子水平的改变。然而,对血管生成相关因子的血清标志物的研究表明,在有胎盘植入和无胎盘植入的妊娠中观察到的水平是相似的[35]。

四、影像鉴别诊断

　　上述任何一种影像学方法都有可能出现胎盘植入的假阳性诊断。例如,子宫瘢痕窗、宫颈周围异常血管或膀胱静脉曲张可能被错认为胎盘植入的证据。然而,当诊断为前置胎盘时,即使胎盘植入是假阳性诊断,患者仍有出血的风险,因此需要仔细地规划分

娩方案。

五、治疗方案概要

（一）产前 在分娩前怀疑胎盘植入的诊断是至关重要的，因为它需要制定合适的分娩计划，以尽量降低与该诊断相关并发症的发病率或死亡率。胎盘植入与胎儿生长受限有关，因此应该进行连续的生长监测[36]。当怀疑植入时，推荐转诊到有多学科团队的中心治疗，该团队在剖宫产及子宫切除术、重症监护和血液服务方面经验丰富——这是卓越中心的特点[3]，母胎医学、妇科肿瘤学、产科麻醉、血库和灌注治疗专家可参与治疗，也可能需要介入放射学、泌尿外科、血管外科和重症监护专家[3]。研究表明，在能够获得这些资源的情况下，进行剖宫产子宫切除术，会降低并发症的发病率[3,37]。诊断为胎盘植入的患者应被告知子宫切除和输血的可能性，以及累及邻近结构需要扩大手术范围的可能[38]。

疑似胎盘植入患者的分娩方式为剖宫产，在没有其他妊娠并发症的情况下，分娩时间一般在 34 周 0 天至 35 周 6 天[39]。了解胎盘的位置是术前计划的关键部分，在手术前使用便携式超声绘制胎盘边界会有帮助。为了避免胎盘破裂，通常进行子宫底切开术（图 97.5）。如果在分娩时确认了植入的诊断，医生在分娩后夹住脐带，胎盘保留在原位，并用锁针缝合子宫切口后完成子宫切除术（图 97.6）。分娩前的其他干预措施包括术前膀胱镜检查和放置输尿管支架以防止尿路损伤[3]。预防性放置盆腔动脉球囊导管有争议，虽然该手术能减少失血量，但存在血管损

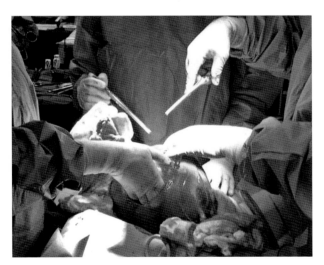

图 97.5 进行子宫底切开术，以避免在分娩时破坏胎盘。

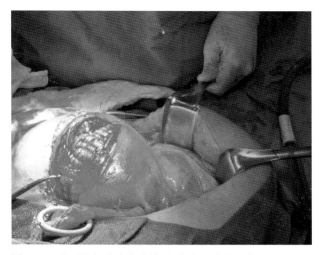

图 97.6 在子宫切除术完成前，子宫底用锁针缝合。

伤、血栓形成和感染等风险[40-42]。在一项对术前诊断为胎盘植入的患者进行的随机对照试验中显示，术前放置球囊导管并不会减少输注的浓缩红细胞的单位数[42]。

据报道，胎盘植入的新生儿结局与没有植入的前置胎盘的新生儿结局相似[8]。

（二）产后 胎盘植入可能会引起大量的产时出血[8]，它是剖宫产子宫切除术的主要原因之一[1]。这与术后并发症的发病率增加有关，包括感染、输尿管和膀胱损伤、瘘管形成、重症监护病房住院和再手术[2,9]。有人建议在分娩后选择性栓塞子宫和胎盘床后进行间隔子宫切除术，以减少手术并发症，也有人建议以保留子宫为目标的保守治疗[43-46]。这些手术的有效性尚未得到证实，而且严重并发症的风险很大，包括出血、败血症和需要紧急手术[46]。在缺乏确凿的支持数据的情况下，只有当患者强烈希望保留生育能力时，才应考虑保留子宫。在这种情况下，医生和患者都需要了解产后潜在并发症的风险，并制定监测计划。此外，应适当的咨询再次妊娠中胎盘植入的复发风险[47,48]。

医生须知

- 剖宫产史和妊娠合并前置胎盘是胎盘植入的主要风险因素。
- 关于剖宫产后妊娠的咨询应包括胎盘异常和相关的疾病风险。

- 超声是产前诊断胎盘植入的首选技术，MRI可在某些情况下辅助使用。高危患者进行影像学检查时医生应明确要求检查者对侵袭性胎盘进行评估。
- 当怀疑有胎盘植入时，应告知患者潜在并发症的发病率和子宫切除的可能性。
- 建议在有多学科团队或三级医疗中心分娩。

要点

- 近几十年来，胎盘植入的发病率急剧上升。
- 有以下任何情况的妇女都应考虑胎盘植入的诊断：既往剖宫产、前置胎盘或低置胎盘、既往有子宫手术史、阿谢曼综合征、子宫内膜切除术或盆腔放疗史。
- 胎盘植入可能有严重的并发症，最佳的分娩计划需要多学科协作参与。

参考文献见 *www.expertconsult.com.*

第98章

羊膜带序列征

JOSES A. JAIN | KARIN M. FUCHS

卢先烨 译，陶阳 刘宇杰 审校

一、引言

羊膜带序列征(amniotic band sequence，ABS)是指一组广泛的高度可变的先天性畸形，涉及与羊膜带相关的多个胎儿结构异常。正常的胚胎或胎儿结构被羊膜带缠绕，引起缩窄、截肢和其他畸形缺陷[1-3]。这种非单一因素所导致的多样畸形并称为序列征[4]。

二、疾病概述

(一)定义 ABS是羊膜带黏附、缠绕胎儿并破坏胎儿生长发育所导致的一系列先天性畸形。ABS累及部位多变，可以从指(趾)小的缩窄环、淋巴水肿到复杂的颅面部、胸部、腹部和四肢结构异常[3,4]。

(二)发病率和流行病学 据估计ABS在活产儿中的发病率为1/15 000~1/1 200[2-6]。男女发病率相当。非洲裔美国人发病率是白种人的1.76倍[5]。

(三)病因、病理生理学和胚胎学 虽然ABS的病因尚不完全明确，但目前已经提出了几种理论来解释相关异常的发生。主要支持两种理论：Streeter[7]在1930年提出的内在理论和Torpin[8]在1965年提出的外在理论。

内在理论认为，胚胎发育时，胚盘和羊膜腔在形成过程发生异常引起一系列的多种畸形。Streeter提出，羊膜带是病理过程的结果，而不是原因[7]。导致ABS缺陷的确切原因尚不清楚，可能由多种因素造成。人们提出各种病因，包括妊娠早期接触致畸物和血管损伤。内在理论常用来解释ABS中出现的颅面部缺损、体壁异常和内脏器官异常。

ABS发病机制中被广为接受的是外在理论。Torpin研究了ABS病例中的胎盘和胎膜，推测妊娠早期羊膜破裂，胎儿通过缺损口从羊膜腔突入胚外体腔[2,8]。随后羊膜表面的中胚层与绒毛组织产生纤维粘连、缠绕胎儿，造成机械损伤、血管破裂，或两者兼有。吞咽这些条带则会引起非对称性面裂畸形。

多种原因可造成羊膜破裂，如母体腹部创伤、羊膜腔穿刺术后及胎儿患有遗传性胶原缺陷(即埃勒斯-当洛综合征和成骨不全)[1]。ABS与母亲发热、母亲摄入麦角酰二乙胺、美沙酮和米索前列醇有关。

继Streeter[7]和Torpin[8]后，其他学者也试图确定ABS的病因。1992年，Moerman等[1]发表了他们对18例患有ABS胎儿的病理学的研究。他们认为畸形是由三个不同的病变引起的：①羊膜收缩带；②羊膜粘连；③复杂异常(肢体-体壁综合征)。在Moerman等[1]的研究中，4例胎儿因收缩带导致四肢环状变形，未发现内部畸形或复杂异常。而涉及广泛羊膜粘连的病例会引起更多的外观畸形。研究人员认为，收缩带在形态和病理上与羊膜粘连带不同，后者与更严重的颅面部缺陷相关，如脑膨出和面裂[1]。

三、疾病表现

(一)临床表现 ABS的临床表现多种多样。羊膜带最常影响胎儿四肢，尤其是肢体远端。约80%的ABS病例中胎儿的手足存在异常，常累及第二、第三和第四指[2,3]。常见表现是缩窄环、手指和肢体截肢。缺陷的严重程度可以从轻微的缩窄到完全的宫内截肢和胎儿死亡。

在ABS中观察到的异常可以描述为破坏、变形和畸形。破坏是指正常发育的组织被破坏或改变。

ABS 的典型破坏性特征包括收缩带、截肢和并指（趾）。变形是由于发育中的胎儿受到异常的机械力导致的。例如，羊水过少时，通过限制胎儿运动和对发育中的胎儿施加直接压力，导致脊柱侧凸、足内翻和关节挛缩。在器官形成过程中发生损伤会导致发育异常或畸形。ABS 的典型畸形包括肢体-体壁综合征、内脏器官异常和颅面部病变，如脑膨出[5]。

（二）影像学表现

1. 超声表现　ABS 的产前超声表现多样。手指和足趾的缩窄环是最常见的[9]。在出现截肢畸形和非对称的体壁、胸廓或颅面部缺损的情况下，应怀疑 ABS。在某些情况下，可以发现羊膜带缠绕胎儿，运动受限。羊膜带在常规的超声检查中很难看到，在大多数病例中也难以显示。Inubashiri 等[6]报道，三维和四维超声可清晰显示出羊膜带与胎儿的关系[6]（图 98.1～图 98.3）。

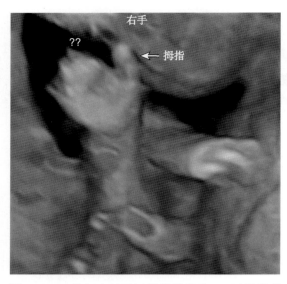

图 98.1　三维超声显示远端指骨截肢。??：远端指骨缺失。

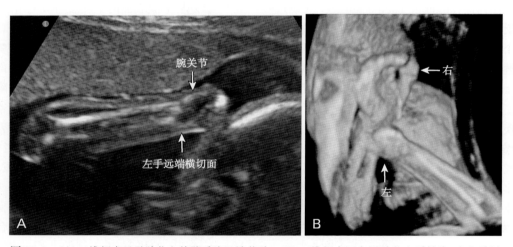

图 98.2　（A）二维超声显示胎儿左前臂手腕远端截肢。（B）三维超声证实了胎儿左手缺失，右上肢远端正常。

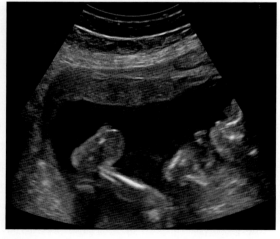

图 98.3　二维超声显示胎儿足因羊膜带收缩而肿胀。

ABS 的诊断是基于超声检查中观察到缺陷，再通过产后胎盘和羊膜的组织病理学检查来确诊。表 98.1 列出了超声可识别的异常情况。

表 98.1　羊膜带序列征的超声检查结果

四肢
　四肢或指（趾）缩窄环
　四肢或指（趾）截肢
　淋巴水肿
　假并指（趾）
　足内翻

（续表）

颜面
脑膨出（非对称性）
无脑畸形
露脑畸形
唇腭裂和面裂（非对称性）
鼻畸形
不对称性小眼症
胸腹部
内脏外翻
腹裂畸形
脐膨出
膀胱外翻
会阴
两性畸形
肛门闭锁

2. MRI 表现　MRI 作为超声检查的补充，为诊断先天性畸形提供更全面的依据[10]。Neuman 等[11]的一篇综述中提到，超声和 MRI 这两种成像方式的互补作用，产前 MRI 能够显示羊膜带及其继发性表现。

四、影像鉴别诊断

ABS 中涉及的胎儿结构高度可变，鉴别诊断取决于超声检查中发现的特定缺陷。但出现孤立性收缩性羊膜带时，也可能是淋巴和血管畸形造成的。血管畸形时，彩色多普勒可在异常区域检查到血流信号[2]。如果上肢受影响，应注意与 VACTERL 联合征（椎体异常、肛门闭锁、心脏畸形、气管食管瘘和/或食管闭锁、肾和桡骨异常、肢体畸形）和范科尼贫血鉴别。宫内粘连和绒毛膜-羊膜分离时胎儿无异常[2,3]。

五、治疗方案概要

（一）产前　尽管大多数专家同意 ABS 中的四肢异常不是胎儿镜手术的适应证，但一些专家仍主张宫内治疗，以避免因逐渐缩窄而导致的破坏性变形和截肢[12-16]。脐带缩紧可能是致命的，在仔细评估孕产妇的风险和与手术相关的并发症后，应考虑产前干预。手术的并发症包括早产、胎膜早破和感染[2]。颅面部严重畸形或肢体-体壁综合征的胎儿，预后较差，不应考虑宫内手术干预。

（二）产后　产前诊断为 ABS 的胎儿应在可提供多学科团队的三级医疗中心分娩。团队有新生儿、小儿外科和儿科整形外科专家。分娩时根据畸形的严重程度，干预措施包括松解羊膜带的小手术或更广泛的清创、重建，以及截肢手术[3]。肢体-体壁综合征普遍致命，不需要手术干预。

医生须知

ABS 是指一组高度可变的畸形，涉及早期羊膜破裂。可能会有截肢或四肢缩窄环，或各种不对称的异常。

要点

- ABS 是指一组与羊膜带有关的高度可变的先天性畸形。
- 缺陷可以从手指或四肢的缩窄环，到胸廓、腹部和颅面部复杂畸形。
- 常规的超声检查中难以检查到羊膜带。根据观察到的结构缺陷进行诊断。
- 宫内治疗是试验性的，应根据实际情况考虑。
- 预后取决于畸形的严重程度，广泛的颅面部病变和肢体-体壁综合征的预后较差。

参考文献见 *www.expertconsult.com*.

第99章

胎盘绒毛膜血管瘤

JACLYN M. COLETTA|MARY E. D'ALTON

卢先烨 译,陶阳 刘宇杰 审校

一、引言

胎盘绒毛膜血管瘤是胎盘肿瘤中最常见的组织学类型,它们通常边界清晰,内含血管,肿块以低回声为主,直径从仅镜下可见到几厘米不等[1]。

二、疾病概述

(一)发病率和流行病学 分娩后检查的胎盘中,有0.5%~1%发现胎盘绒毛膜血管瘤[2]。微血管瘤最常见,但不易引起胎儿或母亲的并发症,往往不被发现。直径大于5 cm的巨大胎盘绒毛膜血管瘤在孕妇中的检出率仅为1/10 000~3/10 000[1]。

(二)病因和病理生理学 组织学上,绒毛膜血管瘤主要有两种类型:血管瘤型(由增生血管形成)和细胞型(由疏松的间叶组织形成)[3]。大型肿瘤常发生退行性变,如坏死、钙化和黏液样改变[3]。它们是绒毛膜绒毛内的血管过度增殖而成,血液灌注主要来源于胎儿循环[1]。因此,肿瘤越大,血液分流量越大,胎儿并发症的风险也随之增加。

三、疾病表现

(一)临床表现 直径4~5 cm或以上的胎盘绒毛膜血管瘤,或较小的多发胎盘绒毛膜血管瘤,与围产期不良结局有关,包括胎儿宫内生长受限、羊水过多、早产和胎盘早剥[4]。并发症包括高输出量心力衰竭、血小板减少、胎母输血综合征、弥散性血管内凝血,甚至可能导致胎儿或新生儿死亡[4]。

(二)影像学表现

1. 超声表现 大多数胎盘绒毛膜血管瘤是位于胎盘内的小肿瘤,不会引起任何并发症,通常在超声检查中难以识别。此外,胎盘绒毛膜血管瘤与其他胎盘病变也很难鉴别[3]。与周围的胎盘组织相比,它们通常表现为边界清晰的低回声病变[3](图99.1)。大的肿瘤形态各异,可包含纤维性隔膜[4]。使用多普勒有助于评估这类有血流的病变[5](图99.2)。可以估计血液分流量,分流量增加,胎儿并发症的风险也将增加。彩色多普勒有助于区别没有血流信号的血肿或纤维蛋白沉积[5]。Prapas等回顾分析了9年的疑似胎盘绒毛膜血管瘤的病例[5]。从灰度图像上观察,胎盘绒毛膜血管瘤与胎盘出血难以区分,使用彩色多普勒和脉冲多普勒检查有助于鉴别诊断[5]。此外,彩色多普勒检出与胎儿循环相连的血管,可以排除退化性肌瘤、胎盘畸胎瘤或不完全性葡萄胎等[5]。既往研究表明了彩色多普勒在识别动静脉分流中的作用,尤其是需要进行产前治疗的病例。

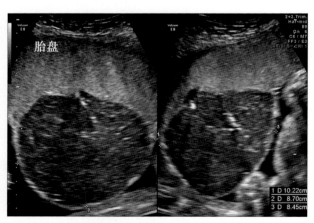

图99.1 二维图像显示回声均匀的胎盘,其胎儿面见一边界清晰的低回声肿块。

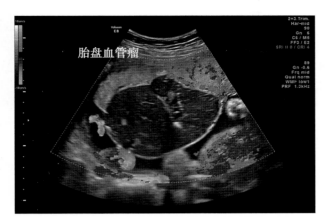

图 99.2　彩色多普勒显示血流沿着肿块表面走行。

2. MRI 表现　MRI 检查不是必需的,但可以辅助超声检查进行诊断[6]。

四、影像鉴别诊断

胎盘实性肿块的鉴别诊断包括胎盘出血、胎盘畸胎瘤、部分性葡萄胎、退化性肌瘤、胎盘转移瘤等。由于胎盘绒毛膜血管瘤是血管化的肿瘤,使用彩色多普勒和脉冲多普勒可以帮助鉴别诊断[5]。

五、治疗方案概要

（一）产前　产前的治疗管理取决于肿瘤的大小和胎儿是否受到影响。一旦怀疑诊断,最初建议 2~3 周进行一次超声监测,然后从 32 周开始,每周监测一次。由于血流动力学变化进展迅速,建议采用多普勒和胎儿超声心动图评估胎儿循环[1,2]。无症状病例可以保守治疗,如果胎儿生长正常,没有受到影响,足月自然分娩是合理的。有症状或复杂的绒毛膜血管瘤的处理主要取决于胎儿的症状和胎龄[1]。曾有报道给母亲使用吲哚美辛和地高辛[8]。这些治疗在母体镜像水肿和心力衰竭的病例中是成功的。1996

年,Quintero 等尝试在内镜引导下结扎和双极电灼分流血管治疗大型胎盘绒毛膜血管瘤[9]。虽然手术本身是成功的,但胎儿在 3 天后死亡[9]。Nicolini 等在超声引导下进行微创手术,采用经皮无水酒精硬化治疗[10]。这些病例效果良好,然而也有其他学者使用同样的技术,但没有成功。也有报道使用微线圈和恩布酯栓塞胎盘绒毛膜血管瘤,但都导致了胎儿死亡[11,12]。最后,在少数病例中尝试使用内镜辅助激光凝固分流血管,但效果不一。因此,有必要改进目前的技术和进行更多的研究以明确干预的风险和好处[13,14]。

（二）产后　大型胎盘绒毛膜血管瘤可能导致严重的新生儿贫血和血小板减少,建议在三级医疗中心分娩,在出生后立即对新生儿进行评估。

要点

- 胎盘绒毛膜血管瘤是胎盘肿瘤中最常见的良性肿瘤。
- 它们通常边界清楚,有血管,以低回声为主,直径从仅镜下可见到几厘米不等。
- 直径 4~5 cm 或以上的胎盘绒毛膜血管瘤与不良的围产期结局相关,包括胎儿宫内生长受限、羊水过多、胎母输血综合征、胎儿贫血、弥散性血管内凝血、血小板减少和新生儿低白蛋白血症。
- 诊断后,建议 2~3 周进行一次超声监测,32周后每周进行一次监测,注意并发症。
- 已采用多种内科和外科手术治疗干预,但效果不明。

参考文献见 *www.expertconsult.com.*

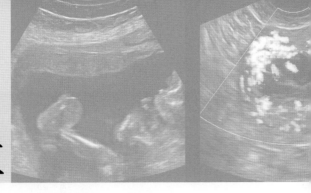

第100章

绒毛膜癌

JACLYN M. COLETTA | JUNE Y. HOU | MARY E. D'ALTON

卢先烨 译，陶阳 刘宇杰 审校

一、引言

妊娠滋养细胞疾病（gestational trophoblastic disease，GTD）是指一组滋养细胞持续存在或滋养细胞异常生长的疾病，恶性的妊娠滋养细胞疾病需结合临床表现、放射检查、病理检查或激素水平来诊断。本病最常发生于葡萄胎后，但也可发生在任何类型的妊娠后[1]。

二、疾病概述

（一）定义　绒毛膜癌是一种高度恶性的滋养细胞疾病。它来源于细胞滋养细胞及合体滋养细胞，无绒毛结构，产生人绒毛膜促性腺激素（human chorionic gonadotropin，HCG）[2]。

（二）发病率和流行病学　绒毛膜癌在正常妊娠中的发病率约为 0.6/10 000，在流产患者中的发病率约为 0.7/10 000，在完全性葡萄胎中的发病率约为 250/10 000[1,2]。它是最具侵袭性的妊娠滋养细胞肿瘤（gestational trophoblastic neoplasia，GTN），最常见的特征是早期血行转移和广泛的肺转移，其次是阴道、肝和大脑[2]。产妇年龄和葡萄胎病史是增加 GTN 风险的两个相关因素。

（三）病因和病理生理学　妊娠期绒毛膜癌是由合体滋养细胞和细胞滋养细胞组成的肿瘤，没有绒毛[3]。绒毛膜癌是 GTN 中最具侵袭性的类型，常发生血行转移。大多数绒毛膜癌具有非整倍体核型，约 3/4 含有 Y 染色体。一半的绒毛膜癌发生于葡萄胎之后，约 1/4 的绒毛膜癌发生在足月妊娠之前。

三、疾病表现

（一）临床表现　在完全性或部分性葡萄胎清宫后，恶性滋养细胞疾病（包括绒毛膜癌）通常是根据血清 β-HCG 的上升或持续不降来进行诊断。然而，那些继发于非葡萄胎的恶性 GTD 的女性通常只有在晚期出现产后出血等症状后才接受超声和血清 β-HCG 检查[2]。

根据国际妇产科联合会（International Federation of Gynecology and Obstetrics，FIGO）的意见，诊断可以根据以下临床或组织病理学标准，包括以下内容。

（1）升高的 HCG 呈平台期至少 4 次，持续 3 周以上。

（2）HCG 增加 10% 或更高至少 3 次，持续 2 周以上。

（3）葡萄胎清宫后 HCG 持续升高 6 个月或以上。

（4）组织病理学诊断为绒毛膜癌。

（5）存在转移性疾病[4]。

绒毛膜癌具有早期侵犯血管的倾向，可以转移。由于最常见的转移部位是肺（80%）、阴道（30%）、脑（10%）和肝（10%），该疾病可以表现出呼吸道症状，如咳嗽、胸痛或咯血，或伴有胃肠道、泌尿系统或脑出血[5]。

（二）影像学表现

1. 超声表现　疑似恶性 GTD 的患者在接受治疗前必须进行全面评估。患者应行盆腔超声多普勒检查寻找残留的滋养层组织，测量子宫的大小和体积，评估盆腔内转移的局部病灶及血供情况[6]。绒毛膜癌表现为回声不均匀的子宫肿块，并伴有出血和坏死。多普勒检查血供丰富[6]。

2. MRI 表现 肺转移是最常见的,需要通过胸部 X 线片或 CT 成像来评估[7]。如果在胸部发现病变,全身 CT 成像或 18-氟脱氧葡萄糖正电子发射断层扫描(18F-FDG-PET)扫描可用于评估更广泛的疾病。脑部 MRI 及腰椎穿刺可以用来评估隐匿性脑疾病或脑膜疾病[7]。绒毛膜癌 MRI 通常表现为子宫内膜回声不均匀或肌层肿块,伴坏死、出血和实性强化成分。T2 加权像通常是高信号的,MRI 也可能有助于识别子宫外的侵犯。不建议进行活检,因为这些病变血供丰富,活检可能会引起大量出血。

四、治疗方案概要

(一)产前 治疗方案依据国际 FIGO 疾病分期[8]和 WHO 的预后评分系统,为不同的个体临床变量分配一个加权值[2]。绒毛膜癌的分期与恶性 GTN 类似。预后评分是各个组成部分得分的总和,依据评分将疾病分为三个风险类别。这个评分系统被纳入修订后的 FIGO 分期[8](表 100.1 和表 100.2)。

表 100.1 妊娠滋养细胞肿瘤的 FIGO 分期

Ⅰ 期	病变局限于子宫
Ⅱ 期	病变超出子宫但局限于生殖器官
Ⅲ 期	病变转移至肺,伴或不伴生殖道转移
Ⅳ 期	全身其他器官转移

表 100.2 修订后的 FIGO 评分系统

FIGO 分值	0	1	2	4
年龄(岁)	<40	>40	—	—
末次妊娠	葡萄胎	流产	足月妊娠	—
妊娠终止时间(月)	<4	4~6	7~12	>12
HCG	<1 000	1 000~10 000	10 000~100 000	>100 000
肿瘤最大直径(cm)	<3	3~4	≥5	—
转移部位	肺、阴道	脾、肾脏	胃肠道	脑、肝
转移灶数量	0	1~4	5~8	>8
化疗失败	—	—	单一药物	两种或更多

大多数葡萄胎患者继发肿瘤的风险较低。这些患者(0~6 分或 FIGO 分期 Ⅰ 期)应用单药甲氨蝶呤或放线菌素 D 化疗[9,10]。传统的治疗方法是每 2 周肌内注射或静脉注射甲氨蝶呤 5~8 天[9]。一项对 253 例最初接受该方案治疗的患者进行的研究,89.3% 的患者使用甲氨蝶呤获得了初步缓解,8.7% 的患者使用放线菌素 D 获得了初步缓解,只有 2% 的患者需要多药化疗或子宫切除术才能治愈[9]。当单药化疗出现耐药性时,应像对高危疾病一样采用多药化疗方案。如果进行适当的分类和适当的治疗,低风险的转移性 GTN 的治愈率接近 100%[11]。

高危转移性 GTN(FIGO 分期 Ⅳ 期或 WHO 评分为 7 分或以上)的患者最初应接受多药化疗,辅助或不辅助手术或放射治疗[12,13]。EMACO(依托泊苷、大剂量甲氨蝶呤与亚叶酸、放线菌素 D、环磷酰胺和长春新碱)被广泛研究了 20 年,其疗效已被证实,完全缓解率为 67%~78%,长期生存率为 85%~94%[13]。该方案是目前治疗高危转移性 GTN 的首选方案,因为毒性低,能坚持治疗计划,完全缓解率高,总体生存率高[13]。当存在中枢神经系统转移时,可采用全脑放疗或手术切除,同时进行化疗[14]。

(二)产后 在 HCG 缓解后,恶性滋养细胞疾病患者应在缓解的前 3 个月每 2 周测定一次 HCG 水平,然后每 1 个月测定一次,直到监测显示 HCG 水平正常 1 年[15,16]。缓解 1 年后复发的风险小于 1%[16]。在缓解的第一年,建议患者严格避孕。在以后的妊娠中有 1%~2% 的复发风险,因此建议尽早进行超声和临床检查[16]。

参考文献见 *www.expertconsult.com.*

要点

- 当临床、放射学、病理学或激素水平证明存在持续性滋养细胞组织时,可以考虑恶性 GTD。
- 异常出血时应检查 β - HCG。
- 疑似 GTD 的患者应进行盆腔超声、胸部 X 线检查,必要时进行 CT、MRI 或 PET 扫描,以评估转移性。
- 不建议对任何可疑的病变进行活检。
- 低危妇女可以采用单药化疗。
- 高危妇女应该采用多药化疗。
- 治疗后,患者应连续检测 HCG 水平 1 年,观察复发情况。观察期间应该注意避孕。

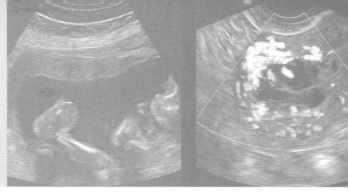

第101章

轮廓状胎盘

AUDREY MERRIAM｜MARY E. D'ALTON

卢先烨 译，陶阳 刘宇杰 审校

一、引言

轮廓状胎盘是一种胎盘异常，膜性绒毛膜过渡到绒毛膜时，不是在胎盘边缘，而是胎盘边缘向内的区域，更接近脐带插入口。在 18 世纪首次报道了这个发现[1]。虽然以前认为它不会影响妊娠过程，但事实上它可能与一些不良妊娠结局有关[2]。

二、疾病概述

（一）定义 轮廓状胎盘是一种胎盘异常，膜性绒毛膜到绒毛膜的过渡发生在远离胎盘边缘的地方，导致胎盘胎儿面中央凹陷，周围增厚凸起形成一个折叠的灰白色环，绒毛膜板小于胎盘基板。灰白色的环状组织由双重褶皱的绒毛膜和羊膜组成，中间有退化的蜕膜和纤维蛋白。该环与周边的距离不同，可能围绕着整个胎盘的圆周，也可能只是其中的一部分，称为有缘胎盘。绒毛膜未覆盖的胎盘部分被称为绒毛膜外胎盘[3]。

有缘胎盘与轮廓状胎盘类似，但没有明显的皱褶和中央凹陷。羊膜和绒毛膜插入胎盘时，过渡平滑，没有轮廓状胎盘的折叠[1,4]。同样，胎膜的异常插入区可能是完整的，也可能只限于胎盘的一部分。一些胎盘可能同时存在有缘胎盘和轮廓状胎盘。

（二）发病率和流行病学 据报道，轮廓状胎盘的发病率在 0.5%～21%[5,6]。发病率的巨大差异是由多种因素造成的。没有统一的纳入标准，因此纳入的病例可能是完全型的和/或部分型的。最近的研究表明，分娩产妇中轮廓状胎盘的发病率为 1%～7%[3,7]。

确切的风险因素尚未确定。少数报道提示多胎妊娠的风险较高，而且在今后的妊娠中也有复发风险[2,4]。

（三）病因、病理生理学和胚胎学 轮廓状胎盘的原因尚不清楚，有许多理论被提出。一种理论认为绒毛膜外胎盘是由于妊娠早期胎盘边缘的出血造成的[5]。其他理论则将这种情况归因于异常植入。早期的学说认为，轮廓状胎盘的发生是由于浅层胎盘植入到子宫内膜的蜕膜层引起的[5,8]。目前最普遍的观点是囊胚过度植入子宫内膜造成的[2,3,8]。由于深部植入，早期胎盘覆盖了一半以上的胎囊，随着羊膜囊的扩张，周边多余的胎盘组织从子宫壁上分离出来。脱离区的胎盘组织逐渐萎缩，留下绒毛膜和羊膜的双重褶皱，中间是退化的蜕膜和纤维蛋白。这个褶皱远离胎盘的边缘，形成肉眼可见的特征性组织边缘环。环本身可以延伸到胎盘的整个周围，或者只是其中的一部分。除了大血管在环的边缘突然终止外，环内的胎盘胎儿面正常。最后导致胎盘边缘全部或部分的绒毛组织没有被绒毛膜板覆盖。

三、疾病表现

（一）临床表现 由于羊膜覆盖不足，导致上行感染和产前出血，而裸露的羊膜外层与绒毛膜羊膜炎有关。这两种潜在的并发症都会增加早产的风险[4,5,7,9]。

轮廓状胎盘与各种不良妊娠结局有关。如前所述，由于纳入标准不一致，不同研究的并发症范围也不同。有研究报道，有轮廓状胎盘和无轮廓状胎盘的患者之间没有差异[2,10]。大多数孕妇都没有任何症状提示存在轮廓状胎盘[2,4]。产前出血是最常见的体征，通常也是最初的症状。据报道，这些妊娠中有 25%～50% 发生出血，原因是绒毛膜外层缺乏羊膜-

绒毛膜覆盖容易发生出血[4]。据报道,在有轮廓状胎盘的妊娠中,约 5%的患者有较高的风险发生胎盘早剥[4,7]。出血可能发生在任何胎龄,通常是间歇性的,且出血量不固定[5,7,11]。由于产后出血和胎盘滞留,与轮廓状胎盘有关的出血在分娩后仍会继续,需要人工取出胎盘[2,5]。有缘胎盘也与产前出血有关[4]。

据报道,妊娠合并轮廓状胎盘的孕妇有 10%出现阴道水样分泌物(称为妊娠溢液),必须与羊膜破裂鉴别[2]。40%合并轮廓状胎盘的妊娠可发生早产[5,10]。轮廓状胎盘也可能是早期流产的原因[2]。

报道的新生儿结局包括宫内生长受限、低出生体重和羊水过少。这些并发症可能是由于轮廓状胎盘的羊膜腔较小而造成的[3,6,9]。与此胎盘相关的其他新生儿并发症包括 Apgar 评分低、胎儿宫内死亡和较高的先天性畸形率[5,7,11]。据报道,11%～33%的孕妇出现围产期死亡[3,8,9]。有缘胎盘与围产期死亡率或先天性畸形率的增加无关,但可能与早产率增加有关[10]。

(二)影像学表现

1. 超声表现　虽然轮廓状胎盘是临床诊断,但有报道这种胎盘异常的超声特征。超声可以发现妊娠中期胎盘胎儿面的胎膜内折和妊娠晚期胎盘外围因纤维蛋白沉积而形成的明亮的边界[3,12]。胎盘边缘的组织凸向羊膜腔[13]。绒毛膜外可能出现无回声的羊膜囊性区域[3]。超声也可显示分离的羊膜,继发于羊膜破裂[14](图 101.1 和图 101.2)。

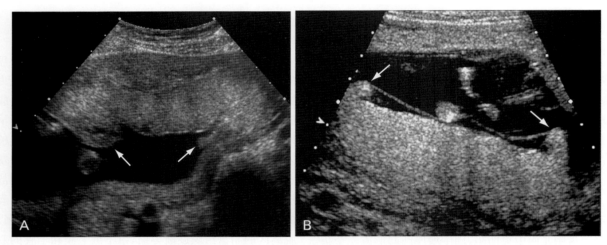

图 101.1　轮廓状胎盘在超声中的特征性表现。(A)胎盘边缘呈卷曲状(箭头);(B)妊娠 15 周时,卷曲的胎盘边缘(箭头)。在这个阶段,羊膜与绒毛膜尚未融合。(引自 Callen PW. Ultrasonography in obstetrics and gynecology, ed 5, Philadelphia, 2008, Saunders, pp 725)

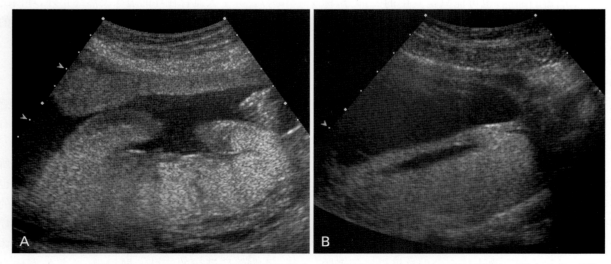

图 101.2　(A)妊娠中期完整的轮廓状胎盘,周围脊厚而卷曲。这种图像不应与子宫粘连(B)相混淆。(引自 Callen PW. Ultrasonography in obstetrics and gynecology, ed 5, Philadelphia, 2008, Saunders, pp 725)

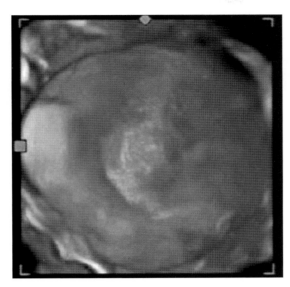

图 101.3 轮廓状胎盘的三维超声表面渲染图，显示增厚的周围组织环和中心凹陷，形似"安装在车轮上的轮胎"。这一诊断在胎盘娩出后得到证实。（引自 Arlicot C，Herve P，Simon E，Perrotin F. Three-dimensional surface rendering of the chorionic placental plate：the "tire" sign for the diagnosis of a circumvallate placenta. J Ultrasound Med 31：340－341，2012）

最近，三维超声被用于诊断轮廓状胎盘。本例患者胎盘的二维成像并不明显，但三维成像显示绒毛膜板有一个中央凹陷和一个厚的外围环。笔者将这种外观称为"安装在车轮上的轮胎"（图 101.3）。该病例产后确诊为轮廓状胎盘[9]。

无论二维或三维成像，这种异常在超声上很难诊断出来。在一项对 139 例病例报告的研究中，没有一例在产前发现[7]。另一项旨在确定轮廓状胎盘产前诊断准确性的研究中发现，在使用超声针对性检查时，假阳性和假阴性率都很高[14]。即使在超声检查中发现特征性提示，比如胎盘边缘凸起，它也不一定能诊断为轮廓状胎盘，并可能得到胎盘大致正常的病理结果。超声发现决定后续进一步的检查，减少轮廓状胎盘的漏诊[13]。

据报道，合并轮廓状胎盘的妊娠中胎儿先天性畸形的发病率增加[10]，一旦检出轮廓状胎盘，应进行详细的胎儿解剖结构检查。在产前出血的孕妇中，如果没有发生胎盘早剥、胎盘粘连/植入/穿透或前置胎盘的证据，应考虑轮廓状胎盘的诊断，并进行详细的胎盘超声检查[11]。

2. MRI 表现 MRI 在轮廓状胎盘的诊断中的作用尚未被研究，也不推荐使用。

四、影像鉴别诊断

（1）产前出血在排除了前置胎盘、胎盘粘连、胎盘植入、穿透性胎盘和胎盘早剥之后，应考虑轮廓状胎盘的诊断。

（2）轮廓状胎盘的超声诊断需与绒毛膜下血栓形成或纤维蛋白沉积鉴别，20％的正常胎盘可出现这种情况。

（3）胎盘绒毛膜血管瘤，可表现为边界清楚的分叶状的致密肿块[3]。

（4）当胎盘突入羊膜腔时，鉴别诊断应考虑到羊膜带、子宫粘连和纵隔子宫[13]。

五、治疗方案概要

（一）产前 产前诊断轮廓状胎盘后，除了胎儿生长评估和常规产前护理外，通常不需要进行干预。对于伴发产前出血或胎膜破裂的病例，应采取其他支持措施，尽量延长妊娠至足月[2,4]。

（二）产后 应对产前诊断的病例进行仔细的检查和病理学评估。分娩后对所有胎盘进行检查有助于提高轮廓状胎盘的检出率。若诊断为轮廓状胎盘，应密切注意监测第三产程的并发症，如产后出血和胎盘滞留[3]。

医生须知

- 胎盘位置正常的产前出血应考虑轮廓状胎盘。
- 轮廓状胎盘与不良妊娠结局相关。
- 轮廓状胎盘与第三产程并发症有关，如产后出血和胎盘滞留。
- 临床诊断轮廓状胎盘时，建议分娩后仔细检查胎盘。

要点

- 当正常位置的胎盘出现产前出血时，应怀疑是轮廓状胎盘。
- 轮廓状胎盘的产前超声检出率低。
- 轮廓状胎盘与产前出血、早产、低出生体重、羊水过少、先天性畸形和围产期死亡的风险增加有关。
- 需要检查分娩出的胎盘才能明确轮廓状胎盘的诊断。
- 当产后发现轮廓状胎盘时，应确认胎盘完全娩出。

参考文献见 *www.expertconsult.com.*

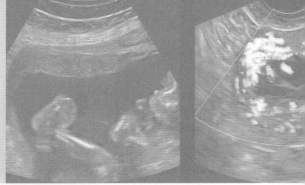

第102章

脐带囊肿

JOSES A. JAIN | KARIN M. FUCHS

卢先烨 译，陶阳 刘宇杰 审校

一、引言

现在产科常规检查中普遍使用高分辨率超声，可以更好地发现胎盘和脐带的异常[1,2]。脐带囊肿在整个妊娠期都有报道。它的临床意义和预后取决于诊断时的胎龄、囊肿的持久性及相关的结构或染色体异常[2-5]。

二、疾病概述

（一）定义 脐带囊肿是脐带内的无回声区[5]。

（二）发病率和流行病学 据报道，0.4%～3.4%的孕妇在妊娠早期发生脐带囊肿[5]，大多数（约80%）在妊娠12～14周后消退，与不良妊娠结局无关[5]。然而，脐带囊肿持续到妊娠中期和晚期，会使胎儿非整倍体或结构缺陷的风险增加[5,6]。

（三）病因、病理生理学和胚胎学 大多数在妊娠早期发现的脐带囊肿都是短暂性的，在妊娠14周时消失。这些短暂性囊肿与妊娠的其他风险无关[3,6-8]。脐带囊肿可分为真性囊肿和假性囊肿[4,5]。真性囊肿由尿囊或脐肠系膜管残余发展而来[9]。组织学上，它们由柱状黏液分泌细胞（脐肠系膜）、类似移行上皮的立方细胞（尿囊）或羊膜上皮（羊膜）排列而成[4]。脐带囊肿常位于胎儿腹部脐带插入口，大小在4～60 mm不等[5,9]。假性囊肿比真性囊肿更常见，通常也位于脐带的胎儿端附近。它们没有上皮内衬，是由黏液变性或华通胶局部水肿而成[4]。在超声上鉴别真性囊肿和假性囊肿是有挑战性的，因为两者都表现为位于胎儿脐带插入部位的无回声结构[4]。

无论组织学如何诊断，在妊娠中期和晚期持续存在的真性囊肿和假性囊肿都与先天性异常和非整倍体有关。

胎儿的不良结局和妊娠中晚期脐带囊肿之间的关系在几项研究中得到证实。然而，相关异常的总体患病率尚不清楚，报道范围为20%～100%[2,4-6,10]。相关异常包括脐尿管未闭、多发性血管异常、先天性心脏病、脐疝及宫内生长受限和非整倍体。从膀胱到脐带囊肿的"沙漏"外观说明有脐尿管未闭到膀胱外翻的严重疾病，需要在有儿科、泌尿科的三级医疗中心分娩[11]。

三、疾病表现

（一）临床表现 脐带囊肿在妊娠期任何时候都可以使用超声检查来诊断。

（二）影像学表现 超声表现：脐带囊肿是位于胎儿脐带内的无回声结构。它们可以是单独的病变或多发性病变，大小在4～60 mm。虽然这些囊肿通常位于脐带的胎儿端附近，但它们也可以位于脐带的任何地方。脐带囊肿可以是轴向的，位于脐带中心，脐血管受压移位，也可以是旁轴的，位于脐带周边。彩色多普勒未显示血流信号（图102.1）。

四、影像鉴别诊断

脐带囊性肿块的鉴别诊断包括以下内容[9]。

（1）真性囊肿。

（2）假性囊肿。

（3）脐尿管囊肿。

（4）血肿。

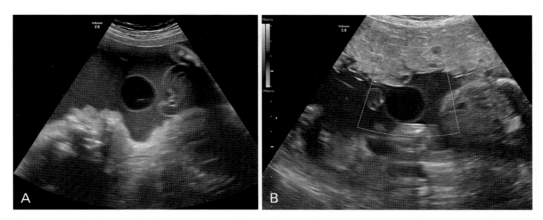

图 102.1 脐带囊肿。脐带囊肿的特征是脐带附近有边界清晰的无回声区，如 A 图所示。注意 B 图彩色多普勒检查时，囊肿内无血流信号。

五、治疗方案概要

（一）产前 目前没有对脐带囊肿的产前或产后治疗方案。若发现脐带囊肿，应积极寻找有无其他结构畸形[9]。在妊娠早期发现的脐带囊肿应在妊娠中期通过超声重新检查评估。如果囊肿持续到妊娠中期，或诊断出相关的结构缺陷，应建议羊膜腔穿刺术进行基因检测。无其他超声或染色体异常的胎儿预后良好[12]。

（二）产后 在出生时，需要对新生儿、脐带和胎盘进行检查。

医生须知

妊娠期任何时间都可能发现脐带囊肿，需要详细的超声检查评估胎儿结构有无异常。如果囊肿持续存在到妊娠中期或存在其他结构异常，应建议羊膜腔穿刺术进行基因检测。若持续性囊肿的胎儿遗传学检查结果是阴性的，大多预后良好。

要点

- 脐带囊肿表现为脐带内的无回声结构。
- 妊娠早期发现的脐带囊肿大多数在妊娠 12～14 周消失。
- 如果在妊娠中期或晚期发现脐带囊肿，或者超声检查中发现其他的结构畸形，应考虑进行胎儿基因检测分析。

参考文献见 *www.expertconsult.com*.

第103章

脐静脉扩张

JOSES A. JAIN | KARIN M. FUCHS

卢先烨 译,陶阳 刘宇杰 审校

一、引言

脐血管异常是常见的先天性畸形,但脐静脉异常,如脐静脉扩张,是罕见的[1,2]。常规超声检查的广泛使用有助于脐静脉扩张(umbilical vein varix, UVV)的产前诊断,但其临床意义尚不明确[2-4]。

二、疾病概述

(一)定义 UVV是一种罕见的、特发性的、局灶性的脐静脉扩张,可发生在脐带的羊膜内或者在胎儿的腹部[5]。

(二)发病率和流行病学 UVV是一种罕见的疾病,约占脐带畸形的4%[6]。在一项回顾性研究中,Byers等[7]报道了妊娠发生率约为1.1/1 000。发生脐带中的病变比在胎儿腹部更常见。在腹腔内UVV的病例中,肝外静脉扩张比肝内静脉扩张更常见[8,9]。

(三)病因、病理生理学和胚胎学 UVV的病因尚不清楚。据推测,任何可能增加静脉压力的情况都可能导致脐静脉肝外段扩张,因为这个解剖区域是脐循环中最薄弱的区域[7]。另一种可能的病因是脐静脉壁的内在缺点,导致静脉扩张和曲张的发生[2]。

UVV与胎儿畸形和胎儿死亡的发生率高有关,但已发表的系列报道中胎儿的结局有较大差异。Sepulveda等[10]报道在10例UVV的病例中,30%与超声检出的其他畸形有关,20%与非整倍体有关,40%与胎儿宫内死亡有关[10]。在一篇已发表的文献中,Zalel等[3]认为UVV与22.7%的胎儿死亡,11.4%的非整倍体病例和9%的胎儿水肿相关[3]。Rahemtullah等[9]对25例UVV患者进行回顾性研究,其中35%的胎儿伴有相关的结构畸形,4%伴有染色体异常。Fung等[4]发表13例胎儿的病例系列和以前文献中报道的80例其他病例,他们报道了31.9%的相关结构畸形率,9.9%的非整倍体率,13%的围产期丢失率。有59.3%的病例观察结果正常。8.1%的孤立性UVV胎儿在妊娠29~38周发生宫内死亡[4]。

在迄今最大的病例系列中,Byers等[7]确定了52例UVV的病例,并记录其结果。5.8%的胎儿有染色体异常,28.8%有超声检出的其他异常。无宫内妊娠丢失病例[7]。

三、疾病表现

(一)临床表现 UVV可以在妊娠期任何时候使用超声检查来诊断。

(二)影像学表现 超声表现:在超声图像上,UVV呈圆形或梭形无回声结构,位于脐带内或胎儿腹部,低于胎儿肝脏,靠近前腹壁[5,9]。彩色多普勒、能量多普勒和脉冲多普勒超声通过显示病变腔内的静脉血流来确定病变的血管性质[3,11,12](图103.1和图103.2)。

虽然脐静脉的平均直径在妊娠15周时为2~4 mm,足月时为7~8 mm,但UVV的直径在8~30 mm变化[13-15]。宫内诊断UVV没有统一的标准。有人建议诊断标准为脐静脉直径为>9 mm或脐静脉扩张部分比非扩张部分至少宽50%,也有人将UVV定义为比相应胎龄的平均值高出2个标准差以上的测量值[13-15]。

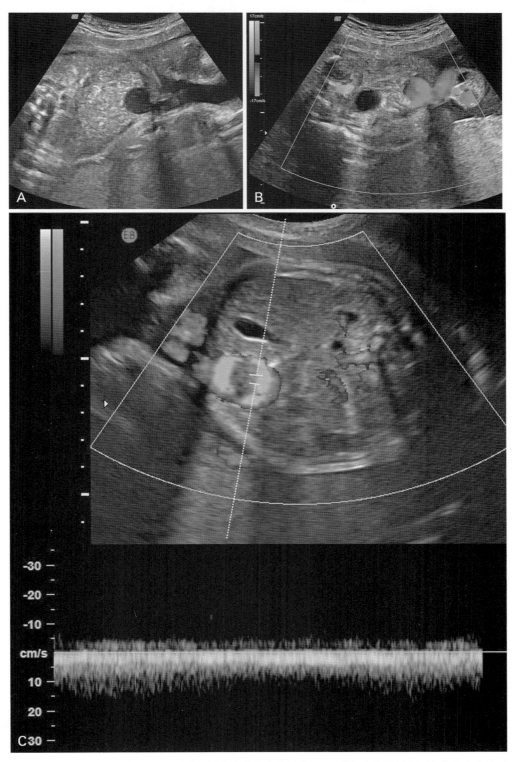

图 103.1 （A）胎儿腹部轴向图显示脐血管腹腔内的囊性扩张。（B）彩色多普勒图像证实腹腔内囊性扩张的脐血管内有血管信号。（C）脉冲多普勒图像显示腹腔内 UVV 内的静脉血流频谱。

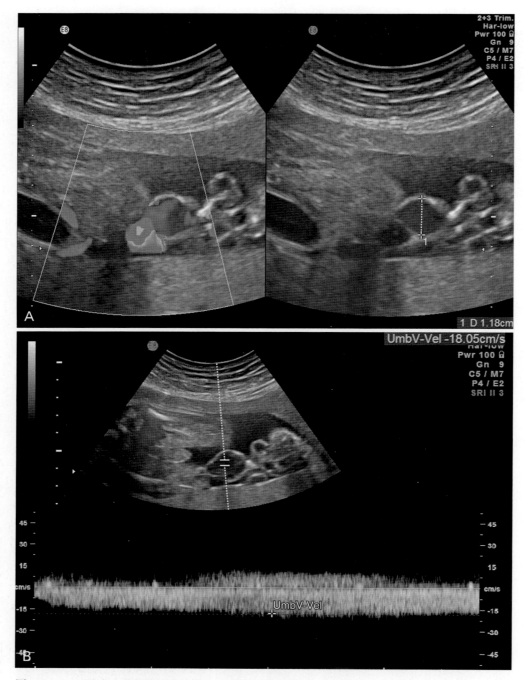

图103.2 （A)彩色多普勒及二维图像显示脐血管腹外段囊性扩张。（B)脉冲多普勒图像显示腹外段UVV内的静脉血流频谱。

四、影像鉴别诊断

UVV的鉴别诊断包括以下几项[7]。

（1）正常的结构，如胆囊或胃。

（2）病理性囊性病变，如脐尿管囊肿、重复囊肿或肠系膜囊肿。

（3）其他起源于脐带的囊性肿块，如真性囊肿或假性囊肿。

五、治疗方案概要

产前：目前没有对UVV胎儿的产前或产后治疗方案。当发现UVV时，应积极寻找有无其他结构畸形，排查非整倍体[7]。如果筛查发现结构异常，建议进行胎儿核型分析，因为已报道的非整倍体率为27.6%[4]。

据报道，UVV患者胎儿宫内死亡的风险各不相同。死亡率为 $0\sim44\%$ [16]。由于胎儿死亡的风险增加,即使是在孤立性 UVV 病例中,也建议进行连续的生长测量和产前监测。目前对 UVV 的管理还没有达成共识。Weissman-Brenner 等[5] 提出了迄今最密集的管理计划,建议从诊断到妊娠 36~37 周分娩,应经常进行产前超声检查,并使用多普勒监测评估UVV 和胎儿心脏[5,16]。然而,Maayan 等[2] 在他们的UVV 胎儿研究组中,没有发现建议足月前引产的依据。在他们的研究中没有胎儿死亡的病例,这也证明了与 37 周后分娩的胎儿相比,早产或近期(35~37 周)分娩的胎儿发生剖宫产和新生儿重症监护病房住院的风险显著增加。

医生须知

如果在产前超声检查中发现 UVV,应及时对胎儿解剖结构进行完整、详细的评估。如果发现其他异常,建议进行羊膜腔穿刺术。由于UVV 与宫内胎儿死亡有关,建议在妊娠晚期进行胎儿监护,并考虑足月分娩。

要点

- UVV 是一种罕见的脐带异常,与结构畸形、非整倍体和胎儿宫内死亡有关。
- 建议进行详细的胎儿解剖结构检查,并可以考虑羊膜腔穿刺术。
- 建议进行产前检查,选择足月分娩。

参考文献见 *www.expertconsult.com.*

第104章

妊娠滋养细胞疾病

JACLYN M. COLETTA|JUNE Y. HOU|MARY E. D'ALTON

卢先烨 译,陶阳 刘宇杰 审校

一、引言

妊娠滋养细胞疾病(gestational trophoblastic disease, GTD)是一种由胎盘滋养层上皮细胞异常增殖引起的疾病[1]。在组织学上 GTD 有几种不同的类型,从癌前、完全性和部分性葡萄胎(hydatidiform moles, HM)到恶性疾病,也称为妊娠滋养细胞肿瘤(GTN),包括转移性/侵蚀性 GTN、胎盘部位滋养细胞肿瘤、上皮样滋养细胞肿瘤(epithelioid trophoblastic tumor, ETT)和绒毛膜癌[1]。绒毛膜癌前已讨论(见第 100 章)。

二、疾病概述

(一) 发病率和流行病学 GTD 的发病率在世界不同地区各不相同[2,3]。在北美、澳大利亚和欧洲,HM 的发病率为 5.7/10 000～11/10 000[2]。相比之下,在东南亚和日本,发病率高达 20/10 000。两个主要风险因素包括产妇年龄和既往 GTD 史,35 岁以上和 20 岁以下妇女的风险增加[4]。初次葡萄胎后复发的风险为 1%～2%,为普通人群风险的 10～20 倍。既往有自然流产和不孕史的女性患完全性和部分性葡萄胎的风险也增加。唯一已知的环境因素是饮食中的 β 胡萝卜素和高动物脂肪与葡萄胎妊娠呈负相关[5,6]。

有报道称发现完全性或部分性葡萄胎与胎儿共存的病例,但这种情况很少,发生在 0.1/10 000～0.5/10 000 的妊娠中[7]。大多数病例由于严重的母体并发症,包括子痫前期、甲状腺功能亢进或出血,导致自发或选择性终止妊娠[8]。

胎盘部位滋养细胞肿瘤(placental site trophoblastic tumor, PSTT)是一种罕见的 GTN。它占滋养细胞疾病的 1%～2%[2]。

(二) 病因和病理生理学 GTD 发生在异常受精和生长后,伴有滋养层组织的增生[9]。完全性葡萄胎没有可识别的胚胎或胎儿组织。组织学上,绒毛滋养细胞弥漫性增生、肿胀,伴有明显的异型性[10]。约 90% 的完全性葡萄胎是整倍体和纯合子,产生于一个单倍体(23, X)精子与无核卵子受精,然后再复制自己的染色体形成最常见的核型 46, XX,或两个精子同时受精形成 46, XY 或 46, XX[9]。

部分性葡萄胎是单倍体卵子与两个精子或一个精子重复受精,产生一个三倍体核型:69, XXY(最常见)、69, XXX 或 69, XYY[11]。其特征是绒毛膜绒毛大小不一,着床部位局灶性肿胀,滋养细胞增生和轻度异型性,有可识别的胎儿或胚胎组织[11]。它容易被误诊为不完全或稽留流产,只有在对标本进行病理检查后才能做出正确诊断。

当临床、放射学、病理学或激素水平有证据表明存在转移性或侵蚀性滋养层组织时,可诊断为恶性 GTD。恶性 GTD 包括侵蚀性 GTN、绒毛膜癌和 PSTT。诊断通常在葡萄胎妊娠后,但也可以发生在任何类型的妊娠后。恶性的 GTD 都可以转移,最常见的是在肺和/或阴道[7]。

完全性葡萄胎排空后,15%～20% 的患者会发生局部浸润性 GTN,而其他妊娠后的发生率较低(部分性葡萄胎 < 5%)[12]。这些组织可能穿透肌层或侵入子宫血管,导致腹腔内或阴道出血[7]。

PSTT 非常罕见,可发生在足月妊娠、自然流产或葡萄胎后数月或数年[13,14]。大多数 PSTT 病例为二倍体,90%的基因组成为 XX;然而,也有少数四倍体的报道[14]。PSTT 是起源于中间滋养细胞的肿瘤,中间滋养细胞是细胞滋养细胞和合体滋养层细胞之间的过渡形式,肿瘤外观为灰色、黄色边界的肿块,通常包含出血区[15]。中间滋养细胞形成片状或巢状细胞,侵入子宫肌纤维之间[15]。它也可以广泛地侵入血管和淋巴管[15]。

ETT 是 PSTT 的一种较罕见的变异,由中间滋养细胞的恶变形成。大多数 ETT 是在足月分娩多年后确诊的[16]。

三、疾病表现

(一)临床表现 过去,完全性葡萄胎通常在妊娠中期诊断出来,最常见的体征和症状是子宫体积明显大于孕龄、阴道出血和呕吐[17]。然而,随着人绒毛膜促性腺激素(HCG)的检测和早期超声的使用,在典型的体征或症状出现之前,妊娠早期时即可诊断[14]。部分性葡萄胎的症状包括阴道出血和子宫体积小于或适合胎龄,与不完全或稽留流产难以鉴别[1]。

有胎儿共存的部分性或完全性葡萄胎,可以通过超声发现胎盘内复杂的囊性成分而诊断,或可出现阴道出血、子宫体积大于胎龄[7]。与单胎 HM 相比,胎儿和葡萄胎共存的双胎妊娠后发生 GTD 的风险增加,有转移性疾病且需要多药化疗的患者比例更高[18]。许多继续这种妊娠的患者会因为早期出现并发症而终止妊娠。

大多数 PSTT 和 ETT 在诊断时病变仅局限于子宫,只有 10%~15% 发展为临床恶性肿瘤[19]。症状可在前次妊娠后数周至数年内出现,最常见的表现为阴道出血和子宫增大[19]。转移最常见于肺部,但也有报道在脑、胃、肝、脾、肠、胰腺、肾和邻近盆腔器官发生转移[20]。国际妇产科联合会(FIGO)分期决定预后[19]。病变局限于生殖道(Ⅰ期和Ⅱ期)的患者生存率超过 90%,而 Ⅲ 期和 Ⅳ 期的生存率只有 33%[20]。局限于子宫的疾病,诊断时间距前次妊娠不到 2 年,预后较好[21]。血管间隙受累、子宫内膜浸润和脑转移提示预后不良[21]。

(二)影像学表现

1. **超声表现** 完全性葡萄胎的超声表现为宫腔中心不均质回声包块,其内充满多个无回声区,呈"暴风雪"外观(图 104.1 和图 104.2),宫腔内无胚胎或胎儿,无羊水。较小的囊性区域是绒毛水肿形成。既往研究表明,盆腔超声诊断完全性葡萄胎的敏感性为 70%~90%,随着胎龄的增加,检出率随之提高。部

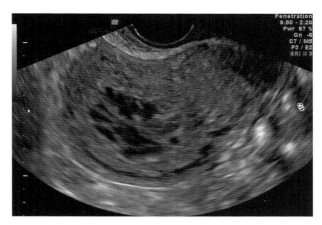

图 104.1 经阴道超声检查显示子宫腔内充满多个无回声区,典型的完全性葡萄胎。

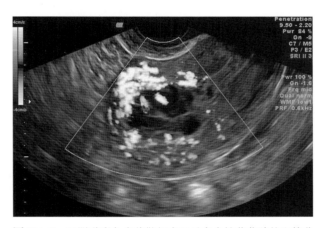

图 104.2 经阴道彩色多普勒超声显示完全性葡萄胎的血管分布情况。

分葡萄胎通常表现为囊性间隙增大和/或胎盘内回声增强,并同时存在胚胎或胎儿[22](图 104.3 和图 104.4)。如果胎儿是存活的,其生长通常受到限制,羊水量减少。因此,15%~60% 的病例被诊断为流产或不全流产。

完全性葡萄胎常伴发黄素囊肿,它是由高水平的 HCG 造成卵巢过度刺激的一种表现。超声检查显示双侧卵巢增大,伴多房性囊肿。

PSTT 超声显示一个包含实性和囊性成分的肿块,可累及子宫内膜和肌层[20]。可通过多普勒判断其血供丰富或稀少[20]。CT 或 MRI 可以帮助确定肿瘤的大小和位置。

2. **MRI 表现** 胸部、腹部和盆腔 CT 扫描通常用于检查转移灶。MRI 通常不适用于诊断葡萄胎;然而,在评估子宫肌层侵犯的程度时,MRI 通常优于 CT 和超声[21]。宫腔通常扩张,T2 信号强度不均匀,多发囊性间隙代表水肿的绒毛。这与超声检查中发

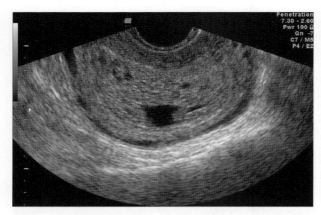

图104.3 部分性葡萄胎,经阴道超声检查显示局灶性囊性改变伴胚胎共存。

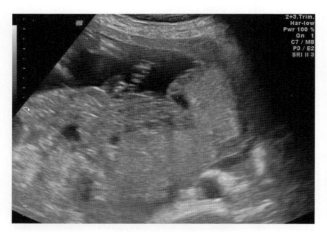

图104.4 经腹部超声显示部分性葡萄胎与胎儿共存,图像右侧为正常回声的胎盘组织,图像左侧为替代胎盘组织的低回声区。

现经典的"葡萄串"有关。非侵蚀性HM显示这些囊性病变周围有正常的低信号子宫肌层。侵蚀性葡萄胎破坏交界区侵入子宫肌层[23]。

四、影像鉴别诊断

组织学诊断是金标准。鉴别诊断包括不完全流产、绒毛膜癌、胎盘部位结节和非滋养细胞恶性肿瘤,如生殖细胞肿瘤[17]。在自然流产过程中,绒毛可能发生退化、水肿,出现葡萄胎。免疫组化可用于鉴别这些疾病。例如,在PSTT中,平均Ki-67染色占总标本面积的14%,而在绒毛膜癌中为69%[13]。此外,绒毛膜癌中的β-HCG远高于PSTT。胎盘部位的结节通常是局灶性、浅表的、边界清楚的结节,周围被中间滋养细胞包围而中心缺乏细胞[15]。

五、治疗方案概要

产前:葡萄胎的治疗管理包括评估潜在的并发症,包括贫血、高血压和甲状腺功能亢进症[24]。所有患者均应进行完整的体格检查和实验室检查,并评估血型,包括Rh状态、红细胞压积、甲状腺功能检查、肝肾功能检查和胸部X线片检查[25]。无论有没有超声的指导,负压吸引术都是最佳的清宫方式[25]。

清宫后,应每周连续监测HCG水平,直到3周内该水平恢复正常[25]。在此之后,应继续每月进行检测,持续12个月。转移性GTN可能发生在完全性或部分性葡萄胎妊娠期间,可能是非侵蚀性的或转移性的,这取决于葡萄胎组织是否侵犯到子宫肌层以外[22]。当清宫后HCG水平没有呈阴性,或病理检查发现绒毛膜癌时,应怀疑这种情况。预测转移性疾病发生的风险因素包括组织学上明显的滋养细胞增生,初始HCG水平>100 000,子宫体积大于胎龄,以及黄素囊肿直径大于6 cm[25]。有上述一种或多种症状的患者葡萄胎后GTN的发生率约为40%,而没有这些症状的患者总体风险为4%[22]。来自多个中心的数据表明,一旦HCG水平恢复正常,只有不到1%的患者会出现复发性升高[25]。

由于再次妊娠会干扰HCG水平的后续检测,强烈建议在清宫后立即采取可靠的避孕措施。在后续妊娠中有1%的风险再次发生葡萄胎,因此建议在妊娠早期及时进行超声检查[13]。

对于超声检查疑似HM和胎儿共存的患者,尚无明确的管理指南。每22 000~100 000次妊娠中发生一次,应与部分性葡萄胎鉴别。如果怀疑这种诊断,并希望继续妊娠,应检测胎儿核型,进行胸部X线筛查转移,并连续监测血清HCG水平[11]。这些患者发生妊娠并发症后需要清宫的风险增加,如出血、早产和妊娠高血压[11]。他们应该被告知这些风险,以及清宫或分娩后发生滋养细胞疾病的风险增加。如果胎儿核型正常,经超声检查排除主要胎儿畸形,且无转移性疾病的证据,则允许继续妊娠,除非妊娠相关并发症迫使终止妊娠[9]。分娩后,应对胎盘进行组织学评估,并连续随访患者的HCG值[11]。

子宫切除术仍然是早期和局部晚期PSTT的主要治疗方法,只有在保留生育能力的情况下才推荐进行刮宫术或局部切除术[15]。化疗应用于晚期患者或距前次妊娠超过2年的FIGO I期患者[26]。PSTT对GTD中最常用的化疗药物如甲氨蝶呤和放线菌素D具有耐药性;使用EMACO(依托泊苷、顺铂、甲氨蝶呤、放线菌素D、环磷酰胺和长春新碱)联合化疗更有效,转移性疾病的反应率为28%[13]。辅助放疗在局限性和孤立性复发或姑息性治疗中也是有用的[27]。

参考文献见 *www.expertconsult.com*.

要点

- GTD 发生于胎盘滋养层上皮细胞的异常增殖。

- 当分娩或终止妊娠后 HCG 水平持续升高时，应怀疑 GTD。

- 滋养细胞疾病包括 HM、PSTT、ETT 和绒毛膜癌。

- 完全性葡萄胎是纯合子的，没有任何可识别的胎儿或胚胎组织；绒毛膜绒毛明显肿胀，在超声中表现为囊性区域。

- 部分性葡萄胎在超声显示为胎盘上的局灶性囊性改变，并与胚胎共存。

- PSTT 是罕见的，表现为一种包含囊性和实性成分的肿块，可侵入子宫肌层。

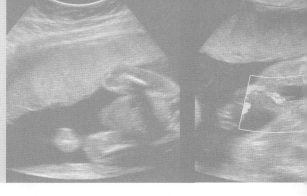

第105章

肢体-体壁综合征

JOSES A. JAIN | KARIN M. FUCHS

寇莹 译，陶阳 刘宇杰 审校

一、引言

肢体-体壁综合征（limb-body wall complex，LBWC）是指涉及颅面、胸腹壁、四肢和脊柱的多发性畸形[1]。LBWC通常为致死性畸形，尤其合并肺发育不全时，预后极差[2-5]。多发畸形会造成胎儿严重的结构异常，包括广泛的胸腹壁缺损伴内脏外翻、脐带短或无脐带，以及胎儿心脏和膀胱的外翻[6]。虽然各种文献对LBWC的描述不尽相同，但出现以下异常时可提示LBWC：非对称性前颅裂（尤其合并面裂时）；广泛的腹壁缺损（不同于典型的脐膨出或腹裂）；或同时合并颅裂、肢体异常或胸腹壁裂[7]。

二、疾病概述

（一）定义 LBWC胎儿发育畸形的主要特征有露脑畸形或脑膨出，伴面裂，广泛体壁缺陷伴内脏外翻和肢体异常[6]。

（二）发病率和流行病学 LBWC是一种罕见的散发性疾病，发病率为0.2/10 000~1.3/10 000[2,3,8-12]。

（三）病因、病理生理学和胚胎学 在妊娠早期，通过旋转、折叠、卷曲运动胚胎从扁平的三胚层胚盘状态逐渐发育成圆柱状结构。这一过程促成胚体和体蒂的形成，从胚外中胚层（绒毛膜腔）中分离出并形成囊胚的内腔（羊膜腔）。在这个过程中形成了脐带[13]。这与绒毛膜腔形成不同，在整个折叠运动过程中出现任何干扰都会破坏胚胎内部环境的分离过程。

LBWC相关畸形的发生与妊娠早期胚胎头、尾两侧褶皱的异常发育程度有关[1,13]。头侧褶皱的缺陷可导致前膈疝、心脏异位、胸骨裂和心脏缺陷。两侧褶皱的不完全闭合可导致脐膨出或不同程度的腹腔内脏器外翻，主要取决于腹壁缺损的严重程度。尾侧褶皱缺损可导致泄殖腔外翻、肛门闭锁、肠闭锁或发育不全[1,13]。LBWC的发病机制尚不明确。可能的发病机制有以下三种学说：①早期羊膜破裂机械损伤所致；②血管破裂所致；③胚胎三胚层胚盘发育缺陷所致[1,7]。大家广泛接受早期羊膜破裂学说，它可以解释LBWC出现的颅面和肢体异常。早期羊膜破裂学说认为，羊膜束带的破坏和/或压迫可直接造成神经管缺陷和面部裂，但腹壁缺陷是原发性畸形[7]。肢体异常是由羊膜带干扰肢芽发育引起的[7,13]。有病例报道支持该学说，证实了LBWC胎儿主要先天性缺陷均存在于破损羊膜带附近。但是，这一理论无法解释羊膜完整或LBWC患儿高发的内部结构畸形[7]。没有证据支持绒毛膜能够吸收羊膜，或者绒毛膜本身具有损害胎儿皮肤的特性。另外，亦无法解释破损的羊膜带是如何识别神经管和面部发育闭合的时间节点，且有充分的时间对其进行缠绕及干预，从而打乱闭合平面的形成[7]。Streeter[14]和Hartwig[15]等已经证实存在没有羊膜带的LBWC病例和分娩时羊膜完整的LBWC病例[7]。

VanAllen等[16]提出LBWC的血管破裂学说。妊娠4~6周，胚胎血管的断裂导致胎儿全身循环系统异常，造成组织缺血、坏死，最终促使肾脏、胆囊等内脏的发育异常[7,17,18]。该学说认为颅骨异常是胚外体腔闭合后不久的继发性改变。其首要关注点既是腹壁异常和颅骨畸形在胚胎发育的很早期就已经出现，相当于肢芽发育初期；LBWC中出现的肢体异常，如末端肢体的并指（趾）和缩窄环现象，可能与后期妊娠的刺激性事件有关[7]。

Hunter 等[7]提出的另一种学说认为,在胚胎发育过程中 LBWC 表现出的异常是由于胚盘的外胚层缺陷导致的。人类的前脑通常由外胚层细胞发育而来,如果外胚层细胞发育失败,就会继发出现露脑畸形/脑膨出。外胚层发育不良常伴有胚外体腔消失障碍和羊膜腔形成障碍,这将导致畸形的前脑与羊膜相邻,同时解释了颅骨缺损附近经常附着羊膜的现象,以及脑组织经常出现扭曲变形的情况。同样,外胚层发育不良也可导致相关的神经嵴发育异常,影响额鼻突形成,导致面裂等。腹壁形成的早期阶段是胚盘两侧边缘向腹中线包卷,且早于外胚层细胞分裂增生[7,19]。外胚层细胞缺陷可造成胚胎初始发育包卷延迟或破坏,从而导致 LBWC 中出现的腹裂和胸腹裂异常。肢体异常和内脏畸形被认为是继发性血管损伤的结果[7]。

最近,有证据支持 LBWC 的发生与遗传病因学有关。通过全外显子测序,Kruszka 等[20]在 *IQCK* 基因中发现一个全新的突变杂合子 c. 667C>G;拥有 p. Q223E 基因的患儿表型特征为 LBWC,已被 Sanger 测序证实。p. Q223E 基因突变影响谷氨酰胺合成,谷氨酰胺是保障智力水平(IQ)非常重要的一种氨基酸。在使用吗啉基因敲降技术的功能研究中,Kruszka 等应用人类 IQCK p. Q223E 基因中的 RNA,可以在斑马鱼实验中复制异常的基因显型。但是仍需要更多的病例来进一步证实 *IQCK* 是 LBWC 的致病基因,其中涉及全外显子测序的深入研究,进而揭示更多的基因可能参与或不参与这一细胞通路。

三、疾病表现

(一)临床表现 LBWC 典型临床表现:包括颅面缺损、肢体畸形和体壁异常三联征。有学者指出,至少要满足以上两种异常方可诊断 LBWC。LBWC

临床表现与羊膜带序列征有相似之处[7,16,21],其中每个病例的异常表现各不相同,没有两个病例表现为完全相同的畸形。

一些学者尝试依据胎儿畸形特点和畸形与胎盘间的关系将 LBWC 分为两类:①颅-胎盘型;②腹-胎盘型。颅-胎盘型通常表现为颅脑颜面畸形,伴有面裂和上肢异常,并存在羊膜粘连。颅-胎盘型在胎盘和胎儿之间有羊膜带或较大面积的羊膜粘连,有着典型的羊膜带序列征表现。颅-胎盘型一般不合并胸腔、腹部和泄殖腔畸形[1,22]。

相比之下,腹-胎盘型的胎儿多表现为腹裂畸形,伴不同程度内脏外翻、泌尿生殖系统异常、肛门闭锁、脑(脊)膜膨出和严重的脊柱畸形,胎儿与胎盘紧密粘连[16,18,23]。胚外体腔持续存在,脐带极短。此型未提及颅面异常和羊膜粘连问题。其发病机制可以用妊娠早期胚胎包卷异常原理解释[22](图 105.1 和图 105.2)。

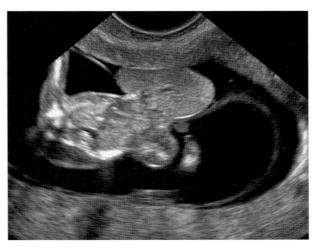

图 105.1 二维图像显示腹-胎盘型 LBWC,脐膨出黏附于胎盘。(引自 Lawrence Platt, MD)

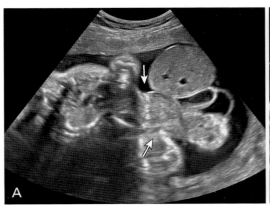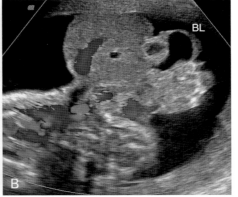

图 105.2 (A)二维图像显示大量胸腹腔脏器外翻(箭头),胎儿肝黏附于胎盘;(B)彩色多普勒图像显示外翻的肠管、膀胱(BL)和肝黏附于胎盘。

（二）影像学表现

1. **超声表现** 常规产科超声检查可以检出 LBWC 的主要畸形。早期妊娠染色体筛查已普遍开展，LBWC 病例可在早期妊娠即被检出。中期妊娠羊水相对少，诊断 LBWC 更具有挑战性[24]。LBWC 的腹壁裂通常表现为腹部前方或胸部前方的包块回声，其内容物可有肝、肠管[23]。最严重的胸腹壁裂可造成多脏器外翻，如胎儿心、肺、脾、肝、肠管、肾和膀胱外翻[24]（图 105.2）。腹壁缺损或胸腹壁缺损通常面积较大，位于胎儿脐带腹壁入口的一侧，胚外体腔持续存在，翻出的内脏常位于胚外体腔内[22,23]。严重的脊柱侧凸可能是由于脐带较短，胎儿与胎盘粘连，胎儿体位异常造成的，通常脐带内只有一条脐动脉[13,21,24]。LBWC 的肢体异常与孤立性羊膜带综合征表现相似，可以观察到缩窄环、假并指（趾）或截肢[25]。颅面异常包括脑膨出、露脑畸形和面裂。对 LBWC 患儿进行大体标本病理评估时，发现羊膜带与颅裂、面裂处的皮肤边缘是延续的，继而猜想这些畸形很可能是由广泛的、粘连的羊膜带造成的[18]。

2. **MRI 表现** 有报道指出 MRI 能更全面地显示胎儿畸形情况，优于超声检查[26]。据 Aguirre-Pascual 等[2]人报道，在对 LBWC 多个病例研究中发现 MRI 不但能够检出而且可以清晰地显示 LBWC 的多种畸形，MRI 成像比超声检查更具优势。

典型特征

LBWC 的典型临床三联征包括颅面缺损、肢体畸形和体壁异常。

四、影像鉴别诊断

LBWC 要与羊膜带综合征、孤立性脐膨出、孤立性腹壁裂和短脐带综合征进行鉴别。体蒂异常的畸形与 LBWC 有许多相似之处，如大面积腹壁裂、脐带短、脊柱侧凸等，因此体蒂异常是 LBWC 需要重点鉴别的疾病之一，但体蒂异常与颅面或肢体异常无关。

五、治疗方案概要

产前：目前对 LBWC 胎儿没有产前或产后治疗的选择。LBWC 的异常都是致命的，一旦发现只能终止妊娠[13,24]。

医生须知

肢体-体壁综合征是一种罕见的胎儿先天畸形，可能继发于早期妊娠体蒂发育异常，最终造成严重的腹壁裂和胸壁裂。早期妊娠通过超声检查可以诊断 LBWC，超声成像可以检出颅面缺损、肢体畸形和体壁异常。LBWC 的多发畸形几乎都是致命的，一旦发现需要终止妊娠。

要点

- LBWC 是一种散发性疾病，伴有严重的颅面、腹壁和肢体异常。
- 胚胎时期不同程度的发育异常决定 LBWC 的畸形特征。
- LBWC 几乎都是致死性的。

参考文献见 *www.expertconsult.com*.

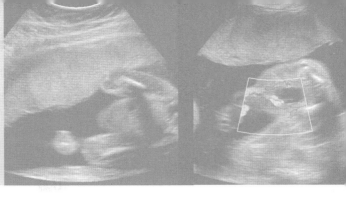

第106章

前置胎盘

AUDREY MERRIAM | MARY E. D'ALTON

寇莹 译，陶阳 刘宇杰 审校

一、引言

前置胎盘是导致产前出血的主要原因。产前超声诊断这种疾病是预防孕产妇和胎儿发生严重并发症的关键。

二、疾病概述

（一）定义 前置胎盘是指胎盘完全或部分位于子宫下段并覆盖宫颈内口。过去，使用完全、边缘和部分等术语来描述胎盘覆盖宫颈内口的程度，经阴道超声检查改进了使用精确位置的超声描述，这些术语已弃用[1-3]。现在，任何覆盖在宫颈内口上的胎盘都被称为前置胎盘，否定了完全或部分性前置胎盘的名称。靠近但没有覆盖宫颈内口的胎盘现在被称为"低置胎盘"[1]。

（二）发病率和流行病学 据估计，前置胎盘在妊娠中的发病率约为5/1 000[1,4]。在世界范围内，发病率有所不同，亚洲的发病率较高（12.2/1 000），而欧洲、北美和非洲的发病率较低（2.7/1 000～3.6/1 000）[5]。前置胎盘在妊娠晚期之前的发病率比较高，可能超过5%；然而，超过90%的病例随着妊娠过程中胎盘的向营养性而消失，在这个过程中，胎盘重塑并向子宫血液供应最好的区域生长[1,6,7]。

前置胎盘的主要风险因素之一是剖宫产史，且风险随着剖宫产次数的增加而增加。在这些情况下，胎盘植入的风险也会增加，应仔细评估[8]（见第97章）。其他风险因素包括既往妊娠有前置胎盘病史、高龄产妇、经产妇、多胎妊娠、吸烟、使用可卡因和既往子宫手术史（即刮宫、流产）[1,8-11]。

（三）病因和病理生理学 确切的病因尚不清楚，但既往的子宫内膜损伤和子宫瘢痕似与前置胎盘有关[1]。既往剖宫产造成的子宫下段瘢痕阻碍了子宫下段的发育和生长，从而延迟胎盘从内口处迁出[12,13]。也有人认为这与缺氧有关。众所周知，妊娠期吸烟妇女的胎盘有较大的表面积，以促进有效的气体交换，因此更容易覆盖宫颈内口[14,15]。

三、疾病表现

（一）临床表现 通常，前置胎盘表现为无痛性阴道出血，但有些前置胎盘出血可能与宫缩和腹痛有关。产前出血是前置胎盘最常见的症状。有50%～60%的前置胎盘妇女在妊娠期间存在出血[10,16,17]。部分孕妇一直没有症状，可能只有在超声检查或分娩时才被诊断。在妊娠中晚期出现无痛性阴道出血的妇女，应进行超声检查，必要时经阴道超声检查，在阴道指检前评估有无前置胎盘。通过经阴道超声测量宫颈长度可能有助于预测孕妇是否会因前置胎盘而增加大出血和早产的风险。有研究表明，宫颈长度小于30 mm与产前出血风险增加显著相关，在妊娠34周之前进行紧急剖宫产[18]。

与前置胎盘相关的新生儿并发症主要与早产有关，包括死亡、脑室出血、Apgar评分低、贫血和呼吸窘迫综合征等风险。一项来自美国基于人群的队列研究发现，妊娠合并前置胎盘的孕妇，约55%在妊娠37周前分娩，其中17%的孕妇在妊娠34周前分娩[10]。即使控制了胎龄，分娩时前置胎盘也会增加新生儿呼吸窘迫综合征和贫血的风险[19]。

（二）影像学表现

1. 超声表现 超声是诊断前置胎盘的金标准。

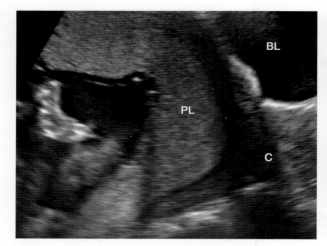

图 106.1 经腹超声检查的前置胎盘。BL:母体膀胱;C:宫颈; PL:前置胎盘。

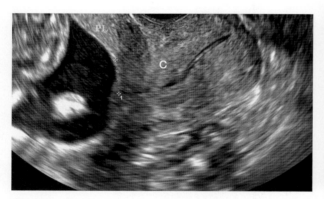

图 106.2 低置胎盘。经阴道超声检查低置胎盘,距离宫颈内口 1.6 cm。C:宫颈;PL:胎盘。

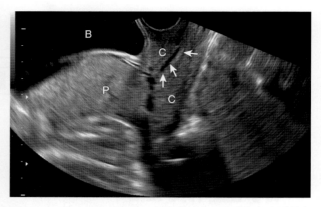

图 106.3 完全性前置胎盘。经阴道超声显示胎盘完全覆盖宫颈内口并向后延伸。箭头表示宫颈管。B:母体膀胱;C:宫颈; P:胎盘。

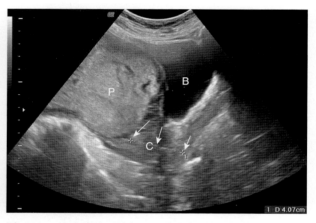

图 106.4 完全性前置胎盘。经腹超声显示胎盘完全覆盖宫颈内口并向前延伸。箭头表示宫颈管。B:母体膀胱;C:子宫颈; P:胎盘。

高收入国家的绝大多数孕妇使用超声常规筛查。经腹超声检查在大多数情况下可以作为一种可靠的筛查方法(图 106.1)。一项研究发现,经腹部超声测量胎盘边缘和宫颈内口之间的截断值为 4.2 cm,在评估前置胎盘时,其阴性预测值为 99.8%,特异性为 76.7%,敏感性为 93.3%[20]。经腹超声不能可靠地用于所有病例,因为宫缩、子宫肌瘤、膀胱过度充盈和胎位等会掩盖胎盘边缘,造成测量不准确[21]。经腹超声检查可能会漏诊低置胎盘(图 106.2)。据报道,经腹超声筛查前置胎盘时假阳性率高达 8%～9%[20,21]。经会阴超声检查也用于筛查前置胎盘,如果患者对经阴道超声检查有抵触,可作为一种替代选择[22]。

经阴道超声是诊断前置胎盘和测量胎盘边缘到宫颈内口距离最准确的方法[3](图 106.3 和图 106.4)。这种筛查方法可用于无症状妇女的常规筛查,妊娠中晚期阴道出血的妇女必须在进行阴道指检前使用。

在观察屏幕图像的同时放入阴道探头,以避免在宫颈扩张时进行操作。探头应放置在距离宫颈 2～3 cm 的地方,以便操作者能清楚地显示胎盘与宫颈内口的关系。如果没有前置胎盘,则应测量胎盘边缘与宫颈内口之间的距离[21]。

大多数超声解剖结构检查的时间安排,通常在妊娠晚期之前就已诊断出前置胎盘。这些病例需要在妊娠晚期再次进行超声检查,因为约 90% 妊娠中期诊断的前置胎盘在分娩前消失[1]。妊娠中期胎盘覆盖宫颈内口的程度与足月妊娠时仍然存在前置胎盘的风险相关。一项研究发现,妊娠 20～23 周,覆盖至少有 25 mm 时,100% 的病例在足月时仍然存在前置胎盘[23]。如果发现前置胎盘已经"消退",其他覆盖宫颈内口病变,如副胎盘和前置血管,应该使用彩色多普勒来排除。对于有剖宫产史且诊断为前置胎盘的患者,还必须评估是否存在胎盘植入,因为这将影

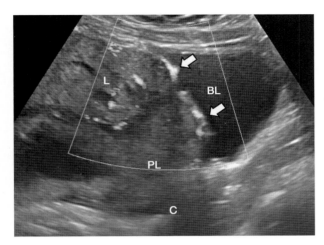

图 106.5　前置胎盘。经腹超声图像显示前置胎盘,提示有胎盘植入,包括陷窝(L)、膀胱后缘(BL)的血供(箭头)增加,以及在胎盘基底面缺乏一个清晰的区域。C:宫颈;PL:胎盘。

响母体和胎儿的患病风险、分娩时间和分娩方式(图106.5)。

　　为了确定前置胎盘剖宫产术中大出血的易感因素,在一些研究中发现,宫颈壁海绵状外观和前置胎盘都与术中大量出血有关[24,25]。不论超声检查的结果如何,都应该在分娩时为潜在的出血风险做好准备。此外,所有前置胎盘病例都应进行详细的胎儿解剖结构检查,因为这些病例中发生先天性异常的风险更高[19]。

　　2. MRI 表现　诊断前置胎盘不需要进行 MRI 检查。在有剖宫产史的前置胎盘病例中,MRI 可能有助于评估胎盘植入,特别是在存在其他相关因素的情况下(胎盘后间隙消失和胎盘陷窝)[1]。

典型特征
可见胎盘覆盖宫颈内口。

四、影像鉴别诊断

　　超声检查前置胎盘的鉴别诊断包括妊娠晚期阴道出血的其他疾病。胎盘早剥、血管前置及胎盘粘连、植入、穿透等情况可以用超声进行鉴别。早产和下生殖道病变(即撕裂伤和宫颈息肉)可以在超声检查后的体格检查中进行评估。胎盘早剥引起的血凝块位于宫颈内口上方可能会被误认为是前置胎盘,特别是当胎盘边缘靠近血块时。使用彩色多普勒可以排除这种情况。

五、治疗方案概要

　　(一)产前　在妊娠中期筛查时发现前置胎盘,应将这种情况告知患者,并安排后续的超声检查。所有前置胎盘患者通常建议卧床休息,但没有其他并发症的情况下,不需要限制活动。

　　妊娠中晚期出现阴道出血的患者,在进行阴道指检前,应通过超声评估胎盘位置。在超声检查前通过窥阴器对宫颈和下生殖道进行视诊删除,不会造成胎盘进一步的损伤。前置出血的初步处理包括评估母体的生命体征和血流动力学状态,评估胎儿的健康状况和实验室检查。严重的出血可导致母体和胎儿受损,可能需要静脉输液和血液制品进行抢救。出现母体和/或胎儿受损,不论任何胎龄都要进行剖宫产。在经验丰富的医学中心,可以在妊娠 24 周前进行扩清术,这时的出血很难达到分娩时程度。

　　在妊娠 36 周前,若产前出血不严重,母体或胎儿没有受到损害时,可以保守治疗[1]。处理包括入住适当水平的新生儿重症监护病房,在妊娠 37 周前使用糖皮质激素,抑制宫缩,注射 Rh 免疫球蛋白,必要时输血[26,27]。首次出血时,可以入院观察一段时间,但反复出血的患者应考虑长期住院[28]。建议在妊娠晚期反复使用超声检查评估前置胎盘[23],在妊娠 36~37 周行剖宫产[29]。

　　胎盘边缘距离宫颈内口小于 1 cm 时,一般推荐剖宫产。胎盘边缘距离宫颈内口 2 cm 或以上的患者可以安全地进行试产,同时监测阴道出血的情况[1]。对于胎盘边缘距离宫颈内口 1.1~2.0 cm 的患者,分娩方式应进行个性化管理,因为有小型研究发现,70%~90% 的患者可以成功进行阴道分娩而不增加出血的风险[1,3,30]。

　　(二)产后　即使在没有产前出血的情况下,前置胎盘也有发生产后出血的风险,主要是由于子宫收缩乏力引起的,子宫下段在分娩后没有与宫底部相同的收缩能力[16]。预测这种潜在并发症是关键,除了计划潜在的手术操作,如 B-Lynch 缝合或子宫切除术外,还应确认子宫收缩剂和宫内球囊填塞的可用性。分娩前应考虑准备血液制品,因为出血可能会迅速导致母体血流动力学不稳定。

要点
● 妊娠中期诊断前置胎盘的患者需要在妊娠晚期重复评估,因为超过 90% 的病例可以消失。

- 妊娠中晚期阴道出血的评估应包括阴道指检前评估胎盘的位置。
- 前置胎盘是导致胎盘植入的风险因素,特别是有剖宫产史的情况下,应密切注意筛查有无胎盘植入。
- 前置胎盘或胎盘边缘距离宫颈内口小于 1 cm 的妊娠,如有临床指征,应在妊娠 36～37 周或更早进行剖宫产。胎盘边缘距宫颈内口≥2 cm 的患者可以安全地进行试产,而胎盘边缘在 11～20 mm 的患者应该制定个性化的分娩计划。

参考文献见 *www.expertconsult.com*.

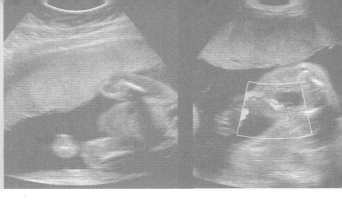

第107章

血管前置

JACLYN M. COLETTA | MARY E. D'ALTON

寇莹 译，陶阳 刘宇杰 审校

一、引言

血管前置是指脐血管走行于子宫下段的胎膜，经过或靠近宫颈内口的一种情况[1]。这些血管可以自发破裂而不引起胎膜破裂，导致胎儿失血过多和死亡[1]。此外，由于血管不受脐带的保护，增加了受压的风险。

二、疾病概述

（一）定义 无华通胶包围的脐血管走行于胎膜上，经过或靠近宫颈内口，称为血管前置。

（二）发病率和流行病学 血管前置在妊娠中的发病率为 $2/10\,000\sim4/10\,000$[1]。危险因素包括脐带帆状插入、低置胎盘或前置胎盘、多胎妊娠，以及双叶或副胎盘[2]。据报道，在体外受精的妊娠中，血管前置发生率高达 $50/10\,000$[3]。一项系统综述报道，83%的病例有一个或多个已知的风险因素[4]。

（三）病因和病理生理学 脐带血管最初在中央插入，但胎盘的一极向血管化良好的宫底滋养层生长；脐带插入逐渐变得偏心和边缘化，直到血管仅被胎膜包绕[5]。当这些血管沿胎膜在宫颈和胎先露之间穿过时，即为血管前置。

三、疾病表现

（一）临床表现 在经阴道超声广泛应用前，血管前置的典型表现包括自发性血管破裂或羊膜切开术时破裂并伴有阴道出血导致胎儿休克或死亡[6]。如果产前没有诊断或怀疑血管前置，当胎膜破裂后阴道出血，导致胎儿心率异常，特别是出现正弦波时，应考虑血管前置[7]。

随着经阴道超声的广泛使用，血管前置常在妊娠中期诊断出来。这些病例可能会随着时间的推移而消失，允许足月阴道分娩。

（二）影像学表现

1. 超声表现 在对胎儿进行解剖结构检查时，应对胎盘和胎盘脐带插入口进行详细的评估。脐带帆状插入的特征是胎盘周围的血管分散开，呈扇形分布[8]。一旦发现脐带帆状插入或副胎盘，应进行经阴道彩色多普勒超声检查以明确有无血管前置[8]（图107.1）。诊断依据是胎儿血管穿过宫颈内口或距宫颈内口 2 cm 以内穿过（图107.2 和图107.3）。可以通过脉冲多普勒检查血管搏动频率与胎儿心率一致来区分母体血管[9]。此外，通过改变母亲的体位或采用头低足高位来区分血管前置与脐带先露，因为脐带先露时脐带可随体位改变而移动。在 Sepulveda 等的前瞻性试验中，使用彩色多普勒检测脐带帆状插入，灵敏度为 100%，特异性为 99.8%，阳性预测值为 83%，阴性预测值为 100%[10]。在怀疑脐带帆状插入后，有 78% 无症状的妇女被诊断为血管前置[3]。血管前置的产前诊断是至关重要的，它可以显著降低围产期发病率和死亡率[11]。未确诊的血管前置病例导致新生儿 5 分钟 Apgar 评分显著降低，新生儿酸血症的发病率和死亡率增加[11]。存活下来的婴儿需要大量输血[11]。

2. MRI 表现 MRI 在产科中的作用越来越大，特别适用于诊断和排除胎盘异常，如前置胎盘和胎盘植入。对一例已知血管前置的患者进行 MRI 检查的研究表明，MRI 可以确定穿过宫颈内口血管的确切数量及其路径和方向[12]。此外，还可以进一步描述

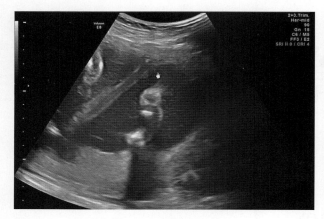

图 107.1 经腹超声显示脐带帆状插入。

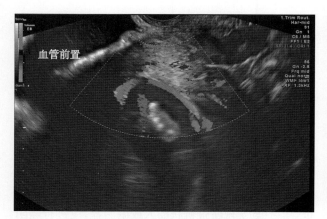

血管前置

图 107.2 经阴道彩色多普勒超声显示胎儿血管穿行于宫颈内口处。

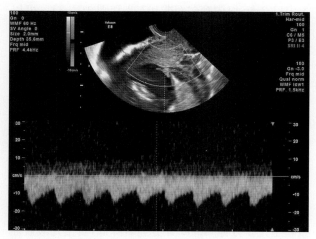

图 107.3 经阴道彩色多普勒和脉冲多普勒显示动脉血管的搏动频率与胎儿心率一致。

胎盘叶的数量及其位置[12]。然而,考虑到 MRI 增加的费用和难以获得的图像,彩色多普勒和脉冲多普勒超声检查在大多数情况下已经足够诊断。

四、影像鉴别诊断

疑似血管前置的鉴别诊断包括母体宫颈血管、绒毛膜羊膜分离或脐带先露。这些可以通过彩色多普勒和脉冲多普勒检查来区分。

五、治疗方案概要

产前:妊娠中期患有前置胎盘或低置胎盘的妇女应在妊娠 28~32 周时进行经阴道彩色多普勒和脉冲多普勒超声检查,用来筛查血管前置。目前尚无大型或对照研究的数据来帮助确定产前诊断血管前置的最佳管理方案。应考虑在妊娠 30~32 周时住院,类固醇给药和频繁的胎心率监测,在发生胎膜早破或分娩时进行紧急剖宫产。如果在胎儿心率描记中出现重复的可变减速,应考虑分娩。如果患者病情稳定,建议在妊娠 34~36 周期间进行剖宫产[13]。

要点

- 帆状脐带的血管仅被胎膜包绕。
- 当脐带血管位于胎先露之前时,可能会发生血管前置。
- 建议使用经阴道彩色多普勒超声筛查有血管前置风险因素的妇女,产前诊断血管前置可显著提高新生儿的生存率。
- 建议从妊娠 28 周开始每周进行两次检查,在妊娠 32 周住院并监测胎心率。
- 建议在妊娠 34~36 周,在胎膜早破或分娩之前进行剖宫产。

参考文献见 *www.expertconsult.com*.

第 **11** 部分

胎儿生长

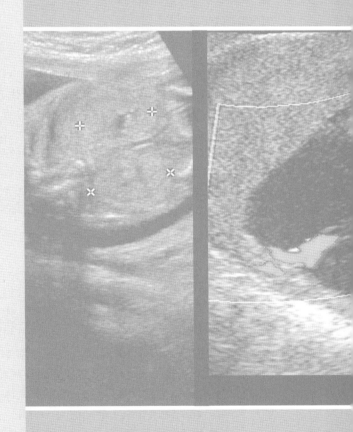

第108章

巨大儿

MICHELLE SILASI

寇莹 译，陶阳 刘宇杰 审校

一、引言

巨大儿是用来描述过度生长的胎儿或新生儿的。在妊娠期间，胎儿不能直接称重，根据体格检查或超声评估等间接方式对胎儿体重进行评估，巨大儿一词是为了表达对胎儿过度生长超过特定阈值的怀疑。胎儿体重增加，难产、分娩创伤和胎儿永久性损伤的风险也增加，准确评估胎儿体重会影响分娩方式的选择。巨大儿在分娩前应进行详细的筛查和咨询。

二、疾病概述

（一）定义 虽然大于胎龄儿（large for gestational age，LGA）和巨大儿都是指胎儿的过度生长，但这两个术语在定义上略有不同。LGA 是指新生儿体重大于相应胎龄体重的第 90 百分位数。巨大儿是指出生体重高于指定阈值，而与胎龄无关。已经使用 4 000 g 和 4 500 g 两个不同的阈值，都与不良妊娠结局相关。美国妇产科医师学会建议，糖尿病妇女的胎儿体重阈值为 4 500 g，而非糖尿病妇女的阈值为 5 000 g[1]。

（二）发病率和流行病学 巨大儿的发病率取决于使用的定义和研究的人群。在 2014 年美国有 6.9% 的新生儿体重超过 4 000 g，1% 的新生儿体重超过 4 500 g，约 0.1% 的新生儿体重超过 5 000 g[2]。

（三）病因、病理生理学和胚胎学 在许多情况下，巨大儿是因环境和遗传多种不同的风险因素所导致的。风险因素如下。

（1）母亲肥胖，妊娠前体重指数大于 30 和妊娠期体重过度增长是巨大儿的两个重要风险因素，因为这两者在美国的发病率都很高[3-5]。

（2）妊娠前母体糖尿病和妊娠糖尿病是公认的巨大儿的风险因素，因为长期和间歇性母体高血糖与胎儿生长加速和脂肪沉积密切相关[6,7]。甚至没有诊断为妊娠糖尿病的葡萄糖耐量异常也会增加巨大儿的风险。妊娠糖尿病的血糖监测、营养咨询和降糖治疗可显著降低这种风险[9,10]。

（3）过期妊娠是一个风险因素。在美国，妊娠 42 周后，25.3% 的胎儿体重超过 4 000 g，5.2% 的胎儿体重超过 4 500 g[2]。

（4）在没有其他表现的巨大儿中，遗传综合征是罕见的，但必须加以考虑，特别是发现其他先天性异常时（见影像鉴别诊断）。

（5）其他主要风险因素包括多胎、既往巨大儿、男性、种族、产妇出生时体重大于 4 000 g 和高龄产妇[11]。

在一些过期妊娠或糖尿病控制不良的病例中，病理生理学是明确的。然而，在许多病例中，巨大儿的病因尚不清楚。最近发现，母亲血糖升高，即使未达到诊断糖尿病的水平，也与胎儿大小和 LGA 的增加有关[12]。上述列出的许多风险可能都与母亲葡萄糖耐受不良有关，包括糖尿病、肥胖、妊娠期体重过度增长、产妇出生体重和高龄。

三、疾病表现

（一）临床表现 孕妇可能无任何临床症状，常通过体格检查或超声筛查明确诊断。宫高测量和触诊法通常用于评估胎儿大小，但它们的敏感性和特异性较差。有风险的孕妇进行常规超声筛查或相关体格检查以明确巨大儿的诊断。一些研究数据表明，超声检查和触诊法在预测巨大儿方面的准确性相似[13]。鉴于对胎儿和母亲妊娠结局的影响，产前诊断巨大儿至关重要。

1. 胎儿与新生儿　巨大儿的围产期结局与小胎儿不同,围产期死亡和分娩创伤的风险增加[11,14,15]。这是一个全球性的现象[16-18]。

胎儿体重增加造成肩关节难产和出生损伤[15,17,19]。在体重超过 4 500 g 的胎儿中,非糖尿病母亲发生肩难产的风险为 9%～24%,糖尿病母亲的风险为 19%～50%[1]。锁骨骨折和臂丛神经损伤常见于巨大儿阴道分娩后[11,14]。其他的新生儿并发症包括低血糖、红细胞增多症、代谢和电解质异常。

2. 母亲　巨大儿对孕产妇产生的影响主要包括产后出血和输血、会阴创伤,特别是阴道分娩后的三级和四级撕裂伤、感染和剖宫产[17,20,21]。

(二)影像学表现

1. 超声表现　二维超声检查结合体格检查是目前评估胎儿体重和识别巨大儿的标准检查。胎儿的体重不能直接测量。根据几种生物测量数据,如股骨长度、腹围和头围/双顶径,有多种公式可以预测胎儿体重(图 108.1)。在分娩时进行超声检查来诊断巨大儿似乎更准确[22]。

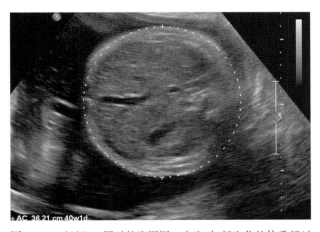

图 108.1　妊娠 36 周时的腹围图。出生时,新生儿的体重超过 5 000 g。

在评估胎儿体重的多重公式中,没有一种公式是通用的[23]。一项对不同经验超声检查的回顾研究显示,诊断巨大儿的敏感性(12%～75%)、特异性(68%～99%)和测试后的概率(17%～79%),范围很广,说明超声在诊断巨大儿方面的局限性。超声的价值可能在于它能够排除巨大儿,而不是确诊。近期,人们更加关注使用三维超声技术来更好地预测胎儿体重(图 108.2)。虽然有研究人员发现三维技术的准确性更高[24,25],但目前没有证据表明要放弃二维超声评估[26,27]。

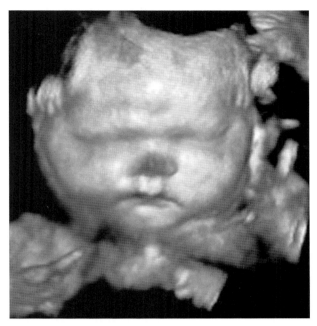

图 108.2　妊娠 36 周时的胎儿面部三维图。出生时,新生儿的体重超过 5 000 g。

2. MRI 表现　MRI 也可以用于评估胎儿体重。一些研究显示,使用 MRI 评估出生体重比单独使用超声更准确[28]。然而,尚未研究 MRI 诊断巨大儿的准确性。由于成本和可用性的问题,MRI 不是评估胎儿体重和诊断巨大儿的标准检查。

四、影像鉴别诊断

鉴别诊断是广泛的,因为巨大儿不是任何疾病特有的表现,可能是生理性的。虽然大多数病例是由肥胖和糖尿病引起的,但也应考虑遗传综合征的可能性,特别是在合并胎儿畸形的情况下。一些遗传综合征,如 Pallister-Killian 综合征、Beckwith-Wiedemann 综合征(见第 109 章)、Sotos 综合征、Perlman 综合征和 Simpson-Golabi-Behmel 综合征等,可以在临床遗传学家的帮助下进行检测[29]。

五、治疗方案概要

(一)产前　巨大儿的预防通常侧重于有重大风险的妇女,如妊娠期体重过度增长和糖尿病。强化饮食和生活方式的咨询,可以降低产妇的体重和新生儿的出生体重。针对糖尿病孕妇,严格控制血糖可以预防巨大儿[9,10]。

当怀疑巨大儿时,应讨论巨大儿对新生儿和产妇的结局及分娩方式的影响[1]。进行有针对性的解剖结构检查,明确有无其他异常。然而,由于巨大儿通常诊断于妊娠晚期,解剖结构检查的范围可能有限。如果同时存在胎儿畸形,则应考虑遗传综合征的风险。

为巨大儿提供择期剖宫产是有争议的。择期剖宫产旨在减少分娩时的并发症和新生儿产伤。然而,这种方法的结果尚未在随机试验中得到证实。一项研究分析估计,如果常规选用择期剖宫产,进行 3 695 例手术,花费 870 万美元来防止 1 例永久性臂丛神经损伤,那么择期剖宫产将不具有成本效益[30]。美国妇产科医师协会指出,在理解超声估算胎儿体重的准确性限制(C 级证据)情况下,估算胎儿体重超过 4 500 g 的糖尿病孕妇和估算胎儿体重超过 5 000 g 的非糖尿病孕妇可以选择剖宫产[1]。

对巨大儿和疑似巨大儿的引产可能比剖宫产更具争议。最近的一项研究显示,对于估计胎儿体重>相应胎龄第 95 百分位的胎儿,早期引产与预期管理相比是有好处的。他们还发现,与预期管理组相比,诱导出生的胎儿体重较轻、肩难产发生率较低。这项研究为体重超标的胎儿提供了一种可能的治疗方式。然而,笔者认为,他们研究发现的益处应该与早产的影响进行权衡[31]。特别是降低出生体重和减少肩难产的好处需要与早产和孕产妇会阴损伤的风险进行权衡[30]。当然,目前的管理主要涉及产科医生、新生儿科医生和患者之间的知情讨论。

(二)产后 产后治疗管理应基于出生时的情况。

医生须知

- 巨大儿没有统一的定义,但大多数人都同意胎儿体重阈值为 4 000 g~4 500 g。
- 重要的风险因素包括孕妇肥胖、妊娠期体重过度增长、孕妇糖尿病、过期妊娠、多胎妊娠、既往巨大儿、男婴和高龄产妇。
- 巨大儿在围产期死亡、出生创伤、代谢异常和新生儿重症监护病房住院方面的风险增加。
- 巨大儿的母亲有出血、严重会阴撕裂伤、感染和剖宫产的风险。

要点

- 巨大儿是对胎儿过大的一种描述。
- 当发现巨大儿和先天性出生缺陷时,应考虑遗传性疾病。
- 如果以前没有进行详细的解剖结构检查,诊断巨大儿后应进行详细的解剖结构检查。
- 虽然常用体格检查和超声检查诊断巨大儿,但这两种技术对巨大儿的敏感性和特异性都较低。
- 三维超声和 MRI 是有用的,但并不是诊断巨大儿的标准。
- 巨大儿择期剖宫产是有争议的,并没有证明能显著降低胎儿出生损伤的风险。

参考文献见 *www.expertconsult.com.*

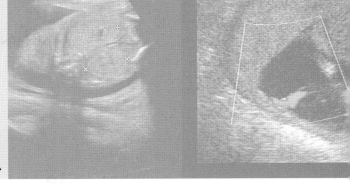

第109章

Beckwith-Wiedemann 综合征

FRANCE GALERNEAU

寇莹 译，陶阳 刘宇杰 审校

一、引言

Beckwith-Wiedemann 综合征（BWS，也称贝-维综合征、脐膨出-巨舌-巨体综合征）是由美国儿科病理学家 Beckwith[1,2] 和德国遗传学家 Wiedemann[3] 于 1963 年和 1964 年首次提出的。自首次描述以来，已报道了 500 多例 BWS 病例[4]。1980 年首次报道了产前诊断的 BWS 病例[5]。随着对 BWS 临床特征和诱因的不断了解，现在产前就可以怀疑此诊断，从而进行基因检测和咨询，为新生儿护理做充分的准备。现已报道近 40 例产前诊断的 BWS 病例。

二、疾病概述

（一）定义　BWS 是一种先天性过度生长疾病，以一系列异常或缺陷为特征，包括巨大儿、巨舌症、内脏肿大、脐膨出或其他脐带异常。它最初被称为 EMG 综合征，因为许多病例中的主要症状表现为脐膨出、巨舌和巨大儿[6,7]。

（二）发病率和流行病学　BWS 的确切发病率尚不清楚，由于该综合征的表现和遗传模式的多样性，有时病情较轻，因此发病率会被低估。据报道，普通人群的发病率为 1/10 000～7/10 000[8,9]，通过体外受精（IVF）妊娠的发病率高达 2.5/10 000[10]。BWS 在不同种族群体中都有出现[11]，男女比例为 1∶1。

（三）病因、病理生理学和胚胎学　BWS 的遗传机制很复杂，目前已知与位于染色体 11p15.5 的基因平衡紊乱有关[6,7,12]。大多数 BWS 病例是散发的（85%）。在 10%～15% 的病例中，遗传方式为常染色体显性遗传，不完全外显及母系遗传[6,7]。只有不到 1% 的病例为染色体变异所致，如 11p15 号染色体

的易位、重复或倒置[7]。BWS 是由染色体 11p15 区域内印记基因组表达异常引起的。印记基因是一种表观遗传现象，仅表达一个亲本等位基因。11 号染色体 11p15 带，父系等位基因正常表达，母系等位基因失活。基因的异常转录和调节可能通过多种机制发生，包括以下几种[6,7,12]。

（1）母系染色体在 IC2 区域的甲基化缺失（50%～60%）。

（2）11p15 染色体的父本单亲二聚体（10%～20%）。

（3）母系染色体在 IC1 位点的甲基化获得（5%）。

（4）印记基因的脱氧核糖核酸突变（散发病例 5%～10%，常染色体显性家族 40%）。

（5）带有印记基因的染色体区域的缺失或复制（1%～2%）。

迄今在 BWS 位置发现的印记基因包括端粒结构域 1 中的胰岛素生长因子-Ⅱ（IGF2）和 H19、着丝粒结构域 2 中的 CDKN1C、KCNQ1 和 KCNQ1OT1[12,13]。无论其机制如何，印记基因异常导致 IGF2 基因表达增加，引起胎儿过度生长，并已在包括肾母细胞瘤在内的多种肿瘤中发现，常见于 BWS[12,14,15]。

印记过程的异常被认为发生在胚胎发育的着床前阶段，在减数分裂Ⅰ和Ⅱ的早期阶段。辅助生殖技术（ART）与包括 BWS 在内的印记基因紊乱有关[10]。在大多数这些病例中，发现母体 KVDMR1/LIT1 位点 11p15.5 处出现了孤立的低甲基化，与未通过体外受精产生的 BWS 病例相比，这种分子机制不太常见。这表明不孕症和/或 ART 干扰卵母细胞或早期胚胎

的甲基化[10]。

70%的已知BWS可用分子基因检测,包括核型分析和荧光原位杂交、单亲二体研究、甲基化研究和突变扫描[7,12]。检测可在产前或产后进行。虽然BWS的诊断主要是临床的,但遗传学研究很重要,因为它们可以为家庭提供遗传咨询,并确定BWS患者的兄弟姐妹和后代的患病风险。Shuman等[7]针对遗传咨询情况开展了深入讨论。已经多次报道BWS病例出现在同卵双胎中,大多数是女性双胎[7,16]。

三、疾病表现

（一）临床表现　虽然没有具体的诊断标准,但BWS具有多种临床特征。一些学者认为,需要有1～3个主要特征和1～3个次要特征的组合来诊断BWS[7,16,17]。然而,哪些特征为主要特征,哪些特征为次要特征,似乎并未达成一致。BWS的临床特征及其发生概率列于表109.1,分类如下。

表 109.1　脐膨出-巨舌-巨体综合征的临床特征

临床特征	概率（%）
巨大儿	88
巨舌	82～89
腹壁缺陷	50～60
内脏肿大（≥1个腹腔脏器）	59
偏侧过度发育	24
肾脏异常（肾肿大、结构异常、肾钙质沉着症）	62
低血糖/高胰岛素血症	50～75
面部鲜红斑痣	62
儿童胚胎肿瘤	4～10
羊水过多	50～60

注:数据来源于参考文献[4]、[6]、[7]、[9]、[11]、[16]、[18]～[21]。

（1）临床特征:包括产前和产后的巨大儿(估计胎儿体重和/或腹围>相应胎龄儿第90百分位,身高和体重>同龄儿第97百分位)、巨舌(肌纤维增生、组织学正常[22])、内脏肿大(肝、肾、肾上腺、胰腺和脾)、耳窝或折痕、面部畸形(面中部发育不全、下颌骨发育不全)和偏侧过度发育(细胞增殖异常导致不对称性过度生长)。受影响的个体通常在出生时就会出现过度生长[16],并随着时间的推移而恶化。体型的增长

会持续到儿童早期,随着年龄的增长而减少生长,因此患有BWS的成人体型是正常的[23]。

（2）组织病理学包括弥漫性肾上腺巨细胞增生、胰岛细胞增生、肾母细胞瘤和胎盘间叶发育不良[9,13,24]。

（3）胎儿结构性异常包括脐膨出或其他脐带异常(60%)、肾脏异常(髓质发育不良、囊性改变、憩室和肾肿大),很少有心脏异常和腭裂。小脑蚓部发育不全也有报道[21]。

（4）新生儿代谢问题是低血糖和高胰岛素血症,偶尔会持续几个月,肾钙沉着症和高钙尿症、红细胞增多症,以及较少出现的甲状腺功能减退症。

（5）肿瘤发生率增加(5%～10%)。患有BWS的儿童患胚胎肿瘤的风险增加,特别是Wilms肿瘤和肝母细胞瘤,也有神经母细胞瘤、肾上腺皮质癌和横纹肌肉瘤。肿瘤很少在10岁后发生。在肿瘤中,40%与偏侧增生相关。

（6）智力和社会性发展正常,除非存在潜在的染色体异常[23]或未经治疗的严重低血糖。

（7）10%～20%的围产期死亡率与早产(30%～50%)和胎儿畸形有关。

（二）影像学表现

1. 超声表现　自1980年产前诊断第一次报道BWS以来[5],已报道产前诊断BWS约40例[17,21]。大多数情况下,妊娠中晚期发现的巨大儿、巨舌症、肾脏肿大和羊水过多是提示性的表现。在妊娠12周出现脐膨出时(50%～80%的病例),可怀疑诊断。然而,只有不到3%的脐膨出是由BWS[16]引起的(如果是孤立性的,且核型正常,则为5%～20%)。儿童巨舌症的定义是指静止的舌伸出牙齿或牙槽嵴外[25]。产前诊断巨舌症是主观的[22],但是有关妊娠早期和中期的舌大小的列线图已经发表[26,27]。

超声在胎儿面部的下冠状面和矢状面上可以看到胎儿的舌(图109.1和图109.2)。在没有相关肿块的情况下,舌持续突出与巨舌症表现一致(图109.3)。胎盘增大伴胎盘内囊肿是常见的特征(图109.4)。正常胎盘厚度通常等于孕周数±10 mm[28]。母体多囊卵巢可能与人绒毛膜促性腺激素水平升高有关[21]。

肾脏回声增强的病例中65%出现胎儿肾脏增大(肾脏长度>相应胎龄儿第90百分位)[16](图109.5)。这些病例中有50%出现肾脏异常。如果胎儿肾实质的反射率大于肝脏的反射率,则认为胎儿肾脏呈高回声。羊水过多见于50%～60%的病例[9,11,17,21],可能

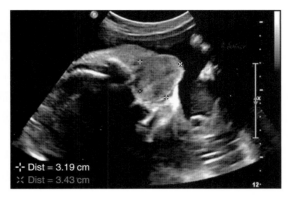

图 109.1　妊娠 30 周时巨大儿、肾脏肿大的巨舌症胎儿巨舌冠状面。最初的转诊原因是母体甲胎蛋白升高。产前怀疑有脐膨出-巨舌-巨体综合征，产后证实。

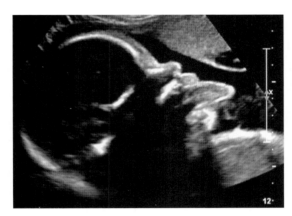

图 109.2　与图 109.1 中同一胎儿矢状面，舌突出。

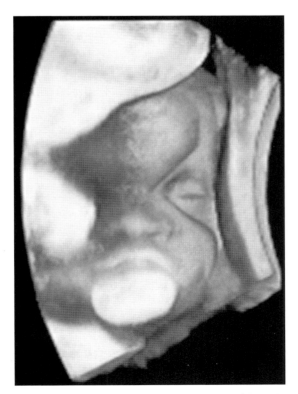

图 109.3　与图 109.1 中同一巨舌症胎儿的三维颜面图。

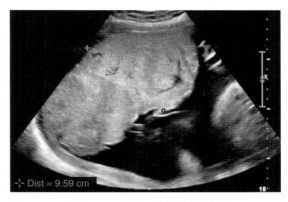

图 109.4　与图 109.1 中同一胎儿的胎盘增大。

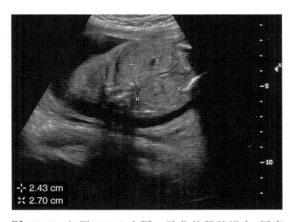

图 109.5　与图 109.1 中同一胎儿的肾脏增大、回声增强。

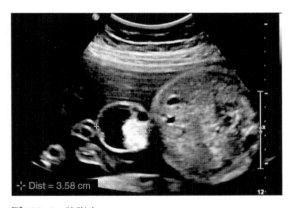

图 109.6　脐膨出。

是由于增大的舌导致胎儿吞咽障碍所致。腹部肿瘤的产前诊断仅限于少数病例报道，包括胰腺母细胞瘤和双侧肾上腺癌[29,30]。现已报道一例心内横纹肌瘤。

　　2. MRI 表现　如果怀疑存在肾、肾上腺或胰腺肿瘤，MRI 可能有助于鉴别。

　　3. 其他检查方法　有报道一例患有 BWS 胎儿出现脐膨出合并颈项透明层增厚[31]（图 109.6）。伴或不伴脐膨出的 BWS 病例中甲胎蛋白可能升高[32]。

典型特征
● 巨大儿。
● 巨舌。
● 内脏肿大(尤其是肾脏)。
● 羊水过多。
● 胎盘增大伴囊性改变。
● 脐膨出。

四、影像鉴别诊断

1. 巨体症 孕周计算错误;糖尿病及其他过度生长障碍[7,12],如 Simpson-Golabi-Behmel 综合征(X连锁隐性遗传疾病)、Perlman 综合征(罕见的常染色体隐性遗传疾病)、Costello 综合征(病因不明,散发性)和 Sotos 综合征(常染色体显性遗传疾病)都需要考虑。

2. 巨舌[22,23] 胎儿巨舌症的总发生率估计为 0.04/10 000~0.9/10 000[22]。巨舌症可见于 21-三体综合征(应寻找 21-三体综合征的其他症状);先天性甲状腺功能减退症(应存在甲状腺肿);黏多糖贮积症;血管或淋巴管畸形;以及横纹肌瘤、皮样囊肿、血管瘤和淋巴管瘤等肿瘤。

3. 胎盘增大 胎盘增大与胎儿水肿、母亲糖尿病伴巨大儿、三倍体妊娠和葡萄胎有关。当存在间质发育不良时,囊性胎盘外观类似于三倍体妊娠和葡萄胎[24]。

4. 脐膨出 脐膨出常伴有其他异常,非整倍体发生率为 30%。非整倍体在没有肝脏疝出时更为常见。它也见于其他综合征,如 Cantrell 五联征、泄殖腔外翻和 Meckel-Gruber 综合征。

5. 巨肾 肾脏肿大也见于多囊肾和 Meckel-Gruber 综合征。肾脏发育不良和巨细胞病毒感染时可见高回声肾脏,但肾脏大小正常。

五、治疗方案概要

(一)产前 BWS 在产前没有治疗方案。当怀疑是 BWS 时,检查应包括胎儿超声心动图和羊膜腔穿刺检查核型、微阵列比较基因组杂交和甲基化研究,并进行医学遗传学咨询。如有脐膨出,应咨询小儿外科医生。巨舌症在出生时可能引起气道阻塞,建议咨询儿科耳鼻喉科医生。在出生时考虑产时宫外治疗进行气道管理。应咨询新生儿专科医生,与家属讨论新生儿的特殊管理。

产前进行一系列超声检查以监测胎儿生长和羊水量。患有 BWS 的孕妇无论有无羊水过多,早产的风险都会增加。宫颈长度测量和羊膜腔减压术在某些情况下可能有帮助。分娩应在三级医疗中心进行,新生儿团队在场,儿科、耳鼻喉科医生随时帮助解决气道梗阻和插管困难。必要时进行气管造口术。

(二)产后 患有 BWS 的新生儿出生后的首要问题是充分评估气道。其他需要评估和治疗的问题包括高胰岛素血症和低血糖、其他代谢问题(红细胞增多症、肾钙质沉着症、甲状腺功能减退症)和进食困难。脐膨出需要手术修复,腹腔内脏器成像以排除脏器肿大、畸形或肿瘤。长期随访需要多学科会诊,包括颅面团队、内分泌科、矫形外科(如果存在偏侧增生和肢体不对称)、医学遗传学和泌尿外科[19]。定期进行腹部超声筛查胚胎性肿瘤至 8 岁。在出生后的头几年监测甲胎蛋白以筛查肝母细胞瘤。

医生须知

妊娠合并 BWS 增加早产的风险。因为巨大儿,剖宫产是常见的。子宫过度膨胀导致胎盘早剥和产后出血的风险增加。围产期死亡率为 20%,归因于早产的并发症、相关的异常和可能无法识别的低血糖。BWS 新生儿通常需要立即注意建立气道、治疗低血糖和其他代谢问题。BWS 的早期产前诊断应及时转诊到三级医疗中心,由多学科团队为母亲和婴儿提供必要的治疗护理。当超声诊断为巨大儿时,在排除孕周计算错误和糖尿病后,应考虑过度生长综合征的可能性。

要点

● BWS 是一种先天性过度生长综合征,在新生儿中占约 0.1/10 000。
● BWS 的遗传很复杂,涉及 11p15.5 染色体上的印记基因异常。
● 核型异常是不常见的(<1%)。
● 已报道 ART 和 BWS 与其他印记疾病之间有关联。
● 产前 BWS 最常见的特征包括巨大儿、巨舌症、脐膨出、肾肿大、羊水过多和胎盘增大。

- 建议在三级医疗中心分娩,以便新生儿得到足够的治疗和护理,防止巨舌症和低血糖的并发症,如果存在脐膨出,则进行手术修复。
- BWS 患儿在 8 岁之前都有发生胚胎性肿瘤的风险。
- BWS 儿童在发育上是正常的,成年时身高也是正常的。

参考文献见 *www.expertconsult.com*.

第110章

宫内生长受限

URANIA MAGRIPLES

寇莹 译，陶阳 刘宇杰 审校

一、引言

宫内生长受限（intrauterine growth restriction，IUGR）是一种重要的妊娠并发症，对胎儿和新生儿都有短期和长期的影响。生长受限的胎儿围产期发病率和死亡率的风险增加，而且无论分娩时的胎龄如何，这些风险会持续到成年，心血管疾病、高血压、肥胖、糖尿病和骨质疏松症的风险都会增加[1-3]。

二、疾病概述

（一）定义 IUGR 通常定义为估计胎儿体重≤相应胎龄儿第 10 百分位数。胎儿生长发育和不良结局之间有直接关系，当体重低于相应胎龄儿第 3 百分位数时，围产期死亡率和发病率的风险最大[4,5]。正确诊断 IUGR 对管理妊娠是至关重要的，关键在于尽早建立准确的数据标准。

（二）发病率和流行病学 IUGR 的发病率为 10%，研究的人群、地理位置、海拔高度和使用的生长曲线都会影响发病率。存在争议的原因是，许多被归类为生长受限的胎儿天生瘦小而身体健康，没有不良后果的风险；其他可能超过相应胎龄儿第 10 百分位数但没有实现其生长潜力的胎儿，出现并发症的风险更高。对研究人群使用特定的生长曲线是很重要的。由于潜在的疾病负担和营养不良，发展中国家的发病率较高。

包括性别在内的遗传因素显著影响了出生体重的变化。母系基因比父系基因更能影响出生体重。母亲出生时的体重和既往孕有生长受限患儿病史或不良妊娠结局，增加了后续妊娠出现生长受限的风险[6]。随着孕产妇年龄的增长和慢性疾病的出现，发病率也随之增高。

大约 25% 的多胎妊娠是生长受限的，其中单绒毛膜妊娠的发病率最高。在 20%～25% 的先天性异常胎儿和 20% 的死胎中都有生长受限的现象。由于潜在的病因和相关的早产，胎儿死亡率增加。生长受限婴儿的围产期死亡率要高出 4～8 倍，存活婴儿的发病率为 50%。患有 IUGR 的男性胎儿比女性胎儿的死亡率高。

（三）病因和病理生理学 IUGR 有多种病因，可能是胎儿内在的，也可能是外在的（表 110.1）。任何影响血管内皮和子宫胎盘循环的疾病都有可能影响营养输送。

子宫的血液供应主要来源于子宫动脉，子宫动脉环绕子宫周围形成弓状动脉。放射状动脉起源于弓状动脉，以直角穿入肌层的外 1/3，形成基底动脉和螺旋动脉，供应肌层、蜕膜和绒毛间隙。妊娠早期胎盘的血流是高阻力的。螺旋动脉的生理改变使子宫循环增加 10 倍，以满足胎儿生长所需。当螺旋动脉被细胞滋养层细胞侵袭并转化为子宫胎盘动脉时，就会出现这种改变。正常的子宫胎盘动脉扩张和曲折，内皮层不连续，完全没有肌肉组织和弹性组织，这将胎盘转化为低阻力器官。螺旋动脉少、分支少、管腔闭塞是生长受限胎盘的特征，分支较差的血管壁增厚，末端绒毛气体交换较少。母体胎盘动脉发育失败导致氧气和营养物质向绒毛间隙的输送减少，而胎盘末端毛细血管数量的减少导致氧气和营养物质向胎儿的输送减少[7,8]。

如果生理改变向低阻力适当发展，妊娠中晚期子宫动脉会有高速舒张血流，在非妊娠期和妊娠早期出

表 110.1 生长受限的风险因素

母亲
- 高龄产妇
- 慢性疾病(25%～30%)
  - 高血压
  - 心血管疾病
  - 糖尿病
  - 肾脏疾病
  - 甲状腺疾病
  - 血红蛋白病
  - 胶原血管病
  - 易栓症
  - 先兆子痫
  - 严重肺部疾病或哮喘
- 营养不足、吸收不良、体重增加不足
- 药物
  - 苯妥英(大仑丁)
  - 三甲双酮
  - 华法林(香豆素)
  - 化疗药物
- 滥用药物
  - 含酒精饮品
  - 可卡因
  - 甲基苯丙胺
  - 海洛因
- 吸烟
- 高海拔

胎儿
- 多胎妊娠(占 IUGR 的 5%)
- 感染(占 IUGR 的 5%～10%)
  - 风疹
  - 巨细胞病毒感染
  - 疱疹
  - 弓形体病
  - 疟疾
  - 梅毒
  - 美洲锥虫病
- 胎儿异常(占 IUGR 的 1%～2%)
- 染色体和遗传(占 IUGR 的 5%～20%)

胎盘
- 单脐动脉
- 脐带异常插入(帆状,边缘)
- 双叶或轮廓状胎盘
- 小胎盘
- 局限性胎盘嵌合

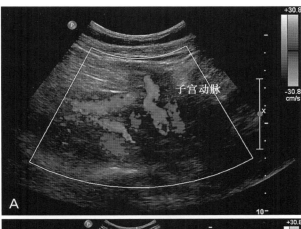
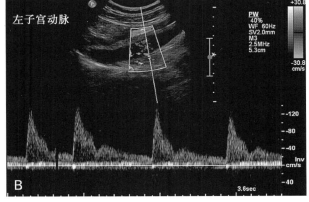

图 110.1 妊娠早期子宫动脉血流正常。(A)彩色血流图。(B)双功能多普勒信号。

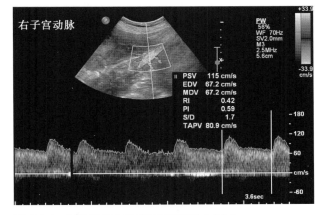

图 110.2 正常妊娠中晚期的子宫动脉血流量。

现的子宫动脉舒张早期切迹在妊娠中晚期消失(图110.1 和图 110.2)。如果没有发生生理转换,子宫动脉在妊娠早期的血流和多普勒模式将持续到妊娠中晚期,具有高收缩舒张(S/D)比、舒张期切迹和血流逆转(图 110.3)。子宫动脉的生理变化被用于筛查高风险和低风险妊娠中 IUGR 和妊娠并发症。子宫动脉血流异常与 IUGR、羊水过少、先兆子痫、紧急剖宫产、胎盘早剥、妊娠时间较短和新生儿结局较差的发生率相关。妊娠 10～14 周时子宫动脉多普勒指数升高可以预测 IUGR 和妊娠并发症,无论是单独使用,还是与母亲的病史联合使用[9-12]。

胎儿生长异常分为对称和不对称(或脑保护)。正常情况下,妊娠晚期由于脂肪增加以及肝糖原储存和大小的增加,腹围也增加。对称生长受限占生长受

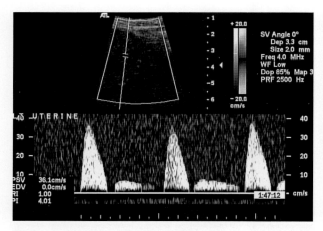

图 110.3 妊娠晚期子宫动脉异常切迹。

限胎儿的 20%～30%，是指所有胎儿器官和生长参数成比例下降的生长模式，继发于早期胎儿细胞生长受损。病因包括遗传或染色体原因、早期感染、药物或酒精暴露，以及严重的早期胎盘灌注不足。不对称生长受限的特征是腹围相对于头围的减小。这种模式是由于胎儿利用肝脏中的营养储存并调整血流量来补偿胎盘灌注不足的结果。血液重新分配到更重要的器官（大脑、心脏和肾上腺），而牺牲了不太重要的器官（肠道、肌肉、肾和肺），导致肾灌注不足和尿量减少，引起羊水过少。组织灌注的减少导致胎儿酸血症，并直接损害被剥夺灌注的组织。羊水过少和血流变化先于胎儿心率反应性和变异性发生变化。

使用超声检查加强了 IUGR 的诊断，这表明围产期死亡率和发病率也可能增加。胎儿进行性代偿导致脐动脉舒张期血流减少，最终舒张期血流消失或逆转。这两种迹象可以高度预测围产期死亡率。进行性低氧血症和酸血症可导致心功能不全和心肌缺血。通过下腔静脉、静脉导管和脐静脉的取样，可以发现三尖瓣反流和右心衰竭。在生物物理评分或无应激试验出现异常之前，超过一半的病例静脉多普勒会发生变化。脐静脉搏动应视为一个临近终末的表现[13,14]。

三、疾病表现

（一）临床表现 诊断胎儿生长受限最重要的是对潜在风险因素的全面评估。在没有基础风险因素的情况下，产前常规检查子宫宫高、体重情况及妊娠相关并发症的发展，以确定是否需要超声进一步评估。在低风险人群中，常规的子宫动脉和脐动脉多普勒筛查并不能降低孕产妇或围产期妇女的发病率和死亡率[15]。有潜在危险因素的患者应进行胎儿生长

发育和羊水量的系列评估。

（二）影像学表现

1. 超声表现 超声是筛查和确定 IUGR 的主要诊断方法。在任何胎龄出现胎儿或胎盘异常时，需要对胎儿生长发育和羊水量进行随访评估（图 110.4 和图 110.5）。超声检查发现生长受限时，需要对胎儿病因进行详细的解剖结构检查，并提供详细的母亲病史。遗传学检查和羊膜腔穿刺术可用于诊断非整倍体或感染，特别是有相关结构异常的胎儿。

准确评估孕龄是诊断生长异常的关键。由于正常生物统计学的分布广泛，测量并评估妊娠早期以后的胎龄会产生高度可变的结果。在妊娠中晚期，胎龄估计的差异可达 2～3 周。在没有可靠的日期时，应每隔 2 周进行超声检查随访生长参数。在任何时间间隔内，预计腹围每周增加 1 cm。考虑到超声估算胎儿体重存在误差，间隔小于 2 周的生长评估是没有用的。后续的生长评估应使用估算的胎儿体重和腹围测量值，它们可以敏感地反映异常。腹围低于相应胎龄儿第 2.5 百分位时，对生长受限的敏感性大于 95%。

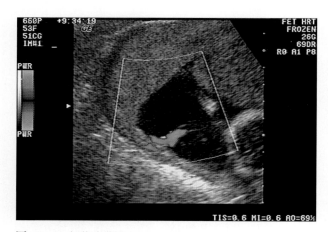

图 110.4 帆状脐带插入。

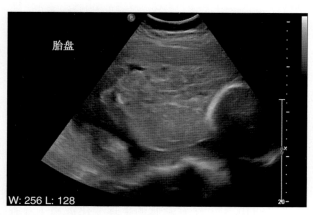

图 110.5 胎盘后血肿。L：长度；W：宽度。

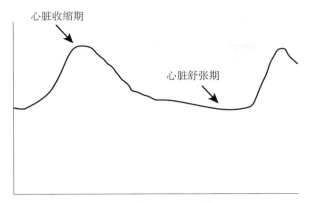

$$PI = \frac{收缩期峰值流速-舒张末期流速}{平均血流速度}$$

$$RI = \frac{收缩期峰值流速-舒张末期流速}{收缩期峰值流速}$$

$$S/D = \frac{收缩期峰值流速}{舒张末期流速}$$

图 110.6 脐动脉正常波形。PI:搏动指数;RI:阻力指数; S/D:收缩期与舒张期比值。

现已提出其他的生长参数,如小脑直径、足长和软组织密度的测定,但在确定生长受限方面并不标准。

2. 多普勒表现 多普勒测速技术是一种经常用于确定母体和胎儿血流动力学的无创技术。多普勒效应或频移的发生是因为反射能量的频率随运动物体的速度而变化。超声检查到血流时,超声束的频率会发生变化。按胎龄分类的指数和列线图已经建立[16,17]。S/D 是临床上最容易使用和概念化的指标,而搏动指数和阻力指数在研究中更常用。搏动指数对胎儿心率变化有更强的抵抗力,是唯一的正态分布(即高斯分布)的指标。阻力指数和 S/D 是非正态分布的,任何研究都需要非参数统计(图 110.6)。

妊娠期间随着孕妇心输出量的增加,子宫动脉血流量增加。多普勒信号反映了妊娠 18 周后持续的正向血流和舒张血流逐渐增加。在妊娠中晚期子宫动脉出现高阻力(S/D 大于 2.7)或切迹,或两者都有,这些情况是异常的,可以用于妊娠并发症的筛查。子宫动脉血流异常通常先于脐动脉血流异常。

(1)脐动脉:脐动脉多普勒不能用作正常妊娠中 IUGR 的筛查工具[15]。它的主要用途是评估和管理生长受限的胎儿。正常的脐动脉血流反映子宫动脉的血流,妊娠 18 周后舒张期血流逐渐增加,导致妊娠期间 S/D 逐渐下降。S/D 在早产胎儿中通常小于 3.5,足月时小于 2.5(图 110.7)。S/D 增加反映血流异常,最终舒张末期血流消失甚至反向(图 110.8~图 110.10)。

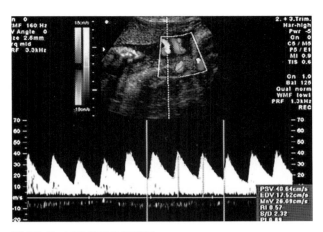

图 110.7 正常脐动脉频谱图。

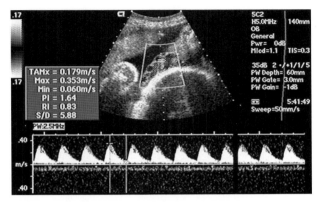

图 110.8 脐动脉频谱形态异常:S/D 升高。

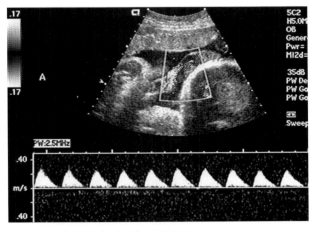

图 110.9 脐动脉:舒张末期血流消失。

(2)大脑中动脉:通常大脑中动脉舒张期血流速度低,阻力指数高(与脐动脉相反)(图 110.11 和图 110.12)。胎儿低氧血症时将血流重新分配到大脑,使其舒张期血流量增加,从而导致头围相对于腹围的不对称生长(图 110.13)。依据胎龄的列线图可广泛使用。脑胎盘比可快速评估血流量,无需列线图[18]。

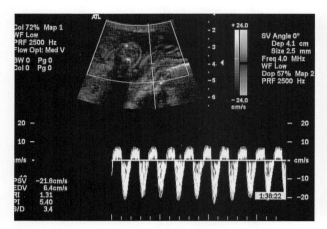

图 110.10　脐动脉:舒张末期血流反向。

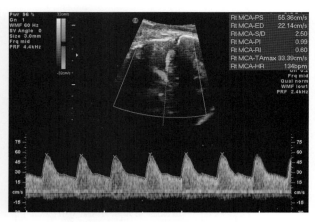

图 110.13　脑保护与大脑中动脉舒张期血流增加。

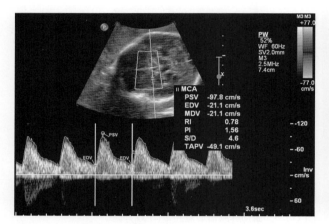

图 110.11　大脑中动脉频谱分析图。

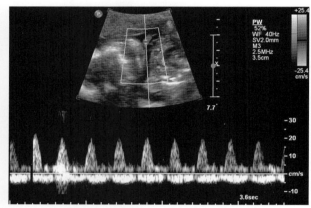

图 110.14　在基线以下的信号中可见脐静脉搏动。

在生物物理评分和无应激试验出现异常之前,超过50%的病例发生静脉多普勒变化。在胎儿检查中加入静脉多普勒检查可以提高对胎儿酸血症和死产的预测,并可能改善神经系统的预后[20]。

典型特征
● 腹围生长存在滞后。
● 羊水过少且胎膜完整、胎儿肾脏正常。

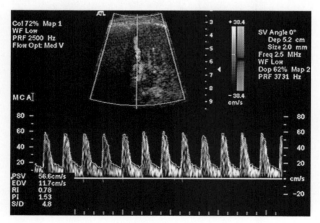

图 110.12　大脑中动脉频谱波形正常。

脑循环的阻力应始终高于脐血流的阻力(比值大于1)。比值小于1时提示脑保护。

（3）静脉多普勒:心房收缩时的静脉回流(三尖瓣反流)最能预测代谢性酸中毒,表明心肌功能障碍和胎儿进行性失代偿[19]。在下腔静脉和静脉导管中可检测到反向血流,并进展为脐静脉搏动(图 110.14)。

四、影像鉴别诊断

受孕时间不明确时发育正常的胎儿与受损的胎儿很难区分,特别是在妊娠中晚期。胎儿异常需要进一步评估非整倍体和感染,并通过胎儿超声心动图来排除心脏异常。羊水过少应通过无菌窥器检查,酌情行羊膜腔穿刺术注射染料进行调查。在没有胎膜破裂或胎儿肾脏异常的情况下,羊水过少与生长受限、围产期死亡率和发病率高度相关。

脐动脉或大脑中动脉多普勒异常加强了 IUGR 的诊断,但没有多普勒异常也不能排除诊断,因为需要连续的观察。为了明确诊断,通常需要进行后续的生长评估或多普勒检查。诊断后,使用超声对胎儿的生长进行监测和管理。同时对母亲进行密切随访,因为胎儿生长模式异常可能是子痫前期的早期表现。高血压或子痫前期的孕妇分娩潜伏期较短,围产期结局较差[21]。

五、治疗方案概要

(一) 产前 胎儿内在病因引起的生长受限不能被治疗或逆转。继发于胎盘功能障碍的严重胎儿生长受限通常是进行性的,并且没有明确的治疗方法来逆转或停止该过程。妊娠晚期之前戒烟与出生体重增加有关[22,23]。阿司匹林可能会降低一些高危人群中胎儿生长受限的发生率,但发现子宫动脉多普勒异常后,在妊娠中期使用低剂量阿司匹林能否逆转这一过程仍然存在争议[25]。

治疗的重点是确定合适的分娩时机,这是早产与继续妊娠、宫内死亡的潜在风险之间的平衡。类固醇是在妊娠 34 周前使用。多普勒研究证明可以降低宫内胎儿死亡和新生儿发病率的风险,应与无应激试验和生物物理评分结合使用[19,26,27]。

(二) 产后 产后发病率和死亡率与胎儿体重、胎龄和潜在的病因直接相关。一般来说,胎儿越小,发生并发症的风险就越高。由于缺氧和营养不足,血液流向重要器官的代偿性变化和再分配导致产前和产后各种疾病的发病率增加。产前羊水过少与产后少尿和肾功能不全有关。大肠和小肠的血流量减少增加了患坏死性小肠结肠炎的风险。脑灌注的改变增加了脑室内出血、脑室周围白质软化和脑梗死的风险。酸血症和缺氧引起心脏失代偿,导致静脉多普勒在产前检查中出现改变,造成产后心肌缺血、心功能不全和右心衰竭。血液通过静脉导管流入肝脏,导致肝脏灌注增加,引起产后肝功能障碍和转氨酶升高。

新生儿因骨髓血流量减少而出现缺氧,诱发红细胞增多症的风险也会增加,这也可能导致血小板减少和白细胞减少,从而增加感染的风险。神经内分泌也会发生变化,引起胰岛素抵抗、中心性肥胖和 2 型糖尿病的风险升高,特别是在产后快速追赶生长的情况下[3]。成人疾病的胎儿起源理论(巴克假说)认为,胎儿生长受限会导致成人患病的终身风险,特别是心血管疾病,并强调进一步研究的必要性,针对潜在风险制订干预措施以改善胎儿生长[1,2]。

医生须知

- 如果末次月经不可靠应该尽早进行超声检查来确定日期。在日期确定后,不应更改,因为以后的超声检查更多的是反映生长情况,而不是孕龄。
- 如果怀疑生长受限,建议进行有针对性的超声检查来评估胎儿是否异常。
- 在胎膜完整和胎儿肾脏正常时,出现腹围生长滞后和羊水过少应高度怀疑生长受限。
- 多普勒检查在生长受限的管理中是有用的,可以降低胎儿死亡的风险。
- 脐动脉舒张末期血流消失或反向是早产儿使用类固醇和足月胎儿分娩的指征。
- 静脉导管血流异常,预后较差。
- 脐静脉搏动是一种发病前的状态。

要点

- IUGR 有多种病因,全面的病史和体格检查对识别风险因素很重要。
- IUGR 既有短期风险,也有长期风险。
- 超声、多普勒测量和产前检查有助于确定适当的分娩时机。

参考文献见 *www.expertconsult.com.*

第 **1** **2** 部分

手术操作

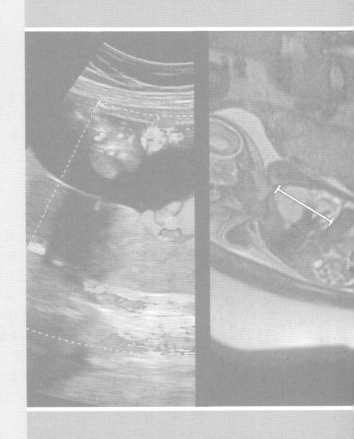

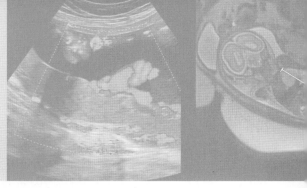

第111章

羊膜腔穿刺术

JOY VINK | MELISSA QUINN

寇莹 译,陶阳 刘宇杰 审校

一、引言

羊膜腔穿刺是使用穿刺针经腹部进入羊膜囊内抽出羊水的操作。应避免进行早期羊膜腔穿刺术(<15孕周),因为这会增加流产和发生马蹄足的风险[1,2]。

二、手术操作

(一)概述、技术和设备 羊膜腔穿刺术应该由有手术经验和超声经验的医生进行操作。在进行羊膜腔穿刺术前,应告知患者该手术的目的、风险和替代方案,并获得知情同意。首先应进行超声检查确定胎儿位置、胎儿心率、胎盘位置和胎盘脐带的插入位置。在妊娠17周时应关注并记录羊膜-绒毛膜分离的情况。如果不能避开羊膜-绒毛膜分离的位置,则应考虑将手术推迟到羊膜和绒毛膜融合后进行。

选择一个最佳的进针位置。避开孕妇的肠道和膀胱,以免将肠道中的菌群带入羊膜腔内引起绒毛膜羊膜炎和流产。虽然有研究表明经胎盘羊膜腔穿刺术后会导致并发症增加[3-7],但其他研究驳斥了这一说法[8-14]。大多数操作者都尽可能避免穿过胎盘。如果不能避免,通常会选择胎盘最薄的部位进行穿刺。使用彩色多普勒可避免损伤脐带插入部位和大的绒毛膜血管。当找到最佳位置时,测量从超声探头到穿刺目标的距离,以确定使用穿刺针的长度。

上述步骤完成后,操作人员应确认手术所需用品,包括消毒液、一包 4 in×4 in(1 in=2.54 cm)纱布垫、无菌纱布、无菌超声探头套、无菌超声凝胶、20 G或22 G穿刺针、无菌注射器和标本管(图111.1)。在孕妇腹部做好术前准备,消毒铺巾。因为胎儿可能会活动,最佳穿刺位置可能改变,所以应该尽量进行大范围消毒准备。无菌探头套包裹超声探头,并使用无菌超声凝胶重新定位最佳穿刺点。在进针前可以进行局部麻醉,但大多数患者可以忍受手术过程中的轻微不适。局部麻醉并不能减轻进针时发生的不适或痉挛。

操作者找到穿刺的最佳位置后,将穿刺针与超声探头成45°角进针。大多数有经验的操作者喜欢"徒手技术",因其可以调整进针方向;也可以在探头上安装引导装置,在超声引导下将穿刺针插入羊膜腔的指定位置。操作者应当熟悉穿刺针在超声显示屏中的外观(图111.2),如果针尖的位置显示不清,不应进针。大多数操作者喜欢在手持超声探头时插入穿刺针。当针尖位于目标区域时,助手握住探头并保持针尖的可视化,同时操作者回抽羊水。

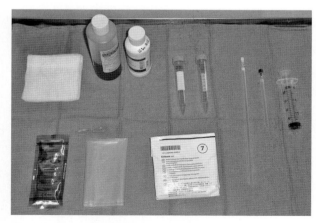

图111.1 羊膜腔穿刺术所需用品:消毒液、4 in×4 in 纱布垫、无菌纱布、无菌超声探头套、无菌超声凝胶、20 G或22 G穿刺针、无菌注射器和标本管。

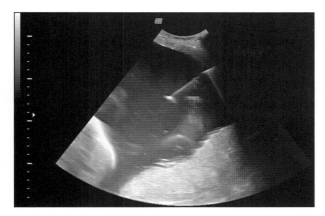

图 111.2 羊膜腔穿刺术中位于羊膜腔内的穿刺针的超声图像。

当针尖进入羊水中,操作者取出针芯,将无菌注射器连接到针上。如果羊水不易抽出,很可能是胎膜包裹在针尖上。进针时快速、平稳、小幅度的推力会使针尖刺穿胎膜。如果这个推力没有穿透胎膜,操作者可能需要重新定位进针。

最初抽出的羊水里可能包含针头穿过母体组织时收集到的母体细胞。大多数操作者放弃这些初始羊水,因为在细胞遗传学研究中可能引起母体细胞的低水平镶嵌。羊水的提取量应基于胎龄和正在进行的试验类型。根据实验室的不同,核型分析可能需要的羊水量为 15～40 mL,而微阵列检测可能需要更大的样本;胎儿肺成熟度试验需要羊水量为 5～10 mL。在取出适量的羊水后,操作者拆下注射器,插回针芯,并迅速拔出穿刺针。将抽出的羊水转移到标本管中进行实验室检测。

拔出穿刺针后,操作者应使用超声评估胎儿心率。如果胎儿已超过能够体外存活的胎龄(≥妊娠 24 周),应进行非应激试验和产力测量,以保证胎儿状态良好,并确认母亲在出院前没有规律宫缩。应告知患者轻度间歇性痉挛是常见的,但如果患者出现有规律的宫缩疼痛、阴道流液、阴道出血或发热,应立即联系医生或助产士。建议患者在术后 24 小时内保持卧床休息,减少活动。未致敏的 Rh₀(D)阴性妇女应在羊膜腔穿刺术后给予 Rh₀(D)免疫球蛋白,以防止 Rh 致敏。

(二)适应证 羊膜腔穿刺术最常用于产前诊断和预测胎儿肺成熟度。其他适应证包括羊水减量术、诊断羊膜腔内感染、明确未足月胎膜早破、评估胎儿溶血性贫血、诊断血红蛋白病和诊断神经管缺陷。过去人们使用靛蓝胭脂红进行"羊水染色试验",以确认胎膜破裂;然而,这种药剂的供应普遍短缺,并且没有

合适的替代品,使得这个试验不切实际。这个引导穿刺术类似于评估胎儿血小板计数、贫血和血型的脐带血穿刺术。

遗传性羊膜腔穿刺术通常在妊娠 15～17 周进行。如果出现异常核型患者选择终止妊娠,这个孕周可保证患者有足够的时间等待结果。遗传性羊膜腔穿刺术也可以在妊娠后期进行,可以帮助确定分娩的方式或时间,并在发现致命核型时为胎儿或新生儿制定干预计划。细胞遗传学结果通常需要 1 周左右。相间荧光原位杂交可检测非整倍体(即仅检测染色体的数目异常,并不会检测到结构或其他核型异常),可在 24～48 小时得到结果。尽管荧光原位杂交的结果是准确的,但已报道有罕见的假阳性和假阴性结果。美国医学遗传学学会建议,终止妊娠应基于传统的中期染色体分析或其他的临床诊断,如超声检查异常[15]。

通过羊膜腔穿刺术预测胎儿的肺成熟度通常是在妊娠 32 周后进行,因为在这个胎龄之前肺不太可能成熟。可以评估羊水内卵磷脂与鞘磷脂(L/S)的比例及是否存在磷脂酰甘油。当非糖尿病患者的 L/S 大于 2,且存在磷脂酰甘油时,胎儿发生呼吸窘迫的风险极低。一些实验室使用其他的临界值,医生应熟悉当地的标准。其他可用的研究包括板层小体计数、荧光偏振和泡沫稳定指数的评估。

(三)禁忌证 1999 年,儿童艾滋病临床试验组证明了人类免疫缺陷病毒(human immunodeficiency virus,HIV)垂直传播的可能性[16]。该研究报道,在 14 名进行羊膜腔穿刺术的 HIV 阳性妇女中,有 5 名婴儿感染,感染率约为 36%;379 名未进行羊膜腔穿刺术的 HIV 阳性妇女中有 54 名婴儿感染,感染率约为 14%。由此可见,进行穿刺的妇女与未进行穿刺的妇女相比,其婴儿感染 HIV 的概率更大。一些研究还表明,接受 HIV 治疗的妇女比不接受 HIV 治疗的妇女,垂直传播的概率更小,但并没有消除[16-18]。

有病例报道显示,羊膜腔穿刺后出现了丙型肝炎、弓形体病和巨细胞病毒等传染病的垂直传播[19,20]。在几项小型研究中,羊膜腔穿刺后乙型肝炎病毒的垂直传播率并没有增加[21-23]。虽然从生物学角度来看,传染源的垂直传播是合理的,但流行病学数据仍然有限。患有上述感染的孕妇进行羊膜腔穿刺术之前,除非有确凿证据证明其安全性,否则应告知孕妇垂直传播的合理风险和其他替代选择,如早期妊娠和中期妊娠的非整倍体筛查。

三、预后和并发症

许多大型研究已经证实了遗传性羊膜腔穿刺术的安全性和遗传学诊断的准确性[24]。最常见的并发症是与手术相关的流产。在最近的研究中报道，与手术相关的流产率为 0.1%（1/900）～0.3%（1/370），并且如果操作者的经验丰富，该比例甚至可能更低[1,25,26]。然而，由于多种因素的影响，与手术相关的确切流产率一直难以确定，包括不同的流产定义，因手术后核型异常而择期终止妊娠导致低估胎儿的流产率，以及继发于孕妇年龄和其他因素（孕妇血清筛查结果异常、流产既往史、阴道出血）的自然流产率。与羊膜腔穿刺术后流产风险增加的相关因素包括阴道出血、较高的孕妇体重指数和复发性流产史[27-29]。

其他罕见的并发症包括羊水渗漏（占所有病例的 1%～2%）、阴道出血、绒毛膜羊膜炎（发生率<1%）、胎儿针刺伤和羊水细胞培养失败[1]。据报道，在遗传性羊膜腔穿刺术后出现羊水渗漏的患者中，围产期存活率大于 90%[30]。已经报道了罕见的胎儿针刺伤病例，但在超声引导下进行穿刺时，这种损伤不太可能发生。有 0.1% 的样本发生羊水细胞培养失败，0.25% 的样本培养后发生镶嵌现象[1]。几项研究报道指出，与手术相关并发症的发病率与操作者的经验和使用超声引导有关[31,32]。

要点

- 从技术上讲，羊膜腔穿刺术可以在 11 周后的任何胎龄进行，但是应避免早期羊膜腔穿刺（妊娠<15 周），因为它会增加胎儿流产等并发症的发生率。
- 羊膜腔穿刺术最常用于产前诊断和预测胎儿肺成熟度。
- 羊膜腔穿刺术应该由有经验的医生进行操作。
- 羊膜腔穿刺术应在超声引导下进行。
- 与手术相关的流产率为 0.1%～0.3%，操作员的经验不同，流产率也不同。
- 在获得进一步研究之前，应告知患有 HIV、乙型肝炎或丙型肝炎、巨细胞病毒或弓形体病的孕妇垂直传播的合理风险和其他替代选择，包括早期妊娠和中期妊娠筛查非整倍性。

参考文献见 *www.expertconsult.com*.

第112章

脐带血穿刺术和胎儿输血

GLORIA TOO│RICHARD L. BERKOWITZ

蔡能 译,陶阳 刘宇杰 审校

一、引言

脐带血穿刺术在胎儿医学中是一种具有诊断价值和治疗价值的手术,用于胎儿血液取样(fetal blood sampling,FBS)和胎儿输血治疗。1963 年 William Liley 首次在 X 线辅助下成功地进行腹腔内输血[1]。大约 20 年后,Rodeck 等报道使用胎儿镜直接获得胎儿的血管通路[2]。1983 年,Daffos 等描述了超声引导下经皮脐带取样(percutaneous umbilical sampling,PUBS),随后用于检测核型、遗传性疾病、血液/抗原分型、感染检测,并直接进行胎儿血管内治疗[3]。然而,随着侵入性较低的诊断技术发展,对脐带血穿刺术的需求逐渐减少。意大利的一个单中心报道,使用脐带血穿刺术进行产前核型分析诊断的病例在 1982—1985 年的 26.4%(1 408 人中的 372 人)下降到 2000—2004 年的 2.2%(9 341 人中的 213 人)[4]。

二、手术操作

(一)手术地点 早期的脐带血穿刺术是在超声科进行的,如果在手术过程中或术后出现胎儿窘迫,不建议对没有生存能力的胎儿进行紧急剖宫产。如果胎儿可以存活,该手术应选择在可以进行紧急剖宫产的环境下进行。这样有助于麻醉小组对患者进行评估,并为可能的紧急分娩做好准备。在手术前,应考虑产前使用类固醇以促进胎儿肺成熟。

(二)术前讨论 所有的脐带血穿刺术术前都应进行讨论,包括手术的适应证、风险、益处和替代方案。

(三)适应证 目前,FBS 和脐带血穿刺术最常适用于诊断和管理同种免疫(56%)和非免疫性胎儿水肿(18%)[5]。脐带血穿刺术也适用于其他诊断目的和治疗,包括通过脐带血穿刺术给药治疗胎儿甲状腺毒症或经母体治疗无效的胎儿心律失常。

1. **胎儿贫血** 胎儿贫血的定义是血红蛋白水平低于平均值 2 个标准差,可导致高输出量心力衰竭、胎儿水肿和胎儿死亡[6]。过去这种情况很常见,大多数由 RhD 致敏所致。然而,随着抗 D 免疫球蛋白的发展和广泛使用,这种情况已大大减少。如果抗 D 免疫球蛋白给药不足或对其他红细胞抗原(如 Kell、c、C、e、Duffy 等)过敏,仍可能发生同种免疫性胎儿贫血。由于同种免疫性贫血和继发水肿病例的减少,非免疫性水肿的病例占胎儿水肿病例的 90%~99%[6,7]。胎儿贫血的非免疫原因包括感染、胎母输血综合征和血液系统疾病,如地中海贫血。细小病毒是贫血最常见的感染原因。在一个病例系列中,4%的急性细小病毒感染患者发生胎儿水肿[8]。

多普勒测速法测量的大脑中动脉(middle cerebral artery,MCA)收缩期峰值速度(peak systolic velocity,PSV),用于筛查胎儿贫血的风险。当 PSV>1.5 MoM 或有胎儿水肿的证据时,怀疑有严重贫血,需要宫内输血或分娩。FBS 是确诊重度贫血的金标准,应在宫内输血前进行这项检查。

为了延长妊娠时间,可能需要连续输血,尤其是在妊娠早期就已诊断贫血的情况下。然而在输血后,MCA 多普勒可能无法预测严重贫血,因为引入较小的、硬度较低的成人红细胞可能会改变胎儿的血流。有研究报道,在第一次输血前,MCA>1.5 MoM 是预测贫血的良好指标。但第一次输血后假阳性率为 37%,第二次输血后假阳性率为 90%[9]。当使用更高的 MoM 阈值预测贫血时,假阳性率降低,阴性预测值增加。另一种预测输血后贫血的方法是预估血红蛋白的日降低量来确定下次输血的间隔时间。据报道,第一次输血后血红蛋白每日降低 0.45 g/dL (4.5 g/L),第二次输血后每日降低 0.35 g/dL (3.5 g/L),第三次输血后每日降低 0.32 g/dL (3.2 g/L)。该研究还报道了第一次、第二次和第三次输血后的中位输血时间分别为的 13 天、25 天和 27 天[10]。第一次输血后,母胎医学会建议使用 1.69 MoM 作为进一步脐血穿刺术/胎儿宫内输血的阈值,以减少不必要的手术。

2. 新生儿同种免疫血小板减少症(neonatal alloimmune thrombocytopenia, NAIT) 是由于母体对与自身不一致的胎儿血小板抗原产生过敏,引起胎儿血小板减少,在美国活产儿中的发病率为 1/1 000~2/1 000[13,14]。这个过程类似于红细胞同种免疫引起的胎儿贫血,且复发率高,在以后的妊娠中可能会出现更早、更严重的疾病。不同于同种免疫引起的胎儿贫血,严重的胎儿血小板减少可能发生在第一次妊娠。NAIT 可引起一系列结果,从轻度、无症状的血小板减少症到严重的血小板减少症,可能有 20%~30% 的病例出现颅内出血(intracranial hemorrhage, ICH)[13]。如果当前妊娠存在 ICH 或既往妊娠中有 NAIT 的个人史或家族史(不明原因的新生儿血小板减少症、颅内出血),则应怀疑这种情况。虽然可以通过血清检测和羊膜腔穿刺术进行母体抗体评估和胎儿抗原分型,仍需要 FBS 来确诊胎儿血小板减少症。迄今还没有无创的生物标志物可用于评估胎儿血小板计数或基因型。NAIT 管理的目标是通过防止宫内严重血小板减少症的发展来预防颅内出血。随着时间的推移,脐带血穿刺术在治疗这种疾病中的作用不断变化,现在需要在特定的情况下谨慎使用。

在 NAIT 的早期研究中,脐带血穿刺术经常用来确定基线血小板计数,以此评估子宫内治疗的有效性,并确定血小板计数达到标准,可以安全地进行阴道分娩。由于脐带血穿刺术适应证的患者数量减少,有丰富经验的操作者也随之减少。因此,出现手术相关并发症的患者数量增加,包括紧急剖宫产和流产。在过去 30 年里,这种疾病对脐带血穿刺术的需求已大量减少,目前可以通过静脉注射免疫球蛋白和泼尼松进行预防性管理,可以避免大多数受影响的胎儿出现危险的低血小板计数[15]。以前为了评估胎儿对母体治疗的反应,固定时间定期进行脐带血穿刺术,现

在已取消这种治疗,取而代之的是根据胎儿发生严重血小板减少症的风险,经验性地增加治疗。建议通过剖宫产进行早期分娩。目前,FBS 只能在临近分娩时进行,以验证胎儿血小板计数是否达标,为不愿手术的孕妇提供安全的阴道分娩。

(四)禁忌证 虽然脐带血穿刺术没有绝对禁忌证,但某些母体病毒感染和胎龄较小是相对禁忌证。理论上存在血液垂直传播疾病的风险,如人类免疫缺陷病毒和肝炎。病毒载量越高,风险越高,但关于这种手术传播率的数据很少。胎龄小时进行脐带血穿刺术技术难度增加,并发症的发生率增高。在一项研究中,妊娠 20 周以下进行 FBS 时,手术相关的流产率为 5.6%,而妊娠 20 周以上进行 FBS 时,则为 0.8%~2.2%[16]。另一项单中心研究报道称,在他们的机构中,18 周以前虽然很少进行脐带血穿刺术(仅占脐带血穿刺总病例的 3.5%),但与 18 周后进行的 FBS 数据对比,并没有增加流产的风险(2.9% vs. 1.8%,$P=0.40$)。本研究的总体胎儿流产率为 1.9%[17]。两个研究中心针对胎龄与流产率是否相关的数据存在矛盾,因此胎龄小被视为 FBS 的相对禁忌证。然而,如果没有其他方法可以防止胎儿宫内死亡,就应该考虑使用 FBS[18,19]。

(五)风险 该手术的风险包括感染、胎膜早破、胎盘早剥、早产、胎母输血综合征、同种免疫、胎儿心动过缓和流产。5% 的患者在手术中或手术后立即发生胎儿心动过缓,随着胎龄的增加,发病率逐渐降低[20]。穿刺时血管壁肌肉收缩会引起脐动脉发生痉挛,因此建议穿刺目标选择脐静脉。20%~30% 的病例在针尖进入胎儿血管时会有出血,通常是短暂的,很少会引起胎儿出血。出血在肝内静脉入路的发生率(9%)低于脐带血管入路的发生率(26%)[21]。医源性脐带血肿可导致脐带受压和胎儿心动过缓(图 112.1),通常是没有症状或暂时性的,但如果有持续的证据表明胎儿状态不稳定,如长时间的胎儿出血或心动过缓,则可能需要分娩。一系列报道称脐带血穿刺术后紧急剖宫产发生率为 2.4%,其中 73% 与缺氧有关,33% 与新生儿死亡有关。在另一系列研究中,同种免疫血小板减少症(NAIT)的患者进行脐带血穿刺术后,有 5% 进行了紧急剖宫产[22]。有其他报道称,脐带血穿刺术后患者的流产率为 1.4%~1.9%[17,23]。

(六)技术 详细的超声检查,包括彩色多普勒评估血流,以确定胎儿位置和胎盘脐带插入位置(图 112.2)。该手术可以选择胎盘脐带插入口、肝脏内、

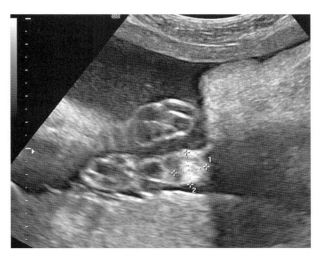

图 112.1　卡尺所示为脐带血穿刺术后的脐带血肿。

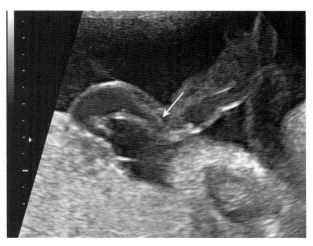

图 112.3　穿刺针(箭头)在胎盘插入口附近插入脐静脉。

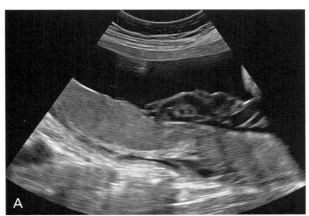

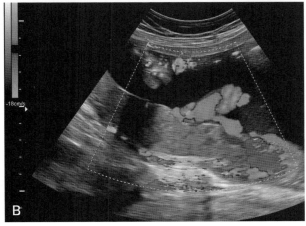

图 112.2　脐带插入后壁胎盘的灰度图(A)和彩色多普勒图(B)。

脐带游离段或胎儿腹部脐带插入口的血管作为穿刺目标。如果胎盘位于前壁,应该穿过胎盘到达脐带插入口处,因为这是最安全的入路。当胎盘位于后壁时,只有通过羊膜腔才能到达脐带插入口的位置,此过程中胎儿的活动可能会干扰穿刺。在这种情况下,

要考虑胎儿麻醉,尤其是在输血时。因疑似贫血而进行手术时,操作人员应按输血进行准备。

患者的腹部应该用消毒液消毒,并覆盖无菌巾进行术前准备。目前没有足够的证据推荐预防性使用抗生素。用无菌保护套包裹超声探头后,应再次确认目标血管。在进针前进行皮下局部麻醉。在大多数病例中,可以使用 22 G 针头,但输血应使用 20 G 针头。针的长度由皮肤到目标血管的测量距离决定(大多数情况下从 9 到 16 cm 不等)。在超声引导下进针,保证穿刺针全程可见。当针尖接近血管时,应放大超声图像,并使用多普勒识别脐静脉。针尖紧贴血管壁,然后迅速插入脐静脉(图 112.3)。

当针尖进入血管后,取出针芯,将肝素冲洗液连接到针上,然后抽取胎儿血液样本。血液样本应立即进行分析。可以通过床边护理点测试(Coulter 计数器)或统计实验室来完成。平均红细胞体积可用于证明血液是来自胎儿的。如果需要进行胎儿麻醉,我们建议使用维库溴铵直接注入脐静脉,剂量为 0.1 mg/kg,按估计的胎儿体重计算。在需要输血的情况下,将 T 型连接管连接到针管上,这样输血和进一步采样不会引起针尖的意外移动。输入的血液必须是巨细胞病毒阴性、经过辐射、经过洗涤、O 型阴性的浓缩红细胞。输血量取决于几个因素:供体红细胞压积、估计的胎儿体重、初始胎儿红细胞压积和目标红细胞压积。

在输入预定量的血液后,重复取样以确保血红蛋白达到所需的水平,然后拔出针头。目测评估穿刺部位的出血情况,直至停止。术中和术后,应间歇性地观察心脏活动来评估胎儿的健康状况。手术后,至少 2 小时内应监测胎心率及孕妇的子宫宫缩情况。

三、预后

如果脐带血穿刺术的操作者经验丰富,则穿刺成功率高(97%～98.5%)[22,24]。一项比较采血成功率的研究报道称,脐静脉穿刺成功率为94.9%,而肝内静脉穿刺成功率为82.5%[21]。另一项关于胎膜早破、绒毛膜羊膜炎、胎盘早剥和妊娠高血压发生率的研究发现,接受穿刺的孕妇与未接受穿刺的孕妇相比,在统计学上没有增加患病率的风险[24]。

红细胞同种免疫的胎儿在宫内输血后存活率为80%～95%,取决于首次输血时的胎龄和是否存在胎儿水肿及水肿的严重程度[20,25-27]。如果在妊娠20周前出现严重贫血,围产期的死亡率会更高[27]。

关于宫内输血后水肿胎儿的长期神经发育资料是有限的。小样本的研究结果是令人欣慰的,报道称胎儿水肿及其治疗对后续的神经发育没有已知短期或长期的影响[28,29]。LOTUS(宫内输血术后的长期随访)研究跟踪了291名使用宫内输血治疗同种免疫的儿童神经发育的结果,其中26%发生了胎儿水肿,4.8%的患儿出现了复合神经发育结局(脑瘫、严重发育迟缓、双侧耳聋或失明),严重神经发育迟缓的发生率为1.7%,脑瘫的发生率为0.7%,耳聋的发生率为1.0%,严重水肿与神经发育障碍独立相关(OR 11.2;95% CI 1.7～92.7)[30]。婴儿的预后取决于潜在的干预指征,然而,不良的预后并不常见,如果没有水肿时,则更罕见。

要点

- 脐带血穿刺术可用于诊断和治疗。目前,它最常用来诊断和治疗胎儿贫血。

- FBS或胎儿输血的常见部位是胎盘脐带插入口处和肝内脐静脉。位置的选择取决于胎儿的位置、胎盘的位置和医生的习惯。

- 若操作者经验丰富,脐带血穿刺术或宫内输血后发生严重并发症的风险为1.4%～2.0%。

- 胎儿贫血最常见的原因是红细胞同种免疫,可导致胎儿贫血、胎儿水肿和宫内死亡。超声无创检测大脑中动脉PSV已成为鉴别胎儿高危重度贫血的首选方法。当发现明显的胎儿贫血时,FBS和IUT适用于有早产风险的胎儿。宫内输血治疗的胎儿存活率从80%到95%不等,这取决于首次输血时的胎龄和/或是否存在胎儿水肿及水肿的严重程度。

- 对于有AIT风险的患者,应根据胎儿可能发生严重血小板减少症的风险进行评估,按照治疗方案给予静脉注射免疫球蛋白和泼尼松治疗。FBS应限于那些不愿行剖宫产的患者使用,她们愿意通过FBS去证实血小板计数已经达到标准,可以安全地进行阴道分娩。

参考文献见 www.expertconsult.com.

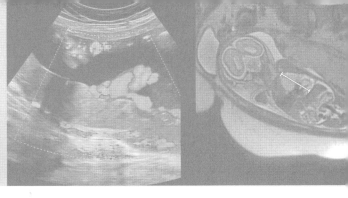

第113章

绒毛膜绒毛吸取术

JOY VINK | MELISSA QUINN

蔡能 译,陶阳 刘宇杰 审校

一、引言

绒毛膜绒毛吸取术(chorionic villus sampling, CVS)是一种获取少许胎盘组织的手术,用于产前非整倍体的诊断或 DNA 分析。CVS 是一种门诊手术,通常在妊娠 10~14 周进行。与羊膜腔穿刺术相比,CVS 的主要优点是在妊娠早期即可获得结果。如果发现结果异常,可以更早、更安全地终止妊娠。

二、手术操作

(一)概述、技术和设备 在进行 CVS 之前,应告知患者该手术的目的、风险和替代方案,并取得知情同意。用阴道超声来确定胚胎数量、绒毛膜厚度、胎儿活力和早期超声发现的胎儿异常。

CVS 可以经腹或经宫颈进行(图 113.1 和图 113.2)。Jackson 等[1]分别对经腹 CVS 和经宫颈 CVS 后的流产率进行研究,发现两者的流产率没有差异。手术由有经验的医生在超声引导下操作。训练有素的超声医生,能识别经腹穿刺针和经宫颈导管的超声外观(图 113.3),是手术成功的关键。

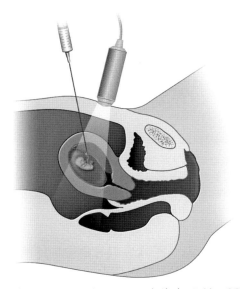

图 113.1 经腹 CVS。(改编自 Gabbe SG, Niebyl JR, Simpson JL, et al. Obstetrics: normal and problem pregnancies. 4th ed. Churchill-Livingstone;2001:202)

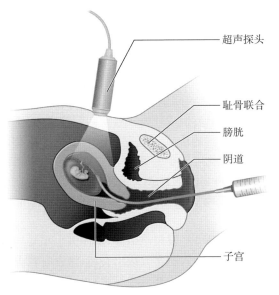

超声探头

耻骨联合

膀胱

阴道

子宫

图 113.2 经宫颈 CVS。(改编自 Gabbe SG, Niebyl JR, Simpson JL, et al. Obstetrics: normal and problem pregnancies. 4th ed. Churchill-Livingstone;2001:202)

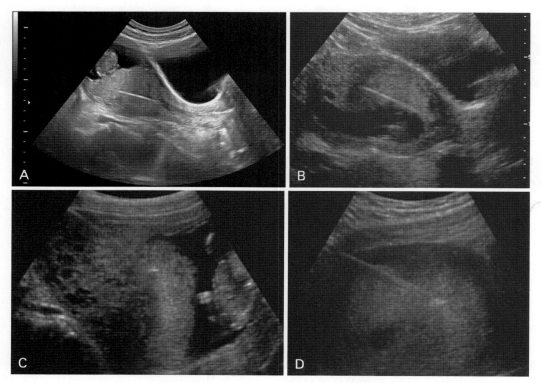

图113.3 （A)经宫颈 CVS 时,宫颈导管位于后壁胎盘。(B)经宫颈 CVS 时,宫颈导管位于前壁胎盘。(C)经腹 CVS 时,穿刺针位于胎盘后方。(D)经腹 CVS 时,穿刺针位于前壁胎盘。

1. 经宫颈 CVS　在经宫颈 CVS 前,建议检查宫颈阴道分泌物,并进行适当的治疗。手术所需的物品包括消毒液、4 in×4 in 纱布垫、无菌窥阴器、单齿钩或环钳(可选)、长度 26 cm 和外径 1.5 mm 的聚乙烯套管和软钢钝头套管针(也可以使用活检钳[2])、含有营养培养基的 20 mL 注射器、组织培养皿或标本管、无菌超声凝胶和超声探头套(图 113.4)。

患者取截石位,将窥阴器打开阴道。暴露出宫颈,用无菌消毒液对阴道和宫颈进行术前消毒准备。有些医生使用单齿钩或环钳来夹住宫颈前唇,轻柔地改变宫颈和子宫的位置。也有些医生不使用这些器械。充盈的膀胱可使子宫前壁与宫颈管形成理想的角度,按照超声显示的宫颈管曲线将导管弯曲(在放置导管前,可以在宫颈管中放置子宫探针帮助观察)。

超声医师提供经腹超声引导,操作医生小心地将导管通过宫颈管插入胎盘。拔出管芯,将含有营养培养基的 20 mL 注射器连接到导管上。使用负压,将导管在胎盘内轻轻地来回移动并抽吸胎盘绒毛。注射器保持负压状态时拔出导管,将取出的组织放入培养皿或标本管中。医生在显微镜下或者直接检查标本,以确保有足够的胎盘绒毛。

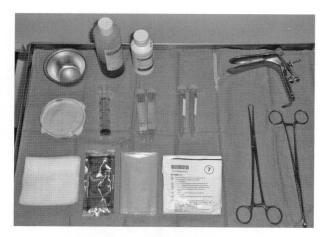

图113.4 经宫颈 CVS 所需的用品:消毒液、4 in×4 in 纱布垫、无菌窥阴器、单齿钩或环钳、长度 26 cm 和外径 1.5 mm 的聚乙烯套管、软钢钝头套管针、20 mL 注射器、营养培养基、组织培养皿或无菌标本管、无菌超声凝胶和超声探头套。

2. 经腹 CVS　手术所需的物品包括消毒液、4 in×4 in 纱布垫、无菌布单、营养培养基、组织培养皿或标本管、无菌超声凝胶、超声探头套、长 9 cm 或 12 cm 的 20 G 带针芯的穿刺针,以及 20 mL 注射器和注射器支架(图 113.5)。

患者取仰卧位,确认胎盘位置,下腹部做术前准

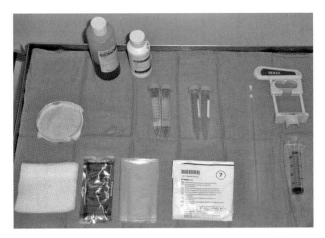

图 113.5　经腹 CVS 所需的用品：消毒液、4 in×4 in 纱布垫、无菌布单、20 mL 注射器、营养培养基、无菌超声凝胶、超声探头套、9 cm 长或 12 cm 长的 20 G 带针芯的穿刺针、注射器支架、标本管或组织培养皿。

备，消毒铺巾。无菌探头套包裹超声探头，将无菌超声凝胶涂于患者腹部，在超声引导下，穿刺针以穿透胎盘长轴的角度进针，当针尖到达预定位置后，拔出针芯，将注射器连接到针上，使用负压，将针在胎盘内轻轻来回移动并抽吸胎盘绒毛，注射器保持负压状态时拔出针头，将标本置于组织培养皿或标本管中，医生在显微镜下或者直接检查标本，以确保有足够的胎盘绒毛。因为 CVS 后有继发胎母输血综合征的记录，未致敏 Rh_0(D) 阴性的妇女应在 CVS 后给予 Rh_0(D) 免疫球蛋白以防止 Rh 致敏。

（二）**适应证**　CVS 最常见的适应证是用于产前诊断，在这种情况下可以进行 DNA 分析或诊断性细胞遗传学分析。

（三）**禁忌证**　CVS 的相对禁忌证包括宫内节育器和用甲胎蛋白水平筛查神经管缺陷（甲胎蛋白水平不能在 CVS 样本上确定）。母体同种免疫也是相对禁忌证，据 Moise 和 Carpenter[3] 报道，接受 CVS 并出现致敏的女性发生胎儿红细胞增多症的风险增加。他们认为，这种风险可能是由于手术后母体抗体反应增强引起的。

经宫颈 CVS 的禁忌证包括无法通过宫颈管插入导管（宫颈管狭窄、宫颈肌瘤）、宫颈或阴道感染、因子宫肌瘤或子宫过度前屈或过度后屈导致导管无法进入胎盘和患者对手术的不耐受（阴道痉挛）。经腹 CVS 的禁忌证为子宫或胎儿的位置问题使穿刺针无法到达胎盘。当存在子宫异常时，首选经腹通路。

三、预后和并发症

最常讨论的并发症是与手术有关的流产和胎儿损伤，特别是肢体短缩畸形和口下颌骨发育不全。

（一）**胎儿流产**　真正的流产率很难量化，因为很少有随机试验研究将 CVS 术后的流产率与未接受 CVS 妇女的自然流产率进行比较。此外，评估流产的研究中对手术相关的流产使用了不同的定义。然而，将 CVS 与中期妊娠遗传性羊膜腔穿刺术进行比较时，大多数研究报道 CVS 组的流产率略高，因为大部分 CVS 是经宫颈通路操作的[4-10]。Cochrane 的一项综述认为，经腹 CVS 的总体流产率与妊娠中期羊膜腔穿刺术的流产率相似（优势比 0.90，95% *CI* 0.66~1.23），经宫颈 CVS 后流产的风险（14.5% *vs.* 11%；相对风险 1.40，95% *CI* 1.09~1.81）和自然流产（12.9% *vs.* 9.4%；相对风险 1.50，95% *CI* 1.07~2.11）相比明显增高[11]。研究了 CVS 后流产增加的风险因素，包括胎龄较小的胎儿[12]、经验不足的手术者[13]、引导穿刺针采样超过 3 次[14]。

（二）**肢体短缩畸形和下颌骨发育不全**　CVS 与肢体短缩畸形和下颌骨发育不全有关，但证据相互矛盾。最初的报道显示，在妊娠不到 9 周时进行 CVS，肢体畸形的风险增加[15-21]。然而，WHO 的一份报告回顾了超过 216 381 例 CVS 手术，无法证实 CVS 与肢体短缩畸形的相关性，尤其是妊娠 10 周以后。该研究的结论是，妊娠 10 周前进行 CVS，术后很少出现肢体缺陷[22]。哥伦比亚大学医学中心避免在妊娠 10 周前进行 CVS。CVS 后的其他并发症包括阴道少量出血（大约 1/3 的患者会出现）和阴道大量出血（罕见，但经宫颈 CSV 后更为常见）。不到 0.5% 的病例出现样本培养失败，感染和羊水渗漏[23]。

要点

- CVS 是一种门诊手术，在妊娠 10~14 周进行，获取少量胎盘绒毛用于产前诊断非整倍体或 DNA 分析。
- 和羊膜腔穿刺术相比，绒毛取样的主要优势是妊娠早期即可获得结果，如果发现结果异常，可以更早、更安全地终止妊娠。
- CVS 可以经腹或经宫颈进行操作。
- 手术应在超声引导下、由经验丰富的手术医生和经过训练能识别经腹穿刺针和经宫颈导管图像的超声医师配合进行。

- 未致敏 $Rh_0(D)$ 阴性的妇女应在 CVS 后给予 $Rh_0(D)$ 免疫球蛋白以防止 Rh 致敏。
- 由于存在肢体短缩畸形和下颌骨发育不全的可能性，因此不应在妊娠 10 周前进行 CVS 手术。

参考文献见 *www.expertconsult.com*.

第114章

射频消融术

RUSSELL S. MILLER|CLAUDIA MOSQUERA|LYNN L. SIMPSON

蔡能 译,陶阳 刘宇杰 审校

一、引言

20 世纪 90 年代初,人们首次进行了在肝脏中使用射频能量造成局灶性热组织损伤的研究[1]。1996 年,在马萨诸塞州总医院首次对一名肝脏肿瘤患者进行了射频消融手术(radiofrequency ablation,RFA)[2]。射频消融术已用于各种适应证,包括无法切除的肿瘤和心律失常[3]。这项技术也成功地应用于选择性减胎,以解决生长不一致或先天性异常的复杂单绒毛膜双胎妊娠、双胎输血综合征(twin-twin transfusion syndrome,TTTS)或双胎反向动脉灌注序列征(twin reversed arterial perfusion sequence,TRAP)。

由于血管吻合将共有胎盘内的双胎循环连接起来,单绒毛膜双胎中的一胎发生心血管疾病,另一胎也会有极大的患病可能和死亡风险。单绒毛膜双胎中一胎死亡时,会发生短暂的血流动力学变化,使另一胎面临缺血缺氧性损伤,导致死亡的风险(12%)。如果胎儿存活,也会发生严重的神经损伤(18%)[4]。

由于存在共有的胎盘循环,双绒毛膜双胎选择性减胎的常规方法不适用于单绒毛膜双胎。特别是心内注射氯化钾用于选择性终止妊娠是禁止的,因为这可能造成非目标胎儿的血流动力学不稳定。理论上,由于胎儿间的氯化钾转移输送,非目标胎儿也有受到损害的风险[5]。

在单绒毛膜双胎或多胎妊娠中选择性减胎旨在同时阻断目标胎儿内的所有脐血管,最大限度地降低围手术期非目标胎儿受累的风险。超声引导下经皮射频消融术,对脐血管进行阻断的介入治疗,因其具有明显的安全性和有效性而被广泛接受。有可靠文献报道,RFA 已应用于减少 TRAP 中的无心畸胎[6-10]。通过阻断无心胎的血流供应,减轻泵血胎儿的心血管负担,防止其发展为高输出量心力衰竭(见第 163 章)。

文献报道的 RFA 应用于单绒毛膜双胎生长不一致的经验有限[11-14]。病例报道了一系列的手术结果,但关于短期和长期结果或手术风险的数据有限。特别是,技术上成功的 RFA,关于术后存活者的长期神经系统结局,随访到的数据很少。

二、手术操作

(一) 概述、技术和设备 RFA 选择性减胎术是一种在超声引导下经皮穿刺治疗的微创技术,用于阻断目标胎儿的脐血流。高频正弦电流(400~500 kHz)在目标部位聚焦产生热能[15]。为了分散这种能量,发电机通过接地垫连接到患者双侧大腿前部和后部。电流通过患者传导至专门的探头,然后回到发电机,完成电路循环[9]。RFA 探针包含一个绝缘的轴和一个非绝缘的尖端。有些探针的针尖可以展开,使操作者能够将探针固定在目标部位,并可以调整消融的直径。暴露的尖端释放能量产生离子运动和摩擦热,在适当的温度下导致细胞死亡和凝固坏死[3]。

在哥伦比亚大学医学中心,复杂单绒毛膜双胎和多胎妊娠的 RFA 通常限制在妊娠 16 周 0 天到 23 周 6 天;超声检查羊膜-绒毛膜融合是进行手术的先决条件。患者口服阿片类镇痛药后,大部分 RFA 手术是在门诊局部麻醉下进行的;然而,一些技术难度极高或患者不耐受疼痛的病例,可以选择在手术室进行区域麻醉。我们使用 RF3000 发生器(Boston

Scientific，Natick，MA；图 114.1)和 LeVeen 超薄针状针电极射频探针（Boston Scientific；图 114.2）。表114.1 列出了该手术所需的所有设备。LeVeen 超薄针状电极射频探针是首选，因为它的口径细窄并有可打开的电极。在某些情况下可以使用无齿针，如羊水过少时，目标胎儿的运动受到限制。然而，在羊水正常或增加的情况下，随着胎动，无齿针会发生移位。

表 114.1　射频消融术使用设备

RFA 机器
RFA 接地垫
超声机器
剖宫产手术台
剖宫产手术托盘
预防性抗生素
聚维酮碘制剂
无菌洞巾
超声探头的无菌探头套
蓝色毛巾
海绵
手术衣
手套
14 GRFA 针/探针
记号笔
手术刀，11 号刀片
止血剂
穿刺针，22 G[a]
无菌管[a]
真空瓶[a]

注：[a] 只有在考虑羊水减量术时才需要。RFA，射频消融术。

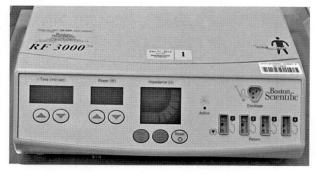

图 114.1　RF 3000 发生器（Boston Scientific，Natick，MA）。

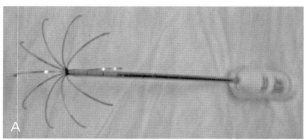
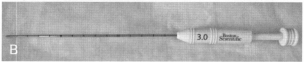

图 114.2　LeVeen 电极针尖端呈放射状（Boston Scientific，Natick，MA）展开（A）和缩回（B）。

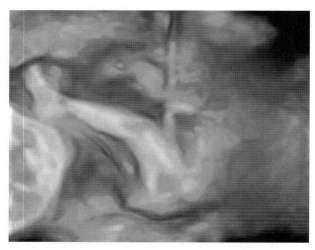

图 114.3　射频消融针插入目标胎儿腹壁接近脐带插入点的三维渲染图。

不是所有的中心都使用抗生素，但我们常规使用静脉注射头孢唑林作为术前预防。患者取仰卧位，略微向左倾斜，应用接地垫。充分麻醉后，用超声定位两个胎儿共有的胎盘和隔膜。若超声观察结果不一致，应进行第二次检查以明确合适的目标胎儿。在目标胎儿脐带插入腹壁附近确定一个目标部位。用 11号刀片在孕妇腹部的相应位置沿着预定入路切开一个 5 mm 的皮肤切口。在超声引导下，通过该切口将电极针推进到胎儿的目标部位，注意避免穿过隔膜（图 114.3）。尽可能避免经过胎盘的路径。

使用二维和彩色多普勒成像确认电极针到达目标部位（图 114.4），将探针的径向尖端展开到预定大小（图 114.5）。1～2 分钟，能量逐渐增加，直到达到完全的组织阻抗。然后用多普勒来确认目标胎儿脐带血管内的血流停止。目标胎儿内持续的心动过缓通常表明手术成功，但是在脐血管成功凝固后，目标

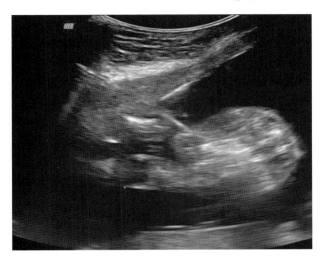

图 114.4 将射频消融电极针插入目标胎儿腹壁内的超声斜视图。

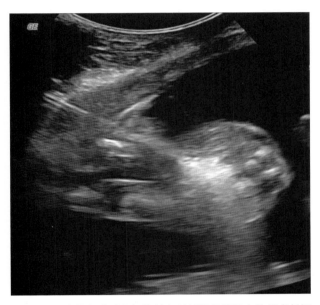

图 114.5 将射频消融电极针插入目标胎儿腹壁内的超声斜视图。电极张开,热能被释放。

胎儿内的心脏活动仍可以持续数小时。在确认目标脐带内持续无血流后,将针尖完全缩回针鞘内,取出RFA探针。

射频消融后确定目标脐带内是否存在血流是一个技术难题。凝固过程中形成的气泡可产生伪彩,易被误诊为血管内的血液流动,因此很难确定脐带内是否有血流。等待几分钟气泡消退有助于鉴别[6]。血液灌注冷却效应也是射频消融的局限性之一[10]。在目标胎儿出现高血流量的情况下,如严重 TTTS 病例,冷却效应可能导致手术失败[8]。

如果治疗后怀疑子宫受到刺激或宫缩,可考虑(48～72 小时)吲哚美辛保胎治疗。通常在患者出院

前进行间歇性的超声复查,以确认目标胎儿死亡和手术成功。在某些情况下,成功治疗后目标胎儿的心动过缓可以持续一段时间。如果目标胎儿脐带内没有血流信号,就可以肯定目标胎儿的心脏会停搏。患者通常在出院后继续口服头孢氨苄预防性治疗 5 天。

手术后的常规监测包括连续的超声随访和术后1 周的宫颈长度评估。复杂的单绒毛膜双胎中非目标胎儿会出现多普勒测速异常或羊水过多的表现,通常在术后几周恢复正常。我们建议患者在术后 3～4周进行胎儿 MRI,评估胎儿神经解剖结构。虽然没有可靠的观察数据支持这一临床实践,但胎儿正常的神经结构,而且没有出现缺血缺氧性改变或其他损伤,可以为术后继续妊娠的患者提供一些客观保证。

(二)适应证 RFA 选择性减胎适用于处理TRAP、单绒毛膜双胎中一胎有严重胎儿畸形、严重的胎儿早期生长受限、染色体或严重遗传异常,或者患者拒绝接受激光治疗的单绒毛膜双胎妊娠伴早发性严重 TTTS。

(三)禁忌证 RFA 的绝对禁忌证包括主动分娩、早产和排除微创干预的产妇出血倾向。相对禁忌证包括胎膜破裂、子宫颈短、多胎妊娠、母体感染(如人类免疫缺陷病毒和丙型肝炎)。

RFA 的好处包括终止异常胎儿(理论上降低神经损伤的风险)或阻止非目标胎儿的死亡。与妊娠相关的风险包括胎膜早破、早产、绒毛膜羊膜分离、胎盘早剥、宫内感染或绒毛膜羊膜炎、羊膜带的形成[17]。在一些研究中,胎膜早破发生在术后 4 周内,则被定义为与手术相关的事件[16]。然而,与其他需要较大器械和端口(直径高达 5 mm)的技术相比,如双极钳、激光凝固和胎儿镜引导下的脐带结扎,RFA 导致胎膜早破的风险较低[15]。非目标胎儿的潜在风险包括热损伤和宫内死亡。孕产妇的风险包括接地垫引起的热灼伤、出血和内脏损伤。新型仪器上使用的是 4个接地垫而不是 2 个接地垫,大大降低了产妇热损伤的风险[6]。

射频消融的一个显著缺点是成本。一次性射频消融针和产妇接地垫的价格约为 1900 美元。一个射频发生器大约需要花费 37 000 美元[14]。

三、预后和并发症

(一)双胎反向动脉灌注序列征 一个单中心在1998—2005 年的 TRAP 病例中,回顾分析了 29 例使用 RFA 治疗无心多胎妊娠的病例:26 例为单绒双羊双胎妊娠,2 例为单绒单羊双胎妊娠,1 例为单绒双羊

三胎妊娠。在 29 例多胎妊娠中,25 例(86%)存活,分娩时的平均胎龄为 34 周 6 天。仅统计单绒双羊双胎妊娠时,生存率为 92%,分娩时的平均胎龄为 35 周 6 天[6]。

另一个单中心回顾性研究报道了 13 例诊断为单绒双羊双胎合并 TRAP 的病例进行选择性减胎治疗的结果。13 个泵血儿中有 12 个存活且神经发育正常[7]。但无长期预后数据。

最近,另一个回顾性的单中心描述了 17 例妊娠合并 TRAP 的病例,进行 RFA 治疗,结局同样良好。如果出现泵血儿水肿,心室输出量增加,或者无心胎与泵血儿的重量比大于 50%,可采用 RFA 进行治疗。4 例泵血儿术后立即恢复,但在报道发表时仍未分娩。其余 13 例胎儿中,12 例(94%)存活,分娩时平均胎龄为 37 周。1 例泵血胎儿治疗前有水肿,术后死亡。出生后 30 天内没有新生儿死亡[9]。

现有数据表明,应用选择性减胎术治疗 TRAP,RFA 和胎内脐带消融技术优于其他脐带阻断技术。在一项回顾性研究文献中,报道了 71 例确诊 TRAP 的病例并使用微创技术阻断无心畸胎血管供应后的妊娠结局。其中 40 例采用的脐带闭塞术包括栓塞、经胎儿镜或微型子宫切开术结扎脐带、激光凝固、双极透热疗法和单极透热疗法。31 例采用了胎内消融技术,包括酒精($n=5$)、单极透热($n=9$)、间质激光($n=4$)和射频消融($n=13$)。技术水平低与胎内消融失败相关。此外,胎内消融治疗的泵血儿生存率高于脐带闭塞治疗,但在统计学上没有差异[8]。

迄今射频消融治疗 TRAP 的规模最大的研究是北美胎儿治疗网络登记的回顾性审查[18]。接受治疗的 98 名患者中,泵血儿 10 年生存率为 80%。平均分娩胎龄为 33.4 周,存活者平均分娩胎龄为 36 周。没有产妇死亡或需要输血的严重出血病例。

(二)其他复杂的单绒毛膜妊娠或双绒毛膜妊娠 从已发表的 TRAP 治疗经验可以推断,RFA 是一种安全有效的选择性减胎的方法,可用于治疗复杂的单绒毛膜双胎妊娠,但专门研究 RFA 的数据有限。系统回顾分析了 8 年期间复杂单绒毛膜双胎选择性终止手术的病例[16],有 345 例复杂的单绒毛膜双胎

妊娠进行选择性减胎,其中 35 例采用 RFA。35 例 RFA 中有 1 例手术失败,原因是未成功凝固附属血管。RFA 组胎膜早破的发生率为 17%,而双极脐带凝固组为 21%。与双极脐带凝固术(82%)、激光脐带凝固术(72%)和脐带结扎术(70%)相比,RFA 治疗的胎儿存活率最高(86%)。RFA 还与非目标胎儿较低的宫内死亡率相关(6%)。就干预时的胎龄而言,在妊娠 16 周时通过任何技术进行选择性终止手术的存活率最低,而在妊娠 18 周后进行手术存活率最高[16]。

在异常单绒毛膜双胎妊娠的情况下,RFA 似乎是一种当代最佳的选择性减胎术。研究表明,当 RFA 应用于 TRAP 时,成功率高,并发症发生率低,而支持 RFA 在其他复杂单绒毛膜双胎妊娠中应用的数据有限。需要进一步的调查研究来确定有无长期的神经系统损伤。

要点

- RFA 选择性减胎术是一种在超声引导下经皮穿刺治疗的微创技术,使用高频正弦电流在目标部位聚焦产生热能,用于阻断目标胎儿的脐血流。
- RFA 可用于 TRAP,单绒毛膜双胎妊娠中一胎有严重胎儿畸形、严重早期胎儿生长受限、染色体或严重遗传异常,单绒毛膜双胎妊娠合并早发型严重的 TTTS。
- RFA 的绝对禁忌证包括主动分娩、早产和排除微创干预的产妇出血倾向。
- 手术相关的风险包括胎膜早破、早产、绒毛膜羊膜分离、胎盘早剥、宫内感染或绒毛膜羊膜炎、羊膜带的形成。
- 对非目标胎儿的潜在直接风险包括热损伤和宫内死亡。
- 孕妇的风险包括由地垫损伤引起的热烧伤、出血和内脏损伤。

参考文献见 *www.expertconsult.com*.

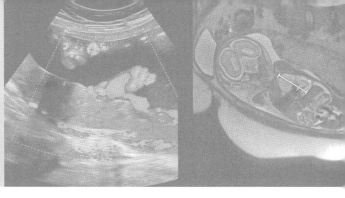

第115章

选择性激光凝固术

RUSSELL S. MILLER│AMBER SAMUEL│LYNN L. SIMPSON

蔡能 译,陶阳 刘宇杰 审校

一、引言

单绒毛膜双胎妊娠由于共用胎盘循环,围产期发病率和死亡率的风险增加,极易发展成双胎输血综合征(twin-twin transfusion syndrome,TTTS),发生率为 10%~15%[1]。TTTS 是两个胎儿之间通过胎盘床内的吻合血管进行的不均衡的血液分流[2]。如果不进行干预,早发 TTTS 的死亡率可接近 95%;幸存者有很大风险出现严重的神经功能障碍[3,4]。

胎儿镜下选择性激光凝固(fetoscopic selective laser photocoagulation,SLP)吻合血管已成为治疗 TTTS 最有效的方法。SLP 是指有意识地使用激光在胎盘表面中断连接供血儿与受血儿循环的病理性交通血管。该手术阻断这些异常通道,直接破坏了疾病潜伏过程中的关键部分。相比之下,羊水减量术是 TTTS 的一种替代疗法,它通过去除双胎中受血儿多余的羊水间接延缓病情。羊水减量术解决的是疾病造成的一个后果(羊水过多),并没有解决疾病本身,通常需要一系列的干预措施,以维持妊娠到晚期。

De Lia 等在 1990 年首次描述了 SLP 治疗 TTTS 的方法,包含开腹手术和直接进入子宫[5]。自第一次描述以来,技术和工艺的进步使微创经皮的治疗方法成为可能。该手术引入了定制设计的胎儿镜设备,该设备带有铰接目镜和光纤视频显示器,在超声引导下,通过经皮子宫通路引入。以前,该手术对羊膜插入绒毛膜板所形成的分界处的任何血管进行非选择性凝固治疗。而目前,术前仔细评估双胎之间的血管赤道,以凝固明确的病理吻合处为目标进行手术。现有的数据表明,SLP 在生存率和无严重神经损伤的生存率方面优于羊水减量术,证实 SLP 是早发严重

TTTS 的最佳治疗方法(见第 162 章)。

二、手术操作

(一)概述、技术和设备 在我们的机构中,提供知情同意后,患者在无菌手术室接受 SLP,术前给予抗生素预防。人员主要包括手术者和助手、麻醉师、外科技师、巡回护士和一名记录胎盘吻合位置和数量的助手。有证据表明,要达到熟练进行 SLP,实施手术的医生应事先接受过培训和模拟训练,最初的手术在经验丰富的外科医生监督下执行[6]。

虽然 SLP 可以在局部麻醉或全身麻醉的情况下进行,但在美国的大多数中心,包括我们中心,首选局部麻醉。将麻醉后的患者取背侧位,轻微向左倾斜的姿势安置于手术台上。在患者的腹部消毒铺巾,经腹部超声确认每个胎儿的胎盘位置、供血儿和受血儿的位置、分隔膜的走行和胎盘脐带插入位置。估算血管赤道的轴线,根据估算确定进入羊水过多的受血儿羊膜囊。在孕妇腹部预定位置上做一个 5 mm 的皮肤切口。

超声引导下,将装有锋利套管针的10F(用于 0°胎儿镜)或12F(用于 30°胎儿镜)柔性塑料套管(Cook Medical,Inc.,Bloomington,IN)(图 115.1)插入受血儿羊膜囊内。从套管中取出套管针,抽取羊水样本进行核型分析(如果以前未检查)和其他分析。然后将胎儿镜(图 115.2)置于成对的双腔手术鞘(图 115.3)内,通过套管引导进入羊水过多的羊膜囊内。虽然胎儿镜规格各不相同,但在选择合适的胎儿镜时,视角的考虑很重要[7]。虽然 0°胎儿镜常直接用于后壁胎盘入路,但对于前壁胎盘或其他难以进入的病例,30°

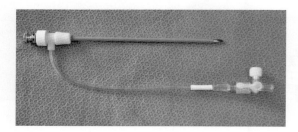

图 115.1 进针时使用的装有锋利套管针的 10F 柔性套管。

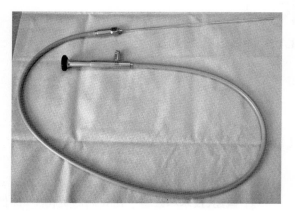

图 115.2 0°，2-0 mm 胎儿镜（分离目镜）。

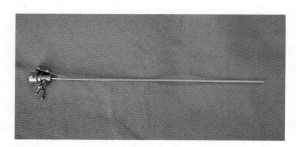

图 115.3 直的双腔手术鞘。

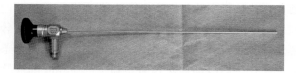

图 115.4 30°，2-0 mm 胎儿镜（标准目镜）。

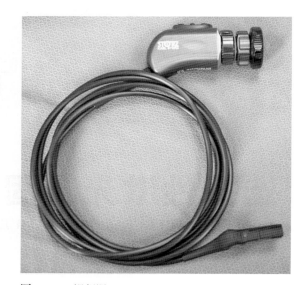

图 115.5 视频源。

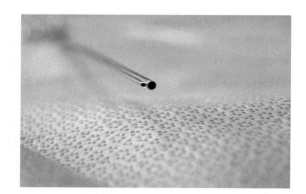

图 115.6 双腔鞘尖端。

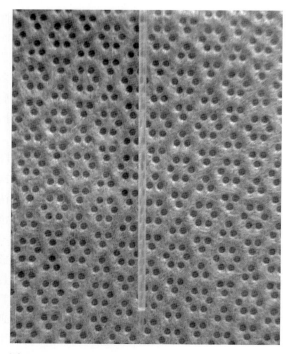

图 115.7 激光光纤。

胎儿镜有助于充分观察（图 115.4）。胎儿镜连接到光源和视频输出源（图 115.5），使用 0°胎儿镜的铰接目镜可增强操作者的机动性。

手术鞘有一个大的中心腔，可容纳胎儿镜并通过辅助侧孔进行冲洗（图 115.6）。它还包含第二个腔，通过它可以放入激光光纤（外径≤1 mm）（图 115.7）。SLP 的激光源包括二极管、钕：钇铝石榴石和磷酸钛氧钾，它们的能量吸收曲线在血红蛋白光谱范围内。我们中心使用 Medilas D Multibeam（Dornier

MedTech，Kennesaw，GA）二极管激光设备进行SLP，功率设置在 $40 \sim 60$ W。

在胎儿镜下识别两个胎儿，使用胎儿镜和术中超声沿着脐带追踪到各自的胎盘附着点。在胎儿镜下研究小组沿着绒毛膜板追踪血管，绘制血管赤道，识别病理吻合。手术者使用激光光纤对所有识别出的吻合血管进行选择性凝固，注意避免激光穿过隔膜而导致意外的微型切口。虽然所有可见的吻合血管都是目标，但它们的凝固顺序也很重要。Quintero 等[8]建议序贯选择性治疗可能会带来明显的好处，从动静脉的连接开始凝固（首先是供血儿到受血儿之间的连接，然后是受血儿至供血儿之间的连接），再凝固动脉-动脉和静脉-静脉的连接。需要进一步的研究证明序贯选择性凝固策略是否与改善的手术结果相关。凝固所有的吻合口后，进行最终扫描，确认无血管遗漏或残余血流。

在完成激光治疗前，推荐进行胎儿镜下血管赤道的 SLP（Solomon 技术），以解决单独使用选择性凝固治疗无法解决的小吻合口。最近一项开放随机对照试验显示，Solomon 技术可以减少 TTTS 复发和双胎贫血红细胞增多症序列（TAPS）的发生，降低胎盘吻合口残余率[9,10]。如果技术上可行，Solomon 技术是SLP 的合理补充。

凝固治疗后，在超声引导下，使用柔性套管进行羊水减量，实现受血儿羊膜囊内羊水深度≤6 cm。在超声引导下拔除套管。术后观察包括连续几小时的产力监测。可以考虑在围手术期进行保胎治疗。

（二）适应证 妊娠 $16 \sim 26$ 周出现的早发严重的 TTTS 通常考虑进行 SLP。尽管国际惯例有所不同，但在美国，诊断 TTTS 为 Quintero Ⅱ～Ⅳ期疾病时，会被推荐到有经验的胎儿医疗护理中心进行 SLP手术。在一些中心，将受血儿获得性心功能不全的超声心动图表现作为 TTTS 评分系统的补充，可能会对选定的Ⅰ期病例进行 SLP[11]。

SLP 治疗Ⅰ期的 TTTS 是有争议的。Ⅰ期胎儿总体预后良好。在 Quintero 等[12]的一项研究中，在Ⅰ期 TTTS 病例中，有较多双胎在没有接受激光治疗的情况下存活率为 100%。大多数Ⅰ期疾病无进展或能够缓解，因此必须与任何侵入性治疗的风险进行权衡。回顾性数据没有明确指出使用 SLP 和羊水减量术治疗Ⅰ期病例的结果差异[13]。Ⅰ期治疗后的结果中可用数据有限，且相互矛盾，可能存在偏差，因此这些病例在治疗试验中的代表性不足。

在 Quintero 等[12]报道的一项评估分期治疗的非对照回顾性研究中，接受连续羊水减量术的胎儿存活率和分期呈负相关。在接受 SLP 治疗组中没有看到同样的趋势，其结果在所有阶段都相对一致。比较各种治疗方式，SLP 的好处仅在晚期疾病时明显。基于这些数据，建议为Ⅰ期病例提供连续羊水减量术，Ⅱ期病例根据胎龄提供羊水减量术或 SLP，Ⅲ期和Ⅳ期病例进行 SLP。相比之下，Huber 等[14]报道了在接受 SLP 的前瞻性队列中，总体改善了本阶段的结果，但是随着病程的进展，预后有恶化的趋势。虽然该系列研究缺乏羊水减量术的对照组，但基于良好的结果，可以认为 SLP 适用于所有 TTTS 疾病阶段，但晚期妊娠出现的Ⅰ期病例，可以考虑进行羊水减量。

迄今还没有一项设计良好的前瞻性试验结果，该试验旨在将Ⅰ期病例 SLP 的结果与羊水减量或密切观察疾病进展的结果进行比较。在此之前，对Ⅰ期病例进行 SLP 治疗是一个有争议的问题。美国大多数胎儿治疗中心在诊断出早发Ⅰ期 TTTS 后进行预期观察。虽然可以进行羊水减量术，但如果疾病进展到晚期，如胎膜早破、出血或羊膜-绒毛膜分离等并发症会影响 SLP 治疗。

（三）禁忌证 SLP 的绝对禁忌证包括胎膜早破、早产、绒毛膜羊膜炎、胎盘早剥、产妇出血性疾病或妨碍经皮子宫穿刺的疾病。相对禁忌证包括严重胎儿畸形、非整倍体、宫颈短、羊膜-绒毛膜分离和孕妇人类免疫缺陷病毒或丙型肝炎感染。

三、预后和并发症

在单中心观察系列证明 SLP 可能优于羊水减量术之后[12,15]，Senat 及其同事发表了欧洲胎儿试验数据[16]。这是一项前瞻性随机对照试验，该试验将激光治疗（72 名受试者）与连续羊水减量术治疗（70 名受试者）进行比较，试验证明，通过 SLP 治疗的双胎中至少一个胎儿的存活率显著高于羊水减量组（76% vs. 56%；$P=0.001$）。双胎中的一个胎儿出生后≥6 个月的存活率（76% vs. 51%；$P=0.002$）在激光治疗后也有显著改善。由于激光治疗组在治疗中的显著益处，该研究在试验中期分析时停止。此外，在 6 个月的存活婴儿中神经系统并发症减少，从羊水减量组的 52% 降低到激光治疗组的 31%（$P=0.003$）。

关于支持使用 Solomon 技术的证据，Slaghekke 及其同事最近的一项随机试验证明，与标准 SLP 治疗组相比，SLP 时使用 Solomon 技术的受试者（139人）的主要并发症的发生率（包括 TAPS、复发 TTTS、围产期死亡率和严重的新生儿发病率）降低[9]。Solomon组与TAPS(3% vs. 16%)和TTTS(1% vs. 7%)复发率显著降低相关。一项随访研究评估了该试验幸存者2年的神经发育结果，表明两组间无神经发育障碍的生存率没有差异[17]。

为SLP患者提供咨询时，治疗后幸存者的长期神经系统结果是大家特别关注的问题。虽然SLP与连续羊水减量术相比，预后似乎有所改善，但SLP幸存者仍有严重神经系统异常的风险[18-23]。几个大型单中心研究中报道了这些结果（表115.1）。所有研究都使用了有效的神经认知测试方法，包括Griffiths精神发育量表、Snijeders-Oomen非言语智力测验、Bayley婴幼儿发展量表和国际疾病分类（第9版）编码。SLP幸存者在出生后14个月接受随访检查。主要神经问题包括脑瘫、粗大运动功能障碍、神经认知延迟、精神运动迟缓、发育迟缓、失明和耳聋。总体而言，研究中出现的主要神经功能障碍的风险为4.6%~17%。

表115.1 选择性激光凝固治疗双胎输血综合征幸存者的神经异常：选择性试验

研究	中位随访时间（月）	神经测试类型	激光受试者人数	轻微异常（%）	严重异常（%）
Sutcliffe 等，2001[18]	24	ICD-9和GMDS	67	—	9
Banek 等，2003[19]	21、34[a]	GMDS和SONVIT	89	11	11
Graef 等，2006[20]	38	GMDS和SONVIT	167	7.2	6
Lopriore 等，2007[21]	24	BSID	115		17
Lenclen 等，2009[23]	N/A[b]	ASQ和标准化的神经系统评估	88	6.8	4.6
Gray 等，2011[22]	27.5	GMDS和BSID	113	4.4	12.4

注：[a]如果使用GMD，21个月；如果使用SONVIT，34个月。
[b]因早产修正平均随访时间为23.5±1.0个月。
ASQ，年龄和分期；BSID，Bayley婴幼儿发展量表；GMDS，Griffiths精神发育量表；ICD-9，国际疾病分类，第9版；N/A，不适用；SONVIT，Snijeders-Oomen非言语智力测验。

SLP术后受血儿的心脏功能也是一个重要的考虑因素。在治疗前，受血儿由于获得性高容量负荷而出现心脏肥大、双心室肥大、二尖瓣和三尖瓣反流。右心室流出道阻塞和肺动脉瓣狭窄在受血儿中出现的概率也有所增加[24,25]。SLP术后，许多新生儿术前异常的心功能，术后恢复正常，并有结构重塑的表现。在一系列研究中，受血儿超声心动图结果异常从术前的54.9%下降到产后评估的13.7%[26]。

该手术的风险包括胎膜早破、早产、流产、羊水漏入母体腹膜腔、胎盘早剥和宫内感染。据报道，胎膜早破的风险在10%~28%[16,27]。还有与套管针相关的产妇出血或内伤、胎儿损伤或死亡的风险，但这些并发症罕见。

> **要点**
>
> - SLP是早发严重TTTS的最佳治疗方法。
> - SLP与连续羊水减量术相比，提高了围产期存活率，似乎与改善神经系统预后有关。
> - 尽管SLP降低了长期神经损伤的风险，但成功治疗后的风险仍然很大。
> - SLP最常见的风险是胎膜早破。

参考文献见 *www.expertconsult.com*.

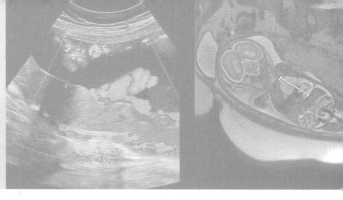

第116章

胎儿分流术

RUSSELL S. MILLER | LYNN L. SIMPSON

蔡能 译，陶阳 刘宇杰 审校

一、引言

胎儿体腔内的积液在未减压的情况下会引起较高的死亡风险或严重的并发症，宫内胎儿分流术可持续引流出这些积液。分流器是柔性塑料导管，在超声引导下经皮将其引导至宫内其他部位。尽管分流手术是微创的，但仍然存在手术风险和不确定的长期预后，因此很多患者对是否选择这种治疗方法犹豫不定。

膀胱-羊膜腔分流术和胸腔-羊膜腔分流术是两种最常见的分流术，分别用于治疗胎儿膀胱出口梗阻和胎儿胸腔积液。先天性肺囊腺瘤畸形（congenital cystic adenomatoid malformations，CCAM）导致胎儿肺脏受损且有较大囊腔的，可以考虑放置分流管[1]。尽管这种干预的好处尚未证实，但目前还有关于胎儿心包积液分流术的病例报道[2]。既往胎儿严重的脑积水也会考虑分流术[3,4]，但这不再是一个标准的治疗方案。

胎儿下尿路梗阻性疾病会导致膀胱过度膨胀和双肾集合系统压力增高，除了引起输尿管和膀胱功能障碍外，还会使胎儿面临肾功能不全或衰竭的巨大风险。长期严重的羊水过少或无羊水通常与梗阻性尿路疾病有关，这会导致胎儿肺发育不全，从而严重影响胎儿出生后的生存能力。早期行膀胱-羊膜腔分流术可以充分为膀胱减压，重建羊膜腔空间，促进肺部发育。从理论上讲，它还可以防止因泌尿系统高压而引起肾脏、膀胱和输尿管的损伤，但是没有足够的公开数据证实这一说法。

由于胎儿胸腔积液的自然病程多变，通常合并有严重的产前表现才考虑胸腔-羊膜腔分流术，包括胎儿水肿、羊水过多、胎儿心功能受损或胸腔穿刺术后再次快速积水[5,6]。保守治疗孤立性胎儿胸腔积液的围产期死亡率约为37%，但上述因素会降低胎儿生存率[7]。一些介入专家认为，在没有胎儿水肿或羊水过多的情况下，明显的纵隔移位也是施行介入治疗的指征。置入分流管可以减轻胸腔压力，允许胸腔内肺脏扩张，促进肺的发育。通过持续降低胸腔内压力，可以增加静脉血液回流至胎儿心脏，改善整体血流动力学。

二、膀胱-羊膜腔分流术

（一）概述、技术和设备 胎儿分流器设计成双猪尾形，以防止放置后移位[8]。虽然有多种选择，但最常见两种的类型是 Rocket（Rocket KCH 胎儿膀胱引流；Rocket Medical，Hingham，MA）和 Harrison（Harrison 胎儿膀胱支架；COOK Medical Inc.，Bloomington，IN）。Harrison 分流器（图 116.1）比

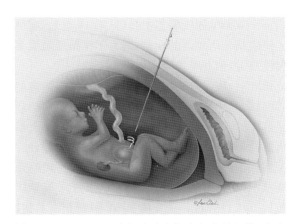

图 116.1 Harrison 胎儿膀胱支架中包含的组件（来自 COOK Medical Inc.，Bloomington，IN）。

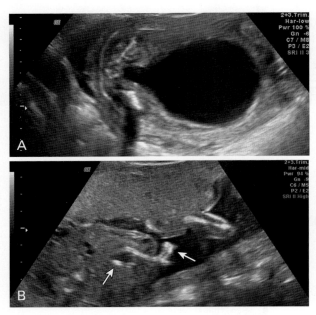

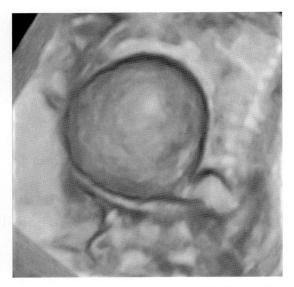

图 116.2 （A）轴位图像显示 20 周羊水过少的胎儿膀胱扩张伴锁孔征。（B）同一胎儿在膀胱-羊膜腔分流术后膀胱已减压。箭头所指为双猪尾分流器。

图 116.3 胎儿膀胱扩张伴"锁孔"征的矢状面三维渲染图。

Rocket 分流器（直径 1.7 mm vs. 2.1 mm）更细，可以通过比 Rocket 分流器套管（直径 3.0 mm）更窄的 13 G 针（直径 2.4 mm）导入。虽然较细的分流管可以降低胎膜早破和医源性胎儿损伤的风险，但这些分流管也容易发生梗阻、移位和脱落，从而增加了需要重复分流的可能性。没有可靠的数据证明哪一种分流器更有优势，术前由医生酌情选用。

在分流术前，必须明确胎儿膀胱出口梗阻的诊断。出口梗阻常伴有严重的羊水过少。超声检查胎儿膀胱明显膨胀。"锁孔"样图像表示扩张的近端尿道，提示后尿道瓣膜是造成梗阻性尿路疾病的原因（图 116.2 和图 116.3）。膀胱壁增厚提示长期梗阻。双侧肾积水及肾脏肿大伴实质回声改变是另一个诊断指征。双侧输尿管明显扩张（见第 14 章）。超声检查还应包括外生殖器的观察，因为下尿路梗阻大多数与男性有关，但并不局限于男性。

诊断后，应该告知患者梗阻性尿路疾病的自然进程，而且未经干预的胎儿预后极差。除了对症护理和终止妊娠的选择外，还应介绍膀胱-羊膜腔分流治疗的可能性，并告知手术相关的风险和潜在的好处。在一些四级护理胎儿治疗中心可以提供开放式胎儿膀胱造瘘术，胎儿膀胱镜检查，胎儿镜下经尿道导尿术等替代方法；然而，与经皮膀胱-羊膜腔分流术相比，没有数据表明这些干预手段利大于弊。

膀胱-羊膜腔分流术的知情同意书要求手术医师向患者解释该治疗方法不能逆转已经存在的肾脏损害或肺损害，但是可以防止病情继续发展。咨询时必须强调，即使在技术上成功地进行分流，分娩出的幸存儿童仍有可能伴有严重的泌尿生殖系统和肺部损伤。

由于胎儿肾脏超声表现与肾脏发育不良和功能障碍的程度并不一致，所以在考虑对胎儿进行分流治疗时，应使用膀胱穿刺采集尿液进行分析。胎儿尿液分析的基本原理源于对胎儿尿液产生的理解。由于近端小管的吸收作用，胎儿尿液是一种低渗的胎儿血清超滤液，随着胎龄的增长逐渐变得更加低渗，直到妊娠晚期（见第 14 章）[9,10]。然而，在进行性尿路损伤的情况下，近端小管可能受损，导致胎儿期尿液相对高渗。

需要进行 2 次或 3 次膀胱穿刺以确定所得到的尿液分析物是否合格。由于担心最初的膀胱穿刺术不能反映当前的肾功能，在提供膀胱-羊膜腔分流术之前，应进行多达 3 次的膀胱穿刺术（采样间隔约为 48 小时）[11,12]。连续的膀胱穿刺能更好地反映当前的肾功能，因为最初的膀胱穿刺样本中的尿液是经过数周积累的。使用标准的无菌技术，在超声引导下，用 20 G 或 22 G 穿刺针进行膀胱穿刺。同时进行染色体核型测定。

虽然没有单一的尿液分析物能很准确地预测长期的肾功能，但在分流术之前，应进行尿液分析表明胎儿肾脏有功能保留。初步研究确定尿电解质（钠＜100 mg/dL，钙＜8 mg/dL，氯＜90 mg/dL）、渗透压（＜200 mOsm/L）和蛋白质（β_2 微球蛋白＜4 mg/L，总蛋白<40 mg/dL)的浓度作为试验指标。许多后续的研究表明,这些阈值具有临床应用价值,能够成功地区分可能受益于分流治疗的胎儿和不可逆损伤的胎儿[13-15]。对文献的系统回顾发现,使用大于胎龄第95百分位数的钠浓度可能比使用绝对阈值更准确。

对妊娠 20 周之前出现症状的病例做出诊断是一个特殊的挑战。妊娠中期胎儿尿液与胎儿血浆几乎等渗,可能是由于肾小管功能不成熟。目前缺乏这些早期胎龄儿尿液分析列线图。妊娠 20 周前的筛查必须考虑到这一点,早期胎龄进行评估时缺乏对应的风险评估列线图。

在分流术前,肾脏的其他评估形式包括胎儿血液采样(测量 β₂ 微球蛋白浓度)和肾脏活检[17,18]。由于这些技术是有创的,且未证实其诊断准确性优于尿液取样,因此这些技术尚未广泛采用。

膀胱-羊膜腔分流术是在超声引导下进行的,通常是在穿刺路径皮下注射利多卡因之后进行。在膨胀的胎儿膀胱上确定一个目标部位,如果技术上可行,理想位置是在脐带插入和耻骨联合之间。建议采用靠近尾侧的位置,因为当胎儿骨盆内的膀胱减压时,较低的分流位置不易引起引流管的扭结或移位。放置还应瞄准胎儿的中线,或紧邻其外侧,以降低医源性血管损伤或肠道损伤的风险。在放置引流管前,彩色多普勒可以帮助识别沿着膨胀的膀胱走行的脐动脉。放置后,应迅速为胎儿膀胱减压,羊水容量逐渐增加。

建议围手术期使用抗生素(我们中心使用头孢菌素),术前静脉注射或术后注射到羊膜腔。也可以使用羊膜内抗生素,并建议放置 Rocket 分流器。一些医生普遍采用安胎治疗,另一些则为手术后有宫缩迹象的病例进行保守治疗。

严重的羊水过少或无羊水的膀胱出口梗阻病例,术前可能需要进行羊膜腔灌注,以便放置膀胱-羊膜腔分流器。羊膜腔灌注后还可以为胎儿进行更详细的解剖学检查提供条件。手术时,可通过 20 G 或 22 G 穿刺针沿胎儿腹壁向羊膜腔内注入 300 mL 或 500 mL 乳酸林格液。一些团队常规使用输血加热器加热盐水。在这一步骤中必须小心,因为针头位置不当可能导致羊膜-绒毛膜分离,从而妨碍进行分流。术后每周进行超声检查,以确保分流器保持原位并正常引流。

(二)适应证 如前所述,超声检查有梗阻性尿路疾病伴羊水过少的胎儿,应考虑选择分流术。在膀胱-羊膜腔分流术前,应获得有效的胎儿尿液分析资料。术前必须征得孕妇知情同意。

(三)禁忌证 绝对禁忌证包括妊娠早期(<16周),因为这可能增加胎膜破裂、早产胎膜早破(PPROM)、早产和活动性胎盘早剥的风险。其他禁忌证包括患者决定终止妊娠或不予干预。相对禁忌证包括胎儿非整倍体、相关的主要胎儿畸形和母体感染性疾病(如人类免疫缺陷病毒、丙型肝炎),在这些情况下,必须考虑垂直传播的风险和放置分流器的潜在好处。

对保有一定羊水量的膀胱出口梗阻性疾病的治疗存在争议,因为其自然病史尚不清楚。没有数据表明放置分流器的好处,此种治疗方式尚未得到很好的研究。在这种情况下,可以进行密切超声监测,如果发现羊水过少,则可以考虑采用分流术。

另一个争议涉及的是对尿液分析提示肾功能差的胎儿进行膀胱-羊膜腔分流术。在这种情况下,通常建议不干预,并计划终止妊娠或产后适当的护理。

(四)预后和并发症 预后数据大多被归入单个机构进行膀胱-羊膜腔分流术的经验病例系列中。最近发表了一项单独完成的随机试验,旨在前瞻性评估膀胱-羊膜腔分流术在胎儿下尿路梗阻中的疗效[19]。该研究由于招募情况不佳而提前停止,仅有 16 例分流病例和 15 例对照组,远低于招募 150 名受试者的目标。虽然意向性治疗并没有显示出分流术的优势,但进行分流术的病例组相比对照组存在显著的生存优势。两组患者的长期肾脏发病率都很高,表明分流治疗对肾脏的远期保护作用不大。值得注意的是,手术并发症的发生率很高,一半以上的分流术后合并胎膜早破、脱落或闭塞。总体来说,这些数据表明,尽管膀胱羊膜腔分流术可能会带来生存益处,但无论胎儿是否接受治疗,存活者的肾脏发病率都会很高。

除了下尿路梗阻经皮分流术(percutaneous shunting in lower urinary tract obstruction,PLUTO)的随机试验结果外,与自然病程的对照比较进一步说明了分流术的生存优势。在 Crombleholme 等[20]的一项回顾性分析中,羊水过少且未经治疗的病例死亡率为 100%,而羊水恢复正常的病例生存率约为 94%。

膀胱-羊膜腔分流术的短期围手术期并发症包括胎膜早破、早产、绒毛膜羊膜炎、出血和胎盘早剥。随着时间的推移,分流器可能会发生错位或迁移到胎儿腹腔,导致出生后需要手术清除尿性腹水;可能脱出或堵塞,需要重新放置;也可能完全放置或迁移至胎儿膀胱内,因此需要重新放置和产后切除。分流术有对造成胎儿损伤的风险,包括血管、肠道和泌尿生殖系统结构的损伤。在放置分流管时,胎儿的膀胱可能会破裂。胎儿血管损伤导致死亡的风险很小,也有通过套管针损伤胎儿肠道的风险[3]。理论上存在母体小肠或子宫损伤的风险,但手术是在超声引导下进行的,小肠损伤几乎不可能发生。已经报道过羊水从子宫套管针伤口处渗出而导致母体腹水的病例。

虽然短期数据支持膀胱-羊膜腔分流术的效果,但长期数据表明,幸存者有可能发生涉及泌尿生殖系统和肺部的严重疾病[21-23]。肾脏、膀胱和其他泌尿生殖系统的并发症可能与梗阻程度和潜在梗阻性尿路疾病的类型有关,肺部疾病与羊水过少的持续时间和严重程度有关。即使在分流术前尿液分析结果良好的幸存者中,也存在长期肾功能不全、终末期肾衰竭、透析和肾移植的重大风险。在小范围研究中,分流术后幸存者发生长期肾衰竭的风险至少为33%。长期膀胱功能障碍也有报道,幸存者有反复尿路感染或需要自我导尿的风险。此外,这些儿童通常有肌肉骨骼生长障碍和潜在的发育迟缓。当羊水过少严重且持续时间较长时,可观察到肢体异常和Potter面容。

三、胸腔-羊膜腔分流术

(一)概述、技术和设备 若要考虑对原发性胎儿胸腔积液进行胸腔-羊膜腔分流术,必须证实胎儿病情严重。综合评估包括评估积液的范围,是单侧还是双侧;观察有无胎儿水肿、羊水过多或纵隔移位;评估心脏功能;检查其他相关的胎儿异常。诊断后,应告知患者严重的胎儿胸腔积液的自然发展结局和未经干预胎儿可能预后不良的临床考量。除了对症护理和终止妊娠(如果妊娠小于24周)的选择外,还应介绍胸腔-羊膜腔分流治疗的可能性,并讨论手术相关的风险和潜在的好处。知情同意还要求手术医师解释治疗的局限性,包括目前尚不完善的医学领域认知和来自有限病例分析的数据结果。

对严重的胎儿胸腔积液进行分流之前,一般建议进行1~2次胎儿胸腔穿刺。胸腔穿刺可以进行细胞计数和培养分析,以确定积液是否为乳糜性(>80%的淋巴细胞)。该手术还可以暂时给胎儿胸部减压,以便对胎儿心脏进行全面的评估。使用标准的无菌技术,在超声引导下,用22G穿刺针进行胸腔穿刺术。胎儿胸腔减压后,应采集羊水样本进行核型和遗传学(如基因芯片、努南综合征)分析[24]。虽然胸腔穿刺术主要是一种诊断性操作,但积液偶尔会自发消退,因此最多进行两次胸腔穿刺术是合理的,以观察积液的再积聚和复发速度。如果胸腔积液在两次胸腔穿刺术后复发,或单次减压后迅速恢复,可以考虑进行胸腔-羊膜腔分流术。

对于严重的CCAM胎儿,表现有水肿、严重的羊水过多或严重的纵隔移位和胎儿肺部受压,也可考虑进行分流术(图116.4)。当有明显的大囊腔时,治疗

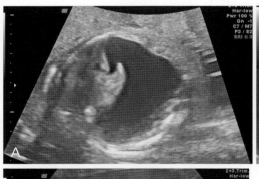
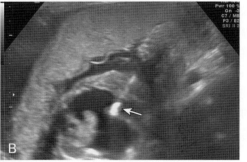
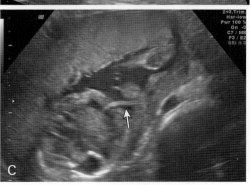

图116.4 (A)19周胎儿右侧胸腔积液过多导致纵隔移位的轴向图像,胸腔穿刺后,胸腔积液迅速重新积聚;(B)同一个胎儿正在进行胸腔-羊膜腔分流术,可以在胸膜腔内看到Harrison分流器的套管针,箭头所指为套管针尖端;(C)同一胎儿在胸腔-羊膜腔分流术后胸腔积液减少。箭头表示穿过胎儿胸壁的分流管。

目的是引流最大的囊肿[25]。在考虑采用胸腔-羊膜腔分流术之前,通常要进行 1～2 次胸腔穿刺。

胸腔-羊膜腔分流术的选择与膀胱-羊膜腔分流术的选择相同,我们机构同样倾向于使用 Harrison 分流器(图 116.1)。在沿穿刺路径给予利多卡因后,在超声引导下放置分流器。确定病变上方的胎儿胸壁为目标部位;有时需要双侧放置分流器。分流术按照膀胱-羊膜腔分流术方法进行操作。有报道在放置分流器时胎儿肋间动脉发生致命性撕裂伤的病例[26],实际上彩色多普勒观察不到胎儿的胸壁血管。围手术期保胎、抗生素使用和超声随访的建议与膀胱-羊膜腔分流术基本相同。

(二)适应证 胸腔-羊膜腔分流术的适应证没有明确规定,但包括双侧严重胸腔积液、严重且快速进展的胸腔积液、胸腔积液引起胎儿水肿或其他胎儿损伤(羊水过多)的病例。一些医师认为,在没有胎儿水肿或羊水过多的情况下,胎儿纵隔移位也是治疗的指征。对于 CCAM,治疗前应观察与胎儿早发性水肿、羊水过多、纵隔明显移位或胎儿肺受压有关的大囊性病变。第一次胸腔穿刺治疗失败的胸腔积液适用于进行胸腔-羊膜腔分流术。进行临床干预的适当指征,目前尚无共识,支持治疗的证据也很有限。

(三)禁忌证 禁忌证与膀胱-羊膜腔分流术相同。

(四)预后和并发症 胸腔-羊膜腔分流术的短期并发症与膀胱-羊膜腔分流术的并发症相似,包括胎膜早破、早产、绒毛膜羊膜炎、出血和胎盘早剥。随着时间的推移,分流管可能错位或迁移到胎儿的胸腔,需要在出生后重新放置分流管或手术切除。有一例分流器迁移至母体腹腔内的病例和一例分流术后母体腹水的病例报道[27,28]。分流器也可能脱出或堵塞,可能需要重新放置分流器。迁移或堵塞率约为 20%[29]。胎儿血管损伤或死亡的风险很小。有一例报道称,胸腔-羊膜腔分流术时胎儿肋间动脉撕裂伤。还有一例报道了与分流术相关的致命性的脐带扭转[30]。理论上存在损伤母体肠道、膀胱或血管结构的风险,但这些损伤不太可能发生。

虽然在 1986 年首次报道了胸腔-羊膜腔分流术[31],但有关胎儿胸腔积液行胸腔-羊膜腔分流术的预后数据仍局限于回顾性研究[6,32]。预后取决于胸腔积液持续时间、严重程度和性质、诊断时的胎龄、是否存在心功能不全或水肿、积液的潜在病因(包括综合征和非整倍体病因),以及是否存在相关异常。在成功治疗病例中,曾报道过胎儿水肿消失和呼吸道发病率降低。尽管这些报道显示出治疗的效果,但没有足够的数据表明胸腔-羊膜腔分流术后有明显的生存优势。

在对原发性胎儿胸腔积液的文献回顾中[33],统计了 80 个分流病例,79 人有胸膜羊膜炎,1 人有胸膜皮肤炎。26% 的病例中,病情恶化导致胎儿死亡或婴儿死亡。在其余 59 例中,81% 的病例出现疾病消退,10% 的病例需要重新放置分流器。有手术记录的病例中,大多数(56%)进行双侧分流。

关于胸腔-羊膜腔分流术治疗 CCAM 的资料有限。在一项对有胸腔积液或大囊性 CCAM 胎儿进行分流术的研究中,提出了 CCAM 病例的亚组数据[26]。在平均胎龄为 23 周 1 天时,对 10 例伴有水肿或肺发育不全的 CCAM 进行了胸腔-羊膜腔分流术。有 3 例(30%)死亡。在这 3 例死亡病例中,从分流术到分娩的时间间隔很短(平均 11 天),都是因为产科并发症造成的。

要点

- 胎儿体腔内的积液在未减压的情况下会引起较高的死亡风险或严重的并发症,宫内胎儿分流术可持续引流出这些积液。

- Harrison 分流器和 Rocket 分流器是两种最常用的分流器类型。

- 当胎儿膀胱出口梗阻伴羊水过少时,通过膀胱-羊膜腔分流术为胎儿膀胱减压和恢复羊水容量,给胎儿提供了生存机会。

- 进行胎儿膀胱-羊膜腔分流术的幸存儿童存在长期的健康隐患。

- 胸腔-羊膜腔分流术目前仅用于严重的胎儿胸腔积液病例,通常伴有水肿、羊水过多或其他心脏畸形。

- 目前还没有可靠的数据显示胸腔-羊膜腔分流术后有明显的生存益处。

参考文献见 *www.expertconsult.com*.

第117章

多胎妊娠减胎术

GLORIA TOO | RICHARD L. BERKOWITZ

蔡能 译，陶阳 刘宇杰 审校

一、引言

多胎妊娠围产期发病率和死亡率的风险随着高序多胎妊娠而增加，主要是因为早产并发症引起的[1]。早产的风险随着胎儿数量的增加而增加。2014年，小于32周的早产发生率单胎为1%、双胎为11%、三胎为39%、四胎为72%[2]。双胎的婴儿死亡率增加4倍，三胎增加12倍，四胎增加26倍[3]。

除了围产期的问题外，高序多胎妊娠产妇的并发症风险也显著增加。与双胎相比，三胎妊娠发生妊娠相关高血压的风险更高（OR 1.22；95% CI 1.15～1.30），子痫发生率（OR 1.69；95% CI 1.46～19.4），剖宫产率（OR 6.55；95% CI 6.15～6.97）和分娩时出血过多（OR 1.41；95% CI 1.25～1.56）[4]。

在过去30年里，多胎妊娠的发生率显著增加，主要是因为辅助生殖技术的广泛应用。双胎出生率从1980年至2009年增加了76%，在2014年占活产儿的3.39%。三胎或高序多胎妊娠从1980年至1998年增加了400%。然而，由于提倡减少胚胎移植的一级预防措施和多胎妊娠减胎术（multifetal pregnancy reduction，MFPR）的二级预防措施，到2009年，高序多胎妊娠下降了40%[2]。

在20世纪80年代，一些学者报道了MFPR是一种改善高序多胎妊娠母婴结局的方法[6,7]。该手术通过终止一个或多个可能正常胎儿的生命来增加剩余胎儿存活的可能性，并降低剩余胎儿的长期发病率。MFPR可提高活产率，同时降低流产、早产、新生儿/婴儿死亡、子痫前期和妊娠糖尿病的风险[8]。

二、手术操作

（一）背景 MFPR是在超声引导下进行的门诊手术，手术时间在早期妊娠末或中期妊娠初。

（二）咨询 美国妇产科学会建议，在审查患者多胎妊娠的细节时（孕妇健康问题/风险、胎儿数量，以及继续妊娠或减少胎数的潜在结果）进行非指导性咨询。手术前应考虑心理、经济、社会和健康方面的风险。应评估手术的风险及所预期的结局[8]。

在咨询前应进行超声检查，以确定胎儿数量、绒毛膜性，并筛查可能的遗传、生长或解剖异常。应尽早确定妊娠的绒毛膜性，因为这将影响终止妊娠时胎儿选择方法。单绒毛膜双胎潜在的问题较多，如双胎输血综合征和胎盘分享不均等。在单绒毛膜双胎妊娠中，禁用氯化钾（KCl）终止一个胎儿，因为共享胎盘的血管吻合可能会导致另一胎儿的意外死亡。射频消融术可用于选择性终止单绒毛膜双胞胎中的一个胎儿，但这增加了早产、围产期分娩和流产的风险。当出现高序多胎妊娠时减胎应考虑选择单绒毛膜双胎。

该手术的风险与羊膜腔穿刺术类似，包括存活胎儿羊膜囊内羊水渗漏、胎盘早剥、感染（绒毛膜羊膜炎）和流产。

（三）基因检测 随着母亲年龄的增长，多胎妊娠更为常见。众所周知，高龄产妇和辅助生殖技术会增加胎儿畸形的风险，因此应考虑染色体分析。应建议患者在减胎前进行产前筛查并告知检测的优势和局限性，因为这些结果将指导如何选择终止妊娠的胎儿。在双胎妊娠中，仅用颈项透明层筛查非整倍体，21-三体的检出率约为70%，假阳性率为5%[9]。回顾性分析了 4 188 例双胎妊娠病例,当颈项透明层结合早期妊娠血清筛查和鼻骨检查时,颈项透明层结合血清检测的检出率为 79%,若将鼻骨也包括在内,检出率为 89%[10]。对于三胎妊娠,筛查选择是有限的。血清筛查包括胎儿游离 DNA 和生物标志物检测,尚未对三胎和高序多胎妊娠进行验证。颈项透明层的使用尚未确定,因为关于这一主题的有限研究是相互矛盾的[11,12]。

采用 CVS 侵入性产前诊断的好处是可以确认胎儿的染色体正常,从而使父母安心,这在做完减胎术后显得尤为重要。在我们机构,会提供核型分析、微阵列和基于妊娠风险因素的有针对性的诊断测试。近年来,多项研究证明在 MFPR 前对多胎妊娠进行 CVS 检测的准确性和安全性。一项研究显示,98.8%(85/86)的患者成功地进行了该手术,1.8%(3/165)的胎儿发现了异常核型,错误率为 1.2%(2/165)[13]。一项大型研究比较了在 MFPR 前进行 CVS 的患者(n=437)与未进行 CVS 的患者(n=321)数据,报道称进行 CVS 的患者(12.6 周)比未进行 CVS 的患者(11.6 周)平均晚 1 周进行减胎手术。进行 CVS 组的流产率为 4%(17/437),而未进行 CVS 组的流产率为 7%(21/321),两者的总体流产率没有差异(P=0.098)。在该系列中,进行 CVS 检测的减胎患者流产率减少 76%;进行 CVS 组的流产率为 2%(4/192),而未进行 CVS 组为 9%(6/90)[14]。这些学者得出结论,在 MFPR 之前进行 CVS 不会增加流产的风险,并且可能降低多胎妊娠时不良结局的风险。最近的系列研究表明 MFPR 减为单胎的比例越来越高,应向所有考虑接受 MFPR 的患者提供妊娠早期筛查和 CVS。

(四)技术 在我们机构,MFPR 手术最好在妊娠 11~13 周进行。在这个胎龄范围内,大多数自发性流产已经发生,手术在技术上更容易进行,也可以进行超声筛查/侵入性检查。该手术最常经腹进行,据报道经阴道和经宫颈入路的手术会引起较高的流产率(13.3% vs. 3.5%,P=0.04)[15](图 117.1)。

在进行 MFPR 之前,应进行超声检查确定妊娠的位置和绒毛膜性。在决定减少哪一个或多个胎儿时,应考虑现有筛查/检测结果、超声提示早期宫内生长受限或重大胎儿异常。如果所有的产前检查都正常,则以最容易接触到的胎儿为目标,贴近宫颈内口的胎儿则不会受到影响(图 117.2),如果将贴近宫颈内口的胎儿进行减胎,理论上会有感染或早产的风险。这应该与选择性终止妊娠区分,选择性终止妊娠

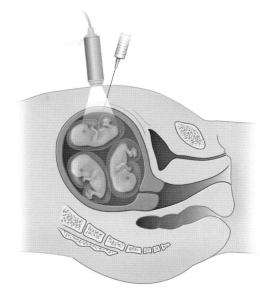

图 117.1 实时超声引导下经腹入路多胎妊娠减胎术的示意图。(改编自 Hankins GDV. Operative obstetrics, 5th ed. New York, 1995, McGraw-Hill/Appleton & Lange, p 643)

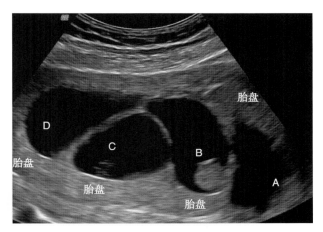

图 117.2 23 岁女性促排卵治疗后五胎妊娠,多胎减胎前子宫矢状面超声显示 A 孕囊至 D 孕囊的位置,以协助制定减胎计划。最容易接触的孕囊是减胎的目标,靠近宫颈的孕囊不受影响。

是基于遗传或结构异常而减少胎儿,而不考虑其位置如何。

进针前,为患者腹部消毒铺巾。使用无菌套包裹的超声探头,识别目标胎儿的胸部。使用 20 G 或 22 G 针头。在实时超声引导下将针插入胎儿胸腔(图 117.3)。当针尖进入胸腔时,向胎儿心脏推进,移除针芯。将装有 1~5 mL KCl(2 mmol/mL)的注射器与针头连接,然后注入 KCl。如有必要,此过程可重复多次以减少一个以上的胎儿。取出针头前,应评估减胎的目标胎儿持续停搏至少 2 分钟,并监测剩余胎儿的生存能力。应在手术后 15~30 分钟再次评

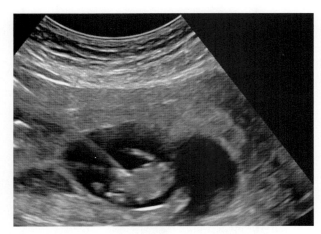

图117.3 妊娠10周时五胎妊娠减为双胎妊娠。矢状超声切面显示减胎时一支22G穿刺针向胎儿D胸部推进。

估所有胎儿(图117.4)。如果发现目标胎儿的胎心率活动再次激活,则应该重复上述步骤。就像羊膜腔穿刺术或CVS一样,没有预防性使用抗生素的适应证。对于RhD阴性患者,应在手术后给予预防性的Rh免疫球蛋白。

三、预后

(一)胎儿/新生儿 大多数关于MFPR的文献都来自三级医疗中心,只有少数经验丰富的医生能进行该手术。研究表明,随着医生手术经验的增加,妊娠24周前的流产率从13.2%(1986—1990年)下降

到9.4%(1991—1994年),然后进一步下降到6.4%(1995—1998年)[16]。一项单中心的研究显示,在该机构最近进行的1 000例MFPR病例中也存在类似的趋势。总流产率为4.7%,分娩时平均胎龄为36.2周。分娩时的胎龄与剩余胎儿的数量有关(单胎38.0周,双胎35.2周,三胎30.0周)[17]。

显然,MFPR后的胎儿结局取决于开始和结束的胎儿数量。来自5个国家11个中心的3 513例MFPR手术数据显示,妊娠流产率和起始的胎儿数量有关(超过6个、5个、4个、3个和2个胎儿的妊娠流产率分别为15.4%、11.4%、7.3%、4.5%和6.2%)。此外,流产率与剩余胎儿的数量也有关系(三胎18.4%,双胎6%,单胎6.7%)[16]。

1. **三胎减为双胎妊娠** 很少有研究直接比较同一队列中按起始胎儿数量分层的减胎妊娠与不减胎妊娠的结果。一项研究描述了140名三胎患者的妊娠流产率和分娩时的平均胎龄,分为两组统计,减为双胎组(n=34)和未减胎组(n=106)[18]。三胎妊娠的总流产率为20.7%,而减为双胎的妊娠总流产率为8.7%。此外,未减胎组的平均分娩胎龄明显低于减胎组(33.5周 vs.36.7周)。在另一项采用相同研究设计的127例三胎妊娠的研究中也发现了类似的结果。未减胎组的总妊娠流产率为9.8%,而减胎组为3.2%;未减胎组的平均分娩胎龄显著低于减胎组(31.1周 vs.35.6周)[19]。这些研究表明,三胎减为双

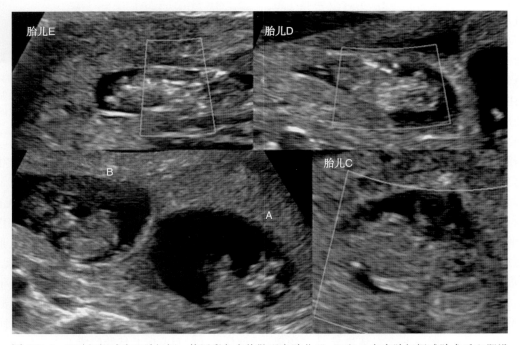

图117.4 五胎妊娠减为双胎妊娠。使用彩色多普勒观察胎儿C、D和E在多胎妊娠减胎术后立即没有心脏搏动。

胎的好处超过了手术所涉及的风险,而且减胎后的妊娠结局与未进行减胎的相比有所改善。

一项研究比较了三胎减为双胎妊娠($n=57$)和预期管理的三胎妊娠($n=58$),减胎与小于 28 周的早产减少(2% $vs.$ 14%,$P=0.001$)、围产期死亡率减少(6% $vs.$ 17.6%,$P=0.007$)、新生儿重症监护病房住院率降低(28% $vs.$ 63%,$P<0.001$)和活产率增加(94% $vs.$ 82.4%,$P=0.007$)有关[20]。

2. 三胎减为单胎 很少有研究报道三胎减为双胎和三胎减为单胎的结果对比。一项关于三胎的队列研究报道称,减为单胎妊娠的患者在>37 周的分娩率更高(72.5% $vs.$ 46.9%),但在活产儿出院率、<32 周的早产、<28 周的早产或<24 周的流产的发生率方面没有差异[21]。

3. 双胎减为单胎 关于将双绒毛膜双胎减为单胎的文献很少。一项研究比较了减为双胎($n=255$)和单胎($n=169$)妊娠与自然受孕双胎($n=147$)和单胎($n=885$)妊娠的预后结局,报道了两组之间的严重早产率(<33 周)、低出生体重或新生儿死亡的发生率相似[22]。然而,最近的两项回顾性队列研究比较了双绒毛膜双胎减为单胎与未减胎双胎的结果,两者相互矛盾。Van de Mheen 等(2015)报道,减胎组<24 周的流产率(RR 3.1;95% CI 2.0~4.9)、<32 周的早产(RR 1.6;95% CI 1.1~2.5)及无存活儿童的患者比例更高[23]。然而,Gupta 等(2015)报道称,双胎减胎组早产(10% $vs.$ 43%;$P<0.001$)和出生体重<10%(23% $vs.$ 49%,$P<0.001$)的发生率明显减少,但>24 周的胎儿死亡率没有差异[24]。尽管将高序多胎妊娠减为双胎似乎是有益的,但减为单胎进一步改善长期预后的证据却不可靠。

(二)孕产妇 多胎妊娠患者的发病率和死亡率与胎儿的数量直接相关。根据理论,胎儿数量越少,胎盘体积越小,妊娠高血压和妊娠糖尿病等相关疾病的发病率就越低。在一组研究中,先兆子痫发病率分别为单胎妊娠 4.8%、双胎妊娠 8.3%、三胎妊娠

11%;产前住院发生率分别为单胎妊娠 12.2%、双胎妊娠 30.5%、三胎妊娠 56.9%;胎膜早破发病率分别是单胎妊娠 3.1%、双胎妊娠 7.9%、三胎妊娠 13.1%[25]。

只有两项研究直接比较了减少和未减少多胎妊娠队列中的分娩方式。两项研究都包含相似规模的人群,并显示减少组的三胎妊娠与未减少组的三胎妊娠相比,剖宫产率从 90% 降低到 50%[26,27]。妊娠糖尿病在未减少组的发病率为 22.3%(23/103),在减少组的发病率为 5.8%(5/85)($P=0.003$);先兆子痫在未减少组的发病率为 13.5%(14/103),在减少组的发病率为 10.6%(9/85)($P=0.688$)[27]。在三胎数据中,减少为单胎妊娠并未显著改变严重子痫前期/HELLP(溶血、肝酶升高、血小板计数低)综合征的发生率[21]。

要点

- 在过去的几十年里,多胎妊娠的发生率大幅增加。与单胎妊娠相比,多胎妊娠会增加母婴患病风险。
- MFPR 是多胎妊娠在早期妊娠晚期和中期妊娠早期进行的一种手术,它可以减少多胎的胎儿数量,以降低与早产相关的围产期发病率和死亡率。
- 进行 MFPR 时,向目标胎儿胸腔注射 KCl 的唯一绝对禁忌是与该次妊娠相关的单绒毛膜胎盘。
- 在删除 MFPR 之前需要进行广泛咨询。
- CVS 是安全的,建议在 MFPR 之前进行。
- 将高序多胎妊娠减少到双胎妊娠是有好处的;但是,减少到单胎可以改善长期预后的证据并不可靠。

参考文献见 $www.expertconsult.com.$

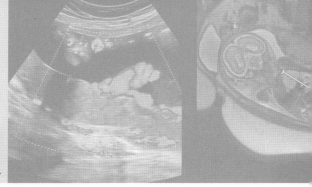

第118章

开放式胎儿手术

AHMED I. MARWAN│DEBNATH CHATTERJEE│LISA W. HOWLEY│TIMOTHY M. CROMBLEHOLME

蔡能 译，陶阳 刘宇杰 审校

一、引言

随着产前影像学的进展，人们对疾病自然进程认知的不断深入，以及实验动物模型的开发和应用，促使胎儿外科手术有了长足的进步和发展，当然该领域取得的成功离不开专业外科医生、母胎医学专家和麻醉医师的远见卓识、技术创新和训练有素的专业水准。1982年人类史上首例开放式胎儿手术成功开展[1,2]，即通过双侧输尿管造口术为一例先天性下尿路梗阻（lower urinary tract obstruction，LUTO）胎儿进行治疗。胎儿手术十分具有挑战性，因为同时涉及两名患者，即母亲和她的胎儿，这是一种类似于活体捐赠者与受体之间施行移植手术的情况。对于母亲而言开放式胎儿手术只有风险而无获益，因此只有在致命的危重情况下才给予实施胎儿手术。然而近几十年，其适应证已经扩大到包括非危及生命的疾病，如脊髓脊膜膨出（myelomeningocele，MMC）。在应用于人体之前，已在绵羊和非人类灵长类动物模型上进行了大量的实验研究，逐步开发并改进了相关外科手术、保胎和麻醉技术。对于开放式胎儿手术，必须开发出一种新的开腹技术，即如何打开和关闭妊娠期子宫，包括研发一种可吸收的子宫缝合器，以减少子宫肌层出血[4,5]，尽量减少对母亲健康的危害和降低未来生育的风险[3]。

需要指出的是，在进行每一次胎儿手术前，都要详细了解疾病的自然进程、严格论证其病理生理学特点，在进行人体手术之前必须在适宜的动物模型上加以验证（表118.1），以上环节都是必不可少的[6]。

表118.1 胎儿外科手术标准

准确诊断和分期，无其他相关异常
有自然病史，预后明确
目前缺乏成功的产后治疗
动物模型实验证明宫内手术可逆转病情且具有可行性
在专业的多学科胎儿治疗中心进行手术，必须有严谨的治疗方案、伦理委员会的批准、监督和知情同意

注：改编自 Harrison MR，Naakayama DK，Noall RA，et al. Correction of congenital hydronephrosis in utero. II. Decompression reverses effects of obstruction on the fetal lung and urinary tract. J Pediatr Surg 17：965-974，1982。

本章将重点介绍开放式胎儿手术、麻醉处理和术中监护技术在胎儿脊髓脊膜膨出（MMC）的应用，并就其他适应证进行简要介绍（表118.2）。

表118.2 MMC产前修复的纳入和排除标准

纳入标准	排除标准
脊柱胸1～骶1病变合并后脑疝，超声评估MMC病变水平，MRI证实后脑疝 孕妇年龄≥18岁 产前手术孕龄19～26周 核型或FISH正常 胎儿超声心动图正常 单胎妊娠	• 其他重大异常 • 脊柱后凸＞30° • 宫颈功能不全病史 • BMI＞35 • 传染病 • 子宫异常 • 产妇医疗问题 • 子宫活动段剖宫产史

注：BMI，体重指数；FISH，荧光原位杂交；MMC，脊髓脊膜膨出；MRI，磁共振成像。

二、开放式胎儿手术适应证

（一）脊髓脊膜膨出（MMC） 神经管缺陷（neural tube defects，NTD）是导致人类中枢神经系统畸形的主要原因，由于暴露在外的脊髓生长发育受到破坏，因此是一种毁灭性的出生缺陷（见第 41 章）（图 118.1）。NTD 后遗症包括继发于原发性疾病解剖学异常导致的影响，以及功能性、情感性和心理性疾病，如大小便失禁、瘫痪、肌肉骨骼畸形、脑脊液分流障碍及感染[7-9]。相关的发病率和死亡率被认为与神经组织长期受机械损伤，以及暴露于羊水中有毒分子的化学刺激和炎症相关[7-10]（图 118.2）。最终，这种畸形不但给患病家庭，而且还给医疗保健系统带来了巨大的经济负担，对于一名 MMC 患儿而言，在未来的 20 年生活中，产生的经济花费高达 140 万美元[7]。不过近年来由于产前孕妇补充叶酸的普及，MMC 新生儿发病率已大幅下降，稳定在 1/1 000 左右[8,9]。全球人口高达 70 亿，患儿年出生率为 20/1 000，全球 NTD 每年新发病例仍高达 14 万例[7]（图 118.3）。

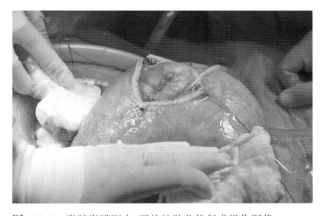

图 118.1 脊髓脊膜膨出，开放性胎儿修复术操作图像。

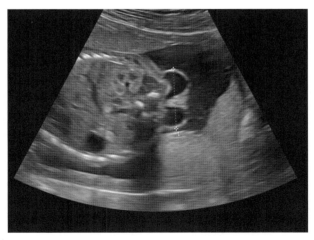

图 118.2 超声图像显示腰骶段脊髓脊膜膨出，大小约 2.93 cm。

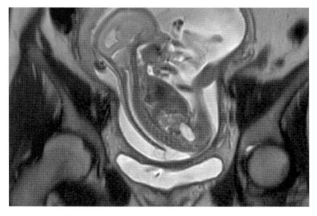

图 118.3 胎儿 MRI 矢状面图像显示腰骶段脊髓脊膜膨出，并伴有后脑疝。

在动物模型实验中，产前干预的 NTD 可保留神经功能，有效改善后脑疝和预后[10,11]。此外，自然发生的皮肤覆盖的 NTD 通常是神经系统完整的，没有开放性 NTD 的并发症，超声和尸检研究表明，神经暴露组织的损伤是一个渐进过程。产前修复开放性脊柱裂是在妊娠 23～24 周进行的，可以将出生后新生儿脑室-腹腔分流术（VP 分流术）减少 50%，并且患儿具有行走能力的可能性更大。胎儿脊髓脊膜膨出临床研究（The Management of Myelomeningocele Study，MOMS）显示，针对皮肤缺损部位进行有效闭合能够防止进一步的神经损伤和脑脊液泄漏[12]。表 118.2 总结了根据 MOMS 试验提供的 MMC 产前修复的纳入和排除标准。

本团队进一步扩充了有关 MMC 产前修复的纳入标准，其中包括孕妇 BMI＞35。并且来自 MOMS 试验的最新随访结果显示，产前 MMC 修复时胎儿侧脑室的大小决定着是否需要 VP 分流术。此外，尽管产前对扩张的侧脑室修复（≥15 mm）不能避免产后 VP 分流术的施行，但产前修复可能会改善患儿下肢神经功能，减少慢性间歇性导尿的可能[13,14]。

（二）胎儿大型先天性肺气道畸形（CPAM）病灶切除术 先天性肺囊腺瘤畸形（congenital cystic adenomatoid malformation，CCAM），最近又被称为先天性肺气道畸形（congenital pulmonary airway malformation，CPAM）是一种良性的先天性肺组织囊性病变，并伴有支气管结构的增生（见第 2 章）。它最初被描述为末端支气管树的腺瘤样增生，导致支气管上皮覆盖的囊性病变（图 118.4 和图 118.5）。

如果超声检查发现胎儿胸部存在肿块，则应转诊至三级医疗中心进行全面评估，包括超声检查、MRI 快速成像和胎儿超声心动图。胎儿胸部肿块的

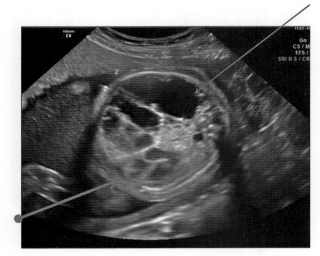

图 118.4 超声图像显示巨大的多囊性先天性肺气道畸形病变（细箭头），心脏受压移位（粗箭头）。

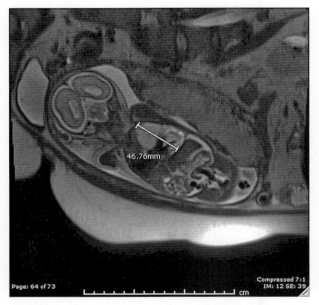

图 118.5 胎儿 MRI 冠状切显示巨大先天性肺气道畸形。

鉴别诊断包括 CCAM、隔离肺（bronchopulmonary sequestration，BPS）、支气管源性囊肿和先天性膈疝。CPAM 发生在妊娠 5 周或 6 周肺发育的假腺期，但直到妊娠 20 周时才会迅速生长。Adzick 等根据自然病史和疾病的预后对 CPAM 进行了分类，即微囊泡型或大囊泡型病变[15]。产前诊断的肺部病变，根据肿块的大小及其生理功能，其自然病程是可变的。有近 20% 胎儿 CCAM 的体积会发生缩小，2/3 的 BPS 在出生前明显萎缩[16]。由于其生长的不可预测性，建议每 2 周进行一次超声评估，直到肿块生长达到平稳期，大小不再有明显变化[16]。为更好地评估 CPAM 的自然病史及其预后情况，本研究开发了

CPAM 体积比（CVR）计算方法[17]。CPAM 体积通过使用长椭圆体积公式（长度×高度×宽度×0.52）计算得到。CVR 是通过将 CPAM 体积除以头围，以此校正由于胎儿大小不同产生的差异。如果最初计算 CVR>1.6，会有 80% 的风险发生胎儿水肿。若出现胎儿水肿，且对母体类固醇治疗无反应，这是产前需要对胎儿肺损伤进行干预治疗的唯一指征，因为此种情况可能预示胎儿即将死亡。根据经验观察，母体使用倍他米松可有效抑制 CCAM 生长，使胎儿与 CPAM 共存并可继续生长发育，且有助于水肿消退[18]。

对于妊娠 32 周前胎儿肺部较大的实性病变且合并胎儿水肿和纵隔移位者，给予至少 1～2 个疗程的母体倍他米松治疗，若无反应则考虑实施开放式胎儿手术。

（三）胎儿手术治疗大型骶尾部畸胎瘤 骶尾部畸胎瘤（sacrococcygeal teratoma，SCT）是一种先天性生殖细胞肿瘤。SCT 位于尾骨底部，新生儿发病率约为 1/40 000。大多数 SCT 新生儿预后良好，恶性风险非常小。相比之下，产前诊断的 SCT 预后较差，死亡率高达 30%～50%[19]。SCT 病情变化不定，如肿块生长速度不可预估，血流动力学变化显著。超声是诊断 SCT 的主要方式（图 118.6），但 MRI 对于描述 SCT 在盆腔内范围至关重要[20]（图 118.7）。产前诊断的 SCT 具有较高的死亡率，其可能的原因包括由于羊水过多继发的早产；由于巨大肿瘤引起难产，继而导致创伤性肿瘤破裂和出血；以及由于血液滋养肿瘤而导致高输出量心力衰竭或肿瘤内出血[21]。一个较大的肿瘤可能导致胎盘血管窃血，可以通过多普勒超声和超声心动图来验证。相关表现包括脐动脉舒张期血流反向、胎盘厚度异常、肝上下腔静脉直径异常、综合心室输出量和降主动脉血流速度异常[22]。

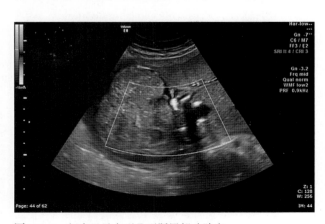

图 118.6 超声显示大型 II 型骶尾部畸胎瘤。

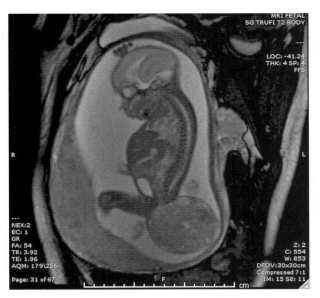

图 118.7　胎儿 MRI 冠状切显示巨大 Ⅱ 型骶尾部畸胎瘤。

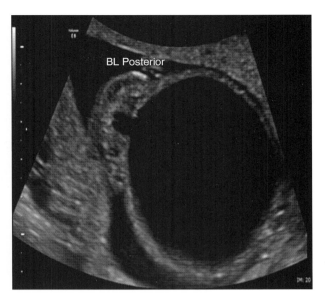

图 118.8　超声显示膀胱出口梗阻的特征性图像：锁孔征。

其最终结局是胎盘肿大、胎儿水肿，最终导致母体出现"镜像综合征"，这可能同时危及母亲和胎儿的生命。与 CCAM 合并胎儿水肿的病例非常相似，SCT 胎儿干预需要在出现母体"镜像综合征"之前进行，否则唯一的选择就是分娩[23]。

　　（四）胎儿膀胱造口术治疗膀胱出口梗阻　胎儿尿路梗阻的发病率约为 1/500。梗阻可以发生在泌尿生殖（genitourinary，GU）道上的任何位置，包括肾盂输尿管连接处、输尿管膀胱连接处、膀胱出口梗阻（bladder outlet obstruction，BOO）（图 118.8 和图 118.9）或前尿路梗阻。其中，下尿路梗阻（lower urinary tract obstruction，LUTO）的鉴别诊断见表 118.3。

表 118.3　下尿路梗阻的鉴别诊断
膀胱大小的瞬时正常变化
神经源性膀胱
脊髓脊膜膨出
尾部退化综合征
梅干腹综合征
巨膀胱-微小结肠-肠蠕动不良综合征
梗阻
后尿道瓣膜
尿路闭锁
泄殖腔畸形

　　BOO 是一种先天性尿路梗阻，活产儿中发生率为 0.4/10 000～2.0/10 000。目前无已知遗传因素，

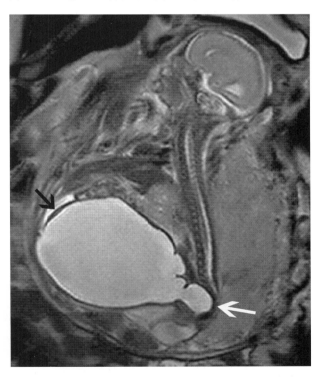

图 118.9　MRI 图像显示胎儿膀胱出口梗阻，膀胱壁增厚（黑色箭头），伴锁孔征（白色箭头）。

零散发病，占产前尿路疾病的 10%。BOO 最为严重的问题是 4 岁以下儿童的终末期肾病发生率高达 33%。

　　胎儿手术治疗 BOO 的成功率有限。尽管对 BOO 胎儿干预实践已长达 33 年，但是治疗效果依旧不理想，当前人们仍在致力于治疗具有 GU 适应证的肺部问题[24]。胎儿手术的前提是肺脏具有维持胎儿存活的能力。然而，目前我们还没有真正解决疾病的

根本原因,以防止胎儿肾衰竭或逆转其后遗症。对其预后尚不能准确客观的预测,而且并非所有的 BOO 胎儿都适合接受手术治疗[25]。因为部分胎儿显然不会从手术干预中获益。例如,对于羊水指数正常、非梗阻性扩张或单侧肾脏受累的"非常健康的"胎儿而言,手术干预不会给胎儿带来任何好处,反而增加风险;或者对于病情十分严重的胎儿,如存在肾囊性发育不良、泌尿系统参数异常、染色体核型异常或多种相关异常问题的胎儿而言,干预措施能够带来的益处微乎其微,并且会给母体造成伤害。而真正可能从胎儿手术中获益的是那些具有可逆性肾损伤和可逆性肺损伤的 BOO 患者。

为制定胎儿干预的预测参数,Glick 等于 1985 年引入了"胎儿尿液电解质标准"[26]。胎儿尿路梗阻对肾脏的损害与盐耗量存在相关性。Crombleholme 等报道尿钠<100 mmol/L,尿氯化物<90 mmol/L,尿渗透压<220 mOsm/L 预后良好[27]。以上数据来源于妊娠 20 周后胎儿的抽查取样,20 周前的标准值尚未得到很好的定义。

1982 年成功进行了第一例宫内肾积水减压术,对 21 周胎儿进行了双侧皮肤输尿管造口术,但新生儿最后死于肺发育不全[1]。一项 8 例胎儿膀胱造瘘术的研究显示,手术干预的胎儿存活率为 50%。自 2006 年以来,没有新的胎儿开放性手术治疗梗阻性尿路疾病的病例报道,分析原因可能是该等手术的总体疗效不如"经皮分流术",且胎儿手术潜在发病率明显更高[28]。

三、手术操作

开放式胎儿干预手术的详细技术方法取决于正在治疗的疾病过程。不过,该术式的具体步骤如进入妊娠子宫的方法、胎儿暴露、胎儿和产妇监测,以及麻醉、宫缩处理方法基本相同,稍后将做讨论(图 118.10)。

(一)胎儿暴露 标记皮肤,确定切口对称性,于孕妇下腹部横切口进入。中线筋膜切口通常足以进入腹膜腔(图 118.10)。当胎盘位于前壁时,可能需要切开腹直肌,以便子宫在腹膜外向前倾斜,从而为宫底或子宫后切开术提供通道。然后,应用大型 Alexis-O 牵引器(美国加利福尼亚州应用医疗)放置在筋膜深处以改善术野暴露效果(图 118.10)。在这一点上,当释放腹膜和/或在筋膜上做一个释放切口时,评估对子宫血管的压力程度是很重要的。根据子宫复位的需要,将用温热的盐水浸泡过的剖腹手术垫放置在腹部,以利于肠道回缩和子宫支持。此时,需要使用术中超声来定位胎儿及胎盘的位置。偶尔,为能够更好地显示手术目标,可能需要对胎儿重新定位。可以通过外倒转术(有时需要辅以移除腹部包裹法)实现。然后使用电灼法在子宫表面识别和标记胎盘的边缘。

(二)止血性子宫切开术 行子宫切开术时,切口位置和方向应与胎盘边缘平行,距离胎盘边缘 3~4 cm(图 118.10)。术前与麻醉团队沟通至关重要,启动抗宫缩麻醉方案的时间节点对于手术成功与否具有重要意义,如下所述:在超声引导下,使用聚二氧乙烯酮缝合线(PDS)形成"箱形缝合线",将胎膜固定在

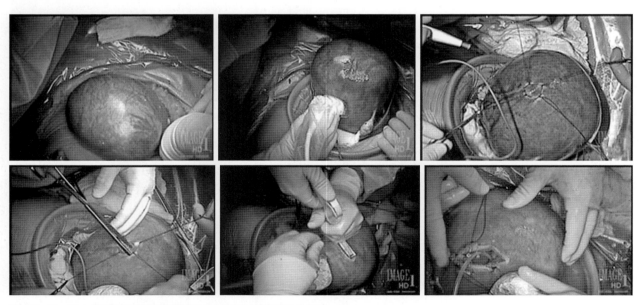

图 118.10 以上组图显示脊髓脊膜膨出胎儿开放式修复手术步骤。

子宫壁上,使子宫壁从胎儿部位回缩(图 118.10)。然后用电灼法通过子宫肌层和羊膜做一个 1 cm 长的十字形子宫切口。一旦暴露并进入羊膜,确认羊水透明,然后用 Bainbridge 夹(Aesculap,Tuttlingen,德国)压迫子宫肌层,以使子宫缝合装置成功地进行缝合(图 118.10)。此时,获取羊水样本进行分析。然后使用专门开发的可吸收子宫缝合器(Medtronic,Minneapolis,USA)沿受压组织延伸子宫切口,该缝合器速度快、止血效果好,可将胎膜与子宫肌层密封[4,5]。待子宫切开后,将附着在 I 级快速容量输液装置上的硅胶导管放入子宫腔,然后稳定地滴注加热至 37℃的乳酸林格溶液。这种输液对于避免脐带受压和保持子宫容积非常重要。然后将需要的胎儿部分带入手术视野,胎儿的其余部分完全留在子宫内。

(三)超声心动图监测　在开放式胎儿手术中,术中胎儿血流动力学监测是一个关键环节,因为有报道称高达 60% 的 MMC 修复中存在胎儿心血管损害[29,30]。在母体麻醉前,要在手术当天上午进行胎儿超声心动图检查,以确定胎儿心血管基本情况。在母体腹部切口和子宫暴露后开始持续术中胎儿心脏监测,且根据子宫位置进行必要调整。儿科心脏病专家将超声探头置于无菌鞘中,通过暴露的子宫壁对胎儿进行实时连续的超声心动图检查,以监测胎儿心率、心室充盈、心肌收缩能力、动脉导管血流和房室瓣膜功能的情况。在整个手术过程中大约每 15 分钟收集一次完整的血流动力学数据,在开腹手术期间增加到每 2 分钟采集一次。

据多数报道,开放式胎儿手术会造成急性胎儿心血管损害,包括胎儿心动过缓、心肌抑制、瓣膜功能障碍和动脉导管收缩[30-32]。其中导致胎儿心动过缓最常见的原因是机械性压迫或脐带扭结,这种情况可以在胎儿定位修复时看到。虽然引起胎儿心脏和瓣膜功能障碍的确切机制尚不清楚,但吸入性麻醉的心肌抑制作用可能与此密切相关。母体吸入麻醉剂持续时间和剂量与胎儿心肌抑制之间的相关性已被证实[33],导致了麻醉管理的改变,这将在后面讨论。最后,在开放式胎儿 MMC 修复手术中,动脉导管可能会发生进行性收缩,推测可能与术前使用吲哚美辛(消炎痛)、辅助吸氧和同步吸入性麻醉的综合作用有关[31]。

在开放式胎儿手术中,通过仔细的超声心动图监测,可以早期识别胎儿血流动力学不稳定的情况。胎儿超声心动图数据中提供的实时信息可以优化术中决策和指导治疗。

(四)麻醉技术与安胎　开放式胎儿手术需在孕妇全身麻醉下进行。术前置入腰椎硬膜外导管可以用于术后镇痛。患者取仰卧位,用楔块置于患者身下保持至少 15°的子宫左倾位。在充分预氧后,一个快速的序贯诱导有助于气管内插管。除了标准的美国麻醉师协会监测器外,还插入了一根桡动脉导管进行密切的血流动力学监测,并获得第二条静脉通路。使用吸入剂或静脉麻醉剂,如丙泊酚和瑞芬太尼输液可以维持全身麻醉。在开放式胎儿外科手术中,维持充足的子宫胎盘血流至关重要,在母体出现低血压症状时可使用血管抑制剂,如苯肾上腺素和麻黄碱治疗。实现可控子宫低张力是开放式胎儿手术的中心原则之一,传统上使用高剂量[2~3倍最低肺泡浓度(MAC)]吸入麻醉剂来确保充分的子宫松弛。不幸的是,有报道称如果胎儿长期接触大剂量吸入麻醉剂,会导致显著的心功能不全[29]。另外,使用静脉麻醉剂(异丙酚和瑞芬太尼输注)维持母体全身麻醉,并在子宫切开术前开始使用吸入剂,可以降低吸入剂的剂量和持续时间(1.5 MAC),以实现子宫充分松弛,最大限度地减缓胎儿心功能不全[30]。此外,可以在子宫切开术前便开始静脉注射 6 g 硫酸镁,随后每小时注射 2 g。为了减少母体肺水肿的风险,术中静脉输液总量一般不超过 1 L。

在胎儿暴露后,给胎儿肌内注射芬太尼、肌肉松弛剂(潘库溴铵、维库溴铵或罗库溴铵)和阿托品,以确保胎儿麻醉和安静。估测以胎儿体重为基础的肾上腺素和阿托品的复苏剂量可在外科领域使用。在开放式胎儿手术过程中,手术和麻醉团队之间的密切沟通是至关重要的。

(五)子宫切开缝合术　手术成功完成后,将暴露的胎儿部分回纳入子宫腔,然后关闭子宫。将可吸收的由聚乙醇酸制成的子宫钉,放置在适当的位置,以避免子宫切口边缘出血。沿着子宫切口的长度使用全厚度 1 号聚二氧环己烷留置缝合线。使用 0 PDS 完成第一层缝合。缝合之前,测量羊水深度(DVP),输注 400~500 mL 温热的乳酸林格液,使 DVP 达到 3~5 cm。再注入 2 g 萘夫西林。第二层是将留置的缝合线固定在一起。然后放置第三层浆膜至浆膜缝合线以固定子宫切口。将子宫网膜放置在子宫切口上,用 4-0 Vicryl 固定。子宫切开术闭合后,将母体剖腹手术切口分层缝合,并将皮下组织粘住筋膜,以限制术后出现血肿。然后进行母体皮肤缝合,并用 Dermabond 进行加固,便于术后进行超声监测。

(六)术后管理　开腹手术结束后,进行阴道超声检查测量母体宫颈长度。实施硬膜外麻醉,并解决肌肉麻痹问题,于手术结束后可以拔管。充分镇痛是术后管理的重要组成部分,可以有效抑制宫缩。术后可以连续使用硬膜外芬太尼和局麻药(布比卡因或罗哌卡因),以及患者可自控的止痛剂量,以及其他镇痛药,如对乙酰氨基酚和酮洛酸。

开放式胎儿手术最可怕的后果便是早产和胎膜早破,通常继发于为安全实施胎儿手术而不得不选择母体子宫大切口式后。为了减少这种风险,我们使用了一种积极的抗宫缩管理方案,包括联合使用吲哚美辛、硫酸镁和钙通道阻滞剂,一旦病情稳定,就可以过渡到口服药物。尽管采用了如此积极的方法,早产仍然是开放式胎儿手术的主要风险,MOMS 试验报道了 38% 的自然分娩风险和 50% 的早产胎膜早破事件[12]。

四、并发症

MMC 产前修复进一步扩大了开放式胎儿手术的适应证,使得非致命性疾病也被包括在适应证范围内。

尽管这种方法有很多优点,使产后脑室腹膜分流术和逆转后脑疝的操作减少了 50%,但对母亲没有直接好处。事实上,母亲必须承担胎儿手术的风险,包括麻醉、手术、子宫切开术和术后宫缩的风险,以及将来分娩方式必须选择剖宫产。在开放式胎儿手术的 33 年历史中没有出现过产妇死亡的情况,但母体发病的潜在风险是很高的。母体术后并发症包括绒毛膜羊膜分离、胎膜早破(50%)、绒毛膜羊膜炎、胎盘早剥、不完全性子宫破裂、侵袭性安胎所致肺水肿、继发性子宫破裂及未来需要接受剖宫产。

关于如何安全实施开放式胎儿手术方面已经取得了重大进展,胎儿手术的适应证已经扩大。胎儿手术可以改善预后的事实已经得到广泛认可。当前的目标是开发一种微创的手术方法,在不改变手术目标的情况下降低母胎风险。目前已经逐步转向微创手术,如先天性横膈疝导致胎儿气管闭塞,未来这一趋势将继续扩展到产前 MMC 修复领域。

参考文献见 www.expertconsult.com.

第 **1** **3** 部分

其 他

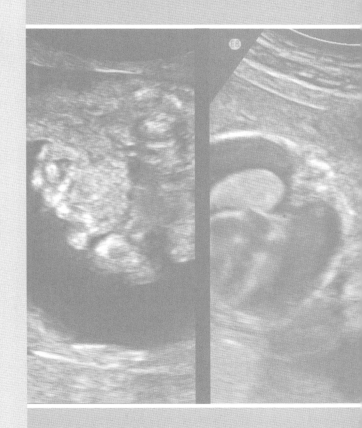

第 1 篇

羊水量异常

第119章

羊水过多

DOTUN OGUNYEMI | PERRY FRIEDMAN

何文梅 译,陶阳 刘宇杰 审校

一、引言

羊水过多是指羊膜腔内液体超过正常范围。虽然超过50%的病例是特发性的,但它也有可能与母体和胎儿疾病有关。发现羊水过多应及时进行详细的胎儿解剖结构超声检查和母体评估。

二、疾病概述

(一)定义 羊水量大于2 000 mL即为羊水过多[1],但准确测量需要侵入性的检查方法,临床上难以评估。在实际应用中,超声诊断羊水过多的方法有主观评估[2,3]、单个羊水池最大深度(single deepest pocket,SDP)[3,4]或羊水指数(amniotic fluid index,AFI)[3,5]。羊水过多是由绝对值或胎龄特定值来定义的。一些临床医生倾向于后者,因为羊水量在整个妊娠期都会发生变化,线性增加到妊娠的晚期,然后保持不变直到足月[6,7]。最近一项研究选取妊娠15~41周,482例孕妇测定AFI,468例孕妇测量SDP,研究显示AFI和SDP均与实际羊水量有关[8]。

羊水过多的定义各不相同,包括AFI≥18 cm[5]、≥20 cm[9]、≥24 cm[10]、≥25 cm[11]或SDP≥8 cm[12-15]。羊水过多可分为轻度(AFI 24~30 cm,SDP 8~11.9 cm)、中度(AFI 30.1~35 cm,SDP 12~15.9 cm)和重度(AFI >35 cm,SDP >16 cm)[3,16,17]。

在胎龄百分位表中,通常认为羊水过多是指羊水量≥第95百分位数或≥第97.5百分位数[5,6]。

(二)发病率和流行病学 羊水过多大约影响1%的妊娠(范围在0.2%~3.9%),不受种族或地理分布的影响[1,3,11,18]。患病率受诊断标准的影响,但在某些情况下比较常见,包括母体糖尿病、多胎妊娠、胎儿非整倍体及先天性畸形,如胎儿神经或肌肉骨骼疾病、胎儿贫血和一些遗传综合征。

(三)病因和病理生理学

羊水分泌过多或吸收减少均会导致羊水过多。前者可能由于胎儿排尿增多或胎儿体表液体渗出增多所致[1,6]。高心输出量或心力衰竭时,胎儿排尿增多可能是由心房利钠肽或脑钠肽升高引起的[1,6]。胎儿吞咽羊水减少可能导致羊水吸收减少,这情况通常继发于神经功能障碍、食管压迫、闭锁或其他胃肠道梗阻[1,6](表119.1)。

羊水过多的常见原因包括先天性畸形、非整倍体或遗传性疾病(6%~45%)、母体糖尿病(5%~25%)、多胎妊娠(7%~10%)及胎儿贫血(1%~11%)[15,18,19]。一项对672例妊娠合并羊水过多的回顾性研究中发现,母体糖尿病占7%,非整倍体占2%,先天性畸形占11%[18]。此外,胎儿畸形率与羊水过多的程度有关,重度羊水过多(≥30 cm)的胎儿畸形率为31%,中度羊水过多(25~29.9 cm)的胎儿畸形率为12%,轻度羊水过多(20~24.9 cm)的胎儿畸形率为8%。

特发性羊水过多是指与先天性胎儿畸形、母体糖尿病、同种免疫、胎儿感染、胎盘肿瘤或多胎妊娠无关的羊水过多。在所有羊水过多的病例中,有50%~60%在病因学上归类于特发性的[3,17]。对1950—2007年特发性羊水过多的文献回顾发现,与羊水正常的病例相比,不良妊娠结局的风险增加,围产期死亡的风险增加2~5倍[19]。

表 119.1　羊水过多的病因是羊水分泌过多或吸收减少	
病理生理学	病因学
羊水分泌过多	
胎儿心输出量增加和/或多尿	未控制的母体糖尿病
	双胎输血综合征
	巨大儿
	胎儿水肿
	先天性感染
	胎儿贫血(如同种免疫、细小病毒感染)
	胎儿肿瘤(如骶尾部肿瘤)
	胎盘肿瘤(如绒毛膜血管瘤)
	先天性心脏病
	胎儿 Bartter 综合征
	无脑儿(缺乏抗利尿激素)
胎儿腹泻	先天性失氯性腹泻
	先天性失钠性腹泻
胎儿体表渗出增加	无脑儿
	脊柱裂
羊水吸收过少	
神经系统功能障碍导致吞咽减少	颅脑疾病(白质萎缩)
	无脑儿(缺乏吞咽反射)
	胎儿运动不能畸形序列征
	染色体异常(21-三体、13-三体、18-三体)
颅面部功能障碍或梗阻	咽部畸胎瘤(上颌寄生胎)
	唇裂(常伴有腭裂)
	鼻后孔闭锁
	胎儿甲状腺肿
胃肠道梗阻	气管食管瘘
	食管闭锁
	十二指肠闭锁
	其他肠道闭锁
	中肠扭转
	腹裂
	脐膨出
	肠系膜囊肿
	肛门闭锁
外部因素胃肠道受压	先天性膈疝
	先天性囊性腺瘤样畸形
	骨骼发育不良
	单侧巨大多囊性肾发育不良

三、疾病表现

(一)临床表现　当子宫大于孕周时,应怀疑羊水过多。它通常是渐进的和慢性的,孕妇伴有轻微的不适。然而,急性羊水过多是一种潜在的危急情况,羊水突然明显增加导致孕妇腹部迅速增大,引起呼吸困难、腹部不适、子宫压痛和宫缩。急性羊水过多未治疗的孕妇比慢性羊水过多的孕妇预后差,有明显的早产、新生儿患病和死亡的风险[19]。如果抽出羊水(见后文)会改善临床症状,或出现双胎输血综合征(见第 162 章)等疾病时,则应行羊水减量术(连续羊膜腔穿刺术)。

(二)影像学表现

1. 超声表现　羊水量通过 AFI 或 SDP 评估。AFI 是子宫四个象限的最大垂直深度的总和,不包括脐带或胎儿部分[14](图 119.1)。SDP 测量单个羊水池最大深度(图 119.2)。在多胎妊娠中,通常报告每个胎儿的 SDP(图 119.3)。

羊水过多的病例中大约有 20% 会出现异常[20],尤其是胎儿吞咽功能受损时。胎儿小下颌畸形或唇腭裂可能会妨碍吞咽。这些异常与多种遗传综合征和非整倍体有关。脑功能异常也可能影响吞咽,应评估胎儿中枢神经系统疾病,包括神经管缺陷、脑室扩张、颅内囊肿、融合或迁移障碍的证据。

胸部纵隔移位可能提示胸腔内肿块压迫食管,如先天性膈疝(图 119.4)或先天性肺囊腺瘤。在羊水过多的情况下,胎儿腹部胃泡异常小或不显示,说明可能存在气管食管瘘或食管闭锁(图 119.5)。在妊娠晚期,十二指肠闭锁、肛门闭锁、鼻后孔闭锁和其他胃肠道梗阻可表现为羊水过多,并伴有肠襻扩张或腹部出现"双泡"征[18]。胸部狭窄且四肢短小时,可能提示骨骼发育不良。四肢挛缩可见于胎儿运动不能序列征,可能与胎儿吞咽减少有关。

胎儿水肿(皮肤水肿、腹水、胸腔积液或心包积液)伴羊水过多应怀疑非整倍体或感染,尤其是伴有其他异常(腹腔内或颅内钙化、生长受限和胎盘增厚)。在没有其他异常时,应怀疑胎儿贫血,需进行多普勒检查。胎盘出现其他病变,如绒毛膜血管瘤,也可能因胎儿心输出量增加从而导致羊水过多。

在没有明显异常的情况下,必须考虑胎儿神经或肌肉骨骼疾病。二维、三维或四维超声可以观察胎儿吞咽动作;如果出现异常,发生神经肌肉障碍的风险增加。四维超声的动态成像可以识别运动障碍,如运动不能序列征。

单绒毛膜双胎妊娠中的一胎羊水过多、另一胎羊水过少时,应高度怀疑双胎输血综合征(图 119.6)(见第 162 章)。

评估羊水过多的胎儿时,应考虑使用多普勒超声检查。在疑似贫血(见第 123 章和第 124 章)和双胎输血综合征(见第 162 章)的病例中进行大脑中动脉

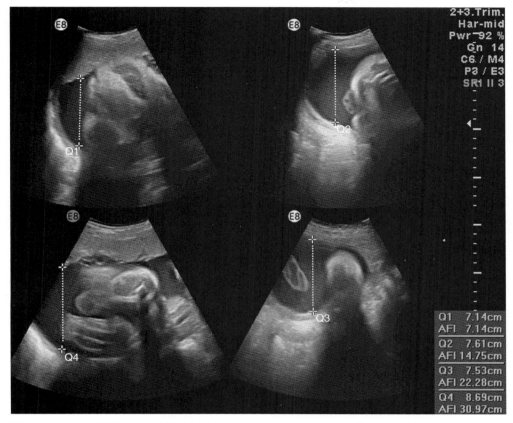

图 119.1 四个象限羊水之和显示羊水过多。

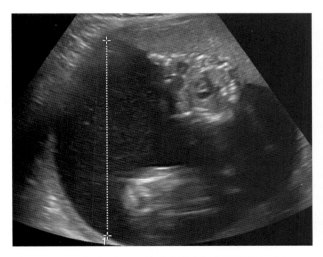

图 119.2 双胎妊娠中通过羊膜腔最大深度测量羊水过多。

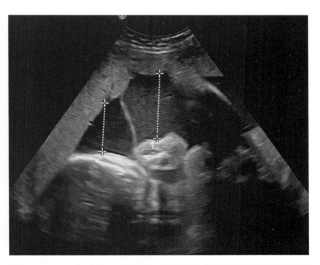

图 119.3 双绒毛膜双羊膜囊双胎妊娠时在隔膜两侧分别测量的羊水最大深度。

多普勒检查。即使对这些疾病的怀疑程度较低，多普勒评估也能提供有关胎儿健康状况的信息；大脑中动脉搏动指数降低和 AFI 增加之间呈负相关，表明血流重新分布到大脑[21,22]。SDP 和羊膜腔压力增加与胎儿脐带 pH 下降有关[23,24]。

最后，三维超声成像有助于检查胎儿面部，包括小下颌畸形。如前所述，四维超声成像可以观察到胎儿吞咽，也可能与神经肌肉疾病有关。

2. MRI 表现 羊水过多而超声检查未发现异常的患者[25]，MRI 是一种有用的辅助检查手段，可用于

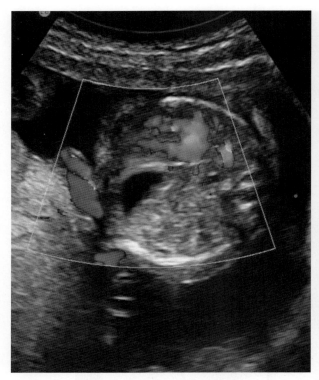

图 119.4 先天性膈疝胎儿羊水过多。

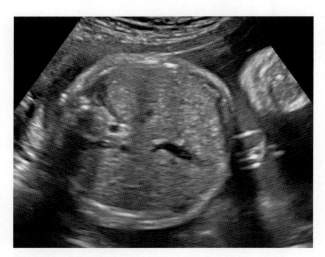

图 119.5 食管闭锁的胎儿羊水过多（胃泡没有显示）。

确定中枢神经系统病变[26]。此外，MRI 应考虑用于检查肠道扩张的胎儿，它有助于诊断先天性失氯性或失钠性腹泻[27]。

典型特征
● 孕妇腹围增加，感觉不适，可能出现呼吸急促和紧缩感。
● 在单绒毛膜双胎的病例中，羊水快速增长应怀疑双胎输血综合征。

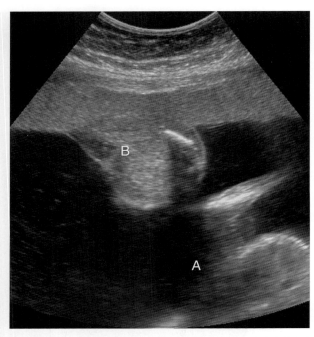

图 119.6 双胎输血综合征中胎儿 A 羊水过多和"贴壁的"胎儿 B 羊水过少。

四、影像鉴别诊断

羊水过多的鉴别诊断非常广泛，病因不同，鉴别诊断不同（表 119.1）。

五、治疗方案概要

（一）产前 羊水过多有多种病因，因此有多种管理和治疗方法。羊水过多的病例中，有 1/4 的病例是母体糖尿病引起的[15]，因此羊水过多时应进行血糖筛查来。如果以往常规血糖筛查是正常的，应考虑重新筛查，特别是同时出现羊水过多和巨大儿时。

在高度怀疑非整倍体时，应通过羊膜腔穿刺术进行遗传学检查，如羊水过多伴有畸形、非整倍体的软指标、高龄产妇、母体血清筛查异常或对称性胎儿生长受限。先天性畸形和非整倍体的治疗取决于具体的诊断。宫内治疗可能适用于一部分异常情况（如神经管缺陷、膈疝和某些心脏病变）。

羊水过多伴有胎儿水肿时，应与先天性感染或同种异体免疫鉴别。其他感染的依据包括腹内或颅内钙化、宫内生长受限或胎盘增厚。先天性感染的治疗方法不尽相同（见第 165～第 169 章），为了进一步确诊，应进行母体血清学检查和羊水聚合酶链反应。胎盘增厚和胎儿水肿时应怀疑同种异体免疫，同时评估孕妇的红细胞抗体。

在急性或持续羊水过多的情况下，羊水减量术是一种干预治疗,目的是减轻患者的疼痛、缓解呼吸困难和降低早产的发生率。羊水减量术尚未在随机对照试验中进行研究。快速减压与慢速减压、单次大容量减压与连续小容量减压的比较结果没有差异[15]。最近一项对 135 例重度羊水过多患者的研究显示,44 例患者(32.6%)需要进行羊水减量术,但手术并发症没有明显增加[28]。这些病例的治疗方式取决于胎龄、羊水过多的严重程度、潜在的病因、母体症状和风险获益分析。

吲哚美辛通过减少肾脏血流量来减少胎儿尿量[29],在一些羊水过多的病例中已有使用吲哚美辛的报道[15]。吲哚美辛和羊水减量术一样也有保胎的作用,但目前还没有随机对照试验,即使短期使用吲哚美辛,尤其是在 32 周后,胎儿动脉导管也会过早闭合。由于动脉导管可能闭合,以及对胎儿/新生儿肾脏产生的远期副作用,这种药物应该谨慎使用。使用时,时间尽可能短,剂量尽可能低,同时密切监测胎儿超声心动图评估动脉导管的血流量[30]。

贫血继发羊水过多时,可能需要宫内输血。激光消融胎盘的吻合血管可以解决双胎输血综合征引起的羊水量差异[31](见第 162 章)。

由于羊水过多引起胎儿相关的发病率和死亡率增加,无论是否采取侵入性干预,都需要对胎儿进行密切的监测[32,33]。监测项目包括胎儿生长指标、生物物理评分、无应激试验及多普勒检查。在羊水过多自发缓解的患者中,围产期不良结局有所减少[34]。

最后,羊水过多产生的其他后果可能需要特殊的产前和产时管理,包括巨大儿、胎位不正、早产、胎盘早剥、脐带脱垂、剖宫产、继发于宫缩乏力的产后出血、新生儿入住重症监护病房及围产儿死亡[15,31,35,36]。

(二)产后 即使产前诊断胎儿没有异常,也需要立即对新生儿进行评估。进一步的治疗是个体化的。产前检查正常的新生儿通常表现良好。一项前瞻性研究调查了 2597 例孕妇,其中 73 例孕妇羊水过多。这些孕妇可能出现巨大儿、胎心监护异常、因分娩不耐受而剖宫产及新生儿入住重症监护病房[32]。对 24 例羊水过多原因不明的患儿进行了 5 年随访,

结果显示 19 例(79%)预后正常。在随访期间,有 3 名儿童被诊断为 West 综合征、多尿症和肺动脉瓣狭窄,2 名围产儿死亡。因此,建议对妊娠合并不明原因羊水过多进行系统规范的儿科随访[36]。

医生须知

50% 以上的羊水过多病例是特发性的,预后良好。然而,羊水过多可能与严重的胎儿或母体疾病有关,需要对胎儿和母体进行全面评估。这项评估通常包括详细的胎儿解剖结构超声检查和遗传咨询。孕妇评估包括糖尿病筛查,并在适当情况下进行抗体滴度和病毒检查。由于围产期发病率和死亡率增加,即使是不明原因的羊水过多,也需要进行密切的产前监测[17]。围产期脐带脱垂和产后出血的风险增加。

要点

- 羊水过多的定义各不相同,可以使用 AFI (如 ≥24 cm)或 SDP(如 ≥8 cm)绝对值或胎龄特定值[3]。
- 50% 以上的病例是特发性的;如果羊水过多持续存在,可能会增加早产和巨大儿的风险[3]。
- 主要的病因包括先天性畸形、非整倍体、遗传性疾病、胎儿感染、胎儿贫血和母体糖尿病。
- 产前管理包括详细的超声检查和咨询、密切的胎儿监护。
- 羊水过多会增加产妇呼吸困难、早产、巨大儿、胎位不正、脐带脱垂、剖宫产、围产期胎儿死亡、胎盘早剥和产后出血的风险。
- 治疗必须高度个体化,也包括羊水减量术。

参考文献见 *www.expertconsult.com.*

第120章

羊水过少

PERRY FRIEDMAN｜DOTUN OGUNYEMI

何文梅 译，陶阳　刘宇杰 审校

一、引言

羊水过少是羊水容量减少，与围产期的发病率和死亡率的增加相关。发现羊水过少时需要对胎儿和孕妇进行评估。

二、疾病概述

（一）定义　羊水过少的定义各不相同。可以主观描述，但准确性取决于医生的经验和胎儿的胎龄；精确的测量需要侵入性的检查方法，在临床上很难进行评估[1,2]。在实际应用中，羊水体积通常由半定量的超声测量方法来估算：羊水指数（AFI）、单个羊水池深度（SDP）或单个羊水池评估（如 2×2 cm）[1-6]。测量技术将在后文描述。

羊水量在整个妊娠期都会发生变化，线性增加到妊娠晚期的早期，然后保持不变直到足月。羊水过少通常定义为 AFI≤5 cm 或 SDP≤2 cm[3,7]，但在特定的胎龄百分位表中定义为≤第 3 百分位或≤第 5 百分位[2,8]。在一项对近 300 名孕妇羊水量的研究中，发现使用 AFI 或 SDP 的绝对值与胎龄特定值相比，两者在羊水过少的检测中没有差异[2]。比较 11 项研究中 AFI 和 SDP 的敏感性和特异性发现，SDP 可能是描述羊水过少更好的指标；SDP 的预测准确性与 AFI 相同，且 SDP 与生物物理评分和多普勒评估等检查有更好的相关性[4,9,10]。对四项随机临床试验（$n=3125$）进行分析，比较了基于 AFI 和 SDP 诊断羊水过少的妊娠围产期结局，尽管使用 AFI 可导致更频繁的引产和因胎儿窘迫进行的剖宫产，但在新生儿重症监护室入住率主要结果上两者没有差异，主要结果包括新生儿 Apgar 评分或脐动脉 pH＜7.1。最近

一项针对 1052 例足月单胎妊娠的孕妇进行的多中心随机对照试验中提示，使用 AFI 测量提高了羊水过少的诊断率和羊水过少导致的胎儿引产率，并没有改善围产期的结局[11]。以上结果表明 SDP 可能是更好的测量方法，特别是在低风险人群中[12,13]。

（二）发病率和流行病学　羊水过少的并发症发生率为 0.5%～8%，孕妇的管理和预后取决于胎龄和相关的产科并发症[14,15]。越早或越严重的羊水过少（无羊水），结局越差[15-17]（图 120.1）。病因包括未足月胎膜早破（PPROM）（图 120.2）、胎儿畸形（尤其是泌尿生殖系统）和胎盘功能不全（图 120.3）。回顾性分析了 128 例妊娠中期（13～24 周，$n=128$）和 122 例妊娠晚期（25～42 周，$n=122$）羊水过少的病例，妊娠中期病例常出现胎儿畸形，较少出现原因不明的羊水过少，而妊娠晚期的病例则相反[17]。具体来说，在妊娠中期病例中，胎儿畸形发生率为 50.7%，胎膜早破发生率为 33.6%，胎盘早剥发生率为 7%，生长受限发生率为 5%，4% 原因不明。相比之下，妊娠晚期病例中最有可能出现原因不明的羊水过少（占 52.5%），胎儿畸形发生率为 22.1%，生长受限发生率为 20.5%，胎膜早破发生率为 3.3%，胎盘早剥发生率为 1.6%。因此，妊娠中期只有 10.2% 胎儿存活，而妊娠晚期胎儿的存活率为 85.3%。

肺发育不良是妊娠中期羊水过少时胎儿死亡的主要原因。由于羊水是肺部正常发育和扩张必需的，因此在肺发育的关键阶段缺乏足够的羊水会导致预后不良。肺发育不良可能与妊娠 16～24 周或之前的羊水过少有关，此时处于肺发育的小管期，终末囊正在发育，而晚期妊娠时，终末囊已发育成熟，已为最终

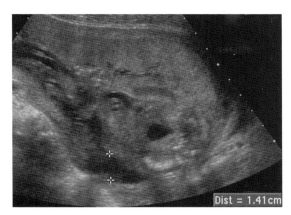

图 120.1 21 周胎儿重度羊水过少。

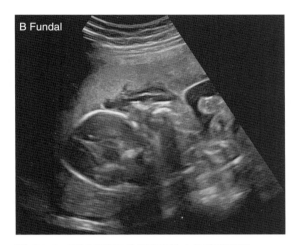

图 120.2 双绒毛膜双羊膜囊双胎中的胎膜早破。

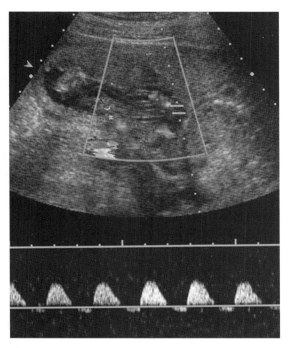

图 120.3 23 周胎儿生长受限,舒张末期血流反向和羊水过少;母亲随后发展为严重的子痫前期。

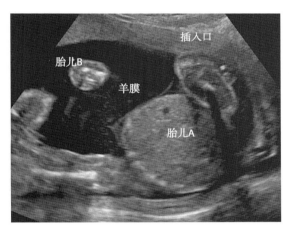

图 120.4 双胎输血综合征,胎儿 A 羊水过少,胎儿 B 羊水过多。

的气体交换做好了准备[18,19]。

　　一项对 29 000 名 24~34 周胎儿的回顾研究显示,羊水过少的严重程度与预后结局相关[15]。在这些病例中,166 例羊水过少(AFI≤5 cm),204 例处于"临界性"羊水(5.1~8 cm),其余为正常羊水(8.1~24 cm)。在羊水过少的胎儿中,25% 发生重大畸形,而临界性羊水的胎儿为 10%,正常羊水的胎儿则为 2%。与羊水正常的胎儿组相比,羊水过少的胎儿组发生生长受限的可能性是正常羊水组的 9 倍,临界性羊水的胎儿组发生生长受限的可能性是正常羊水组的 5 倍。羊水过少和临界性羊水的胎儿发生早产和剖宫产的风险较高,但如果胎儿生长发育适当,两者的发病率和死亡率无显著差异。笔者得出结论,对羊水过少的胎儿进行密切监测是必要的,但对临界性羊水的胎儿,建议尚不明确[15]。

　　(三)病因和病理生理学 羊水是胎儿呼吸系统、胃肠道系统、尿路系统和肌肉骨骼系统正常发育所必需的[20]。在胎儿早期,胎儿皮肤和胎盘表面的渗出是羊水的主要来源。在胎儿皮肤角化后(妊娠

22~23 周),羊水的主要来源是胎儿尿液,少部分来自口腔、鼻腔、气管和肺部[21]。羊水的吸收主要通过胎儿的吞咽进行[20]。

　　由于尿液产生减少或泌尿生殖系统梗阻导致胎儿排泄的尿液减少,继而引起羊水过少。这些情况可以分为肾前性、肾性或肾后性。肾前性原因包括胎儿生长受限(见第 110 章)、双胎输血综合征(见第 162 章)(图 120.4)和母体药物摄入(包括吲哚美辛和其他非甾体抗炎药)。简单来说,胎盘功能不全会导致慢性低氧血症和生长受限,胎儿将血液重新分配到重要器官如大脑、心脏和肾上腺,并减少外周器官如肾

脏的血液供应。肾脏血液灌注量减少导致尿量减少和羊水过少[22]。孕妇摄入影响胎儿肾功能的药物也会导致羊水过少。在妊娠中晚期服用血管紧张素转换酶抑制剂,可能影响胎儿肾脏发育和功能,因为它直接影响胎儿的肾素-血管紧张素系统。其他影响肾功能的药物包括非甾体抗炎药(尤其是吲哚美辛)和可卡因[23]。

导致羊水过少的肾性原因包括肾缺如、多囊性肾发育不良和多囊性肾病[23](见第10、11、15和16章)。双侧肾缺如是致命的,因为会出现无羊水和随后的肺发育不良。

羊水过少的肾后性原因是梗阻性尿路疾病,在新生儿中发病率为2.2/10 000[24]。大多数病例是良性的,但妊娠中期就出现严重的羊水过少(无羊水)的胎儿,围产期死亡率为90%。原因包括后尿道瓣膜、肾盂输尿管连接处梗阻、尿道闭锁和尿道狭窄(图120.5和图120.6)。男性胎儿常见,女性胎儿可能伴有更

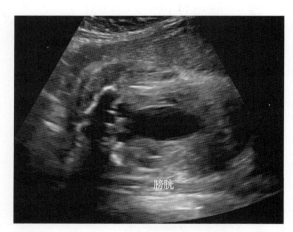

图 120.5 羊水过少的胎儿患有梗阻性尿路疾病。注意"钥匙孔"征。

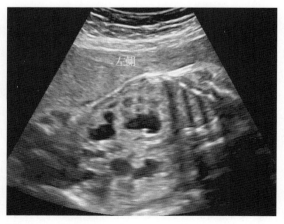

图 120.6 羊水过少的胎儿患有肾盂输尿管连接部梗阻。

复杂的病理改变,如泄殖腔异常[24]。疾病的预后取决于肾功能和潜在的病因。

胎膜早破是羊水过少的一个主要原因,可以是自发性的,也可以是医源性的,如侵入性胎儿诊断或治疗。胎膜早破发生在3%的妊娠中,占所有早产的1/3。羊水过少继发的脐带挤压会增加围产儿的发病率和死亡率。从胎膜早破到分娩的潜伏期与羊水过少的严重程度有关(例如,羊水过少与潜伏期较短有关)[25]。此外,在胎膜早破患者中,羊水过少的程度与发生绒毛膜羊膜炎和新生儿败血症的风险成反比[25]。

三、疾病表现

(一)临床表现　羊水过少通常是在常规超声检查中偶然发现的。临床上,当宫高低于孕周时,或者孕妇主诉阴道漏液,应怀疑羊水过少。常见的胎膜破裂检查包括无菌窥阴器检查(硝嗪试验阳性和显示羊齿状结晶的液体)或阴道内羊水的蛋白质标志物的检查。如果检查结果不明确,可以通过超声引导下经羊膜腔注入靛蓝胭脂红染料,然后观察到蓝色液体从宫颈渗出来诊断胎膜破裂[26]。靛蓝胭脂红过去曾用于"羊膜染色试验"以确认胎膜早破;然而,由于这种试剂的广泛短缺和缺乏合适的替代品,使这种试验变得不切实际。

(二)影像学表现

1. 超声表现　超声用于对羊水进行半定量测量,使用AFI、SDP或单个羊水池评估(例如,2 cm×2 cm)[2-6]。患者仰卧,超声探头保持在母体矢状面,垂直于母体冠状面。AFI是母体垂直中线和耻骨联合与宫底之间的横线垂直交叉形成的四个象限中最大深度的总和,不包括胎儿部分和脐带[14,27]。SDP是测量单个羊水池的最大深度。

在羊水过少的情况下,即使以往产检提示胎儿解剖结构正常,也必须再次进行仔细的胎儿解剖结构检查,因为可能存在之前未发现的异常,尤其是肾脏。双侧肾缺如的一个陷阱是肾上腺可能呈圆盘状,向外侧和下方移动,酷似肾脏。肾缺如的一个显著特征是无膀胱[28]。彩色或能量多普勒超声可用于识别肾动脉,区分肾脏和肾上腺(见第11章)。多囊性肾发育不良是一种先天性肾脏疾病,表现为肾小管、肾小球和导管严重紊乱,集合管内有囊性病变,超声检查发现从受累肾脏的外围开始有多个大小不等、互不相通的囊肿,囊肿之间有肾实质回声。单侧肾缺如时羊水可能是正常的[23](见第15章)。

多囊性肾病可引起产前肾功能损害,囊肿在正常发育的肾脏中形成,其在超声上表现为囊性回声。有常染色体显性遗传和常染色体隐性遗传两种形式。常染色体隐性的多囊性肾病表现为体积增大的高回声肾脏和羊水过少,可致命[23](见第 16 章)。相反,常染色体显性的多囊性肾病常见于儿童和成人,产前超声检查无法检出,但是囊性病变的形成始于胎儿期。

羊水过少可能是由各种形式的尿路梗阻引起的,超声检查胎儿梗阻性尿路病变的敏感性为 95%,特异性为 80%[24]。肾盂和肾盏扩张、肾脏回声增强和膀胱增大提示存在尿路梗阻。当怀疑梗阻性尿路病变时,应详细评估扩张的部位(肾积水、输尿管积水)、肾实质(回声)、肾脏大小和膀胱大小。双侧肾积水、膀胱体积小或膀胱缺如提示输尿管肾盂梗阻,而膀胱体积大提示膀胱出口梗阻。如果有"钥匙孔"征(膀胱体积增大伴近端尿路扩张)出现,应怀疑后尿道瓣膜(见第 12 章和第 14 章)。

严重的羊水过少可能会导致胎儿变形,如头面部畸形和肢体缺陷,但会因为羊水不足导致超声窗显示不佳。胎儿可能有 Potter 面容、鼻扁平、外耳低垂扁平、增大[18]。手和足可能有位置变形,肘部、膝部和足部可能发生屈曲挛缩。经阴道超声检查有助于评估胎儿肢体情况。

怀疑胎盘功能不全引起羊水过少的胎儿,如果存在生长受限,则需要多普勒超声检查进行评估(见第 110 章)。

2. MRI 表现　如果羊水过少使超声检查效果不佳,MRI 可能对诊断有所帮助[29]。它可能是超声诊断胎儿尿路异常的有用补充工具[30](图 120.6)。

典型特征
● 宫高低于孕周。
● 阴道漏液。

四、影像鉴别诊断

羊水过少的相关情况见表 120.1。

五、治疗方案概要

产前:羊水过少的治疗取决于潜在的病因和胎龄。如果在妊娠早期发现某些致命疾病,如双侧肾缺如和常染色体隐性遗传性多囊性肾病,应讨论妊娠终

表 120.1　羊水过少的相关病因

母体
子宫胎盘功能不全
高血压
子痫前期
糖尿病
药物
　血管紧张素转换酶抑制剂
　非甾体抗炎药
　滥用可卡因
胎儿
胎膜早破
胎儿生长受限
过期妊娠
先天性畸形
　胎儿肾脏缺陷
　双侧肾缺如
　婴儿型多囊性肾病
　多囊性肾发育不良
　胎儿肾后性缺陷
　后尿道瓣膜
　尿道闭锁
　尿道狭窄
　巨囊炎微结肠综合征
　输尿管囊肿
染色体异常
胎儿死亡
胎盘
双胎输血综合征
胎盘早剥

止。如果羊水过少的原因是梗阻性尿路疾病,超声引导下经皮膀胱-羊膜腔分流术可以缓解梗阻,改善肾功能,增加羊水量,降低肺发育不良的风险。尽管分流术可以提高围产儿的总体存活率,但幸存者长期患有肾脏疾病[24]。

对不明原因羊水过少的妊娠中期胎儿进行生长发育评估是必要的,以明确有无子宫胎盘功能不全。由于羊水过少与围产儿发病率和死亡率的增加有关,因此产前检查应进行羊水评估(生物物理评分或改良的生物物理评分)也是必要的。在疑似子宫胎盘功能不全的病例中,增加多普勒超声评估可以提高检测围产期不良结局的敏感性[31]。检查的频率应根据临床情况而定。

如果羊水过少的原因是未足月胎膜早破,妊娠超过 34 周可以分娩[32]。妊娠 34 周之前,治疗方案包括使用促进胎肺成熟的类固醇、潜伏期使用的抗生素及硫酸镁神经预防措施,目的是延长妊娠时间,同时密切监测患者是否出现绒毛膜羊膜炎、早产、胎盘早剥

或脐带挤压的迹象[26,33]。

一项对 987 例足月妊娠合并孤立性羊水过少的妊娠和 22 280 例 AFI 正常的低风险妊娠进行比较研究,结果显示羊水过少与引产率、剖宫产率和新生儿发病率(包括新生儿重症监护病房住院)的增加有关[34]。然而,在调整其他变量后,未发现孤立性羊水过少与综合的不良结局的风险增加有关,也被其他研究证实[35,36]。

在产程中,羊水过少可能与反复性的可变减速有关。在 2 类胎儿监护的病例中,经宫颈羊膜腔灌注可以降低减速和剖宫产的风险。已有实验研究评估了经腹羊膜腔灌注改善妊娠中期自发性或医源性胎膜早破(羊膜腔穿刺术或胎儿手术后)的围产儿结局,但这并不是目前的标准做法[37]。

产后处理取决于羊水过少的病因。

医生须知

- 当检查到羊水过少时,建议转诊到有胎儿评估专家的医学中心进行超声检查和遗传咨询。
- 预后和产前、产后的管理取决于羊水过少的病因。

要点

- 羊水过少定义为 SDP≤2 cm,AFI≤5 cm,或 AFI≤第 5 百分位数或≤第 3 百分位数。
- 羊水过少最常见的原因是胎膜破裂。
- 应进行有针对性的超声检查以评估胎儿解剖结构,特别注意胎儿肾脏疾病或梗阻性尿路疾病。
- 应连续评估胎儿生长发育情况。
- 妊娠中期羊水过少或无羊水与致死性肺发育不良有关。
- 妊娠晚期不明原因的羊水过少通常预后良好。

参考文献见 *www.expertconsult.com*.

第 **2** 篇

胎儿体液回流异常

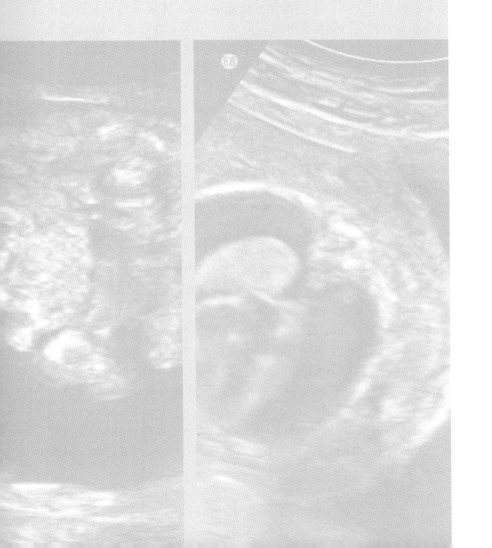

第121章

淋巴水肿和淋巴管畸形

ANGELA BURGESS | ROBERT SILVER

何文梅 译,陶阳 刘宇杰 审校

一、背景

淋巴系统失调是多种疾病的关键问题,可能与非整倍体(尤其是 X 单体)、常染色体或 X 连锁遗传病和/或其他多种疾病有关。淋巴系统疾病可分为原发性和继发性。原发性或先天性淋巴水肿最常见的是水囊瘤(cystic hygroma,CH),常导致胎儿水肿和死亡。继发性淋巴水肿通常是创伤、感染或癌症放射治疗造成的[1]。本章将重点讨论原发性(先天性)淋巴水肿,特别是最常见的淋巴管畸形——CH。

二、定义和相关概念

淋巴水肿是一种间质间隙内液体的积聚,其特征是由于解剖或功能的缺陷,导致组织中淋巴生成率与淋巴系统清除率之间的不平衡。其导致出现一系列的临床症状,从轻微的颜面问题到严重的遗传疾病。CH 是最常见的淋巴异常形式,可导致非免疫性水肿和胎儿流产。这在第 71 章中也有讨论。

1. CH 由于淋巴系统和静脉系统之间缺少交通方式导致胎儿颈部后方和后外侧局部体液积聚,最终可发展为胎儿水肿。

2. 非免疫性水肿 其特点是在两个或多个胎儿软组织和浆液腔中存在液体。新生儿发病率为 3/10 000～6/10 000。这些症状包括腹水、胸腔积液、心包积液和全身性皮肤水肿[2](见第 123 章)。

产前还可以发现许多其他原因引起的淋巴水肿。

(1) 遗传性淋巴水肿(VEGFR3 缺失):通常是常染色体显性遗传,也可以是常染色体隐性遗传,有多种表现,包括单侧或双侧下肢肿胀或面部肿胀,伴有不可逆的纤维化样改变、静脉曲张、"滑雪跳"趾甲和乳头瘤病[3]。

(2) Noonan 综合征:可为常染色体显性遗传或新生突变,发病率为 1/10 000～4/10 000;除淋巴水肿和肺淋巴管扩张以外,还具有 CH、四肢短小和心脏异常的特征(见第 135 章)。

(3) 神经纤维瘤病:是一种常染色体显性遗传病,发病率为 2.5/10 000～3/10 000;以 NF1 突变为特征,产前表现有巨头症、巨脑症、咖啡牛奶斑、假关节、Lisch 结节和神经纤维瘤。

(4) Adams-Oliver 综合征:可通过常染色体显性或隐性方式传播,其特征是先天性皮肤发育不全、头皮和颅骨缺陷、肢体异常和偶尔出现的先天性心脏异常[4]。

(5) Hennekam 综合征:是一种罕见的常染色体隐性遗传病,全球仅报道 50 例;其特征为除淋巴水肿外,还有淋巴管扩张、双侧胸腔积液、水肿、面部异常和智力迟钝[5]。

(6) Prader-Willi 综合征:是一种常染色体隐性遗传病,可由父系 15 号染色体臂的基因片段缺失或母系的 15 号染色体复制引起,称为单亲二倍体,很少发生易位。全球发病率为 0.3/10 000～1/10 000。特征是面部异常、性腺功能低下、手足小和智力迟钝。

(7) Angelman 综合征:由母体 15 号染色体臂缺失引起,发病率为 0.5/10 000～0.8/10 000;以小头畸形、神经系统发育迟缓、严重智力障碍和共济失调为特征。

(8) Aagenaes 综合征:是一种常染色体隐性遗传病,表现为儿童生长迟缓、胆汁淤积性肝病和全身性淋巴水肿。

（9）双行睫-淋巴水肿：其特点是青春期开始出现周围淋巴水肿，并与睑板腺开口处生长了一排多余的睫毛（双行睫）有关[3]。

（10）少毛症-淋巴水肿-毛细血管扩张症：有毛发和心血管异常且合并淋巴水肿（严重的可导致胎儿水肿和死胎），与 *SOX18* 基因异常有关[6]。

（11）原发性肺淋巴管扩张症：与羊水过多、双侧胸腔积液、小肠管壁严重增厚和腹水有关。可作为原发性疾病或作为其他淋巴水肿综合征的一部分发生，通常以常染色体显性、隐性或 X 连锁的方式传播[7]。

三、鉴别诊断

产前发现淋巴水肿的鉴别诊断包括畸胎瘤（位于颈前呈侵袭性生长的生殖细胞瘤）、枕部脑膨出和脑膜膨出（以脑膜突出为特征的神经管缺陷，经常与颅面异常有关）、血管瘤（涉及血管内皮的良性血管肿瘤，通常发生在面部或背部，经常自行消退），以及甲状腺肿（胎儿甲状腺肿大）。

四、诊断

CH 是最常见的淋巴异常，是一种先天性淋巴系统异常，特征是在胎儿后颈和背部淋巴-静脉吻合处液体潴留（水肿）[8]。超声显示胎儿颈后及背部增宽的低回声区，沿胎儿背部走行。根据是否存在分隔，将其分成两类：分隔型和无分隔型[9]。CH 伴分隔型比无分隔型预后差[10,11]（图 121.1）。但另有研究表明，分隔型和无分隔型预后没有差异。无论有无分隔，水囊瘤越大预后越差。因此，无论水囊瘤大小、是否合并分隔，产前都需要对 CH 患儿进行长期随访，且仔细检查是否合并其他相关异常[12]。

五、流行病学

产前诊断 CH 的患者，发生自然流产率约为 1/200[13]，但在妊娠后期流产风险降低至 1/700～1/600[14]。早期和中期妊娠风险评估试验数据显示，早期妊娠发病率约为 1/285[9]。

原发性淋巴水肿相对罕见，活产儿发病率为 1/10 000～1.3/10 000[15]。在大多数与 CH 相关的综合征中，女性发病率略高，男女发病比例为 2.5：1～10：1。

六、病因

淋巴管畸形是良性的血管病变，由淋巴系统胚胎发育异常引起。淋巴管畸形可见于任何解剖区域，但更常见于淋巴管分布丰富的地方，如头、颈、腋下、纵隔、腹部和腹膜后。囊性淋巴病变可分为大囊泡型、小囊泡型和混合型[16]。CH 致病原因可能是淋巴管、颈淋巴囊和颈部静脉之间沟通异常引起的[17]。这是由于不规则的胚胎淋巴组织扩张，或在妊娠 6～9 周时淋巴管内皮细胞异常生长，导致淋巴管内皮受损。颈淋巴囊不能附着并排入颈部静脉，导致淋巴液积聚，并在不同部位形成单个或多个囊性病变[18]。最后导致淋巴液潴留在组织间隙内，某些情况下，会导致胎儿水肿。

原发性淋巴水肿也可表现为内脏器官的淋巴管扩张。如前所述，肺淋巴管扩张的特点是肺部、胸膜下、叶间、血管周围和支气管周围淋巴管扩张，并可能发生乳糜性胸腔积液[19]。淋巴管扩张也可发生在肠道，导致营养吸收不良和严重的蛋白质流失，从而导致胎儿生长受限[5]。

非免疫性胎儿水肿与一些先天性疾病有关，包括淋巴发育不良[2]。胎儿水肿最常见的病因是血管和

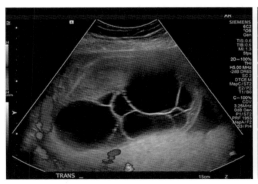
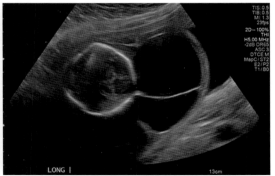

图 121.1 显示妊娠 22 周胎儿水囊瘤，伴多发分隔且羊水过少。（由 University of Utah Maternal-Fetal Diagnostic Center，Salt Lake City，Utah 提供）

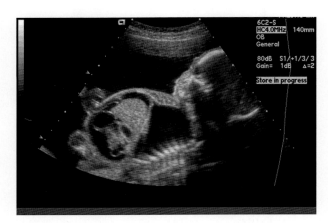

图 121.2 矢状面显示胎儿乳糜胸。（由 University of Utah Maternal-Fetal Diagnostic Center，Salt Lake City，Utah 提供）

间质之间的体液调节失衡，即间质液生成增加或静脉回流减少[2]。导致水肿最常见的孤立性积液原因是乳糜胸（图 121.2）（见第 4 章），它是由淋巴阻塞引起的。在胎儿胸腔积液细胞计数中 80% 淋巴细胞未被感染，即可确诊。第 123 章详细讲解了非免疫性水肿。

CH 或其他淋巴水肿与遗传异常、重大先天性异常、围产期死亡和其他不良妊娠结局之间有很强的相关性。包括遗传综合征，如 Angelman 综合征、努南综合征、骨发育不良、囊性纤维化、神经纤维瘤病和 Cerebromandibular 综合征[12,20]。在相关染色体异常的疾病中，特纳综合征是最常见的，约占非整倍体的 60%。此外最近的研究显示，21-三体综合征约占非整倍体的 30%[9]。即使是核型正常的胎儿也有发生重大先天性异常的风险；大多数是心脏异常，以及泌尿系统、中枢神经系统和体壁异常（表 121.1）[9]。

表 121.1　与水囊瘤有关的畸形[12]

核型正常的 水囊瘤并发症	畸形类型
心脏畸形	左心房发育不良，VSD，主动脉缩窄、法洛四联症
泌尿生殖系统	肾积水，膀胱畸形，肾脏发育不良或多囊性发育不良肾
中枢神经系统	Dandy-Walker 畸形
体壁缺陷	腹裂畸形，脐膨出，肢体体壁综合征

注：VSD，室间隔缺陷。
修改自 Scholl J，Durfee S，Russell M，et al. First-trimester cystic hygroma：relationship of nuchal translucency thickness and outcomes. Obstet Gynecol 2012;120(3):551-559。

七、疾病表现

CH 的产前表现各不相同。早期妊娠原发性淋巴水肿表现为胎儿颈项透明层增厚（nuchal translucency，NT）、CH、局部淋巴水肿，或某些情况下表现为全身性淋巴水肿[1]。中期妊娠，CH、胎儿水肿和局部水肿更为常见（见典型特征表）。水囊瘤可以自行消失，或逐渐影响胎儿颈部以外的其他结构，包括胸膜、心包或腹部，导致胎儿水肿[2,21]。

随着 NT 在临床中的普遍应用，越来越多与 CH 相关的疾病被筛查出来。例如，一些报道指出，NT 厚度每增加 1 mm，出现异常核型的概率就会增加 42%[22,23]。染色体核型异常和 NT 厚度大于 6 mm，预后特别差[9]。与淋巴水肿和淋巴管畸形相关的遗传综合征和结构畸形数量众多，因此临床表现变化很大，包括多种表型。

八、基因检测

由于与 CH 相关的非整倍体发生率很高，因此育龄期妇女有必要进行基因检测。核型分析通常是检测 CH 患者基因异常的初步筛查方法。用于分析的细胞可以通过绒毛穿刺取样或羊膜腔穿刺术获得，主要取决于胎龄及患者和医疗机构的选择。荧光原位杂交（fluorescence in situ hybridization，FISH）分析法可以快速提供与 CH 相关的最常见的非整倍体检测结果。胎儿游离脱氧核糖核酸（cell-free fetal deoxyribonucleic acid，cfDNA）筛查结果是不理想的，不推荐 CH 孕妇使用。如果要进行该项检查，应向家属说明其局限性。

在 NT 增高（包括 CH）但核型正常的胎儿中，染色体微阵列在多达 5% 的病例中能获得比核型分析更多的有价值的临床信息[24]。与传统的核型分析相比，其优点包括能够评估从细胞（甚至无活性的细胞）中提取的 DNA，减少了培养羊水细胞的过程，与细胞遗传学检测相比，能够识别更小的染色体增量和缺失，称为拷贝数变化。缺点是价格昂贵，同时还识别了不确定是否与临床相关的拷贝数变化。因此，微阵列分析可以作为 CH 病例的主要筛查工具，或者在大多数常见的非整倍体被 FISH、聚合酶链反应（PCR）或核型分析排除后，将其作为进一步检测手段[24-26]。

如果怀疑有特定的遗传综合征或单基因疾病，可能需要进行额外的检测。可能涉及使用 PCR 来评估已知的突变，评估单亲二倍体或不平衡易位。建议进行遗传咨询，以促进对遗传性疾病的检出，包括那些在常规染色体微阵列中未被核型分析识别的疾病（表121.2）。

表 121.2　与水囊瘤相关的遗传性疾病

非整倍体

45，X（特纳综合征）

21-三体（唐氏综合征）

18-三体（爱德华综合征）

13-三体（帕托综合征）

22-三体

三倍体

13 号环状染色体

畸形综合征

Ⅱ型软骨发育不全综合征

软骨发育不全

Angelman 综合征（天使综合征）

Cerebromandibular 综合征

努南综合征

Beckwith-Wiedermann 综合征（脐疝-巨舌-巨体综合征）

多发性翼状胬肉综合征

短肋多指（趾）综合征

Fryn 综合征

胎儿酒精综合征

Cowchock 综合征

多发性错构瘤综合征

De Lange 综合征

双行睫-淋巴水肿综合征

Fraser 综合征

神经纤维瘤病

眼-齿-指综合征

Opitz-Frias 综合征

Pena-Shokeir 综合征

多脾综合征

Proteus 综合征

Robert 综合征

血小板减少伴桡骨缺失综合征

威廉姆斯综合征

Zellweger 综合征（脑-肝-肾综合征）

九、影像学表现

（一）超声表现　CH 通常在早期妊娠出现，特点是位于胎儿颈部后方或后外侧较大的无回声包块，可伴有或不伴有分隔[8,27,28]。

颈部水囊瘤常常是双侧的，由颈部韧带分开，类似于一个复杂囊肿，其内可见一条或多条分隔。其可同时伴发羊水过少。另外，也可能出现羊水增多的情况，尤其是出现胎儿水肿的病例。

在正中矢状面测量 NT。当 NT 高于胎龄的第99 百分位数时，认为 NT 增厚。胎儿 NT 的增厚与异常核型、严重的先天性畸形、围产期死亡和不良妊娠结局息息相关[12]。第 45 章对 NT 增厚进行了详细讲解。

建议进行长期超声随访，有助于评估病变大小和病程进展情况。指导临床决策和患者分娩方式，以及分娩时间的选择[7]。此外，病情的变化可以通过胎儿水肿的进展程度或羊水量的变化来判断[21]。即使胎儿染色体正常，但胎儿心脏异常的风险也会增加，因此应在妊娠 20～22 周进行胎儿超声心动图检查。

（二）MRI　某些病例，在有气道受压和大量胸腔积液的情况下，MRI 在产前可以有效评估气道通路。极少数情况，计划分娩可能会挽救胎儿生命，要由包括新生儿外科医生在内的多学科团队共同完成。

典型特征	
妊娠早期	**妊娠中期**
颈项透明层增厚	水囊瘤
水囊瘤	胎儿水肿
全身性水肿	局部水肿（颜面或手足）
局部水肿（颜面或手足）	胸腔或心包积液

十、治疗方案概要

（一）产前　怀疑有淋巴水肿或淋巴管畸形的胎儿，要在产前有针对性地进行超声检查并给予遗传咨询。需要进行包括微阵列分析在内的分子遗传学检测。患者应在专业产科医疗机构就诊，给胎儿进行详细的产前检查。为了解疾病的进展情况，要进行长期超声随诊。视病情，可酌情考虑终止妊娠。在极少数情况下，要在一个具有新生儿气道管理专长的三级医疗中心准备 EXIT。根据相应诊断，可能会出现一些并发症[7]。

（二）确定性治疗

1. 外科手段

（1）宫内治疗：已有宫内治疗的相关报道，但目前还是实验性的，疗效尚不确定。主要针对染色体核型正常和预后不佳的患者群。宫内硬化疗法已被用于治疗胸腔内大囊泡型淋巴管畸形。还有一种姑息性选择是胸腔积液引流，可以降低肺发育不全的风险[29]，包括胎儿胸膜腔穿刺术、胎儿胸腔-羊膜腔分流术和胎儿胸膜固定术。据报道，进行这些干预措施的围产儿结局良好[29]，主要针对双侧胸腔大量积液的严重病例。进行干预治疗的病例要排除以下几种情况:染色体异常、结构异常、严重水肿[17,30]。

（2）产后手术切除:产后切除术是治疗 CH 和孤立性淋巴管病变的首选方法。虽然病变通常是可切除的,但它们也可能累及气道或周边其他基本解剖结构。并发症包括感染、复发、伤口血肿,以及 30% 的病例合并神经损伤[31]。

2. 非外科手段　OK‐432 或博来霉素注射剂:OK‐432(东京中外制药株式会社)是一种具有抗肿瘤作用的生物反应调节剂,已在宫内和产后用于治疗CH。已证实瘤内注射 OK‐432 是治疗 CH 的一种安全有效的方法。40% ～ 50% 的病例可完全消退[32]。博来霉素是 DNA 生物合成抑制剂,对内皮细胞有局部硬化作用。

随着基因检测和微阵列分析的出现,淋巴循环的基础研究已经揭示了促进正常血管和淋巴发育和分化的关键分子过程。相应的,一些原发性遗传性淋巴疾病的遗传和分子异常,包括 Milroy 病的 VEGFR3、双行睫‐淋巴水肿综合征的 FOXC2、淋巴水肿多毛症的 SOX18,以及与淋巴发育相关的许多非整倍体和染色体异常逐一被识别[33]。理论上,这些遗传关联的识别和发现表观遗传修饰的可能性是未来基因治疗研究的关键。

医生须知

- 怀疑有淋巴水肿或淋巴管畸形的胎儿应接受详细的超声检查和遗传咨询。
- 此类患者应转诊到专业的医疗中心进行详细胎儿检查。
- 提供分子基因检测,必要时做微阵列分析。
- 定期进行超声检查,以了解疾病的进展情况,以及提供胎儿超声心动图检查。
- 根据检查结果和疾病预后,可以考虑终止妊娠。

要点[7]

- 提供有创分子检测。
- 建议间隔 3～4 周进行一次超声检查,以监测病情进展和观察胎儿水肿情况。
- 建议胎儿超声心动图检查。
- 淋巴水肿的胎儿应立即转诊至专业的医疗中心进行详细的超声检查和遗传咨询。
- 如果气道或肺活量受损,应在有能力进行 EXIT 手术的三级医疗中心进行分娩。

参考文献见 www.expertconsult.com.

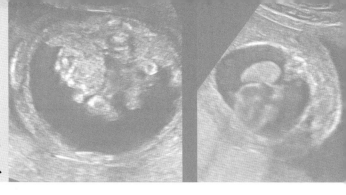

第122章

非免疫性胎儿水肿

SAUL SNOWISE | ANTHONY JOHNSON

何文梅 译，陶阳 刘宇杰 审校

一、引言

非免疫性胎儿水肿（nonimmune hydrops fetalis，NIHF）最早是由 Potter 提出的[1]，他解释了 Rh 阳性妇女非贫血原因引起的胎儿水肿。随着抗 D 免疫球蛋白的广泛使用和免疫性水肿的发病率下降，现在 NIHF 占所有胎儿水肿的 90%[1a]。NIHF 给医生提出了一个诊断上的难题，这个问题仅次于寻找 NIHF 的病因。NIHF 的胎儿总体死亡率很高，其预后取决于潜在的病因。关键是确定病因，就预后向患者提供适当的咨询，计划可能的干预措施，并安排在合适的中心分娩，最大限度地提高出生后的结局[2]。

二、疾病概述

（一）定义　NIHF 的定义为母体对胎儿体内的父系红细胞抗原没有产生免疫反应的情况下出现的

胎儿水肿[3]。胎儿水肿是指液体在以下至少两个浆膜腔内的积聚：腹腔、胸腔、心包和皮肤。羊水过多和胎盘增厚也包括在诊断标准中。

（二）发病率和流行病学　NIHF 在活产儿中的发病率为 3/10 000～6/10 000[1a]，由于中晚期妊娠存在胎儿死亡和终止妊娠的病例，所以早期妊娠中的发病率最高。在专门从事超声诊断的中心，NIHF 发病率为 13/10 000～60/10 000，可以证明上述观点[4,5]。表 122.1 列出 NIHF 的多种病因，随后将深入讨论。

已报道的 NIHF 死亡率差异很大，从 50%～98%[6-8]不等，主要取决于水肿的病因、发病时的胎龄、分娩时的胎龄和有无胸腔积液。一般来说，NIHF 发生越早，预后越差。无重大结构异常的整倍体胎儿预后较好。

表 122.1　非免疫性胎儿水肿的病因

心血管疾病	结构性
	• 左心发育不良综合征、房室间隔缺损、三尖瓣闭锁、肺动脉瓣闭锁、法洛四联症、动脉导管或卵圆孔早闭、横纹肌瘤、畸胎瘤
	心律失常
	• 快速性心律失常，室上性心动过速、心房颤动、预激综合征、母体 Graves 病引起室性心动过速
	• 心动过缓、系统性红斑狼疮、干燥综合征
	功能性
	• 细小病毒、巨细胞病毒
	• 心肌病
染色体	特纳综合征(45X)、21-三体、13-三体、18-三体、三倍体

（续表）

血液系统	出血
	• 慢性、急性胎母输血
	• 胎儿出血（颅内、肾上腺）
	血红蛋白产生异常
	• α地中海贫血
	红细胞生成减少
	• 先天性白血病
	• 细小病毒、巨细胞病毒
	• 红细胞再生障碍性贫血
	溶血增加
	• 葡萄糖-6-磷酸脱氢酶缺乏症、葡萄糖磷酸异构酶缺乏症、丙酮酸激酶缺乏症
感染	细小病毒、梅毒、巨细胞病毒、弓形体病、腺病毒、水痘、柯萨奇病毒、单纯疱疹病毒、呼吸道合胞病毒、风疹、锥虫病
胸部	先天性肺发育畸形、支气管肺隔离症、先天性膈疝、错构瘤、畸胎瘤、胸腔积液
肿瘤	畸胎瘤（骶骨、纵隔、咽部）、血管瘤、淋巴管瘤、横纹肌瘤、神经母细胞瘤
双胎	双胎输血综合征
	双胎反向动脉灌注序列征
	异卵双胎
胃肠道	中肠扭转、肠旋转不良、肠重复、肠梗阻、胎粪性腹膜炎、闭锁（肠或胆道）、肝（肝硬化、坏死或纤维化）、肠道肿瘤、胆汁淤积
泌尿生殖系统	先天性肾病
胎盘，脐带	胎盘绒毛膜血管瘤、脐动脉瘤、脐静脉血栓形成
骨骼发育不良	致死性发育不良、成骨不全、软骨发育不全、短肋多指、胸廓发育不良
代谢	溶酶体贮积症
	• 戈谢病
	• GM1 神经节苷脂贮积症
	• 唾液酸贮积症
	• 黏多糖贮积症Ⅳ型和Ⅴ型
	• 家族黑矇性痴呆

（三）病因和病理生理学 虽然有多种原因可以引起胎儿水肿，但所有 NIHF 病例的病理生理改变都是由于以下几种机制引起胎儿血管和间质之间的液体分布不平衡：

（1）淋巴引流中断。

（2）静脉压升高。

（3）毛细血管通透性增加。

（4）渗透压降低。

Bellini 等[9]最近进行了一项回顾性研究，评估 2007—2013 年文献中报道的 1 338 例 NIHF 的病因。最常与 NIHF 相关的疾病类别依次为心血管系统（20.1%）、淋巴系统（15.0%）、血液系统（9.3%）、染色体疾病（9.0%）、感染性疾病（7.0%）、综合征（5.5%）、双胎输血综合征（TTTS）和胎盘疾病（4.1%）、胸部

疾病（2.3%）、先天性代谢缺陷（1.3%）、胃肠道疾病（1.3%）、泌尿系疾病（0.9%）和胸外肿瘤（0.7%）。还有 19.8% 的 NIHF 病例无法确定原因。他们发现在对 NIHF 的主要原因进行分类时存在一些问题，如先天性心脏病与非整倍体之间有很强的相关性，同时出现心脏畸形和核型异常的情况下，将心脏畸形作为胎儿水肿的病因进行统计，会导致非整倍体的发病率下降。

心脏异常是 NIHF 的最常见原因，占所有的病例 20%。它可细分为结构、节律或功能方面的疾病。结构性的先天性心脏病影响到 8/1 000～9/1 000 的活产儿，水肿合并严重的心脏病变几乎是致命的。与 NIHF 相关的最常见的心脏结构性病变是左心发育不良和房室间隔缺损[9]，但三尖瓣和肺动脉瓣闭锁、

法洛四联症、动脉导管或卵圆孔早闭,以及心脏肿瘤如横纹肌瘤和畸胎瘤,都与 NIHF 有关。心脏结构性缺陷引起右心房压力升高或容量负荷过重而导致水肿,最终发展为右侧充血性心力衰竭。先天性心脏病与非整倍体有很强的相关性,超过 15% 的病例两种异常同时存在[10]。

心律失常也与 NIHF 有关,可以分为快速性心律失常和缓慢性心律失常。最常见的快速性心律失常是室上性心动过速、心房扑动、预激综合征和室性心动过速。快速性心律失常通过减少心室充盈时间导致右心房压力升高、静脉充血和水肿。地高辛已成功用于治疗非水肿性心动过速的胎儿,但胎儿水肿会降低这种药物的胎盘转移。虽然氟卡尼增加了母体的副作用,但在水肿的情况下,它可以进入胎儿体内并达到治疗水平,是这种情况下治疗胎儿心动过速的首选药物。胎儿心律失常也可由母体自身免疫性疾病引起。继发于母体 Graves 病的快速性心律失常可用丙硫氧嘧啶或甲巯咪唑治疗。缓慢性心律失常通常与破坏心脏传导通路的结构异常有关。同样,与系统性红斑狼疮和干燥综合征相关的母体抗体,特别是抗 Ro/SSA 和抗 La/SSB 抗体可以穿过胎盘,损伤胎儿心脏的浦肯野纤维,引起完全性心脏传导阻滞。胎儿可以耐受 70～75 次/分的室性逸搏心率,但当胎儿心率降至 50～55 次/分或以下时,就会出现充血性心力衰竭和水肿。由于体外心脏起搏在这些早产儿中几乎不能成功,所以妊娠 32 周前发生水肿的胎儿预后不良。使用类固醇防止一度或二度房室传导阻滞进展为完全性房室传导阻滞,用 β 受体激动剂增加胎儿心率,但这些治疗尚未证明是有效的,只能在研究背景下进行[1a]。胎儿和胎盘的血管瘤也可引起心脏失代偿和 NIHF。大的血管病变,如骶尾部肿瘤和胎盘绒毛膜血管瘤,可通过血管窃血损害心输出量。当这些肿瘤很大且富含血管时,胎儿血液被隔离在这些肿瘤里,从而导致高输出性心力衰竭,最终引起水肿。

染色体异常占 NIHF 病例的 7%～45%,而且越早出现水肿或结构异常,染色体异常的发病率越高[8]。最常见的异常是特纳综合征(45,X)和 21-三体、13-三体、18-三体和三倍体都与之相关[11]。各种染色体异常引起水肿的机制各不相同。特纳综合征通常与水囊瘤和淋巴管畸形有关,但也与主动脉缩窄和左心发育不良综合征密切相关。21-三体也与心脏缺陷密切相关,尤其是房室间隔缺损。此外,21-三体的胎儿,淋巴管畸形和先天性白血病的发病

率也会增加,即使胎儿心脏解剖结构正常,这两种疾病也会使 NIHF 的风险增加[12]。所有 NIHF 病例均应检测胎儿核型。如果初次检测没有排序,胎儿核型正常,则应申请微阵列,它能检出传统组织培养分析遗漏的 NIHF 其他 7% 的染色体异常[13]。

7%～55% 的 NIHF 病例会发现血液系统异常[2,9],包括血红蛋白产生异常、红细胞生成减少、溶血增加和胎母输血综合征(急性或慢性),这些都有可能导致高输出量心力衰竭和 NIHF。在不同的种族人群中一些血液系统异常的发病率存在差异。最常见的遗传性血红蛋白病是 α 地中海贫血,在东南亚 NIHF 的患者中占 50% 以上,在其他种族群体中约占 10%。当血清铁检查正常却存在小细胞(平均红细胞体积＜80 fL)低色素性贫血时,应怀疑父母是 α 地中海贫血的携带者。最严重的胎儿型 α 地中海贫血是巴特综合征胎儿水肿,胎儿缺乏形成 α 珠蛋白链的 4 个基因拷贝。其他因红细胞破坏增加和胎儿贫血引起 NIHF 的原因包括葡萄糖 6-磷酸脱氢酶缺乏症(X 连锁)、葡萄糖磷酸异构酶缺乏症和丙酮酸激酶缺乏症[14]。如果怀疑胎母输血综合征,应进行红细胞酸洗脱试验或流式细胞术,检测母体循环中是否存在胎儿细胞。在这些情况下,病情严重时,可以采用脐带血穿刺术和宫内输血维持胎儿的血红蛋白浓度并延长妊娠时间[15]。不论贫血的原因是哪种,当大脑中动脉收缩压峰值流速(MCA-PSV)超过中位数的 1.5 倍时,可预测胎儿贫血,其敏感性接近 100%,特异性为 88%[16]。因此,MCA-PSV 可用于评估所有水肿的胎儿。

感染引起的 NIHF 占 4%～15%[2]。细小病毒是最常见的感染[17],梅毒、巨细胞病毒和弓形体都可引起 NIHF。不常见的感染原因包括水痘、柯萨奇病毒、单纯疱疹病毒和呼吸道合胞病毒[1a]。感染可能通过抑制红细胞前体导致水肿,导致心肌功能障碍或肝炎伴低蛋白血症。细小病毒的感染性损伤通常是短暂的,当胎儿贫血和心肌炎非常严重时,可能需要宫内输血,直到正常的红细胞重新开始生成(见第 167 章)。

单绒毛膜双胎(MC)引起的并发症只占 NIHF 的一小部分,是最适合进行产前治疗的疾病(见第 159、160 和 162 章)。TTTS 是由于单绒毛膜双胎之间胎盘血管吻合口的体积分布不均所致。最终的结果是供血儿的血容量净损失,而受血儿的血容量超负荷。在 TTTS 第Ⅳ期,受血儿容积负荷过重出现充血性心力衰竭和水肿。胎儿镜下激光凝固吻合血管,分离双

胎的循环,最终解决受血儿的水肿。在经验丰富的医疗中心进行激光手术后,TTTS 第 IV 期胎儿的存活率预计约为 70%[18]。双胎反向动脉灌注(TRAP)序列征是单绒毛膜双胎的另一种并发症(见第 163 章)。泵血儿与无心畸胎之间的动脉相互吻合,无心畸胎通过脐动脉得到逆行血液的供应。如果无心畸胎继续增长,可能导致泵血儿的高输出量心力衰竭。通过射频消融(RFA)或双极烧灼术阻断无心畸胎的脐血管,可以逆转这一过程。有报道称,治疗后泵血儿的存活率大于 80%[19]。

胎儿胸部异常也可导致 NIHF。胸部肿块、胸腔积液或胎儿其他组织疝入胸腔均可增加胸腔压力,减少静脉、淋巴回流而导致 NIHF。最常见的胸部肿块是先天性肺囊腺瘤(CCAM)(见第 2 章)。先天性膈疝、支气管囊肿和错构瘤是 NIHF 其他罕见的原因。CCAM 可分为微囊型或大囊型。囊性成分迅速增大的病变,如果出现水肿,且实性病变对皮质类固醇治疗有反应的,可以接受胎儿胸腔穿刺术或分流术[20]。对于罕见的、无反应的、快速增长的微囊性病变,硬化治疗已成为一种可能的治疗方案,但结果好坏参半[21]。开放式母胎手术切除肿块是最后的手段,但结果不理想,存活率约为 50%[22](见第 118 章)。胸腔积液是单侧或双侧胸膜腔内的液体积聚(见第 4 章),可能是一种疾病的原发表现,也可能是另一种疾病的继发表现。产前原发性胸腔积液最常见于先天性乳糜胸,是由胸导管发育畸形引起的淋巴渗漏。无论胸腔积液是原发还是继发,胸腔积液的快速积聚都可以导致 NIHF,其机制与胸部实性肿块类似。如果不进行治疗,NIHF 合并胸腔积液的死亡率可接近100%,若进行宫内治疗,特别是胎儿胸腔-羊膜腔分流,原发性胸腔积液的存活率可望达到 70%[23]。

单基因疾病是一组不同类型的疾病,也会引起NIHF。它们包括但不限于先天性代谢缺陷、骨骼发育不良、神经发育障碍、心肌病、先天性肾病和线粒体突变[24]。溶酶体贮积症是最常见的先天性代谢异常,包括黏多糖贮积症、戈谢病和尼曼-皮克病。因为发生内脏肿大和静脉回流受阻、红细胞减少和低蛋白血症而引起水肿。尽管它们在 NIHF 病例中占比很小,但最近对 678 例 NIHF 病例的回顾表明,溶酶体贮积症占以前归类为特发性病例的 30%[25]。骨骼发育不良引起的 NIHF 包括致死性发育不良、成骨不全、软骨发育不良、短肋多指综合征和胸廓发育不良。这些疾病引起 NIHF 的机制尚不清楚,可能是继发于红细胞生成增加引起的肝大,补偿相对较小的骨髓容

量[1a]。许多与 NIHF 相关的骨骼发育不良是由 FGFR3 基因突变引起的。明确上述病因的重要性在于,它们通常是常染色体隐性遗传,因此有 25% 的复发风险。对 NIHF 的调查应包括保存胎儿羊水进一步评估这些罕见疾病。

三、疾病表现

(一)临床表现 大多数发达国家的孕妇在中期妊娠进行超声检查评估胎儿畸形,可以筛查出大多数的 NIHF 病例。随着超声设备质量的提高,在常规扫查中不应遗漏 NIHF。然而,那些无法获得中期妊娠医疗服务的患者或有晚期病变的胎儿,可能会出现母体症状提示 NIHF。羊水过多可导致子宫大于孕周、宫缩和早产。水肿胎儿的母亲有患镜像综合征的风险,也被称为 Ballantyne 综合征。其特征是类似先兆子痫的症状,孕妇全身水肿、高血压、蛋白尿,常常伴有肺水肿[26]。它与先兆子痫的不同之处在于红细胞压积低,而不是先兆子痫所见的红细胞浓缩,如果 NIHF 可以治疗和消退,它是可逆的。如果无法治疗,则建议分娩。

(二)影像学表现

1. 超声表现 同时有以下任何两项表现的可以诊断为 NIHF。

(1)腹腔积液:最初表现为腹腔周围的无回声,随着病情的发展,肠道和肝脏会因为周围的无回声而更加明显(图 122.1 和图 122.2)。腹水不应与假性腹水混淆,假性腹水是指前腹壁周围呈低回声的腹肌。还必须注意将泄殖腔异常或下尿路梗阻减压引起的尿性腹水与早期 NIHF 引起的腹水鉴别。

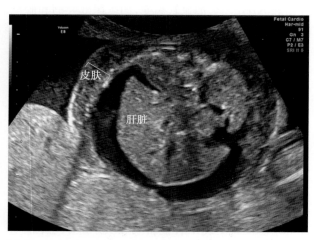

图 122.1 腹水:腹腔内可见无回声液体包绕肝脏周围。腹部皮肤水肿。

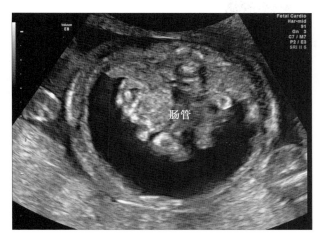

图 122.2 腹水:腹腔内可见无回声液体包绕肠管周围。

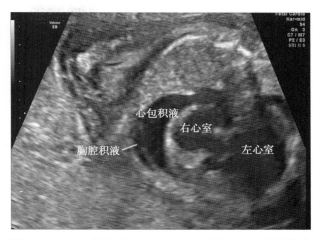

图 122.4 心包积液:左心室和右心室扩大,心包腔增宽伴积液。该胎儿伴有胸腔积液。

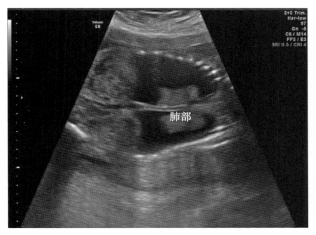

图 122.3 胸腔积液:胸腔内可见无回声液体,双侧肺组织受压。

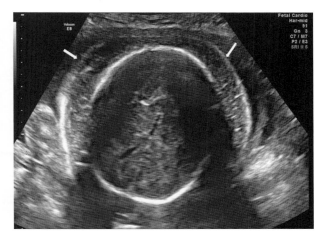

图 122.5 皮肤水肿:头皮周围皮肤增厚,表现为高回声环(箭头)。

（2）胸腔积液:类似于腹水,表现为在胸腔内环绕肺部的无回声区(图 122.3)。积液可以是单侧或双侧的,如果积液持续存在或加重,可能会导致肺发育不良。

（3）心包积液:最初表现为心脏周围的无回声区(图 122.4)。心包小于 2 mm 的积液是正常的[27],必须注意在心脏舒张期测量积液,以避免人为增加心包间隙的宽度。真正的心包积液一般会延伸至心脏周围及房室沟以上,且不随心脏活动而移动。

（4）皮肤水肿:皮肤厚度大于 5 mm,须与皮下脂肪区分(图 122.5~图 122.7)。

（5）羊水过多:75% 的 NIHF 病例中存在羊水过多,定义为羊水的最大深度大于 8 cm。

（6）胎盘增厚:与 NIHF 相关的胎盘增厚与母体风险增加有关。已报道了不同胎龄胎盘厚度的列线图[28],但一般来说,中期妊娠胎盘厚度大于 4 cm,晚

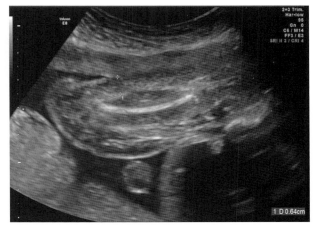

图 122.6 皮肤水肿:肱骨周围皮肤增厚。

期妊娠胎盘厚度大于 6 cm 视为异常[29]。

可疑患有 NIHF 的胎儿,超声检查应结合表 122.1 中所列的 NIHF 病因对胎儿、脐带和胎盘进行

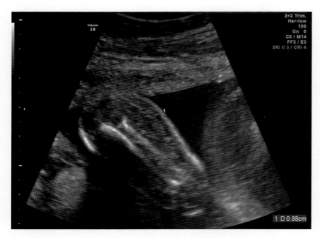

图 122.7 皮肤水肿:胫骨和腓骨周围皮肤增厚。

系统的全面的评估。应检测 MCA-PSV 评估有无贫血。由于心脏畸形的发病率高,应进行胎儿超声心动图评估胎儿的心脏结构、心律和功能。

2. MRI 表现 超声通常已经可以评估和诊断引起 NIHF 的肿瘤性病变,但 MRI 可以进一步评估骶尾部畸胎瘤(见第 31 章),帮助鉴别肺部肿块。

四、影像鉴别诊断

一旦超声诊断出水肿,须努力确定潜在的病因(表122.2)。应采集患者完整的病史,确定患者的种族和血缘关系,完成三代家族谱系,并注明任何时期的新生儿死亡、流产、发育迟缓、各种综合征或遗传性疾病。应记录旅居史或传染病暴露史,以及最近或当前的药物史。如果继续妊娠,应定期监测母体血压、蛋白尿和先兆子痫,实验室检查评估有无镜像综合征。母体血液检查应包括间接抗球蛋白测试以排除贫血的免疫原因、血红蛋白电泳、全血细胞计数、红细胞酸洗脱试验或流式细胞术,以及梅毒血清学测试。TORCH(弓形体、其他感染、风疹、巨细胞病毒和单纯疱疹病毒)滴度可能难以解释,因为弓形体和巨细胞病毒的免疫球蛋白 M 水平在感染后 9～12 个月保持阳性。活动性检测有助于区分早期和晚期感染,但通过聚合酶链式反应直接检查羊水可能更谨慎,以确定任何可能的感染。胎儿核型,包括微阵列,是评估胎儿水肿的一个组成部分。在羊膜腔穿刺时应获取足够的样本进行感染性筛查,如果没有检出 NIHF 的病因,则应保存样本以供进一步评估单基因突变。

表 122.2 非免疫性胎儿水肿的评估

超声	病史	实验室
解剖学检查	种族	间接抗球蛋白试验
胎儿	血缘关系	血红蛋白电泳
胎盘	家族史	全血细胞计数
脐带	新生儿死亡	红细胞酸洗脱实验
大脑中动脉的多普勒测速研究,收缩	发育迟缓	RPR/VDRL
期峰值速度	综合征	细小病毒 IgM/IgG
胎儿超声心动图	遗传性疾病	TORCH 滴度
	传染病暴露/旅居史	羊膜腔穿刺术
	药品	细胞核型
		微阵列
		保存羊水以供进一步研究

注:Ig,免疫球蛋白;RPR/VDRL,快速血浆反应素试验/性病研究实验室;TORCH,弓形体、其他病毒(先天性梅毒和病毒)、风疹、巨细胞病毒和单纯疱疹病毒。

五、治疗方案概要

(一)产前 胎儿存活率取决于 NIHF 的发病时间和病因。McCoy 等报道 24 周前出现水肿的胎儿存活率不到 5%,而在 24 周后发病的胎儿存活率为 20%[7]。此外,不伴有染色体异常的水肿胎儿存活率为 31%～48%[2]。

产前胎儿治疗可提高部分 NIHF 胎儿的存活

率[29]。表 122.3 列出了产前干预措施和需要治疗的疾病。单次或连续的宫内输血可以治疗感染性或遗传性贫血。连续胎儿胸腔穿刺术或胎儿胸腔-羊膜腔分流术可以减轻原发性胸腔积液、大囊性 CCAM 和任何其他胸部囊性肿块对胸部的压迫。胎儿镜激光手术是 TTTS 的标准治疗方法。RFA 或双极电凝对脐带血管进行热阻断,可有效治疗 TRAP 序列和异卵双胎有关的 NIHF。先天性肺气道畸形、胎儿心律失常和母体 Graves 病的治疗管理已取得成功。通过激光消融、射频消融或双极电凝对支气管进行封堵、绒毛膜血管瘤的供应血管进行热栓塞可有效逆转与这些疾病相关的 NIHF。EXIT 可在胎儿胸部肿块手术前维持胎儿呼吸道的稳定,在胎儿病变需要产后立即手术的病例中,也可使用 EXIT 进行切除。在特殊情况下,上述治疗无效时,才考虑中期妊娠进行开放式胎儿手术。

（二）产后 NIHF 的胎儿存活到分娩时仍有很高的发病率和死亡率。Abrams 等报道了 597 例 NIHF 的新生儿,其中 215 例(36%)出院前死亡。先天性畸形的新生儿死亡率最高,为 58%;孤立性乳糜胸的新生儿死亡率最低,为 5.5%。有学者指出,胎龄越小,5 分钟 Apgar 评分越低,死亡率越高,产后需要高水平的医疗支持[30]。Huang 等报道了 28 名患有 NIHF 活产新生儿的类似结果,总生存率为 50%,但孤立性淋巴畸形的生存率为 83%。他们还指出,34 周前分娩的新生儿预后较差[31]。

表 122.3 部分疾病引起的非免疫性胎儿水肿的产前干预措施

治 疗	疾 病
治疗管理	
类固醇	先天性肺囊腺瘤
抗心律失常药物	心律失常
PTU、甲巯咪唑	继发于 Graves 病的快速性心律失常
宫内输血	任何病因导致的贫血
	出血:胎儿或母体
	α 地中海贫血
	细小病毒、巨细胞病毒
胎儿胸腔穿刺术、胎儿胸腔-羊膜腔分流术	胸腔囊性肿块
	大囊性先天性肺囊腺瘤
	支气管源性囊肿
	胸腔积液
羊水减量术	羊水过多
激光凝固术	双胎输血综合征
激光消融、射频消融技术	支气管肺隔离症
	绒毛膜血管瘤
	骶尾部畸胎瘤
脐带阻断	复杂的单绒毛膜双胎
射频消融术	双胞胎输血综合征(选择性减胎)
双极电灼术	
	双胎动脉反向灌注综合征
	异卵双胎
开放式胎儿手术	巨大胸部实性肿块
	骶尾部畸胎瘤
EXIT	任何原因造成的气管损害

注:EXIT,产时子宫外治疗;PTU,丙硫氧嘧啶。

医生须知

NIHF 是胎儿水肿最常见的类型,病因广泛,包括胎儿、胎盘和母体的原因。死亡率极高,早期发现、调查、诊断和治疗可以提高生存率。寻找病因至关重要;当胎儿水肿时,应进行全面的超声评估,包括胎儿超声心动图。

要点

- 两处或两处以上胎儿体腔有异常积液可以诊断为胎儿水肿。
- 胎儿水肿可导致皮下水肿、腹腔积液、胸腔积液、心包积液、胎盘增厚和/或羊水过多。
- NIHF 是非红细胞抗原相关疾病的结果。
- 心脏异常是 NIHF 最常见的原因。
- 超声综合检查是评估 NIHF 的核心,可以为临床提供诊断信息和治疗选择。

参考文献见 www.expertconsult.com.

第123章

免疫性胎儿水肿

SAUL SNOWISE｜ANTHONY JOHNSON

何文梅 译，陶阳 刘宇杰 审校

一、引言

妊娠期胎盘屏障并不是阻止胎儿细胞进入母体循环的障碍，胎儿脱氧核糖核酸进入母体是为了防止胎儿与其父系来源的外来抗原发生免疫排斥反应。然而，胎儿红细胞进入母体循环可能引发母体免疫反应，对胎儿的健康有害。如果母体免疫系统外的红细胞抗原进入母体，可能会启动胎儿红细胞免疫破坏的过程，导致严重的胎儿贫血；如果不治疗，最终会引起免疫介导的胎儿水肿。这个过程可以影响胎儿和新生儿，因此被称为胎儿和新生儿溶血病（hemolytic disease of the fetus and newborn, HDFN）。

HDFN 有显著的发病率和死亡率，是现代医学中需要治疗和预防的一种疾病。在 20 世纪 50 年代，15％的"同种免疫"妊娠以死产告终[1]。现如今，同种免疫的新生儿存活率远远超过 90％[2]。超声和宫内输血技术的进步在改善结局方面发挥了作用，但通过引入 Rh 免疫球蛋白（RhIg）来预防 Rh 同种免疫，显著减轻 Rh（D）病的疾病负担。正如本杰明·富兰克林所言："一分预防胜过十分治疗。"

二、疾病概述

（一）**定义** 免疫性水肿是在胎儿体内存在母体对父系红细胞抗原产生免疫应答情况下出现的胎儿水肿。胎儿水肿是指在胎儿腹腔、胸腔、心包和皮肤至少两处有液体积聚。羊水过多和胎盘增厚通常也包括在诊断标准中。

（二）**发病率和流行病学** 据报道，美国的 Rh 同种免疫在活产儿中的发生率为 6.8/1 000[2]。产前和产后使用 Rh 免疫球蛋白已显著降低因父系 Rh（D）抗原引起的疾病发生率，但仍有 1％～3％的 Rh（D）阴性妇女发生同种免疫[3]。其他 Rh 抗原和非 Rh 抗原引起 HDFN 的发生率相应增加，据报道约为 0.2％[3]。加拿大最近的一项研究发现，在 155 153 例妊娠中有 559 例同种免疫，发生率为 0.36％。只有 34 例（0.06％）妊娠出现不良结局，不良结局包括产前需要治疗（母体血浆置换或宫内输血）、因同种免疫导致的宫内死亡、继发于 HDFN 的早产或新生儿治疗［静脉注射免疫球蛋白（IVIg）、输血或换血疗法］[4]。对荷兰 300 000 名妇女进行的前瞻性分析表明，与 HDFN 相关的抗体，最常见是抗 E，其次是抗 D、抗 Kell 和抗 c 抗体，依次递减[5]。上述加拿大的研究中，抗 D 抗体的致病率在下降，抗 E（43％）、抗 c（13％）、抗 Jk[a]（9％）和抗 C（5％）等抗体占 HDFN 中的大多数，而抗 D 仅占单一抗体患者的 0.4％[4]。目前在美国，HDFN 每年导致约 200 名围产儿死亡，大多是由 Rh（D）、Rh（c）和 Kell 抗原产生的同种免疫引起的[2]。

（三）**病因和发病机制** 胎儿红细胞在妊娠 30 天时表达抗原，其中一半来自父系。几乎所有的妊娠都会发生胎儿抗原跨越胎盘屏障的转移，随着妊娠的进展，转移频率和数量也随之增加[6]。出生前或出生期间的胎母输血是导致母体同种免疫的主要因素。表 123.1 列出了与母体致敏相关的自发性和医源性的事件清单。

母体对外来抗原的反应是有据可查的。先天免疫系统的细胞识别并消灭外来细胞，并将抗原呈递给体液免疫系统，在体液免疫系统中，特异性 B 淋巴细

表 123.1 红细胞致敏的原因

自发性	医源性
特发性-自发性	终止妊娠
分娩	羊膜腔穿刺术
自然流产	绒毛穿刺取样
宫外孕	脐血穿刺术
胎盘早剥	体外倒转术
产前出血	胎儿干预:胎儿镜检查、分流术、引流术创伤
	人工胎盘剥离术

胞识别抗原,并迅速对免疫球蛋白(Ig)G 抗体做出反应。IgG 抗体的初始发展是一个缓慢的过程,在致敏事件后需要 5～15 周的时间才能检测到人类抗球蛋白滴度。除了极少数例外,母体对父系抗原的反应不足以影响并致敏妊娠。但在随后的妊娠中暴露的沉淀抗原会触发 IgG 抗体快速产生。这些 IgG 抗体自由地穿过胎盘与胎儿红细胞结合,随后被胎儿脾脏隔离,被巨噬细胞破坏,如果反应足够明显,就会导致胎儿贫血。

母体对穿过胎盘屏障的胎儿红细胞父系抗原的反应是不同的。对 Rh(D)阴性男性人群的研究表明,一些人只需 0.1mL 的 Rh(D)阳性血液即可致敏,而 30%的人在暴露于 10mL 的 Rh(D)阳性血液后仍不致敏[7,8]。其他对致敏起作用的因素有:暴露的频率、胎儿与母亲 ABO 相容性、抗体类别、抗体的胎盘转运、胎儿红细胞抗原的成熟度,以及母体免疫系统的状态,因为免疫缺陷可能会阻止同种免疫。

当胎儿血红蛋白低于胎龄平均值 7g/dL(70g/L)以上时,就会发生水肿。这与胎儿红细胞压积小于 15%和血红蛋白小于 5g/dL(50g/L)相一致[9]。胎儿的红细胞生成增加,抗 Kell 抗体除引起同种免疫外,还可以破坏红细胞前体细胞,比其他抗体发病更早,引起更严重的贫血。

水肿发生的确切机制尚不清楚。较低的血清白蛋白会造成胶体渗透压降低,体液进入第三间隙,最终导致水肿的发生。然而,这一理论并没有得到动物模型或低蛋白血症胎儿的支持[10,11]。其他关于水肿的理论有:①溶血红细胞的铁超载导致自由基生成增加和内皮细胞功能障碍;②贫血引起的组织缺氧导致毛细血管通透性增加;③中心静脉压升高导致淋巴管阻塞。水肿的发展与胎龄有关。尽管存在严重的贫血,妊娠 22 周以下水肿也是罕见的[12]。

三、疾病表现

(一)临床表现 美国妇产科学会建议所有孕妇在第一次产检时进行红细胞抗体筛查[13]。母体抗体筛查阳性可以识别有 HDFN 风险的孕妇,建议她们转诊到能处理同种免疫的母胎医学部门,并对妊娠进行适当监测。未进行红细胞抗体筛查的患者或晚期出现抗体的胎儿可能首先出现母体症状来提示有胎儿水肿。羊水过多可导致子宫大小大于孕周、宫缩和早产。水肿胎儿的母亲有发生镜像综合征的风险,其特征是出现类似先兆子痫的症状、全身水肿、高血压、蛋白尿,通常还伴肺水肿[14]。它与先兆子痫的不同之处在于红细胞压积低,而不是先兆子痫的红细胞浓缩,而且如果胎儿水肿的原因可以治疗和解决,是可逆的。

(二)影像学表现

1. **超声表现** 同时有以下任何两项表现的可以诊断水肿:

(1)腹腔积液:最初表现为腹腔周围的无回声,随着病情的发展,肠道和肝脏会因为周围的无回声而更加明显(图 123.1)。腹水不应与假性腹水混淆,假性腹水是指前腹壁周围呈低回声的腹肌。还必须注意将泄殖腔异常或下尿路梗阻减压引起的尿性腹水与早期 HDFN 引起的腹水鉴别。

(2)胸腔积液:类似于腹水,表现为在胸腔内环绕肺部的无回声区(图 123.2)。积液可以是单侧或双侧的,如果积液持续存在或加重,可能会导致肺发育不良。

(3)心包积液:最初表现为心脏周围的无回声区(图 123.3)。心包小于 2mm 的积液是正常的[15],必须注意在心脏舒张期测量积液,以避免人为增加心包间隙的宽度。真正的心包积液一般会延伸至心脏周围及房室沟以上,且不随心脏活动而移动。

(4)皮肤水肿:皮肤厚度大于 5mm,必须与皮下脂肪区分(图 123.4)。

(5)羊水过多:定义为羊水的最大深度或羊水指数分别大于 8cm 或 25cm。

(6)胎盘增厚:定义为中期妊娠胎盘厚度大于 4cm,晚期妊娠胎盘厚度大于 6cm。现有列线图可以更准确地识别不同胎龄的异常胎盘厚度[16,17](图 123.5)。

对可疑 HDFN 胎儿的超声评估应包括对胎儿、脐带和胎盘进行系统的全面的评估,还应评估是否有其他病因。

大脑中动脉收缩期峰值流速(MCA-PSV)的多

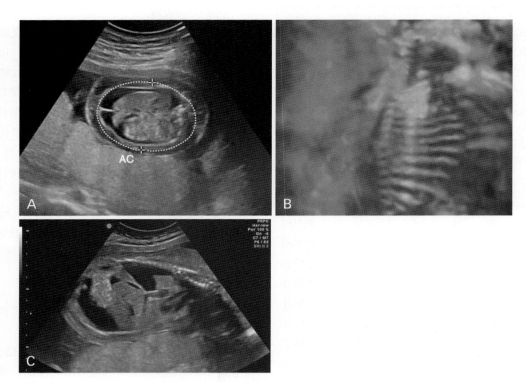

图 123.1 (A)胎儿腹水和体壁水肿。(B)胎儿腹水的三维成像。(C)胸腔积液、腹水矢状面图像。AC:腹围。

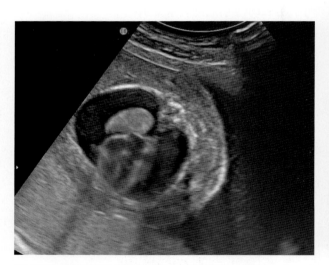

图 123.2 胎儿肺和心脏周围环绕胸腔积液,体壁水肿。

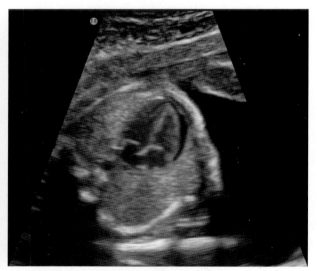

图 123.3 胎儿四腔心切面显示的心包积液。

普勒检查已成为评估胎儿贫血的主要手段[18]。MCA-PSV 多普勒的原理是贫血胎儿通过增加脑血流量来保护大脑。低黏度的血液,再结合增加的流量,导致 PSV 增加。在一项将 MCA-PSV 与胎儿血液采样获得的血红蛋白水平进行比较的综述中,Mari 等证明 MCA 水平>1.5 MoM,预测中度或重度贫血的敏感性为 100%(95% CI 86~100),不论有无水肿,假

阳性率为 12%[19]。

MCA-PSV 测量的准确性至关重要(图 123.6)。尽管多普勒检查的角度校正可以达到 30°,但检测 MCA 的角度应尽可能接近 0°,这种情况下检测的 MCA-PSV 与真实速度有很好的相关性[20]。此外,多普勒光标应尽可能靠近血管起点,胎儿应处于静止状态,因为胎儿活动会造成测量数据偏高[21]。如果

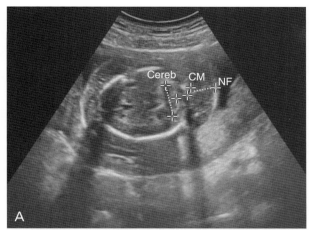

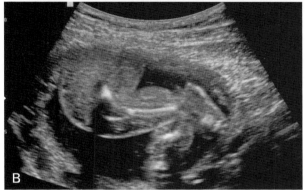

图 123.4 （A）胎儿头皮皮下水肿。（B）胎儿下肢皮下水肿。
Cereb:小脑;CM:颅后窝池;NF:颈后皮肤皱褶。

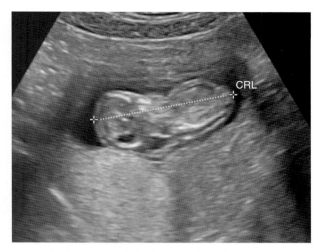

图 123.5 妊娠早期胎盘增厚。CRL:头臀径。

数值在 1.5 MoM 以下,说明没有中度至重度的胎儿贫血,无需干预。

2. MRI 表现　　MRI 在诊断免疫性水肿上没有帮助。

3. 其他检查方法　　过去曾用羊膜腔穿刺检测 δ 光密度(OD)450 来评估胎儿贫血,现在 MCA 多普勒检测在评估胎儿贫血方面更加敏感,而且没有侵入性手术的风险。因此,在同种免疫患者的医疗护理中,不再使用 δOD 450[22]。

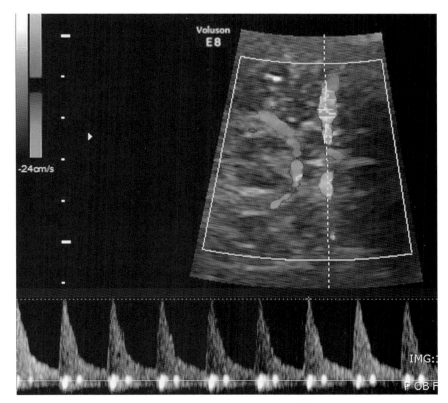

图 123.6 大脑中动脉正常的多普勒波形(MCA)。

典型特征

- 腹水。
- 胸腔或心包积液。
- 皮肤或头皮水肿。
- 羊水过多。
- 胎盘增厚。
- 心脏肥大。
- MCA 收缩期峰值速度＞1.5 MoM。

四、影像鉴别诊断

非免疫性胎儿水肿。

五、治疗方案概要

（一）产前 建议所有孕妇都进行母体抗体筛查。常规做法是第一次产检时评估母体抗体，如果最初是阴性，则在妊娠 28 周和分娩后重新检测。虽然迟发型同种免疫很少见，但如果首次就诊和产后期间没有进行抗体筛查，医生将错过干预的机会。通过间接 Coombs 试验来检测母体抗体。抗体反应水平为显示凝集证据的最后一个稀释管的倒数。例如，滴度 32 相当于在第 6 次稀释后凝集消失，即 1：32。临床上需要注意的是，实验室之间滴度水平存在差异，而且由于"凝集"的主观判断，实验室内也会出现差异。这种实验室内差异应始终在一个稀释度内，因此 16～32 的滴度增加不一定表示母体免疫反应增加。

由于体液免疫系统需要时间来完善其抗体反应，首次受影响的同种免疫妊娠与后来的妊娠不同，它们的抗体滴度通常较低，可能不会发生严重的胎儿贫血，或妊娠后期才发生。在确定存在母体抗体后，必须评估胎儿是否有风险。如果父系抗原是纯合子，胎儿就有 HDFN 的风险；如果父系抗原是杂合子，胎儿则有 50% 的机会没有任何风险，可以取消母体和胎儿的检查和监测。正确确定父系基因是很重要的，非父系基因引起的 HDFN 估计仅为 2%～5%[23]。

如果父系基因合子型检测表明胎儿有携带攻击性抗原的风险，则需要进行胎儿血液基因分型。细胞游离 DNA（cfDNA）检测的发展改变了 Rh(D)阴性女性的检查方法。胎儿 cfDNA 最早可在 38 天时检测到，并随着妊娠的推进而增加，分娩后消失。应用逆转录聚合酶链反应（PCR）检测孕妇血液中胎儿 cfDNA 序列，可判断胎儿 Rh(D)状态，早期和中期妊娠检测的灵敏度为 99.1%。检测应在妊娠 10 周后进行，以确保有足够的胎儿 cfDNA 片段，并建议联合检测 Rh(D)基因第 4、5、7 和 10 外显子[24]。如果这些外显子不存在，可以确定胎儿为 Rh(D)阴性，只要确定检测的是胎儿 cfDNA，就不建议进一步检测。男性胎儿可通过鉴定 Y 染色体基因序列来完成，或者单核苷酸多态性可以确定样本来自胎儿[25]。目前已有 Kell、Rh(E)、Rh(C)和 Rh(c)胎儿血型的检测方法，美国目前还没有。

在没有 cfDNA 检测的情况下，可以在妊娠 15 周后进行羊膜腔穿刺获取羊水细胞，通过 PCR 检测来确定胎儿血型。尽量避免经胎盘途径进行羊膜腔穿刺术，因为这有可能增强母体免疫反应，增加同种免疫的严重程度[26]。同样，有 HDFN 风险的孕妇，禁用绒毛穿刺取样进行产前诊断，因为该手术会增加胎母输血的风险。

一旦确定胎儿有 HDFN 的风险，建议每月重复进行间接 Coombs 测试。使用同一实验室确保结果一致性，滴度低于临界阈值但仍在上升的，应缩短检查时间间隔。

"临界滴度"定义为胎儿有发生严重贫血和水肿风险的滴度，提示应进行 MCA-PSV 检查。除 Kell 同种免疫外，其他抗体均采用 16 或 32 作为临界滴度。Kell 同种免疫存在红细胞前体抑制，在临界滴度为 8 时应开始进行 MCA-PSV 评估[27]。首次妊娠受影响的应在妊娠 20 周时开始进行 MCA-PSV 评估，而抗 Kell 影响的妊娠则在 18 周时开始。整个妊娠期 MCA-PSV 都会增加，用于确定 MoM 的计算器可在 http://www.perinatology.com 获取。检查最佳的时间间隔尚未确定，但专家的意见是 1～2 周检查一次，并根据以前的 MCA-PSV 水平和抗体滴度来指导检查[19]。虽然没有关于有效性、类型或频率的研究，但建议这些患者在妊娠 32 周开始检查，同时测量 MCA-PSV[28]。根据母胎医学会的指南，在妊娠 37～38 周分娩[29]。在妊娠 35 周前，MCA-PSV 测量值超过 1.5 MoM，应进行胎儿血样检查。如果确定胎儿贫血，应进行输血。在妊娠 35 周后，建议分娩，因为这个胎龄早产的风险比胎儿采血检查的风险低。

随着先天免疫系统变得更加强大，同种免疫的母亲可能在随后的妊娠中患上越来越严重的溶血性疾病。在易感胎儿中，贫血发生的时间将比前次妊娠更早，有病例报道，严重的贫血最早出现在妊娠 15 周[30]。如果尚未检查，则需要进行上述父系基因合子型检测。同种免疫的治疗管理方法如图 123.7 所示。

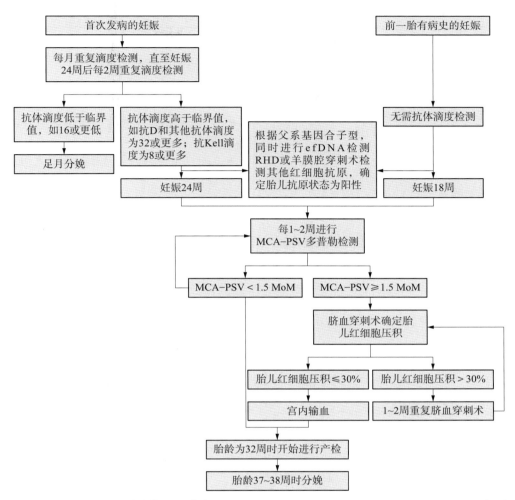

图 123.7 高危妊娠的治疗管理。（来自 Moise Jr KJ，Argoti PS. Management and prevention of red cell alloimmunization in pregnancy：a systematic review，Obstet Gynecol 120：1132 – 1139，2012）

对于既往妊娠中进行宫内输血(IUT)、出生后换血治疗或继发于 HDFN 的围产儿死亡的孕妇，建议在经验丰富的合格的医疗中心进行早期评估，从妊娠 16 周开始每周进行 MCA - PSV 多普勒超声检查。早期测量 MCA - PSV 的数据可用于指导重症病例早期的管理[31]。其余治疗管理与第一次受影响的妊娠相同，在这些情况下大多都需要进行 IUT。

有严重 HDFN 伴早中期妊娠流产病史的患者已成功地接受了免疫调节治疗，包括血浆置换和每周静脉注射免疫球蛋白。这可以推迟胎儿需要宫内输血治疗的时间，提高胎儿的存活率[32]。在妊娠 18 周前怀疑严重贫血时，无论有没有免疫调节功能的腹腔内灌注(intraperitoneal transfusions，IPT)都可以使胎儿状态稳定，直到妊娠 18～20 周时可以进行胎儿采血和静脉输血[33]。在胎儿贫血的情况下，IPT 主要是限制水肿的存在，因为水肿对淋巴系统的破坏，阻

碍了红细胞的有效吸收。

一旦 MCA - PSV 测值有胎儿严重贫血的证据，应进行胎儿血液取样。如果确认胎儿贫血，则应进行宫内输血。在一些医疗中心，进行静脉输血后的新生儿存活率高。据报道，非水肿胎儿的总生存率为 94%，水肿胎儿的总生存率为 74%[34]。如前所述，我们不建议在妊娠 35 周后进行 IUT，因为上述风险已超过了早产的相关风险。

（二）产后 连续 IUT 将导致胎儿红细胞生成受到抑制，这些新生儿出生时会有抑制性网织红细胞增多症。随着输入的红细胞老化并从循环中清除，可能会发生进展缓慢的贫血。产后数周内，母体抗体持续存在于婴儿的血液循环中，使新产生的红细胞继续溶血，贫血加重。在产后 2～3 个月可能需要继续输血。在此期间，需要进行一系列的监测，以防止出现严重的、致命的贫血。我们机构建议所有出院的婴儿每周

进行红细胞压积和网织红细胞计数的检查,直到红细胞压积稳定,网织红细胞计数连续 2 周上升。

医生须知

抗体筛查阳性的患者可能有贫血和免疫介导的胎儿水肿的风险。对父亲和胎儿的评估将决定在妊娠期间是否需要进一步监测。胎儿检测可以通过 cfDNA 或羊膜腔穿刺术进行。高危妊娠应进行连续的母体抗体滴度检测,达到临界滴度后开始检测 MCA-PSV,筛查胎儿贫血。MCA-PSV>1.5 MoM 应建议患者转诊至有胎儿血液采样和 IUT 技术的医疗中心。

要点

- 胎儿水肿的定义是至少两个胎儿体腔内的异常积液(腹腔积液、胸腔积液、心包积液、皮肤水肿),也可能与羊水过多和胎盘增厚有关。
- 免疫性水肿是红细胞抗原同种免疫的结果。
- Rh 免疫球蛋白的使用降低了 Rh(D)病的发病率。
- Kell 同种免疫与最难预测和最严重的胎儿贫血有关。
- 多普勒测量胎儿的 MCA-PSV 改变了胎儿贫血的诊断和治疗方法,极大地减少了侵入性手术的使用。
- 宫内输血改善了严重贫血和水肿胎儿的妊娠结局。

参考文献见 *www.expertconsult.com*.

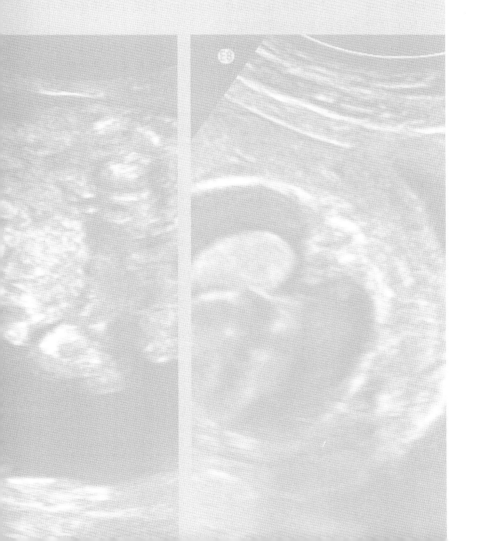

第3篇

早 产

第124章

宫颈长度和自发性早产

MICHAEL HOUSE | HELEN FELTOVICH

何文梅 译，陶阳 刘宇杰 审校

一、引言

早产（preterm birth，PTB）无地域限制。在世界各地，每 10 个婴儿中就有 1 个出生过早。每年死亡超过 1500 万婴儿。这一问题对人类的深刻影响促进人们利用现有最优的医疗手段努力解决这一困扰。因此，2007—2014 年，美国的 PTB 率从 10.44% 下降到 9.57%，但不尽人意的是，2015 年的数据显示有所上升（至 9.62%）[1]。PTB 的风险与宫颈长度（cervical length，CL）呈负相关，目前中期妊娠 CL 是 PTB 最强的临床风险因素[2,3]。本章介绍了：①宫颈短的临床意义；②宫颈短的病理生理学；③超声测量宫颈长度；④宫颈短的治疗方案。

二、疾病概述

（一）定义 子宫颈是一个圆柱形的解剖结构，中央为宫颈管，形成子宫的下部。有两个作用：首先，在整个妊娠期间必须保持关闭，保证胎儿在子宫内的生长和发育；其次，在孕妇生产时要完全打开，允许胎儿娩出。相关的分子和生物力学机制尚不清楚。

CL 和 PTB 风险之间的反比关系在 20 年前就已被发现，即宫颈越短，早产风险越大[4]。短宫颈的定义取决于胎龄和胎儿数量，临界值通常为 20～30 mm。最常用的临界值是小于 25 mm，但其意义因胎龄而异；25 mm 的宫颈长度对应于妊娠 18 周的第 1 百分位数，妊娠 22 周的第 3 百分位数，妊娠 24 周的第 5 百分位数，以及妊娠 28 周的第 10 百分位数[5]。25 mm 的定义也广泛适用于双胎妊娠，宫颈短在多胎妊娠中更为常见。在美国国家儿童健康与人类发展研究所母胎医学单元（NICHD MFMU）网络的早产

预测研究中，18% 的双胎妇女在中期妊娠出现宫颈短，而单胎的发生率只有 9%[6]。宫颈短的另一个临界值是 10～20 mm，这个定义被应用于一项随机、双盲的试验，即安慰剂对照组与黄体酮阴道给药的病例组进行对比，研究预防 PTB 发生是否有效[7]。还有一个常见的定义是小于 15 mm，若低于这个值，PTB 的风险会成倍增加[8,9]。

（二）发病率和流行病学 宫颈短对自发性 PTB 的预测准确性取决于宫颈的长度、检测时的胎龄、胎儿数和 PTB 的风险因素（表 124.1）。

表 124.1　妊娠 35 周前自发性早产的风险

妊娠<35 周 SPB 发生率	风险	特 征
>50%	高风险	• 单胎，检查证实进行宫颈环扎术 • 宫颈<15 mm，有 SPB 病史，未进行宫颈环扎术 • 双胎，宫颈<15 mm
20%～50%	高风险	• 单胎，宫颈<15 mm，无 SPB 病史，未治疗 • 宫颈 15～25 mm，SPB 病史，未治疗 • 子宫颈<25 mm＋孕酮±宫颈环扎术 • 双胎，宫颈 15～25 mm
10%～20%	中风险	• 单胎，宫颈>25 mm，有 SPB 病史或其他风险因素 • 宫颈 15～25 mm，无 SPB 病史 • 双胎，宫颈>25 mm
<10%	低风险	• 单胎 • 无 SPB 病史或其他风险因素

注：SPB，自发性早产。

1. 宫颈长度 如前所述,PTB 的风险随着宫颈长度的缩短而增加。在 NICHD MFMU 网络试验中,经阴道测量妊娠 24 周无症状孕妇的 CL,以预测妊娠 35 周前的 PTB[2]。相对风险(RR)随着 CL 的缩短而持续增加,当宫颈长度≤13 mm 时达到最高(RR＝14)。汇总 17 项无症状单胎数据的回顾性研究表明,妊娠 34 周前 CL<25 mm,PTB 的风险明显增加;似然比为 6.29(95% CI 为 3.29～12.02)[10]。

2. 检测时的胎龄 妊娠 20 周前的宫颈短比妊娠后期的宫颈短预后要差。汇总 17 项无症状单胎数据的回顾性研究表明,与妊娠 20～24 周相比,如果检测时胎龄小于 20 周,则 PTB 的似然比增加[10]。这并不奇怪,宫颈 25 mm 对应妊娠 18 周时的第 1 百分位数,但妊娠 28 周时对应的是第 10 百分位数[5],所以妊娠 18 周时 25 mm 的子宫颈更令人担忧。

3. 早产的风险因素 CL 预测 PTB 的敏感性取决于患者群体。例如,多胎妊娠会增加 PTB 的风险,子宫颈较短则会进一步增加 PTB 的风险。在早产儿预测研究中,CL 在 25 mm 或以下的双胎发生 PTB 的风险与 CL 在 15 mm 以下的单胎相似[6]。

汇总 11 项无症状双胎数据的回顾性研究发现,妊娠 34 周前 PTB 的基线风险为 18.5%,但当 CL 小于 25 mm 时,基线风险提升为 29%～48%[10]。在单胎妊娠中,有自发性 PTB 病史和宫颈较短的妇女风险最高[11];在未经筛选的低风险患者群体中,CL 小于 25 mm 对预测妊娠 35 周前 PTB 的敏感性为 37.3%[2],但在基于先前 PTB 史的高风险妇女群体中,敏感性增加到 69%。

(三)病因和病理生理学 尽管宫颈短与 PTB 显著相关,但宫颈短是导致 PTB 的"致病原因"(即宫颈功能不全或"虚弱")还是一种病理生理学的"结果",而与宫颈"虚弱"无关,其机制尚不清楚[12]。

1. 感染/炎症 一项对 52 名孕妇宫颈扩张至少 1.5 cm 的研究表明,在没有活动性分娩(宫缩或出血)的前提下,80% 合并感染/炎症。半数病例的羊水培养呈阳性,即使是阴性,也可以发现有炎症的证据(羊水内白细胞介素-6 水平升高)。

同样,在宫颈短(小于 25 mm)的情况下,感染/炎症也很常见,尤其是宫颈很短的情况。一项对 401 名妊娠 22～35 周早产患者的研究显示,将 CL 小于 15 mm(26.3%)与 CL 为 15～25 mm(3.8%)进行对比,前者微生物入侵更为普遍[14]。在另一项研究中,论证了炎症细胞因子与 CL 的关系,大多数炎症细胞因子在 CL≤5 mm 时开始升高[15]。

这些研究证实,当子宫颈较短时,羊膜内感染和炎症是常见的。

2. 子宫收缩力 虽然直觉上子宫收缩会导致宫颈变短,但实际上两者之间几乎没有相关性。在 NICHD MFMU 研究的二级分析中,受试者同时进行家庭子宫活动监测和 CL 测量,结果显示 CL(<25 mm vs.≥25 mm)与子宫收缩频率之间没有关联[16]。

3. 子宫过度扩张 多胎妊娠或羊水过多引起的子宫过度扩张与 PTB 和宫颈缩短有关。单胎妊娠,当 CL 小于 15 mm 时,PTB 的风险迅速增加,但在双胎妊娠中;当 CL 小于 25 mm 时,其风险便已迅速增加[6]。多胎妊娠与单胎妊娠 PTB 的病理生理学明显不同。

4. 宫颈"功能不全"或"功能障碍" 宫颈组织的"强度"来自其富含胶原蛋白的结缔组织,宫颈组织的异常与其功能不良有关[17,18]。然而,宫颈"功能不全"或"功能障碍"的定义最近受到了质疑[12,19]。该术语传统上应用于妊娠中期或中期流产时对宫颈的描述,并推测是由"无力"组织引起的。然而,针对获得性"无力"(宫颈锥切术组织切片、产科撕裂伤)或固有"无力"(子宫异常、涉及胶原蛋白的遗传疾病)宫颈组织进行研究,未得到"无力"组织存在的确凿证据[12,20]。将"无力"宫颈组织与宫颈缩短关联起来的研究显示存在一显著局限性,即临床上缺乏一种可以接受的方法来定量和客观地检测宫颈组织特性。目前人们正在积极致力于一种非侵入性定量超声检测方法的研究,即剪切波弹性成像[21](见第 170 章)。

5. 总结 宫颈缩短很可能与多种不同的病理生理路径有关。旨在阐明宫颈短在 PTB 中作用的研究将有助于制定合适的预防性治疗方案。

三、疾病表现

(一)临床表现和筛查 大多数宫颈短的孕妇是没有症状的,无论是偶然发现的还是 CL 筛查的结果。2016 年母胎医学会(SMFM)建议为孕妇进行 CL 筛查[11],这与美国妇产科医师学会[22]和国际妇产科超声学会[23]的意见一致,提倡对高危妇女(有自发 PTB 史)进行常规筛查,但对低危人群是否需要做 CL 筛查无明确规定。具体来说,后一种做法即对低危人群 CL 筛查不做强制性要求,普遍认为是合理的。对高危妇女施行经阴道 CL 筛查,应在妊娠 16～24 周进行,至少每 2 周检测一次(1A 级证据)[11]。宫颈长度为 25～29 mm,要每周进行一次测量[24]。此外,SMFM 指南规定,做 CL 评估的医师要接受适当

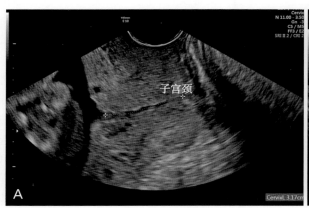
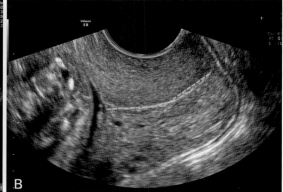

图 124.1 （A 和 B）经阴道测量宫颈长度。

的专业培训,以防出现过度和低估的情况影响诊断及治疗,避免错误测量的发生[11]。

（二）影像学表现

1. 超声检查　NICHD MFMU 网络试验表明,经阴道超声检查是测量 CL 的金标准[11]。与经腹超声相比,可重复性和敏感性更好,而且不受母体肥胖或胎儿体位的影响。经腹超声可作为初筛方法[25]。

（1）经阴道超声检查:经阴道测量 CL[2,3,11],排空膀胱,患者取截石位。将探头放入阴道,轻轻顶在前穹窿处的宫颈上,略微施加压力,使图像显示满意,然后慢慢回撤探头,直到图像消失。宫颈前后壁长度相等。若探头压力过大可能会导致测量不准确,压力过小图像质量不佳[2]。CL 是通过测量宫颈内口到外口的直线距离来获取的(图 124.1A)。如果宫颈是弯曲的,直线测量可能会低估 CL,因此最好用 2 条或 3 条直线接续测量(图 124.1B)。反复测量 3 次,选取图像最佳、CL 最小值进行记录。

（2）经腹超声检查:尽管 CL 测量的金标准是经阴道彩超,但也可以使用经腹检查方法。经腹测量时,患者取仰卧位,检查床尽可能平置,于矢状面显示宫颈,可适度加压使图像清晰,标准的测量显示以下图像特征:①宫颈/阴道界面清晰(回声增强的边界);②宫颈内口;③宫颈外口;④显示宫颈管全长;⑤完整的宫颈轮廓。至少看到 3 个特征,视为图像合格;最佳图像是能看到 4 个或更多的特征(图 124.2)。

（3）TYVU 式进展、漏斗形与宫颈动态变化:早期对妊娠期间宫颈变化的研究表明,宫颈以一种特征性的模式缩短,称为 TYVU 进展[26]。正常情况下,胎膜贴附在子宫下段,与宫颈内口形成直角("T")。随着子宫颈的缩短,胎膜越来越突出于宫颈管,形成一个扩大的漏斗型("Y→V",图 124.3A)。随着漏斗

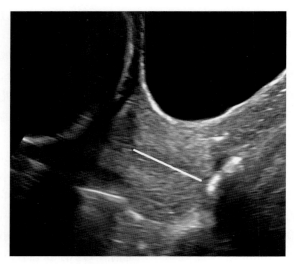

图 124.2 经腹超声测量宫颈长度。

的扩大和 CL 逐渐接近零,突出的胎膜变宽,形成"U"形(图 124.3B)。

漏斗状是宫颈短的一个突出特征。漏斗状宫颈最常见的定义是宫颈内口扩张 5 mm,一些研究表明,无论宫颈是否变短,漏斗状宫颈的存在都会增加 PTB 的风险[2]。然而,另外有研究发现,当 CL 稳定时,漏斗状宫颈并不是一个独立的风险因素[27]。与 CL 测量相比,漏斗状宫颈明显存在的观察者间差异性[2]。此外,黄体酮试验和宫颈环扎术更关注的是 CL,而非漏斗状宫颈。

可用宫底压力法评估宫颈的"动态"变化。宫颈动态变化可以自发发生,也可以由诸如宫底压力这样的刺激性动作引起。在 NICHD MFMU 网络试验中,给宫底施加压力 15 秒,观察宫颈约 5 分钟,然后测量"功能性"CL(发生动态变化后的残留 CL)[3,25]。

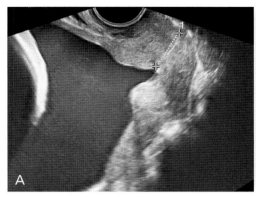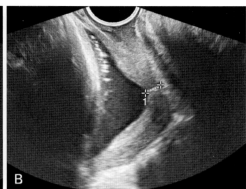

图 124.3 (A 和 B)宫颈漏斗。

(4) 羊水碎片或淤积物:羊水碎片或淤积物被描述为羊水中靠近宫颈内口的颗粒样物质。在 20%~30% 的高危妇女中发现羊水淤积物。羊水淤积物的成分不明,但可能与出血、胎粪或羊膜腔内感染有关。此外,在 PTB 高危妇女中,羊水淤积物是宫内感染和 PTB 的独立危险因素[28]。

2. MRI 表现 尽管可以通过 MRI 评估宫颈,但 MRI 缺乏公认的优越性和价格昂贵使其无法常规使用。

典型特征
经阴道超声检查显示宫颈短。

四、治疗方案概要

产前:目前针对宫颈短的干预措施有三种:阴道置入黄体酮、宫颈环扎术(在宫颈周围缝合)和子宫托(硅胶环)。这些都不是新技术。1902 年提出宫颈环扎术,1959 年开始使用子宫托,1964 年提出了补充孕酮预防 PTB 的概念。然而,20 世纪 90 年代对 PTB 风险和 CL 之间呈反比关系的认知,启发了以宫颈为治疗重点的新临床试验。

1. 阴道黄体酮 在 2007 年胎儿医学基金会的一项试验中,超过 24 000 名未经筛选的(包括高风险和低风险)孕妇在妊娠 20~25 周时接受了经阴道超声检查[8]。CL 小于 15 mm(发生率 1.7%)的孕妇被随机分配到安慰剂组或黄体酮组(每晚 200 mg),直到妊娠 33 周 6 天。结果显示黄体酮显著降低了 PTB 风险;黄体酮组只有 19.2% 发生 PTB,而安慰剂组有 34.4%(RR 0.56;95% CI 0.36~0.86)发生 PTB。黄体酮还与新生儿败血症治疗的发生率下降有关

(RR 0.28;95% CI 0.08~0.97)。在另一项国际随机、双盲、安慰剂对照试验中,采用另一种阴道黄体酮(90 mm 凝胶)给药方式,研究结果与前类似[7]。宫颈短(10~20 mm)的孕妇(32 091 名受检者中有 465 人,发生率为 2.3%)在妊娠 19~23 周 6 天时被随机分组,试验观察截止到妊娠 33 周。两组结果存在显著性差异。黄体酮组有 8.9% 发生 PTB,而安慰剂组有 16.1% 发生 PTB(RR 0.54;95% CI 0.33~0.89;P=0.01)。此外,新生儿不良结局显著降低(呼吸窘迫综合征和出生体重<1 500 g)。

另一大样本量和最新的阴道黄体酮预防 PTB 随机试验(OPPTIMUM)结果表明,阴道置入黄体酮治疗无效[29]。在这项多中心、安慰剂对照试验中,共 1 228 名具有 PTB 高风险的孕妇(CL≤25 mm、妊娠 34 周或更小孕周的 PTB 病史,或胎儿纤维连接蛋白阳性合并其他临床危险因素)入组,将他们随机分配到安慰剂组或每天 200 mg 阴道黄体酮组,从妊娠 22~24 周开始,一直监测到妊娠 34 周。黄体酮对产科结局(分娩或少于 34 周死亡)、新生儿结局(死亡、支气管肺发育不良和脑损伤的综合情况)或 2 岁儿童结局(Bayley Ⅲ认知综合评分)没有显著影响。主要产科结局(经多重比较调整)的优势比(OR)为 0.86(95% CI 0.61~1.22)。

对包括 OPPTIMUM 在内的 5 个试验中心共 974 名孕妇的试验数据进行了 Meta 分析(元分析),结果表明阴道黄体酮可以显著降低孕龄≤34 周发生 PTB 或胎儿死亡的风险。在黄体酮组,18.1% 早产,而对照组为 27.5%(RR 0.66;95% CI 0.52~0.83;P=0.000 5)。作者建议在妊娠 18~24 周时进行常规的 CL 筛查,对 CL≤25 mm 的孕妇使用阴道黄体酮[30]。

2. 宫颈环扎术　2005 年,一项对 4 个研究中心超声提示宫颈环扎术的数据进行 Meta 分析,结果显示宫颈环扎术对单胎妊娠有益,特别是对有 PTB 病史、中期妊娠流产史或两种病史都曾有过的妇女[31]。随后,在 NICHD MFMU 网络的宫颈环扎试验中,对妊娠 16 周 0 天至 22 周 6 天的高危孕妇(妊娠不足 34 周的自发性 PTB 史)进行经阴道超声筛查 CL[9]。CL<25 mm 的孕妇被随机分配到 McDonald 宫颈环扎组或期待治疗组。试验结果显示,妊娠 35 周前,宫颈环扎组 32% 出现 PTB,而期待治疗组则为 42% (OR 0.67;95% CI 0.42~1.07;P=0.09)。CL 分层分析法显示,只有 CL<15 mm 时,宫颈环扎术才有意义(P=0.006),当 CL 为 15~24 mm 时,环扎术没有帮助(P=0.52)。另外,围产期研究结果显示,宫颈环扎术可降低早产率(P=0.03)和围产期死亡率(P=0.046)。最新 Cochrane 数据库回顾性研究得出结论,尽管宫颈环扎术可以降低 PTB 的风险,但这与改善新生儿预后无关[32]。

3. 子宫托　2012 年发布了第一个子宫托预防 PTB 的随机对照试验[32],即 PECEP(宫颈短孕妇使用子宫托)。试验入组者来自 5 家医院中期妊娠产妇,均接受经阴道超声 CL 筛查。在 385 名宫颈短(≤25 mm)的患者中,192 人随机分配到子宫托组,193 人分配到期待治疗组。子宫托组在 34 周前显著降低了 PTB 的发病率,子宫托组 12 个(6%)发生 PTB,而对照组有 51 个(27%)(OR 0.18;95% CI 0.08~0.37;P<0.0001)。

最近一项更大的多中心、多国家、随机对照试验结果显示子宫托预防 PTB 无效[33]。在 1829 名妊娠 20~24 周 6 天、CL≤25 mm 孕妇中随机抽取 932 人,随机分为两组(子宫托组 465 人,对照组 467 人)。其中 CL≤15 mm 的孕妇接受阴道黄体酮治疗。妊娠 34 周前子宫托组 12% 发生 PTB,对照组为 10.8%(OR 1.12;95% CI 0.75~1.69;P≤0.57)。但子宫托预防 PTB 的研究仍在继续,特别是在双胎妊娠中。

4. 双胎　至少有一半的双胎是早产儿,分娩时平均胎龄为 35~36 周[34]。宫颈环扎术、阴道黄体酮和子宫托已被研究用于预防宫颈短的双胎 PTB。一项关于双胎妊娠个体患者数据随机试验的 Meta 分析显示,对于妊娠 24 周前 CL<25 mm 的孕妇,环扎术没有帮助[35]。三项试验共涉及 49 例双胎妊娠,入组患者为妊娠 24 周前 CL<25 mm 的孕妇,监测至 34 周前,环扎术与对照组发生 PTB 无差异(校正 OR

1.17;95% CI 0.23~0.79)。事实上,环扎术使新生儿预后(主要是呼吸窘迫)更差。

另一项预防双胎 PTB 的个体患者数据 Meta 分析显示,17-羟基孕酮(17P)或阴道黄体酮对改善围产期不良结局(围产期死亡、呼吸窘迫、脑室内出血等)没有帮助[36]。该分析包括来自 13 项试验中的 3768 名孕妇。17P 的 RR 为 1.1(95% CI 0.97~1.4),而阴道黄体酮的 RR 为 0.97(95% CI 0.77~1.2);基于 CL<25 mm 和妊娠 24 周前的随机分组,围产期不良结局亚组分层分析数据显示阴道黄体酮有效。前者的 RR 为 0.57(95% CI 0.47~0.70),而后者 RR 为 0.56(95% CI 0.42~0.75)。

子宫托在双胎中的应用也有研究。将 40 名双胎妊娠,妊娠 21~31 周 CL<25 mm 孕妇纳入病例组,选择孕龄和 CL 相匹配的孕妇为对照组,子宫托降低了 36 周和 34 周前 PTB 的发生率(P<0.05),但 32 周前则无意义[37]。随后对 137 名双胎妊娠、CL≤25 mm 的孕妇(于 2287 名孕妇筛查出)进行研究,34 周前 PTB 发生率显著下降[38]。接受子宫托治疗的孕妇(11/68,16.2%)PTB 低于对照组(26/66,39.4%),RR 为 0.41(95% CI 0.22~0.76)。

这两种干预措施(阴道黄体酮和子宫托)目前正在 NICHD MFMU 网络的"子宫托和黄体酮对双胎早产预防的随机试验"中进行研究。将妊娠不足 24 周且 CL≤30 mm 的双胎孕妇(n=630)随机分配到子宫托组和阴道黄体酮组。随机分配到黄体酮组的孕妇将再次被随机分配到黄体酮组(每晚 200 mg)或安慰剂组(ClinicalTrials. gov 编号 NCT02518495)。

目前研究显示,子宫环扎术预防 PTB 无效(可能有害),阴道黄体酮也无明显疗效,子宫托试验尚无定论/正在进行中,因此不建议在临床试验范围之外的多胎妊娠中为预防 PTB 进行 CL 筛查。

医生须知

目前,有 1A 级证据表明,高危妇女(有 PTB 史)应从妊娠 16~20 周开始每 1~2 周进行一次经阴道 CL 筛查,直到 22 周 6 天。对其疗效的研究存在冲突,目前的研究还在进行中,对单胎宫颈短的干预措施包括宫颈环扎术、阴道黄体酮或子宫托。对低危孕妇进行 CL 筛查被认为是合理的,但尚未得到各类医学组织普遍认可和强制实施。对于双胎妊娠,由于缺乏有效的干预措施,不建议在临床试验范围之外进行 CL 筛查。目前各种研究正在致力于黄体酮和子宫托预防双胎 PTB。CL 筛查只能由受过专业培训(围产期质量基金会和胎儿医学基金会提供认证项目)和具有专业治疗方案咨询知识的医生完成。

要点

- 有 1A 级证据支持对单胎妊娠的高危患者进行 CL 筛查。
- 目前在单胎或多胎妊娠中,CL 的超声筛查未纳入产检规范。
- 单胎妊娠宫颈短的治疗方法包括阴道黄体酮、宫颈环扎术或子宫托。
- 子宫托和阴道黄体酮改善双胎妊娠宫颈短的研究正在进行中。
- 经阴道超声是 CL 测量的金标准,检查医师需要接受专业培训。

参考文献见 *www.expertconsult.com.*

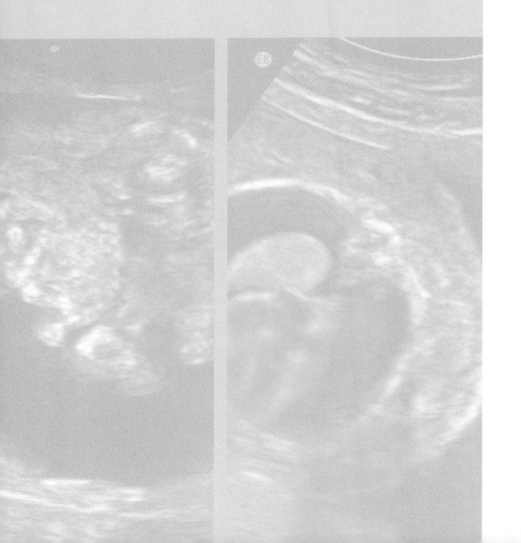

第**4**篇

其　他

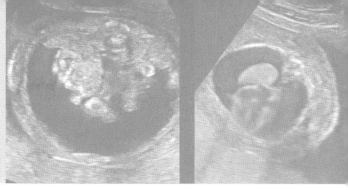

第125章

胎儿生物物理评分

CHRISTINA S. HAN | LAWRENCE D. PLATT

何文梅 译，陶阳 刘宇杰 审校

一、引言

1980 年首次提出生物物理评分（the biophysical profile，BPP），这是一种产前量化和标准化评估胎儿的方法[1]。完整的 BPP 测试要联合使用实时超声和胎心监测，也称为无应激试验（NST）。超声完成四项胎儿评估：胎动、呼吸、肌张力，以及羊水量，前三项要持续观察 30 分钟。NST 要在 20 多分钟内连续监测胎儿心率和宫缩情况。表 125.1 列出了产前胎儿监测的相对适应证，包括 BPP。对于有死产风险的患者，通常在妊娠 32 周后再开始 BPP 检测[2,3]。对于有多种或严重并发症的患者，如果考虑分娩更利于胎儿存活，可以更早开始 BPP 检测[4]。

测试包括五个变量——呼吸、运动、肌张力、羊水量和 NST。表 125.2 提供了每个具体参数评为 2 分的标准。BPP 评为 8～10 分（满分 10 分）为合格，6 分为临界，4 分或更低视为不合格[4]。这些参数是评估胎儿中枢神经系统功能和低氧血症的指标（图 125.1）[5,6]。

表 125.1　产前胎儿检查的适应证*

母体情况	妊娠相关条件
妊娠糖尿病	妊娠高血压
高血压	先兆子痫
系统性红斑狼疮	胎动减少
慢性肾脏疾病	妊娠糖尿病（控制不佳或药物治疗）
抗磷脂综合征	
甲状腺功能亢进症（控制不佳）	羊水过少
	胎儿生长受限
血红蛋白疾病（镰状细胞、镰状细胞-血红蛋白 C 或镰状细胞-地中海贫血病）	晚期或过期妊娠
	同种免疫
	既往胎儿死亡（原因不明或有复发风险）
发绀型心脏病	单绒毛膜多胎妊娠（有明显的生长发育差异）

* 这些适应证被认为是相对的，因为产前胎儿监测结果尚未被证实可以改善围产期结局。

表 125.2　生物物理评分系统

参数	描述	分数
呼吸	30 分钟内≥1 次，持续时间≥30 秒。打嗝被认为是呼吸样活动	2
胎动	30 分钟内至少出现 3 次身体或肢体运动	2
肌张力	30 分钟内至少有 1 次主动伸张运动	2
羊水量	单个羊水池 2 cm×2 cm	2
无应激试验（NST）	两次心率加速，加快 15 次/分，持续至少 15 秒	2

综合评分在鉴别正常和问题胎儿方面比任何单一参数都更有优势。一项评估择期剖宫产的研究结果显示，产前 BPP 预测胎儿酸中毒的敏感性为 90%，特异性为 96%，阳性预测值为 82%，阴性预测值为 98%，以脐带动脉血气分析 pH<7.20 为诊断依据[7]。综合指标 BPP 评估方法对预测胎儿酸中毒的敏感性和阳性预测值均优于 1 分钟和 5 分钟 Apgar 评分。改良版 BPP，即仅使用 NST 和羊水量两个指

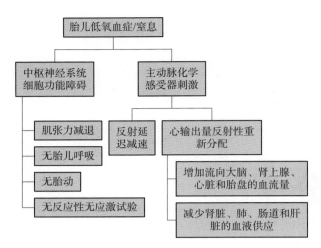

图 125.1　胎儿对低氧血症的功能反应。

标,也有很好的预测价值,并被广泛应用。

　　若 BPP 评分合格,胎儿状态是令人放心的。这体现在产前胎儿监测较低的假阴性率上,定义为检查结果正常时胎儿 1 周内死产发生率[4]。NST 的阴性预测值为 99.8%,宫缩应激试验、BPP 和改良 BPP 的阴性预测值均大于 99.9%。

二、疾病:胎儿呼吸减少

　　(一) 定义　胎儿呼吸减少的定义是在 30 分钟的实时观察中未出现一次 30 秒的持续性呼吸运动。一些专家认为胎儿打嗝等同于呼吸运动,但是目前没有关于这方面的数据证实。

　　(二) 发病率和流行病学　胎儿呼吸是间歇性的,通常在妊娠 20 周左右出现,全天持续不断[8]。一项持续评估 11 名健康妇女在妊娠 34~35 周时胎儿呼吸行为的研究显示,呼吸频率在进食(进食后 2~3小时)和夜间(凌晨 1:00—7:00)发生了变化[9]。在每 1~1.5 小时的观察时间中,胎儿的大体运动和呼吸运动持续 20~60 分钟,这可能反映了胎儿睡眠状态的生物变化特征。

　　(三) 病因和病理生理学　涉及胎儿呼吸改变的因素见表 125.3。当胎儿酸中毒时,最初的胎儿行为变化是无反应性 NST 和胎儿呼吸运动丧失[7]。在动物模型中,当组织 PO_2 下降 8~10 托(1 托=1 mmHg)时,胎儿呼吸运动突然停止[10]。

　　(四) 疾病表现

　　1. **临床表现**　胸部、膈肌和腹壁无节律性运动,频率为 1 次/秒。

　　2. **影像学表现**　超声表现:超声实时成像可观察胎儿胸腹壁和膈肌的运动。图像获取可以在冠状面、矢状面或不太理想的横切面。M 型超声也可用于

表 125.3　影响胎儿呼吸的因素

呼吸增加	呼吸减少	无变化
进食	硫酸镁	咖啡因
母体血糖水平	酒精	
升高	尼古丁	
胎龄增加	毒品	
	苯二氮䓬类药物	
	分娩	
	胎膜早破	
	羊膜内感染	

记录腹壁的运动情况。如果技术允许,应记录胎儿呼吸运动的片段或视频。重要的是,要确保观察到的运动不是来自母体的呼吸运动或胎儿心脏搏动对膈肌的影响。

　　(五) 影像鉴别诊断　胎儿睡眠状态或其他外部因素会减少呼吸运动(表 125.3)。

　　(六) 治疗方案概要

　　1. **产前**　应根据综合 BPP 评分、胎龄和其他相关临床参数做出期待管理、重复监测或分娩的决定。

　　2. **产后**　对于 BPP 异常的胎儿可能需要新生儿复苏。分娩计划应与儿科复苏团队协调。

医生须知

　　如果胎儿不符合标准,检查应持续到 30 分钟,以完成一个睡眠周期。

三、疾病:胎动和肌张力减少

　　(一) 定义　胎动减少定义为 30 分钟内少于 3次身体或四肢运动。肌张力减弱的定义是在 30 分钟内四肢或手部没有主动伸展/屈曲运动。

　　(二) 发病率和流行病学　正常胎儿的胎动和伸张运动也是间歇性的,分别在妊娠 7.5 周和 9 周左右发育[11]。调节胎动和肌张力的控制中心对低氧血症的阈值高于胎儿呼吸或心率加速的阈值。因此,在低氧血症事件中,当 pH 低于 7.2 时,胎儿呼吸和心率加速的丧失首先发生,当 pH 低于 7.1 时,胎儿肌张力降低和胎动减少再随之出现。

　　(三) 病因和病理生理学　胎动减少和肌张力降低最常见的原因是胎儿处于睡眠期。妊娠 36~42 周胎儿,每次睡眠平均持续时间为 20 分钟,最长可持续至 40 分钟[12]。其他导致胎动减少的常见原因是使

用类固醇激素、分娩和吸烟。

（四）疾病表现

1. **临床表现** 孕妇可能会主观地描述胎儿运动减少。在进行胎动计数时,可能会注意到完成 10 次胎动的时间增加,这提示需给胎儿做其他健康测试。

2. **影像学表现** 超声表现:如前所述,实时超声成像用于观察胎儿肌张力和胎儿运动。

（五）影像鉴别诊断 应考虑到胎儿的睡眠时间。导致胎儿呼吸减少的相同因素也可能影响胎儿的运动。

（六）治疗方案概要

1. **产前** 决定后期管理、重复监测或分娩应基于综合 BPP 评分,且要考虑胎龄和其他相关临床参数。

2. **产后** 因异常 BPP 而分娩的胎儿可能需要进行新生儿复苏。分娩计划应与儿科复苏团队协调。

医生须知

如果胎儿不符合标准,检查应持续到 30 分钟,以完成一个睡眠周期。

四、疾病:BPP 结果异常

（一）定义 BPP 评分为 6/10,最常见的扣分原因是胎儿呼吸运动和无反应性胎心描记。然而,羊水过少可能会取代其他任一扣分项。BPP 为 6/10 而无羊水过少被认为是一种临界结果。而 BPP 为 6/10 伴羊水过少则是一种病理结果,在检测结束后 1 周内胎儿发生窒息的风险增加[13]。BPP 评分为 0、2 或 4/10 是异常的,且被视为分娩指征,由于极端早产的风险,妊娠早期的管理方案也是因人而异的。

（二）发病率和流行病学 表 125.4 列出了与每种 BPP 结果相关的围产期死亡率。

表 125.4　围产期死亡率和生物物理评分[14]

BPP 评分	每 1000 人围产期死亡率
8～10	1.86
6	9.76
4	26.3
2	94.0
0	285.7

（三）病因和病理生理学 胎儿呼吸、运动或肌张力丧失已在前面阐述。羊水过少的病因见第 120 章。

（四）疾病表现

1. **临床表现** 通常为高危孕妇做常规产检时发现,或者在孕妇自觉胎动减少而来医院检查时诊断。

2. **影像学表现** 超声表现:如前所述,超声实时成像能可视化评估胎儿 BPP 参数。

（五）治疗方案概要

1. **产前** 6/10 无羊水过少的 BPP,可在 24 小时内重复测量评估。BPP 为 6/10 伴羊水过少,需要评估胎龄、母体并发症、产科因素及母胎继续妊娠的风险。评分 6/10 后的临床判断应基于后期管理和即时分娩之间的利弊权衡。0 到 4/10 的 BPP 通常需要立即分娩。分娩方式取决于宫颈条件、产次、即将分娩的持续时间,以及胎儿对分娩的耐受能力。

2. **产后** 对于 BPP 异常分娩的胎儿,可能需要新生儿复苏。分娩计划应与儿科复苏团队协调。

医生须知

如果胎儿不符合标准,检查应持续到 30 分钟,以完成一个睡眠周期。

要点

- 产前监测中,多种情况适合使用 BPP 评估。
- 如果胎儿不符合标准,检查应持续到 30 分钟,以完成一个胎儿睡眠周期。
- 外部多种因素可能会影响 BPP 评分,如药物、暴露和胎龄。
- 围产期死亡率和发病率与 BPP 评分成反比。

参考文献见 *www.expertconsult.com.*

第 **14** 部分

综合征

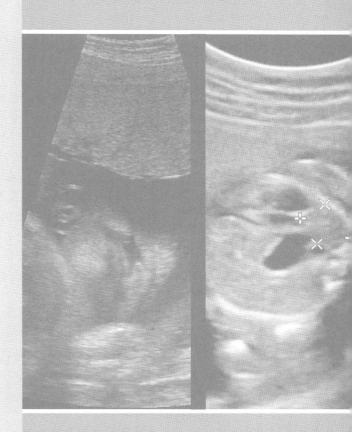

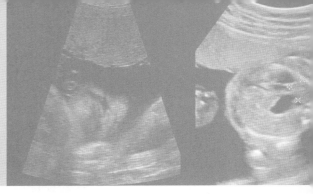

第126章

CHARGE 综合征

RYAN E. LONGMAN

何萍 译，陆彧 任敏 审校

一、引言

CHARGE综合征是常染色体显性遗传性疾病，包括眼缺损、心脏疾病、后鼻孔闭锁、生长发育迟缓、生殖器发育不全和耳畸形等。1979年，Hall第一次报道了这种可识别的先天性畸形，描述了17个以后鼻孔闭锁为主要特征的多发先天性畸形的儿童[1]；同年Hittner等[2]描述了10名有类似表现的儿童。2年后，Pagon等进一步完善了这种先天性畸形的表述模式[3]，创建了首字母缩写词CHARGE的名称表达。1998年，Blake等概括了CHARGE综合征的正式诊断标准[4]。6年后，Verloes[5]修正了该标准。染色质解螺旋酶DNA结合蛋白（CHD）-7是CHARGE综合征唯一已知的遗传病因[6]。患有CHARGE综合征的儿童通常出生时就有严重的疾病。对于在新生儿期存活下来的儿童，长期预后和结局差异较大，最终取决于相关异常的严重程度。

二、疾病概述

（一）定义　CHARGE综合征的诊断以临床症状为依据（表126.1；图126.1和图126.2）。当患者具备所有四个主要特征或者三个主要特征和三个次要特征时，就可以明确诊断为CHARGE综合征。如果个体中发现一个或两个主要特征和几个次要特征，应考虑CHARGE综合征诊断的可能[4]。

（二）发病率和流行病学　新生儿CHARGE综合征的发病率约为1/10 000[4,7,8]。

（三）病因和病理生理学　CHARGE综合征是一种常染色体显性遗传性疾病，CHD-7是唯一已知的遗传病因。Vissers等首先提出了CHD-7和

表 126.1　CHARGE 综合征的诊断特征
主要
眼缺损
后鼻孔闭锁
耳畸形
外耳
耳垂/耳廓部分缺失（见图 126.2）
中耳
听小骨畸形
耳蜗缺陷
脑神经缺陷：Ⅰ、Ⅶ、Ⅷ、Ⅸ、Ⅹ
次要
生殖器发育不全
生长发育迟缓
心脏缺陷
生长缺陷
唇腭裂（见图 126.1）
食管气管瘘
特征性面容
宽额
低鼻
面部不对称

CHARGE综合征之间的联系[6]，并由Johnson等证实[9]。CHD-7定位于染色体8q12.1，由38个外显子组成，全长188 kb[6]。CHD-7是染色质解螺旋酶DNA结合蛋白家族中的一员。CHD蛋白包含染色质组织修饰因子、SNF2-相关解螺旋酶/ATP酶和DNA结合域的组合。CHD-7蛋白的确切功能尚不

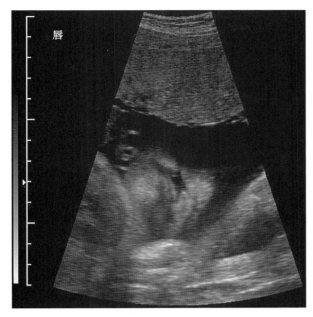

图 126.1 CHARGE 综合征胎儿唇腭裂。

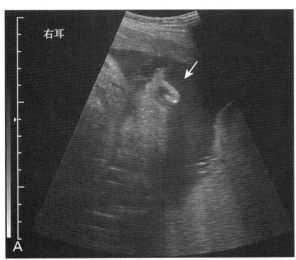

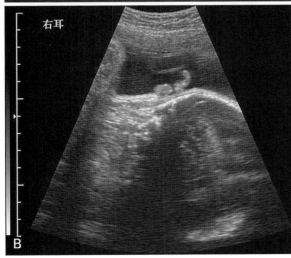

图 126.2 CHARGE 综合征胎儿外耳廓部分缺失。

清楚,但 CHD 蛋白质家族参与了染色质重塑[9-14]。CHD-7 基因改变占 CHARGE 综合征病例的 58%～65%,其中大多数为无义突变和移码突变[6,14-17]。CHD-7 基因缺失也在 CHARGE 综合征患者中有报道[15,18]。

大多数被诊断为 CHARGE 综合征的个体是家族中的新发基因突变。CHARGE 综合征极少遗传于症状轻微的父母[19]。如果患儿的父母表现出轻微的该综合征的特征,则需要进行分子检测。如果父母一方患有该综合征或者有 CHD-7 突变,那么再次生育患有 CHARGE 综合征患儿的风险为 50%。如果父母双方都没有表现出该综合征的特征且 CHD-7 分子检测均为阴性,则由于生殖细胞嵌合的风险,再次生育患有 CHARGE 综合征患儿的风险为 3%[20]。CHARGE 综合征的表型具有异质性和复杂性,并不表现出基因型-表型相关性[14,15,17,19]。

三、疾病表现

(一) 临床表现

(1) 眼部畸形:眼缺损、小眼畸形、眼球震颤和其他,如视神经发育不全、无眼畸形、弱视、斜视和屈光不正。

(2) 心脏缺陷:圆锥动脉干畸形、室间隔缺损、动脉导管未闭、流出道异常(肺动脉狭窄)、主动脉弓异常。

(3) 内耳畸形:半规管发育不全、Mondini 畸形。

(4) 外耳畸形(图 126.1)。

(5) 听力丧失。

(6) 后鼻孔闭锁。

(7) 脑神经缺陷,Ⅰ:嗅觉;Ⅴ:咀嚼和面部感觉区域;Ⅶ:面部表情和唾液泪腺;Ⅷ:感官听觉;Ⅸ 和 Ⅹ:吞咽。

(8) 泌尿生殖系统:小阴茎、隐睾、尿道下裂、阴茎弯曲畸形、阴囊裂、大阴唇、小阴唇和阴蒂的发育不全、无子宫、阴道和卵巢。

(9) 免疫缺陷:轻度到重度的 T 细胞缺乏症。

(10) 肢体异常:没有一致的表现。

(11) 中枢神经系统异常:胼胝体发育不全、无嗅脑畸形、头部发育异常、脑膜脑膨出、颅后窝异常、颅内不对称、大脑萎缩。

(12) 认知障碍。

(13) 生长异常:宫内生长受限、产后发育不良。

(14) 发病率和死亡率总体增加。

(二) 影像学表现

1. 超声表现　近 38% 患有 CHARGE 综合征的

胎儿产前超声有异常表现。最常见的表现为羊水过多（25％）、宫内生长受限（17.5％）和侧脑室扩张（10％）[21]。产前超声的其他表现包括心脏缺陷、中枢神经系统异常和囊性淋巴管瘤[22-25]。

2. MRI 表现　对于可疑 CHARGE 综合征的病例，胎儿 MRI 是一种有价值的辅助检查。MRI 除了进一步明确产前超声检查中发现的异常特征外，还可帮助诊断胎儿内耳畸形和眼缺损[26,27]。

四、影像鉴别诊断

（1）13-三体综合征和18-三体综合征。

（2）22q11.2 缺失综合征。

（3）VACTERL 联合征（脊柱、肛门、心脏、气管、食管、肾脏和肢体异常）。

（4）Kallmann 综合征。

（5）猫眼综合征。

五、治疗方案概要

（一）产前　产前基因诊断可用于 CHARGE 综合征。胎儿产前检查提示该疾病的患者应选择羊膜腔穿刺术，以排除染色体异常。如果核型结果正常，则应进行 CHD-7 分子检测。

（二）产后　出生后应该进行一个多学科的团队管理，以纠正结构缺陷，评估和治疗发育和认知障碍。

医生须知

　　CHARGE 综合征是一种复杂的遗传性疾病，与多种先天性异常有关。该诊断以临床表现为基础。唯一已知的致病遗传病因是 CHD-7。CHARGE 综合征儿童的发病率和死亡率增加，特别是在新生儿期，远期预后由相关的异常和不同程度的认知障碍决定。

要点

- CHARGE 综合征是一种复杂的遗传性疾病，与多种先天性异常有关。
- 诊断以临床表现为基础。
- CHD-7 是唯一已知的与 CHARGE 综合征相关的遗传病因。
- CHARGE 综合征新生儿期发病率和死亡率增加，远期预后与较大差异的畸形和认知障碍相关。

参考文献见 *www.expertconsult.com*.

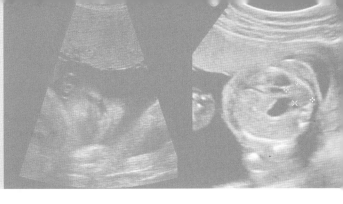

第127章

Cornelia de Lange 综合征

RACHEL G. SINKEY│ANTHONY O. ODIBO│RACHAEL J. BRADSHAW

何萍 译,陆彧 任敏 审校

一、引言

Cornelia de Lange 综合征(CdLS),又称 Brachmann de Lange 或 de Lange 综合征,是一种以智力障碍、颅面畸形、产前和产后生长发育障碍、多毛症和上肢异常为特征的疾病。其他偶尔与 CdLS 相关的缺陷包括先天性心脏缺陷和生殖器畸形。CdLS 有三种亚型,CdLS1 型是经典型,由 NIPBL 基因的常染色体显性突变引起;99% 是新发突变,而 1% 归因于亲代生殖腺嵌合[1,2];CdLS2 型是由 X 连锁的 SMC1A 基因突变引起的[3];CdLS3 型是该疾病的一种轻度变异,是由 SMC3 基因突变引起的[4]。在 CdLS3 个体中,面部畸形、解剖异常和学习缺陷可能是轻微的甚至完全没有表现。因此,轻度 CdLS 或 CdLS3 型的患者数量可能被低估[4]。

二、疾病概述

（一）定义 CdLS 的诊断依据临床特征,基因检测可支持临床诊断,但并不是所有的 CdLS 患者都有已知的基因突变。典型 CdLS 患者有明显的颅面异常,包括高腭弓、小短头畸形和小下颌畸形[5-7]。此外,大多数患者会出现多毛症,包括连眉、多毛耳和长粗睫毛。95% 以上的患者产前生长发育迟缓会持续一生,如同严重的智力迟钝和上肢畸形。基因检测有助于确定患者 CdLS 的亚型、病因及其他家庭成员患该疾病的风险。

（二）发病率和流行病学 经典型 CdLS 的发病率为 1/100 000～1/10 000[8]。很大比例的轻度 CdLS 患者未被诊断,因此发病率可能更高[4]。CdLS 发病无种族和性别差异。

（三）病因和病理生理学 目前一些基因已经被证实与 CdLS 相关。大约 60% 的 CdLS 患者有 NIPBL 基因杂合变异,另 5% 的患者有 SMC1A 基因突变,4% 的患者有 HDAC8 基因突变,1%～2% 的患者有 SMC3 基因突变,<1% 的患者有 RAD21 基因改变[1-4,8]。大约 30% 的患者未发现基因异常。对未发现基因异常的 CdLS 患者,对多个组织进行更深入的测序可能有助于基因诊断[9]。

NIPBL 突变与 CdLS1 型相关[1,2]。虽然 NIPBL 蛋白(又称 Delangin)的确切功能尚不清楚,但人们认为其在姐妹染色单体粘连中起着重要作用[10]。CdLS1 型患者可能表现出该综合征的典型体征,或仅有较轻的表现,但大多数有严重的 CdLS 表现的患者存在 NIPBL 基因突变[11,12]。大多数情况下,NIPBL 基因的改变是新发突变,但有报道在几个家系中存在染色体显性遗传[13]。SMC1A 和 SMC3 基因的突变仅在少数患者中被发现,而基因型-表型相关性尚未能很好地建立,这些基因突变的患者比 NIPBL 突变的患者的综合征表现更轻微[3,4],肢体和其他结构缺陷很少在这些基因突变病例中发现。SMC1A 和 SMC3 蛋白是粘连蛋白复合体结构的组成部分。与 NIPBL 蛋白相似,它们在姐妹染色单体粘连中起着很重要的作用[4]。因此,CdLS 被认为是一种粘连病。SMC1A 突变导致的 CdLS 男性和女性均可发病[3]。CdLS2 型被认为是 X 连锁显性遗传。SMC3 突变与 CdLS3 型相关,是典型的新发突变,可能是常染色体显性遗传[4]。

三、疾病表现

(一)临床表现 所有三种亚型和不明遗传原因导致的 CdLS 表现相似,而没有突变或 *SMC1A* 或 *SMC3* 突变患者的表现往往比 *NIPBL* 突变的患者更轻。在 *SMC1A* 或 *SMC3* 突变的患者中,通常没有肢体和其他结构缺陷。该综合征的常见表现包括:产前和产后生长受限;智力障碍,平均智商为 53[8];自闭症倾向[14];颅面畸形,如小短头畸形、连眉、高腭弓、小下颌畸形、鼻梁平宽和鼻孔前倾;肢体畸形,如肘部弯曲挛缩、短上肢、桡骨发育不全、拇指近置、第五指内弯畸形、缺指畸形(图 127.1)、并指畸形;多毛症;感觉神经性或传导性耳聋;近视;牙齿迟萌,牙间隙增宽;短颈;30% 的患者存在先天性心脏缺陷[15];其他结构性出生缺陷[唇腭裂、先天性膈疝(图 127.2)];泌尿生殖系统畸形(男性外生殖器发育不全、肾脏和/或下尿道异常);免疫缺陷[16];妊娠早期或妊娠中期孕妇血清妊娠相关血浆蛋白 A(PAPP-A)极低或缺失[17,18];妊娠早期颈项透明层增厚[19]。

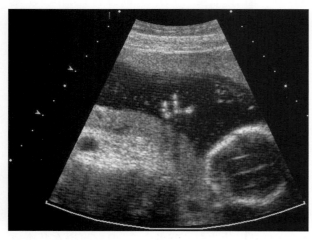

图 127.1 缺指畸形。

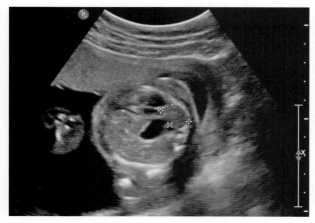

图 127.2 先天性膈疝。

(二)影像学表现

1. 超声表现 CdLS 没有特异性的超声特征。以下发现提示可能并发 CdLS:颈项透明层增厚、生长受限、小下颌畸形、鼻梁平宽、唇腭裂、长睫毛、短上肢、第五指内弯畸形、缺指或并指、先天性心脏缺陷、先天性膈疝、肾脏和/或下尿道异常(图 127.3)[20-25]。

2. MRI 表现 前面提到 MRI 用于超声征象的补充,并无特异性。

典型特征
● 颈项透明层增厚。
● 宫内生长受限。
● 上肢短小或缺失。
● 缺指。
● 第五指内弯畸形。
● 并指。
● 桡骨发育不全。
● 小头畸形。
● 小下颌畸形。
● 先天性心脏缺陷。

四、影像鉴别诊断

(1) 染色体异常,如 3q 部分重复或 2q31 缺失。

(2) 胎儿酒精综合征。

(3) Fryns 综合征。

(4) CHOPS 综合征(认知障碍、粗糙的面部特征、心脏缺陷、肥胖、肺部受累、身材矮小和骨骼异常)。

(5) TAF1 和 TAF6。

五、治疗方案概要

(一)产前 不能进行产前治疗。建议连续的超声扫描进行生长监测。

(二)产后 产后治疗包括:

(1) 通过手术矫正先天性缺陷。

(2) 为生长发育不良的患者提供膳食补充剂。

(3) 针对听力或视力问题的治疗。

(4) 身体、职业和言语疗法。

目前一种果蝇模型正用于研究 CdLS 并开发新疗法[26]。

六、致谢

感谢 Rachael Bradshaw 对本章第一版的贡献。

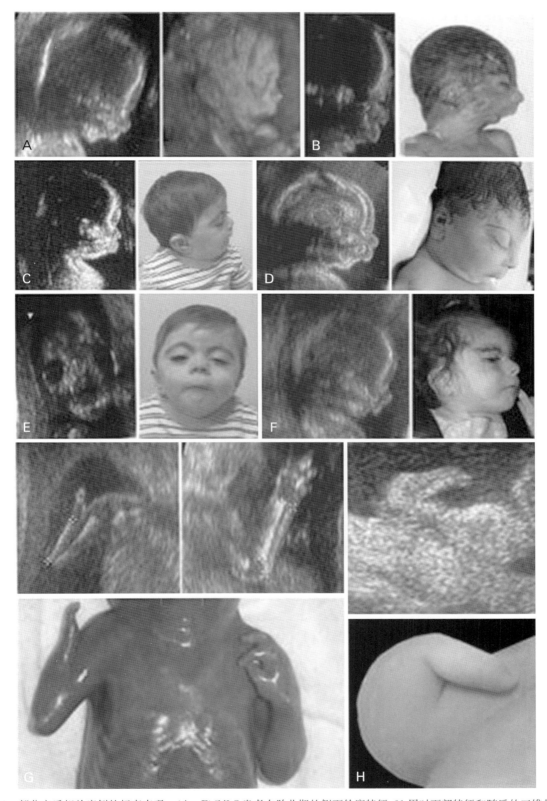

图 127.3 部分产后相关病例的超声表现。(A~F)CdLS 患者在胎儿期的侧面轮廓特征;21 周时面部特征和随后的三维超声检查(A);28 周时面部特征和 28 周 2 天引产后的面部特征(B);侧面轮廓(C),19 周超声检查,出生后 1 年;23 周超声检查的侧面轮廓和产后即刻的侧面轮廓(D);19 周时全脸超声表现,出生 1 年后全脸(E);18 周产前超声检查的侧面轮廓和出生 16 个月的侧面轮廓(F);(G 和 H)CdLS 在胎儿期的肢体表现;19 周产前超声显示上肢缺指畸形和 20 周尸检图片(G);23 周产前超声显示右侧肢体严重缺指,出生后确诊(H)。[引自 Clark DM,Sherer I,Deardorff MA,et al. Prenatal profile of Cornelia de Lange syndrome (CdLS):a review of 53 pregnancies. Am J Med Genet A 2012;158A:1848 – 1856]

医生须知

　　肢体或颅面畸形伴生长受限的胎儿,不论是否有先天性心脏缺陷,都应考虑 CdLS。除既往有 CdLS 家族史病例,否则一般不进行产前诊断,需产后检查才能确诊。有 CdLS 突变病史的病例,可通过 CVS 或羊膜腔穿刺术进行产前诊断。对于有 CdLS 家族史的胎儿,如妊娠早期颈项透明层正常,妊娠早期或中期孕妇血清妊娠相关血浆蛋白 A 正常或妊娠中期超声检查正常,可能预后较好,但也不能完全排除复发的可能(图 127.4 建议的产前检查)。

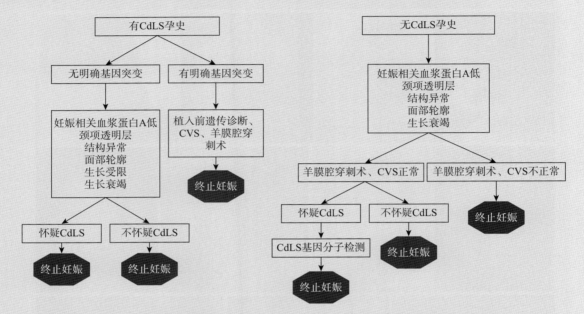

图 127.4　Cornelia de Lange 综合征(CdLS)病例的产前诊断检查。许可证号码 3855030645373。

要点

- 典型 CdLS 患者有明显的颅面异常。
- 妊娠早期和中期血清筛查结合详细的超声检查可有助于 CdLS 的产前筛查。
- 分子诊断可用于产前诊断。

　　参考文献见 *www.expertconsult.com*.

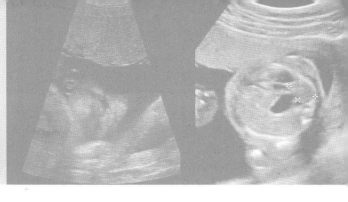

第128章

Fraser 综合征

METHODIUS G. TUULI│ANTHONY O. ODIBO

何萍 译，陆彧 任敏 审校

一、引言

Fraser 综合征是一种罕见的先天性畸形综合征，以隐眼、并指和泌尿生殖系统缺陷为特征[1]。

二、疾病概述

（一）定义 Thomas 等[2] 报道了 Fraser 综合征的诊断标准，包括四种主要标准（隐眼、并指、外生殖器异常和同胞受累）和八个次要标准（鼻、耳、喉先天性畸形、唇裂伴或不伴有腭裂、骨骼症状、脐疝、肾发育不全、智力迟钝），并建议如果患者存在两个主要标准和一个次要标准或一个主要标准和四个次要标准，则应进行诊断。临床中产前诊断往往在于检测一些更容易检测到的次要标准，如肾发育不全（图 128.1 和图 128.2）和喉闭锁，以及家族史。隐眼是 Fraser 综合征最重要的诊断特征，90% 的患者有此症状（图 128.3）[3]，它表现为从前额到脸颊连续的皮肤覆盖，没有眼睑裂。

（二）发病率和流行病学 Fraser 综合征的活产儿发病率为 0.43/100 000，包括死产儿发病率则为 11.06/100 000[4]。本病为常染色体隐性遗传，有近亲婚配史的父母所生育的婴儿有更高的比例。

（三）病因和病理生理学 FRAS1 和 FREM2 基因的突变与 Fraser 综合征的病因学有关[5,6]。一些异常，如眼睑、手指、喉和阴道融合，是由程序性细胞死亡失败引起的，这表明有细胞凋亡的潜在缺陷存在。

三、疾病表现

（一）临床表现 Fraser 综合征的临床特征是多

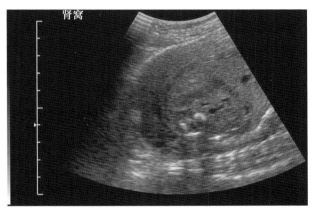

图 128.1 二维超声：双侧肾发育不全表现为双侧肾窝处未显示肾脏，同时存在羊水过少。

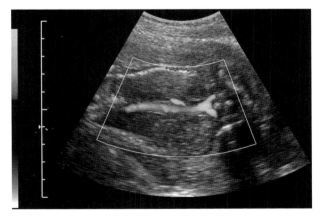

图 128.2 彩色多普勒超声：双肾发育不全表现为双侧肾血管缺如。

种多样的。主要的畸形是隐眼、并指、双肾发育不全、喉部狭窄或闭锁。死产很常见，尤其是肾发育不全相关的病例。幸存者中眼部异常会导致严重的视力障碍。

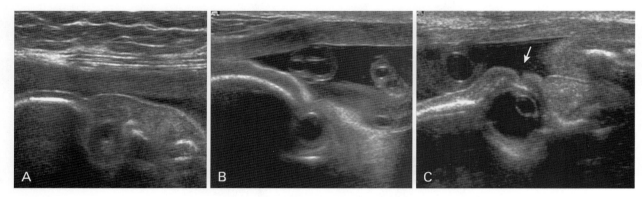

图 128.3 右侧(A)和左侧(B)眼眶矢状面显示双侧隐眼,右侧小眼,双侧眼球前房未分化;(C)相同胎龄的正常胎儿的眼眶相似部位显示眼睑(箭头)和眼球的正常外观,眼球内见晶状体和睫状体。(引自 Vijayaraghavan SB, Suma N, Lata S, et al. Prenatal sonographic appearance of cryptophthalmos in Fraser syndrome. Ultrasound Obstet Gynecol. 2005;25:629 – 630)

(二)影像学表现

1. **超声表现** Fraser 综合征产前诊断的报道很少,产前发现的大多为有既往病史者。对于无既往病史者,明确诊断很困难。超声诊断基于发现肾发育不全伴羊水过少、气管闭锁伴巨大的高回声肺、并指和隐眼,也可见胎儿腹水和水肿。三维超声对于检测耳和鼻的异常非常有效。

2. **MRI 表现** MRI 可用于显示 Fraser 综合征中的许多畸形。

四、影像鉴别诊断

Fraser 综合征的表型复杂,并与其他畸形综合征有显著重叠。鉴别诊断包括以下几点。

1. **其他综合征** Walker-Warburg 综合征、Peters plus 综合征、MURCS 综合征(米勒管发育不全、肾脏异常、颈胸体节发育不良)和 Bardet-Biedl 综合征[7]。

2. **肺部回声** 先天性膈疝、先天性肺气道(囊性腺瘤样)畸形Ⅲ型、肺隔离症、气管和支气管闭锁。

3. **隐眼** 无叶全前脑或脑积水。

五、治疗方案概要

(一)**产前** Fraser 综合征的预后较差,取决于其主要的异常。早期诊断建议终止妊娠,尤其是肾功能发育不全或喉部闭锁的病例。

(二)**产后** Fraser 综合征目前还没有特殊的治疗方法。整形和美容手术的目的是优化患者的外观[8]。对于胎儿和新生儿死亡的病例,应通过尸检来确诊。对确诊病例应提供遗传咨询。

医生须知

Fraser 综合征是一种罕见的先天性畸形综合征,以隐眼、并指和泌尿生殖系统缺陷为特征。虽然通过产前超声检查可发现可疑病例,但应该谨慎诊断。

要点

Fraser 综合室是一种罕见的先天性畸形综合征,以隐眼、并指和泌尿生殖系统缺陷为特征。

明确诊断需要两个主要标准和一个次要标准或一个主要标准和四个次要标准,但产前诊断往往依赖于一些更容易检测的次要标准,如肾发育不全和喉闭锁,以及家族史。

FRAS1 和 FREM2 基因的突变与 Fraser 综合征的病因学有关,而细胞凋亡的潜在缺陷被认为是关键机制。

预后一般较差,并取决于主要的异常。

参考文献见 *www.expertconsult.com*.

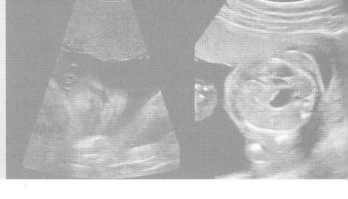

第129章

Fryns 综合征

SARA SHELLEY | KATHERINE R. GOETZINGER

何萍 译,陆彧 任敏 审校

一、引言

Fryns 综合征于 1979 年首次被描述,是一种罕见的常染色体隐性遗传病,其特征是膈肌缺损、面部异常特征、远端肢体发育不全、肺发育不全和其他主要器官系统的相关异常[1-3]。目前,诊断完全根据临床标准,因为只有一个候选基因通过全外显子组测序确定[4-6]。虽然 Fryns 综合征最初被认为是致命的,但现在有多个报道显示幸存者表现出不同的表型[7,8]。虽然产前超声可以识别提示 Fryns 综合征的特征,但诊断需要产后明确[9]。

二、疾病概述

(一)定义 在 2005 年,Lin 等对诊断指南进行了回顾和修订。其包括六个主要的临床特征[5]。

(1)膈肌缺损(疝、膨出、发育不全、缺如)。

(2)远端指骨发育不全(指甲和/或指骨)。

(3)明显的肺发育不全[4]。

(4)面部特征(面部粗糙、眼距增宽、鼻梁宽平、人中过长、耳位低和耳畸形、巨口伴帐篷样上唇、小下颌畸形)。

(5)相关异常(羊水过多、角膜混浊或小眼畸形、口面裂、脑部畸形、心血管畸形、肾脏发育不良、胃肠道畸形、泌尿生殖系统畸形)。

(6)患有 Fryns 综合征的兄弟姐妹。

根据上述临床标准,将患者进一步分为以下三种亚型。

1)狭义型:六个临床特征中的四个。

2)广义型:六个临床特征中的三个。

3)非典型。

(二)发病率和流行病学 自 1979 年首次描述 Fryns 综合征以来,已报道了 110 多例该综合征,估计活产儿发病率为 7/100 000[5,10]。它是与先天性膈疝相关的最常见的综合征,风险相关性在 1% ～ 10%[11,12]。

(三)病因和病理生理学 Fryns 综合征是常染色体隐性遗传疾病,任何先天性膈疝患者和有家族史的患者应考虑该疾病[3]。虽然其分子机制尚未阐明,但多种染色体畸变,如 1、8 和 15 号染色体上的微缺失;部分 22 -三体;镶嵌四体 12p,与类似的表型相关。建议在诊断 Fryns 综合征之前,通过核型或染色体芯片排除这些染色体异常[13-16]。

Fryns 综合征的发病机制尚不清楚;然而,异常的神经嵴细胞迁移可能起到了一定的作用[17]。此外,随着全外显子组测序的临床应用,在多个临床诊断为 Fryns 综合征的患者中,已经报道了 PIGN 基因的新的有害突变。PIGN 是编码产生糖基磷脂酰肌醇(GPI)的众多基因之一,它的功能是将各种蛋白质附着在细胞膜的脂质层上。GPI 参与了许多细胞过程,其中有的在发育通路信号转导中起作用。该基因的突变也在其他多种先天性异常的个体中有报道。需要更多的研究来描述 PIGN 和 Fryns 综合征之间的关联,以及确定可能与这种情况有关的其他基因[6]。

三、疾病表现

(一)临床表现 Fryns 综合征的临床表现在很大程度上取决于存在的特定异常和受累的器官系统。由于先天性膈疝是一种常见的发现,继发于肺发育不全的呼吸窘迫和/或衰竭,常出现在新生儿早期。宫内和新生儿早期的死亡率高达 86%[18]。存活的患儿表现出一系列的临床症状,包括癫痫发作、发育迟缓和轻度至严重的智力障碍[8]。产后检查和尸检时的病理检查均可显示临床特征,如面部畸形、胸部发育不良伴乳头间距宽、角膜混浊、指甲发育不全、短指、蹼颈、胃食管反流、先天性巨结肠、肾积水伴膀胱输尿管反流[4,7,8,19]。Fryns 综合征中最常见的心脏畸形包括圆锥动脉干畸形和主动脉弓缺陷,以及房间隔和室间隔缺损[5]。

(二)影像学表现

1. 超声表现 虽然不需要诊断,但合并其他主要异常的膈疝应引起对 Fryns 综合征的关注(图 129.1 和图 129.2)。在 Fryns 综合征中观察到的膈疝往往伴有明显肺发育不全相关的后外侧膈肌缺陷[1,9]。其他产前超声检查结果可能包括以下内容[5,7,9,20,21]:脑室扩张、Dandy-Walker 畸形、胼胝体发育不全、远端指骨发育不全、肾脏畸形(双侧肾肿大和/或肾囊肿)、肠旋转不良、小下颌畸形、唇腭裂、心血管畸形(最常见的是圆锥动脉干畸形、主动脉弓缺陷、房/室间隔缺损)。颈项透明层增厚和颈部淋巴水囊瘤也被报道为 Fryns 综合征的超声表现,并与许多患儿的尸检发现蹼颈相关[6,19,22]。鉴于膈疝通常要到 16 周后才被诊断出来,颈项透明层增厚和/或囊性水囊瘤可作为 Fryns 综合征的早期妊娠标志,尤其是在有既往受累儿童的家庭中。胎儿可以生长正常或过度,羊水过多是一种常见的现象[9,17]。三维超声可能有助于描述与 Fryns 综合征相关的面部畸形。然而 Fryns 综合征中面部和手指异常经常很细微,这些特征常常产后才被发现[21]。

2. MRI 表现 胎儿 MRI 是产前超声的一个有帮助的辅助手段,可用于描述神经系统异常和预测先天性膈疝病例中的胎儿肺体积。最近的研究表明,通过胎儿 MRI 评估的肺体积可以预测先天性膈疝胎儿的体外膜氧合(ECMO)需求和新生儿的总生存率(见第 27 章)[23,24]。

3. 其他表现 先天性膈疝胎儿发生心血管畸形的总体风险增加,有必要进行胎儿超声心动图检查。据估计,这种风险关联在诊断为 Fryns 综合征的患者中高达 50%[5]。

四、影像鉴别诊断

其他主要的细胞遗传学异常会产生与 Fryns 综合征相似的表型,因此在诊断前应予以排除。最常见的是 22-三体综合征、Pallister-Killian 综合征(12p-四体)、18-三体综合征、Cornelia de Lange 综合征(见第 127 章)和 Simpson-Golabi-Behmel 综合征[15,16]。宫内生长受限通常见于 18-三体综合征、22-三体综合征和 Cornelia de Lange 综合征,而不是 Fryns 综合征中表现的正常或过度生长。Cornelia de Lange 综合征也可以根据独特的面部特征和上肢畸形进行鉴别[17]。Simpson-Golabi-Behmel 综合征以 X 连锁的方式遗传,胎儿过度生长和肿瘤形成的发生率高于 Fryns 综合征。Pallister-Killian 综合征与 Fryns 综合征有许多共同的特征,包括相似的粗糙面部特征和膈疝。Pallister-Killian 综合征中内脏畸形不常见,并指是 Pallister-Killian 综合征的特征,而不是远端肢体发育不全。Pallister-Killian 综合征的预后较好,因为一致认为导致四体的遗传因素是散发事件,再次妊娠的复发风险与普通人群相同。因此,正确诊断 Fryns 综

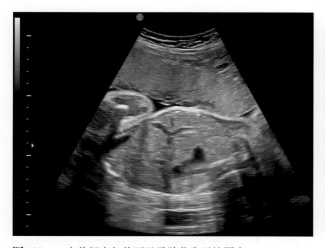

图 129.1 产前超声矢状面显示胎儿先天性膈疝。

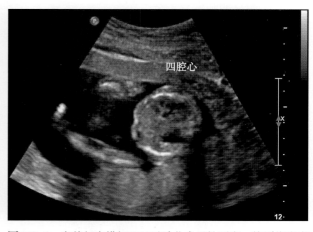

图 129.2 产前超声横切面显示胎儿先天性膈疝。特别指出在同一个横切面显示心脏和胃泡。

合征,特别是与 Pallister-Killian 综合征的鉴别,为患者咨询提供准确的复发风险是必要的[15,17]。

五、治疗方案概要

（一）产前　目前对疑似患有 Fryns 综合征的胎儿没有产前治疗选择,宫内死亡率很高[18]。通过 CVS 或羊膜腔穿刺术排除其他染色体异常是一种可行的选择,Fryns 综合征的诊断通常要在出生后或尸检时才能确定[9,13-15,21]。

（二）产后　对于幸存者来说,Fryns 综合征的治疗取决于一系列特定的异常。对于先天性膈疝的新生儿,通常通过使用高频振荡通气或 ECMO 来稳定生命体征,然后尝试手术矫正;也可以对其他异常情况进行手术矫正或支持性治疗。对于存活到儿童期的患者,必须密切评估认知和发育技能,因为预期会出现发育迟缓和/或智力障碍[8]。

医生须知

Fryns 综合征应该对超声检查发现的任何胎儿先天性膈疝合并另一主要异常时进行鉴别诊断。对于既往孕有先天性膈疝的孕妇,应提高怀疑指数。该综合征的分子缺陷目前正在研究中,应该排除导致类似表型的其他染色体异常。鉴于该综合征预后不良和再次妊娠的复发风险增加,应该谨慎诊断该综合征。

要点

- Fryns 综合征是一种罕见的常染色体隐性遗传病,其特征是膈肌缺损、远端肢体发育不全、面部畸形和相关的严重异常。
- 这个疾病的基因位点还在研究中,结构染色体异常可能会产生相似的表型,但是预后不同,应该在临床诊断 Fryns 综合征之前予以排除。
- 虽然超声的发现是多变的,但 Fryns 综合征病例中常见的发现包括膈疝、心血管畸形、颈部淋巴水囊瘤和羊水过多。
- 少数存活到儿童期的患者中可见到更多的严重程度不同的临床表现。

参考文献见 *www.expertconsult.com.*

第130章

Goldenhar 综合征

FALLON R. BREWER | LORIE M. HARPER

何萍 译，陆彧 任敏 审校

一、引言

1952 年，Maurice Goldenhar 博士描述了一种半侧颜面短小症的变体[1]。虽然 Goldenhar 综合征经常被列为半侧颜面短小症的同义词，但它是截然不同的[2-4]。Goldenhar 综合征，又称 ocular-auriculo-vertebral 综合征（眼-耳-脊椎发育不良综合征），是第一鳃弓和第二鳃弓发育缺陷导致[3,5]。该综合征以眼球皮样囊肿、下颌不对称和颈椎异常为特征，表型高度多样性。

二、疾病概述

（一）定义 Goldenhar 综合征的表型多样性反映在该综合征从未被精确定义过。半侧颜面短小症的主要特征是面部和耳的不对称性[3,4]。典型特征包括小耳畸形和下颌骨的不对称发育不全。最初的报道描述了 30 例眼球皮样囊肿、结膜皮样脂肪囊肿、耳前皮赘及下颌骨和面部骨发育不良的患者[2]。还报道了椎体异常，如颈椎半椎体和脊柱侧凸[2,6,7]。也发现几例桡骨缺陷[6,8]及复杂的心脏缺陷[6,9,10]与该综合征有关。

（二）发病率和流行病学 Goldenhar 综合征发病率为 1/26 550～1/3 500，大多认为是 1/5 600[2,5]。最大的系列病例（294 例）报道男女比例接近 2：1[11]；大多数病例是白种人（78%），但没有关于人口总体构成的数据报道，因此还不明确这一发现是反映了该综合征种族发病率差异，还是归因于研究群体不同[11]。

（三）病因和病理生理学 Goldenhar 综合征的病理表现似乎起源于第一和第二鳃弓发育的缺陷[3,4]。动物模型表明，面部循环系统的破坏或软骨生成的中断可能是导致该综合征的面部特征的原因[5,7]。此外，几乎一半的 Goldenhar 综合征患者存在 BAPX1 蛋白的成纤维细胞表达不平衡，这表明该蛋白质的失调在该综合征中发挥了作用[12]。在小耳畸形表型的患者中也发现了 HOXA2 编码区的突变，该突变与第二鳃弓发育相关，进一步支持了第二鳃弓的破坏和与异常颅面特征的关联[13]。

大多数报道认为 Goldenhar 是一种散发性综合征。它与酰胺哌啶酮、视黄酸、去氧苯比妥等致畸性暴露及母亲糖尿病有关[5,7]。其他相关的暴露包括他莫昔芬和可卡因[14]。

人们已经尝试确定 Goldenhar 的基因位点。虽然传统上该综合征被认为是散发性的，但对 97 名先证者的检查表明，45% 有家族史，大多是一级亲属，患有耳部畸形、下颌骨缺陷或早发性听力损失[15]。这表明该综合征可能遗传外显不全，而不是零星散发疾病。此外，据报道该综合征至少在两个家族中具有明显的常染色体显性遗传模式[16,17]。除常染色体显性遗传外，Goldenhar 还有常染色体隐性和多因素遗传模式[18]。对于具有眼-耳-脊柱畸形谱系（OAVS）、染色体正常且无家族史的先证者，兄弟姐妹复发风险为 2%～3%。

已经报道了几例 Goldenhar 综合征患儿伴有 22q11.2 缺失[18]。该基因位点的特征是低拷贝重复序列和重复序列数的变化，这表明一个或多个基因的单倍体不足可能是导致表型的原因。此外，该区域的缺失与 DiGeorge 综合征相关，这可能解释了 Goldenhar 综合征中心脏缺陷的发生率情况。

还有人认为 Goldenhar 综合征是一种 5p15 缺失综合征[19-22]。Cri-du-Chat 综合征与 5 号染色体短臂缺失的关联也表明该区域与鳃弓的发育有关。

最近，在一些具有 OAVS 特征的患者中观察到涉及 WNT5B 基因的 12p13.33 区域的缺失，以及在 14q23.1 上部分重叠的微重复。其他候选单基因位点包括 14q32（包含 GSC 基因），15q26.2—q26.3 也存在潜在关联[18]。

三、疾病表现

（一）临床表现　病变可能是单侧或双侧的。在双侧病变病例中，一侧通常比另一侧受影响更大（表130.1）[2,11]。伴发神经发育迟滞的比例各报道不尽一致[11,23]，这种差别可能是由于诊断上的差异所致。此外，Goldenhar 综合征可能与其他畸形具有非随机性关联，如 CHARGE（眼缺损、心脏疾病、后鼻孔闭锁、生长发育迟缓、生殖器发育不全和耳畸形）和 VATER（椎体缺损、肛门闭锁、气管食管瘘和肾脏异常）[24]。

表 130.1　Goldenhar 综合征的临床表现

眼部表现
　　眼缺损
　　眼球皮样囊肿
　　结膜皮样脂肪囊肿
　　小眼畸形
耳部表现
　　小耳畸形
　　无耳
　　耳前皮赘、副耳
颅面表现
　　半侧颜面短小症
　　巨口
　　唇腭裂
　　下颌骨发育不良
脊椎异常
　　颈椎半椎体
　　颈椎椎体融合
　　脊柱侧凸
　　脊柱裂
复杂的心脏缺陷
桡骨异常
　　拇指发育不全
　　拇指缺失
　　多指畸形
功能缺陷
　　视觉损伤
　　神经性耳聋
　　传导性耳聋
　　吞咽困难

（二）影像学表现

1. **超声表现**　超声诊断的表现之一是严重的单侧颅面畸形，如耳部异常（小耳、耳廓畸形、耳前皮赘）及小眼和无眼畸形（图 130.1 和图 130.2）[16,25-29]。

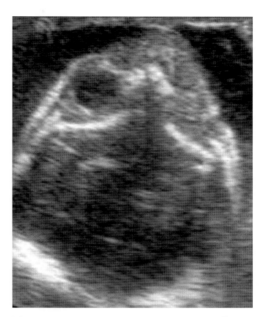

图 130.1　正面观显示单侧小眼球。[引自 Martinelli P，Maruotti GM，Agangi A，et al. Prenatal diagnosis of hemifacial microsomia and ipsilateral cerebellar hypoplasia in a fetus with oculoauriculovertebral spectrum. Ultrasound Obstet Gynecol 2004;24(2):199-201]

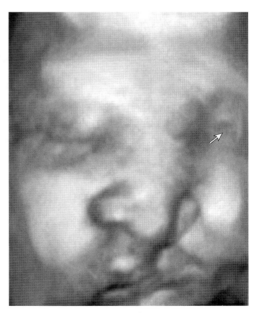

图 130.2　三维成像显示单侧小眼球和同侧唇裂。[引自 Volpe P，Gentile M. Three-dimensional diagnosis of Goldenhar syndrome. Ultrasound Obstet Gynecol 2004;24(7):798-800]

Witters 等报道了一例与 Goldenhar 相关的超声诊断的偏侧鼻萎缩病例[3]。其他超声可能诊断的异常还包括唇腭裂、椎体异常、骨骼（桡骨）异常和心脏缺陷。

三维超声成像可以补充常规超声的诊断，更直观地显示半面短小症和耳前皮赘的异常征象[27]。

2. MRI 表现　Hattori 等报道了一例超声怀疑 Goldenhar 综合征，但受到骨骼伪像的限制无法确诊病例，使用 MRI 显示胎儿面部结构，证实为右眼眶发育不全（图 130.3）和右耳发育不全[31]。

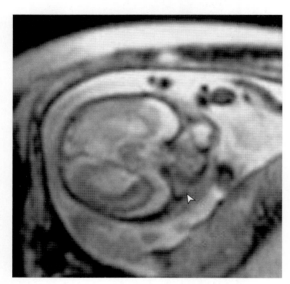

图 130.3　胎儿 MRI 横断面显示单侧小眼球。[引自 Hattori Y, Tanaka M, Matsumoto T, et al. Prenatal diagnosis of hemifacial microsomia by magnetic resonance imaging. J Perinat Med 2005;33(1):69 - 71]

典型特征

不对称性下颌骨发育不全伴小耳畸形、小眼畸形、耳前皮赘和脊椎异常表现。此外，可能还存在心脏缺陷和骨骼异常。

四、影像鉴别诊断

(1) Branchio-oculo-facial 综合征。
(2) Branchio-oto renal 综合征。
(3) Fraser 综合征。
(4) Fryns 综合征。
(5) Klippel-Feil 序列征。
(6) Meier-Gorlin 综合征。
(7) Opitz 综合征。
(8) Stickler 综合征。
(9) Shprintzen 综合征。
(10) Treacher Collins 综合征。
(11) Walker-Warburg 综合征。

五、治疗方案概要

（一）产前　目前不能进行产前治疗。
（二）产后　产后治疗通常包括整容手术及其他相关缺陷的矫正。

医生须知

Goldenhar 综合征是一种表型高度多样性的疾病。未发现其他重要畸形时，无法在产前预测功能性结局（即耳聋、智力发育迟滞）。超声检查发现下颌不对称和小耳畸形可能提示 Goldenhar 综合征，需考虑转诊咨询。

要点

● 可能是单侧（多数）或双侧病变，其中一侧病变更严重。
● 最初推测是散发性病变，但已经提出了一些基因位点，表明可能是一种外显不全的疾病。

参考文献见 *www.expertconsult.com.*

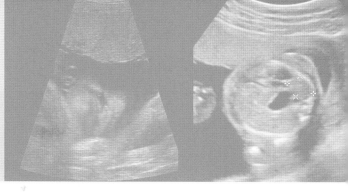

第131章

Klippel-Trénaunay-Weber 综合征

RYAN E. LONGMAN

何萍 译，陆彧 任敏 审校

一、引言

Klippel-Trénaunay-Weber 综合征（KTWS）的特征是皮肤血管瘤、偏身肥大和血管异常三联征。1900年，Klippel 和 Trénaunay 首次描述了这种三联征。18 年后 Parkes-Weber 描述了另一个病例，其中有Klippel 和 Trénaunay 描述的三联征和动静脉畸形[1]。这种疾病确切的病理生理学和遗传学病因学尚不清楚。治疗主要是对症治疗。

二、疾病概述

（一）定义 KTWS 的诊断主要依据临床表现，其临床表现为皮肤血管瘤、血管异常和偏身肥大。为了确定 KTWS 的诊断，必须存在三个主要诊断中的两个[2-4]。

（二）发病率和流行病学 KTWS 的发病率为1/100 000[5]。男女发生率相同，无种族差异[1]。

（三）病因和病理生理学 病理生理学和遗传病因学尚不清楚。尽管已经报道了一些具有新发平衡易位的家族病例和个体，但 KTWS 通常被认为是一种散发性疾病，没有明显的遗传模式[2,6-8]。

三、疾病表现

（一）临床表现

1. **皮肤血管瘤** 血管瘤通常为色素痣类型，但也可发生海绵状血管瘤或淋巴管瘤。血管瘤的深度不同，可以局限于皮肤或深入内脏器官。如果血管瘤非常大，可导致血小板螯合，并可能导致 Kasabach-Merritt 综合征（患有血管瘤的幼儿的血小板减少和微血管病性溶血性贫血）[1,6,9,10]。

2. **血管异常** 最常见的血管异常是静脉曲张。静脉曲张可表现为浅静脉或深静脉，曲张静脉大小可稳定不变或变大。淋巴水肿和疼痛都与静脉曲张有关[1,6,9]。动静脉畸形是该综合征中较少见的血管异常[10]。

3. **偏身肥大** 偏身肥大通常发生在四肢。肢体肥大可累及骨和软组织（图 131.1～图 131.3）[1,6]。

4. **偶发异常** 偶发异常包括发育迟缓、淋巴阻塞、神经管缺损、尿道下裂、多指、并指、少指、多汗、少毛症、溃疡、血栓性静脉炎、血管肉瘤、肺栓塞、充血性

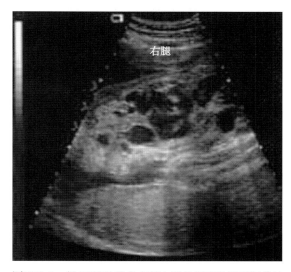

图 131.1 例 KTWS 胎儿右侧大腿的超声纵切面图像显示肢体肥大伴皮下囊性病变。（引自 Goncalves LF, Munoz Rojas MV, Vitorello D, et al. Klippel-Trenaunay-Weber syndrome presenting as massive lymphangiohemangioma of the thigh: prenatal diagnosis. Ultrasound Obstet Gynecol 2000;15:537－541)

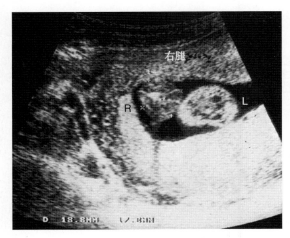

图 131.2 KTWS 胎儿的大腿横断面显示左腿肥大。L，左；R，右。(引自 Shih JC, Shyu MK, Chang CY, et al. Application of the surface rendering technique of three-dimensional ultrasound in prenatal diagnosis and counseling of Klippel-Trenaunay-Weber syndrome. Prenat Diagn 1998;18:298-302)

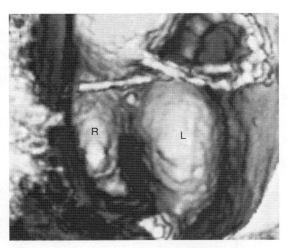

图 131.3 KTWS 胎儿的三维超声图像显示左腿较右腿明显肥大。L，左；R，右。(引自 Shih JC, Shyu MK, Chang CY, et al. Application of the surface rendering technique of three-dimensional ultrasound in prenatal diagnosis and counseling of Klippel-Trenaunay-Weber syndrome. Prenat Diagn 1998;18:298-302)

心力衰竭、患肢坏疽和蜂窝织炎[1-3,6,9,11,12]。

(二) 影像学表现

1. 超声表现　有报道产前超声在妊娠 15 周诊断 KTWS[13]。诊断依据是肢体肥大与皮下囊性病变(图 131.1)。多普勒显示这些皮下囊性病变内部没有动脉或静脉血流,这可能是血流流速太低而不能被检测到,或肿块大部分由淋巴管瘤构成[14,15]。其他产前超声检查到的异常征象包括心力衰竭、羊水过多、Kasabach-Merritt 综合征和胎儿水肿[13,14,16-28]。三维

超声可用来进一步评估腿部肥大情况(图 131.3)[13]。

2. MRI 表现　据报道胎儿 MRI 在疑似病例中是一种有效的辅助检测手段。MRI 有助于 KTWS 中软组织病变和血管异常等特征的描述[16]。

典型特征
● 皮肤血管瘤。
● 血管异常。
● 偏身肥大。

四、影像鉴别诊断

(1) Beckwith-Wiedemann 综合征。

(2) Proteus 综合征。

(3) Russell-Silver 综合征。

(4) Maffucci 综合征。

(5) CHILD(先天性偏侧发育不全伴鱼鳞病样红皮病和肢体缺陷)综合征。

(6) 神经纤维瘤病Ⅰ型。

(7) 三倍体。

(8) PIK3CA 相关过度生长疾病谱。

五、治疗方案概要

(一) 产前　诊断为 KTWS 的胎儿应进行连续超声检查,以排除胎儿水肿和心力衰竭,还应进行胎儿核型和染色体芯片的羊膜腔穿刺术,以排除染色体异常或微缺失/重复综合征的可能性。对 KTWS 没有产前诊断性基因检测。

(二) 产后　产后管理主要是对症治疗(图 131.4)。

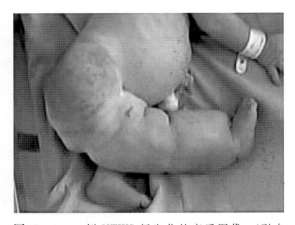

图 131.4　一例 KTWS 新生儿的产后图像。(引自 Goncalves LF, Munoz Rojas MV, Vitorello D, et al. Klippel-Trenaunay-Weber syndrome presenting as massive lymphangiohemangioma of the thigh; prenatal diagnosis. Ultrasound Obstet Gynecol 2000;15:537-541)

医生须知
● KTWS 的特征是皮肤血管瘤、血管异常和肢体肥大。
● 其病理生理学和遗传病因学尚不清楚。
● 产前诊断是可能的,超声显示偏身肥大和皮下囊性病变。
● 若胎儿诊断为 KTWS 应进行连续超声检查,以排除胎儿水肿和心力衰竭。
● 产后治疗主要是对症治疗。

要点
● KTWS 的特征是皮肤血管瘤、血管异常和肢体肥大。
● 其病理生理学和遗传病原学尚不清楚。
● 使用超声可以进行产前诊断。
● 如果胎儿诊断为 KTWS,应进行连续超声检查,以排除胎儿水肿和心力衰竭。
● 产后治疗主要是对症治疗。

参考文献见 *www.expertconsult.com.*

第132章

Holt-Oram 综合征

SARAH OBICAN | LINDSAY MAGGIO

何萍 译,陆彧 任敏 审校

一、引言

Holt-Oram 综合征,也被称为心手综合征 I 型,1960 年由 Mary Clayton Holt 和 Samuel Oram 首次描述,是在一个家族的四代人中观察到的一系列畸形[1]。最初的描述包括房间隔缺损和拇指异常,即拇指与其他手指位于同一平面。该疾病的患者有典型的上肢异常和心脏缺陷(主要是房间隔缺损),也可表现为漏斗胸或鸡胸和椎体异常[2]。现在已知 Holt-Oram 综合征是位于 12q24.1 的 TBX5[3] 的突变基因引起的,是一种罕见的常染色体显性遗传综合征,以高外显率和多变表型为特征。

二、疾病概述

(一)定义 Holt-Oram 综合征的特征性表现包括心血管缺陷,其中大部分为房间隔缺损(高达60%)[4],影响拇指的桡骨畸形。其他可能的心脏异常包括心律失常和复杂的心脏畸形,最常见的是房室管缺损和法洛四联症[5]。其他潜在的综合征特征包括不同的上肢异常和骨骼异常。该综合征与位于 12q24.1 上的转录因子 TBX5 的 70 个独特突变相关[6]。

(二)发病率和流行病学 Holt-Oram 综合征的平均发病率为 0.7/100 000[7],通常在产前或幼年时被诊断出来。区域差异较大,爱尔兰发病率为0.2/100 000,比利时为 1.4/100 000。与前期报道相比,近期报道(2001 年后)的发病率似乎明显降低;然而这一发现没有明确的解释[7,8]。男女比例接近1:1[7]。

(三)病因和病理生理学 Holt-Oram 综合征可以是散发的,但更常见的是常染色体显性遗传,外显率接近 100%,表型不同。家族内 TBX5 等位基因变异的个体也具有高度的临床变异性[7]。Li 等和Basson 等明确 Holt-Oram 综合征是由 TBX5 突变引起的[9,10]。临床可疑的 Holt-Oram 综合征病例中30%~75% 发现了 TBX5 突变[11,12]。该基因的致病性突变通常是失活的,如基因缺失、无义和截断,但也有报道为功能区的错义突变[6,10,13]。TBX5 位于 12号染色体的长臂 12q24.1 位点。TBX5 是转录 T-box 转录因子家族的一员,已被发现与心脏和肢体发育密切相关。致病性突变通常会影响后续蛋白与其他蛋白的聚合能力,最终导致功能失调[6,10]。

三、疾病表现

(一)临床表现 心脏异常可能包括心律失常和/或心脏结构畸形[14]。据报道,Holt-Oram 综合征患者中先天性心脏病(CHD)的发病率为 75%~95%[7,11]。最常见的心脏畸形是间隔缺损(54.2%)[7],房间隔缺损多于室间隔缺损,而 25% 患有复杂先天性心脏病[7]。患者应于儿科心脏病专科随访,以确定外科干预的时机,未纠正的间隔缺损有发生肺动脉高压的风险。此外,应评估患者可能发生的心律失常,如心动过缓和房室传导异常,可能需要放置起搏器[11]。

骨骼异常(特别是上肢异常)是 Holt-Oram 综合征的另一种主要缺陷(图 132.1)。最常见的缺陷是桡骨发育不全或发育不良、尺骨发育不全或发育不良和海豹肢症[7]。涉及拇指的缺陷很常见(图 132.2),可表现为拇指缺失、拇指指化。在 84% 的病例中,骨

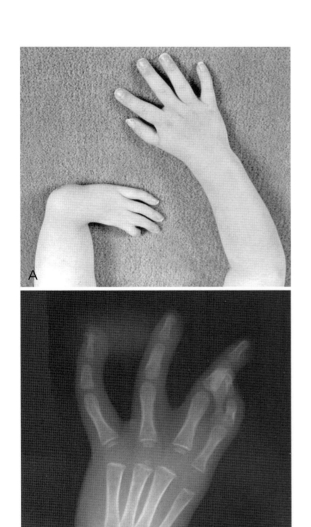

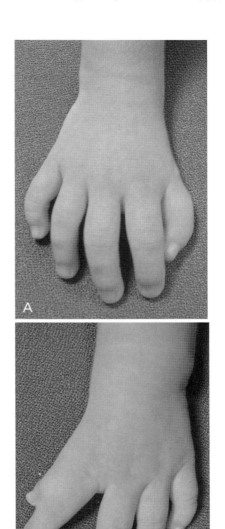

图 132.2 （A）右拇指畸形；（B）左手拇指和示指并指。（引自 Chryssostomidisa G，et al. Diversity of congenital cardiac defects and skeletal deformities associated with the Holt-Oram syndrome. Int J Surg Case Rep 2014；5：389-392）

图 132.1 （A）左侧桡骨纵形缺陷；（B）同一左手 X 线片，指骨发育不全。（引自 Chryssostomidisa G, et al. Diversity of congenital cardiac defects and skeletal deformities associated with the Holt-Oram syndrome. Int J Surg Case Rep 2014；5：389-392）

骶异常通常是双侧的，在表型上可能相似[6]，但在另一些病例中，左侧通常比右侧更严重[15]。胸部异常，如漏斗胸、狭窄的斜肩和椎体异常也已被描述，但不常见[2]。对于家庭的遗传咨询来说，重要的是没有已知的与 Holt-Oram 综合征相关的智力障碍[7]。虽然典型的一系列畸形表现结合家族中常染色体显性分

布足以进行临床诊断，但往往需要详细的鉴别诊断和遗传学研究来证实。

（二）影像学表现

超声表现：对 Holt-Oram 综合征的产前诊断通常是在有家族史和强烈怀疑该疾病时完成[16]。超声扫查双上肢并测量上肢长骨和注意观察尺-桡-手复合体是很重要的[17,18]。由于该综合征先天性心脏缺陷的发病率较高，应行胎儿超声心动图检查，并特别注意间隔缺损。

超声在上肢异常中的诊断效用有限，检出率约为30%[19]。三维实时超声在提高这些缺陷的检出率

上,尤其是上肢缺陷方面的作用也很有限[20]。

典型特征

- 常累及拇指的上肢异常。
- 先天性心脏缺陷:房间隔缺损、室间隔缺损、传导异常。

四、影像鉴别诊断

(1) 桡骨纵形缺陷。

(2) Duane-radial ray 综合征(Sall 基因家族)。

(3) 心手综合征 Ⅱ 型(Tabatznik)。

(4) 心手综合征 Ⅲ 型(西班牙型)。

(5) 尺骨-乳腺综合征。

(6) Townes-Brocks 综合征。

(7) Kaufmann McKusick 综合征。

(8) Roberts 综合征。

(9) 范科尼贫血。

(10) 血小板减少伴桡骨缺失综合征。

(11) 22q11.2 缺失综合征。

(12) VACTERL 联合征(椎体缺损、肛门闭锁、心脏缺损、气管食管瘘、肾脏异常和肢体异常)。

(13) 致畸物暴露(酞胺哌啶酮、丙戊酸盐)。

五、治疗方案概要

(一) 产前 有 Holt-Oram 综合征家族史,超声检查结果符合该综合征,可作出诊断。该综合征没有治疗方法或产前干预措施;如高度怀疑该综合征,应在产前咨询遗传学家、手外科医生和儿科心脏病专家。

(二) 产后 Holt-Oram 综合征的治疗需要一个多学科团队,其中包括一名遗传学家、儿科心脏病专家和心脏外科医生,以及一名手外科(骨科或整形外科)医生。心脏病学团队将评估心脏缺陷的程度,并确定是否有需要进行手术干预。手外科医生将确定患者是否适合接受手术,以改善受影响的上肢的功能。一些肢体缺损可能不适合接受手术矫正,而需安装假肢。

医生须知

如果在常规产前检查中怀疑有任何上肢或心脏异常,一个简单的家族史和谱系可以帮助确定该家族是否受到 Holt-Oram 综合征的影响。及时转诊到母胎医学,进一步行产前影像检查和诊断,以及与多学科团队的协作,对这些患者的护理至关重要。在没有家族史或典型的一系列畸形的情况下,鉴别诊断范围广,可能需要基因检测来确定诊断。

要点

- 以拇指异常为主的上肢骨异常及心脏异常为特征。
- Holt-Oram 综合征是一种常染色体显性遗传病,大多数病例是由位于12q24.1 位点 *TBX5* 基因突变引起的。
- 100% 的外显率和多变的表型。
- 75% 的 Holt-Oram 综合征患者患有先天性心脏病,主要表现为间隔缺损,这导致了 Holt-Oram 综合征会危及生命。

参考文献见 *www.expertconsult.com*.

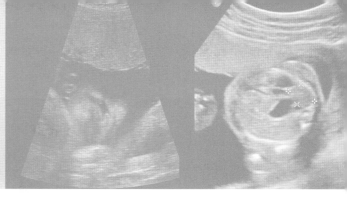

第133章

Meckel-Gruber 综合征

ADETOLA F. LOUIS-JACQUES│ANTHONY O. ODIBO│RACHAEL J. BRADSHAW

李克婷 译,陆彧 任敏 审校

一、引言

Meckel-Gruber 综合征,又称 Meckel 综合征或 Gruber 综合征,是一种严重的纤毛病。这种发育障碍最早在 1822 年由 Meckel 提出,随后 1934 年 Gruber 也进行了相关报道。由于其临床表现各异,其诊断标准目前还存在争议[2-4]。

典型的三联征包括中枢神经系统畸形(枕部脑膨出)、多囊肾、多指(趾)畸形,最常见的是轴后多指(趾)畸形。Fraser 等对先证者的家庭成员进行回顾性研究,并建议拓宽诊断标准,包括囊性肾病和两种或两种以上常见异常[5]。Salonen 等提出三联征应包括肝脏异常而不是多指(趾)畸形[6]。患有此病的患儿大多数在宫内死亡或母亲选择终止妊娠[7];存活至出生的患儿产后死亡率为 100%[7,8],其中最长的存活时间是 28 个月[8,9]。死亡的主要原因是羊水过少引起的肺发育不全和肝脏疾病。

Meckel-Gruber 综合征与 12 个基因突变(MKS1 至 MKS12)有关[10,11],在不同家庭中有不同的表现[6,12,13]。目前发现基因型与表达型两者相互作用。例如,多指和脑膨出通常出现在 MKS1 突变的个体中,但在 MKS3 突变的个体中则较为罕见。在所有病例中,该疾病表现为常染色体隐性遗传。

二、疾病概述

(一) 定义　Meckel-Gruber 综合征被认为是具有正常核型的个体具有以下三个典型特征中至少两个:枕部脑膨出(图 133.1 和图 133.2);肾脏增大伴有多囊肾(图 133.3)及轴后多指(趾)畸形(图 133.4)。

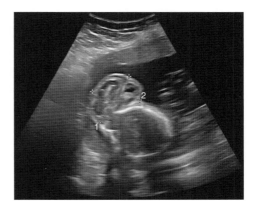

图 133.1 较大的枕部脑膨出(卡尺指示)。

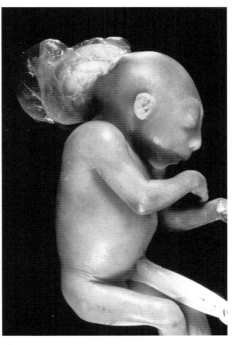

图 133.2 较大的枕部脑膨出。

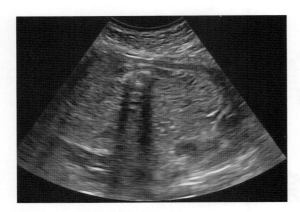

图 133.3 肾脏增大伴多囊肾。

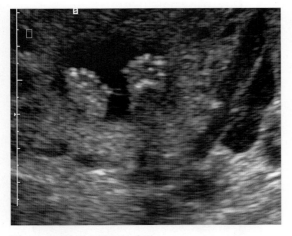

图 133.4 轴后多指（趾）畸形。

（二）发病率和流行病学 该疾病早期致死率和其他疾病相似，因此其发病率未被明确证实。全世界的发病率从古吉拉特邦印度人的 1/1 300[15] 到英格兰的 1/140 000[16]，该病可发生在所有种族群体中，但在某些种族中更常见。最近一项大型研究表明，欧洲新生儿的发病率为 1/38 615[7]，芬兰的发病率约为 1/9 000[17]。Meckel-Gruber 综合征在比利时、巴基斯坦、科威特和以色列犹太人后裔中更常见[18]。近亲结婚妊娠患病率更高。男女发病率相同，无性别差异。

（三）病因和病理生理学 在患有 Meckel-Gruber 综合征个体中已经发现了几个相关的基因位点[10]。该疾病是由胚胎生长发育过程中初级纤毛功能障碍引起的[10]，相关基因的杂合突变导致纤毛发育和上皮形态之间的调节发生中断，导致患儿发生多种畸形[19,20]。

三、疾病表现

（一）临床表现 Meckel-Gruber 综合征表现为多种畸形，诊断需要以下三种异常中至少包括两种：枕部脑膨出、肾脏增大伴有多囊肾，以及轴后多指（趾）畸形，其中肾脏增大伴有多囊肾几乎出现在所有病例中（95%～100%）；60%～80% 的病例有枕部脑膨出；55%～75% 的病例有轴后多指（趾）畸形[3,5-7]；38.5%～100% 患者有肝脏畸形，如门静脉纤维化和导管增生[5-7]。此外，Meckel-Gruber 综合征的患儿还包括以下异常情况[3,6,7,10,21]。

（二）影像学表现

1. 超声表现　Meckel-Gruber 综合征通常是在早期妊娠或中期妊娠的产前超声检查中发现[7,22-26]，特别是枕部脑膨出可以在早期妊娠末发现[24]。羊水过少也是一种常见的表现，特别是患有多囊肾的胎儿，羊水过少使胎儿部分异常解剖结构的检查更为困难。

2. MRI 表现　MRI 可以作为超声检查的补充，特别是羊水过少导致超声图像质量欠佳时。

四、影像鉴别诊断

需与一些综合征进行鉴别，包括 13-三体综合征、Bardet-Biedl 综合征、Smith-Lemli-Opitz 综合征、Joubert 综合征、Larsen 综合征、脑积水综合征，以及先天性糖基化障碍、常染色体隐性遗传性多囊肾等。

五、治疗方案概要

（一）产前 不能进行产前治疗。当存在羊水过少或枕部脑膨出时，可考虑选择性终止妊娠。

（二）产后 一般选择姑息性治疗，很少选择手术干预[8]。

医生须知

Meckel-Gruber 综合征是一种罕见的、致命性疾病，当出现以下三种异常中的两种时应高度怀疑患有此病：枕部脑膨出、肾脏增大伴多囊肾，以及轴后多指（趾）畸形。Meckel-Gruber 综合征可能也会伴有其他异常。该病与更常见的 13-三体综合征有着高度相似性，然而 13-三体综合征的复发风险非常低，Meckel-Gruber 综合征的复发风险为 25%，因此获取染色体核型尤其重要。可以在产前进行 CVS 或羊膜腔穿刺术对染色体核型进行分析。曾有过 Meckel-Gruber 综合征孕产史的孕妇,如先前患儿有明确的遗传缺陷或者典型的超声异常征象,再次妊娠时也可以通过 CVS 或羊膜腔穿刺术进行产前诊断。

要点

- Meckel-Gruber 综合征典型特征:枕部脑膨出、肾脏增大伴多囊肾,以及轴后多指(趾)畸形。
- 12 个基因突变与 Meckel-Gruber 综合征相关。
- 所有病例均表现为常染色体隐性遗传。
- 中期妊娠超声检查典型征象包括脑膨出、羊水过少或无羊水,多囊肾。早期妊娠末即可诊断。

六、致谢

感谢 Rachael Bradshaw 在前一版中的贡献。

参考文献见 *www.expertconsult.com*.

第134章

Neu-Laxova 综合征

RYAN E. LONGMAN

姜中慧　杨宏宇 译,陆彧　任敏 审校

一、引言

Neu-Laxova 综合征(NLS)是一种常染色体隐性遗传的致死性疾病。1971 年 Neu 等首次描述了该综合征,报道了同一对父母所生的三个患有小头畸形和其他多发先天性畸形的兄弟姐妹,均死胎或出生后不久死亡[1]。1972 年 Laxova 等报道了由近亲结婚父母所生的三个兄弟姐妹有相似的结局[2]。1979 年 Lazjuk 等报道了另一相似病例,并为该疾病命名[3]。患有 NLS 的胎儿预后很差,即使不是死胎,也会在出生后不久死亡。

二、疾病概述

(一)定义　NLS 没有正式的诊断标准,其诊断基于临床表现。最常见的特征是宫内生长受限(IUGR)、小头畸形、面部畸形、中枢神经系统畸形(CNS)、鱼鳞病和肢体畸形[4-14]。

(二)发病率和流行病学　NLS 是一种罕见疾病,目前报道的病例数不到 100 例[4,5]。该综合征的发生没有明显的种族倾向[4]。

(三)病因和病理生理学　NLS 的发病机制和遗传病因尚不明确。现有研究表明该综合征是丝氨酸缺乏症的严重终末期表现。丝氨酸生物合成途径涉及三种酶:磷酸甘油脱氢酶、磷酸丝氨酸转氨酶和磷酸丝氨酸磷酸酶。这三种酶共同作用将 3-磷-D-甘油转化为 L-丝氨酸[15]。该通路缺陷的患儿已被证实患有不同程度的畸形,包括小头畸形、精神运动迟缓、严重痉挛性四肢瘫痪、眼球震颤、顽固性癫痫、生长受限、鱼鳞病、皮质和皮质下发育不足及髓鞘异常。目前已有多项研究报道了丝氨酸生物合成途径酶的

基因发生纯合突变的 NLS 病例,包括磷酸甘油脱氢酶(PHGDH)、磷酸丝氨酸转氨酶(PSAT1)和磷酸丝氨酸磷酸酶(PSPH)[15-17]。尽管已经发现数个 NLS 病例具有这三个基因中某一个的纯合突变,但仍有一些病例不具有这三个基因中的任一基因突变,这表明该综合征很可能至少涉及第四个基因的参与[15]。

三、疾病表现

(一)临床表现　临床表现包括颅面部及其他部位的异常(表 134.1)。

表 134.1　Neu-Laxova 综合征的临床表现

颅面
前额后倾
眼距过宽
眼球突出
耳位低
小下颌畸形
宽鼻梁
扁平鼻
唇腭裂
短颈
眼睑缺失
牙齿发育不全
白内障
枕骨突出(图 134.1)
中枢神经系统
小头畸形

（续表）

无脑回畸形
胼胝体发育不全
小脑发育不全
脑回少
神经管缺陷
四肢
手指畸形（图 134.2）
四肢畸形
屈曲挛缩
手指和足趾并指
跟骨突出
其他
宫内生长受限
脐带短
羊水过多
皮下水肿
鱼鳞病
肺发育不全
生殖器异常
先天性心脏病

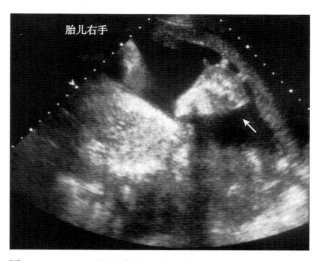

图 134. 2 NLS 胎儿手部超声图像。（引自 Manning MA，Cunniff CM，Colby CE，et al. Neu-Laxova syndrome：detailed prenatal diagnostic and post-mortem findings and literature review. Am J Med Genet 2004；125A：240－249）

四、影像鉴别诊断

包括染色体异常、Cornelia de Lange 综合征、Freeman-Sheldon 综合征、Miller-Dieker 综合征、Seckel 综合征、Smith-Lemli-Opitz 综合征、致死性多发性翼状胬肉综合征、脑-眼-面-骨骼综合征、限制性皮肤病、鱼鳞病、Walker-Warburg 综合征、Pena-Shokeir 综合征、脑-关节-指（趾）综合征、Roberts 综合征。

五、治疗方案概要

（一）产前 曾育有 NLS 患儿的父母应接受该综合征的携带者检测。如已确定患儿的致病基因，则父母双亲均应进行检测，确定是否为该基因的携带者。如果患儿未进行基因检测，则应对父母双亲进行该综合征相关的所有三个已知基因（*PHGDH*、*PSAT1* 和 *PSPH*）的测序，以确定他们是否为携带者。如果确定了父母双亲的携带者状态，则应该进行胚胎植入前遗传学诊断（PGD）、绒毛取样术或羊膜腔穿刺术等产前遗传学诊断。

如果父母双亲有孕育 NLS 胎儿的风险，但不愿做 PGD 或产前诊断，则应密切监测产前超声检查结果。妊娠 6～8 周进行第一次超声检查时明确孕周，妊娠 12～16 周评估胎儿运动，妊娠 16～20 周时进行详细的胎儿系统筛查。如果具有 NLS 风险的胎儿超声检查结果与该疾病相符，应该再次为患者提供胎儿诊断性基因检测。不仅要对样本进行 NLS 基因检测，还应进行核型和染色体微阵列分析（CMA），以排

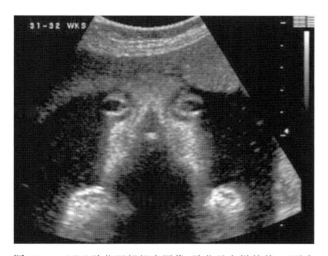

图 134. 1 NLS 胎儿面部超声图像，胎儿呈犬样外貌。（引自 Shivarajan MA，Suresh S，Jagadeesh S，et al. Second trimester diagnosis of Neu-Laxova syndrome. Prenat Diagn 2003；23：21－24）

（二）影像学表现

超声表现：已有报道产前超声在妊娠 19 周时诊断 NLS[18]，特征性表现为严重的 IUGR、羊水过多、前额后倾的小头畸形（图 134.1）、眼球突出、并指畸形、四肢屈曲畸形、手足水肿（图 134.2）及中枢神经系统异常。此外，白内障、囊性水囊瘤、杵状趾、牙齿发育不全也见报道[4,5,12-14,18-26]。

除染色体异常或微缺失微重复综合征导致的超声异常发现。

如果没有家族史的胎儿的超声检查结果与 NLS 相符,则应进行产前诊断性基因检测。除 NLS 基因检测外,同样如前所述需进行核型和 CMA 检测。

当胎儿被诊断为 NLS 时,应向患者提出终止妊娠的选择。如果患者决定继续妊娠,则应与父母讨论期待疗法,以避免不必要的干预,如剖宫产。患儿通常会出现早产[4,13,19,20]。

(二) 产后 NLS 是普遍致命的。在大多数报道的病例中,死产或在分娩后不久死亡(图 134.3)。据报道,一名婴儿存活了 134 天[4]。

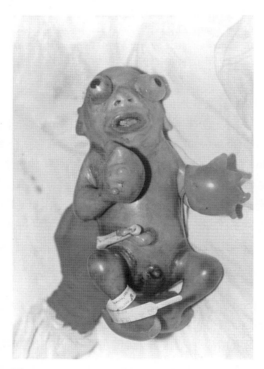

图 134.3 NLS 足月胎儿。(引自 Manning MA, Cunniff CM, Colby CE, et al. Neu-Laxova syndrome: detailed prenatal diagnostic and post-mortem findings and literature review. Am J Med Genet 2004;125A:240-249)

参考文献见 *www.expertconsult.com*.

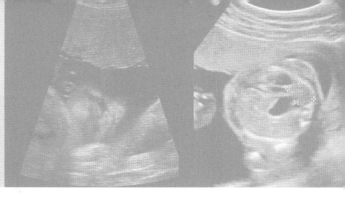

第135章

Noonan 综合征

RACHEL G. SINKEY│ANTHONY O. ODIBO│RACHAEL J. BRADSHAW

杨宏宇 译，陆彧 任敏 审校

一、引言

Noonan 综合征（努南综合征，NS）由 Jacqueline Noonan 博士[1]于 1968 年首次描述，是一种以面部畸形和肺动脉狭窄为主的心血管缺陷、身材矮小和各种发育迟缓为特征的疾病。此外，患者常表现为漏斗胸或鸡胸、蹼颈、凝血功能障碍和眼部异常。疾病表现有很大的可变性，NS 具有遗传异质性。几乎所有病例本质上都是常染色体显性遗传，通常是由于相关基因之一突变（PTPN11、KRAS、SOS1、RAF1、BRAF、SHOC2、NRAS）所致。NS 的一种罕见形式是 NS2，是常染色体隐性遗传[2]。

二、疾病概述

（一）定义 NS 的主要特征包括典型的畸形（眼距过宽、下斜睑裂和蹼颈）、心血管缺陷（80%）、身材矮小、漏斗胸或鸡胸。其他特征包括认知延迟（30%）、凝血功能障碍（50%）及其他不同程度的结构异常。61% 的 NS 患者有相关基因的突变（PTPN11 占 41%，KRAS 占 1.4%，SOS1 占 11.1%，RAF1 占 5%，BRAF 占 1%，SHOC2 占 2%，NRAS 占 0.2%）[3]。

（二）发病率和流行病学 据统计一般人群中 NS 的发病率为 1/2 500~1/1 000[4]。无种族区分，男女发病率相同。

（三）病因和病理生理学 引起 NS 的一些基因已被认识，然而其病理生理学尚未被确切描述。每个基因（PTPN11、KRAS、SOS1、RAF1、BRAF、SHOC2 和 NRAS）都是 RAS/RAF/MEK/ERK 信号转导通路的一部分，在细胞生长调节中起重要作用[5]。已在肿瘤细胞中发现了其中几个基因的体细胞突变。然而，目前还不清楚这些基因的种系突变如何导致 NS 患者的异常。

三、疾病表现

（一）临床表现 NS 与 Turner 综合征有许多共同特征，在怀疑患有 NS 的女性中，首先确认正常的核型很重要。此外，NS 表型与许多其他疾病重叠，包括 LEOPARD 综合征（由 PTPN11 或 RAF1 突变引起的 NS 等位基因）、心-面-皮肤综合征（也很少由 KRAS 突变引起）、神经纤维瘤病- NS 和 Costello 综合征。当其特征与这些综合征中的一种以上相同，分子检测可能有助于确定这些诊断中哪些是正确的。NS 没有既定的诊断标准，但当患者出现但不限于以下几个主要特征时可进行诊断。

（1）出生后生长发育迟缓。

（2）轻度认知延迟。

（3）心血管缺陷：肺动脉狭窄、主动脉缩窄（图 135.1）、肥厚型梗阻性心肌病[11]（图 135.2）、电图异常。

（4）骨骼异常：漏斗胸或鸡胸和/或肘外翻、第五指弯曲和/或短指、脊柱侧凸。

（5）面部畸形（图 135.2）：眼距过宽和上睑下垂伴有下斜的睑裂、内眦赘皮、倒三角脸型、耳位低、耳轮后旋增厚、人中深沟、上唇朱红色边界带有高峰、小下颌和其他口腔表现。

（6）颈部异常：包括蹼颈或水囊瘤（图 135.2）、宽颈、后发际线低。

（7）乳头间距宽。

（8）产前和产后淋巴水肿。

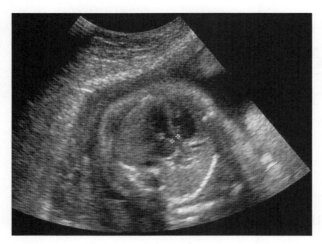

图 135.1 胎儿主动脉缩窄：左心室长轴切面显示主动脉根部狭窄。

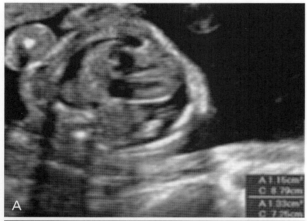

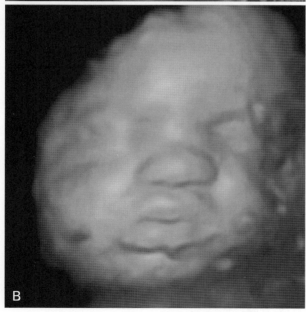

图 135.2 出生后确诊为 NS 的胎儿的胸腔积液（A）和面部畸形（B）。登记编号：3854930403226。

（9）泌尿生殖系统：肾脏异常、男性隐睾症和尿失禁。

（10）眼部表现：近视、蓝绿色巩膜。

（11）耳鼻喉受累：咽鼓管功能障碍，包括潜在的听力损失、言语延迟。

（12）头发卷曲。

（13）角化症。

（14）凝血功能障碍。

（15）骨髓增生性疾病。

（16）恶性神经鞘瘤。

（17）慢性疼痛。

（18）精神疾病。

（二）影像学表现

1. 超声表现　在胎儿核型正常的情况下，妊娠 10~14 周进行的胎儿早期超声检查可能发现颈部水囊瘤（图 135.3）或颈项透明层增厚[12]。妊娠后期，超声可能显示颈后软组织增厚、羊水过多、腹水、胸腔积液（图 135.2）、大头畸形、长骨缩短、心脏和/或肾脏畸形[13,14]。最近的一项综述发现 75% 的 NS 婴儿有一项超声检查结果异常，而 25% 的婴儿有两项或两项以上超声检查结果异常[15]。然而，超声检查结果通常是非特异性的，不能预测 NS 出生后表型[16]。

2. 其他检查方法　胎儿超声心动图可显示右心异常，如肺动脉狭窄，也可显示主动脉缩窄。虽然肥厚型心肌病（HCM）是 NS 中第二常见的心脏疾病表现，但产前诊断 HCM 并不常见[17]。

典型特征
水囊瘤、肺动脉狭窄。

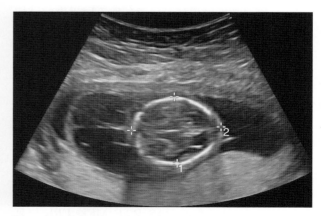

图 135.3 水囊瘤。1：胎头右侧；2：胎头前部。

四、影像鉴别诊断

(1) Turner 综合征。

(2) LEOPARD 综合征。

(3) 心-面-皮肤综合征。

(4) Ⅰ型神经纤维瘤病。

(5) Costello 综合征。

五、治疗方案概要

(一) 产前 应进行胎儿超声心动图、连续胎儿生长评估和水肿监测。如果受累者家庭成员患有已知基因诊断的 NS,则可以提供产前检测。

(二) 产后 NS 患者治疗通常与普通人群中这些疾病的治疗相同。传统外科手术干预心脏缺陷[最常见的是肺动脉狭窄(66%)和肥厚型心肌病(14%)]是可行的[17]。应监测患者的凝血功能障碍情况,一般应避免使用阿司匹林[3]。如果怀疑发育和/或语言迟缓,应进行早期干预治疗,生长激素疗法可用于增加患者身高[18]。

医生须知

任何有水囊瘤且核型正常的胎儿,尤其是发现先天性心脏缺陷(特别是肺动脉狭窄)时,应怀疑 NS。由于 NS 和其他遗传疾病的特征之间存在重叠,除了分子检测外,产后体检可能是正确诊断的必要手段。此外,在任何疑似 NS 的患者中,应仔细检查其父母是否存在这种症状,因为某些情况表现很轻微,以至于无法被发现。患有 NS 和轻微心脏异常的患者的预期寿命是正常的[19]。

要点

- NS 是一种以特殊面部畸形、心血管缺陷、身材矮小和多种发育迟缓为特征的疾病。
- NS 具有遗传异质性,它主要以常染色体显性遗传,具有完全外显率和表型多变。
- 产前超声检查结果不能预测 NS 的产后表型。

六、致谢

在此感谢 Rachael Bradshaw 对本章第一版的贡献。

参考文献见 www.expertconsult.com.

第136章

Cantrell 五联征

KATHERINE R. GOETZINGER

姜中慧 译，陆彧 任敏 审校

一、引言

Cantrell 五联征是在 1958 年被首次提出的一种罕见综合征，由五种异常组成，包括脐上腹壁中线缺损、膈部心包缺损、胸骨下段缺损、膈肌前部缺损及各种心内异常。最严重的情况是心脏通过膈肌缺损膨出，导致心脏异位[1]。该综合征的标志为脐膨出合并异位心[2]。目前已报道该综合征的多种变异情况，只有少数患者表现出完整五联征。本病死亡率高，生存和预后取决于相关畸形的类型和复杂性[3,4]。

二、疾病概述

（一）定义 同时具有 Cantrell 五联征中的五种畸形是罕见的，包括膈肌前部缺损、胸骨下段缺损、脐膨出、膈部心包缺损和心脏异位。1972 年，Toyama 提出了一种分型来描述本综合征常见的变异情况[3]：Ⅰ型，完全型，五种畸形均存在；Ⅱ型，疑似诊断，存在四种畸形（包括心脏异位和脐膨出）；Ⅲ型，不完全型，存在任意几种畸形组合（包括胸骨缺陷）。

本综合征也会出现骨骼和皮肤畸形，一些学者认为可以称本病为 Cantrell 六联征或 Cantrell 七联征[5,6]。

（二）发病率和流行病学 据报道，Cantrell 五联征在活产新生儿中的发病率为 1/65 000～5.5/100 000[7,8]。发病率变化范围如此之大是由于综合征分类不同以及是否使用最严格的标准（Ⅰ型）还是相对宽松的标准（Ⅲ型）进行估计。在一些报道中，该综合征具有 2∶1 的男性优势[5]。

（三）病因、病理生理学和胚胎学 本综合征的病因和发病机制尚不清楚，被认为是异质起源。基于胚胎学，Cantrell 等认为该综合征的发生与胚胎第 3 周中胚层发育异常相关[1]。卵黄囊过早破裂伴随中胚层来源的内脏和体细胞的异常迁移，导致了中线结构的缺损，成肌细胞的异常迁移导致横膈发育异常，主静脉过早萎缩导致了相关的心包缺损[1,4,5]。

Cantrell 五联征病例多为散发，然而腹壁中线发育缺损与位于 X 染色体上的基因突变相关，有报道显示该综合征具有家族性 X 连锁显性遗传模式[9,10]。在这些病例中，参与腹中线区域发育的单个基因的胚胎发育中断导致了大范围的中线缺损[7,11,12]。目前尚不清楚 Cantrell 五联征是一种单独类别的疾病，还是腹部中线疾病中的一种严重表现。

该综合征的致病基因尚未明确。近期有报道，一例产前诊断为 Cantrell 五联征的患儿，生后染色体微阵列中发现 15q21.3 号染色体上存在一种新的母系遗传微重复，该区域包括了 *ALDH1A2* 基因，该基因编码视黄醛脱氢酶 2 型，该酶在心脏和膈肌发育中起关键作用，因此证明了在生物学上与 Cantrell 综合征的发生存在某种关联[13]。

三、疾病表现

（一）临床表现

1. 在 Cantrell 五联征中观察到的缺陷数量和类型存在很大差异 常见的表现如下[1,4,14-16]。

（1）腹壁缺损（巨大的脐膨出，腹直肌分离）。

（2）前膈肌缺损。

（3）胸骨下段缺损伴心脏位于胸腔外。

（4）心脏因膈肌缺损而移位（胸腹腔异位心）。

（5）心脏畸形（室间隔缺损、房间隔缺损、法洛四联症、心室憩室、室壁瘤)。

2. 其他可能相关的中线缺陷[4,7,17-21]

(1)中枢神经系统畸形(神经管缺陷、脑膨出、脑积水)。

(2)颅面缺陷(唇裂和/或腭裂、颅脊柱畸形、露脑畸形)和肢体缺陷(足内翻、胫骨或桡骨缺失、缺指畸形)。

(3)腹部脏器发育缺陷(肠旋转不良、多脾、胆囊发育不全)。

该综合征与骨骼和皮肤相关的畸形包括脊柱侧凸、脊柱前凸和半椎体[5,6]。同时有报道称,本病与脐带的异常形态具有较强关联,如脐带不典型的螺旋模式造成的短脐带[22]。

(二)影像学表现

1. 超声表现　有报道,超声检查最早在妊娠 10~12 周就可对 Cantrell 五联征进行诊断[23,24]。如有脐膨出和异位心则应警惕是否为 Cantrell 五联征(图 136.1~图 136.3)。心脏异位具有不同超声表现,严重者可表现为胎儿心脏通过胸骨裂孔膨出到胸腔外[14]。当超声不易识别心脏异位时,发现脐膨出时出现一过性心包或胸腔积液则可能是合并存在的膈肌或心包缺损的标志[1,3,14,15]。颈部透明层增厚和水囊瘤也与该综合征相关,可作为早期妊娠诊断该综合征的附加标志[14,25]。三维超声检查可辅助传统二维超声,用于确定脐膨出的体积和内容物,量化胎儿肺体积,并进一步评估相关的颅面和骨骼畸形[5,6,26](图 136.2)。

2. MRI 表现　虽然 Cantrell 五联征的产前诊断主要依赖超声检查,但胎儿 MRI 可以更好地描述胸、腹部脏器的膨出程度,同时有助于确定胸骨、膈肌和腹壁缺损的确切边界[27]。

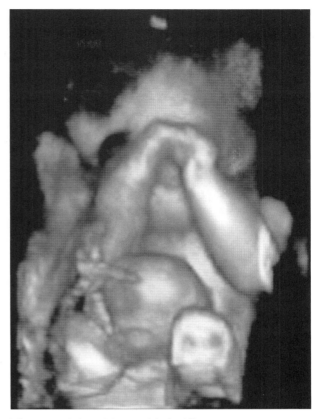

图 136.2　脐膨出胎儿的三维超声图像。

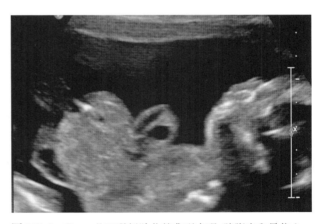

图 136.3　Cantrell 五联征胎儿的典型表现,脐膨出和异位心。

3. 其他检查方法　胎儿超声心动图检查对于评估与该综合征相关的心脏畸形至关重要,如室间隔缺损、法洛四联症和心室憩室/室壁瘤[4,16,27]。

典型特征
● 脐膨出。
● 异位心。

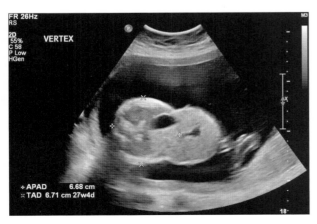

图 136.1　产前超声检查显示脐膨出的横切面。

四、影像鉴别诊断

基于超声表现的鉴别诊断可能包括[14,18]孤立性脐膨出、生理性中肠疝、孤立的胸部异位心、羊膜带综合征、肢体-体蒂异常、胸腹综合征、Beckwith-Wiedemann综合征。

考虑到中线缺陷常见于非整倍体病例，建议进行相关染色体检测，包括核型和微阵列[7]。

五、治疗方案概要

（一）产前 目前，还没有任何干预措施可以改变胎儿病程或预后，也没有可提供的产前明确诊断的基因检测方法。有报道称，对心室壁瘤/憩室合并心包积液胎儿行心包穿刺术是一种成功的宫内介入治疗术[2]。

（二）产后 Cantrell五联征患儿的生存和预后取决于其胸骨和胸壁缺损，以及其他相关畸形的严重程度，尤其是心内畸形。该综合征导致死胎的概率很大，即使成功娩出也很难继续存活[29]。该综合征患儿的总存活率约为40%，而具有完整五联征的患儿的生存率会更低[5,8]。对于活产患儿，可以采用分期或一期手术方式来修补心脏、膈肌及腹壁缺损。据报道手术死亡率高达40%～50%，同时早期手术干预为死亡的一个危险因素[5,29]。在新生儿期进行保守的重症监护，随后行择期手术已成为目前首选的可行方法[29]。

医生须知

Cantrell五联征是一种偶发的由腹部中线缺损导致的罕见疾病。如果超声诊断出脐膨出和异位心则应对其他可能出现的相关畸形进行更彻底的评估。预后和生存率主要取决于畸形的类型、数量及程度。多学科团队协作对于准确诊断该综合征及患儿的产前、产后护理至关重要。

要点

- Cantrell五联征是一种罕见的腹部中线缺损综合征，包括脐上腹壁缺损、膈部心包缺损、胸骨下段缺损、前膈肌缺损及各种先天性心内畸形。
- 该综合征的病因尚不明确，目前认为是由于早期胚胎发育侧中胚层融合失败所致。
- 超声检查最早可在早期妊娠诊断Cantrell五联征，标志为脐膨出和异位心。
- 各种心脏畸形及其他中线缺陷也可能与该综合征有关。
- 总体存活率低，与患儿胸腹壁缺损及心脏畸形的类型、复杂性直接相关。

参考文献见 *www.expertconsult.com*.

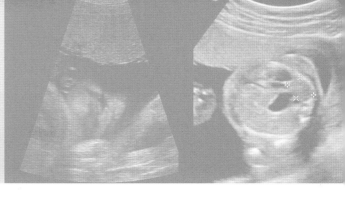

第137章

Pierre Robin 序列征

FALLON R. BREWER | LORIE M. HARPER

姜中慧 译，陆彧 任敏 审校

一、引言

Pierre Robin 序列征（PRS，又称皮埃尔·罗班综合征）是由于下颌发育不全导致小下颌、腭裂和舌后坠的一类综合征[1,2]。典型的 PRS 腭裂是"U"形的[3,4]。下颌后缩和舌后坠会导致不同严重程度的气道阻塞，有时需要插管或行气管切开术。PRS 可单独发生，也可作为综合征的一部分[5]。

二、疾病概述

（一）定义　PRS 通常被定义为由颌后缩（或小下颌）、舌后坠和腭裂组成的临床三联征，然而高达 50% 的病例可能并没有腭裂[1,6]。虽然 PRS 可能作为综合征的一部分出现，但在 40%～65% 的病例中是孤立存在的[5,6]。腭心面综合征和 Stickler 综合征是与 PRS 相关的最常见的综合征。

（二）发病率和流行病学　PRS 最常被引用的估计发病率为 1/8 500，但据报道范围为 1/30 000～1/2 000[6]。在一个病例系列中，只有 7% 的患者在产前怀疑该诊断[7]。

（三）病因和病理生理学　下颌骨发育不全使舌向后移位，从而中断了上颚的闭合[4,8]。下颌骨发育不全可由机械力引起，如羊水过少[9]、子宫畸形或少见的羊膜束带[6]。多种遗传综合征与 PRS 相关，Stickler 综合征（最常见）、腭心面综合征和 Treacher Collins 综合征是三种最常见的，约占总数的 65%[10]。

PRS 更常见的是孤立性的。目前在 PRS 相关的遗传缺陷方面的研究已有了很大进展，在 PRS 患者中发现了几种染色体畸变，包括 2q 重复[11]、2q 缺失[12]、4q 缺失、11q 缺失、17q 缺失和 18q 缺失[13,14]。

感兴趣基因包括与软骨分化相关的 SOX9 和胶原蛋白 XI[15,16]。然而，目前还不清楚 PRS 发展过程中确切的遗传学原因，因此无法对 PRS 进行明确的分子学检测。据报道，酒精、甲氨蝶呤、丙戊酸和他莫昔芬等致畸暴露也与 PRS 有关[2,6,17]。

三、疾病表现

（一）临床表现　PRS 相关异常会导致不同程度的气道阻塞，导致呼吸窘迫和喂养困难[18,19]。有报道称，即使没有严重的上气道阻塞，舌骨异常也可能与严重的喂养异常相关[20]。在非综合征型 PRS 中，虽然可能存在轻微的认知发育迟缓，但是否存在严重的认知发育迟缓尚未被证实[21]。

（二）影像学表现　超声表现如下。

（1）小下颌畸形：在妊娠早期有报道[22]，三维超声成像具有诊断价值[23]（图 137.1）。

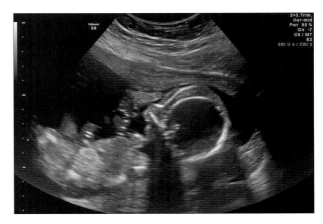

图 137.1　胎儿矢状面显示小下颌畸形。

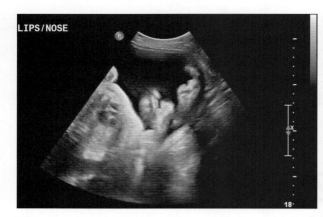

图137.2 胎儿面部冠状面显示唇裂。

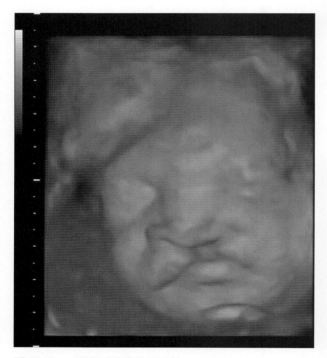

图137.3 三维超声成像显示唇裂。

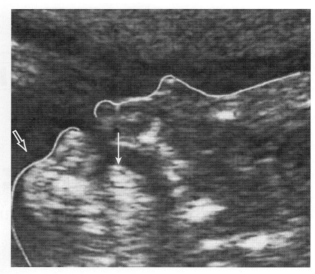

图137.4 胎儿舌的正常外观。黑箭头所示为正常的胎儿下巴,白箭头所示为正常胎儿舌到达下颌前牙槽嵴。(引自 Bronshtein M,Blazer S,Zalel Y,et al. Ultrasonographic diagnosis of glossoptosis in fetuses with Pierre Robin sequence in early and mid pregnancy. Am J Obstet Gynecol 2005;193:1561-1564)

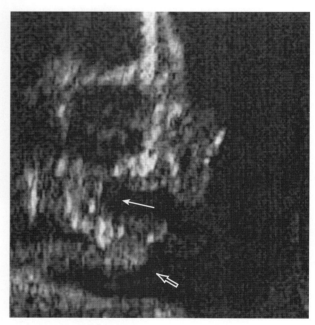

图137.5 矢状面显示小下颌(黑箭头)和舌后坠(白箭头)。(引自 Bronshtein M,Blazer S,Zalel Y,et al. Ultrasonographic diagnosis of glossoptosis in fetuses with Pierre Robin sequence in early and midpregnancy. Am J Obstet Gynecol 2005;193:1561-1564)

（2）羊水过多：在多达65%的病例中可见[24]。

（3）腭裂：可在50%的PRS患者中观察到,但仅有25%的患者在产前作出诊断[24]（图137.2和图137.3）。

（4）舌后坠：正常舌的回声应达到下颌前嵴。有病例报道舌后坠的胎儿在妊娠中期时舌仅到达下颌前牙槽嵴的一半（图137.4和图137.5）。

典型特征
● 小下颌。
● 羊水过多。

四、影像鉴别诊断

包括羊膜带综合征、肢体屈曲性发育不良、大脑-肋骨-下颌综合征、脑-眼-面-骨综合征、Cornelia de Lange综合征、Crouzon综合征、缺指-外胚层发育不良-唇腭裂综合征、Goldenhar 综合征、Marshall 综合征、Meckel-Gruber 综合征、Opitz 综合征、口-面-指综合征、Shprintzen 综合征、Smith-Lemli-Opitz 综合征、Stickler 综合征、Treacher Collins 综合征、Van der Woude 综合征、腭心面综合征。

五、治疗方案概要

（一）**产前**　目前产前没有合适的治疗方案。

（二）**产后**　气道管理和合理喂养为治疗 PRS 的核心原则。轻度 PRS 可采用俯卧位治疗[18,19]。气道管理可尝试插管或口腔和鼻咽气道支架置入。对于难治性病例则采用舌唇固定及气管切开术治疗[18,19]。目前有报道下颌牵张成骨术已成功应用于 PRS，该技术避免了气管切开。

可以通过保守方式进行喂养，如直立喂养位置和修改奶嘴形状。有些患儿可能需要胃管或鼻胃管，甚至胃造瘘术。

医生须知

虽然许多 PRS 并没有在产前诊断出来，但当存在腭裂和/或小下颌畸形和羊水过多时，应当考虑到本序列征。小下颌/颌后缩和舌后坠可导致明显的气道阻塞。如果已被诊断或强烈怀疑为 PRS，那么在分娩时应有儿科或其他专业团队进行气道管理。

要点

- 超声检查常发现小下颌畸形和羊水过多。
- 只有 25% 的病例能在产前诊断出腭裂。
- 分娩团队应随时做好应对严重气道阻塞的准备。
- PRS 可单独出现，也可以作为综合征的一部分出现，产前和产后诊断应重点排除常见的相关综合征。

参考文献见 *www.expertconsult.com.*

第138章

Poland 序列征

RYAN E. LONGMAN

姜中慧 译，陆彧 任敏 审校

一、引言

Poland 序列征（又称波伦综合征）指具有先天性单侧胸大肌胸骨段缺损及同侧上肢畸形的一组疾病[1]。Poland 序列征的遗传病因学尚未明确，其发病机制被认为是由于血流供应中断引起的。其产后治疗通常包括对肌肉骨骼的手术矫正和康复治疗。

二、疾病概述

（一）定义 Poland 序列征没有正式的诊断标准，临床以单侧胸大肌缺如或发育不良及同侧上肢畸形作为诊断依据。

（二）发病率和流行病学 Poland 序列征的发病率为 1/90 000～1/30 000[2-5]。这种疾病在男性中的发病率是女性的 2～3 倍[5]。

（三）病因和病理生理学 引起 Poland 序列征的原因认为是血流供应中断。胚胎早期锁骨下动脉（椎动脉起点远端和胸内动脉近端）的供血中断被认为是导致胸大肌缺失和末端横向肢体缺陷的原因[6-9]。

这种疾病的遗传病因学尚未明确。通常被认为是散发性的，但也有家族病例，提示了该序列征可能具有常染色体显性遗传模式[10-14]。对于没有家族遗传史的 Poland 序列征病例复发风险显著低于 1%[14]。

三、疾病表现

（一）临床表现 Poland 序列征表现为单侧胸大肌缺如或发育不良伴同侧上肢发育异常（图 138.1）。

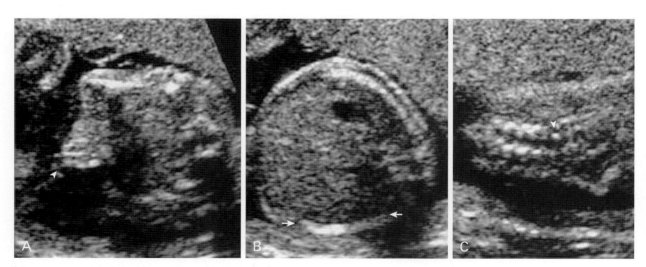

图 138.1 （A）胸部斜切面显示手臂在肘部弯曲（箭头所示），桡骨或尺骨未见明显骨化，同时无法确认手指个数；（B）胸部横切面显示胎儿右侧肋骨发育不全（箭头所示）；（C）冠状面显示胸椎半椎体（箭头所示）。（引自 Paladini D, D'Armiento MR, Matinelli P. Prenatal ultrasound diagnosis of Poland syndrome. Obstet Gynecol 2004;104:1156 - 1159）

75％的病例累及右侧身体。上肢畸形包括不同程度的并指、短指和少指，偶尔会出现更明显的前臂长骨缺陷。该序列征中发现的其他异常包括右位心、胸小肌缺失、同侧乳头、乳晕和乳房发育不良、半椎体、Sprengel 畸形（高肩胛）和肾脏异常[7,11,15-17]。同时也与眼-耳-脊柱畸形谱和 Möbius 综合征相关[18,19]。

（二）影像学表现　有一例文献报道产前超声诊断 Poland 序列征，超声检查发现左侧短肢畸形，特别是锁骨、肱骨、尺骨和掌骨，同时桡骨缺失，胸腔也不对称。患者选择了终止妊娠，胎儿尸检结果证实为该序列征[20]。

当产前超声检查发现胎儿有单侧肢体异常和胸部不对称时，应考虑 Poland 序列征。因其可疑发病机制为血流中断，应尝试用多普勒超声检查评估同侧锁骨下动脉。三维超声还可对肢体异常进行辅助诊断（图 138.2 和图 138.3）[21]。

四、影像鉴别诊断

包括染色体异常、CHILD（先天性偏侧发育不全伴鱼鳞病样红皮病和肢体缺陷）综合征、颅面短小症、尺骨-乳腺综合征、Holt-Oram 综合征、Levy-Hollister 综合征、范科尼综合征、Aase 综合征。

五、治疗方案概要

（一）产前　对产前可疑 Poland 序列征的胎儿应进行详细的结构筛查，确认是否存在其他畸形。患者应选择羊膜腔穿刺术来进行染色体核型和微阵列（CMA）检测，以排除染色体异常和微缺失微重复综合征。目前无法对 Poland 序列征进行产前基因诊断。

（二）产后　应由多学科团队对患儿进行综合评估，指定对其肌肉骨骼缺陷的手术矫正和康复治疗方案（图 138.4）。

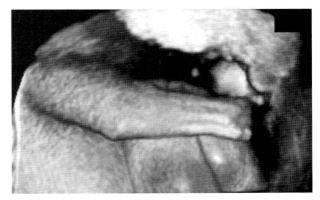

图 138.3　三维超声图像显示右手缺如。（引自 Berdel AL，Henrich W. Antenatal sonographic features of Poland syndrome on 2- and 3-dimensional sonography. J Ultrasound Med 2010；29：679 - 680）

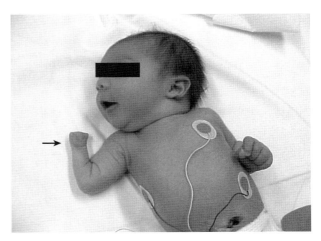

图 138.4　Poland 序列征新生儿右臂畸形（箭头所示）。（引自 Berdel AL，Henrich W. Antenatal sonographic features of Poland syndrome on 2- and 3-dimensional sonography. J Ultrasound Med 2010；29：679 - 680）

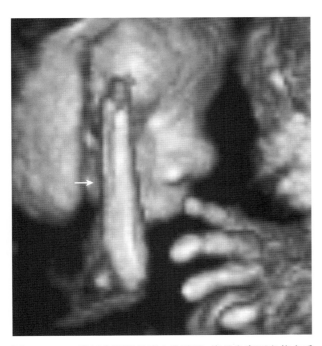

图 138.2　三维超声图像显示右前臂尺、桡骨发育不良伴右手缺如（箭头所示）。（引自 Berdel AL，Henrich W. Antenatal sonographic features of Poland syndrome on 2- and 3-dimensional sonography. J Ultrasound Med 2010；29：679 - 680）

医生须知

Poland 序列征的特征是单侧胸大肌的缺失或发育不良伴同侧上肢的异常。上肢受累的严重程度可能有所不同。产前超声检查结果怀疑本序列征时，需要产后检查明确诊断。产前管理包括详细的胎儿超声结构筛查和羊膜腔穿刺术，并进行染色体核型和 CMA 分析以排除染色体异常和微缺失微重复综合征。产后需要针对肌肉骨骼缺陷进行手术矫正和康复治疗。

要点

- Poland 序列征为单侧胸大肌缺如或发育不良伴同侧上肢异常。
- 产前超声可做疑似诊断，但明确诊断需基于产后检查结果。
- 产前管理包括详细的胎儿超声结构筛查，并选择羊膜腔穿刺术进行染色体核型和 CMA 检测。
- 产后治疗包括针对肌肉骨骼缺陷的手术矫正和康复治疗。

参考文献见 *www.expertconsult.com*。

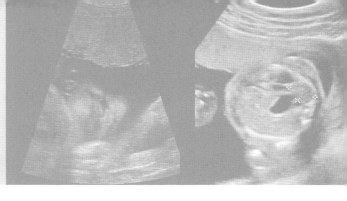

第139章

梅干腹综合征

FALLON R. BREWER | LORIE M. HARPER

姜中慧 译,陆彧 任敏 审校

一、引言

梅干腹综合征(prune-belly syndrome,PBS),又称 Eagle-Barrett 综合征,为腹壁松弛、泌尿系统异常及双侧隐睾组成的三联征[1-4]。典型的泌尿系统异常表现为膀胱扩张、肾积水和肾发育不良,常见脐尿管未闭。在一些患儿中尿道梗阻可能会引起羊水过少或无羊水,从而导致波特序列征(又称双侧肾不发育综合征、Potter 综合征、Potter 序列征),即肺发育不全伴面部畸形。大约在 75% 的 PBS 患儿中伴随心脏、骨骼和胃肠道的发育异常[1,5]。

二、疾病概述

(一)定义 PBS 的特征性表现为泌尿系统发育异常、腹壁肌肉发育不良和双侧隐睾(男性)。腹壁发育不良致使婴儿腹部出现褶皱形似"梅干",因此得名。

(二)发病率和流行病学 PBS 在活产儿中的发病率为 1/50 000~1/29 000,男性多于女性,约占 95%[1,3,6,7]。同时该综合征黑种人患病率是白种人的 2 倍。据报道双胎妊娠的发病率比单胎妊娠高 4 倍,低龄孕妇该综合征的发生率也有明显增加。

(三)病因和病理生理学 PBS 的病因现有两种理论,第一种认为该综合征由泌尿疾统梗阻引起,原发性尿路梗阻导致了膀胱扩张,使前腹壁肌肉发育受限并且阻止了睾丸的下降[1,6]。由此产生的羊水过少导致了 Potter 序列征,致肺挛缩和发育不良。然而这一理论并没有完全解释为何会出现心脏和胃肠道相关缺陷,也没有解释为什么一些尿路梗阻,如后尿道瓣膜,不会出现该综合征的相关症状。此外,大多数患该综合征的胎儿出生后都没有尿路梗阻。

第二种理论为胚源性假说,认为在妊娠 6~10 周间质发育异常可能会导致梅干腹相关症状的出现[1,10]。胚胎发育 6~7 周时的间质缺陷不仅可以解释典型三联征的出现,也可以解释常见的骨和胃肠畸形的发生[1,11-13]。

男性患病率更高表明了该综合征可能具有 X 连锁隐性遗传模式,或可能具有受性别影响的常染色体隐性遗传模式[14]。少数病例报道该综合征与三体或染色体缺失相关,但这些报道中的异常位点并不一致[15-17]。目前该综合征与染色体异常的相关性尚未明确,然而在散发病例中有对 17 号染色体上肝细胞核因子 1β(HNF-1β)异常表达的报道[17,18]。这种转录因子存在于人体的许多组织中,包括中肾导管衍生物、后肾肾小管的内皮细胞及发育中的前列腺。还有一些其他的潜在遗传因素,包括染色体 6q24、11p15[18]上的低甲基化和编码肠肌动蛋白的 ACTG2 突变[19]。

目前认为 PBS 的复发风险很低[5],然而考虑到 PBS 的遗传因素及影响尚不明确,这一认识可能会随着基因技术及基因检测的发展而改变。

三、疾病表现

(一)临床表现

1. 腹壁 腹壁肌肉发育缺陷使患儿的腹部形成褶皱,呈梅干样表现,严重缺陷时脐中线腹侧的肌肉可完全缺失。

2. 泌尿生殖系统 膀胱扩张导致膀胱壁增厚、输尿管开口移位、膀胱输尿管反流。25% 的患儿存在尿路梗阻,大多数患儿表现为尿潴留,部分原因为腹壁肌肉缺损[3]。进行上尿路影像学检查是必要的,常见表现为肾积水,多囊肾、肾萎缩和肾发育不良也有报道[10,15]。

20%~50%的病例存在脐尿管未闭[10],检查时要注意脐带处是否有明显分泌物,并通过液体比重测定以确定是否为尿液[1]。这一发现的临床意义尚不明确,有人认为脐尿管未闭的发生与死亡率相关,另一些则认为在宫内尿液从未闭的脐尿管中排出可防止羊水过少及肺发育不良[10,20]。

扩张的膀胱阻断睾丸下降从而产生患儿双侧隐睾,大多数情况下双侧睾丸均位于腹腔内,并且是可发育的[3]。女性患儿罕见,可能表现为尿道口位置异常、阴唇融合及阴蒂肥大的假两性畸形[1]。

3. 呼吸系统　宫内羊水过少常导致肺发育不良,其严重程度决定了这些婴儿的预后。此外,腹壁松弛导致通气障碍还会引起反复的肺部感染[13]。

4. 心血管系统　心血管异常的发生率约为10%,包括卵圆孔未闭、房间隔缺损、室间隔缺损及法洛四联症。

5. 胃肠道系统　胃肠道异常约累及30%的患儿[13],常表现为肠旋转不良、肠系膜异常、肠道闭锁(特别是结肠闭锁)、瘘管形成、肛门闭锁和憩室。

6. 肌肉骨骼系统　据报道高达63%的患儿出现了肌肉骨骼系统的异常[11],这可能是受胚胎发育过程中间质损伤或羊水过少的影响,如Potter序列征[1,11,12]。常见表现有先天性髋关节发育不良、脊柱侧凸、畸形足、斜颈和挛缩症。

7. 预后　PBS的预后分为三组[7,10],第一组约占20%,这些婴儿通常由于肺和肾的发育不良而死胎或在出生不久死亡;第二组约占40%,这些婴儿在出生时肾功能尚可,但需要人为干预,否则会有1/3的患儿死于肾衰竭或败血症;第三组约占剩余的40%,通常伴随轻微的尿路异常,大多数都能存活。

(二)影像学表现

1. 超声表现　文献报道,PBS的诊断时间最早在妊娠12周[20]。最常见的超声表现为膀胱扩张(图139.1和图139.2),同时可伴有肾积水、肾发育不良或单侧肾脏异常[6,15,20,21],羊水过少同样为常见表现。产前超声可以检查出隐睾症,但在妊娠25周前不能做出诊断,因为直到25周之后超声才能开始观察到睾丸下降,97%的正常男性婴儿在32周时会出现双侧睾丸下降[22]。超声同时可以观察到心脏和肌肉骨骼的异常,但羊水过少可能会限制这些和其他结构异常的检查。

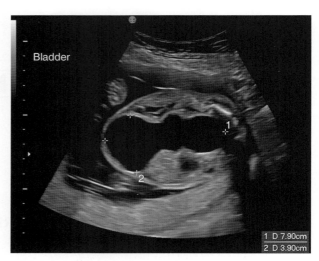

图139.1　胎儿腹部横切面显示增大的膀胱。

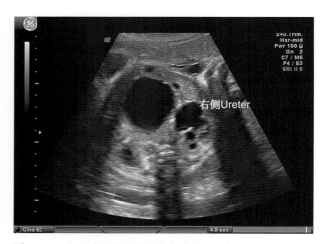

图139.2　肾积水和输尿管扩张与膀胱增大相关。

2. 影像鉴别诊断　包括巨膀胱、巨膀胱-小结肠-肠蠕动迟缓综合征、神经源性膀胱、后尿道瓣膜。

四、治疗方案概要

(一)产前　产前下尿路梗阻的治疗方法主要是膀胱羊膜腔分流术,可以减轻尿路梗阻引起的膀胱膨胀和羊水过少,阻断肾和肺的发育不良[1,23]。干预对象为具有膀胱扩张和羊水过少的胎儿,根据连续的膀胱穿刺术得到尿电解质的结果,以确定胎儿肾功能,确保选择状态良好的胎儿进行分流术(见第111章和第116章)。双J管被放置在膀胱中,引流尿液至羊膜腔内。一项研究表明18名孕妇及其胎儿接受了该手术(包括所有梗阻性泌尿系统疾病),患儿1年的生存率为91%[23]。大约一半的患儿肺、肾和肌肉骨骼功能正常。

(二)产后　产后必须首先关注可能有肺发育不

良患儿的呼吸状况,同时进行尿液引流、肾功能评估、液体和电解质的监测。一般在患儿 23 个月左右进行手术干预,主要为尿路重建手术和腹部成形术[7],以及睾丸固定术。相关的心脏、胃肠道和骨科异常以常规方式进行评估和纠正。长期随访,25%～30% 的患儿会出现慢性和终末期肾衰竭,需要透析治疗或进行肾移植手术[1,3]。

医生须知

在产前诊断出膀胱扩张和羊水过少的患儿中,应抓住实行产前干预的时间关键点,及时转诊以进行肾功能评估是否进一步实施膀胱-羊膜腔分流术。

要点

- PBS 是一组由腹壁肌肉发育不良、泌尿系统异常和双侧隐睾组成的三联征。
- 95% 的患儿为男性。
- 产前干预(膀胱-羊膜腔分流术)可能会改善患儿产后存活率及脏器功能。
- 该综合征的遗传模式尚未明确。

参考文献见 *www.expertconsult.com.*

第140章

Roberts 综合征

METHODIUS G. TUULI | ANTHONY O. ODIBO

陈华弘 译，陶阳 刘宇杰 张家荣 审校

一、引言

Roberts 综合征，又称短肢（海豹肢）畸形综合征或伪沙利度胺综合征，是一种罕见的遗传性疾病，其特征是产前生长受限、四肢短小和颅面异常[1]。上肢受累比下肢严重，常见的肢体异常包括双侧对称性短肢畸形或肢体缺失。其他肢体畸形可见少指畸形、并指（趾）畸形（图 140.1）、先天性指（趾）侧弯、肘关节和膝关节屈曲挛缩。颅面异常包括唇腭裂、上颌骨前

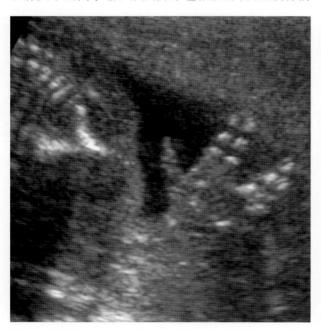

图 140.1 Soft tissue syndactyly. Ultrasound image of a fetus at 18 weeks' gestation shows soft tissue syndactyly of the fourth and fifth fingers, which remained linked throughout the ultrasound examination, whereas the other fingers moved independently. (*From Rypens F, Dubois J, Garel L, et al. Obstetric US: watch the fetal hands*. Radiographics 2006;26:811-829.)

突、小下颌、颊部发育不良、斜腭裂、眼距过宽、眼球突出、角膜混浊、鼻翼发育不全、喙鼻和耳畸形等[2]。

二、疾病概述

（一）定义 Vega 等通过对 49 例经基因分析确诊的患者进行队列研究[3]，建立了 Roberts 综合征的临床诊断标准：生长受限、四肢对称性长骨短小，上肢较下肢常见且严重，并伴有特征性的小头畸形。

（二）发病率和流行病学 Roberts 综合征罕见，无准确的患病率估测。在不同种族和民族背景下，文献报道 Roberts 综合征不到 200 例[2]。在已确诊病例中其父母常常有血缘关系。

（三）病因和病理生理学 Roberts 综合征是由位于 8 号染色体上的 *ESCO2* 基因突变引起的[4]。*ESCO2* 是唯一已知的与 Roberts 综合征相关的突变基因，所有经细胞遗传学诊断为 Roberts 综合征的病例都有该基因的突变[4]。*ESCO2* 基因是 Eco1 家族的乙酰转移酶，可直接或间接地调节有丝分裂 S 期，即 DNA 合成期的姐妹染色单体聚合过程。基因的突变导致 *ESCO2* 乙酰转移酶活性丧失[5,6]。这种功能的丧失表现为大多数中期染色体的着丝粒过早分离或异染色质区域的分离[7]。这种分离可在标准的细胞遗传学制剂 Giemsa 或 C 显带技术中观察到（图 140.2）。因此，细胞分裂缓慢，子细胞呈典型的非整倍体，最后表现为 Roberts 综合征相关畸形[8]。它是一种常染色体隐性遗传病。

三、疾病表现

（一）临床表现 Roberts 综合征表现为产前胎

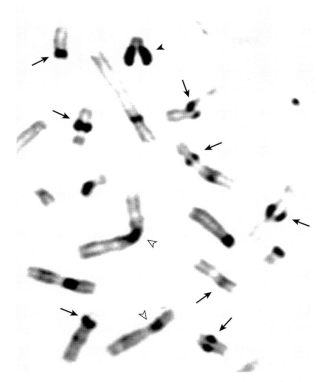

图 140.2　中期染色体 C 显带。箭头所示染色体显示着丝粒过早分离。实心箭头所示 Y 染色体异染色质区域"分裂"。空心箭头所示为 C 显带区正常的染色体。(引自 Vega H，Waisfisz Q，Gordillo M，et al. Roberts syndrome is caused by mutations in ESCO2, a human homolog of yeast ECO1 that is essential for the establishment of sister chromatid cohesion. Nat Genet 2005;37:468-470)

儿生长受限、肢体畸形和颅面异常。对有以上临床表现的患儿给予细胞遗传学检测才能最后确诊。观察到着丝粒过早分离有助于准确诊断。然而，一项细胞遗传学分析结果呈阴性并不能排除 Roberts 综合征；需要使用不同类型的胎儿组织进行再次分析。患病个体临床表现多样，预后通常取决于存在的畸形情况。病情严重的胎儿和新生儿死亡率很高。

(二) 影像学表现

1. **超声表现**　超声检查用于评估胎儿生长状况和与 Roberts 综合征相关的异常，如胎儿肢体、心脏、上颚和其他易受累及的器官和结构[9]。

2. **其他检查方法**　胎儿超声心动图用于评估心脏结构性异常。出生后 X 线检查可以清晰地显示特征性的骨骼异常。

四、影像鉴别诊断

Roberts 综合征的鉴别诊断取决于病情的严重程度[2]。

1. **轻度**　Baller-Gerold 综合征(颅缝早闭-桡骨发育不全综合征)、范科尼贫血。

2. **重度**　血小板减少-桡骨缺失综合征、先天性四肢切断综合征(X 连锁或常染色体隐性遗传)、脾性腺融合肢体缺损综合征和小下颌畸形、DK 型短肢畸形综合征、Holt-Oram 综合征、沙利度胺综合征。

3. **Roberts 综合征细胞遗传学表现**　Cornelia de Lange 综合征、Mosaic Variegated Aneuploidy 综合征。

五、治疗方案概要

(一) 产前　应为疑似 Roberts 综合征的孕妇提供遗传咨询。通过 CVS 或羊膜腔穿刺术提取胎儿细胞的脱氧核糖核酸进行染色体分析，可以帮助高危妊娠者进行产前诊断。当产前明确诊断后，可以终止妊娠。为继续妊娠者提供规范的产科管理。

(二) 产后　产后治疗是根据患者的具体需求量身定制的[10]。治疗方案包括：唇腭裂修补、肢体异常手术重建、假体(假肢、假眼等)、语言障碍矫正和规范的心脏畸形手术。

医生须知

　　Roberts 综合征是一种罕见的遗传性疾病，以产前生长受限和肢体畸形为特征。上肢比下肢受影响更严重。结合细胞遗传学检测结果和临床特征性表现作出最终诊断。Roberts 综合征个体之间的表型差异很大，预后取决于存在的畸形。

要点

● Roberts 综合征是一种罕见的遗传性疾病，由 ESCO2 基因突变导致。

● 临床诊断标准包括生长受限、四肢对称性长骨缩短和小头畸形。上肢比下肢更易受累，也更严重。

● 可通过细胞遗传学检测结果和特征性临床表现做出诊断。

● 患病个体临床表现各异，预后取决于存在的畸形。

参考文献见 *www.expertconsult.com*.

第141章

囊性纤维化

KATHERINE R. GOETZINGE

陈华弘 译,陶阳 刘宇杰 张家荣 审校

一、引言

囊性纤维化(cystic fibrosis,CF)是一种单基因常染色体隐性遗传病,以慢性气道感染、胰腺功能不全、胃肠功能障碍和男性不育为特征。通常在儿童时期便有以上症状的体现,患者寿命一般只有 30～40 岁[1]。CF 跨膜转导调节因子(CFTR)中有超过 1000 个不同的突变位点,具有广泛的民族和种族分布,以及不同的表型和外显率。随着现代医疗保健的进步,越来越多的 CF 患者步入育龄期,同时提高了人们对产前携带者筛查和诊断策略的认知。

二、疾病概述

(一)定义 CF 是由 CFTR 基因突变引起的。CFTR 基因是位于上皮细胞顶膜上的环磷酸腺苷,可调节氯离子通道。它是突变的责任基因,位于 7 号染色体上,形成一种缺失、无功能或仅有部分功能的蛋白质,导致细胞内液体和电解质运输异常。这种缺陷导致的直接后果包括脱水分泌物、肺黏膜清除能力下降、胰酶分泌不足、肠道运动障碍和汗液中氯化钠水平升高[1,2]。导致 CF 的临床表现多样,从严重的肺和胰腺功能不全到只有男性不育或慢性鼻窦炎[1]。

(二)发病率和流行病学 目前美国约有 3 万人(全球 7 万人)患有 CF,每年约有 1000 例新确诊病例。CF 是白种人最常见的单基因遗传病,发病率在 1/3 300～1/3 000[3]。德系犹太人和西班牙裔人群发病率相对较高,而非洲裔美国人和亚洲人群发病率要低得多。由于 CF 有超过 1000 个突变位点而且具有广泛的民族和种族分布特性,因此产前对 CF 携带者进行检测非常具有挑战性。在普通人群中,目前使用标准的带有 23 个位点的突变面板进行检测,CF 携带者的检出率为 30％～97％,此数据受不同种族来源影响[3-7]。亲代携带者筛查通常使用标准化的全种族突变面板逐步进行[8]。对于 CF 患者或有此病家族史者,可以使用扩展的突变面板和完整的 CFTR 基因测序。

(三)病因和病理生理学 CF 是一种常染色体隐性遗传病。CFTR 中最常见的突变是 ΔF508,这是由 CFTR 第 10 外显子 508 密码子的 3 个碱基对缺失导致的移码突变,造成苯丙氨酸残基缺失。这种突变导致了蛋白质的错误折叠,从而抑制了 CFTR 从内质网向细胞膜的迁移。其他突变会导致一系列的蛋白质功能障碍,从不稳定核糖核酸的产生到 CFTR 细胞表面的不稳定[1,2]。CFTR 的这些突变导致上皮细胞膜对液体和电解质的异常转移,造成主要终端器官系统的脱水和产生黏稠分泌物。在肺部,这些分泌物干扰黏液纤毛的清除工作,阻碍气流,并为致病菌提供了生长环境。在胰腺中,被保留的外分泌酶对胰腺造成进行性损伤,最终导致胰腺纤维化。CFTR 的功能在汗腺中研究最为广泛,其中 CFTR 功能障碍导致氯离子吸收失败。这将造成细胞正常电化学梯度的变化,会驱动钠离子穿过细胞膜。由此产生的汗液中钠和氯浓度的增加是诊断性"汗液试验"的基础,通常用于临床表现可疑为 CF 的儿童[1,2,9]。

三、疾病表现

(一)临床表现 超过 90％的 CF 患者在儿童早期就表现出症状。其中 15％～20％在出生时伴有胎粪性肠梗阻[1,9]。症状的种类和严重程度变化多样,且一定程度上取决于相关的基因突变情况[10-14]。虽然肺部疾病是 CF 的标志,但并不是诊断的必要条件。以下列出了各器官系统的常见临床表现[1,2,9]。

1. 呼吸道

(1)慢性鼻窦炎。

(2)慢性气道感染(流行性感冒病毒、金黄色葡萄球菌、铜绿假单胞菌、洋葱克雷伯菌)。

(3)支气管扩张症。

(4)肺源性心脏病。

(5)呼吸衰竭。

2. 胃肠道

(1)胎粪性肠梗阻(排便困难、腹胀、呕吐)。

(2)胰腺外分泌功能不全(蛋白质、脂肪和脂溶性维生素的吸收不良)。

(3)局灶性胆汁性肝硬化。

(4)发育停滞。

3. 内分泌系统

(1)胰岛素抵抗/糖尿病(胰岛细胞的破坏)。

(2)骨质疏松症(维生素 D 缺乏症)。

4. 生殖系统

(1)青春期发育延迟。

(2)无精症(先天性双侧输精管缺失)。

(二)影像学表现

1. 超声表现 超声图像特征与 CF 的临床表现有关,但都不是 CF 诊断的金标准。肠管回声增强,定义为肠管回声强度等于或高于骨骼回声,是所有超声指标中研究最多的,可在 0.1%～1.8% 中期妊娠胎儿中观察到[15](图 141.1)。据报道,肠管回声增强和 CF 之间的风险相关性在 0～33%[15-19]。其他与 CF 相关的超声表现有肠管轻度扩张、胎儿胆囊未显示、完全性肠梗阻伴肠管重度扩张和羊水过多[17,20]。一些研究也提示,产前常规超声检查可发现胎粪性肠

梗阻,其特征性表现有肠管回声增强伴或不伴肠管扩张。此表现被认为是继发于肠道分泌物脱水,进而造成肠道黏滞度增加,最终导致肠梗阻。

这些超声检查结果和 CF 之间的风险关联在文献中有不同的报道。一项研究报道孤立性胎儿肠管回声增强,CF 发病率约为 2.5%;孤立性肠管扩张,CF 发病率约为 2.9%。若同时具备这两项指标 CF 的风险增加到 17%[17]。但在高风险患者群中(即已知的 CF 突变携带者),其风险高达 25%～60%[21]。

2. MRI 表现 迄今只有一篇文献报道了超声显示胎儿肠管回声增强,再行 MRI,探讨 MRI 对胎儿肠管回声增强诊断价值的研究。结果显示胎儿 MRI 检查对超声诊断的孤立性肠管回声增强没有补充诊断价值。但与肠管回声增强相关的胃肠道疾病,如肠管扩张伴或不伴腹水的病例中,胎儿 MRI 可以提供更多的诊断信息,许多病例被进一步诊断为肠梗阻和肠重复畸形[22]。产前还需对超声检查深入研究,在超声可疑诊断 CF 后,再建议 MRI 进一步检查。

四、影像鉴别诊断

超声检查发现肠管回声增强的鉴别诊断包括以下几种。

(1)正常变异。

(2)先天性感染(即巨细胞病毒感染)。

(3)非整倍体。

(4)胎儿肠梗阻。

(5)早发性宫内生长受限。

(6)近期有羊膜内出血病史。

对肠管回声增强胎儿的评估内容包括:详细的形态学检查,用于发现是否合并其他结构异常和生长受限;非整倍体筛查,要排除母体先天性感染以及筛查父母是否为 CF 携带者[15,23](见第 22 章)。

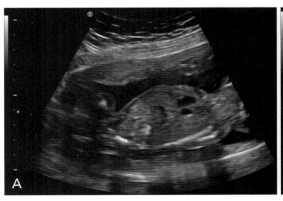
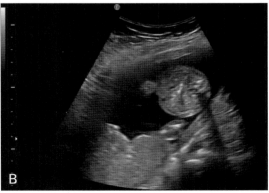

图 141.1 产前检查发现肠管回声增强。(A)矢状面。(B)横切面。

五、治疗方案概要

（一）产前 目前，针对胎儿 CF 尚无治疗方法和干预措施改善病情及疾病进展。CF 的有创性胎儿检测包括 CVS 或羊膜腔穿刺术。对于已知父母有突变、有 CF 家族史和超声诊断肠管回声增强的病例，建议进行有创检查[4,24]。对于已知 CF 携带者的夫妇胚胎植入前进行遗传学检查不失为一种好的选择[25,26]。

（二）产后 截至 2010 年，美国所有 50 个州都已强制要求 CF 筛查作为标准新生儿筛查内容的一部分。在没有强制执行新生儿筛查的地区，有 CF 症状的婴儿和儿童要进行汗液检测，用于作出明确诊断。用脱氧核糖核酸分析方法来评估特异性突变也越来越受到推崇[9]。

CF 的治疗主要包括充分维持营养、补充维生素和胰酶，胸部物理治疗以清除肺分泌物，以及早期和积极的治疗肺部感染。肺移植是治疗 CF 呼吸衰竭最终的治疗方法[1,2,9]。目前正在研究使用基因治疗和生物突变特异性治疗作为 CF 未来的治疗方式。

医生须知

不论种族和民族所有夫妇都应在妊娠前或妊娠早期进行 CF 筛查，并认识到筛查的意义和固有的局限性。虽然超声检查结果与 CF 有关，但没有一种超声表现可作为诊断标准。产科医生应熟悉目前产前筛查指南，并给携带者夫妇提供如何做出生育选择的咨询。

要点

- CF 是一种单基因常染色体隐性遗传病，特点为上皮细胞内液体和电解质转运过程发生异常改变。
- CF 的常见表现包括胰腺功能不全、慢性气道感染、支气管扩张症、胃肠功能障碍和男性不育等。
- 虽然 CF 携带者的概率和检出率不同种族差异很大，但建议所有夫妇进行产前 CF 筛查。
- 超声特异性表现如肠管回声增强和肠管扩张可提示 CF 可能性，但不能作为诊断标准。

参考文献见 *www.expertconsult.com*.

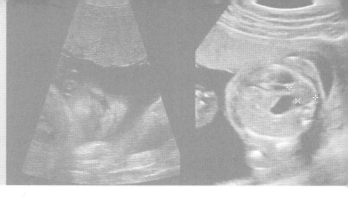

第142章

脑桥小脑疾病

RACHEL G. SINKEY | ANTHONY O. ODIBO

陈华弘 译，陶阳　刘宇杰　张家荣 审校

一、引言

脑桥小脑发育不全（pontocerebellar hypoplasia，PCH）是常染色体隐性遗传病，是一组影响小脑和脑桥的严重神经退行性病变。在胎儿或新生儿中表现为脑桥小脑变性、进行性小头畸形和大脑皮质萎缩[1]。大多数患者都有严重的运动和认知障碍。多数在婴儿期或童年期夭折，也有报道称一些 PCH 患者可以存活到成年。截止到本文出版，在线人类孟德尔遗传库共收录了 10 个已知的 PCH 亚型（PCH1~10）。

二、疾病概述

（一）定义　由于 PCH 存在严重的运动和认知迟缓，在新生儿期即可被明确诊断。患病个体的表型和预期寿命因 PCH 亚型而异。然而大多数 PCH 患者拥有共同的临床表现，包括严重的运动和认知迟缓、运动障碍、癫痫、肌张力减退、喂养困难（需行胃造瘘术）和呼吸窘迫。

（二）发病率和流行病学　常染色体隐性遗传疾病 PCH 是罕见的，发病率尚不清楚。文献中仅报道了几例在基因孤立性地域中的创始者突变（始祖突变）[2,3]。在荷兰有这样一个创始人突变地域，PCH2 型的携带率为 14.3%[3]。

（三）病因和病理生理学　PCH 是一种常染色体隐性遗传病。在 PCH 患者中已经分离出多个基因突变，包括 *TSEN54*、*RARS2*、*EXOSC3* 和 *PCLO*[1]。PCH2 型是最常见的 PCH 亚型，由 *TSEN54* 突变引起；其他与 TSEN 相关的 PCH 疾病包括 PCH4 型和 PCH5 型[4]。值得注意的是，*TSEN54*、*TSEN2* 和

TSEN34 编码转移核糖核酸（tRNA）剪接内切酶复合物亚基，而与 PCH6 型有关的 *RARS2* 突变编码线粒体精氨基 tRNA 合成酶。然而与其他同样十分依赖蛋白质合成的结构不同，小脑和脑桥受累的病情最为严重，目前尚不清楚其原因[5]。

三、疾病表现

（一）临床表现　婴儿若有严重运动迟缓且伴有神经影像学异常需考虑是否患有 PCH。临床表现取决于 PCH 亚型，但大多数亚型都有以下相同的临床表现。

（1）癫痫发作。

（2）吮吸和吞咽障碍，这可能导致母乳喂养困难，通常需要胃造瘘。

（3）严重的运动和认知迟缓。

（4）发育迟缓。

（5）进行性小头畸形。

（6）肌张力减退。

（7）舞蹈症。

（8）过敏性体质。

（9）视力损害。

（10）当患有发热性疾病时，PCH 表现为恶性高热的风险增加，但与全身麻醉无关。

（11）肌酐激酶升高。

（12）关节挛缩。

（13）呼吸窘迫和/或阻塞性睡眠呼吸暂停。

（二）影像学表现

1. 超声表现　患病胎儿产前超声检查通常是正常的。妊娠中期颅后窝结构正常，晚期妊娠小脑发育

明显滞后[4,6]。对于拥有 PCH 患儿家庭,再次妊娠后在晚期妊娠可应用颅后窝结构列线图评估病变情况。但是即使已知患儿家庭,再次妊娠时详细的产前超声检查也可能无法诊断 PCH[7]。

有患儿的家庭,再次妊娠若胎儿有以下表现要考虑诊断 PCH:1‰～2‰ PCH 可能出现羊水过多或关节挛缩[4,8]。妊娠 32～35 周检测到小头畸形。部分 PCH5 型胎儿,宫内可表现出舞蹈病和/或癫痫发作,

母亲可自觉胎动异常,超声检查也可发现[9]。此外,胎儿水肿可能与 PCH 有关[10]。目前,超声在产前诊断 PCH 中的作用有限。

2. MRI 表现　晚期妊娠胎儿 MRI 显示小脑发育滞后。图 142.1 展示了 2 周至 9 月龄 PCH 新生儿头颅的 MRI 表现。此外,MRI 纤维束示踪技术可以显示 PCH 胎儿中脑脑桥交叉纤维束缺失[6](图 142.2)。小脑囊肿少见。

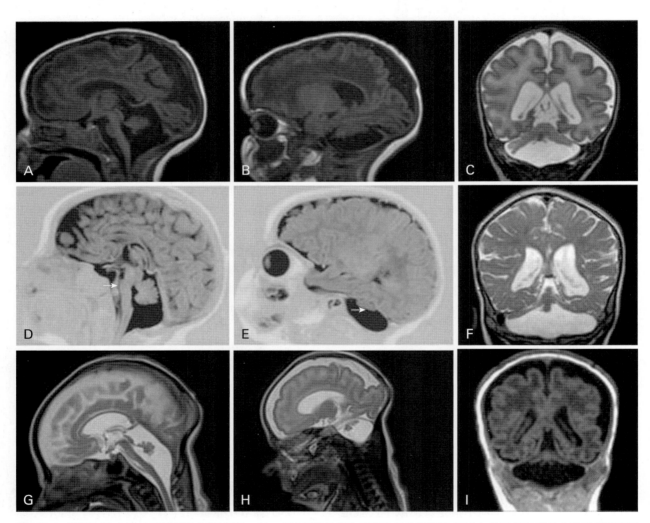

图 142.1　PCH1 型、2 型、4 型病例的 MRI 图像。(A～C)2 周龄 PCH1 型新生儿头颅图像,正中矢状面(T1)显示小脑蚓部发育不全和明显的小脑发育不全(A);外侧矢状面(T1)显示严重的小脑半球发育不全(B);冠状面(T2)显示扁平化小脑半球,也可见部分萎缩。蚓部发育相对较好(C)。(D～E)2 月龄 PCH2 型患儿头颅图像,正中矢状面(T1IR)显示腹侧扁平的脑桥(箭头)和小脑蚓部发育不全(D);外侧矢状面(T1IR)显示严重的小脑半球发育不全(箭头),颅后窝大部分为空(E)。(F)9 月龄 PCH2 型患儿冠状面(T2)显示扁平的小脑半球和轻度蚓部发育不全(蜻蜓形态)。脑皮质萎缩。(G～I)31＋5 周 PCH4 型新生儿头颅图像,正中矢状面(T2)显示严重的小脑蚓部发育不全和脑桥腹侧扁平化(G);外侧矢状面(T2)显示小脑半球严重发育不全,在小脑幕上方,可见脑皮质表面与颅骨之间的距离增加,这可能是由于宫内脑发育不良所致(H);冠状面(T1)显示极小的小脑半球和严重小脑蚓部发育不全。可见大脑皮质发育不成熟,脑室增大(I)。(引自 Namavar Y, Barth PG, Poll-The BT, Baas F. Classification, diagnosis and potential mechanisms in pontocerebellar hypoplasia. Orphanet J Rare Dis 2011;6:50. The images of the PCH1 case were kindly provided by Professor Darin, The Queen Silvia Children's Hospital, Gothenburg University, Sweden)

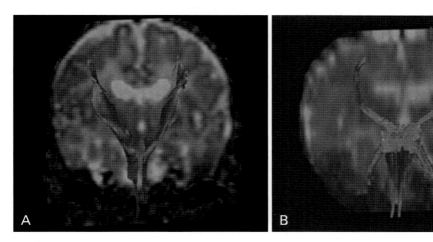

图 142.2 与健康、年龄匹配的图（B）对照组相比，PCH 患者 MRI 纤维束示踪技术显示冠状面脑桥交叉纤维束缺失（A）。[引自 Graham JM, Jr., Spencer AH, Grinberg I, et al. Molecular and neuroimaging findings in pontocerebellar hypoplasia type 2（PCH2）: is prenatal diagnosis possible? Am J Med Genet A 2010;152a: 2268 - respec76]

3. 其他检查方法　有报道 PCH 患者可并发肥厚型心肌病和法洛四联症[10-12]。因此，胎儿超声心动图有助于产前诊断复杂心脏畸形。

典型特征
• 进行性小头畸形。
• 严重的运动和认知迟缓。
• 癫痫发作。
• 吸吮和吞咽困难。
• 肌张力减退。
• 舞蹈症。

四、影像鉴别诊断[13]

（1）无脑回畸形。

（2）糖基化障碍。

（3）遗传性疾病，如 *CASK* 突变和小脑发育不全。

（4）先天性肌肉萎缩症，如 Walker-Warburg 综合征。

（5）小头畸形伴脑桥和小脑发育不全[14]。

（6）脑桥被盖帽发育不良。

（7）其他形式的 PCH，如极端早产儿。

五、治疗方案概要

（一）产前　产前无治疗方法。对已知存在突变的家庭，可以在妊娠前进行遗传学咨询和诊断，妊娠后可以通过 CVS 或羊膜腔穿刺术进行基因检测[4,8]。

（二）产后　产后侧重于对症治疗，且需要多学科的方法。需要进行全面的神经学和眼科评估。呼吸支持必不可少。由于很多患者合并吞咽困难，而且需行胃造瘘术，为确保这些儿童生长发育的热量需求，营养师的建议也是至关重要的。骨科会诊和物理治疗可以帮助改善关节挛缩[4]。左旋多巴可帮助运动障碍的 PCH 患者[13]。

出现发热性疾病的 PCH 患者需要格外的关注，因为脱水可导致恶性高热。值得注意的是，恶性高热的风险增加与全身麻醉无关[15]。

应向 PCH 患者及其所有家人提供遗传咨询。PCH 的护理范围很广，包括向所有 PCH 患者家庭提供社会心理支持；婴儿或儿童视其需要应被安置在业务熟练的护理机构内。

医生须知
常染色体隐性 PCH 是一组毁灭性的神经退行性疾病，可导致严重的运动和认知障碍。预期寿命因亚型而异，且不可预测；很少有患者能存活到成年[5]。产前诊断具有挑战性，因为妊娠中期影像学检查通常是正常的。应向已知有突变的家庭提供遗传咨询，讨论所有患病个体的脱氧核糖核酸（DNA）库，进而选择胚胎植入前和产前的基因检测方法[4,8]。

参考文献见 *www.expertconsult.com*.

要点

- 常染色体隐性 PCH 包括一系列以严重的运动和认知障碍为特征的退行性神经系统疾病。
- 预期寿命很短,很少有患者能存活到成年。
- 产前诊断具有挑战性,因为妊娠中期影像学检查是正常的。
- DNA 库和分子检测方案应该与有患病成员的家庭进行讨论。

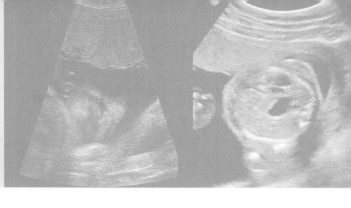

第143章

结节性硬化症

SARA SHELLEY | KATHERINE R. GOETZINGER

陈华弘 译，陶阳 刘宇杰 张家荣 审校

一、引言

结节性硬化症，又称结节性硬化症复合体（the tuberous sclerosis complex，TSC），是在胚胎早期发育过程中出现细胞分化、增殖和迁移紊乱造成的，会不同程度地影响多个器官系统。1862年Friedrich von Recklinghausen首次报道TSC，特点是可在任何器官系统中形成良性的错构瘤样病变，最常受累的有中枢神经系统（central nervous system，CNS）、皮肤、心脏、肺、肾、骨骼和血管[1-4]。TSC是常染色体显性遗传疾病，但有超过2/3的患者是散发性突变致病。尽管TSC呈完全外显，但其表型变异性很高，因此导致TSC的临床表现、临床症状和疾病严重程度各不相同[5]。

二、疾病概述

（一）定义 结节性硬化症的诊断标准需要满足以下两个条件：①基因检测明确TSC1或TSC2中存在已知致病性突变或分裂；②临床诊断符合已确定的主要和次要诊断指标（表143.1）。"明确"诊断结节性硬化症需满足两个主要指标，或一个主要指标和两个/两个以上次要指标。"可能"诊断标准是满足一个主要指标，或两个/多个次要指标[6]。

（二）发病率和流行病学 TSC是第二常见的神经皮肤综合征，仅次于Ⅰ型神经纤维瘤病。活产儿的发病率约为1/6000，全世界累及150多万人，无性别或种族差异[5,7]。

（三）病因和病理生理学 结节性硬化症的主要致病基因有两个，即*TSC1*（9q34）和*TSC2*（16p13.3）[8,9]。分别编码错构瘤蛋白（Hamartin）和结节蛋白（Tuberin），

表143.1　诊断结节性硬化症的主要指标和次要指标

主要指标	次要指标
色素脱失斑（≥3，直径≥5 mm）	"斑驳状"皮肤改变
面部血管纤维瘤（≥3）或前额斑块（≥2）	牙釉质多发性小凹（>3）
甲周纤维瘤（≥2）	口腔内纤维瘤（≥2个）
鲨革斑	
多发性视网膜错构瘤	视网膜色素缺失斑
脑皮质发育不良（包括结节和白质放射状移行线）	多发性肾囊肿
室管膜下结节	非肾性错构瘤
室管膜下巨细胞星形细胞瘤	
心脏横纹肌瘤	
淋巴管肌瘤病（LAM）*	
血管平滑肌脂肪瘤（≥2）*	

注：* 只有这两个主要特征而无其他特征时，不符合"明确"诊断的标准。

它们共同形成一个蛋白复合物，是mTOR（哺乳动物雷帕霉素靶蛋白）激酶级联肿瘤抑制因子。mTOR级联反应在调节细胞的生长和增殖中起着关键的作用，而且在神经干细胞的产生和迁移中也发挥着重要作用。*TSC1*或*TSC2*突变产生的功能失调基因产物会导致mTOR激酶级联反应上调，继而导致细胞生长和分化紊乱[10-12]。每个等位基因的*TSC1*或*TSC2*位点的突变对于TSC的表达都是必要的（即"双突变"假说），第一个是种系突变，然后是剩余等位基因的体细胞突变[11,13]。

虽然*TSC2*的突变或缺失往往有更严重的临床

表现,但基因型和表型之间没有明确的相关性。*TSC2* 的突变更为常见,而且往往是散发性的。基因缺失也是 *TSC2* 中较常见的突变类型,可能累及邻近的基因 *PKD1*(导致多囊性肾病)。通常邻近基因缺失的个体会在儿童早期出现多发性肾囊肿,其肾脏病变的表型比 TSC 表现出的肾脏疾病更为严重[14]。相比之下,*TSC1* 的突变往往是家族性的。在 10%~15% 的 TSC 患者中未检测到突变现象,因此仅能根据临床表现进行诊断。这些患者临床症状往往较轻[15-17]。据报道,*TSC1* 和 *TSC2* 内调控基因和内含子成分发生嵌合或突变是导致无法检测到 TSC 基因突变的原因,而不是还有潜在的第三个责任基因[14]。

三、疾病表现

(一)临床表现 仅有 30%~40% TSC 患者表现为典型的三联征——癫痫、智力障碍和面部血管纤维瘤。85% 以上会出现一些中枢神经系统症状,90% 以上表现有皮肤病变。中枢神经系统病变和肾脏并发症是 TSC 发病和死亡的主要原因[2,3]。大多数患者可在儿童时期确诊,但由于 TSC 的表型变异多种多样,一部分患者是在其他家庭成员被确诊后,继而去做基因检测才被发现亦患有 TSC。重要的临床表现和诊断方法按器官系统进行分类[1-4,14,16],详见表 143.2。

(二)影像学表现

1. **超声表现** TSC 产前超声表现通常局限于心脏、大脑和肾脏。产前最常见的是心脏横纹肌瘤,表现为位于心室壁的圆形、稍高回声、回声均匀的肿块,经常向心腔内突出[18](图 143.1)。有文献报道,患有心脏横纹肌瘤的胎儿中 TSC 的发生率为 39%~82%[19]。随着孕龄的增长,肿块的大小和数量往往会增加,并可导致胎儿心律失常和水肿。虽然多发性横纹肌瘤与 TSC 密切相关,但有报道认为孤立性心脏横纹肌瘤与 TSC 也有一定相关性[19-21]。虽然有报道称 TSC 胎儿有侧脑室不对称扩张、基底神经节和脑室周围区域回声增强,但 TSC 的中枢神经系统超声检查未发现明显异常回声[22,24]。也有报道超声发现多发性肾囊肿,后续被确诊为 TSC[20]。

2. **MRI 表现** 胎儿 MRI 是产前超声检查的有利补充,可以用来评估 TSC 的颅内病变(图 143.2)。脑室周围和皮质下结节在 T1 加权像上表现为高信号[24]。虽然 TSC 罕见,研究样本量有限,但先前研究也证明了胎儿 MRI 表现与病理形态学和临床神经学表现之间存在相关性[25,26]。

表 143.2 TSC 临床表现和诊断(按器官系统)	
器官系统	**临床表现**
中枢神经系统	癫痫发作、发育迟缓、智力障碍、自闭症、神经精神障碍、视网膜色素缺失斑、皮质和皮质下结节/发育不良、室管膜下结节、室管膜下巨细胞星形细胞瘤、视网膜错构瘤
皮肤系统	色素脱失斑、血管瘤、皮脂腺瘤、前额斑块、结缔组织痣(灰斑)、甲周纤维瘤、"斑驳状"皮肤改变、咖啡斑、牙釉质多发性小凹
肾脏系统	多发性肾囊肿、血管平滑肌脂肪瘤(可导致危及生命的大出血、肾衰竭或高血压),增加罹患肾细胞癌的终身风险
心肺系统	淋巴管平滑肌瘤病(肺淋巴管中非典型平滑肌细胞增生导致肺间质性疾病和囊性肺破坏)、心脏横纹肌瘤、心脏血管平滑肌脂肪瘤
骨骼系统血管系统	局部硬化区
血管系统	血管发育不良、动脉瘤(颅内、胸部、腹部)

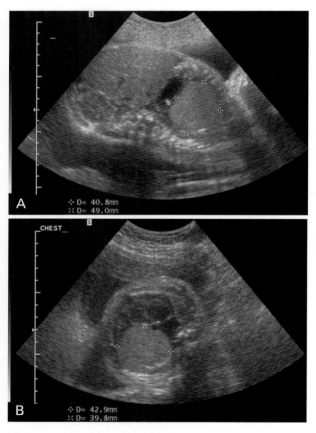

图 143.1 产前超声发现胎儿心脏内巨大横纹肌瘤,最终确诊为 TSC。(A)矢状面;(B)横切面。

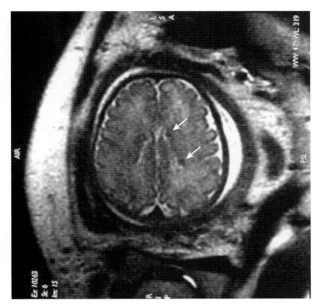

图 143.2 妊娠 36 周胎儿 MRI 检查。T2 加权像显示脑室管膜下结节（箭头）。

3. 其他检查方法 心脏横纹肌瘤有导致胎儿心律失常和心力衰竭的风险,胎儿超声心动图可以观察左心室、右心室流入和流出道梗阻、传导异常及房室瓣反流情况,进一步评估心脏功能。心脏横纹肌瘤通常在妊娠晚期出现,但有报道称最早在妊娠 15 周就能看到。在妊娠中期,规范系列的胎儿超声心动图检查是十分必要的[20,22,24]。

四、影像鉴别诊断

横纹肌瘤是最常见的胎儿心内肿瘤,需要与以下疾病进行鉴别,包括畸胎瘤、血管瘤、黏液瘤和纤维瘤[22]。TSC 的多发性肾囊肿与多囊性肾病有着相似的声像图表现,但 TSC 多发性肾囊肿发病率很低[20]。

五、治疗方案概要

（一）产前 胎儿期诊断的心脏横纹肌瘤通常在儿童早期逐渐退化消失,但颅内病变的大小和数量往往会随着时间推移而逐渐增加[20]。目前胎儿期还没有治疗或改善疾病进程的方法。在已知有 TSC 突变的家庭中,若超声心动图发现胎儿心脏横纹肌瘤,则提示应让胎儿做进一步影像学检查和产前基因检测,但要了解 70%～80% 的 TSC 突变是散发性的而非

家族性[3]。对可疑患有 TSC 的胎儿要进行产前基因测序,或者发现先证者中已知的基因突变亦可。胎儿出现心律失常和水肿会明显增加围产期死亡率[27]。

（二）产后 产后结节性硬化症的主要治疗方法是对症治疗及密切监测。诊断可根据临床需要进行头颅 MRI、眼科检查、脑电图、超声心动图、肾超声和神经发育试验检查。目前正在研究使用雷帕霉素及其类似物靶向 mTOR 通路的治疗药物,并已在血管平滑肌脂肪瘤、室管膜下巨细胞星形细胞瘤和癫痫发作频率方面显示出治疗效果[3,28]。

医生须知

有 TSC 个人和/或家族史的应在妊娠期间接受遗传咨询,并要对胎儿心脏和颅内结构进行全面评估。胎儿 MRI 和超声心动图是产前常规超声检查的有利补充。由于 TSC 散发性基因突变的概率很大,因此对于没有 TSC 家族史但产前检查怀疑是 TSC 的胎儿,仍要对其进行基因检测。由于 TSC 基因突变的表型多种多样,很多轻症表型的父母是由于胎儿确诊后才发现自己也患有 TSC。或者,父母无任何表型表现,因胎儿的确诊才发现父母本身是 TSC 基因嵌合体,这将增加其未来妊娠风险。

要点

● 结节性硬化症是一种累及多器官系统细胞分化和迁移的疾病。

● 结节性硬化症虽然是常染色体显性遗传疾病,但有很高的散发特性及多种多样的表型,即使是家族遗传性的,同一家族患者的表型也不尽相同。

● 心脏横纹肌瘤是产前超声最常见的表现,通常为多发,妊娠晚期出现。

● 胎儿 MRI 和超声心动图是产前常规超声检查最有益的辅助手段,能进一步明确颅内病变和心脏受累情况。

参考文献见 *www.expertconsult.com.*

第144章

并肢畸形

FALLON R. BREWER | LORIE M. HARPER

陈华弘 译,陶阳 刘宇杰 张家荣 审校

一、引言

并肢畸形是一种罕见的先天性疾病,以前被认为是一种严重的尾部退化形式,但目前被认为是一种完全不同的疾病[1]。它也被称为美人鱼综合征,它的特征是下肢有不同程度的萎缩融合,从而出现类似美人鱼的尾巴或鳍的外观(图 144.1)。由于伴发的相关异常(特别是双侧肾发育不全),该综合征通常是致死性畸形,但是也有个别病例报道可以存活到数年[2-4]。

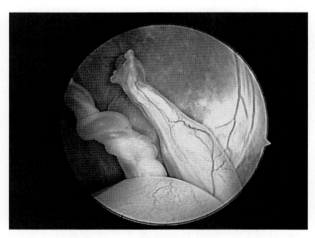

图 144.1 胎儿镜下并腿畸形图像。下肢融合,脐带内可见一根粗大的脐动脉。(引自 Clemente CM, Farino M, Cianci A. Sareri MI. Sirenomelia with oligodactylia: early ultrasonographic and hysteroscopic embryoscopic diagnosis during the first trimester of gestation. Fetal Diagn Ther 2010;28:43-45)

二、疾病概述

(一)定义 并肢畸形有三种特征:单条下肢、双侧肾发育不全、单脐动脉与主动脉相连[5-7]。还可并

发其他多种严重畸形。有报道的相关异常包括外生殖器模糊或缺失,内生殖器、膀胱、肛门直肠缺如,骶骨发育不全[5-9]。

并肢畸形有两种分类方法。

第一类是根据足的数量分成三组:无足、单足和双足[6,7]。无足是最常见的形式,特征是只有一条下肢,足部缺失或发育不全。单足可见一只脚,两根股骨、胫骨和腓骨。双足形式是指双脚都存在,但旋转不良,看起来像鳍状肢。

第二类是根据下肢骨骼数量进行分类[7]。Ⅰ型:具备所有的肢体骨骼(两根股骨、两根胫骨和两根腓骨);Ⅱ型:有两根股骨和两根胫骨,但腓骨融合;Ⅲ型:腓骨完全缺失;Ⅳ型和Ⅴ型:均以股骨部分融合为特征,不同的是Ⅳ型合并腓骨融合,Ⅴ型则是腓骨缺失;Ⅵ型:为股骨和胫骨融合;Ⅶ型:股骨融合,无胫骨。

并肢畸形与尾部发育不全综合征鉴别诊断的关键特征是脐动脉的解剖结构[5]。在并肢畸形中一条粗大动脉起源于主动脉,发挥单脐动脉的作用[5,10](图 144.2)。这条动脉可能是卵黄动脉复合体的残余,一般与并肢畸形有关[5]。相比之下,尾部发育不全综合征特点是存在两条脐动脉、非致命性肾脏异常和两条发育不全的下肢[11]。

(二)发病率和流行病学 并肢畸形罕见,新生儿发病率为 1.5/100 000~4.2/100 000[6,8,9]。同卵双胞胎的发病率是单胎的 100~150 倍[12]。畸形范畴涵盖外生殖器和内生殖器。由于无外生殖器且有关性腺或性别染色体的信息很少,关于性别分布的数据非常匮乏,但是目前有限的信息要么表明男性多发于

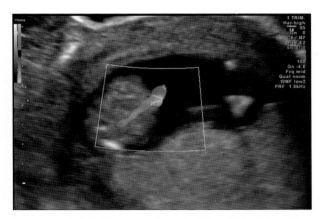

图 144.2 彩色多普勒显示起源于主动脉的单脐动脉。(引自 Singh C, Lodha P, Arora D, Sharam AP, Kaul A. Diagnosis of sirenomelia in the first trimester. J Clin Ultrasound 2014; 41:355-359)

女性,要么就证实没有性别差异[13]。

并肢畸形与母体妊娠前患有糖尿病密切相关。据报道 2% 病例母体患有糖尿病[12,14]。Orioli 等最近进行的一项流行病学调查表明在墨西哥注册处(19 个全球分析出生缺陷监测系统之一)的数据,提示孕产妇年龄小于 20 岁,会增加并肢畸形的发病率(2.36/100 000)[13]。多数学者认为双胎妊娠和母亲糖尿病与并肢畸形有关,且这两种情况更易发生在高龄孕妇中,但本研究结果发现并肢畸形在年轻母亲中的发病率更高是意料之外的。

(三)病因、病理生理学和胚胎学 虽然并肢畸形通常被描述为"下肢融合",但实际上它更代表的是下肢胚胎发育的失败[10,15]。关于病因学有两种假说。第一个是由 Stevenson 等提出的血管盗血理论[10]。这一理论假定血液从胚胎流向异常卵黄残体的尾部。因此,由于缺血缺氧该部位远端组织要么畸形,要么未发育。由于卵黄残体通常出现在肠系膜下动脉和肾动脉的上方,受累组织通常有肾脏、小肠、骶骨和下肢。为了使这一理论成立,血管盗血必须在胚胎发育的第 23 天之前完成,也就是要在下肢胚芽分裂之前进行。

现在大家更加关注另一种假说,即原始胚胎发育存在缺陷的概念[15,16]。在胚胎发育过程中,尾部隆起产生下肢胚芽,以及会阴、体节和椎骨。尾神经孔的损伤可引起并肢畸形的系列异常。

CYP 基因超家族的突变已经在并肢畸形动物模型(小鼠)中被发现[17,18]。具体来说,CYP26A1 是维甲酸的受体,有报道称不同胎龄接触高剂量维甲酸后均会出现下脊柱畸形,因此并肢畸形与维甲酸中毒有

关[19,20]。另一项研究结果是骨形态发生蛋白 7 (BMP7)和扭曲原肠形成(Tsg)之间的联系;在小鼠模型中,BMP7 的缺失与 Tsg 的完全缺失或半剂量相结合与并肢畸形有关[21,22]。这些研究尚未在人类身上得到验证。

并肢畸形是一种散发畸形[15]。患儿通常具有正常的染色体核型,复发风险并不高于普通人群。无家族性复发的报道;然而,作为尾部发育不全综合征的一部分,家族性并肢畸形是有报道的[13]。致畸性暴露起到一定致病作用。动物模型显示了视磺酸、镉、锂、二乙基丙酮、铅、热疗和辐射与并肢畸形有关[5,12]。此外,还有使用可卡因后的并肢畸形报道[23]。

三、疾病表现

(一)临床表现 并肢畸形的特征是只有一条下肢。脐带内只有一条脐动脉,直接与主动脉相连。肾发育不全将导致宫内无羊水和波特序列征,形成颜面部畸形和肺发育不全。其他可能出现的严重畸形主要在胎儿身体的下半部分:外生殖器模糊或缺如、内生殖器缺如、膀胱缺如、肛门直肠缺如、神经管缺如和骶骨发育不全[5-9]。此外,上身/上肢畸形也有报道,但很少,包括心血管异常、腭裂、肺发育不全、腹壁缺损、脊柱侧凸和其他骨骼畸形[1,7,24]。

(二)影像学表现

1. 超声表现 很特别的是并肢畸形在妊娠早期的检出率要高于妊娠中期。妊娠中期羊水的产生依赖于功能正常的肾脏和通畅的尿道。肾脏发育不全是并肢畸形的典型特征,随后妊娠中期将出现羊水过少或无羊水,所以详细的超声形态学检查变得十分困难。因此,存在肾发育不全时,妊娠早期超声检查可观察到更多细节。

据个别报道称在妊娠前 3 个月内,早在妊娠 9 周时即可诊断并肢畸形[8,12,14]。此时可观察到胎儿颈项透明层增厚,下肢融合(图 144.3),一条起源于主动脉的单脐动脉(图 144.2),胎儿膀胱缺如。

妊娠中期超声检查的结果缺乏特异性。由于胎儿较大和无羊水背景下很难观察到胎儿只有一条下肢;若在整个超声检查过程中观察到股骨活动的方向始终是相同的。由此可获得提示,这可能是只有一根股骨存在的无足型并肢畸形。

双侧肾发育不全多普勒超声显示无肾组织和肾动脉。若多普勒超声验证髂动脉缺失,则有助于鉴别诊断孤立性肾发育不全和并肢畸形造成的肾发育不

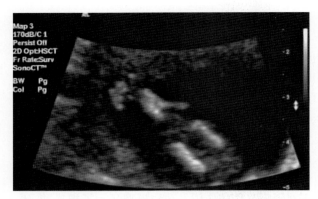

图 144.3 胎儿 13 周，超声检查显示下肢融合。所有的骨骼都是可见的，如分型 I 中所述。[引自 Schiesser M, Holzgreve W, Lapaire O, et al. Sirenomelia, the mermaid syndrome-detection in the first trimester. Prenat Diagn 2003;23(6):493 - 495]

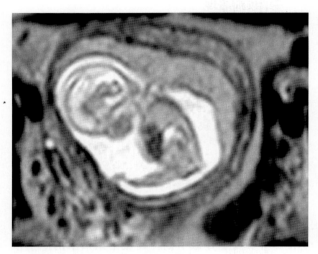

图 144.4 MRI 显示胎儿下肢融合。[引自 Van Keirsbilck J, Cannie M, Robrechts C, et al. First-trimester diagnosis of sirenomelia. Prenat Diagn 2006;26(8):684 - 688]

全[25,26]。膀胱两侧显示两条脐动脉，基本可以排除并肢畸形[12]。

2. MRI 表现　MRI 可以更好地显示骶骨和下肢异常，特别是在无羊水，超声图像显示不佳的情况下[12]（图 144.4）。在并肢畸形的临床应用中 MRI 的作用是有限的，即使没有并肢畸形，无羊水导致的肺发育不全是致死性的。

四、影像鉴别诊断
（1）羊膜带综合征。
（2）双肾发育不全综合征。
（3）尾部退化综合征。

五、治疗方案概要
（一）产前　目前还没有产前治疗方法。

（二）产后　在过去的 20 年里，有报道称少数病例在最初的几年里可存活，但并肢畸形依然普遍是致命的[2-4]。关于长期疗效的报道很少。并肢畸形之所以有幸存者，个别病例报道称是由于其肾组织的存在和充足的羊水量，保障了肺脏的发育。多学科外科治疗方法已被应用于纠正并肢畸形的相关异常，主要包括泌尿系统和肠道排泄；使用软组织扩张器和皮瓣分离下肢；目前已知至少有一名患者术后因肾衰竭需要透析和肾移植。

> **医生须知**
>
> 　　虽然并肢畸形很罕见，但在羊水过少或无羊水的情况下无法观察到明显的下肢，应考虑诊断本病并授权转诊。

> **要点**
>
> - 并肢畸形的特点是只有一条下肢，由于髂动脉缺失，单脐动脉起源于主动脉，双肾发育不全。
> - 髂动脉缺失是超声鉴别并肢畸形与双肾发育不全的关键点。
> - 据报道若存在正常肾脏组织，并肢畸形可存活。

参考文献见 *www.expertconsult.com.*

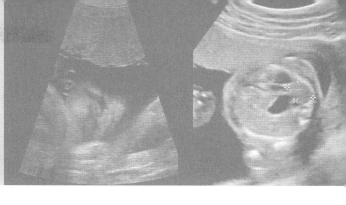

第145章

Smith-Lemli-Opitz 综合征

ADETOLA F. LOUIS-JACQUES|ANTHONY O. ODIBO|RACHAEL J. BRADSHAW

陈华弘 译，陶阳 刘宇杰 张家荣 审校

一、引言

Smith-Lemli-Opitz 综合征（Smith-Lemli-Opitz Syndrome，SLOS，史-莱-奥综合征）是一种由胆固醇合成异常引起的常染色体隐性遗传病。SLOS 最初被命名为 RSH 综合征，源自前三个被确诊患者的家族姓氏[1]。SLOS 的特征是生长迟缓、智力障碍、行为障碍、面部畸形和其他先天性畸形[2]。SLOS 特征表现有明显的个体差异[3]。

SLOS 原来被分为两种亚型，I 型较轻，II 型较严重，但现在认为这两种亚型实际上是一个临床和生化的发展过程[4]。SLOS 是因编码 7-脱氢胆固醇还原酶（DHCR7 基因）的基因突变引起的[5-7]。造成胆固醇前体 7-脱氢胆固醇（7-DHC）升高，最后降低胆固醇的合成[8,9]。SLOS 基因型-表型相关性已被关注，表型严重的个体其突变基因功能较低或缺失，而表型较轻的个体其突变基因存在更多的功能残留[3,4,10]。

二、疾病概述

（一）定义　SLOS 是一种常染色体隐性遗传综合征，是由生化反应定义的。虽然有一些异常表型可能与 SLOS 相关，但由于 SLOS 表型个体差异很大，确诊还要基于 7-DHC 的升高[8,9,11]。大多数患者血清胆固醇是降低的，但有 10% 的 SLOS 血清胆固醇正常。因此，仅凭胆固醇水平并不足以确诊[4]。

（二）发病率和流行病学　SLOS 的发病率约为 1/39 000，携带率约为 1%[12]。虽然 SLOS 是无种族差异的，但有报道称欧洲或北美血统携带率更高（1%～2%）。早期研究发现 SLOS 男女患病比例大

于 2:1；然而这可能是由确定偏差造成的。因为诊断男性 SLOS 通常是发现外生殖器异常，这点明显影响对女性患者的诊断。最近有研究表明男女患病比例相当。

（三）病因和病理生理学　SLOS 是由于 DHCR7 基因纯合子突变引起的先天性代谢异常综合征[5-7]，DHCR7 基因编码 7-DHC 还原酶。基因突变导致 7-DHC 还原酶功能下降或缺失。7-DHC 还原酶负责催化胆固醇合成的最后一步，其中 7-DHC 转化为胆固醇。因此，SLOS 患者的 7-DHC 水平明显增高[8,9]。SLOS 的临床后遗症可能继发于以下因素的其中一个或所有：低胆固醇血症、总甾醇缺乏，以及 7-DHC 显著升高的毒性作用[13,14]。

病情的严重程度与不同个体残余 7-DHC 的活性及所占百分比有关[3,4,10]。胆固醇在体内有多种功能，对胎儿的发育至关重要[15]。它是许多重要分子的必需前体，如雄激素。低或缺乏胆固醇解释了男性 SLOS 患者外生殖器异常或女性化的原因。在 SLOS 中发现的其他异常可能是由胆固醇与 hedgehog 蛋白相互作用引起的，该蛋白在胚胎发育过程中编码诱导信号[16]。如果一个人的胆固醇水平下降，可能是由 hedgeho 蛋白的下调引起的。在 SLOS 中发现的各种异常与 hedgehog 蛋白突变个体的异常是一致的。

与许多其他代谢物相比，母体供给了胎儿生长发育需要的最低剂量胆固醇[15]。由于胆固醇在胎儿生长发育过程中是必不可少的，所以 SLOS 的异常表型通常在产前就会出现。基于以上原因，如果在妊娠中期孕妇做血清筛查时，雌三醇水平较低，尤其是当超声检查也发现特征性先天异常时，要考虑诊断

SLOS[17,18]。有数据表明 SLOS 胎儿可能会出现母体血清雌三醇、β - HCG、甲胎蛋白水平较低。该筛查方法对 SLOS 胎儿的检出率尚未确定。尽管如此,如果母体血清雌三醇水平低于胎龄中位数的 0.3,则要考虑 SLOS。

三、疾病表现

(一) 临床表现 SLOS 的临床表现可以是轻微的,无诊断指征,也可以表现为严重的先天异常,如认知障碍及胎儿或新生儿死亡[2]。以下列出了 SLOS 常见的临床表现[2-4,13,14,19-21]。

1. 一般特征

(1) 认知障碍。

(2) 发育迟缓。

(3) 产前和产后生长受限。

2. 行为障碍

(1) 自闭症。

(2) 自我伤害。

3. 中枢神经系统畸形

(1) 前脑无裂畸形。

(2) 胼胝体发育不全或部分发育不全。

4. 头面部

(1) 小头畸形。

(2) 腭裂、腭弓、悬雍垂分叉。

(3) 面部畸形特征(前鼻孔、小下颌、眼睑下垂)。

(4) 白内障。

5. 手和足

(1) 二趾和三趾并趾。

(2) 多指。

6. 心脏畸形(房、室间隔缺损)。

7. 肾发育不全。

8. 肺发育不全或单叶肺。

9. 内脏异常。

10. 男性患者外生殖器异常或隐睾症。

11. 光敏性。

(二) 影像学表现

1. 超声表现 以下超声表现结合母体低血清雌三醇,高度提示 SLOS[18,21](图 145.1~图 145.4)。

(1) 并指(趾)/多指(趾)畸形。

(2) 生长受限。

(3) 小头畸形。

(4) 小下颌。

(5) 腭裂。

(6) 心脏畸形。

此外,有报道称妊娠早期表现为胎儿颈项透明层增厚[21,22]。产前超声还可以发现其他畸形,包括胼胝体发育不全、小头畸形、前脑无裂畸形、男性核型外生殖器异常、肾脏发育不全导致羊水过少/无羊水[21]。

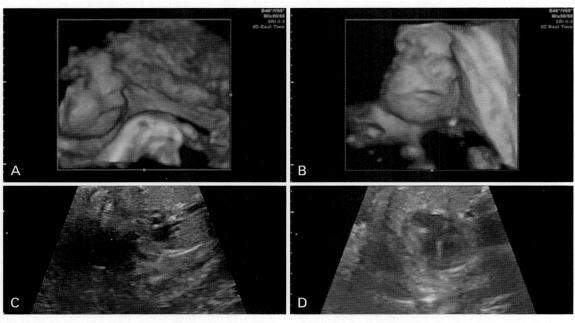

图 145.1 妊娠 31 周超声图像。(A)异常侧脸显示小下颌和前鼻孔;(B)正面成像显示狭窄的前额,小下颌和前鼻孔;(C)三血管切面显示上腔静脉、主动脉和肺动脉。主动脉内径明显小于肺动脉,主动脉细窄,提示主动脉缩窄;(D)四腔心切面显示房室间隔缺损。(引自 Szpera Goździewicz A, MaRioLa R, Rzymski P, et al. Smith-Lemli-Opitz Syndrome — a challenging prenatal diagnosis. Ginekol Pol 2016;87:76 - 78)

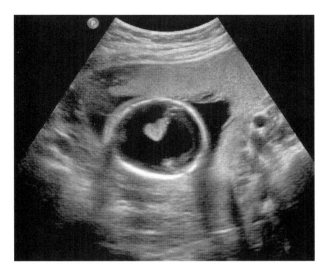

图 145.2 全前脑畸形。

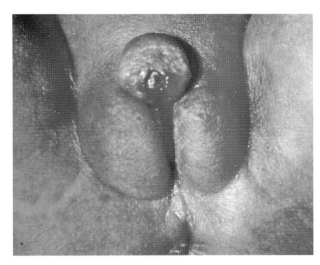

图 145.3 外生殖器异常。

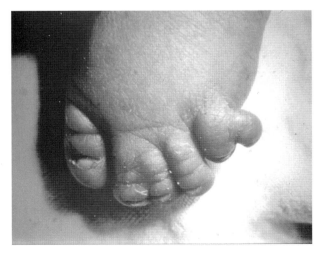

图 145.4 多趾。

2. MRI 表现　　MRI 可以补充上述超声检查信息。

典型特征
● 多指（趾）/并指（趾）。 ● 生长受限。 ● 小头畸形。 ● 腭裂。 ● 妊娠中期母体低血清雌三醇。

四、影像鉴别诊断

18-三体综合征和 13-三体综合征通常表现出与 SLOS 患儿类似的异常，包括母体低血清雌三醇。在诊断 SLOS 前，首先应确定染色体核型，其他拥有类似表现的综合征包括：

（1）Dubowitz 综合征。

（2）Russell-Silver 综合征。

（3）假 13-三体综合征。

（4）Pallister-Hall 综合征。

（5）致死性生殖器发育不全侏儒症。

五、治疗方案概要

（一）产前　SLOS 通常在妊娠中期才被诊断出来，此时许多相关的异常已经出现，病情已经无法逆转。已有报道通过宫内静脉和腹腔注射新鲜冷冻血浆补充胎儿胆固醇，且观察到胎儿血浆胆固醇水平、胎儿平均红细胞体积和母体的雌三醇水平均有改善[23]。

（二）产后　SLOS 最常见的产后治疗方法是在膳食中补充胆固醇。回顾性病例研究显示，一旦胆固醇缺乏症得到纠正，患儿的生长、行为问题、胃肠道症状、光敏症，以及行走和说话的能力都会有所改善[11,24-26]。其他治疗方法包括胆汁酸、新鲜冷冻血浆、应激类固醇剂量、辛伐他汀和抗氧化剂[14]。但迄今没有大样本、控制良好的临床试验证明这些干预措施的有效性[14]。对于 SLOS 且合并某些先天异常的患者，经典的治疗方法包括膳食补充胆固醇和针对特定畸形的手术干预。

医生须知
SLOS 是最常见的遗传病，产前是有可能做出诊断的。对于有多指（趾）和/或并指（趾）畸形、

生长受限、母体血清雌三醇含量低和其他异常的胎儿，尤其当染色体核型正常时，应考虑 SLOS。对于外生殖器异常的男性胎儿，也要考虑 SLOS。高危孕妇需要做产前检查。对于 SLOS 携带者夫妇，如果已知家族有基因突变，可以通过 CVS 或羊膜腔穿刺术进行基因检测。若母体血清分析异常/超声图像异常可疑患有 SLOS，可以通过 CVS 或测量羊水中的胆固醇和 7-DHC 浓度进行产前诊断[27,28]。此外，产前检测母体尿液中类固醇也是诊断胎儿 SLOS 的有效手段[29]。

要点

- SLOS 胆固醇合成异常。
- 临床表现差异很大，需要进行生化检测。
- 产前做出诊断是可能的。

六、致谢

十分感谢 Rachael Bradshaw 在前一版中的贡献。

参考文献见 *www.expertconsult.com*.

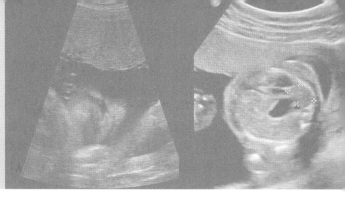

第146章

VATER 联合征

FALLON R. BREWER|LORIE M. HARPER

陈华弘 译,陶阳 刘宇杰 张家荣 审校

一、引言

VATER 联合征是非随机组合的一组先天畸形,包括椎骨异常、肛门闭锁、气管-食管瘘、肾脏和桡骨异常[1]。定义还被扩展到包括血管畸形,人们将其重新命名为 VACTERL 联合征,这样先天性心血管异常和肢体异常便可以在名称中体现出来[2,3]。

VATER 联合征并不是一种综合征,实际上是代表了一种常见的发育缺陷,导致了几种类型的异常[4,5]。预后根据畸形的类型、数量和严重程度而有所不同。一项有关长期预后的研究结果表明,被确诊的 20 位患者中有 18 人存活到 10 岁以上[6]。幸存者仅受 VATER 联合征影响,但智力表现正常。

二、疾病概述

(一)定义 大多数报道将 VATER 联合征定义为需要具备三种相关异常,但另一些研究表明有两种异常即可诊断[6,7]。此外,关于心脏异常是否与 VATER 联合征相关的研究也存在分歧,目前没有任何一种心脏畸形与 VATER 联合征有特异的相关性[6,7]。一项研究指出,VATER 联合征可按"上"部畸形和"下"部畸形分类,其中"上"部畸形包括桡骨缺失、食管闭锁和胸椎畸形,而"下"部畸形包括伴肛门闭锁的脊椎异常[6]。该研究还指出,心脏异常倾向于发生在"上"部畸形组,而肾脏异常发生在"下"部畸形组。VATER/VACTERL 联合征被认为是一种临床诊断[8]。

(二)发病率和流行病学 据报道 VATER 联合征的发病率为 1.43/10 000~13.06/10 000[7,9]。报道中的发病率的差异可能是由于诊断 VATER 联合征所采纳异常数量的不同、纳入或排除其他综合征的标准差异,以及定义中包含的肢体异常类型的差异造成的。

(三)病因和病理生理学 VATER 联合征可能是由中胚层发育缺陷导致的[1]。中胚层生长发育为椎骨(近轴中胚层由头侧向尾侧方向发育)、肢芽、肾脏组织(间介中胚层)、尿直肠隔(间介中胚层)和心脏(侧板中胚层)[4]。中胚层发育中的这种缺陷被称为原发性发育领域缺陷,可能代表在囊胚阶段对胚胎的一种损害[3]。

已有报道建立了 VATER 动物研究模型。将大鼠和小鸡暴露在一种细胞毒性药物阿霉素中,会产生与 VATER 联合征一样的异常[10]。这些动物模型显示了脊索的异常发育,最终导致了与 VATER 相关的椎体、气管食管和肛门异常。

VATER/VACTERL 联合征通常被认为是一种排除性诊断[11]。大多数 VATER 联合征(90%)似乎是散发性事件[12]。基因拷贝数变异(CNV)可能在这种联合征中起着重要作用[11]。在影响染色体带 17q23 的区域上观察到两个候选基因(*TBX2* 和 *TBX4*)。另一个可能的位点是染色体 8q24.3。该位点包括 *GLI4* 在内的多个基因。该基因的确切功能尚不清楚,但是在 VACTERL 表型小鼠中观察到类似的锌指蛋白基因突变。其他令人感兴趣的 CNV 包括染色体 10q25.3(重复)、22q11.2(重复),以及涉及 *SHOX* 增益的 CNV,SHOX 在肢体发育中起着重要作用。其他区域(5q11.2、6q、7q35-qter、远端 13q、19p13.3 和 20q13.33)的缺失,1q41 和 2q37 的重复也有报道[11-13]。另一个病例报道与来自 12 号染色体产生的多环染色体相关[14]。两个 VATER 合并脑积水患者的病例提示,这可能是一种单独的常染色体隐性遗传或 X 连锁遗传综合征。另有一例报道表明 *PTEN* 基因突变可能是导致这种综合征的原因[15-17]。很难提供准确的复发风险,一般来说只要排除了类似的遗传性疾病,VATER/VACTERL 联合征复发风险可能很低[12]。但还需要获得详细的家族史,以适当地校正复发风险。

据报道与 VATER 相关的环境因素包括母亲糖尿病、子宫血管异常和不孕症治疗[18]。

三、疾病表现

（一）临床表现　下面列出了每种异常类型的常见畸形[1,7,19]。

1. 椎体异常
（1）半椎体。
（2）蝴蝶椎。
（3）脊柱侧凸。
（4）脊柱裂。
（5）脊柱前凸。
（6）脊髓神经管闭合不全。
（7）肋骨异常并发椎体异常（即半椎体肋骨缺失）。

2. 肛门闭锁　肛门无孔。

3. 气管食管（T－E）瘘
（1）食管闭锁（可伴有 T－E 瘘）。
（2）十二指肠闭锁（可伴有 T－E 瘘）。

4. 肾脏异常
（1）肾盂积水。
（2）囊性肾脏或肾发育不良。
（3）肾发育不全。
（4）尿道闭锁。

5. 肢体异常
（1）多指（趾）畸形。
（2）并指（趾）畸形。
（3）桡骨发育不全/发育不良。

6. 心脏异常
（1）室间隔缺损（最常见）。
（2）永存动脉干。
（3）大动脉转位。
（4）法洛四联症。
（5）房间隔缺损。
（6）瓣膜畸形。
（7）右位心。
（8）左心发育不良。
（9）主动脉缩窄。

（10）肺动脉狭窄。
（11）动脉导管未闭。

（二）影像学表现

1. **超声表现**　产前有案例报道超声可以诊断 VATER 联合征[20-23]。大多数情况,产前超声可见椎体异常、肾脏异常和肢体异常,气管食管瘘和肛门闭锁在产前很难诊断。超声检查结果根据存在的畸形而有所不同,将超声检查可能发现的异常描述列表如下。

（1）脊椎
1）半椎体（图 146.1）。
2）蝴蝶椎。
3）脊柱裂（图 146.2）。
4）肋骨异常。

（2）肛门闭锁（图 146.3）：一组系列病例分析显示,只有 15.9% 是在产前被诊断出来的[24]。在产前诊断的所有病例中,均可见直肠或结肠扩张。异常扩张的肠管可早在妊娠 12 周时就会出现[25,26]。管腔内可见钙化[19,24]。

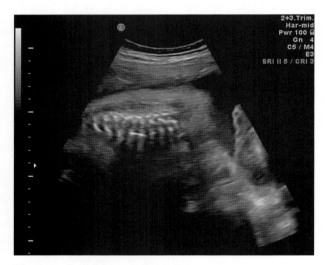

图 146.1　脊柱冠状面,显示半椎体。

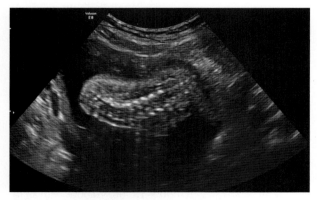

图 146.2　脊柱冠状面,显示脊柱侧凸。

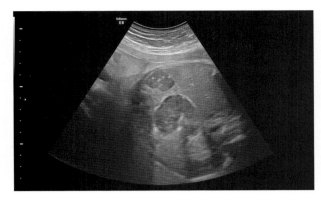

图 146.3 腹部横切面显示肠管扩张和管腔内钙化,伴有肛门闭锁。

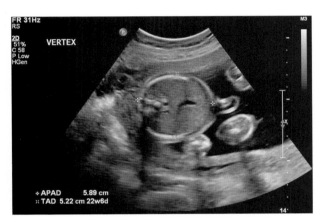

图 146.4 门静脉水平腹部横切面,胃泡未显示。此切面胃泡持续不显示可提示气管食管瘘或食管闭锁,尤其是羊水过多时。

　　(3) 气管食管瘘(图 146.4):产前超声显示胃泡小或无胃泡可考虑诊断为气管食管瘘[27,28]。显示羊水过多。这些指标的阳性预测值为 44%～56%。通常妊娠晚期胎儿颈部可见一囊性无回声(上袋征)。

　　(4) 肾脏异常

　　1) 无肾动脉可证实肾缺如,单侧或双侧。

　　2) 肾盂积水。

　　3) 囊性肾或肾脏发育不良(图 146.5)。

　　(5) 肢体异常

　　1) 桡骨发育不全/发育不良。

　　2) 拇指发育不全/发育不良。

　　3) 多指(趾)。

　　4) 并指(趾)。

　　手部的三维成像可以对手异常进行更全面的评估[29]。

　　2. MRI 表现　在超声可疑气管食管瘘的病例中,MRI 是一种有效的辅助诊断方法,但是有高达 64% 的

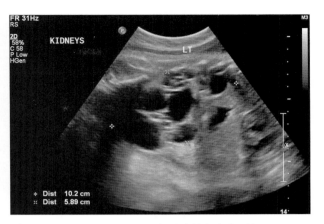

图 146.5 腹部冠状面,显示双侧多囊性肾发育不良。

病例可能无法观察到食管,导致假阳性率较高[28,30]。

四、影像鉴别诊断

　　(1) 染色体 13q 缺失。

　　(2) Alagille 综合征。

　　(3) Baller-Gerold 综合征。

　　(4) CHARGE 综合征。

　　(5) 尾部退化综合征。

　　(6) 范科尼贫血。

　　(7) Fryns 综合征。

　　(8) Holt-Oram(心手综合征)。

　　(9) Jacho-Levin 综合征。

　　(10) Meckel 综合征。

　　(11) MURCS 联合征。

　　(12) Nager 综合征。

　　(13) Roberts 综合征。

　　(14) 并肢畸形。

　　(15) Townes-Brocks 综合征(肛门-耳-肢体畸形综合征)。

　　(16) 13 -三体综合征。

　　(17) 18 -三体综合征。

　　(18) 血小板减少-桡骨缺失综合征。

五、治疗方案概要

　　(一) 产前　目前还没有产前干预措施。

　　(二) 产后　VATER 联合征的治疗取决于实际存在的畸形情况。对于椎体异常,可能需要进行矫正手术。肛门闭锁需要紧急减压手术,并可以通过重建手术进行长期治疗[24]。大多数病例的气管食管瘘和食管瘘可以通过手术修复[30]。肾和心脏异常应根据目前特定异常的护理标准进行处理。

医生须知

　　若发现 VATER 联合征中的一个异常,必须对其他相关异常进行全面细致的评估。出现两种或两种以上 VATER 相关畸形应引起重视并及时转诊。气管食管瘘的存在会使产后气道处理复杂化,应选择在有能力治疗疑难气道异常的医院进行分娩。

要点

- VATER 联合征通常是散发的。
- 诊断 VATER 联合征需要具备三种相关的异常。
- VATER 联合征很可能是中胚层发育异常导致的。

参考文献见 *www.expertconsult.com.*

第 **15** 部分

染色体异常

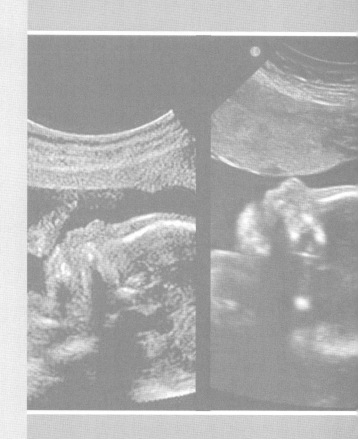

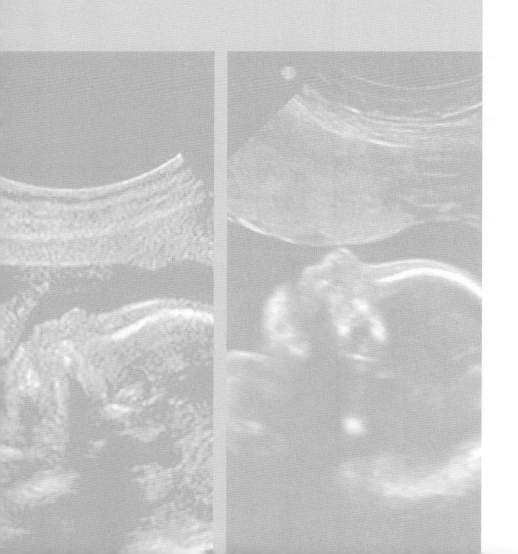

第 **1** 篇

非整倍体

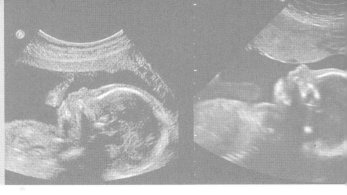

第147章

非整倍体概述

HINDI E. STOHL | LAWRENCE D. PLATT

韩慧娟 译，张会萍 周毓青 审校

一、引言

非整倍体是一种染色体异常，包括一条或多条染色体的数量异常。正常人类体细胞(非卵细胞或精子细胞)携带46条染色体：其中22对(44条)为常染色体，2条为性染色体(女性为XX，男性为XY)，单倍体和三倍体分别是指缺少一条染色体或多增加一条染色体。

当产前超声发现多个或严重结构异常时，常怀疑存在非整倍体。不同的非整倍体畸形通常具有其特定的一系列超声表现。然而，作为一种筛查非整倍体的工具，单靠超声是不够的。其他方法，包括血清生物标志物和无创产前筛查试验(NIPT)，也应列入产前综合筛查的一部分内容。

二、疾病概述

(一) 定义 非整倍体是指一条或多条染色体的拷贝数异常。非整倍体畸形时，一对或多对染色体中缺少(如单倍体)或增加(如三倍体)了染色体物质。

多倍体是指所有染色体的拷贝数异常。正常的人类细胞是二倍体，也就是说复制了两份遗传物质，分别来自父母。三倍体细胞有69条染色体(核型为69，XXX、69，XXY、69，XYY)，也就是复制了三份遗传物质。三倍体通常为两个精子使一个卵子受精的结果，一般难以存活，常在妊娠前3个月以流产告终；能够存活出生的胎儿实属罕见，而且也会在出生后不久死亡。

(二) 发病率和流行病学 非整倍体是通过产前诊断能检测到的最常见的遗传异常，其发生率与产妇年龄直接相关。例如，随着产妇年龄的增加，发生三

种最常见的三倍体(13-三体、18-三体或21-三体)的综合风险也会增加，从25岁时大约1/1065，增加到35岁时的1/300和45岁时的1/28。

产前筛查可以使用一种方法，也可以使用多种方法联合检测，包括母体血清生物标志物、游离的胎儿脱氧核糖核酸(DNA)、颈项透明层和详细胎儿结构畸形筛查。对于各种非整倍体畸形，上述这些测试方法都有各自的检出率，但其中没有一种方法为诊断方法。绒毛取样活检术(CVS)和羊膜腔穿刺术仍然是产前诊断非整倍体的主要手段。虽然也可以使用经皮脐静脉穿刺脐血取样来诊断，但在没有其他手术指征(如胎儿宫内输血)的情况下一般不使用。

与活产儿相比，胎儿染色体异常在妊娠早期和中期更常见，这很大程度上是由于受累的胎儿自发性流产率较高。在英国的一项研究中，49%的诊断为13-三体的妊娠和72%的诊断为18-三体的妊娠，在妊娠12周至足月期间发生流产或死产[1]。类似的情况也发生于诊断为21-三体的妊娠中，发生在CVS至足月期间的平均胎儿丢失率为32%，发生于羊膜腔穿刺术至足月期间的平均胎儿丢失率为25%[2]。在35岁女性中，妊娠中期13-三体、18-三体和21-三体的发病率分别为1/2975、1/1230和1/260。

产前超声发现胎儿结构异常增加了潜在染色体异常的可能性，并且增加的幅度取决于特定的结构异常。例如，发现肱骨缩短与21-三体有关，其似然比为4.8，而颈项软组织增厚与21-三体有关的似然比为23[3]。检出的畸形总数和畸形组合数，和非整倍体的发生率有关[4]。比如，胎儿单发畸形的病例中染色体畸形的发生率为2%~18%，而在胎儿多发畸形

的病例中非整倍体的发生率高达 29%[5,6]。

（三）病因和病理生理学　非整倍体是由细胞分裂异常所引起的，最常见的原因是减数分裂中成对染色体不分裂或有丝分裂中染色体单体不分裂。减数分裂或有丝分裂的后期延滞，也可能导致非整倍体发生。

减数分裂是一种特殊的细胞分裂形式，发生于卵子和精子细胞中，使染色体数量减半。细胞首先进行 DNA 复制，使 46 条染色体中的每条染色体都有两个相同的副本，这两条相同的副本称为姐妹染色单体。复制之后是两轮细胞分裂，最终产生 4 个子细胞或配子，每个子细胞具有原始母细胞遗传信息的一半。在第一次分裂期（称为减数分裂Ⅰ期），同源染色体沿着细胞赤道线配对，通过一个称为交叉的过程进行基因重组。然后，同源染色体彼此分离，产生两个细胞，每个细胞只有 23 条染色体。第二次分裂（减数分裂Ⅱ期）按照标准的有丝分裂进行。23 条染色体沿赤道板排成一条线，每条染色体的姐妹染色单体分离，并隔离于细胞的相反两极。

分离（disjunction）是一个术语，通常用来描述同源染色体或姐妹染色单体在核分裂过程中的正常分离并隔离到细胞的相反两极。不分离是这种隔离（segregation）的失败，就是减数分裂Ⅰ期中的两条同源染色体或减数分裂Ⅱ期中的两个染色单体一起走到细胞的同一个极点。不分离的结果就是，一个配子中的染色体数量增加，而另一个配子中的染色体数量减少。少一条染色体的配子受精后会产生单倍体的受精卵，多一条染色体的配子受精后会产生三倍体。

非整倍体可能是由于合子后期有丝分裂的不分离所造成的。与减数分裂Ⅱ期相似，有丝分裂期间姐妹染色单体分离失败导致一个子细胞中的遗传物质过多，而另一个子细胞中的遗传物质减少。

总体来说，非整倍体主要是减数分裂Ⅰ期的错误导致的。但存在一些特异类型的其他染色体异常。减数分裂Ⅰ期错误主要导致 15 号和 21 号端粒染色体异常，而减数分裂Ⅱ期错误则主要导致 18-三体。16-三体几乎完全由母体减数分裂Ⅰ期不分离引起。合子后期有丝分裂的不分离导致 15% 的 15-三体、18-三体和 21-三体，并导致大部分的 8-三体[7]。

不分离的起因和机制尚未完全阐明，但可能是纺锤体微管功能障碍的结果。不分离也被认为是一种自发性过程，但是已经发现了一些家族遗传的病例[8]。减数分裂不分离的唯一有据可查且一致公认的风险因素是孕妇高龄。比如，在 25 岁女性的足月

妊娠中 21-三体的发生率为 1/1 339，而在 40 岁女性的足月妊娠中其发病率为 1/85[9]。

三、疾病表现

（一）临床表现　常染色体单体是不可能存活的，除非常染色体单体发生于嵌合体中。嵌合体是指单体细胞和染色体核型正常的细胞混合存在。常染色体单体妊娠通常以胚胎死亡告终。X 染色体单体是唯一一种非致死性的单倍体，也称为特纳综合征，在女性胎儿中其发生率为 4/10 000，常出现身材矮小、颈蹼和性腺功能障碍（见第 152 章）。

与常染色体单体不同，并非所有常染色体三体在产前阶段都是致命的。可导致活产的最常见的常染色体三体是 13-三体、18-三体或 21-三体。13-三体，也称为 Patau 综合征，发生率在活产中为 0.5/10 000～2/10 000；而 18-三体，也称为 Edwards 综合征，发生率在活产中是 2/10 000。患有这些三体综合征的胎儿可能存活到足月，但大多数受累儿童活不过 1 年，虽然有不少存活时间更长的报道，主要是通过手术矫治畸形后病例[10,11]。一项研究报道称，13-三体和 18-三体的中位生存期分别为 2.5 天和 6.0 天[12]。

21-三体综合征，又称唐氏综合征，在活产中发生率为 1.4/10 000，是活产婴儿中最常见的染色体异常[13]。21-三体综合征患者可以活到成年。21-三体综合征患者特征为智力障碍、面部异常特征和身材矮小，常伴有心脏、胃肠道或肾脏畸形。大约 74% 的 21-三体综合征患者可在产前使用传统筛查方法（如血清筛查和超声检查）检出[14]。

有几种与性染色体有关的三倍体也可存活到成年期。Klinefelter 综合征（47，XXY）在男性新生儿中发生率为 10/10 000～20/10 000，该综合征的特点是身材高大和性腺功能减退，如果没有专门的辅助生殖技术常常会导致不孕[15]，这种男性患者也可能有认知或行为问题。X 三体综合征（47，XXX）和额外 Y 染色体（47，XYY）患者的生长速度增加，但除此之外几乎没有明确的临床特征。

（二）影像学表现

1. 超声表现　非整倍体的产前检测是产前筛查计划的主要目标之一。非整倍体胎儿常常具有解剖结构变化或异常，其中许多可在胎儿详细的超声畸形筛查中发现。然而，超声仍然只是一个筛选方法，明确诊断仍需 CVS 或羊膜腔穿刺术。

不同非整倍体综合征的超声表现亦不同：21-三

体胎儿的超声表现包括颈项软组织增厚、心脏畸形、十二指肠闭锁、股骨缩短、肱骨缩短、肾盂扩张、鼻骨缺失、肠管回声增强、脉络丛囊肿和心内点状强回声[16]。然而，这些超声标志都不是特异性的，并且每一个都存在明显的假阳性率。在没有血清筛查的情况下，仅通过超声和年龄相关的风险筛查 21-三体，检出率可能低至 43%[17]，也可高达 69%[18]。

18-三体表现为异常手部姿势（由于示指与第三指重叠、第五指与第四指重叠形成的"握拳手"）、小颌畸形、马蹄肾、脉络丛囊肿、脐膨出、羊水过多和宫内生长受限。超过 50% 的受累胎儿会发生先天性心脏病，其中最常见的是室间隔缺损[19]。

尽管 13-三体比 18-三体或 21-三体少见，但超过 90% 的 13-三体可通过超声探测到，因为该病常具有多种的而且常常是严重的结构畸形。作为面部中线结构、眼睛和前脑的起源，前索中胚层发育的早期缺陷会导致许多与 13-三体相关的典型表现，包括无叶全前脑、独眼、面部中线结构裂或鼻发育不全等，其他常见的超声异常包括颅后窝异常、胼胝体发育不全、脑室扩张、神经管缺陷、心脏畸形、马蹄肾或多囊肾和脐膨出[20]。

特纳综合征通常以颈部透明层增厚、水囊瘤、胎儿水肿和心脏缺陷为特征。在心脏缺陷中，最常见的是主动脉缩窄（占所有心脏缺陷的 44%）[21]，然而在妊娠早期很难被诊断。

2. MRI 表现　MRI 不常规用于探测非整倍体。仅当疑似异常已显示单独使用 MRI 诊断有效时，才建议使用 MRI 检查。产前筛查的主要手段仍然是超声检查和血清检测，包括测量血清分析物或评估细胞游离 DNA。对于产前诊断，CVS 和羊膜腔穿刺术仍然是首选的诊断方式。

要点
● 非整倍体是指一条或多条染色体的数目异常。
● 非整倍体最常见的原因是减数分裂Ⅰ期不分离。
● X 单体是唯一的非致命单倍体。
● 13-三体、18-三体和 21-三体是最常见的常染色体三体，通常与结构异常有关。
● 单独使用超声作为非整倍体的筛选工具是不够的。

参考文献见 *www.expertconsult.com*.

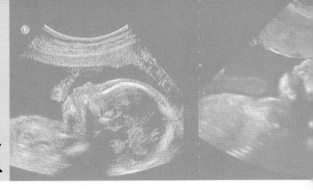

第148章

三倍体

JULIE A. GAINER

韩慧娟 译,张会萍　周毓青 审校

一、引言

染色体异常通常是早期流产、胎儿畸形和死产的原因。三倍体是一种致死性染色体畸形,由于存在一组额外的染色体所致(图148.1)。可导致自然流产、先天性异常、胎盘形态异常及严重的宫内生长受限(IUGR)。三倍体核型也存在于大多数部分性葡萄胎中(见第104章)。大多数三倍体婴儿都是死产,而那些活产的婴儿通常在出生后不久死亡,这些胎儿的表型取决于额外的一组染色体来源于父母哪一方。三倍体没有治疗或治愈的方法。

二、疾病概述

(一) 定义　大多数人类的细胞核包含两组单倍染色体,从每个亲本遗传一组,来自父母的染色体互相结合起来组成23对染色体。每个正常二倍体细胞具有 $2n$ 倍的遗传物质,即46条染色体(22对常染色

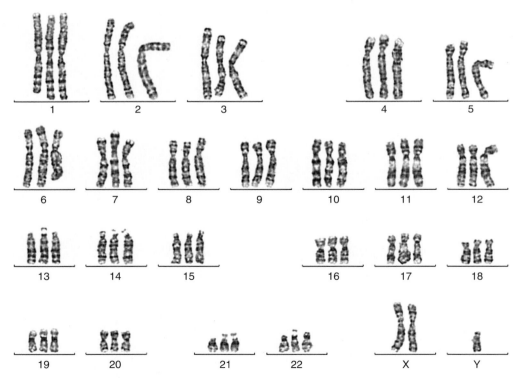

图 148.1　胎儿核型显示为三倍体。

体和 1 对性染色体)。这种正常状态称为整倍体。多倍体是指存在额外组的单倍体染色体。例如,三倍体存在额外一组完整的单倍体染色体(细胞的遗传物质为 3n 倍,如 69 条染色体),而四倍体则存在额外两组的单倍体染色体(细胞的遗传物质为 4n 倍,即 92 条染色体)。

(二)发病率和流行病学 三倍体是致命的,占所有临床确诊妊娠的 1%～3%[1]。多倍体妊娠在自然流产中占 1/4,通常在发育早期死亡[2,3]。三倍体在自然流产中是排名第三的常见的细胞遗传学异常(占 15%),排名其后的是 X 单体(占 20%)和三体综合征(占 60%)[4]。三倍体在妊娠 16～20 周期间的发病率为 20/10 000[5],且在活产中鲜有报道(1/10 000)[1],没有存活超过 10 个月的报道,但有零星报道描述了可活到 20 多岁的镶嵌体的个案。三倍体是散发的,与三体综合征相反,其发生率不会随着母亲年龄的增长而增加。

(三)病因和病理生理学 一个单倍体精子和一个单倍体卵母细胞结合产生了具有 46 条染色体的正常二倍体细胞。正确的减数分裂(配子形成)确保配子在融合前在数量上是单倍体。如果减数分裂 I 期或减数分裂 II 期出现错误,配子可能仍处于二倍体状态。三倍体可能来源于:①两个精子使一个卵子受精,这种情况称为双精受精;②一个二倍体精子使一个卵母细胞受精,称为双雄受精;③一个精子使一个二倍体的卵母细胞受精,称为双雌受精。当一个正常的单倍体卵母细胞被两个单倍体精子或一个二倍体精子受精时,核型结果可以是 XXX、XXY 或 XYY。这种情况划分为 I 型三倍体,而且是父系衍生的(因为其中有两组单倍体染色体起源于父系)。II 型三倍体则是母系衍生的,由一个单倍体精子使一个二倍体的卵母细胞受精所致,核型结果可以是 XXX 或 XXY(因为其中有两组单倍体染色体起源于母系)。三倍体妊娠中所见核型及其分布为 69,XXY(60%)、69,XXX(37%)和 69,XYY(3%)[6]。

人类三倍体的起源是有争议的。对三倍体亲本起源的初步研究表明,大多数三倍体妊娠是父系起源的,双精受精是其中最常见的原因[6,7]。Redline 等[8]对妊娠 20 周前自然流产的 1 054 个病例进行核型分析。在 832 例成功进行核型分析的标本中,检测到了 64 例三倍体;而在 64 例进行了 PCR 检测的三倍体中,59 例成功进行了额外一组单倍体染色体的亲本来源分析,其中有 39 例(66%)确认为父系来源。然而,之后有研究报道,大多数三倍体病例起源于母

系[9,10]。这些研究之间的差异,可能是由于各研究中所纳入的孕周组不同所致。早期对三倍体妊娠的研究纳入的病例孕周范围较大,但并没有按胚胎或胎儿的发育阶段分组。分析时按胚胎期诊断(妊娠<10周)与胎儿期诊断(妊娠>10周)分组,则妊娠维持超过胚胎期的三倍体妊娠中母系来源似乎更常见。

三、疾病表现

(一)临床表现 大多数研究认为三倍体胎儿的表型取决于额外染色体组的亲系来源。已发现两种三倍体不同表型[11]。I 型表型胎儿发育相对良好,头颅大小正常或小头畸形,以及大的囊性胎盘;II 型表型为胎儿生长受限、不成比例的大头、胎盘很小但形态正常。典型的情况下,父系来源的三倍体导致I 型表型,包括部分性葡萄胎;而母系来源的三倍体通常导致 II 型表型,即非葡萄胎。无论是父系或母系起源的三倍体胎儿,都发现了多个类似的异常表现。

大多数三倍体在妊娠前 3 个月内发生自然流产。父系三倍体比母系三倍体具有更高的流产率,这可能是因为受精卵中过多的父系遗传物质对胎盘着床和发育具有更有害的影响[12]。妊娠剧吐常见,尤其多见于 I 型(部分性葡萄胎型)。与 II 型(非葡萄胎型)相比,I 型的母亲 β-HCG 水平更高。

如果妊娠期间没有发生流产,三倍体通常表现为胎儿结构异常或胎盘形态异常(或两者兼有),以及其他妊娠并发症。在一项为期 10 年,包含 70 例三倍体的研究中,37 例(53%)发生产前并发症[13]。这些并发症包括妊娠早期或中期的阴道出血(n=33)、双侧多囊卵巢伴慢性盆腔疼痛(n=6)、需要静脉输液的严重妊娠剧吐(n=4)和在妊娠 18、20 和 24 周时早发的子痫前期(n=3)。

区分单纯性三倍体与部分性葡萄胎(妊娠滋养细胞疾病)至关重要,因为清宫后的临床建议是不同的。越来越多的部分性葡萄胎病例表现为胎盘绒毛水肿,并可分辨共存的胎儿,因此在妊娠的任何阶段甚至分娩后都需与部分性葡萄胎鉴别[12]。虽然部分性葡萄胎通常是三倍体(有些是四倍体),但三倍体并不总是导致部分性葡萄胎。三倍体的发生率在所有已确诊的妊娠中为 1%～3%,而部分性葡萄胎的估计发病率约为 1/700[14]。有可识别的胚胎或胎儿组织,加上胎盘病理符合部分性葡萄胎的表现,才可诊断部分性葡萄胎。胎盘病理表现为周边滋养细胞增生,无中间态的双态绒毛种群,最大直径大于 0.5 mm 的绒毛水

肿或葡萄样变性、绒毛轮廓不规则伴或不伴滋养层包涵体[15,16]。绒毛水肿本身并不是葡萄胎或妊娠滋养细胞疾病的特征，没有滋养细胞异常的情况下也可发现绒毛水肿。父系来源的三倍体更可能发生部分性葡萄胎。对一组妊娠 20 周前自然流产的 1 054 个病例进行核型分析发现，39 个双雄受精标本中有 20 个符合部分性葡萄胎的诊断。双雌受精的三倍体中没有一例符合部分性葡萄胎的诊断标准，且很少表现出任何典型特征[8]。

（二）影像学表现

1. 超声表现　超声是三倍体产前诊断的首要方法。在超声得到广泛使用之前，如果没有完成对流产组织的分析，三倍体通常不会得到诊断。任何存在 IUGR 和胎儿畸形的妊娠都应怀疑为三倍体。胎盘通常在Ⅰ型表型中通常表现为囊性变（图 148.2），而在Ⅱ型表型中更常见的是胎盘小且非囊性。

在妊娠早期，出现胎儿头臀长偏小、颈项透明层增厚、胎头躯干比增大、羊水过少和/或胎盘异常均应怀疑三倍体。一项研究发现，Ⅰ型三倍体的颈项透明层增厚，Ⅱ型三倍体的胎头躯干比增大[17]。从 2008 年到 2014 年，某研究组在妊娠 12～16 周时使用经阴道超声检查发现了 25 例三倍体（2/10 000 次妊娠）[18]，其中 4 例表现出葡萄样胎盘变化。其余 21 例全部为 IUGR，其中大多数（n＝20）有羊水过少和颅内异常（颅后窝异常或第四脑室扩张）。此外，81％的病例未见胆囊、70％的病例存在心脏异常、超过 50％的病例存在肾脏异常和/或呈握拳手双手。

在妊娠中晚期，更容易看到胎儿重大畸形（图 148.3）。大多数胎儿都存在 IUGR（最常见的是腹围小于孕周）和羊水过少。由于羊水过少，超声对异常的检查通常很困难。已报道的胎儿异常列于表 148.1 中[18-21]。

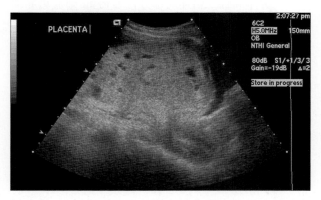

图 148.2　一例确诊的三倍体胎儿，胎盘内部存在无回声区。

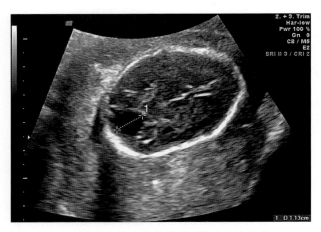

图 148.3　一例确诊的三倍体胎儿，颅后窝池异常（Dandy-Walker 畸形）。

表 148.1　三倍体的超声表现[18-20]
头
脑室扩张
胼胝体发育不全
全前脑畸形
Dandy-Walker 畸形或变异
颅后窝池异常
第四脑室扩张
脊柱
脊髓脊膜膨出
面部和颈部
眼距过宽
小眼症
小颌畸形
唇裂/腭裂
颈项透明层厚度增加
水囊瘤
心脏
室间隔和房间隔缺损
腹部
脐膨出
肾积水
肾发育不良
生殖器
生殖器不明
尿道下裂
隐睾症
四肢
第三和第四指并指
足内翻
胎盘
葡萄胎样变化
胎盘增大伴内部无回声
过早钙化
全身
宫内生长受限（骨骼较头部明显）

2. MRI 表现　　MRI 可以与超声结合应用以评估胎儿异常。MRI 有助于诊断严重羊水过少时的胎儿结构异常,这时超声诊断很困难。然而,单独使用超声常常可以发现三倍体的常见异常表现。

3. 其他检查方法　　在妊娠 10～14 周,母体血清筛查结合超声检查已被用于筛查三倍体胎儿。Spencer 等[17]研究了在妊娠 10～14 周,结合胎儿颈项透明层厚度、母体血清游离 β - HCG 和妊娠相关血浆蛋白 A(PAPP - A)筛查三倍体是否有效。与对照组相比,三倍体胎儿颈项透明层厚度(1.89 MoM)、母体血清游离 β - HCG(4.59 MoM)和总 HCG(3.13 MoM)的中位数显著增加($P < 0.0001$),而 PAPP - A(0.12 MoM)下降($P < 0.0001$)。按照 Ⅰ 型表型和 Ⅱ 型表型分组,Ⅰ 型表型组与部分葡萄胎的胎盘和相对发育良好的胎儿相关,胎儿颈项透明层增厚,血清总 HCG、游离 β - HCG 和甲胎蛋白增高,PAPP - A 轻度降低;Ⅱ 型表型的特征为外观正常的小胎盘和严重 IUGR,胎儿颈项透明层厚度正常,母亲血清总 HCG、游离 β - HCG 和 PAPP - A 显著降低。

Syngelaki 等在大约 1 800 例胎儿染色体异常妊娠中比较了联合筛查与游离细胞 DNA(cfDNA)筛查的价值[22],结果表明 cfDNA 对三体综合征检出的价值高,但对三倍体检出价值较低;在该队列研究中有 2/3 的三倍体未被检出。在一项 8 例三倍体妊娠(4 次双雄受精,4 例双雌受精)的小样本研究中,cfDNA 在双雄受精病例中检测出多个父系单倍体(是指双雄三倍体或异卵双胞胎);且在双雌病例中,胎儿 cfDNA 片段 < 0.5 个百分点[23]。作者认为,cfDNA 可以筛查双雄三倍体,但对双雌三倍体价值不高。微阵列比较基因组杂交(CGH)无法将 69,XXX 三倍体与 46,XX 区分开来,因为校正了 DNA 浓度。然而,由于具有等位基因信息,基于单核苷酸多态性(SNP)的微阵列分析在三倍体检测方面表现更好[24]。此外,应认真告知患者 cfDNA 检查不能完全排除三倍体(或其他罕见情况)的可能性,因为测试后风险计算会受到发病率的显著影响[24]。

典型特征

- 大多数三倍体胎儿可见 IUGR 和羊水过少,最早出现在妊娠早期。
- 最常见的结构异常包括:第三和第四指的并指畸形、脑室扩张和心脏缺陷。
- 出现胎盘增大伴囊性结构时,应考虑三倍体和部分性葡萄胎的可能性。

四、影像鉴别诊断

三倍体的鉴别诊断包括以下内容。

（1）母亲感染。

（2）18 -三体综合征。

（3）9 -三体综合征。

（4）胎盘水肿变性导致胎儿死亡。

（5）双胎妊娠中完全性葡萄胎与胎儿并存的类型。

（6）妊娠早期完全性葡萄胎妊娠。

（7）Wolf-Hirschhorn 综合征。

（8）Neu-Laxova 综合征。

（9）Russell-Silver 综合征。

（10）Seckel 综合征。

所有上述综合征都与早发性 IUGR 和胎儿异常有关。

五、治疗方案概要

（一）产前　　如果怀疑三倍体,应考虑进行侵入性检测,包括绒毛膜取样、胎盘活检或羊膜腔穿刺术。还应进行短期随访,以及时检出 IUGR 及妊娠 12 周前可能检出的畸形。如果侵入性检测证实三倍体或超声检查提示三倍体,则应讨论其不良预后和母亲风险。如果确诊为三倍体,应提出终止妊娠。如果患者拒绝终止妊娠,应仔细监测母亲是否发生妊娠高血压,这种情形在部分性葡萄胎中更为普遍。

（二）产后　　应对胎儿和胎盘组织进行组织病理学检查以评估部分性葡萄胎(图 148.4)。如果病理确诊为葡萄胎,应每周监测患者的 β - HCG 水平直到 β - HCG 水平连续 3 周正常;然后每月进行一次检测,连续 6 个月直到 β - HCG 水平正常[25]。在整个

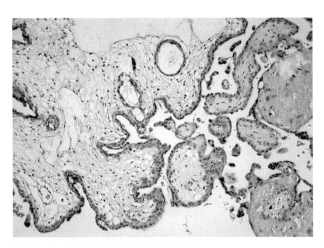

图 148.4　　部分性葡萄胎的组织学切片。

β-HCG 随访期间,应鼓励患者使用有效的避孕措施。如果患者血清 β-hCG 水平持续升高,则应转诊至专科医生以评估持续性妊娠滋养细胞疾病的可能性。如果未确诊为葡萄胎妊娠,分娩后进行常规随访。

医生须知

如果常规超声检查显示胎头躯干比增加、早发性 IUGR、羊水过少、胎儿结构畸形或胎盘内无回声,则应对患者行更详细的超声评估和临床咨询。

要点

- 在所有已确诊的临床妊娠中,三倍体的发生率为 1‰~3‰,最常见的结果是自然流产。
- 三倍体最常见的原因是双雄受精。
- 三倍体可能与部分性葡萄胎有关。
- 大多数没有自然流产的三倍体妊娠,可以因超声检查结果异常而被发现。
- 超声发现胎头躯干比增加、早发性 IUGR、羊水过少、胎儿畸形和胎盘形态异常,均提示三倍体的可能。

参考文献见 *www.expertconsult.com*.

第149章

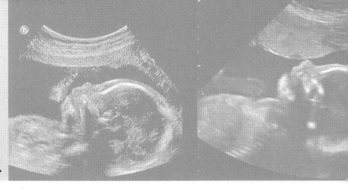

13-三体综合征

STEPHANIE L. GAW | LAWRENCE D. PLATT

韩慧娟 译,张会萍 周毓青 审校

一、引言

13-三体综合征,又称 Patau 综合征,是三种最常见的三体综合征之一。在产前诊断中,通常通过超声检查发现一种或多种先天性异常而被诊断。活产婴儿常伴有严重的身体和精神残疾,外加长期存活率低。

二、疾病概述

(一)定义　1960 年,Patau 等[1]首先对本病进行了基因学的描述,13-三体包括由一条额外的 13 号染色体引起的一组先天性异常,该综合征也可能由于 13 号染色体易位引起。

(二)发病率和流行病学　在活产中,13-三体综合征的发病率为 0.5/10 000~1.0/10 000[2]。13-三体综合征的发病率在种族之间没有差异,并且男女发病率相同。然而,能存活至出生的病例中女性胎儿占更大比例[3]。在活产的 13-三体综合征病例中,5% 为嵌合体[2]。

(三)病因和病理生理学　13-三体综合征是由于多一条额外的 13 号染色体所致,源于 13 号染色体不分离或易位。大约 75% 的 13-三体综合征病例是由于 13 号染色体不分离所致[3]。对前脑前索中胚层腹侧包卷的异常诱导被认为是 13-三体综合征发生的胚胎学原因,结果导致大脑和面部中线结构异常[4]。然而,由于多一条额外的 13 号染色体导致多种畸形的机制尚不清楚。

三、疾病表现

(一)临床表现　在发达国家,由于常规产前超声检查与产前筛查的开展,大多数 13-三体综合征病例在产前被发现。大约一半的 13-三体综合征会在妊娠 12 周和足月期间发生流产或死产[5]。

活产的 13-三体综合征婴儿体格检查表现包括:全前脑畸形、小眼畸形、唇腭裂、小头畸形、头皮缺损、多指畸形、毛细血管瘤、虹膜缺损和脐疝等[6]。大多数患有 13-三体综合征的婴儿在围产期死亡,这些婴儿患有严重的精神和身体残疾。据报道,个别病例可存活到成年[7,8]。来自加拿大的一个病例系列研究表明,手术干预可以延长患者生存期,第一次手术后 1 年存活率为 70%,但关于这些病例的手术干预存在争议,这些患者很可能是经过精心挑选的[9]。

(二)影像学表现

1.超声表现　超声是疑似 13-三体综合征胎儿的首要的影像学检查方式。一项研究表明,95% 的 13-三体综合征胎儿是在妊娠早期或妊娠中期的超声检查中被发现的[10]。另有研究显示,所有 13-三体综合征胎儿在超声检查中都有一个或多个畸形或生长异常[11]。另一项针对 33 个 13-三体综合征胎儿的研究发现,超过 90% 的胎儿的超声表现提示与 13-三体相关[12]。

在过去 10 年中,妊娠早期联合筛查和游离胎儿 DNA 筛查已成为筛查三体(包括 13-三体)的主要方法[13]。超声特征包括:颈项透明层厚度增加超过相同头臀长胎儿 NT 的第 95 百分位数(图 149.1)、头臀长减小、先天性心脏缺陷、全前脑畸形和脐膨出[14]。

在妊娠中期,最常见的异常主要是先天性心脏缺陷和中枢神经系统病变(如前脑无裂畸形)[10]。超过 50% 的胎儿存在心脏异常,包括室间隔缺损、左心室发育不良和右心室双出口等[15]。其他表现包括:唇

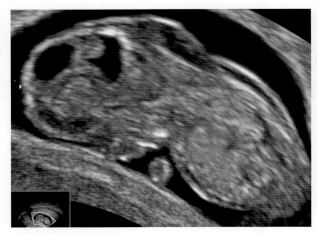

图 149.1 颈项透明层增厚。

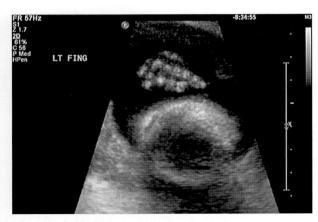

图 149.3 轴后多指畸形。LT FING：左手指。

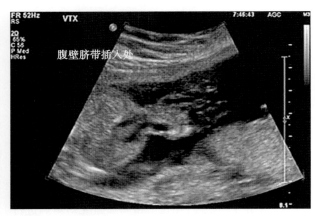

图 149.4 脐膨出。

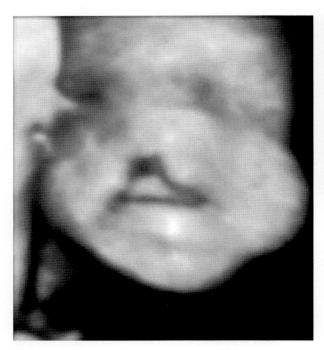

图 149.2 唇裂。

腭裂（图 149.2）、眼距过窄、面部异常和轴后多指（趾）畸形（图 149.3）[12]，以及肾脏回声增强或多囊肾、脐膨出（图 149.4）。出现脐膨出会使 13 - 三体综合征或 18 - 三体综合征的风险增加 340 倍[16]。至少有一半的 13 - 三体综合征胎儿在妊娠中期表现为胎儿生长受限（小于第 5 百分位数）[10]。

2. MRI 表现　最近，胎儿 MRI 已被用作二线成像方式，用于进一步验证超声检查发现的异常，尤其是脑部异常。MRI 已应用于疑似无叶全前脑畸形病例，以确认神经和颅面异常[17]。在疑似 13 - 三体综合征病例中，可以考虑应用 MRI 以区分全前脑畸形的类型。

四、影像鉴别诊断

1. **孤立性全前脑畸形**　全前脑畸形（HPE）可以是单发的，也可以由 18 - 三体和三倍体等染色体异常引起。

2. **假性 13 - 三体综合征**　是指染色体正常但存在全前脑畸形、面部中线结构发育不全、前上颌发育不全或多指（趾）畸形组合的一种综合征[18]。一般认为，其为常染色体隐性遗传的类型，复发风险为 25%。诊断标准包括核型正常伴全前脑畸形和轴后多指（趾）畸形，伴或不伴其他异常；或为全前脑畸形伴其他畸形，但无多指（趾）畸形；或为多指（趾）畸形、脑部缺陷（小头畸形、脑积水、胼胝体发育不全），以及其他畸形[19]。

3. **嵌合型 13 - 三体综合征**　这是一种罕见情形，是指一部分细胞的 13 号染色体全部是三体而其余细胞是正常的整倍体。临床表型差异很大，预后取决于受累组织中三体细胞的百分比和分布，以及相关的异常。本病常见特征包括血管瘤和唇腭裂[20]。

4. **Smith-Lemli-Opitz 综合征**　这是一种由先天

的胆固醇代谢异常引起的常染色体隐性遗传疾病（见第 145 章）。常见的临床表现包括：小头畸形、小而上翘的鼻、上睑下垂、小颌畸形、腭裂、生殖器异常、拇指短、轴后多指（趾）畸形，以及第 2、3 趾并趾畸形。诊断最初由妊娠早期的生化筛查提示。Smith-Lemli-Opitz 综合征的表型差异很大，从具有行为和学习障碍的轻度疾病到由于胆固醇合成的有毒代谢物积累所引起的致命疾病[21]。

5. Meckel-Gruber 综合征　这是需要和 13 - 三体综合征鉴别诊断的另一种疾病（见第 133 章）。Meckel-Gruber 综合征的典型表现包括囊性肾发育不良、枕部脑膨出或其他中枢神经系统异常，以及轴后多指（趾）畸形。与 Smith-Lemli-Opitz 综合征相似，Meckel-Gruber 综合征也是常染色体隐性遗传。也被认为是一种死亡率为 100％ 的致死性综合征[22]。

五、治疗方案概要

（一）产前　胎儿超声检查结果提示 13 - 三体综合征的孕妇应进行核型检测以便确诊，并可能需要遗传咨询。产前并没有针对 13 - 三体综合征的治疗或胎儿干预措施。因其为一种致命病变，可以终止妊娠。对于选择继续妊娠者，应继续进行常规产前检查。鉴于 13 - 三体综合征的严重性，分娩期间为了胎儿因素所需采用的干预措施（如由于胎儿窘迫而进行剖宫产）应慎重考虑并与胎儿父母讨论。

（二）产后　当核型证实 13 - 三体综合征的诊断时，因为预后很差，通常只是给予关怀措施。存活时间与畸形的严重程度有关。幸存下来也有严重的精神和身体残疾，大多数婴儿无法活过新生儿期[2]。刚出生不久的婴儿病程复杂，包括喂养困难、发育迟缓、呼吸暂停、癫痫发作、高血压和脊柱侧凸等问题[14]。对特定患者进行手术治疗可能会提高长期生存率，但目前尚无干预措施来改善患儿严重神经认知缺陷的预后[9,23]。这些问题应与父母进行详细讨论。

医生须知

13 - 三体综合征是由于多一条额外的 13 号染色体引起的一种染色体疾病，导致多种先天性畸形，常常在妊娠早期或中期通过超声检查后诊断。产前应会同母胎医学专家进行咨询，也应进行遗传学咨询，并且需进行绒毛膜取样或羊膜腔穿刺术以明确诊断。13 - 三体综合征胎儿预后很差，大多数婴儿无法活过围产期，个别存活下来的患儿也会有严重的身体和精神残疾。

要点

● 13 - 三体综合征是由于多一条额外的 13 号染色体所致，源于 13 号染色体不分离或易位。

● 超声是疑似 13 - 三体综合征的首要检出方法，超过 95％ 的 13 - 三体综合征胎儿具有相应的超声表现。

● 13 - 三体综合征胎儿的常见超声特征包括：心脏缺陷、全前脑畸形、唇腭裂、小眼症和多指（趾）畸形。

参考文献见 *www.expertconsult.com*.

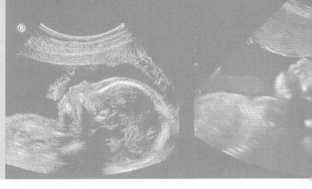

第150章

18-三体综合征

STEPHANIE L. GAW | LAWRENCE D. PLATT

韩慧娟 译,张会萍 周毓青 审校

一、引言

18-三体综合征是第二常见的常染色体三体综合征(排名21-三体综合征之后)。

二、疾病

(一)定义 18-三体综合征,又称 Edwards 综合征,是由于多一条额外的18号染色体所致。

(二)发病率和流行病学 18-三体综合征是活产儿中第二常见的常染色体三体综合征,排位仅次于 Down 综合征[1]。18-三体综合征的发生率为0.6/10 000~2.5/10 000,远低于21-三体综合征[2]。存活新生儿表现为多发先天性畸形、重度的神经系统损害和严重的发育迟缓。

(三)病因和病理生理学 18-三体综合征的发病率在高龄产妇中随年龄增加。大多数(超过90%)18-三体综合征病例是母本减数分裂不分离的结果,也可能因父本减数分裂不分离所致(占5%)。偶尔,18-三体综合征由染色体易位引起[1]。

三、疾病表现

(一)临床表现 18-三体综合征基本是致命的。大多数研究表明,约50%的患儿在出生后1周内死亡,只有3%~10%的患儿能存活过第一年[2]。手术干预可能会提高特定患者的总生存率,有一个病例研究报道第一次手术后的存活率为70%,然而幸存患儿伴有严重的精神和身体缺陷[3,4]。18-三体综合征的临床表型是多变的。该病在女性胎儿中更常见。Hsiao 等[2]报道了31例18-三体综合征的临床特征,见表150.1。

表 150.1 18-三体综合征的常见临床特征

常见临床特征	发生率(%)
心血管系统	77
胃肠系统	75
面部	
低位畸形耳	71
小嘴	61
小头畸形	52
小下颌	58
枕骨外凸畸形	55
睑裂短	22
腭弓窄	22
角膜混浊	16
肌肉骨骼	
胸骨短	32
肌张力减退或张力过高	52
小骨盆	26
四肢	
手指弯曲,伴示指或中指重叠	58
拇指发育不全或缺失	29
摇椅足	52
并趾或并指	26
蹑趾短	22
手的桡骨或尺骨偏斜	13
其他	
宫内生长受限*	90
血小板减少症	26
单脐动脉	10

注:* 见于约90%的患儿。
数据来源于 Hsiao C, Tsao L, Chen H, et al. Changing clinical presentations and survival pattern in trisomy 18. Pediatr Neonatol 2009;50:147-151.

（二）影像学表现

1. **超声表现**　18-三体综合征胎儿的结构异常（出生缺陷）发生率非常高,其中许多可以通过产前超声探测到。超声对 18-三体综合征的检出率为 53%[5]~100%[6]。凭借高分辨率的超声仪器和有经验的超声医师对细节的关注,诊断敏感性有可能达到100%。2009 年的一项系统回顾和 Meta 分析得出结论,筛查 18-三体综合征的遗传学超声准确率为86%[7]。笔者报道遗传学超声检查正常,则患 18-三体综合征的风险降低近 90%。这个结果将有助于患者决定是否进行相关的有创检查。这些发现说明了按照美国医学超声研究所(AIUM)、美国妇产科医师协会(ACOG)和国际妇产超声学会(ISUOG)的建议进行胎儿解剖结构畸形筛查的重要性[8-10]。

进行遗传学超声的孕周大小影响其敏感性。Bronsteen 等[11]对 49 名 18-三体综合征胎儿的病历进行了回顾性分析,发现检出率从妊娠 15~16 周时的 67%增加到妊娠 19~24 周时的 100%。随着孕周的增加,在每个 18-三体综合征胎儿中发现的异常个数也从妊娠 15~16 周时的平均 2.8 个增加到 4 个。超声检查时的孕周小、胎位以及母体体型也可能影响遗传学超声的准确性。

胎儿畸形可分为重大结构畸形和包括软指标在内的微小异常。与 18-三体综合征相关的重大结构畸形包括心脏畸形、中枢神经系统(CNS)畸形、胃肠道畸形、泌尿生殖系统畸形、水肿和水囊瘤。微小异常可分为四肢和面部异常、拳握手(图 150.1)、颈项软组织厚度大于 6 mm、四肢短小(小于第 10 百分位数)、肾盂扩张、肠管回声增强、心内点状强回声、脉络丛囊肿和单脐动脉。不同的研究报道中,这些异常在 18-三

体综合征胎儿中的发生率是不同的。

大多数 18-三体综合征的胎儿至少有 3~4 个异常[6,11,12]。Bronsteen 等[11]对 49 名 18-三体综合征胎儿进行了检查,发现 81%的胎儿有心脏畸形。Papp 等[13]报道本病心脏畸形发生率为 47%。两项研究都发现,最常见的心脏畸形是房室间隔缺损或室间隔缺损(图 150.2)。其他心脏异常包括左心发育不良和主动脉缩窄。

大约 80%的 18-三体综合征胎儿中可见中枢神经系统异常[6,11],最常见的包括脑室扩张、"草莓头"或"柠檬头"、颅后窝池异常、Dandy-Walker 畸形(图150.3)和胼胝体发育不全。透明隔腔缺失和全前脑畸形也有报道。约 30%的病例可见神经管缺陷[14]。

与 18-三体综合征相关的肌肉骨骼异常包括握拳手(图 150.1)、手指重叠、挛缩、桡骨发育不良、多指畸形和足部异常(如足内翻或摇椅足)等。当怀疑18-三体综合征时,需要特别检查手和足[14]。面部异常包括:小下颌、唇裂/腭裂、眼距过窄、低位耳和短耳。Yeo 等[6]认为短耳和手指重叠的握拳手是一些检出 18-三体综合征的最敏感的标志。

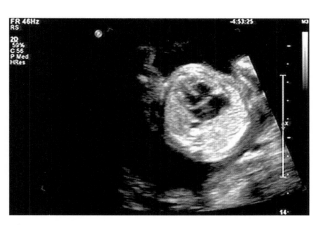

图 150.2　室间隔缺损。

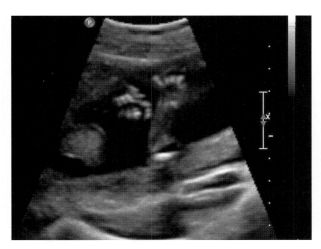

图 150.1　握拳手。

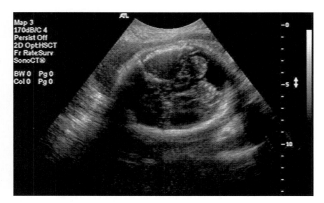

图 150.3　Dandy-Walker 畸形。

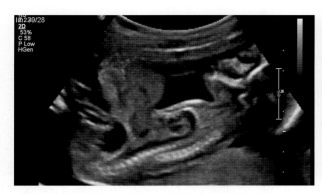

图 150.4　脐膨出。

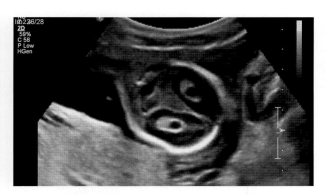

图 150.5　脉络丛囊肿。

约 20% 的患者出现胃肠道畸形,包括脐膨出(图 150.4)、膈疝、气管食管瘘、十二指肠或肛门直肠闭锁和前腹壁缺损。泌尿生殖系统异常也有报道,如肾盂扩张、肾脏回声增强、缺失或位置异常,以及生殖器发育不全。

表 150.2 中列出了微小异常或软指标,如颈项软组织厚度大于 6 mm、肾盂扩张、脉络丛囊肿、单脐动脉、羊水过多和生长受限[13]。并非所有 18 - 三体综合征胎儿都有重大畸形,但大约 80% 的病例中可能会出现这些微小异常,因此筛查这些微小异常是非常重要的[13]。大约 50% 的病例可能会发生生长受限,常常发生在妊娠早期[14]。脉络丛囊肿是常见的软指标,出现在 50%～70% 的 18 - 三体综合征病例中(图 150.5)[6,11-12]。

表 150.2　18 - 三体综合征胎儿中最常见的微小异常	
脉络丛囊肿	27(38.6%)
颈项软组织厚度＞6 mm	12(17.1%)
肾盂扩张	8(11.4%)
肠管强回声	5(7.1%)
股骨和肱骨短(小于第 10 百分位数)	4(5.7%)
心内点状强回声	0(0.0%)
宫内生长受限	8(11.4%)
羊水过多	8(11.4%)
单脐动脉	1(1.4%)

注:引自 Papp C, Ban Z, Szigeti Z, et al. Role of second trimester sonography in detecting trisomy 18: a review of 70 cases. J Clin Ultrasound 2007;35:68-72.

Bronsteen 等[11]的报道认为脉络丛囊肿的大小与 18 - 三体综合征的遗传风险具有直接关系。脉络丛囊肿表现为一个大的无回声囊肿伴周围薄层的脉络丛残余组织回声,在他们研究的 27 例 18 - 三体综合征胎儿中 14 例具有上述表现,而且没有一例胎儿的脉络丛囊肿是孤立性的。Nyberg 等[15]报道 17% 的胎儿有孤立性脉络丛囊肿。Snijders 等[16]认为,存在孤立性脉络丛囊肿时,胎儿 18 - 三体综合征的风险仅略微增加。然而,如果同时发现一个额外的异常,与母亲年龄相关的风险会增加 20 倍;如果又发现两个或更多异常,风险会增加近 1 000 倍。

Zheng 等[17]对 26 例 18 - 三体综合征胎儿使用二维超声与三维或四维超声进行了观察和比较,认为三维或四维超声对许多异常具有诊断优势,尤其是面部和四肢异常。研究人员建议在对 18 - 三体综合征胎儿进行解剖结构评估时可将三维或四维超声作为强有力的辅助手段。

2. MRI 表现　MRI 可作为超声检查的辅助手段,用于评估脑部病变和其他结构异常。

四、影像鉴别诊断

1. 13 - 三体综合征　13 - 三体综合征和 18 - 三体综合征可有共同的表型特征,包括脑室扩张、颅后窝池扩张、唇裂/腭裂、水囊瘤和心脏异常等。13 - 三体综合征可出现类似于 18 - 三体综合征的各种肾脏、心脏和四肢异常。全前脑畸形、多指畸形和面裂等异常在 13 - 三体综合征中更常见。

2. 21 - 三体综合征　18 - 三体综合征与 21 - 三体综合征可具有共同的表型特征,18 - 三体综合征也可能出现肾盂扩张、心脏畸形、生长受限、肠管强回声和颈部透明层增厚等超声表现。在 21 - 三体综合征中,脉络丛囊肿的发生率未见增加。产前确诊的唯一方法是染色体分析。产前的确诊很重要,因为 21 - 三体综合征的预后相对更好,并且两者的产前管理亦有所不同。

3. Pena - Shokeir Ⅰ型综合征　该综合征也称为

胎儿运动不能或运动功能减退序列征,是一种常染色体隐性遗传综合征,其特征包括关节弯曲、宫内生长受限、耳低位畸形、小嘴、小下颌、摇椅足、肺发育不全和隐睾。可用于鉴别该综合征与 18-三体综合征的特征包括头皮水肿、肺发育不全和家族史。其他在 18-三体综合征中较常见而在 Pena-Shokeir Ⅰ 型综合征中却不常见的异常包括心律失常、脐膨出和枕骨外突畸形。[18]

4. 假性 18-三体综合征 这是一种需要排除的诊断。本病特征与 18-三体综合征非常相似,但胎儿核型正常,是一种常染色体隐性遗传的致死性疾病,不出现心脏畸形。

五、治疗方案概要

(一) 产前 母体血清筛查和/或胎儿游离 DNA 筛查为本病的早期诊断和确诊提供了机会[19]。如果夫妇要求终止妊娠可以及早终止妊娠,并且因此可降低临床发病率,减少不舍之情。如果筛查试验或超声检查结果怀疑 18-三体综合征,则应通过绒毛膜取样或羊膜腔穿刺术进行核型分析,同时建议遗传咨询。产前对 18-三体综合征胎儿没有治疗或干预措施。因为这是致死畸形,可建议终止妊娠。对于选择继续妊娠的患者,应继续进行常规产前检查。鉴于 18-三体综合征的严重性,分娩期间为了胎儿因素采用干预措施(如由于胎儿窘迫而进行剖宫产)应慎重考虑并与胎儿父母讨论。

(二) 产后 对于选择继续妊娠的患者,必须就患儿的分娩方式和产后治疗做出决定,向新生儿重症监护病房的临床医生咨询以助父母作出困难的抉择。对患儿监护计划的制定应尽可能多地听取家属意见,需平衡安全性、可用资源和患者偏好。产后管理通常侧重于舒适护理。室间隔缺损的封堵治疗可延长 18-三体综合征患者的生存期[3,20]。

医生须知

18-三体综合征总体上是一种致命的疾病,与多种胎儿异常和胎儿生长受限有关。血清筛查异常、胎儿游离 DNA 筛查异常或胎儿结构异常可提示 18-三体综合征的可能性,但确诊需要进行绒毛膜取样或羊膜腔穿刺术。应对所有疑似 18-三体综合征的胎儿进行遗传咨询和核型检测。

要点

- 18-三体综合征总体上是一种致命疾病,大多数患儿在宫内或出生后不久死亡。
- 不同的胎儿表型特征不同,可涉及多个器官系统,并可见涉及大多数器官系统的多发畸形病例。
- 超声筛查的敏感性约为 86%。
- 手指重叠并呈握拳手,心脏、中枢神经系统和肌肉骨骼畸形最为常见。
- 脉络丛囊肿是一种微小异常,和 18-三体综合征的相关性最高。
- 生长受限常常出现在妊娠早期。
- 羊膜腔穿刺术和绒毛膜取样有助于确诊。
- 对于新生儿常给予舒适护理。

参考文献见 *www.expertconsult.com*.

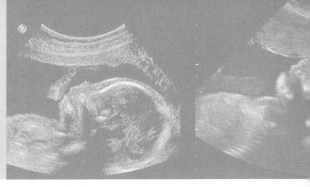

第151章

21-三体综合征

STEPHANIE L. GAW|LAWRENCE D. PLATT

韩慧娟 译,张会萍 周毓青 审校

一、引言

21-三体综合征,又称唐氏综合征,是活产婴儿和自然流产中最常见的三体综合征。英国医生 John Langdon Down 于 1866 年首次描述了该综合征。1959 年,法国遗传学家 Jerome Lejeune 发现了这种染色体异常;1961 年,《柳叶刀》杂志的编委们提议将该病命名为 Down(唐氏)综合征。

二、疾病概述

(一)定义 21-三体综合征,也称为 Down 综合征,是由于 21 号染色体有三个拷贝数而引起,可以是

整条 21 号染色体多 1 个拷贝,也可以是 21 号染色体关键区域异常。该综合征具有独特的表型。

(二)发病率和流行病学 21-三体综合征是智力障碍的最常见的遗传原因,大约 0.45% 的人类的妊娠体为 21-三体[1]。21-三体综合征在活产中的发病率在 1/1 000~1/319,取决于不同的人群[2]。21-三体综合征的风险随着母亲年龄增大而增加,并随着妊娠进展而降低(因为有病例已经早期流产)。发病率是否随着父亲年龄增大而增加存在争议[3]。表 151.1 列出随母亲年龄和孕龄变化的 21-三体综合征风险。

(三)病因和病理生理学 大多数 21-三体综合

表 151.1 不同母亲年龄和不同孕龄的 21-三体综合征的发病率

母亲年龄(岁)	孕龄(周)					
	10	12	14	16	20	40
20	1/983	1/1 068	1/1 140	1/1 200	1/1 295	1/1 527
25	1/870	1/946	1/1 009	1/1 062	1/1 147	1/1 342
30	1/576	1/626	1/668	1/703	1/759	1/895
31	1/500	1/543	1/580	1/610	1/658	1/776
32	1/424	1/461	1/492	1/518	1/559	1/659
33	1/352	1/383	1/409	1/430	1/464	1/547
34	1/287	1/312	1/333	1/350	1/378	1/446
35	1/229	1/249	1/266	1/280	1/302	1/356
36	1/180	1/196	1/209	1/220	1/238	1/280
37	1/140	1/152	1/163	1/171	1/185	1/218
38	1/108	1/117	1/125	1/131	1/142	1/167
39	1/82	1/89	1/95	1/100	1/108	1/128

（续表）

母亲年龄（岁）	孕龄（周）					
	10	12	14	16	20	40
40	1/62	1/68	1/72	1/76	1/82	1/97
41	1/47	1/51	1/54	1/57	1/62	1/73
42	1/35	1/38	1/41	1/43	1/46	1/55
43	1/26	1/29	1/30	1/32	1/35	1/41
44	1/20	1/21	1/23	1/24	1/26	1/30
45	1/15	1/16	1/17	1/18	1/19	1/23

注：引自 Snijders RJM, Sundberg K, Holzgreve W, et al. Maternal age- and gestation-specific risk for trisomy 21. Ultrasound Obstet Gynecol 13:167-170,1999。

征是由于减数分裂不分离（95%）所致，通常发生在卵子中。剩下 5% 的病例中，不平衡易位占 3%～4%，嵌合体占 1%。21 号染色体的额外复制，可能会导致许多基因在染色体上的表达增加，而基因表达不平衡被认为是导致该病各种表型的原因[2]。

三、疾病表现

（一）临床表现　21-三体综合征的临床表现可能有所不同，但大多数病例具有明显的超声特征，包括重大结构畸形和非整倍体的微小标记（软指标）。近一半的 21-三体综合征胎儿患有心脏畸形（如室间隔缺损、房室间隔缺损和法洛四联症）[4]，其他重大畸形包括十二指肠闭锁和气管食管瘘/食管闭锁。超声异常表现还可能包括：颈项软组织增厚、脑室扩张、心内点状强回声、肾盂扩张、肠管强回声、颅后窝池增宽、心包积液、肝内钙化点和指趾异常（多指、手指弯曲、"草鞋脚"和马蹄内翻足），继发于类白血病反应的肝脾大和胎儿水肿[5]。

（二）影像学表现

1. 超声表现　超声筛查是目前使用的 21-三体综合征筛查策略的一个组成部分，筛查策略中还包括血清学筛查和胎儿游离 DNA（cfDNA）筛查。确诊通常依赖于直接的胎儿诊断试验，一般采用绒毛膜取样或羊膜腔穿刺术[1]。

多中心的 BUN（联合应用生物化学、超声、颈项透明层厚度）试验表明，联合应用母亲年龄、妊娠早期血清生化指标和颈项透明层厚度，假阳性率为 5% 时对 21-三体综合征的检出率为 85%[6]。一项 FASTER（早-中妊娠期风险评估）试验的子课题表明，假阳性率为 5% 时，21-三体综合征的检出率在序贯筛查中为 95%，在完全整合筛查中为 96%（妊娠

11～14 周完成颈项透明层测量，早期检出率更高）[7]。在妊娠前 3 个月联合使用颈项透明层厚度和血清标志物筛查 21-三体综合征，比单独使用其中任一筛查方法更有效[7]。

另一项 FASTER 试验研究证实，在妊娠早期筛查和妊娠中期血清学筛查之后，通过遗传学超声评估是否存在非整倍体有关的重大畸形和微小异常，可提高 21-三体综合征的检出率。假阳性率为 5% 时，在联合筛查或四联筛查后进行超声遗传学评估，可将检出率从 81% 提高到 90%。以下情况检出率有不同程度的轻微提高：综合筛查后进行遗传学超声，检出率由 93% 提高到 98%；序贯筛查后进行遗传学超声，由 97% 提高到 98%；随机筛查后进行遗传学超声，由 95% 提高到 97%[5]。

妊娠中期超声筛查中若未发现任何软指标，可将根据产妇高龄或血清学筛查计算的 21-三体综合征风险降低 60%～80%。换一个角度来说，遗传学超声评估结果正常，21-三体综合征的似然比（LR）仅为先验风险的 0.2～0.4[8]。

cfDNA 筛查在 2011 年引入临床，其筛查 21-三体综合征的敏感性和特异性高，阴性预测值低。据报道，在普通产科人群中，cfDNA 筛查 21-三体综合征的阳性预测值为 45.5%，而标准血清生化筛查的阳性预测值为 4.2%[9]，但真正的阳性预测值将取决于患者人群的基线风险，并且在临床实践中可能有所不同[10]。

FASTER 试验中，在未经选择的人群中，8.5% 的 21-三体综合征胎儿在妊娠中期出现重大结构畸形。较早的研究（从 1990 年开始的研究）显示重大畸形的患病率较高（17%），然而这些数据是在开展早孕期筛查以前收集的。由于早孕期筛查比中孕期筛查

能更早地探测到很多异常病例,其中一些异常胎儿在中孕期超声筛查之前就已经被终止妊娠了[11]。

与21-三体综合征有关的两种最常见的重大畸形是心脏畸形和十二指肠闭锁。近一半的21-三体综合征胎儿患有心脏畸形,最常见的是房室间隔缺损(房室通道)、室间隔缺损和房间隔缺损[4]。法洛四联症虽不太常见,但也与21-三体综合征相关。房室间隔缺损则与21-三体综合征密切相关。在一项针对21-三体综合征中先天性心脏畸形的大型人群研究中,45%的21-三体综合征婴儿患有房室间隔缺损,35%患有室间隔缺损[12]。

十二指肠闭锁(见第26章)是最常见的胃肠道异常,发生于30%的21-三体综合征胎儿中,是21-三体综合征的一个强有力的典型的软指标。十二指肠闭锁在超声上表现为双泡征,由充满液体的胃泡和十二指肠近段组成,并分别位于胎儿腹部的左右侧。甚至在生化指标正常且没有其他超声异常征象的情况下,存在孤立性的十二指肠闭锁也使21-三体综合征的似然比达到30。

在非选择性的群体中,微小标记比重大畸形更常见(表151.2)。FASTER试验中的一项研究发现,颈项软组织增厚是有统计学意义的微小标记(似然比49)。其他具有统计学意义的异常表现包括:股骨短、肱骨短、心内点状强回声、肾盂扩张、肠管强回声和侧脑室增宽[5]。随着超声软指标个数的增加,21-三体综合征的风险也增高[8]。超声发现微小标记,应促使

患者转诊进行围产和遗传学咨询。具体的软指标在后面叙述。一些专家认为,cfDNA筛查阴性而存在超声软指标者可能并不需要额外的诊断性试验,因为这些筛查试验的阴性预测值很高。应告知患者cfDNA的检出率明显低于标准核型分析或微阵列分析[13,14]。然而一些患者可能会认为cfDAN检测是侵入性检测方法的替代方法,是可以接受的[14]。

(1)颈项透明层增厚和水囊瘤:妊娠早期颈项透明层异常应怀疑21-三体综合征。颈项透明层位于胎儿颈背部的皮下,表面覆有皮肤,是一个正常的充满液体的间隙。胎儿医学基金会(FMF)的一项大型研究表明,颈项透明层在假阳性率为5%时对21-三体综合征的检出率为77%[15]。BUN试验和FASTER试验也验证了测量颈项透明层的作用。在这些试验中,颈项透明层单个指标对21-三体综合征检出率为70%(假阳性率为5%)[7,16]。

水囊瘤是指胎儿颈背部充满液体的包块,通常沿着胎儿身体上下延伸,并有分隔。对于其是一个单独的异常还是严重的颈项透明层异常,尚存在争议。水囊瘤带来50%的非整倍体风险,应提高对21-三体综合征的怀疑[17]。

(2)颈项软组织增厚:颈项软组织增厚是妊娠中期筛查21-三体综合征最敏感和特异的指标,也是第一个被描述的超声软指标[18]。颈项软组织厚度的测量方法是:首先获得用于测量双顶径的胎头横切面,然后向尾端倾斜以显示胎儿小脑和枕骨,并保持前方的透明隔腔可见;此时颈项软组织厚度位于枕骨后方,测量时从枕骨外缘至皮肤外缘,测值大于或等于6mm为异常(图151.1)[19]。颈项软组织厚度只能在妊娠15~20周测量,此时皮肤厚度保持相对恒定,与后期妊娠相比此时测值受头部位置变化的影响较小[19]。

表151.2　21-三体综合征的超声特征
结构畸形
心脏畸形
脑室增宽
十二指肠闭锁
食管闭锁/气管食管瘘
非整倍体软指标
手指弯曲
鼻骨缺失
心内点状强回声
肠管强回声
颈项软组织增厚
肾盂扩张
"草鞋脚"
长骨短
髂骨角度增大
短耳

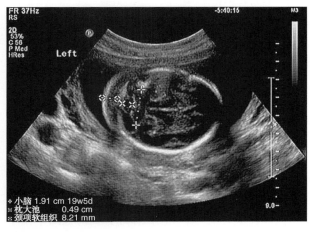

图151.1 颈项软组织增厚。

据报道,颈项软组织厚度筛查 21 -三体综合征的敏感性为 42%～43%(假阳性率为 0.1%～1.3%)[20,21]。即使是孤立性的颈项软组织增厚,21 -三体综合征的似然比亦达 11～49[5,8,22]。如果不存在非整倍体,颈项软组织增厚仍然是 Noonan 综合征和先天性心脏畸形的标志。

(3) 鼻骨缺失或发育不全:在 21 -三体综合征胎儿的 X 线片中已发现鼻骨骨化缺失、鼻骨发育不全及鼻骨缺失[23]。Cicero 等[24]首先将鼻骨缺失或发育不全描述为 21 -三体综合征的超声软指标。该研究中,73% 的 21 -三体综合征胎儿存在鼻骨缺失(假阳性率为 0.5%)(图 151.2 和图 151.3)。一项评估妊娠早期鼻骨的回顾研究发现,当鼻骨超声在专科中心由经过适当培训的人员完成时,鼻骨缺失是高危妊娠的敏感和特异的软指标[25]。

鼻骨应在面部正中矢状面观察,表现为线状强回声结构。超声波的声束角度应保持在接近 45°或 135°,因为当角度小于 45°或大于 135°时会出现鼻骨

缺失的假像。如果角度接近 90°,则鼻骨测量值会偏大。在妊娠早期,应获得胎儿脸部的正中矢状面,胎儿放大至占图像的 50% 以上。应看到鼻尖;沿着胎儿前额到下巴画一条连线,探头声束与连线的夹角应为 45°。当存在鼻骨时,应该可以看到三条强回声线(鼻尖、覆盖鼻骨的皮肤和鼻骨本身)。

许多研究分析了鼻骨测量筛查 21 -三体综合征的敏感性,假阳性率为 0～20% 时灵敏性为 28%～66%。将鼻骨缺失作为非整倍性软指标后,遗传学超声筛查 21 -三体综合征的敏感性从 87% 提高到 92.8%[26]。一项研究发现,如果鼻骨缺失,21 -三体综合征的似然比为 83[27]。鼻骨发育不全(小于同孕周鼻骨长度的 2.5 MoM)时患 21 -三体综合征的风险亦增加。但胎儿鼻骨的长度因孕龄而异,并且存在种族和民族差异。

(4) 脑室增宽:脑室增宽定义为侧脑室房水平的侧脑室宽度大于或等于 10 mm(图 151.4),与包括 21 -三体综合征在内的非整倍体的风险升高有关。在一项 2 743 例侧脑室增宽的大样本系列研究中发现,3.8% 的病例为非整倍体,2% 为 21 -三体综合征[28]。在整倍体、非整倍体和 21 -三体综合征胎儿中,分别有 0.5%、6.8% 和 5.5% 的胎儿出现轻度脑室增宽[27]。FASTER 试验中,轻度脑室增宽预测 21 -三体综合征的似然比为 25[5]。

(5) 心内点状强回声:心内点状强回声(EIF)是指心室内的点状强回声,通常位于乳头肌中(图 151.5)。在心脏的心尖四腔心观显示最佳。可以在任一心室看到,但左心室更常见。这种强回声是由乳头肌和腱索的回声反射引起的,组织病理学检查显示是由于乳头肌矿化所致[28]。EIF 也可能代表心肌内粗大的钙

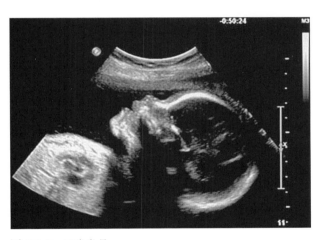

图 151.2 正常鼻骨。

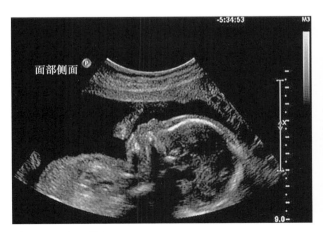

图 151.3 鼻骨缺失。

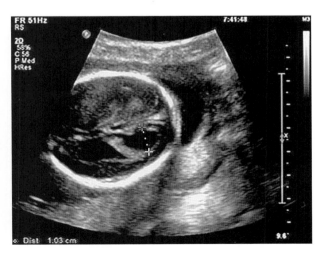

图 151.4 脑室增宽。

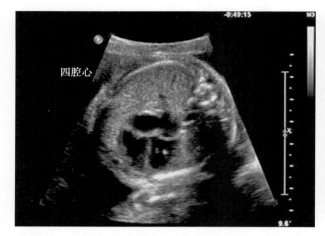

图 151.5 心内点状强回声。

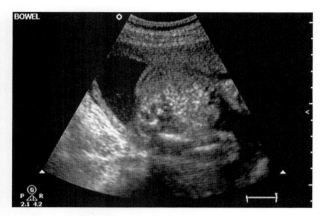

图 151.6 肠管强回声。

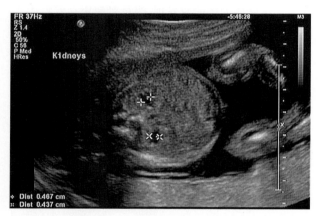

图 151.7 肾盂扩张。

化灶[27],在 3%~4% 的正常胎儿中也可以看到[28],与心脏结构缺陷或长期预后不良无关。EIF 的回声与周围骨骼一样明亮,在心尖四腔心观和侧位四腔心观上都可以看到时可确认其存在。

EIF 预测 21-三体综合征发生的似然比估计为 1.8~6.2[5,29,30]。一个研究小组发现,在高危人群中,与左心室 EIF 相比,右心室或双侧心室 EIF 使非整倍体风险增加 2 倍[31]。而在 FASTER 试验中,左、右心室 EIF 的非整倍体风险没有差异[5]。在低风险人群中以及没有任何其他超声软指标的情况下,EIF 可能是一种正常的变异,尤其在亚洲血统的家庭中比较常见[31]。

(6)肠管强回声:当肠管回声与骨骼一样亮时,为肠管强回声(图 151.6)。FASTER 试验将肠管强回声分为两类(明显强回声,是指回声与骨骼一样强;以及中等强回声)。肠管强回声是一个主观判断的软指标,可因超声机器的增益设置过高或使用高频探头而过度诊断。评估肠管回声不应使用谐波。0.5% 的正常胎儿存在肠管强回声,但在非整倍体胎儿,尤其是 21-三体综合征胎儿中,肠管强回声的发生率增加[8,32-33]。存在明显肠管强回声时,预测 21-三体综合征的似然比为 6~24[5,8]。肠管强回声的鉴别诊断包括:非整倍体、胎儿感染(巨细胞病毒、疱疹病毒和细小病毒)、囊性纤维化、胎粪性肠梗阻、肠梗阻或肠畸形,以及胎儿吞咽血液。在没有明确病因的情况下,肠管强回声也可能是特发性的,预后良好。

(7)肾盂扩张:肾盂扩张的测量是在肾盂内充满液体处测量其前后径(图 151.7)。通常定义为妊娠 15~20 周肾盂前后径大于或等于 4 mm[34,35],但 FASTER 试验定义为大于 3 mm。肾盂扩张在整倍体胎儿中发生率为 2%~2.8%,但在 21-三体综合征

胎儿中更常见(10%~25%)[34,35]。肾盂扩张预测 21-三体综合征的似然比为 1.6~5.5[5,36]。肾盂扩张也可能提示泌尿生殖系统梗阻或正常变异,男性比女性更常见。

(8)长骨短:21-三体综合征患儿身材矮小,在妊娠中期可能表现为胎儿股骨或肱骨短。在一项研究中,68% 的 21-三体综合征胎儿的股骨长度与预期长度之比小于 0.91[21]。该学者同时发现,使用肱骨长度与预期长度比值小于 0.9 可检出 50% 的 21-三体综合征胎儿(假阳性率为 6.25%)[37]。联合测量股骨和肱骨可降低假阳性率。如果股骨和肱骨都短于正常,胎儿患 21-三体综合征的可能性是同孕龄胎儿基础风险的 11 倍。

超声可检测到的其他微小软指标包括手指弯曲、"草鞋脚"、第 5 趾短、髂骨夹角增宽、锁骨下动脉迷走和短耳等。这些特征常见于正常胎儿,不应独立地应用于预测 21-三体综合征。

2. MRI 表现 MRI 不用于 21-三体综合征胎儿的产前诊断;但存在脑室增宽时,MRI 可有助于排除

结构异常。

四、影像鉴别诊断

21-三体综合征的许多软指标与其他情况共性，包括正常变异。肾盂扩张可能是由于泌尿生殖系统的结构缺陷引起的，也可能是肾脏充盈周期的正常表现。脑室增宽可能由于其他结构异常如中脑导水管狭窄或胼胝体缺失引起，也可能由于围产期感染所致。肠管回声增强可能由于胎儿囊性纤维化、病毒感染或吞咽血液所致。心脏畸形在所有非整倍体中都很常见，也是常见的单发畸形。

五、治疗方案概要

（一）产前 21-三体综合征已有多种筛查策略。在应用目前的先进超声技术之前，母亲年龄大于 35 岁被认为是一个非常大的非整倍体危险因素，因而有必要通过羊膜腔穿刺术或 CVS 进行侵入性诊断。生化标志物通常用于妊娠早、中期的非整倍体筛查，并常常与超声联合使用。2011 年，胎儿游离 DNA 检测作为筛查 21-三体综合征的试验进入临床应用；与血清生化相比，其对 21-三体综合征的敏感性和特异性更高，因此应用越来越多[38]。每种不同的筛查方法或组合筛查方法都有其各自的检出率、灵敏度和假阳性率。

妊娠中期超声发现的软指标，使胎儿 21-三体综合征的先验风险得到了修正。侵入性诊断试验（羊膜腔穿刺术或 CVS）可应用于所有患者，尤其是应用于存在 21-三体综合征有关的重大畸形或微小软指标的患者，但在侵入性手术实施之前应对可能带来的风险和益处，以及胎儿可能患 21-三体综合征的概率进行充分讨论。

应向确诊为 21-三体综合征的患者家庭提供遗传咨询，包括讨论 21-三体综合征患儿在临床表现和预后方面的较大的变异性。可以选择终止妊娠。如果继续妊娠，有必要在妊娠 20～22 周进行胎儿超声心动图检查以排查心脏异常。可为患者提供有关 21-三体综合征早期干预、互助小组和宣传团体的相关信息。

（二）产后 21-三体综合征患儿出生后需要持续评估，以监测生长和发育。患儿患白血病、高血压和老年痴呆症的风险增加。美国儿科学会制定了 21-三体综合征儿童临床照护建议指南[39]。

医生须知

- 应为所有孕妇提供非整倍体筛查，而侵入性的确诊试验实施之前应充分讨论手术的风险和益处，以及胎儿遗传异常的可能性。
- 发现任何超声软指标异常，均应及时将患者转诊到专科中心进行遗传学超声评估，并讨论是否进行侵入性手术以确诊，并进行遗传咨询。
- 细胞游离 DNA 筛查对 21-三体综合征具有很高的阴性预测价值。

要点

- 21-三体综合征的重大结构畸形是心脏畸形和十二指肠闭锁。
- 在独立的超声软指标中，颈项软组织增厚是最灵敏的预测 21-三体综合征的风险指标。
- 21-三体综合征的其他超声软指标包括：鼻骨缺失、双侧肾盂扩张、心内点状强回声、肠管强回声和长骨短。
- 无论是存在单个还是多个超声软指标，都会增加 21-三体综合征的基础风险，应将患者转诊到专科中心进行咨询并提供可选的诊断方法。
- 超声结构畸形筛查结果正常，可使患 21-三体综合征的风险降低 60%～80%，可降低产妇的先验风险。

参考文献见 *www.expertconsult.com*.

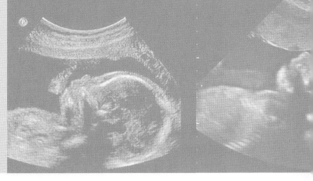

第152章

Turner 综合征(X 单体)

YALDA AFSHAR|LAWRENCE D. PLATT

韩慧娟 译,张会萍 周毓青 审校

一、引言

Turner 综合征(特纳综合征,X 单体)的特征是女性第二条 X 染色体完全或部分缺失,伴或不伴细胞系嵌合。该病存在三种不同的表型:①妊娠早期流产(98%);②妊娠中期胎儿水肿(通常导致胎儿死亡),是最少见的类型;③新生儿水囊瘤(含有淋巴液的薄壁囊肿)。Turner 综合征是唯一可以存活并且表型变异较大的单倍体。

二、疾病概述

(一)定义 Turner 综合征的表型特征于 1938 年被描述[1],并在 1959 年被细胞遗传学定义为第二条性染色体缺失或异常[2]。Turner 综合征患者通常身材矮小、有颈蹼,常伴有淋巴水肿、心脏畸形、肾脏畸形、性腺发育不良和/或内分泌疾病。这其中的许多异常可通过产前超声确认。

(二)发病率和流行病学 Turner 综合征是最常见的性染色体异常,也是第二常见的与自然流产相关的染色体异常[3]。它的真正发病率很难确定,因为轻度表型者可能无法诊断。估计其发病率在活产女婴中为 4/10 000~5/10 000[3,4]。Turner 综合征与母亲或父亲的高龄无关,也与种族或民族无关。

超过 90% 的 Turner 综合征自然流产。对自然流产的妊娠产物进行核型分析表明,其中约 10% 是 45,X[5]。通过在细胞遗传学系统中已登记结果的分析,估计产前发病率在妊娠早期末绒毛膜取样病例中约为 40/10 000,在妊娠中期羊膜腔穿刺术病例中约为 17.5/10 000[6,7]。

(三)病因和病理生理学 Turner 综合征病因不同,其核型亦不同。Turner 综合征最常见的病因是完全性单体(45,X),是由于缺少一条性染色体,通常为缺少父系来源的 X(占 80%)[8]。

超过 50% 的 Turner 综合征患者为嵌合型染色体核型,如 45,X/46,XX[9,10]。在细胞系嵌合的病例中,受精后发生了遗传物质的损失。嵌合现象也可能由细胞分裂错误所致,造成一个细胞系为 45,X 核型,而另一个细胞系为 46,XX、46,XY 或 47,XXX 核型。不太常见的是,第二条 X 染色体可能存在结构改变,或者一些细胞中携带 Y 染色体,从而导致青春期男性化[11]。性染色体嵌合体和/或核型结构异常的个体表现为女性,与 45,X 表型相比存在的异常更少。

对 200 名 Turner 综合征患者的出生后核型分析显示,46% 为 45,X,41% 有第二条结构异常的 X 染色体,7% 为 45,X/46,XX 或 45,X/46,XX/47,XXX 嵌合体,6% 有一条结构异常的 Y 染色体[12]。相反,产前诊断的 Turner 综合征中,90% 的核型 45,X[13](表 152.1)。

表 152.1 产前超声检出的 Turner 综合征病例的核型

核型	病例数	占比(%)
45,X	76	90.4
45,X/46,XX	5	5.9
45,X/47,XXX	1	1.2
45,X/46,XY	1	1.2
45,X/46,XX/47,XXX	1	1.2
总计	84	100

注:引自 Baena N,De Vigan C,Cariati E,et al. Turner syndrome: evaluation of prenatal diagnosis in 19 European registries. Am J Med Genet A. 129A(1):16-20,2004。

临床表现或许是由于随机失活的 X 染色体上正常表达的基因减少所致,因此仅靠核型不能预测表型。身材矮小尽管是 45,X 个体唯一一固定的临床特征,然而和包含一种同源盒基因(X 染色体上的身材矮小同源盒基因,SHOX)的假性常染色体缺失也有关[14,15],2%～15%的特发性身材矮小病例中可检测到这种"缺失"[16,17]。

常见的临床表现如蹼颈、盾状胸、肾脏异常和心脏畸形,可能是由于淋巴水肿干扰器官发育所致。例如,有人提出升主动脉水平的淋巴管阻塞可能直接导致与血流异常相关的心脏异常,如二叶主动脉瓣和/或主动脉缩窄,以及蹼颈[18]。

三、疾病表现

(一) 临床表现　45,X 表型的特征见表 152.2。最一致的特征是身材矮小。卵巢发育不良和马蹄肾、重复输尿管、单侧肾不发育等肾脏异常也比较常见。心脏异常在 45,X 单体中比嵌合体中更常见[19];在一项对 173 例 Turner 综合征的系列研究中,44%的病例存在心血管异常,其中 34%涉及主动脉瓣、19%涉及主动脉弓、8%涉及体静脉系统、5%涉及室间隔、4%涉及肺静脉系统。除非存在小的环状 X 染色体,患者通常不会表现为智力低下。

表 152.2　45,X 的表型:特征及其发生率

特征	发生率(%)
身材矮小	100
卵巢发育不全	90+
一过性先天性淋巴水肿	80+
盾状胸和乳头间距增大	80+
耳廓突出	80+
后发际线低	80+
后蹼颈	50
肘部异常,包括肘外翻	70
指甲发育不全或异常凸起	70
肾脏异常	60+
短掌骨和/或跖骨	50
听力损失	50
心脏畸形	20+

注:数据引自 Gravholt CH. Nat Clin Pract Endocrinolo Metab 1:41-52,2005;Kesler SR. Child Adolesc Psychiatr Clin N Am 16:709-722,2007;Tassone F, et al. J Mol Diagn 10:43-49,2008;Tuohy VK, et al. Curr Opin Obstet Gynecol 19:366-369,2007。

2/3 的病例是通过超声检查怀疑为 Turner 综合征的。妊娠早期典型的超声表现包括 NT 增厚、水囊瘤和胎儿水肿(图 152.1、图 152.3 和图 152.5)。尽管这些超声表现提示了多种非整倍体的风险增加,但持续存在的水囊瘤[13]与 Turner 综合征高度相关[21]。

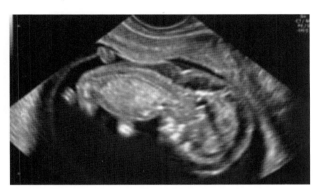

图 152.1　一例妊娠早期胎儿的水囊瘤,包绕头部周围并向下沿着背部延伸。(图片由 Dr. Lawence Platt 惠赠)

(二) 实验室检查及影像学表现

1. 血清分析物　血清分析物并不总是异常的,即使是异常时也不能提示病理特征。然而,存在水囊瘤或水肿可增加血清分析物的敏感性;妊娠中期运用多个指标筛查 Turner 综合征,在有水囊瘤的病例中异常率为 60%,而在没有水囊瘤病例中异常率为 11%[22]。此外,水肿胎儿(不是非水肿胎儿)抑制素 A 和 β-hCG 水平升高[23]。

2. 超声表现　Turner 综合征的表型是指新生儿期的表现,但许多异常可以在产前由超声检查所怀疑和/或检出。产前诊断的 Turner 综合征中大约 2/3 的病例中可探测到先天性异常,典型表现是水囊瘤(图 152.1 和图 152.2;表 152.3)[13,24]。中央性淋巴管阻塞表现为 NT 增厚、水囊瘤或皮下水肿,超声上通常很明显(图 152.1 和图 152.2)。胎儿水肿通常继发于淋巴和静脉系统之间的连接缺失,导致潜在腔隙(如胸腔、心包和腹腔)积液(图 152.3 和图 152.4);如果这种连接缺失以后建立并修复了淋巴回流,水囊瘤可能会消失,但会留下蹼颈和明显的颈项软组织增厚[24]。

妊娠早期颈项透明层(NT)大于 2.5 mm,提示 Turner 综合征的风险增加 9 倍,对 Turner 综合征的检出率约为 75%[25]。FASTER 试验表明,Turner 综合征胎儿的 NT 测值通常要大得多,平均为 11.8 mm[26]。在这项试验中,132 例存在多房性水囊瘤的病例中 28%被诊断为 Turner 综合征,其中大部分(95%)选择了流产或自然流产,其余的病例中有 16%为活产。

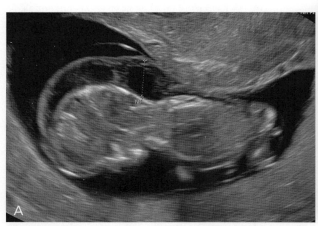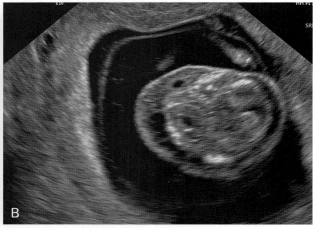

图 152.2　（A）水囊瘤伴颈项部大量积液，内部有分隔，水肿延伸至整个躯干；（B）在颈部横断面可见严重的积液及一个位于中央的大的分隔。（图片由 Dr. Lawence Platt 惠赠）

表 152.3　Turner 综合征病例中的胎儿先天性异常		
先天性异常	超声检测到的病例（%）	
	Baena N, et al. 2004（N＝125）[13]	Papp C, et al. 2006（N＝69）[22]
水囊瘤	59.5	26.1
胎儿水肿	19	11.6
先天性心脏畸形	7.8	13
颈项部增厚	3.5	13
肺畸形	3.5	—
肾畸形	2.6	11.6
中枢神经系统畸形	1.7	—
股骨短	1.7	10.1
腹壁缺损	0.9	2.9
脑室增宽	—	4.3
主动脉缩窄	—	5.8
脉络丛囊肿	—	8.7
右心室扩张	—	1.4
室间隔缺损	—	2.9
法洛四联症	—	2.9
心内点状强回声	—	1.4

注：数据引自 Baena N, et al. Am J Med Genet A. 129：16－20, 2004；Papp C, et al. J Ultrasound Med. 25：711－717,2006。

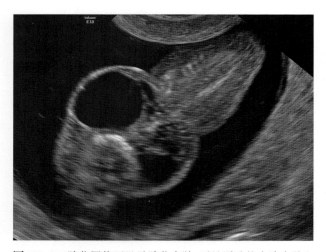

图 152.3　胎儿冠状面显示胎儿水肿，可见严重的皮肤水肿和胸腔积液。（图片由 Dr. Lawence Platt 惠赠）

Turner 综合征胎儿也可能出现宫内生长受限（IUGR）。一篇综述报道 IUGR 发生率为 39.2%[30]。

除了上述颈部、心血管和肾脏异常外，新生儿还可能有先天性手和/或足的淋巴水肿（通常会消退），以及其他畸形特征：蹼颈、盾状胸、后发际线低、指甲异常、面部畸形和上腭弓高拱，以及手、足和肘部的骨骼异常。随着患者年龄的增长，可能会出现听力损失、甲状腺功能减退、肝功能异常和自身免疫性疾病[13,31,21]。

尽管一些超声特征可提示怀疑 Turner 综合征，但产前诊断仍需要进行侵入性核型检测（绒毛膜取样或羊膜腔穿刺术）。

3. MRI 表现　目前，MRI 在评估 Turner 综合征胎儿方面几乎没有作用，但可用于产后评估主动脉[32]。

妊娠中期出现水囊瘤，尤其是伴有水肿，提示预后不良。

Turner 综合征存活者中，心脏畸形的患病率估计为 23%～56%[27-29]。在 Turner 综合征的各种畸形中，主动脉缩窄和左心发育不全综合征是产前诊断最多的[13,21,28]；然而与普通人群相比，部分性肺静脉异位引流的相对风险（RR）是最高的（$RR＝3.5$）[27-29]。

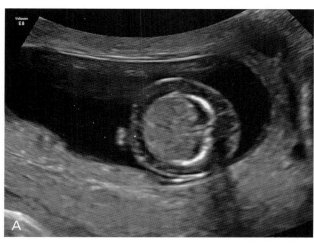
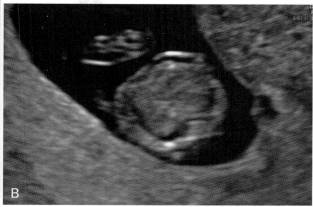

图 152.4 (A)严重的头皮水肿,伴有一个大的水囊瘤;(B)胸部横切面显示双侧胸腔积液。(图片由 Dr. Lawence Platt 惠赠)

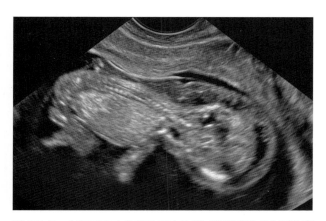

图 152.5 头部严重水肿延伸至上胸部,颈部可见有分隔的囊腔。(图片由 Dr. Lawence Platt 惠赠)

4. 其他检查方法 建议行胎儿超声心动图检查,因为疑似或确诊 Turner 综合征的胎儿心血管异常的发生率会增加。

典型特征
● 水囊瘤。
● 胎儿水肿。

四、影像鉴别诊断

NT 增厚/水囊瘤的鉴别诊断包括:其他染色体非整倍体(特别是 21 -三体、18 -三体、13 -三体)、颈部淋巴管瘤或畸胎瘤、罕见的遗传综合征(如 Noonan 综合征)或与非整倍体无关的 NT 增厚伴心脏畸形。

五、治疗方案概要

(一)产前 产前无法治疗。如果怀疑 Turner 综合征,应对患者提供遗传咨询,并通过绒毛膜取样或羊膜腔穿刺术进行产前诊断。即使已知胎儿核型,遗传咨询也应强调 Turner 综合征的表型多变。根据核型和/或超声检查结果,应告知患者自发性流产率高以及可以选择终止妊娠。对于继续妊娠者,应进行妊娠中期结构畸形筛查和胎儿超声心动图检查。随访应根据具体情况进行,但应进行生长监测,因为胎儿生长受限的风险增高。尽管胎儿宫内死亡的比率较高,但产前检查对这些胎儿的影响并不明确。如果需要气道管理,或存在水肿和心脏缺陷等问题,应至三级医疗中心进行计划分娩。

(二)产后 Turner 综合征常常在出生时就被发现,因其具有典型的解剖结构异常如淋巴水肿。对疑似或确诊的 Turner 综合征新生儿,应进行超声心动图和腹部/肾脏的超声检查[33]。四肢的淋巴水肿通常予以对症治疗,水囊瘤通常会退化成蹼颈。

较轻的表型中,主要的表现特征是身材矮小、阴毛分布不全或青春期继发性闭经。如果诊断足够早,身高和第二性征可以由内分泌科医生来管理。不幸的是,许多身材矮小的女孩直到 10 岁后才被诊断,因此没有接受生长激素的早期治疗。即使此时解决身高问题为时已晚,但性腺发育不全、青春期发育和不育等问题应予以重视。男性化女孩应评估是否存在 Y 染色体嵌合,若有嵌合患性腺母细胞瘤的风险增加,需要预防性切除性腺。患者还存在内分泌/自身免疫性疾病的风险,如糖尿病[34]和甲状腺功能减退,在 Turner 综合征患者中约 10% 的儿童和 50% 的成人患有这些疾病。

虽然大多数 Turner 综合征患者的智力正常,但常存在非语言学习障碍[35],因此需要由儿科发育专家进行评估。

医生须知

超声显示 NT 增厚、水囊瘤或胎儿水肿时,胎儿 Turner 综合征和其他非整倍体的风险显著增加(图 152.1～图 152.5),因此建议咨询遗传学家和母胎医学专家。

要点

- Turner 综合征是最常见的性染色体异常。
- 常见的产前超声特征是 NT 增厚、水囊瘤、胎儿水肿、心脏或肾脏异常和胎儿生长受限。
- 表型多变,并与潜在的核型异常有关;完全性 X 单倍体(45, X)的表型比细胞系嵌合体更严重。
- 超过 90% 的 Turner 综合征妊娠自然流产。
- 与产后诊断的 Turner 综合征相比,完全性单倍体(45, X)在产前诊断的 Turner 综合征中发生率要高得多。
- Turner 综合征在活产女婴中的发病率为 1/2 500～1/2 000。
- Turner 综合征复发风险并不增加。
- Turner 综合征患者存在内分泌、自身免疫、心血管、肾脏和多种其他并发症的风险,照护方案应咨询相关专家。

参考文献见 *www.expertconsult.com.*

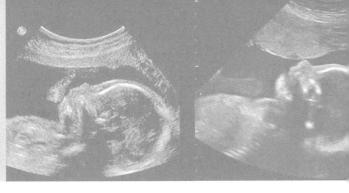

第153章

嵌合型 8－三体、9－三体和 16－三体

ABIGAIL A. ARMSTRONG | STEPHANIE L. GAW | LAWRENCE D. PLATT

韩慧娟 译，张会萍 周毓青 审校

一、引言

任何染色体都可能发生三体，最常见的结果是自然流产。例如，16－三体是人类妊娠中最常见的三体，而且大多数情况下会流产。这些严重的三体如果是嵌合体，只影响身体的一部分细胞，很可能存活到过妊娠早期，也可能会出生。本章我们讨论嵌合型 8－三体、9－三体和 16－三体。

二、8－三体嵌合体

（一）定义 8－三体嵌合体是一种遗传异常，除了有一个遗传正常的细胞系外，还有一个细胞系的 8号染色体额外多一条。8－三体嵌合体也称为 Warkany 综合征 2 型[1]。与其他一些三体不同，8－三体嵌合体可以存活。这些个体的表型各不相同，可以通过智力低下、面部异常、髌骨缺失或发育不良、关节挛缩、足底/手掌沟、足趾姿势异常、椎骨异常、骨盆狭窄和泌尿道异常来识别[2]。

（二）发病率和流行病学 8－三体嵌合体的发病率估计为 2/100 000～4/100 000，10 次自然流产中有 8 次是由于致命的完全性 8－三体综合征。在 8－三体嵌合体中，男女比例为 3：1[3]。回顾 PubMed 数据库，该病仅报道了 120 例[4]。

（三）病因和病理生理学 Fineman 等认为，8号染色体三体是"迄今在活产婴儿中发现最多的常染色体三体"[5]。大多数 8－三体嵌合体是由于有丝分裂不分离引起的[1]。

（四）疾病表现

1. 临床表现 8－三体嵌合体有多种临床表型，这取决于其具有的细胞系。个体可以是正常的，也可

以有严重畸形[1]。25％的患者可能有先天性心脏畸形。8－三体嵌合体活产婴儿的其他体格特征包括：因胼胝体发育不全造成的轻到中度的智力障碍、斜视、骨和软组织异常、宽阔的蒜头鼻、上颚畸形、肾积水、隐睾、关节活动度降低、各种脊椎和肋骨异常、眼睛异常、屈曲指、足底和手掌深皱褶。足底深皱褶是这种疾病的典型特征[1,5]。

2. 影像学表现

（1）超声表现：超声可以识别 8－三体嵌合体的疑似病例。超声特征包括胼胝体发育不全、脑积水、面部异常、心脏畸形、脑室扩张和关节挛缩[6]。

（2）MRI 表现：8－三体嵌合体病例很少需要 MRI 检查。然而，MRI 可以进一步检查大脑异常，包括侧脑室扩张和胼胝体发育不全，这些异常都存在于 8－三体嵌合体中。一个病例报道描述了一名 33 岁男性在儿童时期因 Marfan 综合征接受治疗，其 MRI 表现为"腰椎椎间盘髓核突出"[7]。

（五）影像鉴别诊断

（1）其他三体综合征。

（2）表现有关节挛缩的综合征。

其他三体综合征应与 8－三体嵌合体鉴别，表现有关节挛缩的综合征应与 8－三体嵌合体鉴别，两种综合征都包含关节挛缩的表现。关节挛缩综合征是多因素的，通常很难找到原因[7]。

（六）治疗方案概要

1. 产前 大多数 8－三体嵌合体患者通过绒毛膜取样诊断，然而由此所得的结果并没有特异性，这是因为在样本中发现的 8－三体嵌合体可能来源于局部胎盘的嵌合体。与其他染色体异常一样，8－三体

嵌合体可能存在母体血清甲胎蛋白(MSAFP)升高。羊膜腔穿刺术可以明确诊断[1]。

2. 产后　由于存在多种表型,8-三体嵌合体的产后诊断可能会被延误[2]。一些8-三体嵌合体的患者,直到出生后于儿童期出现进行性神经发育迟缓和面部畸形特征时才可能被诊断出来。寿命预期可能是正常的。这些孩子可以通过血清血细胞的核型分析来诊断。8-三体嵌合体罹患白血病和骨髓增生异常综合征的风险可能增加,这是由于基质细胞异常导致祖细胞增殖的结果[1]。

三、9-三体嵌合体

(一)定义　9-三体嵌合体是一种遗传异常,除了一个遗传正常的细胞系外,还有一个细胞系9号染色体额外多一条。

(二)发病率和流行病学　9-三体嵌合体在1973年最早报道[8]。9-三体在活产婴儿中极为罕见。只有0.1%的9-三体嵌合体妊娠最终会活产但预后不良,出生后存活时间从几分钟到9个月不等[9]。活产儿具有嵌合体表型。本病对男女的影响相同。

(三)病因和病理生理学　9-三体嵌合体是减数分裂错误伴三体自救的结果。与16-三体相似,9-三体嵌合现象随着母亲年龄的增大而增加,因为在减数分裂中发生了遗传错误[10]。

(四)疾病表现

1. 临床表现　9-三体嵌合体与单纯9-三体的个体具有相似的表型。患儿很可能在1岁内死亡。本病典型特征是:发育不良、严重的智力和运动障碍、男性隐睾症和肾囊肿。该病活产婴儿的其他体征包括蒜头鼻和四肢脱白[11]。

2. 影像学表现

(1)超声表现:超声可以识别疑似9-三体嵌合体的病例。多达60%的患儿具有特征性表现,包括:小头畸形、眼窝深陷、鼻肥厚、下唇后缩、髋关节半脱位和心脏病[12]。9-三体嵌合体的超声表现是非特异性的,最常见的超声表现是宫内生长受限和羊水异常,其次是颅面、心脏、骨骼和泌尿系统异常。一项对13例9-三体嵌合体胎儿的回顾性研究发现,超声检查中7.7%的胎儿存在单脐动脉、15.4%的胎儿表现胃肠道异常[13]。

(2)MRI表现:9-三体嵌合体行MRI检查的病例很少。需要注意的是,大多数9-三体嵌合体没有中枢神经系统结构异常,因此应用MRI的临床价值不大[14]。

(五)影像鉴别诊断　18-三体与9-三体嵌合体具有相似的超声表现,两者都包含面部和心脏异常。18-三体是第二常见的常染色体三体,活产中发生率为1/5 500[15]。与其他染色体异常类似,该病可累及任何器官。18-三体的表型特征是宫内生长受限、肌张力过高、枕骨外突、小嘴、小下颌、尖耳、胸骨短、马蹄肾和手指弯曲伴示指与第三指重叠,以及第五指与第四指重叠[16,17]。

(六)治疗方案概要

1. 产前　许多9-三体嵌合体可以通过产前超声发现。大多数患有9-三体嵌合体的患者通过羊膜腔穿刺术或外周血样本来进行诊断[18]。母体血清筛查异常包括母体血清甲胎蛋白(MSAFP)升高和游离β-HCG降低[19]。

2. 产后　9-三体嵌合体患者需根据其存在的疾病谱进行治疗,需要多学科专家团队来制定专门的治疗方案。

四、16-三体嵌合体

(一)定义　16-三体是由16号染色体多一个额外的拷贝而引起一种遗传异常。妊娠个体被诊断为16-三体后很可能导致妊娠早期流产。如果存在16-三体嵌合体,胎儿可能存活下来而且发育结果接近正常,具体取决于畸形的种类和严重程度[20]。

(二)发病率和流行病学　临床确诊的妊娠中,16-三体发生率估计为1.5%[21]。16-三体的发病率因性别而异,男性更常见。然而,在16-三体嵌合体中,女性胎儿占较大比例[20]。16-三体占妊娠早期自然流产的16%[20]。

(三)病因和病理生理学　大多数16-三体是由于母亲细胞减数分裂Ⅰ期不分离造成的,通常会导致妊娠早期的流产。如果16-三体胎儿是通过绒毛膜绒毛取样或羊膜腔穿刺术诊断的,那么它正是由于染色体嵌合,三体中的一条染色体在细胞有丝分裂中丢失[22]。Hassold在对60多个16-三体的研究中发现,所有病例都是由于母系的染色体分裂错误造成的,因为父系染色体的不分离不太可能发生在像16号染色体这样的较短染色体上。16-三体的发生率随着母亲年龄的增大而增加,因为遗传错误发生在减数分裂Ⅰ期中。完全性16-三体是不能存活的,存活的病例为16-三体嵌合体或局限性胎盘嵌合体[20,22]。

(四)疾病表现

1. 临床表现　16-三体嵌合体的活产婴儿的平均胎龄为35.7周,出生体重低于平均体重的2个标准差,93％的婴儿可以活过新生儿期[22]。16 - 三体活产婴儿的体格特征包括:心脏畸形、尿道下裂、单脐动脉、弯曲指和肺发育不全。心脏畸形在各种畸形中占大多数,其中以室间隔缺损最常见。肺发育不全很可能由其他畸形引起,如膈疝、肾异常、胎膜早破、严重脊柱侧凸畸形和脐膨出伴脊柱后凸畸形[22]。

2. 影像学表现

(1)超声表现:超声可以识别疑似 16 - 三体嵌合体病例。超声表现为单个器官的畸形,包括室间隔缺损、尿道下裂、肛门闭锁、腹股沟疝和马蹄内翻足[20]。16 - 三体嵌合体胎儿还表现为宫内生长受限和胎盘形态改变[24]。有 1 例病例报道显示该病例胎盘肿大伴多个囊肿、羊水过多、单脐动脉和一个小型室间隔缺损[25]。

(2)MRI 表现:很少有 16 - 三体嵌合体病例行 MRI 检查。然而,MRI 可以进一步观察有无大脑异常。

(五)影像鉴别诊断

1. 18 - 三体

2. 9 - 三体

其他三体是 16 - 三体应该与之鉴别诊断的。18 - 三体综合征有可能影响到每一个器官,其存在的异常与 16 - 三体相似。18 - 三体同时存在宫内生长受限。

9 - 三体也是 16 - 三体应该与之鉴别诊断的。9 - 三体的典型表现是:生殖泌尿系统异常、先天性心脏畸形、面部畸形、双侧唇裂、胼胝体发育不全和 Dandy-Walker 畸形。9 - 三体被认为是一种致死性疾病,除非存在嵌合体[9]。

(六)治疗方案概要

1. 产前 大多数 16 - 三体胎儿最初通过绒毛膜取样被诊断[5]。在一项对 28 名 16 - 三体胎儿的研究中,大多数病例是通过绒毛膜取样或羊膜腔穿刺术发现的。大多数孕妇的妊娠相关血浆蛋白 A(PAPP-A)水平降低,HCG 和甲胎蛋白水平升高[26,27]。目前产前无法治疗 16 - 三体,可以向患者提供终止妊娠的选择。16 - 三体嵌合体病例预后较好,宫内生长受限是最常见的问题[24]。应向所有患者提供多学科的产前咨询。

2. 产后 存活过新生儿期的 16 - 三体综合征预后较复杂,具体取决于其他疾病的严重程度,包括先天性心脏病、宫内生长受限、肺发育不全和其他器官异常。产后的治疗过程需要因人而异。

医生须知

● 8 - 三体嵌合体是一种由合子后有丝分裂错误引起的染色体疾病[3]。8 - 三体会出现许多先天性畸形,这些畸形可以通过超声等影像学方法诊断。本病表型非常多样性,因此产前的遗传学咨询比较困难。其预后和治疗取决于个体的身体畸形和精神异常情况。同时,患者应知道恶性肿瘤的风险可能增加。

● 9 - 三体嵌合体是减数分裂异常所致的染色体疾病。本病会出现许多先天性畸形,可以通过超声或其他影像学方法诊断。其预后和治疗取决于个体的身体畸形和精神异常情况。

● 16 - 三体是母系减数分裂Ⅰ期不分离导致的染色体疾病。胎儿会出现许多先天性畸形,可以通过超声等影像学方法诊断。建议患者与母胎医学专家和遗传学家进行产前咨询。16 - 三体胎儿的结局很大程度上取决于嵌合体的程度,可从胎儿和胎盘组织中确定。

要点

● 8 - 三体嵌合体是合子后有丝分裂错误的结果,在产前可能会漏诊。

● 8 - 三体嵌合体常见的超声表现包括胼胝体发育不全和脑室扩张。

● 8 - 三体嵌合体个体的预期寿命可以是正常的。

● 9 - 三体嵌合体是减数分裂错误的结果。

● 9 - 三体嵌合体常见的超声表现包括 IUGR 和羊水异常,以及颅面、心脏、骨骼和泌尿系统异常。

● 9 - 三体嵌合体的个体只有在三体细胞比例较低的情况下才能活到童年。

● 16 - 三体是由于 16 号染色体发生不分离而引起的。

● 16 - 三体的常见超声表现包括 IUGR、心脏畸形、生殖器异常、肛门闭锁和肠旋转不良。

● 16 - 三体胎儿如果能够活过妊娠早期,那么很可能是嵌合体,也可以有良好的结局,但具体取决于三体细胞的数量。

参考文献见 *www.expertconsult.com.*

第 **2** 篇

染色体缺失综合征

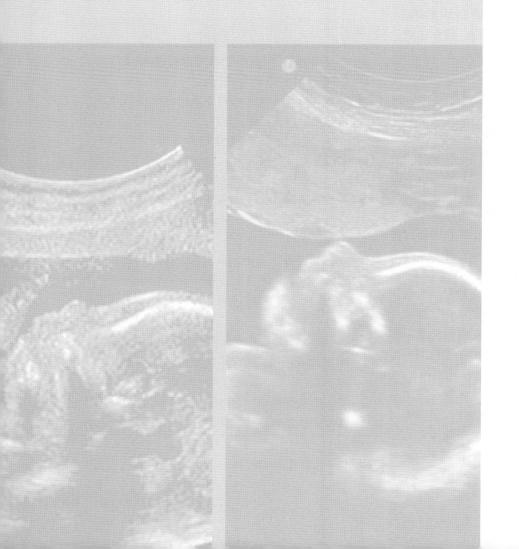

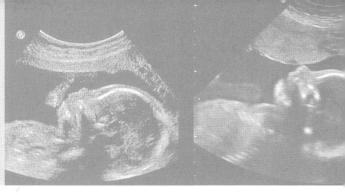

第154章

22q11.2 缺失综合征

WESLEY LEE | IGNATIA B. VAN DEN VEYVER

张会萍 译,周毓青 审校

一、引言

22q11.2 缺失综合征是最常见的人类染色体缺失综合征,也是与产前检出的先天性心脏缺陷(CHD)相关的最常见的综合征。其表型多变,具有多种多样的相关的临床表现[1]。DiGeorge 综合征为最严重的表型,1965 年首次报道,首发症状为胸腺和甲状旁腺发育不全,以及严重的免疫系统异常;其后增加了 CHD 的特征[2]。根据其主要特征,这个综合征曾命名为其他名称包括:Shprintzen 综合征或腭心面(Velocardiofacial)综合征[3],常染色体显性遗传的 Opitz G/BBB 综合征、Caylor 心面(cardiofacial)综合征和 CATCH 22 综合征(22 号染色体微缺失所致的心脏异常、面部异常、胸腺发育不全、腭裂及低钙血症)[1,2]。考虑到大多数患有这些疾病的个体存在 22q11.2 缺失,目前推荐的名称为 22q11.2 缺失综合征(22q11.2DS)[1]。荧光原位杂交(FISH)和最近更推荐使用的染色体微阵列分析(CMA)在具有 22q11.2 缺失综合征表现的儿童中可以可靠地检测出最常见的 1.5~3 Mb 的缺失,而产前对于胎儿的诊断需要通过羊膜腔穿刺术或绒毛取样(CVS)进行检测[4-7]。最近,无创产前筛查(NIPT)方法被引入临床,通过母体血浆中胎儿游离 DNA(cffDNA)检测缺失综合征(其假阳性和假阴性率各不相同)[8,9];并且正在改变 22q11.2 缺失综合征的产前诊断模式,从针对特异的胎儿异常(如先天性心脏病)进行靶向检测,改变为面对无明显异常的孕妇的广泛筛查,偶尔也用于出现其他异常表现的胎儿的筛查。考虑到 22q11.2 缺失综合征临床特征的多变性和严重性,有关医师必须了解产前可检出的异常、健康有关问题和产前无法检出的并发症,以及妊娠期被诊断以后的产前管理与咨询问题。

二、疾病概述

(一) 定义

22q11.2 缺失综合征是一种多效性基因组疾病,临床表现差异很大,由 22 号染色体 q11.2 区域 0.7~3 Mb 的杂合缺失引起[1,2]。可以表现为如表 154.1 所列出的多种不同的特征组合(表中各特征按出现频率降序排列)。目前,22q11.2 缺失综合征已取代其他命名法,术语 DiGeorge 综合征保留应用于与胸腺发育不良或不发育及低钙血症有关的严

表 154.1 22q11.2 缺失综合征的临床展现

临床特征	受累个体中出现该特征的可能性(%)
特征性面容	>80
先天性心脏缺陷	75
免疫缺陷,包括胸腺发育不全	77
腭的异常	69
进食、吞咽和胃肠问题	30
学习困难	70~90
四肢低张力和关节过度伸展	60
低钙血症和甲状腺功能减退	50
小头畸形	50
听力损失	40
生殖泌尿系统畸形	31
神经精神性疾病	25

重情况。腭-心-面综合征是指许多 22q11.2DS 患者中出现的典型组合，包括腭咽闭合不全导致的鼻音重、心脏异常和特殊面容，现在已不常用于描述这种缺失综合征[1,10]。

（二）发病率和流行病学 22q11.2 缺失综合征的发病率为 1/6 000～1/3 000，是最常见的缺失综合征[1,2,11]。虽然没有已知的种族或性别倾向，但美国 CDC 的数据表明，西班牙裔美国人的 22q11.2 缺失综合征的发病率高于非西班牙裔美国人（1/3 800 比 1/6 000）[12]。它是腭异常综合征最常见的原因，也是先天性心脏病合并发育障碍的第二大原因[2]。虽然早期死亡有所增加，但通过现代治疗，90%～95% 的人能活过婴儿期。最近一些规模更大的产前检测和筛查的研究表明，其在接受产前检测的妊娠中发病率更高（1/1 000～1/350），在患有先天性心脏病和其他重大结构异常的胎儿中发病率接近 1/100[1,2,6,13]。这可能意味着一些产前检出的疑似胎儿病例可能作出基因诊断前、于分娩前或出生后死亡。或者，较轻或无症状的病例可能更常见，但直到现在仍未被发现。考虑到广泛的临床表现变异性和微小的心脏缺陷可能长期未被诊断，22q11.2 缺失综合征的真实发病率可能被低估了。这与报道的无创性 cffDNA 筛查的发病率高达 1/1 000 相一致[8]，与临床观察的结果也是一致的，因为轻度患病的个体只有在他们有一个患病更严重的孩子时才会被识别出来。

（三）病因、病理生理学和胚胎学 22q11.2 缺失综合征的发育异常主要累及颅面结构、胸腺、甲状旁腺功能减退、心脏流出道结构，可能由于中胚层、内胚层、鳃弓神经嵴衍生物发育异常所致[2]。最典型的心脏缺陷是由左侧第四咽动脉发育不全引起的 B 型主动脉弓离断，以及由肺动脉漏斗部发育不全引起的法洛四联症[14]。

22q11.2 缺失综合征是一种杂合子连续缺失综合征，通常是散发的和新发的（90%～95%），但大约 10% 的病例可能以常染色体显性遗传方式获得。患病的父母传给子代的风险为 50%，但子代的临床严重程度是可变的[5]。新发的缺失常位于母系来源的 22 号染色体上[5]。由于缺失可能存在潜在的性腺嵌合，因此大约有 1% 的复发风险，即使是在明显的新发病例中也是如此。基因组位点包含了许多 DNA 的低拷贝数重复（LCR）序列，在减数分裂期间易于在该区域形成基因再复制和缺失。最常见（85% 的病例）的缺失是 3 Mb，但高达 10% 的病例在该区域的近半部分存在较小的 1.5 Mb 的缺失，其次是更小的也

是更远部位的 0.7～1.5 Mb 的缺失[15,16]。在 3 Mb 的缺失片段中，原本有 90 个基因，包括蛋白质编码基因、微小核糖核酸（miRNA）和非编码长核糖核酸（lnRNA），但并不是所有这些基因的缺失都会导致疾病[2]。

对人类的研究及小鼠模型已经确定，TBX1 是许多异常特征的关键基因，特别是心脏缺陷[17,18]；但其他基因如 CRKL，可能参与了不包括 TBX1 的较小缺失。与认知缺陷和神经精神症状相关的基因有 COMT、PRODH 和 DGCR8[1,2]。虽然大多数患者为 22q11.2 缺失，但一些患者在 TBX1 有点突变，另有一些患者没有明确的遗传原因。其他已被发现的染色体缺陷，主要是导致 DiGeorge 综合征/腭-心-面综合征的 10p 缺失[2]。

三、疾病表现

（一）临床表现 大多数产前诊断的 22q11.2 微缺失综合征是因为产前常规的畸形筛查超声发现心脏结构异常而被检出，但最近可以通过 CMA 或无创性 cffDNA 等基因检测来确定[6,8,13]。大约 10% 的受累胎儿遗传了 3 Mb 的缺失，其父母可能无症状或存在某些症状，如神经精神性疾病，但以前并不知道父母的症状是由基因缺失引起的。这个比例对于较小的非典型缺失，可能会更高一些。这种可变性凸显了妊娠 18～20 周系统产前超声筛查的重要性，包括观察四腔心切面、三血管切面、心脏左右流出道交叉及长轴切面，以最好地检出先天性心脏畸形，进而识别高危胎儿。

当产前检出先天性心脏畸形，特别是圆锥动脉干畸形时，始终应考虑 22q11.2 缺失综合征的可能性。产后，除了先天性心脏畸形（有时没有），可发现以下各种异常，但出现频率不定：造成进食和语言困难的腭咽功能不全伴腭畸形（小舌裂和黏膜下腭裂），学习障碍和精神疾病，甲状旁腺功能减退继发低钙血症，继发于胸腺发育不全的 T 细胞免疫缺陷，典型的面部特征（方鼻根、鼻翼发育不全的蒜头鼻、小的睑裂、拉长的脸、平滑的人中、小而突起的低位耳、锥形手指），以及听力丧失。

其他器官（生殖泌尿系统、中枢神经系统、骨骼、胃肠道、喉气管）的结构异常很少被描述，但是当然也是存在的，并可在产前被检出[1,2,4,5]。

（二）影像学表现

1. **超声表现** 日益增加的筛查和检测通常在第一次胎儿畸形超声筛查前已完成。因此，准确识别出

潜在的超声可见的临床特征,并了解这些特征在
22q11.2 缺失综合征中发生的频率是至关重要的。
大约 75% 的受累胎儿和婴儿患有先天性心脏畸形,
典型的是圆锥动脉干畸形,但其他畸形可以同时出现
或单独出现。最常见的是法洛四联症(20%)(图
154.1)和主动脉弓离断(13%;在 B 型主动脉弓离断
的患者中,52% 患有 22q11.2 缺失综合征)(图 154.2)
或主动脉弓发育不全(图 154.3)、室间隔缺损(14%)
伴或不伴肺动脉闭锁、永存动脉干(6%)(图 154.4)、
血管环(5.5%)及其他缺陷(10%),如左心发育不良
(图 154.5)、心内膜垫缺损(图 154.6)或房间隔
缺损[19,20]。

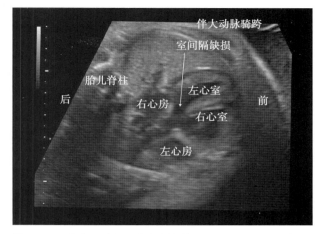

图 154.1　法洛四联症。胎儿胸部横切面显示四腔心异常,可见一个大的室间隔缺损及大血管骑跨。此切面上未显示典型的右心室流出道狭窄。

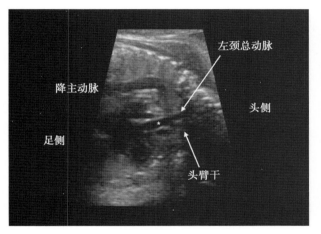

图 154.2　B 型主动脉弓离断。"离断"位于左颈总动脉和左锁骨下动脉之间。该病例的头臂干(箭头)和左颈总动脉(箭头)起源于升主动脉(星号),左锁骨下动脉起源于降主动脉(图中未显示)。

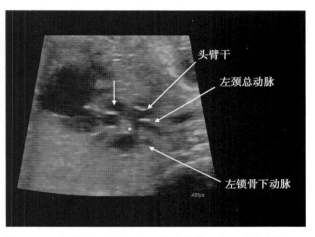

图 154.3　主动脉弓发育不良。主动脉横弓在左颈总动脉和左锁骨下动脉之间变窄(星号)。

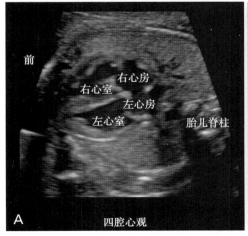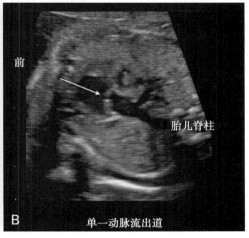

图 154.4　永存动脉干。(A)胎儿胸腔横切面显示四腔心形态正常;(B)当向胎儿头侧扫查时,仅显示单一的动脉流出道,伴瓣叶(箭头)增厚。无法找到第二条动脉流出道。

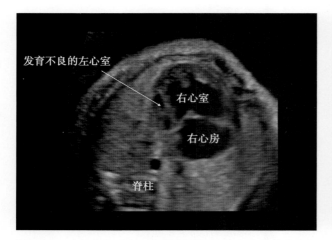

图 154.5 左心发育不良。发育不良的左心室与占优势的右心室并存。左心发育不良综合征通常与严重的主动脉狭窄或闭锁有关。

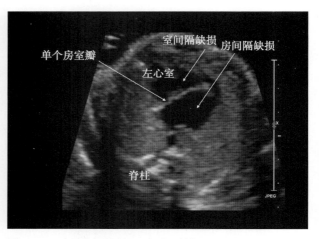

图 154.6 房室间隔缺损（心内膜垫缺损）。四腔切面显示了一个室间隔缺损、房间隔缺损和单个房室（AV）瓣。二尖瓣和三尖瓣位于同一水平面。这种异常与 21-三体高度相关。

69％的病例存在腭部异常，但更常见的是超声无法检出的腭咽闭合不全（27％）和悬雍垂（小舌）裂，黏膜下腭裂（16％）也是很难检出。2％的病例存在可能被检出的唇腭裂。其他不太常见的产前超声异常包括可提示吞咽困难的羊水过多（图 154.7）[21]、胸腺发育不全或不发育[22]（见第 6 章）、喉气管食管异常、肾异常[包括马蹄肾（图 154.8）、单侧肾不发育、重复集合系统或多囊性肾发育不良（图 154.9）]、[23-25]轻度小头畸形、罕见的中枢神经系统异常、颈项透明层[26]或颈项软组织增厚，以及生长缓慢[27]。其他更罕见的异常包括先天性膈疝（1％）、骨骼畸形[脊椎异常、脊柱侧凸、足内翻和多指（趾）畸形]、中枢神经系统异常（多小脑回和小脑异常）、肠旋转不良和宫内生长受限[2]。

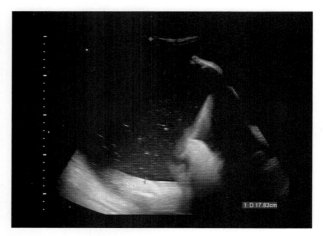

图 154.7 羊水过多。

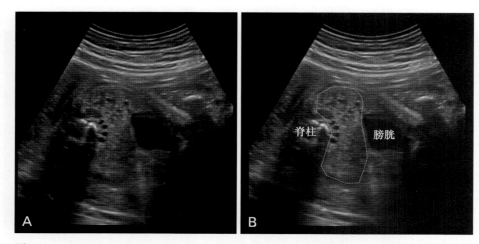

图 154.8 马蹄肾。马蹄肾是最常见的肾脏融合畸形，通常与位置、旋转和血管供应的异常有关。本例，可见一个肾肿块（图 B 中以曲线描记）似乎连接了左右两个肾脏，并位于胎儿脊柱前方和膀胱后方。

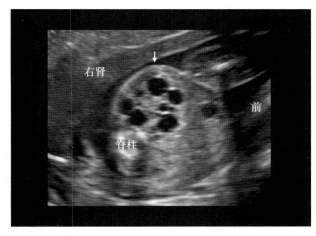

图154.9 多囊性肾发育不良。多囊性肾发育不良产前超声表现为位于肾窝的多房性的肿块,本例位于右侧(箭头)。囊肿大小不一、通常呈无回声,有时肾实质因纤维化而呈高回声。

2. MRI 表现　在评估疑似或确诊的典型22q11.2 缺失综合征胎儿时,通常并没有指征要立即行胎儿 MRI。尽管如此,MRI 可能有助于评估具有多种异常的更复杂的畸形,如喉和气管缺损,特别是有助于评估胎儿气道以预判是否会在出生时插管困难,或用以评估可疑的颅内、肺内、泌尿生殖道及其他腹内病变。

3. 其他检查方法　疑似病例中,三维超声可能有助于评估腭部。表面渲染成像可能有助于呈现特征性的面容(长脸、蒜头鼻、小而杯状过度螺旋折叠的耳),但这些特征产前一般很难被检出。对于常规产前超声发现的心脏异常,进行胎儿超声心动图检查进一步确诊是非常重要的。越来越多的孕妇通过cffDNA 行无创性染色体微缺失筛查并发现胎儿22q11.2DS 高风险,但这方面还没有具体的实践指南,谨慎的做法是尽可能对这些孕妇提供针对性的胎儿心脏超声检查以检出先心病。

对于那些因其他原因取羊水或 CVS 绒毛样本进行 CMA 检测发现的 22q11.2 缺失胎儿,或因 cffDNA筛查阳性而确诊 22q11.2 缺失的胎儿,建议进行正规的胎儿超声心动图检查。胎儿超声心动图将有助于确定临床表型,并有助于为患有先心病的胎儿制定全面的围产期管理计划,以优化围产期过渡和新生儿结局。这可能包括评估导管依赖性先心病对前列腺素的需求、推荐分娩地点和时间、准备新生儿和儿科心脏监护及可能的手术计划等。

典型特征

- 75% 的患者出现先天性心脏畸形[a]。
- 许多病例出现特征性的面部表现(突出的鼻并呈球根状、鼻翼基部狭窄,人中平滑,短睑裂,面部拉长,上腭高弓、颧骨区小,小下颌)[b]。
- 69% 的患者出现腭部异常(腭咽闭合不全,伴有明显的腭裂或黏膜下腭裂,导致吞咽困难和鼻音过重)。
- 胸腺发育不全伴严重免疫缺陷或轻度免疫功能障碍。
- 17%～60% 的新生儿因甲状旁腺功能减退而出现低钙血症。
- 70%～90% 的患儿因神经发育迟缓、智力障碍、神经行为障碍而存在不同程度的学习困难。
- 31% 的患儿出现肾脏异常[a]。
- 25% 的成年患者出现神经精神性疾病。

[a] 只有先天性心脏畸形、肾畸形和胸腺发育不全有可能被产前超声探测到。
[b] 面部特征有可能通过三维超声呈现。

四、影像鉴别诊断

鉴别诊断应包括具有重叠特征的胎儿综合征,如以下所列。

(1) 非整倍体,包括 18-三体、13-三体、21-三体和 45，X(Turner 综合征)。

(2) Smith-Lemli-Opitz 综合征。

(3) Goldenhar 综合征(眼-耳-脊椎发育不全)。

(4) CHARGE 综合征(眼组织缺损、心脏畸形、后鼻孔闭锁、生长发育迟缓、生殖器发育不全和耳异常)。

(5) 4 号染色体缺损(Wolf-Hirschhorn)综合征。

(6) Alagille 综合征。

(7) 心手(Holt-Oram)综合征。

(8) 多毛畸形(cornelia de Lange)综合征。

(9) 猫叫(cri du chat)综合征。

(10) VACTERL 联合征(脊柱畸形、肛门闭锁、心脏畸形、气管食管瘘、肾发育不全和肢体畸形)。

每当检出到胎儿心脏畸形时,应考虑 22q11.2 缺失综合征的可能性,这一点非常重要。

五、治疗方案概要

(一)产前　对于 22q11.2 缺失综合征,产前没有特殊的治疗方法,只有针对相关并发症进行支持性治疗,如对引起症状的羊水过多进行引流。当胎儿被诊断为 22q11.2 缺失综合征时,需要对胎儿父母进行适当的遗传咨询和检测[5]。由于 22q11.2 缺失综合征具有常染色体显性遗传的特征,当父母之一被发现为 22q11.2 缺失时,应向这对高危夫妇提供遗传咨询以讨论未来的生育选择,包括体外受精和植入前基因诊断,以避免未来的孩子患病,或在妊娠期及时通过 CVS 或羊膜腔穿刺术进行诊断试验。

对于低风险妇女,微缺失的无创性筛查尚未被视为医疗标准,其固有的假阳性和假阴性率导致阳性结果的阳性预测值较低;而对于高危妊娠,筛查试验不应取代诊断试验[28]。当在法定允许终止妊娠的胎龄确认胎儿 22q11.2 缺失综合征的基因诊断时,可结合(心脏)超声表现和该综合征不同的临床严重程度来讨论是否终止妊娠。在妊娠晚期,围产期管理计划应基于多学科团队合作,以优化围产期存活率,并协调分娩计划和最佳分娩地点(如具有小儿心脏手术绿色通道的三级医疗中心),以及多学科的新生儿照护(包括儿外科、重症监护、心内科、内分泌科、耳鼻喉科、遗传学科和免疫学科)。

(二) 产后　结局是不确定的,但是患有严重先天性心脏病且无法通过手术矫正的病例可能在出生后 1~6 个月死亡[1,2]。建议在三级医疗中心分娩,这常常也是很有必要的。新生儿管理取决于其特有的心脏病变和该综合征的其他表现,如低钙血症、免疫缺陷、喂养困难、喉软骨软化和肾脏畸形。最近有人提出,产前对该病的检出可能会改善神经系统的预后,因为由此可提高快速识别和控制低钙血症和继发性癫痫发作的能力[29]。这已被那些主张对 22q11.2 缺失综合征进行普遍性的无创产前筛查的人们用作支持性论据。应对 22q11.2 缺失综合征儿童的学习和言语迟缓,以及包括焦虑和抑郁在内的神经行为障碍进行跟踪随访,并提供适当的干预措施。据估计,25% 的 22q11.2 缺失综合征患者会发展为神经精神性疾病,如精神分裂症[30,31]。

受累家庭可以从支持团体中获得帮助。

医生须知

- 当检出胎儿心脏畸形时,始终应考虑到 22q11.2 缺失综合征的可能性。相反,当基因筛查和检测发现 22q11.2 缺失时,应进行针对性的胎儿超声检查以明确是否有心脏畸形和其他相关异常,但这可能需要转诊到有经验的医学中心进行。

- 这种综合征的发现越来越多,并具有不同的临床表现。当胎儿被检出后,应向父母提供遗传咨询和有创检查以明确诊断。
- 如果父母之一新近被检出有同样的缺失,咨询人员应该指出其他亲属也可能存在患病风险,并且必须指出神经精神性疾病风险增加这一难题。
- 现代的基因检测工具(主要是 CMA)可做到准确诊断。受累胎儿的分娩应优先考虑在三级医疗中心进行,并在多学科合作下进行。
- 尽管大多数缺失是散发性的,家族性病例(有 50% 复发风险)也有可能。在明显新发的病例中,潜在的性腺嵌合体也可能增加复发风险。在以后的妊娠中,应该提供详细的超声评估和基因检测。

要点

- 22q11.2 缺失综合征由人类最常见的微缺失之一引起,是一种越来越多地被检测到的遗传性疾病,以前被称为 DiGeorge 综合征或腭-心-面综合征。
- 当发现胎儿心脏缺陷时,应考虑 22q11.2 缺失综合征的可能性。
- 当基因检测和筛查发现 22q11.2 缺失时,需要进行针对性的胎儿超声检查和超声心动图以寻找心脏畸形和其他相关异常。
- 进一步提示该综合征的产前超声特征包括胸腺发育不全、羊水过多、肾脏畸形和生长缓慢。
- 10% 的病例父母之一已经受累,90% 的病例为新发缺失。
- 当父母一方受累时,子代发病的风险为 50%。
- 在胎儿具有生存能力前,可以讨论选择终止妊娠;妊娠晚期,围产期管理应协调多学科团队合作以获得最佳结果。
- 分娩最好在三级医疗中心进行。

参考文献见 *www.expertconsult.com*.

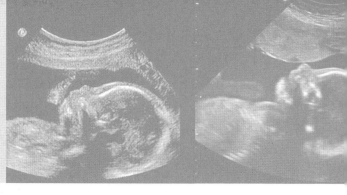

第155章

4号染色体短臂缺失综合征
（Wolf-Hirschhorn综合征）

WESLEY LEE | IGNATIA B. VAN DEN VEYVER

张会萍 译，周毓青 审校

一、引言

4号染色体短臂（4p）缺失综合征（Wolf-Hirschhorn综合征，WHS，4p缺失综合征）是典型的人类染色体缺失综合征的第一个例子，1961年由Hirschhorn首次在临床上描述，随后在1965年由Wolf描述[1,2]。这种罕见病例，特点是存在一些严重的产前表现，并由基因检测确诊，因病例数有限，仅有一些单个病例的报道和小的病例系列[3-13]。通过标准核型分析可以检出超过50%的缺失，但使用荧光原位杂交（FISH）和现在推荐的基于阵列的拷贝数分析或染色体微阵列分析（CMA），进一步改进了对于导致WHS的4p染色体缺失的诊断[2,14,15]。最近，通过母体血浆中胎儿游离DNA（cffDNA）来进行无创产前筛查微缺失综合征已得到发展并应用于临床[16-19]。这扩大了对4p缺失综合征的产前筛查范围，可对潜在的受累胎儿进行更普遍的筛查，甚至可以在没有超声异常的情况下进行。因此，从业人员应该熟悉WHS综合征的特征（有些可以通过产前影像学检查发现、有些则产前观察不到）和预后，以及在产前发现4p缺失后的围产期管理和咨询。

二、疾病概述

（一）定义　4p缺失综合征是4号染色体短臂上大小不定的杂合缺失综合征，其核心表型为严重的产前和产后生长受限，独特的颅面特征为眉间突出、宽鼻梁、钩形鼻、高额头、眼距过宽、嘴角下垂和短人中（被称为"希腊勇士头盔"脸），同时伴有中度到重度的发育迟缓、智力障碍和严重癫痫[2,14]。4p缺失综合征也与产前超声检测到的多种先天性异常有关，其中许多被认为是由于中线融合障碍所致的。产后，肌肉量少、肌张力低和喂养困难较为常见。其他特征包括免疫球蛋白异常、眼和耳畸形，以及听力丧失。发育中预后较差，儿童早期死亡的风险增加[2,20]。

（二）发病率和流行病学　4p缺失综合征罕见，估计患病率为0.2/10 000～0.5/10 000，男女比例为1∶2[2,14,21]。4p缺失中，50%～60%可能是新发的且复发风险低；40%～50%可能是不平衡易位的结果，这种不平衡异位与另一区域的部分性三体有关[22]。携带涉及4p16.3（4号染色体短臂1区6带3亚带）的平衡易位的父母，其后代患遗传性不平衡易位的风险增加。

（三）病因和病理生理学　4p缺失综合征是由4号染色体短臂的部分单倍体引起的，包括4p16.3关键区域。50%～60%的个体有一个简单的缺失，40%～50%的个体与另一个区域的再复制发生了一个不平衡易位。在最近对109个病例的调查中发现，32%是由不平衡易位引起的；75%的缺失包含了整个关键区域，其中43%的缺失与其他区域的再复制有关，8%的缺失与邻近区域的再复制有关[15]。Wolf-Hirschhorn综合征的关键区域（WHSCR）已被缩小到4p16.3范围内的两个区域，包含多个基因，其中一些基因如WHSCR1、LETM1在不同临床特征中的作用已在研究中[2,14,15,22]。通过G显带核型分析的产前基因诊断，可检出50%～60%的大于5 Mb的缺失,使用 WHSCR 特异性探针的 FISH 可检出 90% 的疑似病例。然而,对于严重结构畸形的妊娠,CMA 是推荐的分析方法[23],也是检测 4p 缺失最有效的方法[15],尤其是对于临床怀疑程度较低或者不在 FISH 探针靶向区域内的微小缺失。尽管无创筛查微缺失综合征(包括 4p 缺失)最近已经成为可能,但并不能在存在胎儿重大畸形的病例中取代诊断试验[17,18]。所有筛查结果阳性的患者应通过羊膜腔穿刺术或 CVS 进行诊断性试验,并选择 CMA 作为首选的基因检测方法。

三、疾病表现

(一)临床表现 4p 缺失综合征具有复杂多变的表型[2,14]。大多数产前诊断的病例表现为严重的早发性生长受限和出生后持续存在的小头畸形。其他更多变的表现(其中许多已在产前被发现)包括颅面不对称、长头型、眼距过宽、鼻梁宽、水囊瘤或颈项软组织增厚、胼胝体薄、脑室增宽、肌张力减退、小下颌、唇裂、耳位置异常、中线头皮缺损、心脏畸形、膈疝、不同的肠管缺陷、肾脏和泌尿道异常(马蹄肾、膀胱输尿管反流、肾不发育、肾囊性发育不良、膀胱外翻)、尿道下裂、单脐动脉和骨骼异常(马蹄内翻足、脊柱侧凸、裂手畸形)[4-13]。心脏畸形通常不复杂,包括室间隔或房间隔缺损,但其他畸形如左心发育不良[24]和法洛四联症也有报道。产后并发症包括严重的早发性癫痫、肌张力减退、肌肉量少、严重的喂养和吞咽困难、生长缓慢及中度至重度智力障碍。受累儿童也有听力丧失、眼睛异常、免疫球蛋白缺乏,以及造血功能障碍和肝腺瘤的倾向。过早死亡的风险增加,1/3 的受累个体死于 2 岁前,但通过支持性治疗存活到成年期是有可能的[20]。

(二)影像学表现

1. **超声表现** 4p 缺失综合征的产前超声表现列于表 155.1。最常见的表现是早发型严重宫内生长受限(IUGR)且出生后持续存在,还有小头畸形。IUGR 是匀称性的,可能与脐动脉多普勒指数异常、胎动减少和羊水过少有关[5,6]。大多数 4p 缺失是新发的,因此受累个体通常由低风险的父母所生。随着对妊娠微缺失的无创筛查越来越普遍[16,18,19],对相关超声特征的识别将有利于对阳性筛查结果的临床解释。文献报道的特征包括小脑发育不全、水囊瘤(图155.1)、小头畸形(图 155.2)、唇腭裂(图 155.3)、小下颌(图 155.4)、眼距过宽(图 155.5)、鼻骨缺失(图155.6)、法洛四联症(图 155.7)、肠管强回声(图 155.8)、

表 155.1　4p 缺失综合征产前超声特征[2,5,6]
几乎所有产前诊断的病例均存在早发型严重生长受限
>75% 的病例存在小头畸形
>75% 的病例存在眼距过宽、眉间突出("希腊勇士头盔"脸)[a]
>75% 的病例存在小下颌
>75% 的病例存在耳畸形
50%～75% 的病例存在骨骼畸形(马蹄内翻足、椎体缺损、裂手畸形、颅面不对称)
25%～50% 的病例存在心脏异常(多为室间隔缺损、房间隔缺损)
25%～50% 的病例存在唇腭裂
25%～50% 的病例存在泌尿生殖道异常和尿道下裂
25%～50% 的病例存在脑结构异常(胼胝体薄、小脑发育不全)
<25% 的病例存在单脐动脉
<25% 的病例存在膈疝
<25% 的病例存在其他器官异常

注:引自 Gross RE. The surgery of infancy and childhood, Philadelphia, 1953, Saunders。
[a] 产前很难诊断。

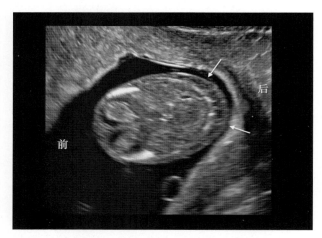

155.1 水囊瘤。胎儿颈部横切面。可见颈项部囊性水囊瘤(箭头)伴线状分隔。

肾盂扩张和其他肾脏异常、足内翻(图 155.9)、外生殖器畸形(图 155.10)和单脐动脉(图 155.11)。

2. **MRI 表现** MRI 可用于检测可能与小头畸形伴发的轻微的神经元迁移异常,或发现其他病变如胼胝体异常或单纯腭裂。当存在其他异常时,MRI 还可以改善对其他多种异常的显像,但应根据超声结果进行个体化的分析考虑。

3. **其他检查方法** 三维超声表面渲染成像模式可能有助于显示特征性的面部表现[7](图 155.3、图 155.4、155.10)。

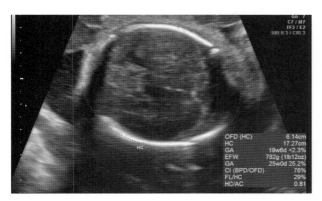

图 155.2 小头畸形。超声图像与测量显示头围小。

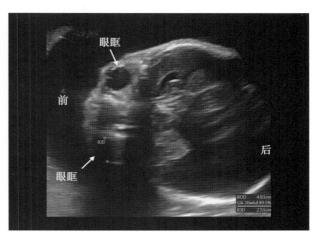

图 155.5 眶距增宽。胎头横切面显示眼眶间距增大。

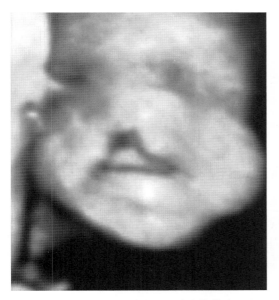

图 155.3 唇裂。三维超声表面渲染成像模式显示一例 4p 缺失综合征的唇裂。

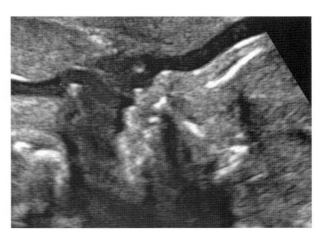

图 155.6 鼻骨缺失。胎儿鼻骨通过脸部正中矢状面评估。

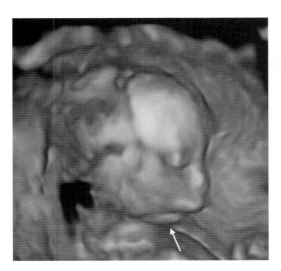

图 155.4 小下颌。三维超声表面渲染成像模式显示胎儿面部的小下颌（箭头）。

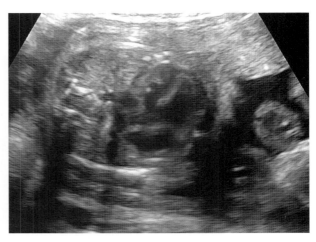

图 155.7 法洛四联症。胸部横切面显示异常的胎儿五腔心观，以及室间隔缺损和主动脉骑跨。

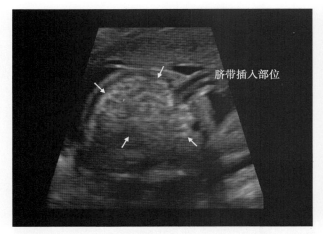

图 155.8　肠管强回声。脐带插入口水平可见肠管回声增强（箭头）。

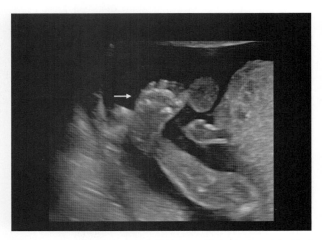

图 155.9　足内翻。下肢向内旋转的足（箭头）与小腿之间关系异常，提示足内翻。

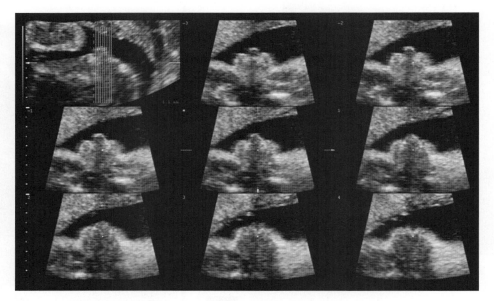

图 155.10　外生殖器畸形（尿道下裂）。三维超声系列图像显示异常的男性外生殖器。

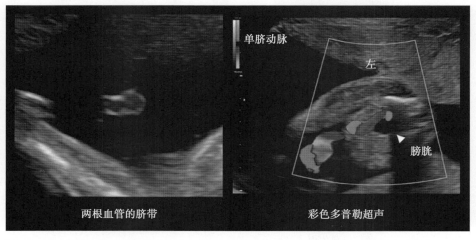

两根血管的脐带

彩色多普勒超声

图 155.11　单脐动脉。脐带内见两条血管，一条脐动脉和一条脐静脉（左图）；彩色多普勒超声显示胎儿膀胱周围仅有一条脐血管（箭头）（右图）。

典型特征

产前超声可以检出的特征：

● 严重的生长受限。

● 小头畸形。

● 各种其他先天性畸形。

● 特征性面容（"希腊勇士头盔"脸），以及宽鼻梁持续延伸至眶上脊，以及眉间突出。

其他特征：

● 癫痫。

● 智力障碍和发育迟缓。

● 肌张力减退和肌肉量少。

● 喂养困难。

● 眼睛、耳和皮肤的异常。

● 缺乏免疫球蛋白。

四、影像鉴别诊断

鉴别诊断取决于每个病例的特征，包括与以下胎儿综合征鉴别。

（1）三倍体。

（2）18-三体综合征（Edwards 综合征）。

（3）11q 缺失综合征（Jacobsen 综合征）。

（4）Fryns 综合征（尤其是存在膈疝时）。

（5）Seckel 综合征。

（6）VACTERL 联合征（脊柱缺陷、肛门闭锁、心脏畸形、气管、食管瘘、肾发育不全和肢体畸形）。

（7）CHARGE 综合征（眼组织缺损、心脏畸形、后鼻孔闭锁、生长发育迟缓、生殖器官发育不全和耳异常）。

（8）Smith-Lemli-Opitz 综合征。

五、治疗方案概要

（一）产前 4p 缺失综合征尚无产前治疗方法。如果在可以选择终止妊娠的妊娠期确诊，鉴于其神经发育的不良预后，需要充分讨论终止妊娠的问题。对于继续妊娠的患者，应对其说明产前和围产期管理，包括对不稳定的胎儿状态的干预。

（二）产后 对相关异常的支持性护理（康复、语言治疗或手语、胃造口术、心脏缺陷修复）和癫痫的药物治疗是管理的主要内容。早期干预方案和个性化的发展支持方案可以提高其技能和社交能力。有抗体缺陷的个体可能需要抗体抑制或免疫球蛋白治疗[2,14]。可能需要定期监测造血功能异常和肝腺瘤。受累个体的家庭可能会从支持团体中获得帮助。

医生须知

4p 缺失综合征虽然罕见，但可能是导致严重早发型 IUGR 的一个原因。当在胎儿或新生儿中确认了 4p 缺失综合征时，应转诊至三级医疗中心进行针对性的影像学检查、遗传咨询，并制定围产期管理计划。应建议父母进行染色体核型分析以确定父母中是否有一方携带平衡易位，平衡易位将增加复发的风险。应向携带者父母未来的妊娠提供基因检测，包括选择体外受精和移植前基因诊断或产前基因检测。还应告知他们其他的家庭成员也可能是相同易位基因的携带者，并且有生下 4p 缺失综合征儿童的风险。

要点

● 4p 缺失综合征是一种罕见的染色体缺失综合征，特征为神经发育差、癫痫发作和特异的面部特征。

● 当早发性 IUGR 伴有特征性面容时，应考虑该诊断。

● 其他异常，特别是中线结构缺陷，不同程度地存在。

● CMA 是产前遗传诊断最敏感的工具。胎儿核型分析和 FISH 的敏感性较低。

● 在有生机儿前可以选择终止妊娠。

● 应根据个案的具体情况来进行围产期管理。

参考文献见 *www.expertconsult.com*.

第156章

5号染色体短臂缺失综合征
（猫叫综合征，Cri du Chat综合征）

WESLEY LEE | IGNATIA B. VAN DEN VEYVER

张会萍 译，周毓青 审校

一、引言

本综合征为5号染色体短臂（5p）远端部分的单体导致，简称5p缺失综合征，又称猫叫综合征（Cri du Chat综合征）（这是目前不太受欢迎的术语），来自法语对患儿单调而尖利"猫样"哭声的描述[1]。Lejeune等于1963年首次描述了该综合征[2]，该综合征很容易通过核型或分子细胞遗传学方法检测到，如染色体微阵列分析（CMA）[3-5]。产前对这种罕见的缺失综合征的诊断相对少见；然而，最近引入的利用母亲血浆[6-9]中cffDNA对微缺失综合征进行无创产前筛查，扩大了5p缺失综合征的产前筛查范围，用于筛查低风险妊娠中可能受累的胎儿。因此，从业者应该熟悉5p缺失综合征的临床表现和预后，包括产前影像学上可以看到的特征和产前无法检出的特征，以及产前诊断了5p缺失后的围产期管理和咨询。

二、疾病概述

（一）定义 5p缺失综合征的特征是产前和产后生长不良、肌张力减低、小头畸形、明显的圆脸伴有眼距过宽、小下颌、内眦赘皮和低位耳。受累儿童在婴儿期经常有尖锐单调的哭声，并有不同程度但有时很严重的精神运动迟缓和智力障碍[4]。

（二）发病率和流行病学 5p缺失综合征是一种罕见的遗传综合征，发病率为0.2/10 000～0.6/10 000人[3,4]，严重智力障碍患者中发生率为0.3%～1%[3]。

（三）病因、病理生理学和胚胎学 5p缺失综合征是由5号染色体短臂的杂合性部分缺失引起，缺失大小在5～40 Mb。大多数病例是新发的末端缺失（77%）或中间缺失（9%）。80%新发缺失发生于父系来源的5号染色体上，其原因尚未完全了解[10]。其余的是由不平衡易位引起的，其中5%是新发的；其余的是家族性的，遗传自携带平衡易位（4%）或更少见的倒位基因（1%）的父母[1,3]。有报道在一个家族中存在罕见的家族性微小缺失伴明显不同的表型[11]，其中一例在产前诊断了胎儿受累以后又确定了父母之一存在缺失[12]。在早期诊断的情况下，智力障碍的程度是很难预测的[1,11]。从近端的5p15.3与远端的5p15.2之间，有一个关键区域与典型的哭声有关，而且5p15.2中的一个区域被认为是造成各种畸形、小头畸形和智力障碍的原因。在许多病例中，可以通过标准的G显带核型分析进行基因诊断；如果临床怀疑这种情况，可以使用5p15.2特异性探针进行荧光原位杂交（FISH）。最近，基于阵列的拷贝数分析或染色体微阵列分析（CMA）已成为检测微缺失的首选方法，包括对超声发现胎儿异常的病例取羊水进行产前诊断[13,14]。CMA具有更高的分辨率，可以诊断典型异常或仅有微小缺失的非典型异常，并可以区分简单缺失和不平衡易位或更复杂的基因重组[15]。无创筛查微缺失综合征最近已经成为可能，但在合并胎儿畸形的妊娠中不能取代诊断性试验[7,8]。此类筛查的任何阳性结果均应建议随后通过羊膜腔穿刺术或CVS行CMA检测，并将此作为首选的基因检测策略。最后，5p嵌合缺失的病例已经有报道，遗传咨询较复杂[16]。

三、疾病表现

(一)临床表现 5p 缺失综合征婴儿的典型临床表现包括低出生体重、小头畸形、独特的面部特征和典型的尖锐哭声,这种哭声是一过性的,与喉部发育迟缓和肌张力减退有关[1,3]。典型的面部特征包括:圆脸、眼距过宽、鼻梁宽阔平坦、内眦赘皮、睑裂下斜、短人中和小下颌,其中绝大部分在产前影像学上不易发现。其他不太常见的表现包括心脏缺陷(在高达30%的病例中出现)、脑部异常(小脑发育不全、脑室增宽和脑膨出)[5,17]、水囊瘤、单脐动脉和水肿[18,19]。一些报道表明,虽然没有特定的预测模式,但在某些病例中 5p 缺失综合征可能与升高或降低的 β-HCG 有关,和母亲血清分析物筛查中母体血清妊娠相关血浆蛋白 A(PAPP-A)降低或母体血清甲胎蛋白升高也有关[20-22]。在生后早期,患儿可能并发肌张力减低、发绀危象和喂养困难。随后,不同程度但通常较为严重的精神运动迟缓变得明显[3]。受累个体可以活到成年,但存在智力障碍,通常还有其他神经行为表型(自闭症特征和注意缺陷多动障碍)[1]。

(二)影像学表现

1. 超声表现 表 156.1 列出了 5p 缺失综合征的主要产前超声表现[18]。5p 缺失综合征的常见超声特征相当不具特异性,包括小头畸形(图 156.1)、生长受限(以上两者都是晚发型的,可能在妊娠中期后发病)、小下颌(图 156.2)和眼距过宽(图 156.3)。一些受累胎儿因存在非整倍体的软指标而被确定,这些软指标包括鼻骨发育不全(图 156.4)、脉络丛囊肿[22]

(图 156.5)、单脐动脉、轻度至中度脑室增宽(图 156.6)[19]、颈项软组织增厚或水囊瘤。心脏缺陷可出现在高达 30% 的病例中[1]。最常见的是室间隔或房间隔缺损(图 156.7)、动脉导管未闭(无法在产前诊断),其次是法洛四联症、肺动脉瓣狭窄或右心室双出口[23]。虽然这些心脏缺陷在 5p 缺失综合征中相对少见,但与普通人群中的先天性心脏缺陷相比,心脏缺陷的比例过高[23]。其他更少见的表现包括脑膨出(图 156.8)、面裂(图 156.9)、小脑发育不全和 Dandy-Walker 畸形(图 156.10)[17]、半椎体(图 156.11)和手指弯曲畸形(图 155.12)。所有这些表现都是非特异性的,但当它们出现时,鉴别诊断中应考虑 5p 缺失综合征。相反,如果无创性 cffDNA 筛查怀疑 5p 缺失,则应进行针对性的超声检查以寻找这些特征。

表 156.1 按发生频率降序排列的 5p 综合征(猫叫综合征)的产前超声特征

胎儿(和产后)生长受限
小头畸形
小下颌
眼距过宽
鼻骨发育不全
颈项软组织增厚或水囊瘤
脑部异常(脑室增宽、胼胝体发育不全、小脑发育不全和 Dandy-Walker 畸形)
心脏畸形
唇腭裂

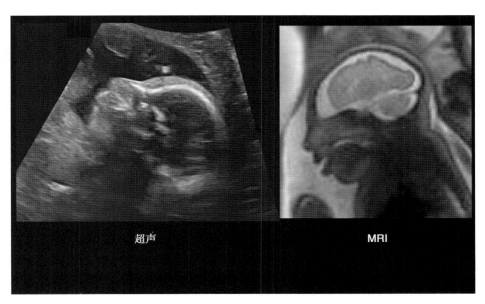

图 156.1 小头畸形。胎儿头部的超声和 MRI 图像上可见正中面部轮廓明显异常。(图片由 L. Goncalves 医生惠赠)

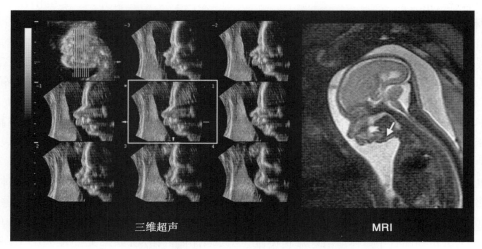

三维超声　　　　　　　　　　　　　　　　　　　MRI

图 156. 2　小下颌畸形。小下颌畸形正中面部轮廓的系列三维超声矢状面图像(左图)。同一胎儿相应 MRI 图像显示小下颌(右图;箭头)。

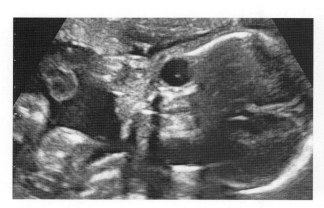

图 156. 3　眼距过宽。眼眶间距增宽,提示眼距过宽。

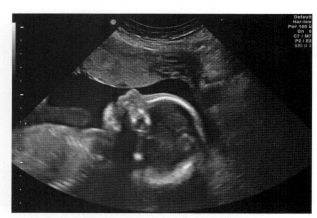

图 156. 4　鼻骨缺失。面部正中矢状面未见鼻骨。

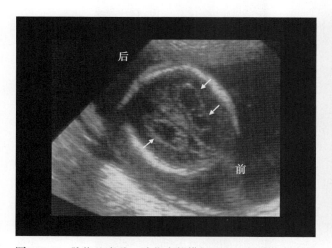

图 156. 5　脉络丛囊肿。胎儿头部横切面示双侧脉络丛囊肿(箭头)。

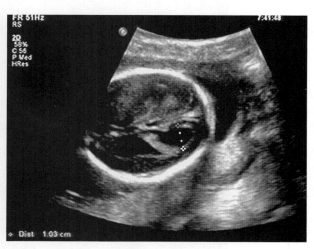

图 156. 6　双侧侧脑室轻度增宽。

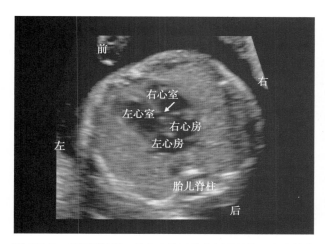

图 156.7 室间隔缺损。胎儿心脏四腔心切面显示一个小的室间隔缺损(箭头)。

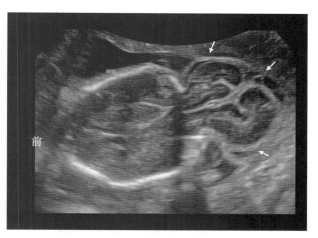

图 156.8 脑膨出。胎头横切面显示胎儿脑组织通过颅骨后部的缺损膨出。

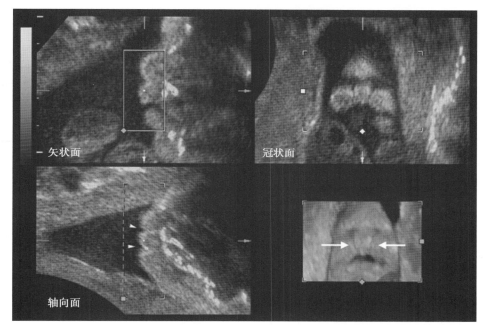

图 156.9 双侧唇裂。三维多平面成像显示一例双侧唇裂胎儿三个垂直的正交平面。渲染框(左上图)为感兴趣区,对应显示唇裂表面渲染图像(右下图,箭头)。

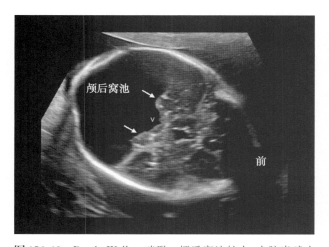

图 156.10 Dandy-Walker 畸形。颅后窝池扩大,小脑半球小且向两侧外展(箭头),中线部位的小脑蚓部(v)缺失。

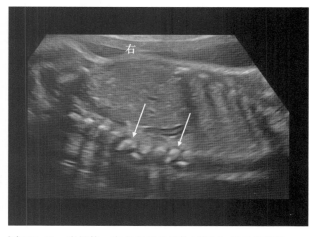

图 156.11 半椎体。存在楔形的椎体(箭头),提示半椎体。

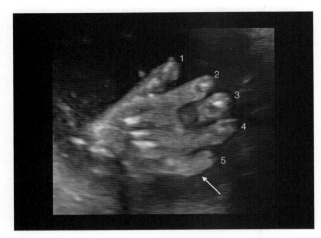

图156.12 指弯曲。图中手的第5指向内侧弯曲（箭头）

典型特征

- 生长受限或低出生体重（＞80％）[a]。
- 小头畸形（＞80％）[a]。
- 眼距过宽（＞80％）[a]。
- 小下颌畸形（＞95％）[a]。
- 婴儿期典型的尖锐单调哭声（＞95％）。
- 精神运动延迟和智力障碍（不同程度，＞90％）。

特征性面部表现：

- 圆脸（＞80％）。
- 内眦赘皮（＞90％）。
- 鼻梁宽阔平坦（＞85％）。
- 睑裂下斜（＞55％）。
- 带有耳前赘皮的低位耳（70％）[a]。
- 手掌横向屈曲折痕（＞90％）。
- 心脏畸形（30％）[a]。

[a]这些特征，如果产前已存在，可以被超声探测到。

---

2. **MRI表现** 当存在小头畸形、小脑发育不全或脑室增宽时，MRI有助于寻找相关的神经元迁移缺陷。根据观察到的缺陷类型，还可能有助于更好地描述某些其他异常（图156.1和图156.2）。

3. **其他检查方法** 三维产前超声可能有助于呈现特征性面部表现，更好地描述可疑病例的其他异常（图156.2和图156.10）。

四、影像鉴别诊断

根据每个病例的超声检查结果，鉴别诊断的范围很广，应包括以下情况。

（1）非整倍体（例如，9-三体、18-三体、21-三体及X单体）。

（2）三倍体。

（3）Pierre Robin序列征。

（4）Stickler综合征。

五、治疗方案概要

（一）产前 5p缺失综合征没有产前治疗方法。通过CMA进行分子遗传学检测，然后进行专家遗传咨询，这很重要，尤其是对于微小的中间缺失的病例。当在法律允许终止妊娠的孕周确诊时，鉴于神经发育和相关先天性异常的预后均不乐观，可以讨论终止妊娠的选择。对于选择继续妊娠或在晚期妊娠确诊的患者，产时及新生儿的处理应在多学科团队与父母讨论后决定。

（二）产后 应针对有关的先天性异常提供支持性护理，包括但不限于脊柱侧凸的康复或矫正手术，以及对心脏畸形或开放性神经管缺陷的手术修复。语言治疗或手语的早期干预很重要，与福利机构教育进行回顾性对照比较，对家庭抚养的5p缺失综合征儿童进行特殊教育可以提高其功能水平[24]。受累个体的家庭可能会受益于心理支持和与支持团体的互动。5p缺失综合征的死亡率增加（5％～9％），特别是在第一年；但第一年之后存活率很高，而且许多病例活到了成年期[1,3,4]。从受累父母遗传的病例已有报道[12]，在为家庭提供咨询时应告知生育问题。

医生须知

5p缺失综合征虽然非常罕见，无论是否存在其他畸形，当检测到伴有小头畸形和小下颌畸形的胎儿生长受限时，需与之鉴别诊断。该病偶尔可以通过母体血清筛查在低风险患者中检测到，最近通过cffDNA筛查对微缺失综合征进行检测。当胎儿或新生儿确诊为5p缺失综合征时，应转诊至三级医疗中心进行针对性影像学检查、遗传咨询，并制定围产期管理计划。当诊断出新的5p缺失综合征时，需要进行父母染色体分析以确定父母之一是否携带平衡易位（发生于10％～15％的病例中）。当发现父母平衡易位或倒位基因时，复发风险增加，应在未来妊娠前进行移植前遗传学诊断或在未来妊娠期间进行基因检测。应告知父母，其他家庭成员也可能是平衡异位的携带者，可能有生育5p缺失综合征儿童的风险，并将从遗传咨询和诊断中受益。

参考文献见 *www.expertconsult.com*.

要点

- 5p 缺失综合征很少见,但神经发育结果较差。

- 当发生生长受限、小头畸形、小下颌畸形和眼距过宽,以及特征性面部表现时,应考虑该诊断。

- 当存在非整倍体的超声软指标,如脑室增宽、鼻骨发育不全和颈项软组织增厚,5p 缺失综合征是一种需要鉴别诊断的罕见的疾病。

- 染色体微阵列分析是最敏感的产前基因诊断工具,而较大的缺失可通过胎儿核型或靶向FISH 检测到。

- 具有更多不同表型的非典型和嵌合体缺失是可能存在的。

- 有生机儿之前诊断的可讨论终止妊娠。

- 应根据个案的具体病例情况来进行围产期处理。

- 婴儿时期典型的尖锐哭声为一过性表现。

- 早期和持续的发展支持和干预可以改善受累个体的生活技能和功能。

第157章

Miller-Dieker 综合征（17p13.3 缺失综合征）

KATHERINE R. GOETZINGER | ALISON G. CAHILL

张会萍 译，周毓青 审校

一、引言

Miller-Dieker 综合征（MDS，17p13.3 缺失综合征）是一种罕见的连续基因缺失综合征，其特征为 I 型无脑回畸形、面部畸形、癫痫发作和严重智力低下[1-3]。其他相关缺陷，包括心脏畸形、神经管缺陷、脐膨出、胃肠道异常、生殖泌尿道异常，宫内生长受限也与该综合征有关[3-6]。MDS 是由染色体 17p13.3 位点的缺失引起的，被认为是典型无脑回畸形谱系中最严重的类型[7,8]。受累患者的预后较差，通常在 1～2 岁死亡[3,9]。

二、疾病概述

（一）定义 无脑回畸形是一种神经元迁移缺陷，其特征是大脑表面光滑，无脑回（脑回缺失）或巨脑回（异常宽的脑回），大脑皮质增厚，灰质和白质之比增加。致病性 LIS1 基因突变导致一系列疾病，包括孤立性无脑回畸形、皮质下带状灰质异位和 MDS[10]。MDS 患者往往有更大的缺失，导致更严重的无脑回畸形，并伴有颅面畸形，以及其他相关异常[3,11,12]。

（二）发病率和流行病学 由于该病罕见，MDS 的发病率尚不清楚。文献中至少报道了 29 例具有 17p13.3 缺失及其产前表现的 MDS 病例[13]。据报道，新生儿中典型无脑回畸形的发生率为 11.7/100 万～40/100 万[14]。

（三）病因、病理生理学和胚胎学 妊娠 6～15 周神经元迁移受损是无脑回畸形的潜在病因机制。有丝分裂后的神经元无法迁移到其最终目的地，因此无法正确填充大脑皮质的皮质板。这导致大脑表面缺少脑沟和脑回，以及皮质厚度异常。

染色体 17p13.3 区域的杂合性缺失导致 MDS 表型。位于该区域的是导致无脑回畸形的基因（LIS1 或 PAFAH1B1），该基因在整个进化过程中高度保守。该基因编码血小板活化因子乙酰水解酶脑同种型的 β 亚单位，一种可使血小板活化因子失活的神经调节分子[7,15]。虽然在孤立的无脑回畸形和 MDS 中都观察到 LIS1 缺失，但认为在 MDS 中观察到的更严重表型是由 LIS1 和 YWHAE 基因缺失的联合遗传效应引起的；YWHAE 基因位于一个称为"MDS 端粒关键区"的区域内，在端粒与 LIS1 之间占据约 40 kb 大小[7,10,16,17]。YWHAE 基因缺失（不包括 LIS1）会导致面部畸形、宫内生长受限（IUGR）和神经系统的放射学改变[18]。大的缺失（包括 YWHAE 基因）向着 17p 端粒延伸，导致 MDS 中观察到的更严重的表型[12,17,19]。大约 80％ 的 MDS 患者在 17p13.3 区域有新发缺失，其余 20％ 被认为是从携带染色体平衡易位的父母之一遗传而来的缺失[20]。

三、疾病表现

（一）临床表现 MDS 的临床特征包括严重的神经发育迟缓、癫痫发作、发育障碍和喂养困难。婴儿出生时表现典型的低张力，随后出现痉挛。典型的面部畸形包括前额突出、耳低、眼距过大、上唇加厚伴有薄薄的朱红色边缘、人中拉长、鼻短而上翘、双侧颞部变窄和小下颌畸形[3,21]。其他各种表现包括小头

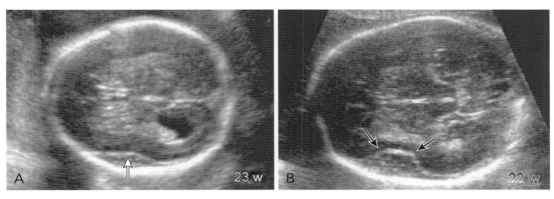

图 157.1 （A）一例妊娠 23 周的 MDS。胎头横切面图像显示胎儿大脑外侧裂(箭头所示)光滑且浅。（B)正常胎儿的外侧裂呈"方形"外观(如箭头所示)。

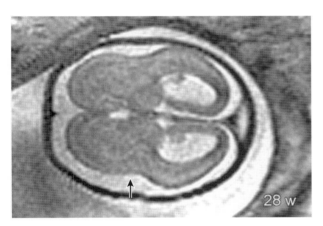

图 157.2 妊娠 28 周,胎儿 MRI 轴位 T2 加权图像显示典型的沙漏状大脑外观,没有脑回,大脑外侧裂浅(箭头所示)。

畸形、马蹄内翻足、多指(趾)畸形、唇腭裂、脐膨出、十二指肠闭锁、肝脾大、骶窝凹陷、关节挛缩、男性生殖器发育不良,以及肾和心脏畸形[3,6,22]。

（二）影像学表现

1. 超声表现　由于大脑发育和成熟(包括正常脑回的形成)在整个妊娠期持续存在,因此在中期妊娠解剖结构超声筛查时对无脑回畸形进行评估是一个挑战。可疑的超声检查结果包括顶枕沟和距状沟的缺失,大脑外侧裂光滑而且浅(可在测量双顶径的标准平面上检测到)(图 157.1)。有报道最早在妊娠 23 周,产前超声可以发现这些表现。值得注意的是,在妊娠 20 周之前,外侧裂表现为平滑而浅的凹陷是正常的[23]。其他中枢神经系统(CNS)异常,如脑室增宽和胼胝体发育不全(ACC),可能是无脑回畸形的标志。IUGR 和羊水过多(继发于胎儿吞咽障碍)是常见的表现[6,23,24]。在 29 例有记录的 MDS 患者中,产前发现包括羊水过多、IUGR 和脑室增宽等最常见的超声异常,每 3 例病例中约有 2 例出现其中一种异

常[13]。除了小下颌畸形,特征性面部畸形很难通过超声成像检出[24]。

2. MRI 表现　如果超声检查怀疑脑沟发育异常,特别是存在脑室增宽或 ACC 时,胎儿 MRI 可用来获得更明确的诊断。MRI 上的无脑回畸形表现为脑表面光滑,伴异常浅的外侧裂,使大脑呈现沙漏状或八字形外观(图 157.2)。妊娠 24 周后,如果 MRI 上存在这些表现则更为可靠[3,21,23]。MRI 在检测巨脑回方面可能比常规超声更有用,常规超声甚至难以诊断无脑回[23]。最后,MRI 也可能有助于探测和进一步描绘其他相关的颅内、颅外畸形。

四、影像鉴别诊断

无脑回畸形的鉴别诊断如下。

（1）孤立性无脑回畸形。

（2）Norman-Roberts 综合征。

（3）Neu-Laxova 综合征。

（4）Walker-Warburg 综合征(2 型)。

（5）福山型(Fukuyama)先天性肌营养不良症(2 型)。

（6）Baraitser-Winter 综合征。

与面部畸形、癫痫发作、小头畸形和肌张力减退有关的其他综合征包括 Cornelia de Lange 综合征、Wolf-Hirschorn 综合征、Smith-Lemli-Opitz 综合征和Zellweger 综合征,但这些综合征都不表现无脑回畸形的特征[23,25]。

五、治疗方案概要

（一）产前　MDS 是一种不可治愈的综合征,没有已知的产前干预措施或治疗方案。对于家庭中已有先前受累的患儿或存在可疑的影像学表现时,可通

过 CVS 或羊膜腔穿刺术进行产前诊断。高分辨率的染色体微阵列分析或使用 LIS1 特异性探针进行荧光原位杂交(FISH)研究可以评估 17p13.3 缺失。考虑到该综合征的致命性,可以考虑终止妊娠。

(二) 产后　目前,没有针对无脑回畸形的基因特异性治疗。MDS 患者的产后管理主要包括用于控制癫痫发作的抗癫痫药物和支持性护理。喂养困难很常见,可以通过鼻胃管或胃造口管进行处理。吸入性肺炎经常发生。受累个体很少能活过第二年[3,9,26]。

医生须知

对于有家族史和/或无脑回畸形相关影像学表现的患者,应怀疑 MDS,需行胎儿 MRI 检查和遗传学检查以评估是否存在 17p13.3 染色体区域的缺失。然而对脑沟的常规评估并不是妊娠中期解剖结构畸形超声筛查的内容,但存在脑室增宽或其他颅内异常可能会促使其后期进行随访检查,随访时无脑回畸形的超声特征可能更为明显[23,25]。尽管 17p13.3 缺失的大多数是新发的,但 20% 的患有 MDS 的子代是从携带平衡的染色体重组的一个亲本那里遗传了该缺失。因此,当儿童被确诊时,应确保其父母进行染色体分析。如果父母双方均未携带易位,则未来怀孕时子代患病的风险并不比普通人群高[27]。

要点

● Miller-Dieker 综合征是一种罕见的连续基因缺失综合征,其特征为 1 型无脑回畸形、面部畸形、癫痫发作和严重的智力低下。

● Miller-Dieker 综合征是一种神经元迁移障碍的疾病,由染色体 17p13.3 位点缺失引起。

● 产前超声和 MRI 的共同特征包括平滑的大脑表面和异常浅的外侧裂,形成沙漏或八字形外观。

● 患儿诊断后应进行亲本染色体分析,因为 20% 的缺失是由携带平衡的染色体重组的一个亲本遗传而来的。

参考文献见 *www.expertconsult.com.*

第 **16** 部分

多胎妊娠

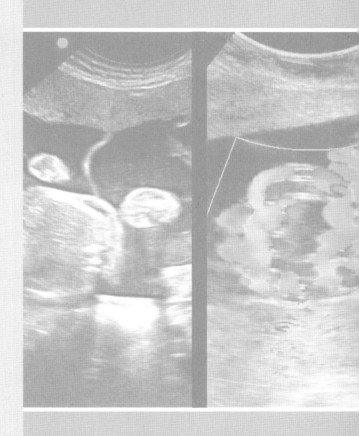

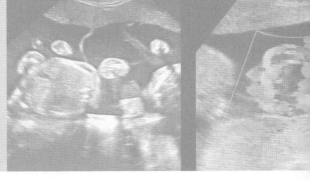

第158章

多胎妊娠的绒毛膜性

KARIN M. FUCHS│MARY E. D'ALTON

薛盛林 译，陈田田 张会萍 审校

一、引言

2014 年，美国双胎出生率上升至 33.9/1 000 活产儿，达历史新高[1]。多胎妊娠由多个卵子受精或单个受精卵分裂成多个胎儿引起。同卵和异卵指的是产生多胎妊娠的卵子数量。同卵是指由一个受精卵分裂成多个胎儿。相反，异卵是由两个独立的卵子受精产生的，因此基因不同。

卵子性指的是双胎妊娠的遗传结构，而绒毛膜性和羊膜性描述的是妊娠的胎盘数量和胎膜组成。与卵子性相比，绒毛膜性和羊膜囊性的确定在多胎妊娠的临床管理中至关重要，因为单绒毛膜多胎妊娠，无论双羊膜囊还是单羊膜囊，妊娠不良结局的风险都会增加。

二、正常解剖

（一）一般解剖描述
绒毛膜性是指多胎妊娠中胎盘的数量；羊膜囊性指的是羊膜囊的数量。双绒毛膜是指有两个胎盘（或两个绒毛膜）的多胎妊娠，而单绒毛膜是指有一个胎盘（或一个绒毛膜）的多胎妊娠。同样，有两个羊膜囊的妊娠称为双羊膜囊妊娠，而只有一个羊膜囊的妊娠称为单羊膜囊妊娠。根据绒毛膜和羊膜囊的数量，双胎妊娠可以被分为双绒毛膜双胎妊娠、单绒毛膜双羊膜囊双胎妊娠和单绒毛膜单羊膜囊双胎妊娠。

（二）详细解剖描述
1. 正常的变异　单绒毛膜双胎在普通人群中的自然发生率为 0.4%。研究表明，经生育治疗后同卵双胎的发生率则上升 10 倍以上[2,3]。

相比之下，异卵双胎的发生率因母亲的年龄、胎次、家族史、母亲的体重、营养状况和种族而异[4]。其中一些因素会提高血清卵泡刺激素和黄体生成素的浓度，增加一个月经周期中多次排卵的可能性，从而增加异卵双胎的可能性。母亲年龄的增长和不孕症药物的使用导致促性腺激素水平增加，因而延迟生育和辅助生殖技术都与异卵双胎发生率增加有关。此外，自发性异卵双胎的发生率因种族而异，在非洲某些种群中的发生率最高，在白种人和亚洲人中的发生率相对较低。其他增加异卵双胎发生率的因素包括母亲的双胎家族史及母亲身高和体重的增加[5]。

异卵妊娠几乎总是双绒毛膜双羊膜囊性的，每个胎儿都有自己的胎盘和羊膜腔。相反，同卵妊娠的绒毛膜性是由受精卵分裂的时间决定的，同卵妊娠可以是双绒毛膜双羊膜囊、单绒毛膜双羊膜囊或单绒毛膜单羊膜囊。如果分裂成双胎发生在前 2～3 天，其分裂早于最终形成绒毛膜的细胞的分裂，产生同卵双绒毛膜双羊膜囊妊娠。大约 3 天后，双胎分裂但不能分裂绒毛膜腔，从那时起，就形成单绒毛膜胎盘。如果双胎分裂发生在第 3～8 天，就形成单绒毛膜双羊膜囊妊娠。在第 8～12 天，羊膜囊已经形成，这时发生双胎分裂，就形成单绒毛膜单羊膜囊妊娠。胚胎在第 13～15 天分裂，就会在单绒毛膜单羊膜囊内发生联体双胎；超过这一时间点，双胎分裂就不再发生。在同卵双胎中，大约 1/3 是双绒毛膜双胎，近 2/3 是单绒毛膜双羊膜囊双胎，不到 1% 是单绒毛膜单羊膜囊双胎[6]。

根据定义，本质上所有的单绒毛膜双胎都是同卵的。相比之下，自然受孕的同性别双绒毛膜双胎中，约 18% 是同卵双胎[7]。但有几例病例报道称，使用辅助生殖技术受孕产生了异卵单绒毛膜双胎妊娠[8-10],这种现象的机制还不清楚。

2. 双胎差异性的注意事项 与单胎相比,多胎面临的早产、生长受限和母体并发症等风险增加。除了这些常见的风险外,多胎风险增加还取决于妊娠的卵子性、绒毛膜性和羊膜囊性。

由于单绒毛膜双胎特有的发生过程和单绒毛膜性的胎盘形成,产生许多特有的并发症,其预后比双绒毛膜双胎更差。同卵双胎,无论是单绒毛膜还是双绒毛膜,先天畸形的发生率明显高于单胎或异卵双胎[11-14]。单绒双胎的首要并发症是双胎输血综合征,其特征是两个胎儿共用胎盘而使血流分布不均。尽管所有的单绒毛膜双胎都共享一部分血管系统,但只有15%~20%会发生这种病变[15,16]。如果不治疗,双胎输血综合征导致两个胎儿死亡的概率高达60%~100%。

单绒毛膜双胎胎儿丢失的风险在任何孕周都会增加,继发于胎儿死亡的并发症的风险也会增加。具体来说,由于单绒毛膜胎盘内的血管吻合,双胎中一个胎儿死亡引起的血流动力学变化导致存活胎儿有20%的风险发生多囊性脑软化,早产的风险也随之增加[17]。文献报道,单绒毛膜妊娠中的一个或两个胎儿宫内死亡的风险高于双绒毛膜妊娠。一项对1000对双胎的连续性研究显示,与双绒毛膜双胎相比,单绒毛膜双胎无论在24周后还是总体而言,死胎的风险均更高[18]。这种胎儿丢失风险在"看上去正常"的单绒毛膜双胎中持续存在,不受生长异常、先天畸形或双胎输血综合征的影响。

发生在单绒毛膜双胎中的其他独特但少见的并发症包括单羊膜囊双胎脐带缠绕、联体双胎和双胎动脉反向灌注序列征,又称为无心畸胎(见第163章)。单羊膜囊妊娠因脐带缠绕继发的围产儿死亡率也增加。既往研究报道胎儿死亡率超过50%,但最近的研究表明,围产儿死亡率在10%~21%[19]。

3. 相关检查注意事项 鉴于绒毛膜性和羊膜囊性对妊娠结局的影响,胎盘和胎膜的确定对双胎妊娠的产前管理至关重要。虽然绒毛膜性和羊膜囊性可以通过产后对胎盘和胎膜的大体识别与组织学来确定,但更应产前诊断,以进行正确的产前评估与干预。产前可以使用超声确定绒毛膜性和羊膜性(表158.1)。

表 158.1 绒毛膜性和羊膜性的超声特征

	早期妊娠早期				妊娠晚期			
	孕囊	分隔膜	卵黄囊	性别	胎盘数	分隔膜	分隔膜插入处特征	分隔膜层数
双绒毛膜双羊膜囊	2	厚	2	不一致或一致	2	厚	双胎峰或λ征	4
单绒毛膜双羊膜囊	1	薄	2	一致	1	薄	T征	2
单绒毛膜单羊膜囊	1	无	1	一致	1	无	NA	NA

注:NA,不适用。

绒毛膜性最好在妊娠早期确定。从妊娠6~10周,计数孕囊数,评估羊膜分隔厚度是确定绒毛膜性的最佳方法。由较厚的隔膜分开的两个单独的孕囊提示为双绒毛膜妊娠,而一个孕囊被薄薄的隔膜分成两个单独的羊膜腔,每个腔有一个单独的胎儿,则提示为单绒毛膜双羊膜囊妊娠[20]。同样,一个孕囊内有两个胎儿而无羊膜分隔则诊断为单绒毛膜单羊膜囊妊娠。由于单绒毛膜妊娠的双胎间分隔很难观察到,妊娠早期可用卵黄囊计数作为一种间接的方法判断羊膜囊性[21]。存在两个卵黄囊提示双羊膜囊双胎,而只有一个卵黄囊则提示是单羊膜囊双胎。

如果没有在妊娠早期确定绒毛膜性和羊膜囊性,妊娠后期可通过对一些特征的系统评估来确定绒毛膜性和羊膜囊性。具体来说,在妊娠早期末和妊娠中期初,超声对羊膜分隔插入胎盘处的特征的检查,可以可靠地区分双绒毛膜妊娠和单绒毛膜妊娠[22-25]。双绒毛膜妊娠中,双胎间隔膜很厚,羊膜分隔插入胎盘处可见一个三角形凸起(图158.1);这一表现称为

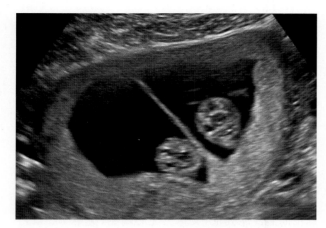

图 158.1 妊娠早期双绒毛膜双胎妊娠伴双胎峰（λ征）。

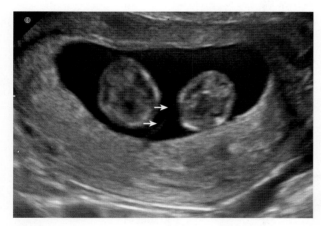

图 158.2 妊娠早期单绒毛膜双羊膜囊双胎妊娠，显示薄薄的胎间隔膜（箭头）和 T 征。

双胎峰（λ征），在判断双绒毛膜性方面的敏感性大于97%，特异性为100%[26]。单绒毛膜妊娠中，双胎间隔膜在 9 周后逐渐变薄，隔膜几乎以 90°角直接插入胎盘；这一现象被称为 T 征（图 158.2），用于确定单绒毛膜双羊膜囊妊娠的敏感性为 100%，特异性大于98%。在一项三级医疗中心的单中心研究中，对 400多名双胎妊娠孕妇在 24 周前进行超声检查，检查胎盘位置、胎间隔插入胎盘特征（包括λ征和 T 征）或胎儿性别，超过 95% 的病例产前可以准确诊断出绒毛膜性[27]。

在妊娠后期，由于双峰征的消失和宫腔拥挤，通过评估胎膜插入胎盘的特征来确定绒毛膜性和羊膜囊性准确性下降。可以通过超声检查确定胎盘的数量和胎儿的性别来尝试评估绒毛膜性和羊膜囊性。

如果看到两个独立的胎盘，妊娠很可能是双绒毛膜的。同样地，如果双胎的性别不同，几乎肯定是双绒毛膜的。如果胎儿性别一致和单一胎盘可能支持单绒毛膜的诊断，但这些发现是非特异性的，也可能是异卵和双绒毛膜双胎妊娠。

妊娠中期通过超声仔细检查胎间分隔也可用于帮助诊断绒毛膜性。具体来说，获得声束垂直于胎间分隔的高度放大图像，通过观察羊膜分隔的厚度和层数来进行评估。如果羊膜分隔较厚（大于 2 mm）或可见 3～4 层，为双绒毛膜双胎妊娠；相反，羊膜分隔较薄，只有两层[28]，则为单绒毛膜双胎妊娠。据报道，羊膜分隔层数的测定在产前确定绒毛膜性的准确率大于 98%。

当确定单绒毛膜妊娠的羊膜囊性时，主要的是，在一些单绒毛膜双羊膜妊娠中，由于严重的羊水过少导致胎膜紧贴在胎儿上，导致超声检查中可能看不到薄薄的分隔。这时产生了一种"固定胎"的外观，即母亲的体位发生变化时，被固定的胎儿仍然附在子宫壁上。这种情况可以证实为双羊膜囊，可与没有羊膜分隔的单羊膜囊妊娠鉴别。在后一种情况下，双胎均能自由运动，他们的脐带可能相互缠绕[29]。

要点

- 产前确定绒毛膜性和羊膜囊性对于多胎妊娠的临床管理至关重要。
- 绒毛膜性是指多胎妊娠中胎盘的数量，羊膜囊性指的是羊膜囊的数量。
- 妊娠早期绒毛膜性可以通过计数孕囊的数量来确定，卵黄囊的数量可以用来预测羊膜囊性。
- 妊娠早期末和妊娠中期初，系统评估胎盘数量、胎儿性别和胎间隔膜插入胎盘的特征，可以在产前准确地判断绒毛膜性。
- 在双绒毛膜妊娠中，胎间隔膜很厚，在插入胎盘处有三角形凸起，即双胎峰（λ征）。
- 在单绒毛膜妊娠中，胎间分隔直接插入胎盘，形成一个特征性的 T 征。

参考文献见 *www.expertconsult.com.*

第159章

单绒毛膜单羊膜囊双胎妊娠

KARIN M. FUCHS | MARY E. D'ALTON

薛盛林 译,陈田田 张会萍 审校

一、引言

除了双胎妊娠的一般风险和单绒毛膜妊娠的特殊风险外,单羊膜囊双胎妊娠还面临脐带缠绕的特有情况,因而增加了胎儿死亡的风险。超声在产前确定绒毛膜性和羊膜囊性在单绒毛膜单羊膜囊双胎妊娠的产前管理中起着至关重要的作用。

二、疾病概述

(一)定义 单绒毛膜妊娠是指具有一个胎盘(或绒毛膜)的多胎妊娠,而单羊膜囊妊娠是指具有单个羊膜腔。单绒毛膜单羊膜囊双胎妊娠是指两个胎儿共用一个胎盘和一个羊膜囊。根据定义,单绒毛膜单羊膜双胎妊娠是同卵双胎。

(二)发病率和流行病学 尽管在2014年,双胎妊娠占美国活产婴儿的3.4%[1],但单羊膜囊双胎的发生率估计仅为1/10 000。全球范围内,新生儿中同卵双胎的发生率稳定在4/1 000。超过2/3的同卵双胎是单绒毛膜的;然而,只有不到5%的同卵双胎是单羊膜囊[2]。文献表明,在辅助生殖技术(如卵母细胞胞浆内单精子注射)中,单羊膜囊妊娠更为常见[3]。

(三)病因和病理生理学 同卵双胎由一个受精卵分裂成两个胎儿而产生。同卵妊娠的绒毛膜性和羊膜囊性取决于受精卵分裂的时间。如果受精卵分裂发生在前2~3天,则受精卵先于成为绒毛膜的细胞的分裂,产生同卵双绒毛膜双羊膜囊妊娠。大约3天后,双胎分裂不再分裂绒毛膜腔,受精卵的分裂形成单绒毛膜胎盘。如果分裂发生在第3~8天,形成单绒毛膜双羊膜囊妊娠,如发生在第8~13天则形成单绒毛膜单羊膜囊妊娠。第13~15天的胚胎分裂导致联体双胎;妊娠第15天之后不再发生受精卵分裂。

三、疾病表现

(一)临床表现 如果子宫大小大于预期,应考虑多胎妊娠的可能。同样,如果在妊娠早期或中期发现母体血清分析物(如β-HCG、甲胎蛋白和其他血清非整倍体标志物)浓度升高,也应想到多胎妊娠的可能性。当临床上怀疑为多胎妊娠时,应进行超声检查来确定是否为多胎;如果确认为多胎妊娠,应进一步确定其绒毛膜性和羊膜性。除超声外,目前还没有其他临床表现可以用于区分单羊膜囊多胎妊娠和双羊膜囊多胎妊娠。

(二)影像学表现

超声表现:妊娠早期超声检查很容易判断单绒毛膜双胎妊娠。在妊娠6~10周,单绒毛膜双胎妊娠可以通过一个孕囊内存在两个胎儿来确定。在妊娠早期的中期,双胎间是否存在隔膜难以确定(图159.1);然而,卵黄囊的数量可以间接确定羊膜性[4]。只有一个卵黄囊提示单羊膜囊双胎妊娠(图159.2),而存在两个卵黄囊则提示双羊膜囊双胎妊娠。

在妊娠后期,通过对胎盘数量、胎儿性别和双胎间分隔的系统检查,可以将单绒毛膜单羊膜囊妊娠与其他类型的双胎妊娠区分开来[5-9]。具体地说,单绒毛膜单羊膜囊妊娠的特点是两个胎儿性别相同,只有一个胎盘,一个羊膜囊,没有隔膜。

当试图确定单绒毛膜妊娠的羊膜囊性时,未显示胎儿间隔膜的阳性预测值较低[10]。这是因为单绒毛

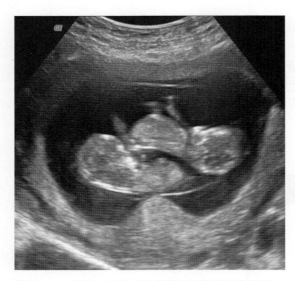

图 159.1 妊娠 10 周单绒毛膜囊单羊膜囊双胎妊娠,显示两个胎儿在一个羊膜囊内。

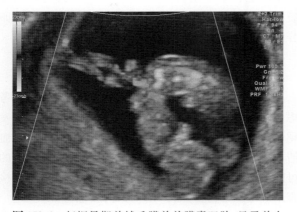

图 159.2 妊娠早期单绒毛膜单羊膜囊双胎,显示单个卵黄囊和脐带缠绕的早期迹象。

膜间的隔膜很薄难以在超声下显示。单绒毛膜妊娠合并羊水过少时隔膜更难以观察,因为隔膜可能紧贴于这个羊膜囊中的胎儿而导致超声上难以显示。这时产生了一种"固定胎"的外观,即使变动母亲的体位,被固定的胎儿仍然附着在子宫壁上。这种情况可以证实存在双羊膜囊,与没有分隔的单羊膜囊妊娠相区别。

此外,如果观察到脐带缠绕也可诊断为单绒毛膜单羊膜囊双胎妊娠(图 159.2、图 159.3)[11]。单绒毛膜双胎的脐带胎盘插入口也相互邻近的(图 159.4)。

四、影像鉴别诊断

单绒毛膜单羊膜囊双胎妊娠的鉴别诊断重点在于对胎盘和隔膜的观察。具体来说,通过观察羊膜囊分隔是否存在区分单绒毛膜单羊膜囊妊娠与单绒毛膜双羊膜囊妊娠。通过观察胎盘数量、胎儿性别,羊膜囊分隔以及脐带的特征来区分单绒毛膜妊娠和双绒毛膜妊娠。

五、治疗方案概要

(一)产前 众所周知,双胎妊娠会增加很多并发症的风险,包括早产、生长不均衡和胎位不正。除了双胎的一般风险和单绒毛膜妊娠相关的风险外,单羊膜囊双胎还有与双胎发育过程以及单羊膜囊性相关的其他并发症。在整个妊娠期,超声对单绒毛膜单羊膜囊双胎妊娠的产前管理起着至关重要的作用。

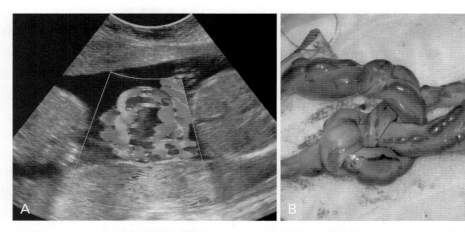

图 159.3 (A)妊娠中期超声图像显示单绒毛膜单羊膜囊双胎脐带缠绕;(B)图 A 同一例脐带缠绕的产后图像。

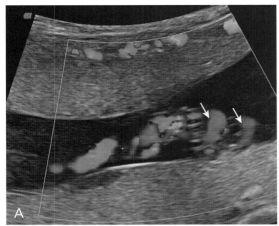

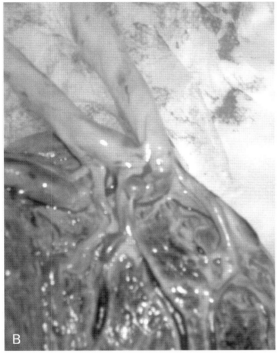

图 159.4　（A）妊娠中期超声图像显示单绒毛膜单羊膜囊双胎的脐带胎盘插入口相互邻近；（B）图 A 同一例脐带胎盘插入处相邻的产后图像。

与所有双胎妊娠一样，在妊娠 20～24 周使用经阴道超声检查宫颈长度，如果宫颈长度≤25 mm，则早产风险增加[12]。宫颈缩短或存在其他导致早产的危险因素的孕妇应行系列超声检查评估宫颈长度。

一些研究表明，超过 25% 的单羊膜囊双胎存在先天性异常。虽然这些增加的风险部分与同卵双胎有关，但与双羊膜囊同卵双胎相比，单羊膜囊同卵双胎发生结构异常的可能性更大[13,14]。虽然单绒毛膜双胎妊娠的首要并发症是双胎输血综合征，但与单绒毛膜双羊膜囊双胎相比，单羊膜囊双胎中双胎输血综合征并不常见，发生率仅为 5%[15]。

以前的研究报道单羊膜囊双胎妊娠的胎儿死亡率超过 50%，但最近的研究表明其围产期死亡率在 10%～21%[14,16-20]。虽然其中一部分风险与胎儿异常的风险增加有关，但胎儿死亡的主要风险来自单羊膜囊双胎脐带缠绕，即便不是在所有单羊膜囊双胎中发生，脐带缠绕也存在于大多数的单羊膜囊妊娠中[18]。虽然不能完全预防脐带缠绕导致的围产期死亡率，但加强产前监测和产前使用糖皮质激素后的选择性早产，预后似乎得到了改善[14,19-22]。相较于生物物理评分，无激素试验通常是首选的检查方法，可以通过变异减速来提示脐带压迫，这种变化超声上无法检测。

多普勒检测脐血流有助于产前评估单羊膜双胎妊娠。具体而言，舒张末期血流缺失、脐动脉波形出现切迹或脐静脉流速增加提示可能脐带缠绕[23-25]。一旦怀疑单羊膜囊双胎发生脐带缠绕，一般推荐剖宫产终止妊娠[26]。

（二）产后　新生儿护理通常取决于分娩时的孕周、出生体重及胎儿是否存在异常或并发症。在没有额外并发症的情况下，单羊膜囊双胎的产后处理与单胎没有区别。

医生须知

与所有双胎妊娠一样，单羊膜囊双胎并发症的风险增加，如早产、生长不一致和胎位不正。单羊膜囊双胎还有发生其他并发症的风险，包括单绒毛膜的胎盘引起的双胎输血综合征、胎儿结构异常和脐带缠绕。由于脐带缠绕增加了围产期死亡风险，单羊膜囊双胎要考虑住院产前监测或治疗性早产。产前超声对于确定绒毛膜性和羊膜囊性、评估胎儿解剖结构及在整个妊娠期对胎儿生长、宫颈长度和胎儿宫内耐受情况的系列评估是必不可少的。

要点

- 单绒毛膜妊娠指的是仅有一个胎盘（或绒毛膜）的多胎妊娠，单羊膜囊妊娠指的是只有一个羊膜囊的多胎妊娠。
- 根据定义，单羊膜囊双胎是同卵妊娠。
- 妊娠早期，单绒毛膜单羊膜囊双胎妊娠可以通过仅有一个孕囊和一个羊膜囊，其内有两个胎儿来确定。

- 单绒毛膜单羊膜囊妊娠的特征是两个胎儿性别一致,仅有一个胎盘,胎儿间没有分隔。
- 超声检测到脐带缠绕可以诊断为单羊膜囊妊娠。
- 除了所有双胎妊娠中都存在的早产和生长不一致的风险外,单绒毛膜单羊膜囊妊娠的风险还包括先天异常、双胎输血综合征和与脐带缠绕相关的增加围产期死亡的风险。
- 连续产前超声检查及加强产前监测对单羊膜囊双胎妊娠的管理至关重要。

参考文献见 *www.expertconsult.com.*

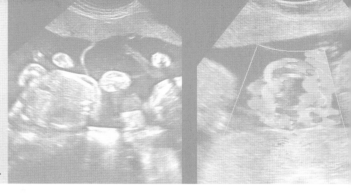

第160章

单绒毛膜双羊膜囊双胎妊娠

KARIN M. FUCHS | MARY E. D'ALTON

薛盛林 译,陈田田 张会萍 审校

一、引言

与双绒毛膜双胎妊娠相比,单绒毛膜双胎妊娠,无论是双羊膜囊还是单羊膜囊,不良妊娠结局的风险都会增加。超声在产前绒毛膜性的确定和单绒毛膜双羊膜囊双胎的管理中起着至关重要的作用。

二、疾病概述

(一)定义 单绒毛膜妊娠是指具有一个胎盘(或绒毛膜)的多胎妊娠,双羊膜囊妊娠是指存在两个不同的羊膜囊。在单绒毛膜双羊膜囊双胎妊娠中,胎儿共有一个胎盘,每个胎儿都有自己的羊膜囊。根据定义,单绒毛膜双胎妊娠是同卵的。

(二)发病率和流行病学 2014年,美国双胎妊娠约占活产婴儿的3.4%[1]。世界范围内,新生儿中同卵双胎的发生率稳定在4/1000。大约2/3的同卵双胎是单绒毛膜双羊膜囊的[2]。但是有病例报道因辅助生殖技术导致的异卵的单绒毛膜双羊膜囊双胎妊娠[3,4]。

(三)病因和病理生理学 同卵双胎由一个受精卵分裂成两个胎儿所致。同卵妊娠的绒毛膜性和羊膜囊性是由受精卵分裂发生的时间决定的。如果受精卵分裂发生在前2~3天,则受精卵先于成为绒毛膜的细胞的分裂,产生了同卵双绒毛膜双羊膜囊妊娠。大约3天后,双胎分裂不再分裂绒毛膜腔,受精卵的分裂形成单绒毛膜胎盘。如果分裂发生在第3~8天,发生单绒毛膜双羊膜囊妊娠;而发生在第8~13天的,则形成单绒毛膜单羊膜囊妊娠。

三、疾病表现

(一)临床表现 如果子宫大小大于预期,应考虑多胎妊娠可能。同样,如果在妊娠早期或中期发现母体血清分析物(如β-HCG、甲胎蛋白和其他血清非整倍体标志物)浓度升高,也应考虑多胎妊娠的可能性。当临床上怀疑为多胎妊娠时,应进行超声检查来确定是否为多胎;如果确认为多胎妊娠,应进一步确定其绒毛膜性和羊膜囊性。除超声检查外,目前还没有其他临床表现可以用以区分单绒毛膜双胎妊娠和双绒毛膜双胎妊娠。

(二)影像学表现

超声表现:妊娠早期单绒毛膜双胎妊娠在超声下很容易确诊。妊娠6~10周,单绒毛膜双胎妊娠可以通过一个孕囊内有两个胎儿来确定。妊娠早期双胎间是否存在分隔难以确定;然而,卵黄囊的数量可以间接确定羊膜囊性[5]。只有一个卵黄囊提示单羊膜囊妊娠,而存在两个卵黄囊则提示双羊膜囊妊娠。

在妊娠后期,通过对胎盘数量、胎儿性别和双胎间分隔的系统检查,可以区分单绒毛膜单羊膜囊妊娠与其他类型的双胎妊娠[6-10]。具体地说,单绒毛膜单羊膜囊妊娠的特点是两个胎儿性别相同,只有一个胎盘,一个羊膜囊,没有隔膜。在单绒毛膜妊娠中,有一个胎盘,隔膜较薄,直接插入胎盘,这种表现被称为T征(图160.1和图160.2),以此确定单绒毛膜双羊膜囊妊娠,其敏感性为100%,特异性大于98%[11]。相比之下,双绒毛膜妊娠的胎儿间分隔具有特征性的双胎峰(λ征),而单羊膜囊妊娠则没有分隔。

尽管胎儿性别一致和单个胎盘的征象支持单绒毛膜双胎的诊断,但这些征象是非特异性的,在双卵和双绒毛膜双胎妊娠中也可以探测到。在一个三级

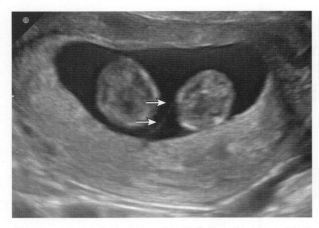

图160.1 妊娠早期末单绒毛膜双羊膜囊双胎妊娠,显示单个孕囊,较薄的羊膜分隔和 T 征(箭头)。

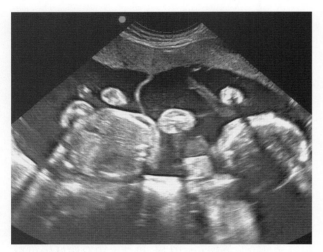

图160.2 妊娠中期单绒毛膜双羊膜囊双胎妊娠,显示单个胎盘,T 征。

医疗中心的单中心研究中,对 400 多名双胎妊娠在 24 周前进行超声检查,检查胎盘位置、胎间隔插入胎盘特征(包括 λ 征和 T 征)或胎儿性别,超过 95% 的病例产前可以准确诊断出绒毛膜性[12]。

妊娠中期运用超声仔细检查胎儿间分隔也可用于帮助诊断绒毛膜性。具体来说,探头声束垂直于隔膜,然后放大图像,观察隔膜的厚度和层数。如果隔膜很薄且只有两层,则为单绒毛膜;相反,隔膜很厚(大于 2 mm)且有 3~4 层则为双绒毛膜[13]。据报道,隔膜层数的测定在产前判断绒毛膜性的准确率大于 98%[13]。

当判定单绒毛膜妊娠的羊膜性时,一些单绒毛膜的隔膜很薄难以在超声下显示,或因为严重的羊水过少导致隔膜紧贴胎儿,出现"固定胎"的外观,即母亲的体位发生变化,被固定的胎儿仍然附着在子宫壁上。这种情况可以证实为双羊膜囊,可与没有隔膜的

单羊膜囊妊娠鉴别。在后一种情况下,可见两个胎儿均能自由活动,但他们的脐带可能相互缠绕[14]。

四、影像鉴别诊断

单绒毛膜双羊膜囊双胎妊娠的鉴别诊断重点在于对胎盘和胎间隔膜的观察。具体而言,如前所述,通过评估胎儿性别、胎盘数量和隔膜的特征,可以将单绒毛膜双羊膜囊妊娠与双绒毛膜双羊膜囊妊娠区分开来。根据定义,单绒毛膜妊娠的双胎性别相同,共用一个胎盘(图 160.1 和图 160.2)。单绒毛膜双羊膜囊妊娠的隔膜仅由两层组成,比双绒毛膜妊娠的隔膜薄。单绒毛膜的胎盘插入处具有"T"形的特征性外观(图 160.1 和图 160.2)。相比之下,双绒毛膜双胎妊娠的每个胎儿都有一个单独的胎盘,性别可以不同,分隔较厚,有四层,在胎盘插入处具有特征性的双胎峰或 λ 征。

五、治疗方案概要

(一)产前 众所周知,双胎妊娠会增加许多并发症的风险,包括早产、生长不一致和胎位不正等。此外,单绒毛膜双胎妊娠还有与双胎发育过程及单绒毛膜性胎盘相关的其他并发症。整个妊娠期,超声检查在单绒毛膜双胎妊娠的产前管理中起着至关重要的作用。

单绒毛膜双胎妊娠的一个首要并发症是双胎输血综合征(TTS),其特征是血流在两个胎儿共享的胎盘上分布不均。虽然所有的单绒毛膜双胎共享一部分胎盘血管,但只有 15%~20% 会发生 TTS[15,16]。未经治疗的 TTS 双胎死亡率达 60%~100%。单绒毛膜双羊膜囊妊娠的另一种独特且罕见的并发症是双胎动脉反向灌注序列征,也称为无心畸胎(见第 163 章)。

在单绒毛膜妊娠中,测量颈项透明层厚度(NT)可以作为妊娠早期非整倍体筛查的组成部分。在单绒毛膜双胎妊娠中,NT 增厚与 TTS 风险增加相关,两个胎儿 NT 不一致也与 TTS 风险增加相关[17,18]。同样的,两个胎儿的头臀长不一致也与 TTS 的风险增加相关[19]。鉴于同卵双胎胎儿结构异常的风险增加,应在妊娠中期初对胎儿解剖结构进行全面的超声筛查;同时因为单绒毛膜双胎的先天性心脏病的风险增加,建议进行胎儿超声心动图检查[20,21]。

与所有双胎妊娠一样,在妊娠 20~24 周使用经阴道超声检查宫颈长度,如果宫颈长度≤25 mm,则早产风险增加[22]。宫颈缩短或存在其他导致早产的

危险因素的孕妇应行系列超声检查评估宫颈长度。

即使在没有 TTS 的情况下，单绒毛膜双胎妊娠也可能出现胎儿生长不一致（通常定义为两个胎儿的估计体重的差值超过较大胎儿体重的 20%），以及一个或两个胎儿的宫内生长受限。在单绒毛膜双胎妊娠中，一个或两个胎儿脐带帆状插入和胎盘分配不均是造成出生体重不一致的危险因素[23]。与双绒毛膜妊娠相比，单绒毛膜妊娠一个或两个胎儿发生宫内死亡的风险也增高。在一项针对 1000 对双胎的连续性研究显示，与双绒毛膜双羊膜囊双胎相比，单绒毛膜双羊膜囊双胎在 24 周后总的死产风险和各孕周的死产风险均更高[24]。这种胎儿丢失风险在"看上去正常"的单绒毛膜双羊膜囊双胎中持续存在，不受生长异常、先天畸形或 TTS 的影响。

考虑到单绒毛膜妊娠并发症的风险增加，专家建议从 16 周开始至少每 2 周行 1 次连续超声监测[25]。检查内容至少包括：测量羊水量和胎儿膀胱是否充盈，同时至少每月 1 次评估胎儿生长情况。单绒毛膜妊娠合并 TTS、胎儿宫内发育迟缓、生长不一致、羊水量异常、胎儿畸形、双胎之一死亡及其他医学或产科并发症时，建议进行更密切的多普勒血流监测[26]。

在分娩前，超声需要确定先下降的胎儿的胎方位。如果试图经阴道分娩，第一个胎儿娩出以后，产时超声应进一步检查第二个胎儿的胎方位。

（二）产后 新生儿护理通常取决于分娩时的孕周、出生体重及胎儿是否存在异常或并发症。在没有特殊并发症的情况下，单绒毛膜双胎的产后处理与单胎没有区别。

医生须知

与所有双胎妊娠一样，单绒毛膜双胎妊娠的并发症风险增加，如早产、生长不一致和胎位不正等。此外，单绒毛膜双羊膜囊双胎具有双胎发育过程和单绒毛膜特有的并发症，包括结构异常、TTS 和双胎动脉反向灌注序列征。产前超声对于确定绒毛膜性和评估胎儿解剖结构是否正常和连续评估胎儿生长、宫颈长度和整个妊娠期的胎儿健康至关重要。

要点

- 单绒毛膜妊娠是指具有一个胎盘（或绒毛膜）的多胎妊娠，而双羊膜囊是指存在两个羊膜囊。
- 根据定义，单绒毛膜双胎妊娠是同卵妊娠。
- 在妊娠早期，单绒毛膜双羊膜囊双胎可以通过一个孕囊内有两个胎儿来确定。
- 单绒毛膜双羊膜囊妊娠的特征是两个胎儿性别相同、一个胎盘、胎儿间分隔较薄且只有两层，以及分隔插入胎盘表面处呈特征性的"T"形。
- 除了具有双胎妊娠的早产和生长不一致的风险外，单绒毛膜双羊膜囊妊娠还有许多双胎发育过程和单绒毛膜特有的并发症，包括结构异常、TTS 和双胎动脉反向灌注序列征的风险。
- 连续产前超声检查对于单绒毛膜双胎妊娠的管理至关重要。

参考文献见 *www.expertconsult.com*.

第161章

双绒毛膜双羊膜囊双胎妊娠

KARIN M. FUCHS | MARY E. D'ALTON

薛盛林 译，陈田田 张会萍 审校

一、引言

在美国，双胎妊娠占活产婴儿的3%以上[1]。绒毛膜性和羊膜囊性的确定在多胎妊娠的临床管理中至关重要。尽管双绒毛膜双胎妊娠的胎儿并发症没有单绒毛膜双胎妊娠的胎儿并发症那样多，但所有双胎妊娠，无论是双绒毛膜还是单绒毛膜，与单胎相比，不良妊娠结局的风险均增加。超声在产前绒毛膜性确定和双绒毛膜双羊膜囊双胎的妊娠管理中起着至关重要的作用。

二、疾病概述

（一）定义 双绒毛膜妊娠是指具有两个胎盘（或两个绒毛膜）的多胎妊娠，而双羊膜囊妊娠是指具有两个羊膜囊的多胎妊娠。双绒毛膜双羊膜囊双胎妊娠中，每个胎儿都有自己的胎盘和羊膜囊。

（二）发病率和流行病学 2007年，美国双胎妊娠占活产婴儿的3%以上[1]。双绒毛膜双羊膜囊双胎妊娠占大多数。

（三）病因和病理生理学 双胎可以是多个卵子受精形成或由单个受精卵分裂而形成。同卵和异卵指的是导致双胎妊娠的卵子数量。同卵妊娠由一个受精卵分裂为两个胎儿所致。相反，异卵妊娠由两个独立的卵子受精所致，因此基因不同。世界范围内，新生儿中同卵双胎的发生率稳定在4/1 000。相比之下，异卵双胎的发生率因母亲年龄、胎次、家族史、孕妇体重、营养状况和种族等因素各不相同[2]。

同卵双胎或异卵双胎都可以是双绒毛膜双羊膜囊双胎妊娠。异卵妊娠几乎总是双绒毛膜双羊膜囊的，每个胎儿都有自己的胎盘和羊膜腔[3]。相比之

下，同卵双胎的绒毛膜性是由受精卵分裂发生的时间决定的。如果分裂发生在前2~3天，则受精卵分裂先于最终成为绒毛膜的细胞的分裂，产生同卵双绒毛膜双羊膜囊妊娠。大约3天后，双胎分裂但不再能分裂绒毛膜腔，一个受精卵的分裂产生单绒毛膜性胎盘。在自然受孕的同性别双绒毛膜双胎中，约18%是同卵双胎[4]。

三、疾病表现

（一）临床表现 如果子宫大小大于预期，应考虑多胎妊娠可能。同样，如果在妊娠早期或中期发现母体血清分析物（如β-HCG、甲胎蛋白和其他血清非整倍体标志物）浓度升高，也应想到多胎妊娠的可能性。当临床上怀疑为多胎妊娠时，应进行超声检查来确定是否为多胎；如果确认为多胎妊娠，应进一步确定其绒毛膜性和羊膜性。除超声外，目前还没有其他临床表现可以用于区分单绒毛膜多胎妊娠和双绒毛膜多胎妊娠。

（二）影像学表现 超声表现：妊娠早期，超声很容易发现双绒毛膜双羊膜囊双胎妊娠。妊娠6~10周，双绒毛膜双羊膜囊双胎妊娠可以通过存在两个孕囊来识别，两个孕囊之间存在较厚的分隔；每个孕囊内包含一个单独的胚芽、卵黄囊和羊膜囊（图161.1）。

在妊娠早期末和妊娠中期，可以通过系统评估胎盘数量、胎儿性别和双胎间的分隔插入胎盘的形态来区分双绒毛膜妊娠与单绒毛膜妊娠[5-9]。双绒毛膜妊娠羊膜分隔插入胎盘处有一个厚厚的三角形凸起，被称为双胎峰或λ征，由此确定双绒毛膜性，敏感性大于97%，特异性为100%（图161.2）[10]。此外，发现

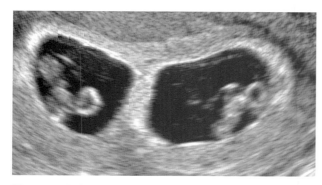

图 161.1 妊娠早期双绒毛膜双羊膜囊双胎妊娠,显示两个孕囊,每个孕囊包含一个胎儿和卵黄囊。

两个不同的胎盘(图 161.3),每一个都有脐带插入或发现胎儿性别不一致也可以诊断为双绒毛膜双胎妊娠。在一项三级医疗中心的单中心研究中,对 400 多名双胎妊娠孕妇在 24 周前进行超声检查,对胎盘数量和位置、羊膜分隔插入胎盘处的特点(包括双胎峰和 T 征)及胎儿性别等特征进行综合评估,95% 以上的病例产前可以准确诊断出绒毛膜性[11]。

妊娠 20 周后,由于双绒毛膜的两个胎盘融合以及双绒毛膜双胎妊娠特有的双胎峰的消失,绒毛膜性的确定变得困难。然而,应用超声仔细检查双胎间分隔有助于诊断双绒毛膜性,准确率超过 98%[12]。使探头声速垂直于分隔,然后放大图像,双绒毛膜妊娠的双胎间隔膜较厚(>2 mm),由 3~4 层组成;相比之下,单绒毛膜双羊膜囊妊娠的胎间隔膜很薄,由两层羊膜组成。

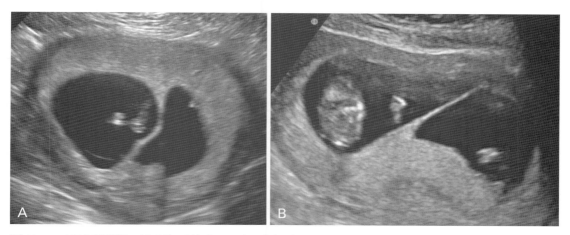

图 161.2 (A)妊娠早期双绒毛膜双胎妊娠,显示双胎峰(或 λ 征)征和厚的胎儿间分隔;(B)妊娠早期双绒毛膜双胎妊娠,显示双胎峰(或 λ 征)征和厚的胎儿间分隔。

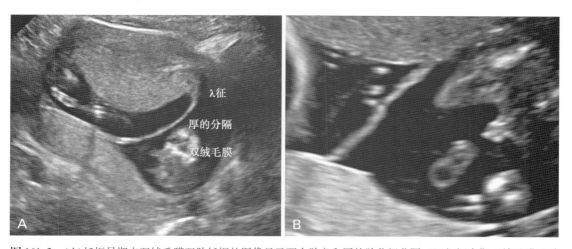

图 161.3 (A)妊娠早期末双绒毛膜双胎妊娠的图像显示两个胎盘和厚的胎儿间分隔;(B)妊娠中期双绒毛膜双胎妊娠的图像显示两个胎盘和厚的胎儿间分隔。

四、影像鉴别诊断

双绒毛膜双羊膜双胎妊娠与其他双胎的鉴别诊断要点包括不同的胎盘和分隔膜组成。具体而言,可以通过评估胎儿性别、胎盘数量和分隔的特征(即厚度、胎盘插入处形态、层数)来区分双绒毛膜双羊膜囊妊娠和单绒毛膜双羊膜囊妊娠。双绒毛膜妊娠的双胎性别可以相同或不同,并且各自有单独的胎盘(图161.3)(尽管可能融合)和厚的四层膜组成的分隔,其在胎盘插入处具有特征性双胎峰征象(图161.2)。相比之下,单绒毛膜双胎妊娠的胎儿性别相同,共享一个胎盘,并由薄薄的两层膜隔开,该膜直接插入胎盘,形成特征性的"T"形标志。

五、治疗方案概要

(一)产前 众所周知,双胎妊娠会增加许多并发症的风险,包括早产、生长不一致和胎位不正等。超声在双胎妊娠的产前管理中起着至关重要的作用。

妊娠早期,超声测量胎儿颈项透明层厚度(NT),分别测量每个胎儿,可以作为妊娠早期非整倍体筛查的组成部分。双胎与单胎的 NT 测估的分布无明显差异,因此结合孕妇年龄[13]和生化检查,多胎 21 - 三体综合征的检出率与单胎妊娠 21 - 三体综合征的检出率相似[14]。

鉴于同卵双胎妊娠中胎儿结构畸形的风险增加,有必要在妊娠中期初对胎儿解剖结构进行全面的超声筛查。同样考虑到双胎妊娠早产的风险增加,在妊娠中期评估宫颈长度可能有助于识别有早产风险的高危孕妇。文献表明,妊娠 20～24 周时,经阴道超声宫颈长度≤25 mm,伴或不伴漏斗形成,可以提示无症状的双胎孕妇发生早产和分娩的高风险[15]。存在宫颈缩短或其他导致早产因素的高危孕妇应行系列超声检查评估宫颈长度。

双胎妊娠胎儿生长障碍的风险增加,包括胎儿生长不协调(通常定义为两个胎儿的估计体重的差值超过较大胎儿体重的 20%)或一个或两个胎儿的宫内生长受限(IUGR)。由于双胎妊娠的胎儿生长障碍的风险增加,建议进行系列的超声检查评估胎儿生长。

所有双绒毛膜双胎合并 IUGR、生长不协调、羊水量异常、胎儿畸形、单胎死亡及其他医学或产科并发症的患者均应进行产前诊断[16]。常规多普勒检查对无并发症的双绒毛膜双胎[17,18]的管理并没有帮助,但脐动脉和静脉导管的多普勒检测可作为有用的辅助手段来监测具有 IUGR、生长不协调或羊水量异常的双绒毛膜双胎。

在分娩前,需要使用超声确定双胎中先下降的胎儿的胎方位。如果尝试经阴道分娩,第一个胎儿分娩以后,产时超声应进一步检查第二个胎儿的胎方位。

(二)产后 双绒毛膜双胎出生后的处理与单胎的处理没有区别,通常由分娩时的孕龄、出生体重及胎儿是否存在异常或其他并发症决定。

医生须知

双绒毛膜双胎妊娠增加了母儿并发症的风险。建议进行精细的产前管理。产前超声对绒毛膜性的确定、胎儿解剖结构的系统筛查及对宫颈长度和胎儿生长的一系列超声评估是必不可少的。

要点

- 双绒毛膜妊娠指的是有两个胎盘(或两个绒毛膜)的多胎妊娠,而双羊膜囊是指存在两个羊膜囊。
- 同卵双胎或异卵双胎均可以是双绒毛膜双胎妊娠。
- 妊娠早期,双绒毛膜双羊膜囊双胎表现为有两个孕囊,由较厚的胎间隔膜分开,每个孕囊都包含一个独立的胚芽、卵黄囊和羊膜腔。
- 双绒毛膜妊娠有一个较厚的分隔和一个典型的三角形胎盘凸起,称为双胎峰或 λ 征。
- 有两个不同的胎盘且各有脐带插入或胎儿性别不一致,可以诊断为双绒毛膜双胎妊娠。
- 产前超声在双绒毛膜双胎妊娠的管理中至关重要,可以确定绒毛膜性,筛查胎儿的解剖结构,对宫颈长度和胎儿生长进行连续超声评估。

参考文献见 *www.expertconsult.com.*

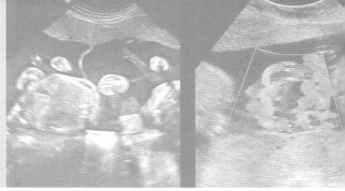

第162章

双胎输血综合征

LYNN L. SIMPSON | RUSSELL S. MILLER

陈田田 译，张会萍 审校

一、引言

双胎输血综合征（TTTS）是单绒毛膜双羊膜囊（MCDA）双胎的一种严重并发症。MCDA双胎应从妊娠中期开始通过系列超声监测TTTS。早期TTTS可以保守治疗，但由于疾病进展和胎儿宫内死亡的风险不可预知，需要足够的产前检查甚至考虑提前分娩。相关的随机试验和回顾性研究的有限数据，提示妊娠中期行胎儿镜下激光凝固术是治疗严重TTTS的最佳方法。尽管这种激光治疗是可行的，但双胎死亡和存活胎儿的神经系统障碍的风险仍然很大。早期发现、对严重病变进行干预、连续监测和适时分娩可改善TTTS的预后。

二、疾病概述

（一）定义　TTTS诊断主要依靠超声检查，根据超声的各种表现进行分期[1]。Quintero等[2]最早提出TTTS的分期，对判断预后有重要意义，并且可以用于比较不同干预措施的效果。虽然这种分期系统可能与围产期胎儿存活率不完全相关，但它能够让医患之间更容易沟通，且确定了可能从治疗中受益的病例子集。TTTS分五个阶段，从轻度的双胎羊水量不一致到严重的双胎之一或两个都死亡（表162.1）。

表 162.1　双胎输血综合征分期

	超声参数	分期标准
Ⅰ期	MVP	供血儿 MVP<2 cm，受血儿 MVP>8 cm
Ⅱ期	胎儿膀胱	观察60分钟以上，供血儿膀胱不显示
Ⅲ期	脐动脉、静脉导管和脐静脉多普勒波形	脐动脉舒张期血流消失或反向、静脉导管a波血流反向、脐静脉呈搏动性血流频谱
Ⅳ期	胎儿水肿	一胎或两个胎儿水肿
Ⅴ期	胎心搏动消失	一胎或两个胎儿死亡

注：MVP，最大羊水池深度。
引自 Quintero RA, Morales WJ, Allen MH, et al. Staging of twin-twin transfusion syndrome. J Perinatol 19:550-555,1999。

（二）发病率和流行病学　通常来说，只有MCDA双胎才有TTTS的高风险。由于人工授精单卵双胎的增加，TTTS病例也随之增加。总体而言，大约2/3的单卵双胎是MCDA，这些孕妇中有8%～15%发生TTTS[1,3]。TTTS在双绒毛膜和单羊膜囊双胎中则很少见。

TTTS的临床表现复杂多变，疾病的发展也并非按照分期依次进展。未经治疗的严重TTTS预后不良,据报道围产期胎儿死亡率为 $70\%\sim100\%$,尤其是妊娠早期即发生 TTTS 的病例[4]。据估计,TTTS 占双胎围产期总死亡率的 $15\%\sim20\%$,约占 MCDA 双胎围产期死亡总数的一半。虽然 TTTS 可能出现在妊娠期任何阶段,但大多数病例在妊娠中期被诊断出来。如果不治疗,常有双胎之一死亡;如果另一胎儿存活,另一胎发生宫内死亡和神经系统残疾的风险增高[5]。总体而言,TTTS 中双胎之一存活率在 $15\%\sim70\%$,差别较大,主要取决于确诊 TTTS 的孕周以及疾病的严重程度。然而,2/3 的早期 TTTS 在没有进行侵入性干预治疗的情况下,病情也会保持稳定甚至好转[6]。缺乏对 TTTS 预后的准确预测对临床医生治疗 MCDA 提出非常巨大挑战。

(三)病因和病理生理学 虽然 TTTS 的病理生理学还不完全清楚,但胎儿间的胎盘内血管吻合是 TTTS 发展的关键。事实上,所有的 MCDA 胎盘内都有连接双胎血流的吻合支,但并不是所有的 MCDA 双胎都会发生 TTTS。单绒毛膜胎盘中有 3 种主要的吻合:静脉-静脉吻合(VVA)、动脉-动脉吻合(AAA)和动脉-静脉吻合(AVA)。MCDA 胎盘中,AVA 的出现占 $90\%\sim95\%$,AAA 的出现占 $85\%\sim90\%$,VVA 的出现占 $15\%\sim20\%$[7]。

AAA 和 VVA 都是胎盘表面的表浅连接,具有双向流动的可能(图 162.1)。AVA 位于胎盘深处,可导致血液从一个胎儿单向流向另一个胎儿,如果没有补偿,可能会导致双胎之间的血容量不平衡。AAA 和 VVA 是直接的血管-血管连接。而 AVA 则不同,它是通过胎盘深处的大量毛细管床连接起来的。AVA 被认为是引起 TTTS 的必要因素,但并不是全部的原因,这就解释了为什么在 90% 以上有 TTTS 的 MCDA 胎盘中和 90% 以上没有 TTTS 的 MCDA 胎盘中都发现了 AVA[7]。在没有发生 TTTS 的情况下,深部的 AVA 数目巨大,正反方向的 AVA 总体平衡,因此不会发生 TTTS。虽然从供血儿到受血儿的 AVA 数量很重要,但血管大小和阻力也会影响双胎间血流灌注量。TTTS 病例的胎盘也可能有 VVA,但不太可能有 AAA[7]。研究认为 AAA 可补偿通过 AVA 的单向流动,阻止 TTTS 的发展或在其发生时减轻其严重程度。TTTS 在没有 AAA 时死亡率最高,有 AAA 时死亡率最低。然而,$25\%\sim30\%$ 的 TTTS 病例也有 AAA,说明 AAA 的存在并不能完全起到保护作用。慢性 TTTS 是由于胎盘深部

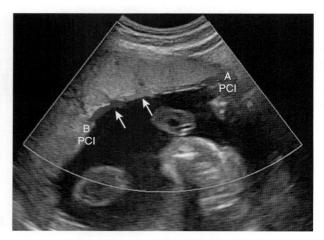

图 162.1 彩色多普勒显示胎盘表面的吻合血管,位于双胎 A 和 B 的胎盘脐带插入(PCI)点之间的中点(箭头)。

AVA 引起的,但急性 TTTS 则是由于胎盘表面血管吻合快速灌注引起的。这种罕见的并发症被称为双胎贫血-多血序列征,通常在分娩时被观察到,很少在产前被检测到。

虽然主要问题在于胎盘,但胎盘形态学以外的其他因素似乎也参与了 TTTS 的发生。单纯的胎盘血管吻合所致的血流不平衡可能导致胎儿适应性和血管反应性之间的更为复杂的相互作用。通过超声可发现供血儿表现为循环血容量不足伴少尿和羊水过少,而受血儿则表现为血容量过多、多尿、羊水多和继发心功能不全(图 162.2)。供血儿的低血容量导致肾素-血管紧张素系统(RAS)上调,肾脏肾素生成和血管紧张素合成增加,继而出现血管收缩和高血压[8]。相反,受血儿的高血容量导致 RAS 下调,肾素生成减少,抗利尿激素受到抑制,从而增加尿量和降低血压[8]。MCDA 双胎的这种 RAS 不协调可能在妊娠 13~14 周前发生。供血儿产生的血管活性激素可能会影响胎盘阻力,导致脐动脉波形改变。这些血管活性物质也可以通过胎盘吻合支到达受血儿,导致其高血压和心脏功能障碍的恶化。双胎中内皮素水平不协调一致也有报道,受血儿的内皮素水平升高可能导致全身性高血压和血管舒张功能障碍的发展[9]。尽管供血儿和受血儿的肾素水平均高于正常对照,但受血儿暴露于最高水平的肾素-血管紧张素效应物中,这表明胎盘局部 RAS 上调也可能是受血儿 RAS 效应物升高的原因之一[10]。在 MCDA 双胎儿中及胎盘中 RAS 的激活不一致性可能在 TTTS 的发展中发挥重要作用。

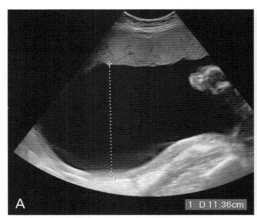
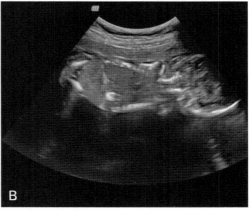

图 162.2 单绒毛膜双羊膜囊双胎 TTTS 图像,显示受血儿(A)羊膜腔内羊水过多,而供血儿(B)因显著的羊水过少附着于子宫前壁。

三、疾病表现

(一) 临床表现 以前认为不需要考虑双胎的绒毛膜性,每月一次的超声监测是标准的方法。但最近的研究表明,这种检查频率不足以及时发现 MCDA 的急性并发症[11]。TTTS 是一种动态状态,可以在整个妊娠期保持稳定,或在数周内缓慢进展,或在几天内迅速发展而使胎儿健康状态迅速恶化。2 周一次超声监测,对患者进行羊水过多有关症状和体征的宣教,已被证明可提高对 TTTS 的早期发现[11]。虽然早期 TTTS 在 41% 病例中可以缓解,在 28% 病例中保持稳定,但进展孕晚期 TTTS 通常在 2 周内[12]。鉴于 TTTS 通常出现在妊娠中期,并且有一部分可以迅速进展到晚期,从妊娠 14～16 周开始应每 2 周进行一次连续的超声检查,直到建立更准确的风险分层。

妊娠早期和中期的一些超声表现提示,需要加强对 MCDA 妊娠的监测。双胎的羊水量、头臀长、颈项透明层(NT)厚度、脐带胎盘附着点(PCI)及腹围的差异均是 TTTS 的独立危险因素。NT>第 95 百分位数或双胎间 NT 差异>20% 都与 TTTS 相关[13-14]。妊娠 11～13 周,MCDA 双胎妊娠的静脉导管 a 波反向是 TTTS 的另一个危险因素,其中大约 1/3 会发生 TTTS[15]。妊娠中期检测到双胎之间的羊膜折叠现象是双胎之间羊水量不协调的标志,大约一半出现羊膜折叠现象的 MCDA 双胎发生 TTTS(图162.3)[16]。大脑中动脉收缩期峰值流速的变化也可能提示两个胎儿体内的血红蛋白不一致。异常的胎盘脐带插入口,特别是脐带帆状附着也会增加 TTTS 的可能性。在 TTTS 中发现有 1/3 的病例是脐带帆状附着,而在没有 TTTS 的胎盘中,脐带帆状附着的

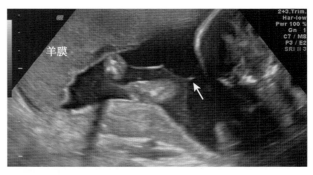

图 162.3 羊膜折叠(箭头)提示单绒毛膜双羊膜囊双胎之间羊水量不一致。

发生率仅为 10%(图 162.4)[7]。此外,在 TTTS 胎儿中,与受血儿相比较脐带帆状附着更容易发生在供血儿胎盘上。然而,在发生或不发生 TTTS 的 MCDA 胎儿中,脐带胎盘边缘附着的发生率是相似的[7]。

据报道,AAA 可以被超声识别,如果在 MCDA 妊娠中检测到 AAA,TTTS 的风险就会降低[17]。如果发生 TTTS,发现 AAA 预示预后更为良好[17]。然而,超声于妊娠晚期更易发现这些吻合支,限制了这一评估的临床实用性。

双胎间输血是一种脆弱的平衡,可以决定 TTTS 的严重程度;TTTS 可以好转、保持稳定、进展缓慢或迅速恶化。虽然有几个指征可能有助于识别 MCDA 双胎的风险增加,但没有一个指征足以改变目前对 MCDA 妊娠的监测或临床护理。虽然临床上可以发现继发于羊水过多的子宫增大、未足月宫缩和盆腔压迫,但许多患者在出现 TTTS 时并无症状。高度警惕和超声系列评估对于 TTTS 的及时诊断和治疗是必要的。

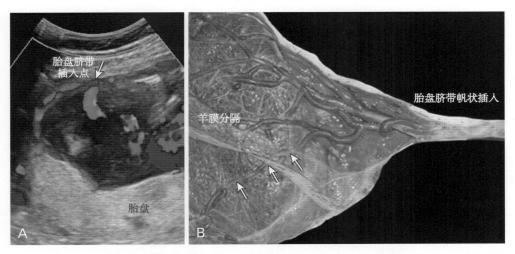

图 162.4 （A）彩色多普勒检测到单胎绒毛膜双羊膜双胎胎盘的脐带插入是帆状的（箭头）；（B）胎盘脐带的帆状插入经胎盘大体检查证实，可见有一个吻合支（箭头）穿过羊膜分隔连接两个胎儿的血液循环。

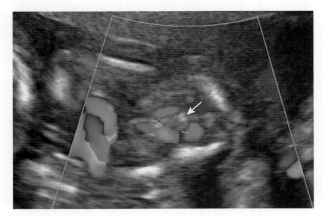

图 162.5 供血儿两根脐动脉间的胎儿膀胱（箭头）未显示。

（二）影像学表现

1. **超声表现** 超声诊断 TTTS 的一个必要条件是羊水过少-羊水过多序列征的存在，或明显的双胎间羊水量不一致。具体标准为供血儿羊水池最大深度＜2 cm（＜第 5 百分位数），受血儿羊水池最大深度＞8 cm（＞第 95 百分位数），即为 TTTS 的 I 期[2]。羊水量不一致但不满足上述分期标准的，进展为 TTTS 的病例不足 15%[18]。在 TTTS 病例中，发生羊水过少-羊水过多序列征之后，供血儿通常会伴有明显的少尿性羊水过少，表现为膀胱不显示（II 期）（图 162.5）。供血儿脐动脉舒张末期血流缺失或反向，受血儿静脉导管 a 波缺失或反向（III 期），继之发生水肿（IV 期）（图 162.6 和图 162.7）。虽然胎儿生长不协调

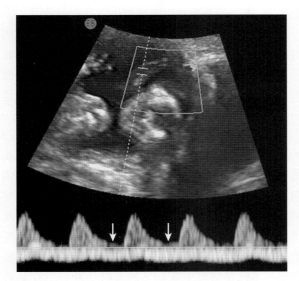

图 162.6 供血儿脐动脉舒张末期血流缺失（箭头）。

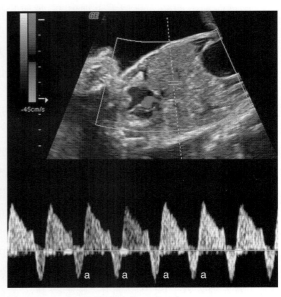

图 162.7 受血儿静脉导管 a 波反向。

和宫内胎儿生长受限(IUGR)可能使 TTTS 复杂化，但生长障碍已不再用来诊断疾病或分期。尽管对 TTTS 分期的优点存在争议，但它在诊断病情、监测进展并且对研究提供一个共同的框架方面是有用的。

2. MRI 表现　虽然胎儿 MRI 在 TTTS 的初步评估中并不常用，但胎儿 MRI 已被证明在鉴别 TTTS 的脑缺血和脑室内出血方面优于超声[19]。MRI 还可能显示供血儿和受血儿的脑静脉窦增大及受血儿肾脏集合系统扩张，提示血流动力学改变[19]。鉴于 TTTS 神经系统不良结局风险显著，MRI 对胎儿大脑的评估是有用的，但仍需要进一步研究以确定它在 TTTS 检查中的作用。尽管缺乏令人信服的数据，在 TTTS 进行侵入性治疗后或在双胞胎之一死亡后通常行胎儿 MRI 检查，以确定存活胎儿有没有出现中枢神经系统缺血性或出血性损伤。

3. 其他检查　所有单绒毛膜双胎都必须筛查先天性心脏病，因为在 MCDA 双胎中心脏异常的风险增加了 9 倍，在 TTTS 病例中增加了 14 倍[20]。据报道，总体而言，TTTS 的先天性心脏病发病率约为 5%。据推测，单绒毛膜双胎的胎盘异常，特别是在发生 TTTS 的情况下，有可能导致胎儿心脏异常[20]。

除先天性心脏异常外，TTTS 还可能继发结构性心脏异常；这种现象事实上是受血儿所特有的。MCDA 双胎心血管生理学的不协调与通过 AVA 的血流不平衡有关，也与 RAS 的变化有关。早期受血儿高血容量会导致内分泌失调、全身性高血压和心功能不全。容量超负荷会导致肺动脉和主动脉血流速度增加、心脏增大和房室瓣反流(图 162.8)。随着时间的推移，受血儿可发展为进行性心室肥厚和舒张功能障碍，以及右心室收缩功能低下，进而导致功能性右心室流出道梗阻和肺动脉狭窄(图 162.9 和图 162.10)[20]。在 10% 的受血儿中可以观察到右心室流出道梗阻，其原因可能是多因素影响的，如前负荷增加、后负荷增加、循环因子如肾素、血管紧张素、内皮素、心钠素和脑钠肽[21]。TTTS 的心血管反应性变化导致受血儿妊娠结局较差，如果心功能正常则受血儿存活率较高。

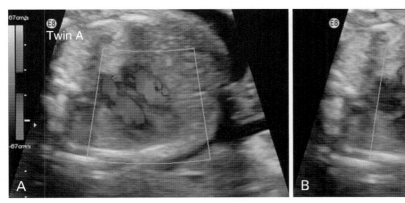
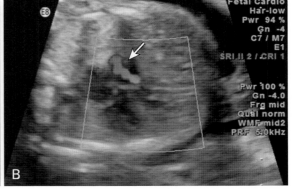

图 162.8 彩色血流显示受血儿舒张期房室瓣前向血流和(B)收缩期严重的三尖瓣反流(箭头)。

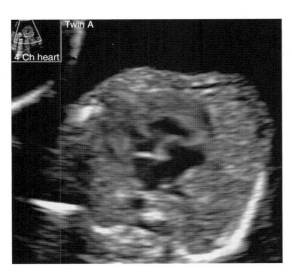

图 162.9 四腔心切面显示受血儿双心室肥厚。

对胎儿心脏功能的评估可能有助于确定治疗有效的病例和评估对治疗的反应。心肌功能指数或 Tei 指数，是超声多普勒同时测量心脏收缩和舒张功能进而评估心室整体功能的一个指数。供血儿往往心功能正常，而受血儿则可能发展为心室肥厚(61%)、房室瓣关闭不全(21%)、右心室功能异常(50%)或左心室功能异常(58%)[21,22]。总体而言，2/3 的受血儿表现为心脏舒张功能障碍，如心室等容舒张时间延长，这与胎儿死亡风险增加有关[21]。

尽管胎儿心脏检查结果并不是 TTTS 分期系统的正式组成部分，但许多中心在 TTTS 病例中常规进行胎儿超声心动图检查，并观察到晚期 TTTS 心功能恶化[22,23]。然而，10% 的早期 TTTS 中也可以检测

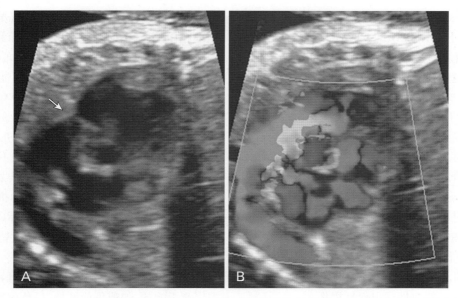

图 162.10 （A）大动脉短轴切面显示肺动脉瓣水平异常狭窄（箭头）；（B）彩色多普勒显示通过瓣膜的双向湍流，提示肺动脉狭窄和反流，这在受血儿出生后得到证实。

到心功能不全[22,23]。受血儿心肌病变的早期诊断有助于发现 MCDA，那些可能从早期干预中获益的。心功能不全的评分系统已经逐步发展起来，但它们在预测 TTTS 预后方面的价值存在争议[23,24]。需要进一步评估胎儿超声心动图是否可以作为 TTTS 干预和管理的有效工具。

典型特征

　　TTTS 的超声征象用于 TTTI 的诊断和分期（表162.1）。虽然许多 MCDA 双胎因疑似 TTTS 而被转诊到四级医疗中心，但转诊中心的评估结果往往与之前的诊断不一致。尽管 TTTS 病例的表现可能各有不同，但如果要确立 TTTS 的产前诊断，羊水过少-羊水过多序列征是必要条件。

四、影像鉴别诊断

　　超声检查提示 TTTS 时，应考虑与以下情况鉴别：胎盘共用不均，伴或不伴双胎发育不协调，或胎儿畸形不一致导致一个羊膜腔羊水过少或羊水过多，或胎膜早破（PPROM）引起双胎之一贴附于子宫壁上的假象。20% 的 MCDA 妊娠会发生胎盘共用不均，并可与 TTTS 共存，这使受累病例的诊断和管理更加复杂化。在 MCDA 双胎中，脐动脉波形异常可能代表了胎盘功能不全，也可能是双胎间血管吻合和血管反应性改变的继发性表现。

五、治疗方案概要

　　（一）产前　针对 TTTS 尝试了各种治疗措施，包括在隔膜上行造口术以平衡两个羊膜腔内的液体，羊膜减量术以去掉受血儿羊膜腔内过多的液体，以及激光凝固术消除胎盘血管吻合。旨在评估 TTTS 不同治疗方式的三个主要随机试验均在招募到预期数量的受试者前终止了试验[25-27]。一项对比研究羊水减量术和造口术的随机试验中，中期分析发现两组中至少有双胎之一存活的概率相似[26]，随后试验终止。一项欧洲胎儿试验，随机分配患者，将患者接受激光凝固术或连续羊水减量术作为 TTTS 的首选治疗方法，中期分析显示激光凝固治疗优于羊水减量术，可改善围产儿存活率，减少短期内的神经异常，而后试验终止（表 162.2）[25]。美国儿童健康与发展中心资助的一项研究开展了羊水减量术与胎儿镜激光凝固术治疗重度 TTTS 的对比研究，因为招募患者不足而且接受激光治疗的受血儿其新生儿期死亡率有增加的趋势而被提前终止[27]。尽管这些临床试验有局限性，并被提前终止，但它们仍是判断 TTTS 各种治疗方法的最佳试验数据。目前，胎儿镜下胎盘吻合的激光凝固术被认为是治疗晚期 TTTS 的最佳方法。

　　激光凝固术的主要优点是通过破坏病理生理学上对 TTTS 至关重要的异常胎盘吻合血管，直接阻断疾病进程。选择性凝固深部 AVA 和表浅 AAA 及 VVA 优于没有选择性而凝固所有穿过隔膜的血管，可以减少与手术相关的胎儿死亡。激光凝固的目的是将胎盘在功能上分成两个区域，每个区域供养双胎

表 162.2 激光凝固术与羊水减量术的随机对照试验

	激光术(n = 72)	羊水减量术(n = 70)	P
分娩时的孕周(周)	33	29	0.004
双胎至少一个存活到 28 天(%)	76	56	0.009
6 个月时出现囊状脑室周围白质软化(%)	6	14	0.02
6 个月内无神经系统并发症(%)	52	31	0.003
6 岁时神经发育正常(%)	82	70	0.12

注:数据来源于 Senat MV, Deprest J, Boulvain M, et al. Endoscopic laser surgery versus serial amnioreduction for severe twin-to-twin transfusion syndrome. N Engl J Med 351:136-144,2004 and Chalouhi GE, Stirnemann JJ, Salomon L, et al. Specific complications of monochorionic twin pregnancies: twin-twin transfusion syndrome and twin reversed arterial perfusion sequence. Semin Fetal Neonat Med 15:349-356,2010。

中的一个胎儿。这种将双胎血循环断开的方法被称为单绒毛膜胎盘的双绒毛膜化。然而,与所有侵入性手术类似,激光也会引起并发症,包括胎膜早破、羊水渗入母体腹腔、阴道出血或破膜,以及绒毛膜羊膜炎。胎儿镜的设备的规格比羊水减量术或造口术使用的穿刺针更大,不出所料,其并发症的风险也高出 3 倍[25]。在欧洲胎儿试验中,除胎膜早破外,其他并发症的总体风险约为 3%。胎膜早破在激光治疗的患者中发生率为 25%,而在羊水减量组为 18%[25]。尽管有这些风险,胎儿镜下激光凝固仍是 Ⅲ 期和 Ⅳ 期 TTTS 的最理想的治疗方法。

由于与其他治疗方式相比,隔膜造口术没有显著的治疗优势,而且可能导致羊膜破裂和功能性单羊膜囊,从而增加围产期风险,因此已放弃作为 TTTS 的治疗方法[26]。羊水减量术一般应用于拒绝激光凝固术的患者,或不能前往可以实施该手术的中心的患者,以及妊娠大于 26 周已超过治疗时间窗的患者。妊娠 26 周后,特别是在孕妇呼吸窘迫或羊水过多引起宫缩的情况下,需要使用类固醇来延迟分娩,此时羊水减量术可能是首选的方法。在激光凝固完成后,羊水减量术也可作为辅助手段来减少受血儿羊膜腔内过多的液体。在合并严重胎盘分配不平衡引起胎儿生长发育不协调和 IUGR 时,或双胎之一有重大畸形时,或激光治疗前后有胎儿脑损伤的证据,在妊娠 24 周前行选择性的脐带阻断减胎或终止整个妊娠,对孕妇及其家属都可能是合理的治疗选择。

虽然普遍认为激光是治疗晚期 TTTS 的最佳选择,但激光用于早期 TTTS 仍存在争议。Ⅰ 期 TTTS 通常期待治疗,大约 3/4 的患者可保持稳定或自发消退[6]。据报道,羊水减量术的相关并发症比激光术少,20%~30% 的早期 TTTS 病例可在治疗后消退。

然而,TTTS 可能需要系列羊水减量术,重复的操作增加了胎膜早破、早产、早剥、感染和胎儿死亡等并发症的可能性[28]。此外,胎儿镜检查前的任何侵入性手术引起的出血、绒毛膜羊膜分离、偶然造成羊膜分隔造口或羊膜破裂,都可能降低激光手术的成功率。激光凝固术中,充分显示将双胎的胎盘分成两叶的血管分界线至关重要。对于有经验的医生来说,激光可以作为各阶段 TTTS 的首选治疗方法,因为 10%~30% 的病例可以从 Ⅰ 期 TTTS 进展到晚期 TTTS,通常只需一次激光手术即可治愈[6]。对经激光凝固术治疗的 Ⅰ 期 TTTS 的数据进行 Meta 分析,60 对双胎中有 45 对(75%)双胎存活,这与其他治疗方案结果相似[29]。包括一项国际 Ⅰ 期 TTTS 随机试验在内的进一步的研究正在进行中,以确定早期 TTTS 的最佳治疗方案。

(二) 产后 MCDA 妊娠会增加胎儿死亡和相关脑损伤的风险,需要密切的产前监测并考虑提前分娩[30]。根据产前监测结果和对干预措施的反应,许多专家建议在没有并发症的情况下,MCDA 双胎应于 34~36 周分娩,如果发生 TTTS 应更早分娩[30,31]。虽然激光凝固术成功后可以将分娩推迟到妊娠 34~36 周,但仍建议进行严密的产前检查。因为有充分证据表明,并非所有吻合血管都在激光凝固时被消融。在 1/3 的病例中,可以观察到残余吻合,可能是手术时遗漏了或是术后血管重建了。胎盘铸型也显示存在胎儿镜下看不到的绒毛膜深部的非典型 AVA[32],没有被凝固的 AVA 导致持续性、复发性或逆转性 TTTS。

据报道激光治疗后,14% 的患者出现持续性或复发性 TTTS,13% 的患者出现 TTTS 逆转,受血儿贫血,供血儿红细胞增多[33,34]。尽管双胎贫血-多血序列征(TAPS)可在 MCDA 妊娠期自发发生,但也是一种已知的激光手术的医源性并发症,可通过双胎间大脑中动脉收缩峰值流速不一致予以识别。TAPS 和复发 TTTS 的可能性形成了在完成激光治疗前沿胎盘血管分界线凝固(Solomon 技术)的治疗基础,最近的一项随机试验证明了该技术的有效性[35]。建议术后每周监测其并发症。对于持续性、复发性或逆转性 TTTS,根据胎儿孕周和双胎情况可采取重复激光治疗、羊水减量术、胎儿输血、选择性减胎或提前引产等方式。虽然难以达成共识,但主要的激光治疗 TTTS 的试验和系列病例中,中位分娩孕周达到了 33～34 周[24,26,34,36-38]。由于可能出现潜在的并发症,大多数 TTTS 患者建议尽早分娩,分娩前服用类固醇的药物。

在经验丰富的医疗中心,羊膜破裂的风险为 10%,但与激光手术相关的胎儿丢失达 10%～30%[24,36,39]。两个或一个胎儿死亡是激光治疗晚期 TTTS 的常见并发症(表 162.3)。在一项多中心观察性研究中,激光治疗后 23.8% 的供血儿和 16.5% 的受血儿发生胎儿死亡[43]。激光术后能够存活一个还是两个胎儿取决于他们共享胎盘的不均衡性,这在术前甚至在胎儿镜检查时都是看不见的。术前供血儿发生 IUGR,脐动脉舒张末期血流缺失或反向,术后死亡风险为 20%～40%[43]。受血儿发生 IUGR,静脉导管 a 波倒置或水肿时,激光治疗后死亡更为常见[43]。

激光凝固术成功后,受血儿的羊水量在 4 周内趋于正常。在晚期 TTTS 中,大约 20% 受血儿出现肺动脉瓣异常,激光治疗后也得到改善,只有不到 1/3 的存活双胎在出生后仍有持续性肺动脉瓣缺陷需要治疗。总体来说,接受激光治疗后存活的受血儿中,87% 超声心动图显示正常,检查时年龄中位略小于 2 岁[44]。一项为期 10 年的随访研究显示,供血儿和受血儿心脏结构和功能均正常[45]。

有关不同分期的 TTTS 激光治疗后的存活率或明确的神经系统预后的高质量数据的研究是有限的。欧洲胎儿试验报告,Ⅰ、Ⅱ 期 TTTS 经激光治疗后,至少有一个胎儿存活的概率为 86%,而 Ⅲ、Ⅳ 期 TTTS 治疗后的存活率较低为 66%[25]。总体上,胎儿镜激光治疗 TTTS 后胎儿的存活率为 50%～70%[28]。两项 Meta 分析显示,与羊水减量术相比,激光治疗术可提高围产儿存活率(OR, 2.04;95% CI

表 162.3 经胎儿镜激光凝固治疗的双胎输血综合征围产儿结局

	Ville 等,1998[40]	Hecher 等,2000[36]	Yamamoto 等,2005[41]	Huber 等,2006[37]	Quintero 等,2007[38]	Morris 等,2010[42]	总计
数量(N)	132	200	175	200	137	164	1008
Ⅰ 期%(n/N)	0	0	9.7% (17/175)	14.5% (29/200)	16.1% (22/137)	0	16.1% (22/137)
Ⅱ 期%(n/N)	78.0% (103/132)	100%ᵃ (200/200)	48% (84/175)	40.5% (81/200)	28.5% (39/137)	4.8% (8/164)	51.1% (515/1008)
Ⅲ 期%(n/N)	12.1% (16/132)	多普勒未报道	37.5% (66/175)	40% (80/200)	43.8% (60/137)	78.7% (129/164)	34.8% (351/1008)
Ⅳ 期%(n/N)	9.9% (13/132)	水肿未报道	4%(8/175)	5% (10/200)	11.7% (16/137)	16.5% (27/164)	7.3% (74/1008)
分娩孕周中位数(周)	未报道	34.4	未报道	34.3	33.7	33.2	
双胎均存活百分比(n/N)	36% (47/132)	50% (100/200)	35% (61/175)	59% (119/200)	73.7% (101/137)	38% (63/164)	48.7% (491/1008)
双胎之一存活百分比(n/N)	38% (50/132)	30% (61/200)	38% (67/175)	24% (48/200)	16.8% (23/137)	46% (76/164)	32.2% (352/1008)
双胎均未存活(n/N)	27% (35/132)	20% (39/200)	27% (47/175)	17% (33/200)	9.5% (13/137)	15% (25/164)	19.1% (192/1008)
新生儿死亡,%(n/N)	4.5% (12/264)	3.8% (15/400)	5.4% (19/350)	4.8% (19/400)	11.3% (31/274)	6.4% (21/328)	5.8% (117/2016)
围产期总存活率,%(n/N)	54.5% (144/264)	65.3% (261/400)	54% (189/350)	71.5% (286/400)	82.5% (224/275)	61.6% (202/328)	64.8% (1306/2016)

注:ᵃ 所有病例均符合 Ⅱ 期标准,并被归类为 Ⅱ 期,因为多普勒结果和水肿未见报道。

1.52～2.76)、降低短期神经系统发病率(*OR*，0.20；95% *CI* 0.12～0.33)[28,46]。然而，也有报道在接受激光治疗 TTTS 中，2/3 的结局是双胎死亡或发生神经系统残疾[47]。虽然手术引起的胎儿丢失是胎儿镜激光凝固术公认的并发症，但是无论是否激光治疗，存活胎儿伴有神经系统残疾可能是 TTTS 最严重的长期后遗症。一项综述显示，在接受激光治疗的 TTTS 病例中，结果仅一半病例的两个胎儿其神经系统均完好[47]。

虽然分娩孕周是神经系统预后不良的一个重要危险因素，但目前的研究表明，采用激光凝固治疗的病例前景可能更好[48]。欧洲胎儿试验的随访结果显示，与接受羊水减量术的婴儿相比，接受激光手术的婴儿囊性脑室周围白质软化症的发生率更低，且在 6 个月时更少发生神经系统并发症(表 162.2)[49]。然而，对这项试验中的 120 名儿童 6 年的随访评估发现，接受激光治疗与接受羊水减量术治疗的 TTTS 幸存者在重大神经残疾方面没有显著差异[49]。另一项最近的研究显示，在接受激光凝固或羊水减量治疗的供血儿和受血儿之间，神经发育的结果没有差异。但与接受激光治疗相比，羊水减量术治疗的幸存者发生重大神经损伤的比率有增加的趋势(9.5% *vs.* 4.6%)[50]。

一些 TTTS 幸存者的神经系统受损的结果可能更多与同卵双胎的另一胎死亡有关，而并非治疗方法的并发症[51]。目前普遍认为，单绒毛膜双胎中的一胎死亡会导致幸存胎儿的脑室周围白质软化、脑室内出血、脑积水和脑穿通畸形。MCDA 双胎中，10% 的 TTTS 双胎会发生严重的脑部病变，包括囊性脑室周围白质软化症或 3、4 级脑室内出血，而在 MCDA 无 TTTS 双胎中发生率仅为 2%[52]。TTTS 幸存者发生神经系统损伤的其他高危因素还包括进行激光治疗的孕周较大、低出生体重和严重的 TTTS[48]。

超声和 MRI 都可用于评估胎儿大脑异常。一般来说，胎儿 MRI 在妊娠晚期是评估皮质发育和排除缺血性损伤的最佳选择。MCDA 妊娠双胎之一死亡后，超声可在 1～2 周发现神经损伤，而 MRI 可在 1～2 天发现缺血性损伤[53,54]。建议 TTTS 胎儿在干预治疗前后或合并双胎之一死亡时进行常规神经系统影像学检查[39]。早期 TTTS 的长期神经系统损伤后遗症发生率很低(≤3%，而晚期 TTTS 激光凝固治疗的幸存者发生率为 10%～20%)(见第 116 章，表 116.1)[48,55]。供血儿和受血儿幸存者神经系统发育异常的风险似乎相似，而接受激光治疗或羊水减量术的幸存者之间也无显著差异。对所有 TTTS 幸存者

进行随访，对于在这些复杂的 MCDA 妊娠中准确判断神经系统损伤的远期预后以及与 TTTS 分期有关的神经功能障碍比例是至关重要的。

医生须知

MCDA 双胎有 TTTS 的风险，从妊娠中期初开始即应进行系列超声检查进行监测，直至分娩。建议每 2 周进行一次 TTTS 筛查，当怀疑或诊断为 TTTS 时，应尽早转诊到可以开展激光凝固术的中心。虽然有许多超声征象会提高 TTTS 的可能性，但只有在出现羊水过少-羊水过多序列征时诊断才能成立。理想情况下，应在实施任何侵入性手术之前进行转诊，因为羊膜腔穿刺术或羊水减量术可能会影响随后的胎儿镜和激光治疗。即使激光凝固术成功后，也需要密切监测双胎的生长和健康状况，因为这些胎儿仍然存在不良妊娠结局的风险。分娩的确切时间取决于许多因素，但在大多数情况下，建议在妊娠 34 周使用类固醇后进行分娩。

要点

● 所有 MCDA 双胎妊娠都应该监测 TTTS，从妊娠中期开始每隔一周进行一次超声系列检查。

● 羊水过少-羊水过多序列征是确定 TTTS 诊断的关键。

● 有必要筛查先天性心脏病，因为 TTTS 是结构性和功能性心脏异常的危险因素。

● Ⅰ期 TTTS 可以保守治疗，但在实施其他侵入性干预之前，应尽可能考虑给予咨询或转诊至可以开展激光凝固术的中心。

● 妊娠 26 周前，激光凝固术是晚期 TTTS 的最佳治疗方法，预计 50% 的病例可以有两个胎儿存活，30% 的病例可以有单个胎儿存活，20% 的病例无胎儿存活。

● TTTS 应考虑胎儿神经影像学检查，因为无论采用何种治疗方法，幸存者均有 10%～20% 的神经系统残疾风险。

● 建议 TTTS 在妊娠 34 周时分娩，分娩前使用类固醇。

参考文献见 *www.expertconsult.com.*

第163章

双胎动脉反向灌注序列征

KOBINA GHARTEY | RUSSELL S. MILLER | LYNN L. SIMPSON

陈田田 译，张会萍 审校

一、引言

双胎动脉反向灌注（TRAP）序列征是单绒毛膜双胎妊娠特有的罕见的并发症。由于胚胎发生早期血管破坏，造成一个畸形的无心胎块通过胎盘内异常的动脉-动脉吻合接受泵血儿的循环支持。无心畸胎完全依赖于泵血儿的灌注，所以泵血儿存在血流动力学损害的风险。

最初本病被描述为无心畸形，根据尸检和放射学对无心畸胎的整体评估，进行了进一步的分类[1]。最常见的表现是无头无心畸形，胎儿骨盆和下肢结构良好，颅脑缺如，没有胸部脏器和手臂（图163.1）。然而，这种分类系统已经被简单的 TRAP 这一首字母缩写的名词代替[1]。

二、疾病概述

（一）发病率和流行病学 TRAP 发生率在所有妊娠中约为 1/35 000，在单卵双胎中为 1/100，在单卵三胎中为 1/30[2]。大多数（74%）TRAP 发生在单绒毛膜双羊膜囊妊娠中，其余发生在单羊膜囊妊娠中[3]。尽管普遍认为无心畸胎发生于单绒毛膜双胎妊娠，但也有报道称有 2 例无心畸形发生于双绒毛膜双胎妊娠[4,5]。

（二）病因和病理生理学 虽然理论上可以解释 TRAP 的发病机制，但其确切病因尚不清楚。目前被广为接受的理论是，TRAP 是在胚胎发生早期，共享一个胎盘的双胎之间建立了异常动脉吻合所致[1]。无心畸胎缺乏胎盘的直接灌注，依赖来自泵血儿相对低氧的动脉的反向灌注。这种有利于无心畸胎尾部发育的不对称循环和组织缺氧被认为是导致胎儿畸形的原因。过量的循环负荷对受血儿有害，高输出量心力衰竭的风险增高。另一种没有得到广泛认可的发病机制是，心脏胚胎发生时期有原发缺陷，导致继发性无心畸胎血液逆行[6]。

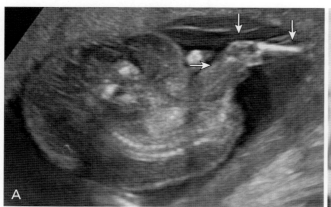
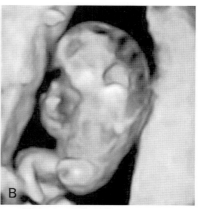

图163.1 （A）妊娠 16 周＋2 天，单绒毛膜双羊膜囊双胎 TRAP 中的无心畸胎。箭头示胎儿下肢；（B）妊娠 15 周＋1 天，单绒毛膜单羊膜囊双胎 TRAP 中无心畸胎的三维成像。

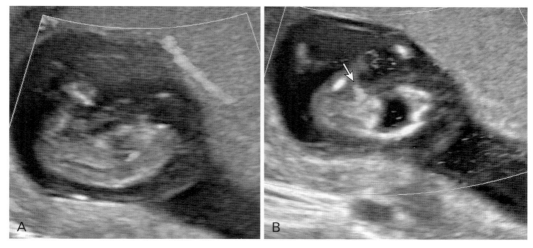

图 163.2　妊娠 12 周 TRAP 序列征中的无心畸胎，(A)彩色多普勒显示其原始心脏结构；(B)彩色多普勒检查示无心畸胎的动脉逆行灌注(箭头)。

三、疾病表现

（一）临床表现　TRAP 发生在单绒毛膜妊娠中，包括一个看上去正常的胎儿(泵血儿)和一个严重异常的胎儿(无心畸胎)。无心畸胎有一些可辨认的明显特征，可能无心脏结构，或者仅有无功能的原始心脏结构。某些无心畸胎仅表现为一个不定形组织团块。无心畸胎常发生头部、躯干和上肢畸形。其他常见表现包括皮下水肿、躯干内囊性包块或全身水肿。

（二）影像学表现

超声表现：TRAP 的主要超声表现包括：无心畸胎体内无心脏活动，多普勒超声显示脐动脉血流逆流。但无心胎儿内检出心脏搏动也不完全排除 TRAP 的诊断。无心畸胎偶尔会观察到心脏活动，这可能是心脏残腔的心脏搏动或泵血儿传递过来的动脉搏动(图 163.2)。

由于无心畸胎的循环对泵血儿需求过大，泵血儿易发展为高输出量性心力衰竭。但无心胎儿没有体外存活的机会，这一点对于处理 TRAP 并发症非常重要。如果超声检查发现泵血儿羊水过多、心脏增大或心功能不全、体液异常聚集、水肿和静脉导管波形异常，提示其心血管功能恶化或并发严重的心力衰竭。

除了可能出现循环衰竭外，泵血儿发生重大解剖畸形和非整倍体的风险也增高。关于泵血儿和无心畸胎核型的病例报道综述显示，可出现以下异常：单倍体、三倍体、基因缺失、嵌合体和多倍体，约 9% 的泵血儿有核型异常[3]。所以除了全面的胎儿解剖学检查外，建议进行有创性基因检测以确定核型。此

外，亦推荐进行胎儿心脏超声以评估 TRAP 妊娠，因为泵血儿可能发生心功能不全，且单绒毛膜双胎心血管畸形风险增加。

两个胎儿都可能有脐带异常，大约 2/3 病例为单脐动脉[3]。据报道 TRAP 妊娠双胎会出现脐带连接，即无心畸胎的脐带直接与泵血儿的脐带吻合，而与胎盘表面没有任何连接[7]。

由于无心畸胎形态结构严重畸形，无法对其进行常规生物学测量。可用替代公式来估计无心畸胎的体重。然而，由于无心畸胎的形态多变，这些公式的准确性和适用性还未证实。一个常用的公式是：体重(G)=1.2×[长度(cm)]²−1.66×长度(cm)，其中长度为胎儿的最长径线(图 163.3)[8]。

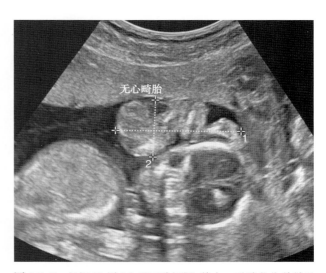

图 163.3　妊娠 15 周＋5 天三胎妊娠，其中一对胎儿为单绒毛膜单羊膜囊双胎伴动脉反向灌注。

在评估 TRAP 序列征时,估计无心畸胎的大小是一个重要内容,因为泵血儿需维持自身及无心畸胎的循环,无心畸胎与泵血儿重量比的升高与泵血儿所承受的心血管负荷的增加呈正相关。一项对 49 例 TRAP 病例的研究显示,无心畸胎与泵血儿重量比与围产期结局之间存在显著关联[8]。采用无心畸胎与泵血儿体重比>0.7 作为截断值,早产发生率(90% vs.75%)、羊水过多发生率(40% vs.30%)和泵血儿充血性心力衰竭发生率(30% vs.10%)均显著增高[8]。

多普勒频谱测量在 TRAP 序列征的综合评估中发挥作用。一个小样本试验提示,泵血儿和无心畸胎间的脐动脉阻力指数的差异可能与妊娠结局有关。无心畸胎的脐动脉阻力指数较泵血儿明显降低,提示预后不佳[7]。泵血儿静脉导管波形异常则提示有进行性心力衰竭或严重心力衰竭。

典型特征

彩色多普勒显示脐动脉血流流入无心畸胎,而不是流出无心畸胎,这种脐血流逆转被认为是具有病理诊断意义的特征(图 163.4)。

四、影像鉴别诊断

(1)无心畸胎有可能被误认为双胎之一宫内死亡。虽然两者都没有心脏搏动,但是超声检查可以发现无心畸胎可持续生长,有助于鉴别诊断;彩色多普勒检查可以明确诊断。

(2)如果无心畸胎胎块内缺乏可识别的胎儿结构,需要和胎盘畸胎瘤鉴别。其内检出脐带的存在有助于 TRAP 的诊断[7]。

五、治疗方案概要
(一)产前

1. 治疗指征　TRAP 的管理目标是在未危及泵血儿心血管功能情况下,最大限度地提高分娩孕周。当怀疑或确定泵血儿功能受损,且胎儿尚不能体外存活时,推荐行侵入性脐带栓塞术阻断泵血儿到无心畸胎的血液循环,以减轻泵血儿的血流动力学负担。由于缺乏可靠的数据,目前尚无明确的指南来指导医生有关此种干预的必要性及时间的选择。尽管一些医生建议对所有正在发展的 TRAP 进行预防性脐带栓塞治疗,但该方案使所有 TRAP 面临侵入性治疗的风险,但只有少数病例出现明显的泵血儿心力衰竭。

在一些 TRAP 病例中,无心畸胎的血流会自发停止,此时则不必进行治疗。出现下列情况时需进行治疗:无心畸胎与泵血儿体重比增高、无心畸胎快速增长、泵血儿心功能不全或心力衰竭、羊水过多和水肿。关于无心畸胎与泵血儿体重比,需要治疗的截断值还没有进行严格的研究。在我们中心,比值>0.5是治疗的适应证。

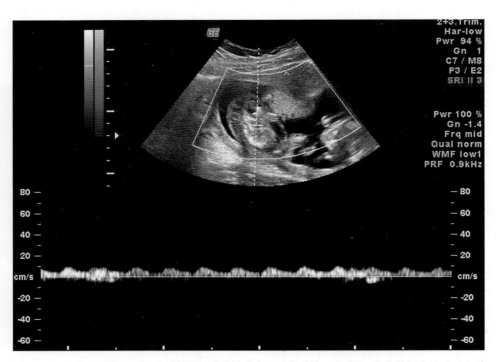

图 163.4　妊娠 15 周+1 天,一对单绒毛膜单羊膜束双胎伴动脉反向灌注,多普勒超声显示无心畸胎内动脉血流。

2. 治疗选择 TRAP 妊娠中,通常通过脐带阻断术来对无心畸胎进行选择性减胎。脐带阻断的目的是瞬间阻断流向无心畸胎的血液,同时减轻泵血儿可能产生的血流动力学紊乱。阻断脐带的方法有胎儿镜结扎法、双极电凝法、超声刀电凝法、热凝法和射频消融(RFA)。这些方法在侵入性、阻断方式及阻断部位(游离段脐带还是胎块内脐带)等方面有所不同。一种常见方法是在超声引导下经皮 RFA 阻断无心畸胎胎儿的腹型插入口处的脐带(见第114 章)。

RFA 通过对目标组织部位施加高频交流电,诱导温度变化,从而导致脐带凝固。这是一个微创手术,可以用一个规格较小的针来完成,有利于降低泵血儿早产风险。小口径的针头可以将产妇的不适降至最低,手术在局部麻醉下进行即可[9]。表 163.1 总结了已发表的射频消融治疗 TRAP 的经验。在NAFTNet(北美胎儿治疗网络)的多中心回顾性研究中,收集了大量应用射频消融治疗 TRAP 的研究结果[10]。经证实,非定标性泵血儿总体存活率为 80%,平均分娩孕周为 33.4 周。已报道和理论上的 RFA治疗风险包括早产、胎膜早破、胎儿出血、母体出血和热损伤。

表 163.1 双胎动脉反向灌注序列征的结局

研究人员	例数	治疗方式	妊娠结局	无心畸胎重量/泵血儿重量(g)
Livingsto 等[12],2007	21	17 例(81%)RFA,4例(19%)保守治疗	总存活率为 94%:12 例泵血儿存活;4 例泵血儿在术后存活,出生后失访;1 例泵血儿死亡,合并水肿	平均 0.7(0.4~1.1),其中12 例比值>0.5
Le 等[14],2007	29	29 例(100%)RFA	存活率 86%	所有病例≥0.5
Jelin 等[11],2010	21	7 例(39%)RFA,14例(67%)保守治疗ᵃ	RFA 存活率 100%;保守治疗的存活率为 91%ᵇ	所有病例≤0.5
Lee 等[10],2013	98	98 例(100%)RFA	存活率 80%	所有病例均为>50%

注:RFA,射频消融。
ᵃ2 例因有明显畸形而被排除,1 例因缺乏随访信息而被排除。
ᵇ如果包括 3 例没有测到血流的无心畸胎(无统计学意义),保守治疗病例的存活率为 88%。

3. 文献报道的结局 根据系列病例报道和个案病例报道,没有干预情况下,TRAP 妊娠围产期死亡率为 35%～55%[3,8]。回顾 1960—1991 年发表的184 例病例报道,最常见的四种并发症是早产(79%)、羊水过多(51%)、充血性心力衰竭(28%)和宫内死亡(25%)。最近的系列病例研究评估 TRAP 结局,其中纳入了侵入性治疗的病例(表 163.1)[10-12]。

(二)产后 TRAP 幸存者长期预后的文献有限,全部为病例报道。这些病例报道中,在 TRAP 诊断时间、妊娠期管理和新生儿结局等方面存在很大差异。考虑到这些差异,关于 TRAP 长期预后,所得结论十分有限。建议其父母要仔细随访受累儿童的智力和运动发育。

医生须知

TRAP 序列是一种罕见的疾病,多发生于单绒毛膜双羊膜囊双胎。在单绒毛膜双胎中,如果其中一个胎儿没有心管搏动,且存在形态结构严重畸形,要考虑 TRAP 序列征的诊断。彩色多普勒成像显示脐动脉血流逆流至无心胎块,即可证实这一诊断。确诊后,建议立即转介至三级医疗中心进一步评估。当泵血儿发生明显或进展性心力衰竭时,使用射频消融阻断脐带的治疗可以降低泵血儿的发病率,从而改善围产期结局。

参考文献见 *www.expertconsult.com.*

要点

- TRAP 序列征是单绒毛膜双胎妊娠特有的罕见并发症。
- 估计 TRAP 序列征的发病率约为 1/35 000。
- TRAP 序列征被认为是由于共享一个胎盘的双胎在胚胎发生早期建立了异常动脉吻合所致。
- 超声检查可以确诊,表现为在单绒毛膜双胎妊娠中,一个胎儿外观看起来正常(泵血儿),一个胎儿形态极不正常(无心畸胎)。
- 由于泵血儿有 9% 的非整倍体风险,建议进行有创基因检测以确定核型。
- 当怀疑或诊断 TRAP 泵血儿生存受到影响,但还没到胎儿可存活的孕周,应考虑采用脐带阻断术切断泵血儿和无心畸胎之间的血管回路来进行治疗。

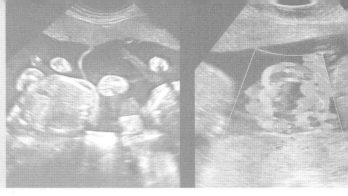

第164章

多胎妊娠的诊断流程

JOY VINK

陈田田 译，张会萍 审校

一、引言

由于妇女生育年龄延迟，高龄孕产妇增多及辅助生殖技术的广泛使用，多胎妊娠的数量在过去几十年里呈指数式增长。染色体异常的风险随着母亲年龄的增长而增加；而且，据报道，与单胎妊娠相比，双胎妊娠发生结构和遗传异常的风险更高[1]。本章重点介绍有创核型分析的方法：CVS 和羊膜腔穿刺（见第 111 章和第 113 章）。

二、诊断流程

（一）概述、技术和设备 CVS 和羊膜腔穿刺应该由对超声及穿刺均有经验的临床医生进行。与单胎妊娠类似，未致敏的 Rh（D）阴性妇女应在 CVS 和羊膜腔穿刺术后给予 Rh₀（D）免疫球蛋白，以防止 Rh 致敏。

当对单绒毛膜双胎进行有创性产前核型分析时，问题在于应该对一个胎儿还是两个胎儿进行取样。虽然理论上单绒毛膜双胎应该核型相同，但有病例报道显示单绒毛膜双胎染色体异常不一致[2-4]。虽然非常罕见，但由于存在核型不一致的风险，行有创性产前核型分析时，建议对两个羊膜囊都分别进行取样。

（二）多胎妊娠的 CVS CVS 术前应行经阴道超声评估胚胎数量、绒毛膜性、胎儿是否存活，以及是否有胎儿早期畸形的证据。多胎妊娠的 CVS 实施方式与单胎相同（见第 113 章）。手术可以通过经腹部或经宫颈进行，也可以两种方法都采用。如果有两个独立的胎盘，应采用两种方法进行，以避免双胎间污染。如果胎盘融合或绒毛膜性不明确，经宫颈的吸管或经腹部的穿刺针则应远离胎盘融合部位，应在接近胎盘边缘或脐带插入胎盘处进针。这种方法有助于避免对同一胎儿进行重复取样。为了避免样本的污染，抽吸装置不应通过一个胎盘到达第二个胎盘。虽然脱氧核糖核苷酸（DNA）多态性和细胞遗传学结果可以帮助确保结果的准确性，但如果 CVS 结果不明确，可能需要在妊娠晚些时候再次进行羊膜腔穿刺。

（三）多胎妊娠的羊膜腔穿刺术 羊膜腔穿刺前应行超声检查以评估胎儿数量、绒毛膜性、胎儿位置、胎心率、胎盘位置和脐带插入胎盘部位。

1. **多针穿刺技术** 首先，为每个羊膜囊选择最佳的进针位置。最佳的进针位置要避开母体的肠道和膀胱，最好可以避开胎盘。应用彩色多普勒超声有助于避开脐带胎盘插入口及绒毛膜上的大血管。

接下来，准备好所需的设备（见第 111 章）。产妇腹部完全暴露并覆盖无菌巾，超声探头覆盖无菌罩，涂抹无菌耦合剂再次定位最佳的羊水池位置。在超声引导下插入腰椎穿刺针。当针头处于理想位置时，取下针内芯，针头接上无菌注射器。抽取适量羊水，拔出注射器。如果可行，在拔出针头之前，可将靛红染料（2～3 mL）注入羊水中。

拔出第一个针头后，医生需要新的针头穿刺第二个羊膜囊。第二个羊膜囊内的羊水应该是透明的，以此证实没有对第一个羊膜囊进行再次取样。在更多胎儿数量的多胎妊娠中，靛红染料（如果有的话）可以被注射到随后的每个羊膜囊中，以确保每次都是在一个新的羊膜囊中取样。不能应用亚甲蓝，因为它与胎儿皮肤染色、胎儿小肠闭锁和新生儿高铁血红蛋白血症等并发症有关。此外，需提醒孕妇注意，因染料从血液循环中排出，孕妇尿液在数小时或数天内变成绿色。

在没有靛红染料的情况下,应确保每次穿刺时,穿刺针都尽可能远离双胎中的另一个羊膜囊;同时,也要告知患者有可能对同一个羊膜囊进行了两次取样。

2. 单针穿刺技术 单针穿刺技术有两个优点:①只需插入一根针即可从两个羊膜囊中取出羊水,从而减少了产妇的不适感;②无需注射靛红染料来确认每一个羊膜囊均被取样。其他所需用品与多针手术所需用品相同。

首先,操作者定位一个羊膜囊和分隔膜都清晰可见的区域。操作者将穿刺针插入靠前方的羊膜囊,抽取适量的羊水。待在针头上安装新的注射器后,向前推穿刺针通过分隔膜进入第二个羊膜囊并抽取羊水。这项技术的缺点是:第一个样本有污染第二个样本的潜在可能,并且有撕裂分隔膜的风险。

(四)适应证 CVS最常见的适应证是妊娠早期需要进行DNA分析或细胞遗传学诊断分析。羊膜腔穿刺最常见的适应证包括产前诊断以发现异常和促进胎儿肺成熟。其他指征包括羊水减量、诊断羊膜腔感染,以及羊水染色试验确定是否有胎膜早破。

(五)禁忌证 第113章列出了CVS的禁忌证,第111章列出了羊膜腔穿刺术的禁忌证。

(六)结果和并发症 由经验丰富的临床医生进行CVS和羊膜腔穿刺对多胎妊娠是安全的。并发症与单胎CVS及羊膜腔穿刺类似。由于对胎儿丢失的定义不同,由于母亲年龄导致的自然流产率不同,以及双胎自然流产率较单胎增加,因而在多胎妊娠中,特别是单绒毛膜双胎中,与CVS或羊膜腔穿刺操作相关的确切的胎儿丢失率尚不清楚。

1. 绒毛穿刺取样 尽管报道的流产率为4.5%,Wapner等[1]和Antsaklis等[5]的研究表明多胎CVS的术后流产率与中期妊娠时的羊膜腔穿刺相当。与羊膜腔穿刺相比,CVS的优势在于能够在早期妊娠时进行,可以使患者能够在妊娠早期及时发现异常,并及早选择终止妊娠。

2. 羊膜腔穿刺术 有几项研究评估了双胎妊娠羊膜腔穿刺术后的流产率。报道的胎儿丢失率分别为20周以内(0～6.3%)、24周以内(1.1%～10.6%)和28周以内(1.1%～12.7%)[5-26]。一项对1970—2010年发表的文章的系统回顾发现,在双胎羊膜腔穿刺术后"胎儿丢失"的定义上存在显著差异。因操作引起的小于24周的胎儿丢失率为3.5%(95% CI 2.6～4.7)。由于这些研究存在的数据异质性是不可接受的,因此小于28周和足月时的胎儿丢失率无法计算。纳入的研究中7个研究设有对照组(未行羊膜腔穿刺术)。这些研究中报道的病例总流产的合并比值比(OR)为1.8(95% CI 1.2～2.7)[27]。

3. 单绒毛膜双胎 目前,评估双胎CVS的研究有限,缺乏专门评估单绒毛膜双胎的胎儿丢失率的研究。只有两项研究报道了单绒毛膜双胎羊膜腔穿刺后的胎儿丢失率。Millaire等报道,45例单绒毛膜双胎妊娠患者行羊膜腔穿刺,妊娠在24周内的胎儿无一例丢失[17]。Cahill等报道,妊娠24周之前接受羊膜腔穿刺与未接受羊膜腔穿刺的单绒膜双胎患者的胎儿丢失率有显著差异(7.7% vs. 1.4%;P=0.02)[7]。

要点

- CVS和羊膜腔穿刺术应该由对穿刺及超声均有经验的医生进行。
- 多胎CVS可采用经腹或经宫颈穿刺或抽吸,或两者都采用。
- 多胎羊膜腔穿刺术可以采用多次穿刺技术或单次穿刺技术。
- 当使用多次穿刺技术进行羊膜腔刺时,不应使用亚甲蓝染料,因为它与胎儿皮肤染色、胎儿小肠闭锁和新生儿高铁血红蛋白血症等疾病有关。
- 未致敏的Rh(D)阴性妇女应在CVS或羊膜腔穿刺后给予Rh_0(D)免疫球蛋白,以防止Rh致敏。

参考文献见 *www.expertconsult.com.*

第 **1** **7** 部分

感 染

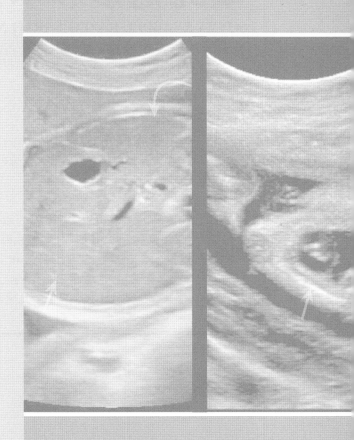

第165章

巨细胞病毒感染、风疹、弓形体病、单纯疱疹和水痘

SONYA S. ABDEL-RAZEQ｜SARAH N. CROSS｜HEATHER S. LIPKIND｜JOSHUA A. COPEL

吴晶晶 译，张会萍 审校

巨细胞病毒感染

SONYA S. ABDEL-RAZEQ

一、引言

TORCH 是指一组与先天性感染相关的微生物的首字母组合：C（弓形体）、O（其他，即先天性梅毒和病毒）、R（风疹病毒）、C（巨细胞病毒，CMV）和 H（单纯疱疹病毒，HSV）。在美国，这些感染每年的大致病例数列于表 165.1，CMV 是其中最常见的胎儿感染。

表 165.1 先天性感染	
感染种类	**美国每年感染病例数（例）**
巨细胞病毒感染[34]	40 000
弓形体病[35]	400～4 000
单纯疱疹[36]	100
水痘[37]	70
风疹[38]	11

CMV 是一种脱氧核糖核酸（DNA）疱疹病毒，在美国是胎儿感染最常见的病毒，每年近 40 000 名婴儿受累。这种病毒无处不在，会引起各种各样的临床表现。

二、疾病概述

（一）发病率和流行病学 CMV 是最常见的宫内感染原因，出生时患病率为 0.5%～2.5%[1,2]。CMV 的血清阳性率范围为 40%～83%，因地理区域、收入和种族而异[3-5]。感染 CMV 的妇女社会与经济地位多较低或在发展中国家。

人类是已知的人类 CMV 的唯一宿主，可经感染者的大部分体液排出。唾液、尿液、子宫颈分泌物、精液和母乳都是潜在的感染来源。

胎儿可由原发性或继发性母体感染传染。原发性感染后垂直传播率为 30%～50%（图 165.1），继发性感染后垂直传播率则小于 1%（图 165.2）[6]。母体

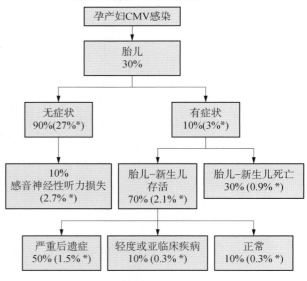

图 165.1 母胎 CMV 传播：原发性感染。* 起源于母体来源 CMV 的原发性感染的比例。（改编自 Benoist G，Ville Y. Fetal Matern Med Rev 18:181-199,2007）

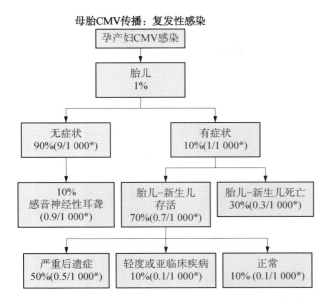

母胎CMV传播：复发性感染

```
孕产妇CMV感染
        ↓
      胎儿
      1%
   ┌───┴───┐
无症状            有症状
90%(9/1 000*)    10%(1/1 000*)
   ↓          ┌──────┴──────┐
10%        胎儿-新生儿      胎儿-新生儿死亡
感音神经性耳聋   存活         30%(0.3/1 000*)
(0.9/1 000*)  70%(0.7/1 000*)
   ┌──────────┼──────────┐
严重后遗症   轻度或亚临床疾病    正常
50%(0.5/1 000*) 10%(0.1/1 000*) 10% (0.1/1 000*)
```

图 165.2 母胎 CMV 传播：复发性感染。* 起源于母体来源 CMV 的复发性感染的比例。（改编自 Benoist G，Ville Y. Fetal Matern Med Rev 18：181－199，2007）

的 CMV 抗体并不能防止潜伏性疾病的再激活，也不能阻止与原发感染不同株的 CMV 株的再感染。

虽然母体免疫可以减少母婴传播，但对于复发或再激活的母体 CMV，先天性 CMV 的严重程度可能与原发感染相同（图 165.2）[7]。

随着孕周增加，胎儿感染的可能性增加，但严重先天性感染的患病率降低。一般来说，10% 的受感染

新生儿在出生时即有症状。另外还有 10%～15% 的无症状感染新生儿在 2 岁之内会有迟发的神经系统后遗症[7]，损害通常仅限于感音神经性耳聋（图 165.1 和图 165.2），但也可能包括认知障碍、癫痫和死亡。听觉损伤是由病毒在感觉神经上皮细胞复制及随后的宿主免疫反应所致。有症状的婴儿预后差，幸存者通常会有严重的永久性异常。CVM 感染的严重神经并发症与存在血液学体征（特别是肝脾大）相关。3%～5% 的新生儿在围产期从受感染的宫颈分泌物或母乳中感染 CMV[8]。

（二）病因和病理生理学　CMV 是疱疹病毒家族的一员，表现出潜伏期和病毒泄出的再激活期。感染后的潜伏期为 3～12 周。感染病毒后持续泄出数月至数年，如果宿主发生免疫抑制，则可能会复发。CMV 在胎盘中复制，损害胎盘发育并导致胎盘功能不全（图 165.3 和图 165.4）。在胚胎或胎儿感染前，胎盘可作为病毒复制的储存库。CMV 可能导致早期妊娠流产而不感染胎儿[9]。

三、疾病表现

（一）临床表现　在免疫功能正常的成人中，CMV 感染一般表现较轻，常为疲劳、肌痛、头痛、鼻炎、咽炎等非特异性症状，并且是自限性的，甚至约 90% 的病例无临床症状。相反，活动性感染的临床表现与单核细胞增多症相似，包括发热、肌痛、支气管炎

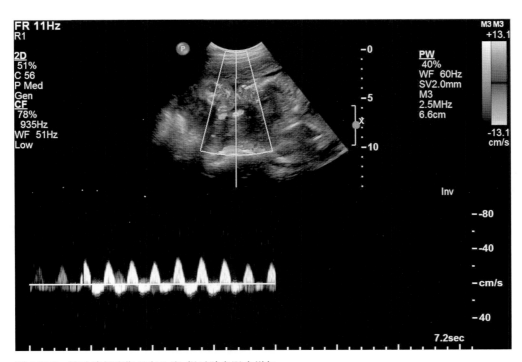

图 165.3　脐动脉舒张期反向血流，提示胎盘阻力增加。

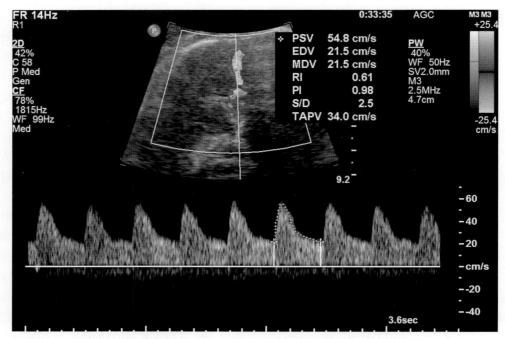

图 165.4 多普勒评估大脑中动脉。舒张期血流增加,表明由于缺氧导致阻力降低。

和流感样症状。更严重的病例可能发生肺炎和溶血性贫血。在免疫缺陷个体中,CMV 感染可引起肺炎、肝炎和胃肠道症状。

先天性 CMV 感染表现类似,可表现轻微,也可为严重的全身性多器官疾病和非免疫性水肿。病情严重时,可发生宫内死亡。原发性或继发性感染的孕妇,其新生儿在出生时多无症状;然而,其中 10%~15%将在 3 年岁内发展为神经发育损伤[10]。全身性 CMV 感染新生儿重症幸存者,后遗症也可能包括小头畸形、耳聋和运动障碍。现有的数据表明,无论母亲是原发性感染还是非原发性感染,先天性感染新生儿临床异常的严重程度与范围都是相同的[11]。胎儿疾病的严重程度取决于感染的时间和各种 CMV 病毒株与神经组织的亲和力。胎儿大脑比成人大脑更容易受到 CMV 的影响,其原因目前还没有定论。

多胎妊娠中,无论其胎盘情况,CMV 感染可影响其中一个或两个胎儿。若两个胎儿均受累,其严重程度可能有所不同[12]。

诊断:临床疑似产妇 CMV 感染时,以血清学结果来诊断。新出现的 CMV 特异性 IgG 可诊断新发急性感染。IgM 不是急性感染或暴露时间的可靠标志物,其原因是:

(1)急性感染 1 年后 IgM 仍可持续阳性。

(2)对于再激活或再感染新病毒株的女性,IgM可能从阴性转为阳性。

(3)IgM 存在于 75%~90%的急性感染患者中,

商业用非参考实验室中进行的 IgM 测定存在很高的假阳性率。

没有 IgG 血清转换记录时,IgG 亲和力测定可用于更准确地确定感染的急性程度,从而确定垂直传播的风险[13-15]。原发性感染产生的抗体的抗原亲和力低于非原发性感染产生的抗体。低亲和力 IgG(<0.3)提示近期感染。随着时间的推移和抗体成熟,抗原的亲和力增加并达到更高的亲和力水平(≥0.65),表明既往感染[16]。

尽管有亲和力测试,诊断急性感染仍然困难,因为中间结果难以解释,并且低亲和力的适当临界值尚未明确界定。母体感染或超声提示胎儿感染(胎儿肠管强回声、脑室周围强回声、肝脏钙化点、小头畸形、胎儿生长受限)的情况下,应考虑行羊膜腔穿刺术对羊水中的 CMV DNA 进行聚合酶链反应(PCR)。穿刺的手术时机至关重要,妊娠 21 周后及母体感染与穿刺手术的间隔时间超过 6 周时,测试敏感性最高[17,18]。这 6 周的时间差允许病毒在胎盘复制,传播给胎儿,在胎儿肾脏中复制,然后排泄到羊水中。如果在妊娠早期或母体诊断感染后不久即进行羊膜腔穿刺术,若结果为阳性,则为胎儿感染的可靠证据;若结果为阴性,应在妊娠晚些时候进行复查。

PCR 是首选的检测方法,从羊水中分离出病毒的敏感性在 45%~80%[17]。羊水 CMV-DNA 定量检测的预测预后的价值尚存在争议。Lazzarotto 等报道,病毒载量小于 10^3 拷贝数/毫升,新生儿出现感染症状的风险较低[18]。Benoist 等报道,病毒载量与新生儿有症状的 CMV 感染无相关性[19]。

(二)影像学表现

1. 超声表现　妊娠 16～36 周,与无 CMV 感染的孕妇胎盘相比,原发性 CMV 感染的孕妇伴新生儿有症状 CMV 感染者,其胎盘明显更厚。妊娠 20 周时,无 CMV 感染者,胎盘厚度为 20 mm;伴有 CMV 感染者,胎盘厚度为 40 mm(图 165.5)[20]。一些与 CMV 相关的超声表现[如宫内生长受限(IUGR)]可能是由胎盘功能障碍所致(图 165.6),而不是直接由病毒感染所致。这种胎盘功能障碍可能部分解释了羊水中 CMV DNA 载量与超声所见的先天性 CMV 感染相关异常的严重程度无明显相关性的原因。

在先天性感染中,CMV 是脑破坏性病变的主要原因(表 165.2,图 165.7)。脑损伤是由直接的细胞病变及对 CMV 的免疫反应性炎症所致。因为胎儿大脑是所有先天性感染评估的重点,因此当胎儿头顶位置合适时,始终应尝试经阴道超声检查以发现细微的异常。

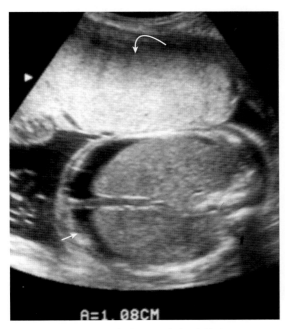

图 165.5　胎盘肿大(弯箭头)和腹水(直箭头)。

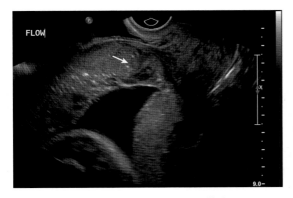

图 165.6　伴有微钙化的慢性胎盘炎症(箭头)。

表 165.2　先天性巨细胞病毒感染的超声表现[23,27,28,30,31]
中枢神经系统
小头畸形
脑穿通畸形
无脑回畸形
小脑异常
出血
钙化灶
萎缩
部分缺失
侧脑室异常
脑室增宽
脑室内出血
粘连
脑室周围强回声
脑室周围声晕
室管膜下囊肿
脑室周围白质软化症
蛛网膜下腔增宽
豆纹动脉炎
小眼球畸形
贫血
非免疫性水肿
腹水
胸腔积液
心脏扩大
心内点状强回声
心包钙化灶
肝大
肝内钙化灶
脾大
肠管强回声
肾肿大伴回声增强
宫内生长受限
羊水过少或羊水过多
胎盘肿大

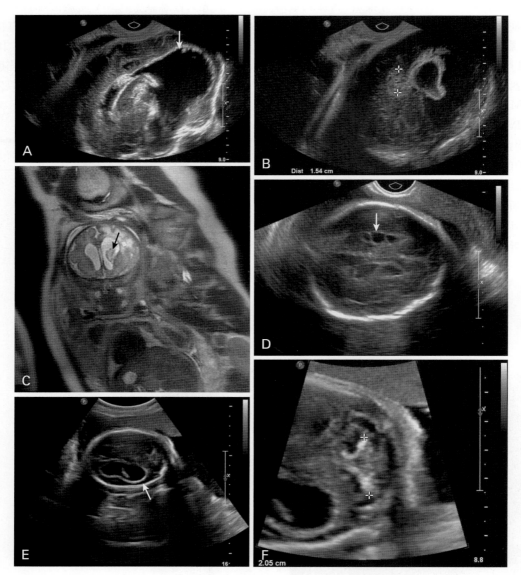

图 165.7 中枢神经系统表现。（A）脑室增宽（箭头）。（B）脑室周围白质软化（在测量键之间）。（C）MRI 示脑室内出血（箭头）。（D）脑室粘连（箭头）。（E）脑室周围声晕（箭头）。（F）小脑钙化和发育不全（在小叶之间）。

神经元在妊娠 8～20 周形成；神经元细胞向大脑皮质的迁移一直持续到妊娠 24～26 周。神经元丧失和神经元迁移障碍都可能在 CMV 感染相关小头畸形的发展中发挥了作用[21]。

脑室周围声晕（图 165.7E）提示白质损伤，出现早于脑钙化。脑室周围声晕最初是不连续的，仅经阴道超声可见。随着白质损伤的进展，光晕会聚结，经腹超声亦可以检出。脑部感染的持续时间和严重程度决定了脑室周围声晕出现同时是否存在脑室增宽[22]。局灶对称性脑室周围囊肿一般要到妊娠晚期才会被发现。

与 CMV 相关的大脑钙化灶通常位于侧脑室周围。与弓形体病相关的钙化散在分布于在大脑各处。

豆纹动脉炎导致无定形物质沉积在基底神经节和丘脑内的血管壁上。虽然血管回声增强，但它们并没有被阻塞。病变可能会消退。然而，在严重感染中，血管壁最终可能钙化。这些线性回声增强也见于其他感染（风疹、梅毒）、染色体异常（21 - 三体和 18 - 三体），以及早产儿[22]。

小脑异常（即蚓部发育不全）提示 CMV 感染发生在妊娠 18 周之前，此时小脑形成尚未完全[23]。无脑回畸形由妊娠 3～5 个月期间神经元迁移紊乱所致。超声可在妊娠 28 周左右诊断无脑回畸形。小脑发育不全(图 165.7F)与无脑回畸形同时出现,提示 CMV 感染。

在一组 73 例宫内 CMV 感染病例中,34 例(52%)有超声异常表现,其中 27 例感染(79%)出现中枢神经系统(CNS)异常。11 例(32.4%)感染中存在孤立性的脑外超声异常表现。Simon-Bouy 等对 682 例胎儿肠道回声增强的病例进行前瞻性研究(图 165.8)[24]。15 例(2.2%)胎儿有 CMV 感染,其中 11 例中,肠管回声增强是超声检出的唯一异常表现。肠管回声增强或肠管扩张是由病毒性小肠结肠炎引起的。

孤立性的肝内钙化灶很少与感染相关,通常由血管意外引起。继发于肝炎的多发性肝钙化灶可能与先天性感染有关[25]。肝脾大常见于严重的有症状的先天性 CMV 感染(图 165.9)。

偶尔,继发于 CMV 感染的水肿(图 165.10 和图 165.5)在妊娠 16 周时就可检测到。这种早期表现的

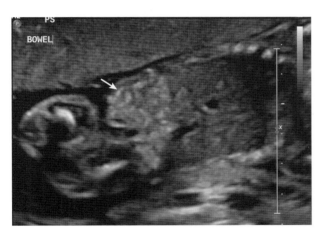

图 165.8 妊娠中期胎儿小肠回声增强(箭头)。

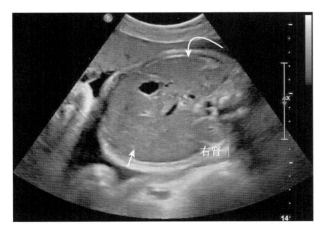

图 165.9 肝大(直箭头)和脾大(弯箭头)。

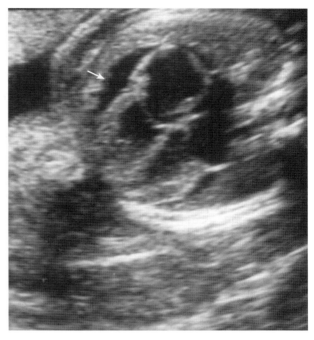

图 165.10 非免疫性水肿、心脏增大和心包积液(箭头)

水肿继发于肝功能异常、肝脏充血及随后发生的贫血[26]。心肌炎在水肿的发展过程中也发挥了作用。孤立性的胎儿腹水由肝功能异常引起。肝功能恢复后,腹水消退。50% 有症状的 CMV 感染婴儿存在 IUGR,该组的早产率为 34%[27]。肾脏受累可导致暂时性或持续性的羊水过少,偶尔也可导致羊水过多。妊娠晚期胎儿超声检查可检出继发于脉络膜视网膜炎的视网膜钙化[28]。

表 165.2 概述了与先天性 CMV 相关的超声表现。这些表现可能是一过性的,或仅在妊娠晚期才出来,需要系列超声检查才能检出[29]。虽然可能的超声表现很多,但并不具有特异性。

先天性 CMV 的超声检出率很难评估,可能的影响因素列于表 165.3。Crino[30]结合三项研究的数据得出,超声检出 CMV 的敏感性为 30%,特异性 98%,阳性预测值为 90%,阴性预测值为 70%。一项研究显示 154 名先天性感染的胎儿中,23 名(14.9%)有明确的超声异常表现。对于原发性 CMV 孕妇,超声检测胎儿先天性感染的阳性预测值为 35.3%;对于继发性感染的孕妇,阳性预测值为 78.3%[29]。在两组包括 62 名具有超声异常表现的感染胎儿中,大约一半的异常在妊娠 18~22 周检出,其余 50% 与先天性 CMV 相关的超声异常在妊娠 22 周后检出。一次妊娠中期超声检查正常,并不能排除后期的超声异常,也不能排除伴有严重 CMV 后遗症的婴儿的出生[29]。

表 165.3 影响超声检出先天性 CMV 的因素
样本量小
感染 CMV 的孕周
先天性感染的严重程度
从病毒感染到超声检查的时间差
超声检查的孕周单次检查或系列检查

单次或多次检查预后主要取决于是否存在胎儿脑部异常。然而，并非所有检出的脑部病变都具有同样的预后价值。脑室增宽被认为是超声所能检出的预后最差的标志物[31]，但即使出现脑室增宽，也并不一定会导致长期后遗症；当产前发现超声异常时，新生儿仍可能没有明显的疾病。非特异性孤立性的超声表现（如肠道回声增强）与不良结局无关[26]。

2. MRI 表现　MRI 可评估疑似患有先天性 CMV 的胎儿，并提供更多信息。即使胎儿超声解剖检查正常，MRI 也可能检测到轻微的脑部异常，提高产前评估的阳性预测值。虽然在妊娠 24 周之前 MRI 可以发现与 CMV 感染相关的脑部异常，但结果可能具有误导性。需要在妊娠晚期重复 MRI 检查，以更好地解释早期 MRI 检查预测预后的可靠性，或可监测先前诊断的脑部异常[27]。

MRI 发现的脑部异常类型有助于估计胎儿感染的时间[27]。无脑回畸形提示脑损伤发生在妊娠 16～18 周之前。多小脑回畸形提示脑损伤发生在妊娠 18～24 周。脑回正常发育表明胎儿直到妊娠晚期才感染[27]。尽管有可能发现异常，MRI 的使用仍然存在争议，因为脑成像正常并不一定能预测神经发育结果也正常。

典型特征
颅内和肝内钙化。

四、影像鉴别诊断

尽管有许多超声征象与 CMV 相关，但均无特异性。与已知的母体 CMV 相关的超声表现见表 165.2。鉴别诊断取决于与先天性 CMV 特殊病例相关的特异性超声表现。总体来说，在表 165.2 中列出的超声表现可以在其他先天性感染中发现。

（1）肠管回声增强作为一个孤立的发现可能是正常的生理变异，也可能是由囊性纤维变、非整倍体、肠梗阻或先天性 CMV 引起的。

（2）CMV 只是非免疫性水肿的一长串病因中的一个。详细的产妇病史、详尽的胎儿超声解剖检查、产妇血液检查和羊膜腔穿刺有助于缩小鉴别诊断范围。

五、治疗方案概要

（一）产前　抗病毒药物可能适用于治疗母体终末器官 CMV 疾病，但并不能减少垂直传播。然而，在有症状的新生儿中使用抗病毒药物可能会降低新生儿的发病率和死亡率。据报道，高丙种球蛋白（HIG）治疗后，超声检出的与 CMV 相关的头颅及腹部后遗症会消退[32,33]。第一项致力于解决 CMV HIG 应用问题的随机试验（CHIP 研究）最近在意大利完成，显示应用 CMV HIG 并未明显减少先天性感染[33]。这项研究将 124 例原发性 CMV 感染妇女随机分配到 CMV HIG 组或安慰剂组。两组间新生儿的病毒特征无差异，羊水中和新生儿尿中检测的病毒载量相似。值得注意的是，HIG 组不良结局的风险增加，尤其是早产、先兆子痫和胎儿生长受限。风险差异无统计学意义。目前有一项正在进行的针对 HIG 使用的临床试验。

（二）产后　对于健康的儿童和成人，一般不需要，也不推荐治疗。新生儿如有症状，应接受治疗。抗病毒药物（更昔洛韦、西多福韦和膦甲酸）用于预防病毒分裂。然而，这些药物不能治愈。目前已评估了 2 种 CMV 疫苗，但尚无可靠的疫苗[8]。

要点
● CMV 是最常见的宫内感染的病因。
● 与 CMV 相关的超声征象是多样的、非特异性的。
● 随着超声异常表现增多，病因为 CMV 的可能性也增加。
● 超声检测胎儿 CMV 的敏感性为 30%，只有一半的超声征象在妊娠 22 周之前检出。
● 一次正常的妊娠中期超声检查结果并不能排除严重受累的胎儿。
● 诊断性羊膜腔穿刺术应在孕妇感染 6 周后以及妊娠 21 周后进行。
● 产前超声检查异常、新生儿血小板计数降低和小头畸形是宫内 CMV 感染后预后不良的最具预测意义的标志物。

【致谢】

感谢 Lyndon M. Hill 博士对第一版的付出,以及图片馈赠。

参考文献见 *www.expertconsult.com*.

风疹

SARAH N. CROSS

一、引言

风疹,又称德国麻疹,最早在 18 世纪 50 年代被发现。在 20 世纪 40 年代,在澳大利亚的一次流行中发现了先天性白内障与母亲风疹之间的关联[39]。随后确认了先天性风疹综合征(CRS)[40]。1962—1965 年,风疹在世界范围内流行;1964—1965 年,美国估计有 1 250 万例风疹,11 250 例胎儿死亡,2 100 例新生儿死亡,2 万名患 CRS 的婴儿出生[41]。1969 年美国引进了一种疫苗,大大降低了风疹感染的发病率[42,43]。

二、疾病概述

(一)定义 先天性风疹感染(CRI)是指宫内风疹感染相关的所有妊娠结局,包括流产、胎儿死亡、先天性畸形及无症状感染[43]。先天性风疹综合征(CRS)指的是各种各样的出生缺陷,如听力障碍、先天性心脏缺陷、白内障/青光眼和视网膜病变[43]。必须有一种以上可识别的出生缺陷,才能达到 CRS 的诊断标准[43]。

(二)发病率和流行病学 自从 1966 年风疹成为美国法定传染病,就可以准确估计美国国内的病例数[42]。1969 年,疫苗尚未问世,报道的风疹例数为 57 686 例[42]。到 1983 年,报道的病例少于 0.5/10 万[44]。

2004 年,风疹被正式宣布从美国消灭,2015 年风疹被正式宣布从美洲消灭[45]。然而,在美国又出现了病例,这可能与疫苗接种量下降有关,2013 年美国报道了 9 例风疹和 1 例先天性风疹综合征[44]。

在世界范围内,风疹的发病率与经济发展相关。到 2002 年,100% 的工业化国家、71% 的经济转型国家和 48% 的发展中国家都实行了风疹免疫接种[46]。截至 2014 年底,风疹疫苗已在 140 个国家推广,高于 1996 年的 85 个国家[47]。

(三)病因和病理生理学 风疹病毒是属于风疹病毒属披膜病毒科的单链核糖核酸病毒。人类是唯一已知的自然宿主[48]。病毒主要在鼻咽部复制,通过呼吸道传播发生原发感染。病毒感染后 5~7 天开始出现病毒血症。风疹感染平均持续 14 天(范围

12~23 天),第 2 周出现低热和淋巴结肿大等前期症状,随后在感染后 14~17 天出现大丘疹[48]。从症状发作前 1~2 周到皮疹消退后的 14 天,可能具有传染性。感染通常赋予机体免疫力,但是可能会发生再感染。

在母体病毒血症期间,可以通过血源传播发生母胎传播。感染胎盘后,病毒通过胎儿血管系统传播。风疹病毒被认为通过血管炎或细胞凋亡发挥致畸作用[48,49]。

三、疾病表现

(一)临床表现 先天性风疹综合征(CRS)通常指的是一组可变的出生缺陷,包括听力障碍、先天性心脏缺陷、白内障/青光眼和视网膜病变,以及胎儿生长受限[42]、肌张力减退、发育迟缓和癫痫发作[50]。Miller 等随访了 1 016 例母亲确诊风疹感染的病例[51]。先天性感染的发生率随胎龄而变化;妊娠早期感染的母亲,其胎儿感染发生率超过 80%;妊娠 13~14 周感染,发生率为 54%;妊娠中期结束时感染,发生率降至 25%[51]。妊娠 16 周后,胎儿免疫应答的改善和母体中的抗体通过胎盘转移使先天性损伤的严重性减低[40]。

(二)影像学表现

1. 超声表现 超声最常发现的与风疹感染相关的异常包括心脏缺陷(房间隔缺损和室间隔缺损、肺动脉发育不全、出生后动脉导管未闭)、眼部异常(白内障和小眼症)、小头畸形、肝大、脾大和生长受限[50]。不太常见的异常包括外周性肺动脉狭窄、青光眼、脑膜膨出、肾脏疾病、尿道下裂[52]、胎粪性腹膜炎[53]、肠管回声增强,以及颅内钙化[54]和室管膜下假性囊肿[55]。

对于怀疑合并风疹感染的妊娠,应进行详细的胎儿超声检查,特别注意颅内、眼和心脏结构。如有必要,应采用经阴道超声以获得最佳颅内影像。还应进行胎儿超声心动图检查。

典型征象

- 心脏缺陷(房间隔和室间隔缺损,肺动脉狭窄)。
- 眼部异常(白内障和小眼症)。
- 小头畸形。
- 肝大。
- 脾大。
- 生长受限。

2. **MRI 表现** MRI 是评估妊娠中期末或妊娠晚期胎儿中枢神经系统的理想方式。MRI 对于颅内轻微的萎缩性改变和白质病变的识别可能比超声更敏感[56]。

四、影像鉴别诊断

一些先天性感染的表现有重叠,如白内障和肝脾大等。因此,鉴别诊断时应考虑所有 TORCH 感染。此外,几种综合征也有类似表现,如 Smith-Lemli-Opitz 综合征,这是一种常染色体隐性遗传病,由 7 - 脱氢胆固醇还原酶缺乏引起,其表现包括生长受限和先天性心脏病[57]。Smith-Lemli-Opitz 综合征的发病率约为 1/20 000,比先天性风疹更为常见。

通过对孕妇风疹免疫状况进行评估,对其他 TORCH 感染进行评估,并对 Smith-Lemli-Opitz 综合征进行携带者检测,有助于明确诊断。

五、治疗方案概要

（一）产前 由于没有有效的治疗方法,CRS 最重要的管理策略是预防。育龄妇女如无风疹免疫,应接种风疹疫苗。计划妊娠的妇女应在妊娠前检查其免疫状况,必要时接种疫苗。孕妇也应检查其免疫状况。应告知无免疫的孕妇避免接触疑似风疹患者,然后在产后接种疫苗。重要的是,妊娠期不能接种疫苗,因为减毒活疫苗可以传播到胎盘[58],但没有证据表明免疫后会发生 CRS。

疑似风疹感染的孕妇应转诊至该领域的专业医生。建议根据器官系统受累情况进行产前咨询。建议在三级医疗中心分娩。

（二）产后 产后管理包括对未受累的婴儿进行预防接种。美国 CDC 建议接种两剂麻疹-腮腺炎-风疹疫苗;第一剂在 12～15 个月接种,第二剂在 4～6 岁时接种[45]。

受累婴儿需要根据疾病状况和器官系统受累程度进行多学科个体化支持治疗。

医生须知

对非免疫女性,应告知她们在妊娠期间避免接触感染。疑似有接触的非免疫女性应转诊至具有专业知识的医生,如母胎医学医师。超声发现疑似先天性风疹的孕妇也应转诊至影像学专家处,并应在三级医疗中心分娩。

要点

- CRS 在妊娠早期风疹感染妇女中的发生率为 80%。
- 风疹在妊娠 16 周后很少对胎儿造成损害。
- 常见的超声表现包括先天性心脏病和眼部异常。
- 育龄妇女如无风疹免疫,应接种风疹疫苗。

参考文献见 *www.expertconsult.com*.

弓形体病

SARAH N. CROSS

一、引言

弓形体病是由一种细胞内寄生虫——弓形体引起的,弓形体可以感染大多数动物。虽然弓形体病在法国、中美洲和非洲很常见,但在美国并不常见[59]。妊娠期感染弓形体病会对胎儿/新生儿构成重大威胁,因而在疑似胎儿弓形体感染的患者中,相关的超声发现有助于咨询。

二、疾病概述

（一）发病率和流行病学 在巴黎,既往弓形体感染的血清学确诊率高达 84%[60]。据估计,在美国,先天性弓形体病在活产儿中的发病率为 1/10 000～1/1 000[61],每年 400～4 000 例[62]。法国的胎儿感染率是美国的 10 倍[59]。

（二）病因和病理生理学 弓形体是一种专性细胞内的寄生类原虫,在猫身上繁殖,猫是唯一已知的宿主[63]。这些生物体会钻入小肠,卵母细胞则进入粪便。食用含有卵母细胞的未煮熟的肉,食用含虫食物,接触受感染猫粪便中的卵母细胞或接触土壤中的受感染昆虫,都会发生感染。

只有不到一半的新生儿感染的孕妇被确认存在母体的危险因素（包括接触猫砂或吃生肉）以及可检测到的疾病[65]。胎儿感染率随胎龄增加而升高（表165.4）;然而,最后一次月经期后 2 周内的感染与胎儿疾病无关[66]。垂直传播随妊娠进展而增加,但疾病严重程度降低[64]。在寄生虫血症期间,寄生虫穿过胎盘并感染胎儿[64]。

表 165.4	孕妇弓形体感染后胎儿感染情况
孕龄(周)	感染率(%)
<6	1
6～16	4～6
17～28	20～40
>36	60～80

注:引自 Antsaklis A, Daskalakis G, Papantoniou N, Mentis A, Michalas S. Prenatal diagnosis of congenital toxoplasmosis. Prenat Diagn 22:1107-1111,2002.

三、疾病表现

(一)临床表现　弓形体感染者多无症状。如有症状出现,亦是非特异性的,如头痛、发热、疲劳和肌肉疼痛等,通常在感染后 5～18 天后出现[64,67]。成人被感染时,寄生虫会扩散到全身,形成囊肿。孕妇体内弓形体重新激活,可以将这种病原体传染给胎儿。

大多数患有先天性弓形体病的儿童表现正常,但他们可能有明显的长期后遗症,包括视力障碍和神经损伤[68]。高达 85% 患有先天性弓形体病的新生儿出生时无症状,但如果不及时治疗,他们可能后续会出现症状[69]。

孕妇急性弓形体病可用血清学检测诊断,但其价值受限,因 IgM 可持续数月至 1 年[67]。由于可能发生假阳性结果,血清学诊断应由公认的参考实验室确认[64]。

胎儿诊断依靠羊膜腔穿刺术。妊娠中期羊膜腔穿刺术 PCR DNA 扩增是诊断胎儿弓形体病的检测方法[66]。由于胎儿免疫系统可能要到妊娠 22 周后才会产生 IgM 抗体,因此妊娠中期胎儿血样采集敏感性不足,难以用来明确或排除胎儿感染[63]。

(二)影像学表现

1. 超声表现　与弓形体病相关的超声表现见表165.5。许多表现是非特异性的,继发于白质坏死的脑室增宽(图 165.11)是最常见的表现[70]。脑室增宽通常是双侧性和对称性的。

大脑、小脑、脑干和脊髓内可见多灶性弥漫性实质坏死[71]。其他发现包括颅内钙化、小头畸形、腹水和肝脾大等[72,73]。

2. MRI 表现　与其他先天性感染一样,MRI 可以辅助超声来评估弓形体病感染胎儿。MRI 可用于监测神经病变的严重程度,但受累胎儿的 MRI 也可表现为正常[74]。

表 165.5	先天性弓形体病超声表现
中枢神经系统
脑室增宽
颅内钙化
脑室周围钙化
豆纹动脉炎
小头畸形
小眼球
白内障
视网膜钙化
贫血
非免疫性水肿
腹水
胸腔积液
心包积液
心肌钙化
肝大
肝内钙化
胎盘肿大

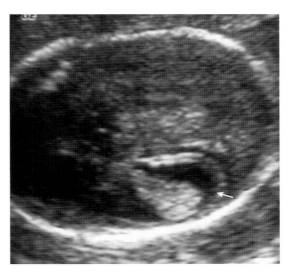

图 165.11　白质坏死及继发性脑室增宽(箭头)。

典型特征

- 脑室增宽。
- 颅内钙化。

四、影像鉴别诊断

许多先天性感染的超声表现有显著重叠,因此必须考虑其他先天性感染的可能性,包括 CMV(脑室增宽、颅内钙化、肝脾大和腹水)和细小病毒感染(腹水)等。当存在水肿时,鉴别诊断范围远远超出了先天性感染。需要进行系统的检查,包括产妇病史、血液检查和详细的超声扫描。必要时,也可进行羊水取样和MRI 检查。

五、治疗方案概要

(一)产前 根据 Cochrane 综述,尚无足够的证据证明治疗是否能防止母胎传播[75]。

然而,急性母体感染(羊水 PCR 提示无胎儿感染)时,应使用螺旋霉素进行治疗,因为有证据表明可以减少胎盘传播(表 165.6)。重要的是,螺旋霉素不会穿过胎盘,也不能用于治疗胎儿疾病。

表 165.6 母体感染弓形体后胎儿感染情况

孕期	已治疗(%)	未治疗(%)
早期妊娠	4.5	10.0
中期妊娠	17.3	30.0
晚期妊娠	29.0	60.0

注:引自 Wong SY, Remington JS. Toxoplasmosis in pregnancy. Clin Infect Dis 18:853-61,1994。

如有胎儿感染的证据,应使用乙胺嘧啶、磺胺嘧啶和亚叶酸。

(二)产后 患有先天性弓形体病的婴儿,应使用乙胺嘧啶和磺胺嘧啶治疗约 1 年。

医生须知

- 弓形体病的超声表现是非特异性的。
- 应向孕妇和计划妊娠的妇女提供预防咨询。
- 根据病史、症状或超声异常提示可疑患有弓形体病的女性,应转诊至母胎医学科。

要点

- 血清学检测可能有错误的结果,需要在参考实验室进行确认。
- 可以通过羊膜腔穿刺术来诊断胎儿感染。
- 对母体和胎儿感染都应给予治疗。

参考文献见 *www.expertconsult.com*。

单纯疱疹

HEATHER S. LIPKIND

一、引言

围产期单纯疱疹病毒(HSV)主要是胎儿在通过产道时获得的。前瞻性数据显示,新生儿 HSV 的发病率为 1/10 000~3/10 000 次分娩[77,78]。先天性感染很少见,约占报道病例的 5%,其余病例在出生时获得。胎儿的超声评估在协助管理先天性 HSV 方面的作用有限。

二、疾病概述

(一)发病率和流行病学 美国每年报道 1500~2000 例新生儿疱疹病例[79],5% 为宫内获得[80,81]。新生儿疱疹可由 1 型(HSV-1)或 2 型(HSV-2)感染引起。先天性感染病例,90% 由 HSV-2 所致。然而,HSV-1 相关的病例比例越来越高,特别是在年轻女性中。

HSV-1 或 HSV-2 感染可以分为以下两种。

(1)原发性或首发,即患者首次出现生殖器 HSV 病变,并且之前没有 HSV-1 或 HSV-2 感染。

(2)非原发性的首发,指的是其中一种病毒类型的新发感染,但由于先前感染(HSV-1 或 HSV-2)而存在针对另一种病毒类型的抗体。

(3)潜伏病毒再激活后的复发性感染[82]。

(二)病因和病理生理学 疱疹病毒有双链 DNA 基因组。胎儿感染可通过母体血液感染或通过子宫颈上行感染[80]。宫内 HSV 感染可由原发或复发性的母体感染引起的,大多数为原发感染[83]。1/3 的女性出现与 HSV 感染相关的临床症状,典型表现为生殖器疼痛、溃疡、瘙痒、排尿困难、发热,以及腹股沟淋巴结肿大、疼痛和头痛。然而,大多数患者只有轻微症状或无症状[84]。新生儿疱疹可分为三类:①局部皮肤、眼睛、口腔感染(45%);②中枢神经系统疾病(30%);③弥散性疱疹(25%),后者是一种累及多个器官的脓毒症样表现[85]。

HSV-1 或 HSV-2 可在神经中潜伏。随着再激活,病毒通过神经传输到皮肤。病毒可能因疾病、受伤或情绪紧张而重新激活。在皮肤脓疱中,发生病毒复制和脱落。HSV-1 和 HSV-2 通过与病毒携带者的密切接触传播。HSV-2 主要通过性接触传播,而 HSV-1 通常通过口腔传播。HSV 不能从体内根除。抗病毒药物能干扰病毒复制,减轻病毒发作的严重程度。使用阿昔洛韦可使 HSV-2 病毒的脱落率降低 60%～80%,传播率降低 50%。迄今研制疫苗的尝试一直没有成功[86]。

三、疾病表现

（一）临床表现　在母体原发性感染期间,病毒滴度较高,病毒排出的时间较长。因此,原发性感染较复发性感染更易发生经胎盘传播[87]。它也可发生上行感染导致绒毛膜羊膜炎,可能发生在活动性 HSV 感染者的延迟破膜后或近足月破膜后。上行感染的婴儿出生时可能只有皮肤和黏膜病变。剖宫产时胎膜完整并伴有活动性疱疹的病例中亦可发生[88]。原发性和复发性的母体感染都能导致 HSV 在宫内传播给胎儿。

与母体血清甲胎蛋白升高相关的原因是胎儿肝损伤。羊水乙酰胆碱酯酶可能由于严重的 HSV 皮肤病变而异常升高[89]。皮肤、大脑和眼睛(脉络膜视网膜炎)异常分别在 94%、79% 和 54% 的宫内感染病例中发生[90]。HSV 对中枢神经系统的细胞毒性作用可导致小头畸形或水母脑畸形。严重的脑损伤在感染后 1 周内即可出现[91]。

诊断：通过羊水培养和疱疹 DNA-PCR 可以确诊 HSV-1 或 HSV-2。

（二）影像学表现

1. 超声表现　表 165.7 和图 165.12～图 165.17 显示了先天性单纯性疱疹的相关超声表现。中枢神经系统的主要表现与中枢神经系统相关感染的患病率一致。局灶性囊性坏死可导致脑出血(图 165.13)。皮肤和食管的不规则回声增强是由糜烂性皮肤和黏膜病变引起的[92]。心肌营养不良性钙化提示严重的心肌损伤,有报道在 CMV 和 HSV 宫内感染时均可发生[93]。早期 HSV 感染可妨碍胎盘正常附着,导致流产。HSV 感染会导致胎盘绒毛炎,并与宫内生长受限(IUGR)和胎儿死亡的风险相关[94]。非免疫性胎儿水肿(图 165.16 和图 165.17)很少见,只有在母胎传播疱疹时可见。心肌炎被认为是非免疫性水肿的可能病因[95]。

2. MRI 表现　MRI 在先天性疱疹感染中的作用是在妊娠中期末或妊娠晚期早期评估中枢神经系统畸形的严重程度[80]。

表 165.7　宫内单纯疱疹病毒感染的超声表现[7,13,14,16,17]
中枢神经系统
脑室增宽
颅内钙化灶
小头畸形
水脑畸形
脑穿通畸形
小脑发育不全
小眼球
白内障
非免疫性水肿
胸腔积液
心包积液
心肌炎和营养不良性钙化
肝脾大
食管回声增强
肠管强回声
无胎动
屈曲畸形
宫内生长受限
羊水过多

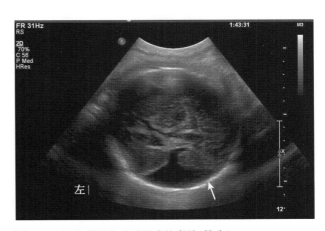

图 165.12　脑穿通性畸形形成的囊肿(箭头)。

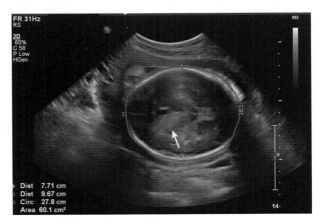

图 165.13　脑内血块(箭头)。

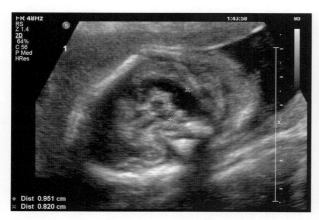

图 165.14 小脑发育不全（两个测量键之间）。

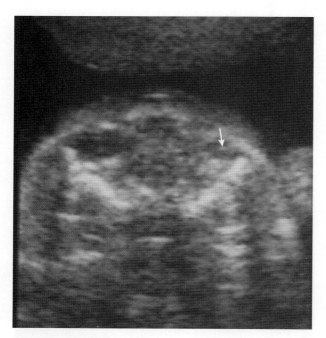

图 165.15 单侧小眼畸形（箭头）。

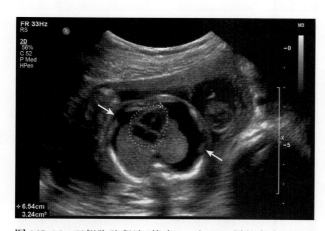

图 165.16 双侧胸腔积液（箭头）。对于 22 周的宫内妊娠来说，心脏周长（虚线所示的周长）是正常的。

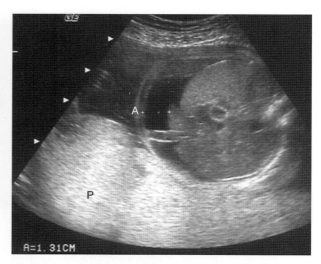

图 165.17 与非免疫性水肿相关的腹水（A）和胎盘肿大（P）。

四、影像鉴别诊断

肢体发育不全已被认为与先天性水痘和先天性 HSV 两者都相关。其他与宫内 HSV 感染相关的超声表现也可能由其他宫内感染引起。宫内生长受限有许多病因。与先天性疱疹相关的胎盘绒毛炎必须与宫内生长受限的其他病因区别。

五、治疗方案概要

（一）产前 妊娠早期使用阿昔洛韦后观察到的先天性异常发生率与一般人群相同[96]。是否应使用阿昔洛韦来预防胎儿感染或改善胎儿预后是有争议的。

（二）产后 未经治疗的感染 HSV 的新生儿存活率为 40%。静脉注射阿昔洛韦抗病毒治疗可将并发中枢神经系统疾病的婴儿死亡率降低到 6%，将并发弥散性疾病的婴儿死亡率降低到 30%[92]。然而，患有中枢神经系统疱疹的新生儿，即使得到适当的治疗，发育异常的发生率仍然很高，50%的新生儿有神经系统异常[97]。

要点

- 只有 5%的新生儿疱疹是在宫内感染的。
- HSV 不能从体内根除。
- 经胎盘感染在原发性感染中比复发性感染更常见。
- 对于有水疱性皮疹的新生儿，应进行 HSV 评估。
- 由于疱疹对中枢神经系统的易感性，任何患有中枢神经系统感染的新生儿都应进行 HSV 评估。

参考文献见 *www.expertconsult.com.*

水痘

HEATHER S. LIPKIND

一、引言

自 1995 年引入疫苗，水痘感染在过去 10 年中有所下降，但水痘仍然是一种有高度传染性的病毒感染[98]。胎儿水痘综合征(FVS)可由母体感染水痘-带状疱疹病毒(VZV)后经胎盘传播感染而发生。当感染发生在妊娠 20 周前，FVS 的发生率为 1%～2%，可影响胎儿皮肤、四肢、神经系统、眼睛，并可导致生长受限和死亡。超声、MRI 和羊膜腔穿刺术可用于帮助诊断病毒传播[99]。

二、疾病概述

(一)发病率和流行病学　VZV 可表现两种不同形式的疾病：水痘或带状疱疹。在美国，妊娠期间水痘感染的发病率估计为每 10 000 名孕妇中有 1～5 例[100]。发病率下降的原因是，在温带气候地区接种水痘疫苗的人数增加，90%～95% 的成年妇女对 VZV 免疫，她们或在儿童时期曾患水痘，或接种过疫苗[101]。这一比例在热带地区较低。水痘具有季节性变化，冬季和早春的感染率最高[102]。通过直接接触水疱或呼吸道分泌物进行传播。妊娠期患病对孕妇造成不良后果的比例可高达 10%～20%，并有严重肺炎病例的报道，且病情比非妊娠者更严重[101]。带状疱疹是由潜伏的水痘病毒重新激活引起的[103]。妊娠期间母体带状疱疹引起胎儿损伤的风险似乎低于母体水痘[99]。

(二)病因和病理生理学　VZV 是疱疹家族的一种 DNA 病毒。它具有潜伏期和重新激活的特性。原发疾病(水痘)后，病毒在感觉神经节休眠。当病毒被重新激活时，就会产生带状疱疹。先天性水痘的总体风险非常低。在妊娠 20 周内感染水痘的孕妇，其流产率并不高于未感染的孕妇，但可能会增加早产的风险[104]。任一孕龄的孕妇感染水痘，胚胎病变的风险通常小于 1%[105]。胎儿可经胎盘感染，胎儿的预后取决于感染发生时的孕周。感染发生于妊娠 13～20 周，先天性水痘综合征(CVS)的风险最大[104]，有些病例的感染发生于妊娠 20～25 周。1947 年，与妊娠早期水痘感染相关的先天性异常综合征被报道，包括肢体发育不全、皮质萎缩、皮肤瘢痕形成、组织钙化和眼部缺陷[106]。之后又报道了其他几个病例。孕妇在分娩前不久诊断出水痘，与新生儿水痘的高发病率有关，因为新生儿体内缺乏通过母体胎盘获得的保护性 IgG 抗体[107]。传播方式包括宫内传播、出生后经呼吸道飞沫传播，或通过与水痘患者直接接触传播。

母体患带状疱疹后导致的先天性异常，只有个别的病例报道[108]。Enders 等在一项大样本前瞻性系列研究中，观察了 119 例妊娠 0～12 周出现带状疱疹的孕妇，117 例在妊娠 13～24 周出现带状疱疹的孕妇，以及 130 例在妊娠 24 周后出现带状疱疹的孕妇，未发现胚胎期患有水痘的婴儿[104]。

三、疾病表现

(一)临床表现　水痘的主要症状包括发热、头痛、咽喉疼痛及食欲不振。瘙痒性水疱疹累及头皮和面部，发作 1～2 天后累及躯干。如果尚不能确诊，可以检测来自病灶的液体或刮片来检查是否存在 VZV。采取对症治疗，以减轻皮疹引起的发热和瘙痒。水痘可能出现的并发症包括继发性细菌性皮肤感染、眩晕及继发于小脑共济失调的震颤、肺炎和脑炎。

带状疱疹的首发症状是沿着特定的感觉神经分布的皮肤的烧灼痛。疼痛会在 3～5 周消失。带状疱疹后遗神经痛指的是受影响区域的疼痛持续数月至数年。

诊断：产前诊断主要依靠超声检查和羊膜腔穿刺术。在所有活动性病灶消失前的 2 周之内，患病妇女不应去医疗场所与其他孕妇近距离接触，以避免感染其他孕妇。羊水 VZV DNA PCR 可诊断胎儿水痘。PCR 在检测 VZV 方面比羊水细胞培养更敏感。PCR 可出现假阳性和假阴性[109]。PCR 检测出羊水中 VZV DNA 与 CVS 并非必然相关[109,110]。

(二)影像学表现

1. 超声表现　妊娠早期、中期或晚期感染后发生与 VZV 相关的胎儿畸形(表 165.8)都已见于报道[111]。肢体受累是 CVS 的一个标志，可表现为肢体发育不良、肢体屈曲或杵状内翻足(图 165.18～图 165.21)。皮肤病变是 CVS 最常见的表现，偶尔也是唯一的表现，超声可能无法检出。胎儿颅周声晕提示存在头皮病变。水痘常影响中枢神经系统，导致坏死性脑炎[112]。在患有水痘和肢体发育不全的胎儿中，39% 有脑损伤或在婴儿期死亡[110]。CVS 可伴有肺、心脏和肝脏点状钙化，并扩散到整个器官[106,110]。在母体接触水痘后 5 周内会发现非免疫性水肿(图 165.22)。水肿的迅速发生提示其可能继发于心肌炎[111]。

表 165.8 先天性水痘的超声表现

中枢神经系统或眼睛异常
   脑室增宽
   大脑钙化灶
   小头畸形
   大脑发育不全
   小眼球
   白内障
肌肉骨骼
   肌肉骨骼挛缩
   杵状内翻足
   肢体萎缩或发育不全
   肢体运动减少
   指(趾)发育不良
   肩胛骨发育不良
   锁骨发育不良
非免疫性水肿
一过性腹水
肺钙化灶
肝钙化灶
心肌钙化灶
颅周回声增强提示头皮病变
宫内生长受限
羊水过多或羊水过少
其他器官缺损

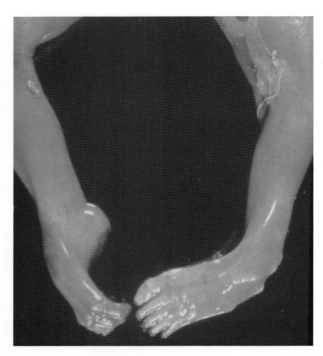

图 165.19 下肢杵状内翻和萎缩,为图 165.18 病例的病理标本。

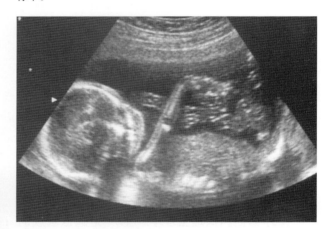

图 165.20 右臂萎缩和挛缩。

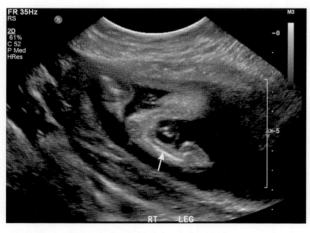

图 165.18 右腿萎缩(箭头)和杵状内翻足。

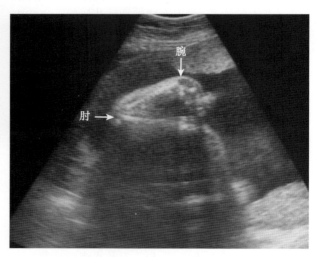

图 165.21 手臂挛缩。

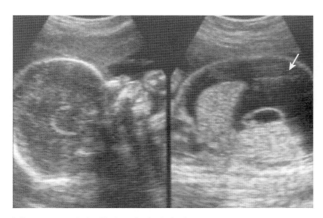

图 165.22 腹水(箭头),与水肿有关。

Pretorius 等评估了来自 7 家机构的 37 例孕产妇水痘感染病例[111];28 例发生于妊娠早期,9 例发生于妊娠中期。5 例由产前超声诊断为水痘胚胎病。然而,缺陷可能在妊娠后期才明显,可能因为母体感染发生在妊娠后期,也可能从初次感染到病毒再激活,时间范围各不相同[112]。妊娠中期单次超声检查结果正常,不能排除胎儿损害。然而,令人欣慰的是,一项研究表明,与正常对照组相比,妊娠期感染 VZV 的妇女所生的孩子,如果没有胎儿水痘综合征的异常结构特征,那么其神经学上与对照组没有差异[113]。

2. 有创性检查 当确诊为母体感染时,因宫内水痘尚无治疗方法,且预后多变,应与患者讨论两种方法。第一种是在妊娠 20 周前对母体水痘病例进行有创性诊断;另一种是进行一系列超声检查以寻找异常。有创检测可以让人放心,因为大多数检测结果是阴性[99]。羊膜腔穿刺术应在所有皮肤病变消退后再进行,以避免在羊水中播散病毒,建议等待 4 周或更久以避免假阴性结果[99]。如果检测结果呈阳性,但超声正常,也有可能出现不良的神经系统结局。从多个中心收集的病例表明,详细的超声检查可以发现有体格改变的病例[111]。与其他先天性感染一样,从胎儿感染到超声检查可检测到异常表现之间需要至少 5 周的时间间隔。关于 CVS 产前诊断胎儿水痘的数据很少。由于母体污染,可能会出现假阳性结果[114]。

带状疱疹对胎儿影响的严重程度取决于感染时的胎龄、带状疱疹累及的皮肤部位,以及带状疱疹的严重程度。对胎儿的影响可能从局限于单个器官(如皮肤)的病变到影响多个器官(包括中枢神经系统、眼睛、泌尿生殖道和其他器官)[115]。虽然超声可以提示

胎儿带状疱疹综合征的潜在影响,但超声的发现并不能预测产后结局[114]。Lecuru 等报道了一例胎儿带状疱疹综合征,在妊娠 27 周时发现腹水、心包积液和肝大。腹水和心包积液在妊娠 32 周时消失。婴儿分娩时临床表现正常,没有眼部异常。

3. MRI 由于水痘经常感染中枢神经系统,MRI 在妊娠晚期可作为超声评估胎儿的重要辅助手段。除了严重的中枢神经系统异常外,MRI 还可以检测出神经迁移障碍及其他轻微的中枢神经系统畸形[112]。

四、影像鉴别诊断

继发于水痘、疱疹、弓形体病和巨细胞病毒的先天性感染的超声表现有明显重叠。如果特征性肢体挛缩是超声上的唯一异常,鉴别诊断还须考虑羊膜束带。

五、治疗方案概要

(一) 产前 非免疫孕妇在感染水痘后 72 小时内,应肌内注射水痘-带状疱疹 Ig 抗体。虽然没有证据表明这种治疗可以预防胎儿病毒血症或 CVS,但它可以减轻母亲水痘的严重程度[116]。

(二) 产后 阿昔洛韦用于治疗播散性孕产妇感染和肺炎。阿昔洛韦在预防 CVS 方面还没有对照研究的评估[114]。理想情况下,血清阴性的妇女应该在妊娠前接种疫苗。

要点

- CVS 的风险(1‰~2‰)在妊娠 13~20 周最高。
- CVS 由 VZV 再激活引起。
- 肢体受累 CVS 的一个标志。
- 水痘经常累及中枢神经系统。
- 与 VZV 相关的先天性异常常在妊娠后期才会表现明显。
- 超声检出 VZV 感染的生物学改变,不能预测产后结局。

参考文献见 *www.expertconsult.com.*

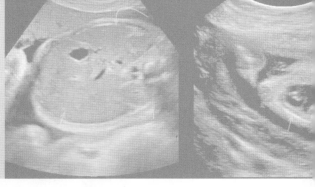

第166章

先天性寨卡病毒综合征

GUSTAVO MALINGER | ILAN E. TIMOR-TRITSCH | MAURICIO HERRERA

吴晶晶 译,张会萍 审校

一、引言

每隔几年,一种"新的"传染病就会成为世界关注的焦点,引起恐惧的浪潮,甚至是大规模恐慌。到目前为止,至少在一开始,这些疾病只影响成人。尽管自2007年雅浦岛疫情以来[1],人们已经知道寨卡病毒(ZIKAV)能够引起流行病,但它仍然不为广大民众和大多数医学专业人员所知。情况在2015年10—11月发生了变化,当时它以"新生儿小头畸形流行病"的形式出现在巴西。新生儿受累数量大得不成比例,以及其影响患儿的严重程度,使这一流行病成为世界关注的中心,在印刷物和社交/电子媒体上发表了无数相关文章。截至2016年8月,疫情已蔓延至67个国家的未接种免疫人群。

显而易见的是,容易诊断的小头畸形只是脑部严重受累的第一个征象,与先天性寨卡病毒综合征(CZVS)相关的不同脑部病理的影像学表现开始被报道[2,3]。到2016年撰写本文时,已有20个国家报道了CZVS病例。在其中4个国家,这些病例是由旅行相关感染所致。

关于不同传播方式的问题出现了:

(1)其他伊蚊种,尤其是更普遍、寿命更长的白纹伊蚊(亚洲虎蚊)传播疾病的可能性有多大?

(2)如果目前只诊断了最严重的病例,那么胎儿脑损伤的整体程度是什么?

(3)是否有可供选择的治疗方案?

二、疾病概述

(一)定义 CZVS是一种主要影响大脑,但并非仅影响大脑的宫内损伤,以发育停滞甚至大脑和小脑不同部位的破坏为特征。ZIKAV是一种黄病毒属、蚊传播的核糖核酸病毒,与黄热病、登革热、蜱传脑炎病毒、基孔肯雅病毒和西尼罗河病毒密切相关。在成人和儿童中,它可能无症状,或引起发热、红斑和关节痛等轻微疾病,严重时可引起Guillain-Barré综合征[4]。

(二)发病率和流行病学 有关ZIKAV的发病率和流行病学数据表明,一旦这种疾病开始在特定地区传播,大约80%的人口会受到感染,但只有约20%的人有临床表现[1]。Kucharski等的研究使用基于法属波利尼西亚3万多例病例的理论模型,发现在疫情暴发期间,6个群岛总人口的94%(95%CI,91%~97%)被感染[5]。疫情在5~6个月后结束,此后没有新报道的病例。他们认为,基于法国波利尼西亚的人口统计结果,如果ZIKAV感染能够提供完全保护免受未来感染,那么需要12~20年才能有足够数量的易感个体使ZIKAV重新出现。这一有趣的观点显然也适用于雅浦疫情,但仍需要在非岛屿国家加以证明。

在巴西,截至2016年5月,有174 003例病例报道,发病率为85.1/10万。截至2016年8月20日,疑似感染并患有CZVS的儿童总数为9 091人;其中2 968人仍在调查中[6]。在6 123例完全调查的病例中,1 854例(30%)儿童确诊,包括129例(7%)胎儿或新生儿死亡病例。只有51例患者根据特定标准(血清学或PCR)进行诊断。根据这些报道,在过去几个月,报道和确诊的病例数量有所减少(图166.1)。

ZIKAV从巴西向北传播,影响胎儿和儿童,并通过迈阿密到达美国。截至2016年8月24日,迈阿密报道了29例本土感染病例。

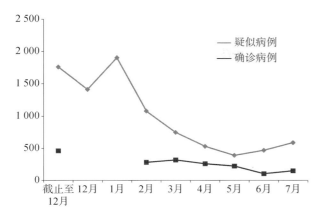

图 166.1 向巴西卫生部通报的疑似和确诊 CZVS 新发病例月度报告

（三）病因和病理生理学 ZIKAV 通过伊蚊种的蚊虫叮咬传播，主要由埃及伊蚊传播；此外，也有通过性交传播的报道，也有可能通过血液制品传播。它也可以从孕妇垂直传播给胎儿。

与其他宫内感染（IUI）一样，病毒在感染胎盘后进入胎儿体内。由于血脑屏障尚未发挥作用，中枢神经系统（CNS）更为易感。Tang 等的研究表明，ZIKAV 感染人胚胎皮质神经祖细胞，在这些细胞中增殖并导致其死亡[7]。成人神经元和星形胶质细胞也可能被感染[8]。

虽然到目前为止，大多数报道的病例严重影响胎儿和新生儿，但很有可能在不久的将来，病理特征较轻的病例被诊断出来，就像 CMV 感染和弓形体病一样。

三、疾病表现

（一）临床表现 一些患者可能有发热病史，伴有关节痛、皮疹和结膜炎，但许多病例并无症状。发生严重并发症的风险很低。

大多数病例因有小头畸形而在产后得到诊断，通常伴有严重的囟门小、骨缝狭窄和头部形状异常。在没有小头畸形的情况下，诊断较为困难，可因存在不同程度的脑室增宽、眼部异常及肢体异常（如关节挛缩症）而被怀疑。目前尚无传播给胎儿后胎儿无症状或轻度受累的报道。

根据感染的时间或症状，孕妇血清学诊断主要基于 PCR 或 IgM 检测。由于这些临床路径正在迅速变化，以响应新的数据，临床医生应咨询当地公共卫生部门或 WHO、CDC 或其他权威的网络资源以获取最新信息。

（二）影像学表现

1. 超声表现

（1）中枢神经系统表现[2,9,10]

1）小头畸形（图 166.2）。

2）脑室增宽，有时为非对称性增宽（图 166.2 和图 166.3）。

3）广泛的钙化灶（皮质、实质、脑室周围），点状或斑块状（图 166.4）。

4）脑室周围回声增强，伴或不伴囊肿（图 166.5）。

5）脑穿通性囊肿，以枕部多见（图 166.3～图 166.5）。

6）小脑发育不全。

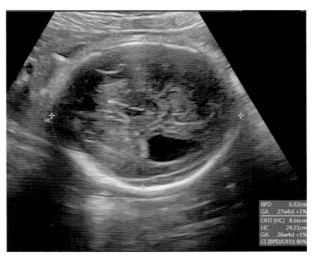

图 166.2 妊娠 31 周 6 天 CZVS。胎儿头围 24.5 cm，比同孕龄正常值低 3.5 个标准差。侧脑室宽度为 13 mm。

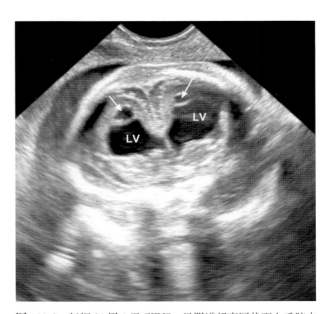

图 166.3 妊娠 24 周 4 天 CZVS。经阴道超声冠状面上丘脑水平显示双侧侧脑室增宽伴顶叶脑穿通性囊肿（箭头所示）。注意脑半球间的脑脊液量略有增加。LV，侧脑室。

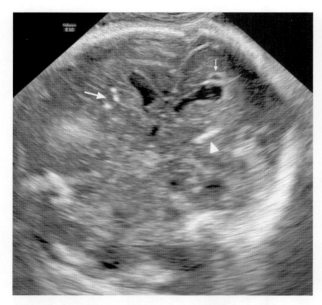

图 166.4　与图 166.3 为同一胎儿。经阴道超声冠状面上尾状核核水平上显示尾状核边缘一组三个点状钙化灶（大箭头）和对侧的钙化斑块（箭头）。对侧同时可见另一个小的脑穿通性囊肿（小箭头）。

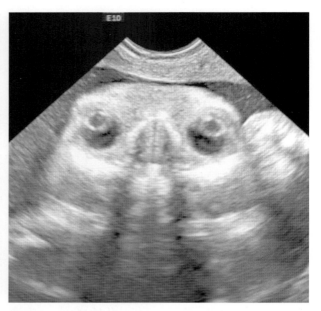

图 166.6　与图 166.2 为同一胎儿。小眼症：与晶状体相比，眼眶相对很小。

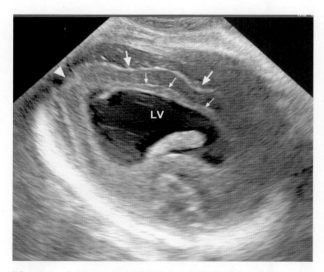

图 166.5　与图 166.3 为同一胎儿。经阴道超声矢状旁切面显示脑室周围白质高回声（小箭头）；脑沟脑回发育迟缓（大箭头）和皮质破坏（箭头）。LV，侧脑室。

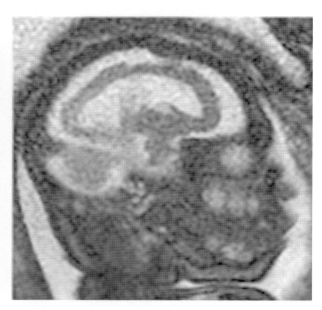

图 166.7　妊娠 32 周时的 CZVS。T2 加权矢状旁 MRI 显示非常薄的实质，无脑沟和脑回，脑室增宽和蛛网膜下腔增大（提示脑萎缩／破坏）。

7）脑干发育不全。

8）胼胝体发育不全。

9）皮质发育异常（图 166.5）。

10）脑室内出血。

（2）脑外表现[2,10]

1）小眼症、白内障（图 166.6）。

2）关节挛缩。

需要注意的是，报道的大多数 CZVS 病例代表了该疾病的严重谱系；产前早期检出受累胎儿则需要关注是否存在更细微的单发病灶，如轻度脑室增宽、局灶性钙化、脑室周围囊肿、小脑横径或胼胝体长度小于预期、或颅后窝池增宽。在这些情况下，需要在 1～2 周进行密切随访。

2. MRI 表现　MRI 的结果与超声显示的结果相同[10]。在某些情况下，特别是在妊娠的最后阶段，MRI 可以对大脑进行更清晰的描绘，特别是当胎儿为臀位，以及严重小头畸形、囟门小或囟门闭合、超声波难以穿透颅骨缝隙时（图 166.7）。

典型特征

在 ZIKAV 流行期间，胎儿出现小头畸形、大脑不同位置分布的密集钙化灶和脑室扩张三联征，高度提示 CZVS。

四、影像鉴别诊断

与目前所理解的相反[11]，我们认为 TORCH 宫内感染，尤其是 CMV 感染，严重者可产生类似的脑损伤；甚至和先天性带状疱疹病毒感染产生的脑损伤完全相同（图 166.8）[12]。

有两篇已发表的文章描述了明显与宫内感染无关的类似表现[13,14]。

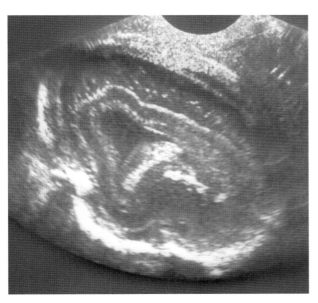

图 166.8 妊娠 32 周严重的先天性 CMV 感染。请注意其表现与图 166.5 中 CZVS 病例相似。

五、治疗方案概要

（一）产前 目前尚无关于治疗的报道。如果可选，可以提供终止妊娠的选择。

（二）产后 目前，唯一的治疗方法是对症治疗，随后为受累儿童家庭提供康复和支持治疗。对于有轻微症状的儿童，可考虑在临床试验中进行抗病毒治疗。

医生须知

- 首诊医师必须与医疗机构和政府机构提供的最新信息保持一致[15-17]。他们必须记录患者的详细病史及其配偶的旅行史。早期转诊以进行检验和影像学检查是至关重要的。
- 对于血清学阳性的患者及随后出现的临床疾病，孕妇在分娩前应每 3～4 周进行一次超声检查，以寻找中枢神经系统感染的细微表现。严重感染的病例通常更容易诊断。

要点

- ZIKAV 感染可能会造成胎儿和新生儿出现严重的后果。
- 传播途径是蚊子叮咬、性交、血液制品及母婴垂直传播。
- 虽然血清学检测可用于诊断，但其特异性及敏感性均有限。
- CZVS 可引起脑部感染，可通过超声和 MRI 检出。

参考文献见 *www.expertconsult.com.*

第167章

妊娠期细小病毒 B19 感染

UNZILA A. NAYERI│MERT OZAN BAHTIYAR

吴晶晶 译，周毓青 任敏 审校

一、引言

妊娠期细小病毒 B19 感染很少见，但具有潜在的危险性。在易感孕妇中，细小病毒 B19 可能经胎盘传播。如果宫内感染细小病毒 B19 可导致严重的胎儿贫血和心肌炎。某些情况下，可能导致胎儿妊娠中后期死亡。通常宫内胎儿感染是自限性的，但严重的病例需要宫内胎儿输血来维持红细胞水平，直到胎儿恢复。

二、疾病概述

（一）发病率和流行病学 细小病毒 B19 是一种单链 DNA 病毒，最常与感染性红斑（又称五号病）有关。感染者 1/3 无症状，但病毒也可能引起母体关节炎、再生障碍性危象和胎儿水肿。

细小病毒 B19 主要通过呼吸道飞沫和受感染的血液制品传播。患者在感染后 5～10 天，皮疹或其他症状出现前具有传染性。当皮疹暴发时，患者就不再具有传染性。50%～60% 的育龄妇女有既往感染的证据。家庭的二次发病率约为 50%。在一个教室环境中，易感个体有 20%～30% 的概率可能感染此病。40%～50% 的孕妇对细小病毒 B19 免疫。妊娠期发生急性感染的概率为 3%～4%[1,2]。胎儿传播风险约为 33%，且不随胎龄变化[1,2]。在血清学证实细小病毒 B19 感染的妇女中，胎儿流产率为 2%～9%[2,3]。然而，如果在妊娠 20 周之前感染，胎儿流产率更高（11% vs. 1%）[4]。虽然细小病毒 B19 感染后是终身免疫的，但也有再次感染的报道[5]。

（二）病因和病理生理学 细小病毒的潜伏期为 10～20 天。感染性红斑的临床表现包括低热、萎靡不振、肌肉疼痛、关节疼痛和"巴掌脸"皮疹。花边状红斑皮疹可延伸至躯干和上肢。儿童细小病毒感染可引起一过性的再生障碍性贫血危象。患有潜在血红蛋白病的成人也可能发生再生障碍性贫血危象。

当孕妇在妊娠期发生细小病毒感染时，病毒可穿过胎盘，感染胎儿骨髓中的红细胞祖细胞。病毒附着在红细胞干细胞的 P 抗原上，抑制红细胞生成，导致严重贫血和高输出性充血性心力衰竭[6]。同样的抗原也存在于胎儿心肌细胞中，一些胎儿病毒感染会导致心肌病，进而导致心力衰竭[7]。只要胎儿贫血得到治疗，细小病毒感染有望自愈。最初感染病毒后 8～10 周一般不会发生胎儿并发症。流行病学研究未能证实细小病毒 B19 感染与先天性畸形之间有任何关联。

三、疾病表现

（一）临床表现 胎儿水肿是宫内细小病毒 B19 感染最明显和最严重的表现，受感染妊娠中发生率约为 4%（图 167.1）[4]。水肿风险取决于产妇感染的孕周。如妊娠 12 周前感染，胎儿水肿发生的风险为 5%～10%；妊娠 13～20 周感染，水肿风险将降低至 5% 或更低；妊娠 20 周后感染则胎儿水肿的风险为 1% 或更低[1]。除了胎儿贫血，细小病毒 B19 与妊娠中期末和妊娠晚期胎儿宫内死亡有关。这些胎儿大多数不发生水肿[8]。

血清学检测可用于确诊母体细小病毒感染。酶联免疫吸附法、放射免疫分析法或免疫印迹法是血清学检测的具体方法。IgG 和 IgM 检测的敏感性约为 80%；IgM 的结果应谨慎评估，因为可能出现假阳性

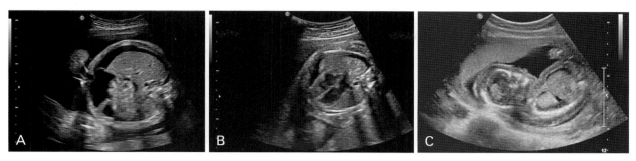

图 167.1 胎儿水肿。胎儿感染细小病毒 B19 后出现腹水(A)、胸腔积液(B)和皮肤水肿(C)。

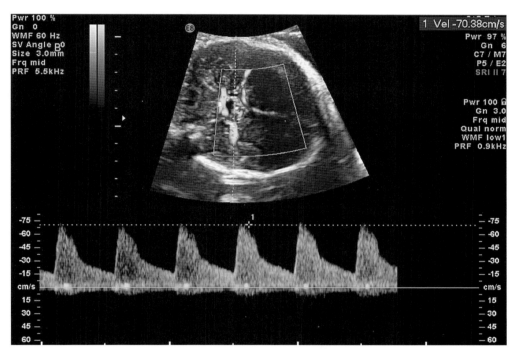

图 167.2 胎儿大脑中动脉(MCA)多普勒超声评估。MCA 收缩期峰值流速在其自 Willis 环发出处测定。在近端或远端血管测量也是可靠的,均可使用。声束角度应尽量保持在 0°。

结果。IgM 可在母体循环中持续 3 个月或更长时间。可能的血清学检测结果见表 167.1。

表 167.1 产妇血清学结果的解释

IgM	IgG	解释
阴性	阴性	易感
阴性	阳性	免疫
阳性	阴性	急性感染(前 7 天内)
阳性	阳性	亚急性感染[a]

注:[a] 注意:感染后偶尔 IgM 抗体低水平阳性可持续>12 个月。在计划进一步监测前应确定可能的感染时间。

通过酶联免疫法、免疫荧光法或放射免疫分析法检测胎儿血液中细小病毒特异性 IgM,以及通过 PCR 检测胎儿血液或羊水中的病毒 DNA,可诊断胎儿感染。当确认母体感染时,应评估胎儿是否有贫血。通过多普勒超声评估胎儿大脑中动脉(MCA)收缩期峰值速度是检测胎儿贫血的最佳方法(图 163.2)[9]。感染后 8~12 周,应每 1~2 周进行一次超声检查。

胎儿贫血最明显的超声表现是水肿(图 167.1)。超声检查发现胎儿水肿时,胎儿的红细胞比容可能低于 20%[10]。

(二)影像学表现

(1)灰阶超声:评估胎儿是否有水肿。应对胎儿进行完整的解剖学检查,以排除任何可能导致水肿的缺陷,包括可能导致高输出性心力衰竭、结构性心脏缺陷和心律失常的血管病变。

（2）大脑中动脉多普勒超声：过去曾用 450 nm（△OD 450）光谱分析法测量羊水中胆红素水平，以评估宫内红细胞增多症的严重程度。然而，由于细小病毒 B19 感染引起的贫血是由骨髓抑制引起的，因此该方法在评估胎儿贫血状况时不可靠[11]。

多普勒超声测量胎儿 MCA 血流速度是检测胎儿贫血的一种准确、无创的方法（图 167.2）[9]。在红细胞同种异体免疫胎儿中，以 MCA 收缩期峰值流速大于同孕龄中位数 1.5 倍（MOM）以上来预测胎儿中度或重度贫血（表 167.2）的敏感性为 100%，假阳性率为 12%。MCA 收缩峰值流速的增高也能可靠地预测细小病毒 B19 感染引起的胎儿贫血[12]。如 MCA 测速显示胎儿贫血，应进行脐带穿刺术以确定胎儿红细胞比容，除非胎儿已成熟可以分娩。确诊贫血后，要进行胎儿宫内输血。研究已证明，MCA 收缩期峰值流速也能可靠地评估既往已输血的胎儿[13]。

表 167.2　胎儿大脑中动脉收缩期峰值流速（cm/s）

妊娠孕周（周）	中位数的倍数（MOM）			
	1.00	1.29	1.5	1.55
18	23.2	29.9	34.8	36.0
20	25.5	32.8	38.2	39.5
22	27.9	36.0	41.9	43.3
24	30.7	39.5	46.0	47.5
26	33.6	43.3	50.4	52.1
28	36.9	47.6	55.4	57.2
30	40.5	52.2	60.7	62.8
32	44.4	57.3	66.6	68.9
34	48.7	62.9	73.1	75.6
36	53.5	69.0	80.2	82.9
38	58.7	75.7	88.0	91.0
40	64.4	83.0	96.6	99.8

注：改编自 MariG. Mari G. Noninvasive diagnosis by Doppler ultrasonography of fetal anemia due to maternal red-cell alloimmunization. N Engl J Med 342：9 – 14，2000。

正确的技术是准确测量 MCA 收缩期峰值流速的关键。获得胎儿大脑标准的横切面，包括丘脑和透明隔腔。使用彩色多普勒或能量多普勒观察 Willis 环。脉冲多普勒取样时应尽可能靠近 MCA 的起始处测量。取样点位置对于测量标准化和数据可靠性非常重要。研究表明，MCA 收缩期峰值速度随距

Willis 环的距离增加而减小。超声束与血流方向的夹角应尽量接近 0°，应测量多普勒频谱波峰的最高点[9,14]。

典型特征

胎儿水肿（图 167.1），是指出现以下两种或两种以上的异常胎儿积液：腹水、胸腔积液、心包积液、皮肤水肿、羊水过多。

四、影像鉴别诊断

（1）免疫性水肿：免疫性水肿是由于对 Rh 和非 Rh 红细胞抗原的同种异体免疫引起的。孕妇血型鉴定和间接抗球蛋白测试应纳入胎儿水肿的初步评估中。

（2）非免疫性水肿的其他原因：应考虑非免疫性水肿的其他可能病因，包括胎儿贫血、先天性异常、代谢综合征、感染和遗传异常。

五、治疗方案概要

（一）产前　先天性细小病毒感染导致发生胎儿水肿时，宫内输血是可以挽救胎儿生命的[15,16]。多普勒超声测量 MCA 血流速度可以评估胎儿状态。当诊断胎儿贫血时，应该考虑输注 O 型 Rh 阴性、巨细胞病毒阴性且经过照射的红细胞[17]。

（二）产后　总体上，细小病毒 B19 宫内感染后存活的婴儿有良好的长期预后[15]。然而，需要宫内输血的水肿胎儿中有 1/3 可能出现精神运动发育迟缓。

医生须知

- 孕妇血型和间接抗球蛋白检测：如出现胎儿水肿，应进行孕妇血型和间接抗球蛋白检测，因为胎儿红细胞同种异体免疫是胎儿水肿最常见的原因。
- 孕妇细小病毒 B19 免疫情况：如果孕妇血清学检查表明曾感染过细小病毒，则无需进一步干预，可进行正常的产前护理（表 167.1）。
- 确定细小病毒 B19 感染时间：胎儿细小病毒 B19 感染通常是自限性的。孕妇初次感染 10 周以后很少发生胎儿感染。
- 病毒感染孕龄：如妊娠 12 周前感染，胎儿水肿发生的风险为 5%～10%；妊娠 13～20 周感染，胎儿水肿风险将降低至 5% 或更低；妊娠 20 周后感染则胎儿水肿的风险为 1% 或更低。

要点

- 细小病毒 B19 是一种单链 DNA 病毒,与胎儿死亡、贫血和水肿有关。
- 多普勒超声测量胎儿 MCA 收缩期峰值流速可评估胎儿贫血。
- 病毒感染后 8～12 周,应每 1～2 周进行一次超声检查,评估胎儿贫血和水肿情况。
- 如果怀疑胎儿贫血,应进行脐带穿刺明确诊断。
- 严重贫血的胎儿应接受宫内输血治疗,如果接近足月应予以分娩。

参考文献见 *www.expertconsult.com*.

第168章

先天性梅毒

CLARK T. JOHNSON | JEANNE S. SHEFFIELD

吴晶晶 译,周毓青 任敏 审校

一、引言

很多围产期感染可导致胎儿畸形。习惯上,这些感染疾病以其首字母缩写 TORCH(弓形体、其他病毒、风疹病毒、巨细胞病毒和单纯疱疹病毒)来描述。在"其他疾病"的范畴中,随着时间的推移增加了一些感染包括柯萨奇病毒、人类免疫缺陷病毒(HIV)、细小病毒 B19 和水痘-带状疱疹病毒,但梅毒的感染仍占主导地位。梅毒是一种典型的细菌感染,母体感染后可能引起胎儿和新生儿明显的病症,而这些病症往往可通过对母体的充分治疗而消退。近年来,随着高分辨率超声发展,超声检查已成为产前诊断先天性梅毒的重要方法。这种方法有助于更好地明确先天性梅毒的病理生理学和胎儿的治疗效果。随着最近美国妇女一期和二期梅毒的流行,引发先天性梅毒的增加,因此孕妇梅毒筛查和先天性梅毒的产前诊断对于母胎管理至关重要。

二、疾病概述

(一)定义 梅毒是一种由梅毒螺旋体亚种引起的感染,这种螺旋体通过口-生殖器或生殖器-生殖器的直接黏膜接触传播或经胎盘途径传播给胎儿。先天性梅毒感染最早发生在妊娠 9~10 周,但大多数超声可识别的表现出现在 18~20 周之后,此时胎儿开始具有免疫能力[1]。母体一期和二期梅毒引发先天性梅毒传播的概率分别高达 23% 和 60%。

(二)发病率和流行病学 根据美国 CDC 的数据,从 2013 年到 2014 年,美国先天性梅毒病例增加了 28%(每 10 万活产儿中有 11.6 例)[2,3]。这与同期一期和二期梅毒感染率增加 23% 相关。22% 被诊断为先天性梅毒婴儿因母亲未接受产前检查而出生。更令人担忧的是,59% 的接受过产前检查的孕妇因未进行相关梅毒检查或者未接受恰当治疗,最后分娩出先天性梅毒婴儿[2,3]。

梅毒发病率最高的年龄阶段是 15~44 岁的生育年龄。妊娠期梅毒的重要风险因素包括非洲裔美国人、拉美裔人、低龄、滥用药物、医疗保健条件受限、贫困、卖淫和产前护理不足。

(三)病因和病理生理学 梅毒螺旋体是一种长 5~15 μm、直径 0.1~0.15 μm 的革兰阴性菌。有超过 55 个亚型,只有少数亚型在人类中致病。梅毒通过编码 TprK 外膜蛋白的多种抗原变异体来避免人体免疫系统的检测和清除,有效地逃避了体液和细胞免疫反应。当 T 细胞激活 CD68+ 巨噬细胞,使其吞噬抗体包裹的密螺旋体,可能促发清除功能[4]。

通过生殖器-生殖器或口-生殖器与受感染者接触,螺旋体通过黏膜表面的破损处进入人体而发生性传播。螺旋体于初期阶段于局部(下疳)复制,然后播散引起继发性感染。也可经胎盘传播或在分娩时传染给胎儿/新生儿,导致先天性或新生儿梅毒感染。

三、疾病表现

(一)临床表现 虽然先天性梅毒可在产前发现,但其表现常具有非特异性,可与其他 TORCH 感染表现重叠。因此,产后新生儿、胎盘/脐带的检查和检验是确诊的关键。

1. **产前** 先天性梅毒导致的不良影响包括早产、低出生体重、非免疫性胎儿水肿和宫内死亡。超声检查表现在后面影像学表现部分讨论。

2. 新生儿 2/3 患有先天性梅毒的活产儿无症状;而 2/3 未经治疗的新生儿于出生后 3～8 周出现症状[5]。临床表现要么在出生后头 2 年内出现,体征和症状类似于成人二期梅毒的炎症表现;要么在出生后头 20 年内发病,表现与三期梅毒典型的慢性肉芽肿感染一致,出现骨骼、心脏和中枢神经系统的梅毒瘤[4]。

先天性梅毒的初期临床表现包括肝大(51%～71%)、斑丘疹(41%～68%)、发热(42%)、神经梅毒或脑脊液异常(23%～28%)、肺炎(17%)、鼻炎和鼻塞(14%～23%)、淋巴结病(14%～32%)和腹水(9%)。白细胞增多(72%)、溶血性贫血(34%～58%)、血小板减少(40%)、黄疸(30%)、假性麻痹(28%)、肾脏疾病(16%),骨膜炎或骨软骨炎(78%)也可出现[4-6]。骨骼表现通常呈对称性和多灶性,可在出生后 6 个月内自行消退。肝炎或胰腺炎也可能发生,并可能伴有其他胃肠道异常,如回肠炎或吸收不良的肠纤维化。皮肤可能表现为天疱疮,伴泡状疱疹皮损或尖锐湿疣。黏膜溃疡或裂缝也可见。神经梅毒可能在最初几个月内发展为急性软脑膜炎或慢性脑膜梅毒,导致新生儿后期进行性脑积水、癫痫和神经发育退化。肾小球肾炎可导致肾病综合征。眼科相关表现包括脉络膜视网膜炎、青光眼或葡萄膜炎。也可出现心肌炎、睾丸肿物、脱发和指甲脱落。

晚期的先天性梅毒发生在 40% 的未治疗或治疗不完全的幸存者中。表现包括由鼻炎相关的软骨破坏而引起的鞍鼻畸形(10%～30%);长期骨膜炎所导致的眉骨、锁骨、胫骨中部和/或肩胛骨弯曲增厚(30%～95%);硬腭穿孔(76%);由血管炎损伤到牙芽(55%),出现钉状门齿、缺口中门牙和多尖第一磨牙;角膜瘢痕和青光眼;间质性角膜炎(20%～50%);第八脑神经耳聋伴 8～10 岁高频听力损失(3%～4%)和 Clutton 关节(膝关节和肘关节积水)(1%～5%)。无症状性神经梅毒影响 25%～33% 的 2 岁以上未经治疗的先天性梅毒幸存者。脊髓结核和脑血管病变发生在 1%～5% 的儿童或青少年中[4,6]。

(二)影像学表现

超声表现:先天性梅毒可发生在任何孕龄,一般在妊娠 18～20 周后才可能有超声表现。这是继发于炎症反应后,胎儿形成特征性异常的必经过程。超声检查所见与妊娠期病情进展情况相关。先天性梅毒最常见的超声表现为肝大(图 168.1 和图 168.2)和胎盘肿大(图 168.3 和图 168.4)[1]。其他表现如腹水、皮肤水肿和羊水过多相对少见(图 168.5 和图 168.6)。更罕见的表现还有小肠扩张或肠管回声增强。长骨

可能发育迟缓,形状异常,多处弯曲或增厚(图 168.7 和图 168.8)。多普勒超声评估大脑中动脉已用于评估胎儿贫血,一项研究发现贫血在先天性梅毒的进展中发生较晚。近 1/3 的先天性梅毒患儿发现大脑中动脉(MCA)收缩期峰值流速(PSV)升高。

Rac 与其同事发表了最大样本的先天性梅毒婴儿超声结果报道[1]。肝大、MCA - PSV 升高和胎盘肿大是最常见的表现(分别为 79%、33% 和 27%),其次是羊水过多(12%)和腹水(10%)。这反映了先前关于先天性梅毒感染的病理生理假设。早期可发现肝功能损害和胎盘感染,随后发现羊水感染和血液异常[7]。重要的是,其指出适当的产妇治疗可使超声异常表现消退。近期出现的胎儿异常表现最先消退;而早期出现的表现,如肝大和胎盘肿大,最后消退。

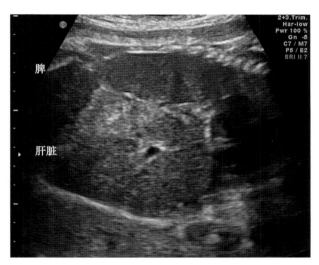

图 168.1 胎儿超声冠状面显示肝大。

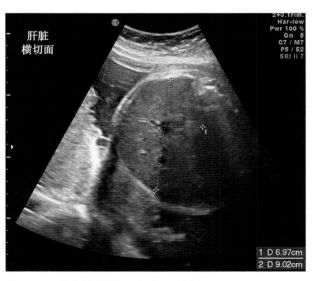

图 168.2 胎儿肝脏横切面超声显示肝大。

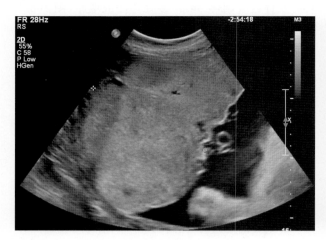

图 168.3　产前超声显示胎盘增厚(肿大)。

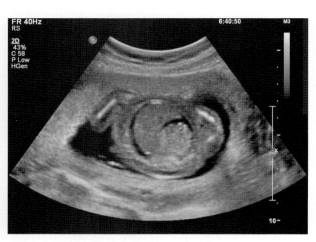

图 168.6　胎儿非免疫性水肿,超声横切面见胎儿腹水和皮肤水肿。

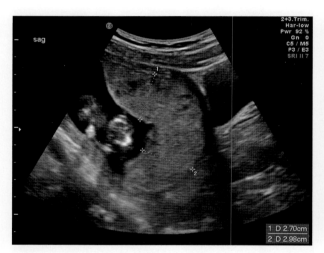

图 168.4　产前超声显示胎盘增厚。

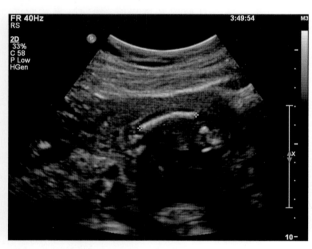

图 168.7　产前超声可见胎儿长骨弯曲。

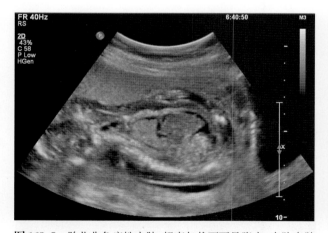

图 168.5　胎儿非免疫性水肿,超声矢状面可见腹水、皮肤水肿和胸腔积液。

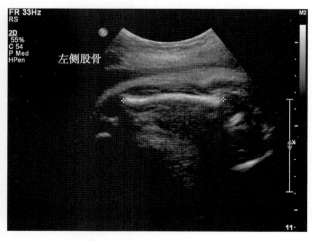

图 168.8　产前超声可见胎儿长骨股骨弯曲。

前面描述了先天性梅毒的超声典型表现。肝大可由胎儿急性肝炎引起,或由梅毒心肌炎或胎儿贫血引起心力衰竭而至肝淤血,或由髓外造血增加引起[8]。肝大是先天性梅毒患儿最常见的表现,无论母亲是否接受过充分治疗均可出现。据报道肝大持续存在也可能继发于用青霉素治疗产妇梅毒后而引起的肝炎[9]。胎儿贫血相关的 MCA PSV 升高反映了血液学异常,表明因胎儿感染先天性梅毒导致贫血。胎盘肿大是绒毛肿大和急性绒毛炎的结果,先天性梅毒的组织病理学研究也表明有水肿[10]。值得强调的是,超声检查结果正常并不能排除胎儿感染梅毒。一项研究表明分娩时患有先天性梅毒的新生儿中,12%产前超声检查结果正常[1]。

四、影像鉴别诊断

最常见的超声表现的鉴别诊断范围很广,常与一些其他 TORCH 感染的超声表现重叠。本文将讨论三种最常见表现的鉴别诊断:肝大、胎盘肿大和胎儿非免疫性水肿。

1. 肝大(图 168.1 和图 168.2) 是先天性梅毒最常见的超声表现,但也可出现在其他先天性感染中,最常见的是巨细胞病毒和弓形虫感染。其他可能的感染性疾病还包括先天性肝炎和单核细胞增多性李斯特菌感染。在发展中国家,还应考虑到疟疾、肺结核和血吸虫病。胎儿水肿不论病因如何,均可表现出肝大。非免疫性胎儿水肿和肝大可在染色体异常的病例中出现,尤其是 21-三体综合征。还有遗传性疾病,如 Beckwith-Wiedemann 综合征(见第 109 章)、儿童慢性肉芽肿或多囊性肾病,代谢贮积障碍性疾病、血管瘤和肝母细胞瘤均可表现为肝大[11]。

2. 胎盘肿大(增厚)(图 168.3 和图 168.4) 定义为胎盘测量值为 4~6 cm 或以上,具体随孕龄变化而有变化。胎盘肿大可见于引起的胎儿水肿的任何免疫或非免疫性疾病,包括感染性、遗传性和代谢性疾病。与胎盘特别相关的病因包括胎盘早剥或出血、部分性葡萄胎和胎盘血管瘤[11]。

3. 胎儿水肿(图 168.5 和图 168.6) 定义为至少两个体腔内有积液或水肿。典型部位包括皮肤、腹腔(腹水)、心包、胸膜、羊膜(羊水过多)和胎盘(胎盘肿大)。胎儿水肿的病因通常分为"免疫性"和"非免疫性"(见第 122、123 章)。免疫性水肿可能由 Rh 血型或其他血型不合引起。非免疫性水肿需要鉴别诊

断的原因很多,包括感染(最常见的是细小病毒 B19 或梅毒)、非整倍体、胎儿心血管疾病、代谢性疾病、单绒毛膜多胎妊娠、肿瘤压迫和其他疾病[11]。

五、治疗方案概要

(一)产前 与先天性梅毒一致的异常超声表现更可能与因治疗失败和治疗所致并发症(如早产)相关[7,12]。超声检查有先天性梅毒表现的孕妇,其婴儿需要治疗的可能性高 3 倍。青霉素仍然是妊娠期梅毒的首选药物[13]。对产妇的治疗方案取决于疾病分期,对于一期、二期或早期潜伏期梅毒可用 240 万单位青霉素肌内注射,可单次或两次给药,间隔 1 周。晚期、三级梅毒或分期不明确的梅毒,每周一次,连续治疗 3 周。治疗方案不受胎儿超声表现的影响。如果胎儿发生赫氏反应(Jarisch-Herxheimer reaction),若胎儿处于适合干预的孕龄,分娩时也应保证对胎儿的治疗。这种赫氏反应在有超声表现的先天性梅毒胎儿中更为常见[12,14]。

非青霉素疗法在妊娠期失败率较高。因此,对于青霉素过敏的孕妇,推荐对青霉素脱敏,而不是其他治疗策略[11]。根据产妇梅毒的分期和孕周,恰当的母体治疗可获得 95%~100% 的成功率[15]。

(二)产后 新生儿治疗要根据其检查情况、产前母体治疗情况,以及母体和胎儿的非密螺旋体抗体滴度[13,16]。滴度增加 4 倍,相当于增加 2 倍稀释量(例如,从 1∶2 增加到 1∶8),是用来确定相同血清学试验方法检测的两种非密螺旋体滴度差异的阈值。①母亲接受了恰当治疗,婴儿检查结果正常;②如果婴儿的滴度与母亲的滴度相同或低于母亲滴度的 4 倍;③母亲的滴度低而稳定,则婴儿不需要治疗或评估。如果母亲在分娩前 4 周内接受治疗,没有再感染的迹象且新生儿检查结果正常,则给婴儿注射一针青霉素,并对婴儿进行全面检查,包括血小板计数的全血细胞计数(CBC),腰椎穿刺进行脑脊液(CSF)实验室检测,并进行长骨 X 线片检查,来评估新生儿是否患有此病[8]。如果这些测试结果异常或新生儿梅毒血清学系列检测结果升高,新生儿应接受 10 天的水溶性结晶性青霉素或普鲁卡因青霉素治疗。赫氏反应在新生儿患儿中罕见[13]。

婴儿发现患有先天性梅毒应进行全血细胞计数、血小板计数、脑脊液、长骨检查,以及肝功能检查、颅脑超声检查、眼科检查和听觉脑干反应测试,全面评估可能的先天性梅毒并发症。婴儿应采用前面所述的 10 天治疗方案。如果漏治疗超过 1 天,应重新开

始整个疗程[13]。

婴儿应每 2～3 个月复查一次梅毒血清学，直至滴度下降至 1/4（如从 1∶16 到 1∶4）。母亲抗体可能在胎儿循环中持续 15 个月，超过 18 个月表明先天性感染。患有先天性神经梅毒婴儿应每 6 个月进行一次脑脊液评估，直到各项指标均在正常范围。最后，建议对所有患有先天性梅毒的婴儿同时进行 HIV 感染的评估[13]。

医生须知

美国的先天性梅毒发病率一直在增加，同时人群中流行率也在增加。所有妇女在妊娠期间都应进行梅毒筛查——第一次产前检查时进行一次，临近分娩再进行一次检查，特别是在高流行地区[17]。大多数先天性梅毒病例发生于较晚开始产前检查或没有产前检查的孕妇中。其他因素包括母亲治疗不足或对治疗没有足够血清学反应。应检查所有感染梅毒妇女的抗体滴度，即使已进行了适当治疗。尽管普遍筛查可能出现假阳性结果，以及对治疗可能出现过敏反应，美国联邦预防医学工作组仍重申了继续普遍筛查的好处[17]。

要点

- 先天性梅毒的发病率经过长期下降后，在美国和世界范围内已经在上升。产前对孕妇进行梅毒筛查仍然是产前检查的重要组成部分。
- 先天性梅毒的产前超声表现是非特异性的，且不一定均有阳性发现，主要表现包括肝大、胎盘肿大和非免疫性胎儿水肿。其他表现包括肠道扩张和长骨异常。
- 超声检查结果正常不能排除感染先天性梅毒的可能性。
- 先天性梅毒相关的异常超声表现通常可在母体恰当的治疗后消退。
- 产前未经治疗的先天性梅毒最常见的不良结局是胎儿非免疫性水肿、早产、低出生体重和宫内死亡。
- 感染梅毒的新生儿异常表现几乎可发生在每个器官系统中，产前对母体恰当的治疗可避免这些异常。
- 以青霉素为基础的治疗是主要的治疗方法；对过敏母亲优先考虑进行脱敏后再使用青霉素治疗，因其治疗效果优于使用其他抗菌药物。

参考文献见 *www.expertconsult.com*.

第 **1** **8** 部分

影像新技术的应用

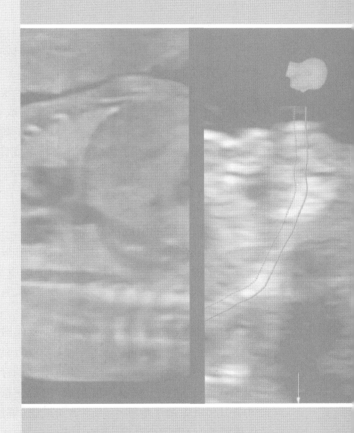

第169章

超声临床物理

IVAN M. ROSADO-MENDEZ

孙传青 译,陆彧 任敏 审校

一、引言

自从 20 世纪 50 年代超声被引入医学领域以来[1],其由于便携性、非电离性和相对低廉的成本,已成为一种应用广泛的影像技术。本章回顾了超声成像的基础物理概念,强调了传统的 B 型超声成像。其他成像方法包括超声弹性成像、多普勒成像、三维成像及 MRI,将在其他章节中讨论。

二、成像系统的组成部分

在成像系统中,发射源产生声波激励与被检查物体相互作用,这种相互作用使物体内部产生反应,由探测器感知响应并转换信号,以便图像生成器成像。

(一)成像激发 临床超声系统中,成像激发是超声脉冲。它是一个简短的干扰(约 1/100 万秒),由发射源(超声换能器,后面介绍)产生逐渐移动穿过物体(人体)[3,4]。这种干扰由声波组成,包括一系列可大可小引起组织循序地缩小(压缩)和扩张(解压缩,又称稀疏波)产生极小形变(大约 0.1 mm³)的压力组成[5]。一次压缩和随后的解压缩被称为一个周期,典型的超声脉冲可能包含 1~4 个周期[5,6]。

超声波的振幅可以用脉冲所达到的最大压缩来描述[7,8]。频率是指每秒物体产生压缩和解压缩形变的次数[8]。频率的单位为赫兹(Hz)[3,7]。人类能听见的声波范围在 20~20 000 Hz[5]。超声波是超出可听范围的声波,即高于 20 kHz。产科超声诊断的常用频率范围为 1~10 MHz。

超声脉冲所占体积(脉冲振幅)大约为 0.25 mm³,被定义为三个维度,即轴向长度、侧向宽度和厚度(图

中的十字准线,图 169.1)。轴向与脉冲传播方向一致,称为脉冲长度,即脉冲作用下相邻区域压缩/解压缩所占的范围(约 0.5 mm)。侧向和声束厚度方向垂直于传播方向,分别在图像平面内和图像平面外。这两个维度的脉冲长度在 1 mm 量级上,并随着声波传播距离的变化而变化,因此超声束几何形状表现为沙漏状[5],强度取决于发射源的大小[6]。侧向及厚度维度上最小值时的深度即为焦距[4]。

(二)成像物体 超声脉冲作用的对象为人体。超声脉冲从发射源发出,在物体内沿一条明确的路径传播,传播轴如图 169.1 的红线所示。对脉冲来说,人体是一个具有不同声阻抗的物质的集合体。声阻抗是物质在超声脉冲作用下压缩和解压缩时的阻力量度(物质对声波传播的阻碍程度)。因为声阻抗与组织密度和硬度有关,它影响脉冲传播时的速度[3,6-8]。确切地说,脉冲在阻抗较大的组织中传播速度(肌腱,约 1 750 m/s)较在阻抗较低的组织中传播速度快(脂肪,约 1 400 m/s)[3]。软组织内的平均声速

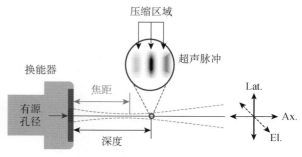

图 169.1 超声脉冲从超声换能器的有源孔径传播。十字准线表示轴向、横向和声束厚度方向。Ax:轴向;El:声束厚度方向;Lat:侧向。

为 1540 m/s[4]。

（三）成像反射　超声波作用于人体组织产生反射并形成图像，称为回声，是超声脉冲遇到具有不同声阻抗的两种物质界面反射产生的[6]。回声的振幅取决于三个主要因素：阻抗界面的特性、到达界面时超声脉冲的振幅和声波传播过程中的能量损失。回声的振幅越大，超声图像越亮。

决定回声振幅的主要声阻抗界面特性是其相对于超声波波长的界面大小。如果声阻抗界面明显大于脉冲波长，界面成为一个反射脉冲的镜面（部分反射），界面两侧物质的声阻抗差值越大，回声脉冲的振幅越大[8]。来自大界面的回声反射提供了常规超声图像的解剖学标记。临床应用中，使用凝胶或油涂于超声探头和患者皮肤之间，以免空气与人体组织形成较大的声阻抗差。这种耦合创造了一个进入身体的声学"窗口"。

超声脉冲进入组织后会遇到散射体，如胶原蛋白束和细胞这类微观结构元素，它们与脉冲波长相比尺寸较小，会产生一组微小的声阻抗变化，而这些元素都会以较小的振幅改变脉冲的方向[6]。超声扫查范围内的所有散射波相互作用产生总回声。这个回声的振幅取决于散射体的数量及其在超声脉冲的空间分布，以及与周围组织的声阻抗差异[4]。大部分实性组织的超声表现是由无序的散射体产生的，如胶原蛋白束[8,10]。因此，回声的振幅因位置而异，产生一种普遍存在的"噪声"，称为斑点[5]。回声特点是指实质组织斑点的整体亮度。高回声、等回声、低回声这三个术语分别描述的是图像的某一区域比周围组织回声更高、相等或更低[4]。

决定回波振幅的另一特性是到达组织内一定深度的脉冲振幅，受组织衰减的影响。衰减是指当超声脉冲穿过组织时，超声能量的指数性损失[3,8]。此损失由反射、散射及吸收（声能转换为热能）引起[5,10]。衰减通常以脉冲在组织中传播 1 cm 所损失的能量来量化，用分贝（dB）表示，定义为能量损失对数的 10 倍[5]。脉冲频率越高衰减越大，大多数组织的衰减在 0.5～1 dB/cm/MHz[4,7]。通过调整成像系统上的控制旋钮（时间增益补偿），放大来自较深位置的回波，可以部分补偿随深度衰减的超声信号损失[3]。

最后，回声本身的振幅具有几何和物理两种特性。几何特性与探测器对每个回声产生的空间位置的敏感性有关。空间敏感性与聚焦束的几何形状类似，后者决定超声脉冲的大小。物理特性也是由衰减引起的。

三、超声成像

（一）超声探头　超声成像系统以扫描、脉冲回波模式运行，即手持"探头"将电能转换为声能，也就是术语"换能器"[4]。换能器可同时作为刺激源（像收音机的扬声器发射波形）和回声接收器（像麦克风检测波形）[1]。大多数换能器由一个阵列组成[5]，一系列 100～300 个压电元件按顺序一个挨一个排列。当受到电脉冲的作用时，每个压电元件都能在特定的频率下产生震动，从而产生声波。反过来说，当换能器遇到回声也可以产生电反应[7]。元件的厚度决定了它们反应的频率，而临床医生需要根据所需要的频率范围选择换能器。

孔径/通道（换能器元件所在的位置）是与患者皮肤直接接触的换能器的一部分。为了发生脉冲，部分孔径被激活（图 169.2A）。脉冲发射后，这相同的孔径/通道（部分或者更多）被用来接收沿着脉冲轨迹在组织界面产生的回声[4]。换能器将回声信息转换为电信号（图 169.2B）。这个信号由一系列与组织内部回声相对应的尖峰组成。尖峰的振幅由相对应的回声振幅决定。探测到尖峰（回声）的时间对应于超声脉冲穿透组织到达声阻抗界面的时间加上反射回声传播相同的距离（D）到达换能器的时间[3,5]。假设声波在组织中以一定的速度（例如，1540 m/s）传播，D是意味着从探测到回声的时间开始计算[1]。

A. 成像物体

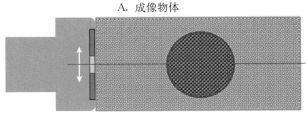

B. 超声信号

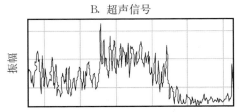

C. B 型超声图像

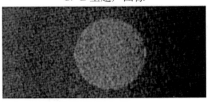

图 169.2　B 型超声图像的形成。

换能器的孔径/通道逐步被激活,扫描后产生的脉冲反射波被重复检测到(图 169.2A 中的白色箭头),每步得到一个回声信号。所有的孔径/通道激活扫描后,由一组相邻的回声信号组成的 B 型超声图像(图 169.2C)的最终亮度被确定,每个回声包含不同深度组织的信息[4]。

有两种基本几何形状的图像:矩形和梯形(扇形)图像。矩形图像由传感元件在一个平面排列的线阵探头产生。当回声信号由换能器分散传播时,形成梯形图像。扇形图像可以由扇形/曲线阵列或相控阵列产生。曲线阵列与线性阵列相似,但传感元件在一曲面排列。相控阵元件是线性阵列通过延迟发送和接收脉冲的时间来改变扫描线,此外在发射和接收使用电子延迟聚焦[4]。换能器的选择取决于要被评估的组织,将会在后面描述。

(二)图像优化 临床医生的最终目标是获得最佳质量的超声图像用于疾病的发现或诊断。图像的质量由许多特性决定,其中三个主要特性是空间分辨力、时间分辨力和对比分辨力。空间分辨力是分辨物体两个特征间最小间距的能力,由超声脉冲所占的体积决定[5]。如果该体积包含两种特征,将会产生具有两种特征的信号,所以它们不会消退。正如前面描述的那样,超声脉冲的体积被定义为脉冲在轴位方向上压缩和解压缩的范围,也包括超声束在横向和侧面方向上的几何形状。增加超声频率可以通过缩小压缩和解压缩的范围来改善轴位方向上的空间分辨力[3]。同时还缩小了超声束的几何形状,从而提高了横向和垂直方向的分辨力[4,5,8]。由于衰减会随频率的增加而增加,高频脉冲较低频脉冲穿透力差。考虑到不同换能器有不同的频率范围,换能器的选择需要兼顾空间分辨力和穿透力[3,4,11]。例如,高频线阵探头适合浅表部位的扫描,而低频扇形探头和相控阵探头通常适用于经腹扫查[2]。

时间分辨力指的是能够观察到两个时间发生的最小时间间隔。每个事件必须生成一个图像[6]。因此,时间分辨力是由成像系统图像生成的速度决定的。为了能"实时"显示,图像必须以大约每秒 15 次的速度刷新[5]。对比分辨力是指分辨两个区域最小声阻抗差值的能力[6]。要做到这一点,声阻抗差值必须大于背景噪声[6]。可以通过许多成像策略来降低噪声,如生成多个图像,求平均值。另外,还有一种权衡方法,即求平均值减少创建图像所需的平均时间,从而减少超声时间分辨力的限制。

医生须知

最佳成像总是需要妥协。最佳图像是通过增加超声频率和平均成像次数来减少噪声。然而,由于衰减可能导致声能被组织吸收,导致组织发热和其他潜在的有害生物效应。尽管用于诊断的超声波风险很低[12],但是并不代表没有,因此必须始终遵守 ALARA(合理达到最低水平)原则。这一原则表明,超声系统应在最小的超声能量暴露下获取有价值的诊断信息[13]。

要点

- 超声以其便携、无辐射性和成本低廉等优点成为一种应用广泛的成像方法。
- 对换能器的选择需要兼顾空间分辨力和穿透力;高频线阵探头最适合浅表器官扫查,而低频扇形和相控阵探头通常用于经腹扫查。
- 应始终尊重 ALARA 原则。

参考文献见 *www.expertconsult.com.*

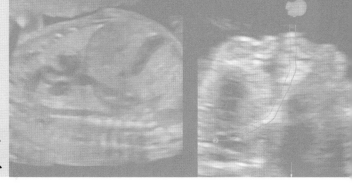

第170章

产科弹性成像

LINDSEY DREHFAL

孙传青 译，陆彧 任敏 审校

一、引言

触诊是临床医生通过触摸来评估患者的方法，几千年来一直是医疗实践的基础。组织硬度可以为疾病提供相应的诊断信息，为组织因物理和病理的变化导致相应结构或微结构发生变化提供诊断信息[1]。直到 20 年前弹性成像（elasticity imaging，EI）的出现，组织硬度量化指标出现了，EI 是一种绘制软组织弹性特征的医学成像方法[1-3]。尽管产科超声的标准模式是灰阶超声（见第 169 章），EI 仍逐步被引入产科超声检查，虽然还没有在产科临床应用中找到一席之地，但由于软组织的硬度变化范围远远大于灰阶图像亮度变化范围，为了提高软组织图像对比度，EI 可能是传统超声成像的补充手段[4]。

目前 EI 技术已经应用于一些临床诊断中，比如乳腺、肝脏[5,6]。因此，很多高端超声机器配有弹性/硬度软件包。产科 EI 目前仍处于起步阶段，主要侧重于研究宫颈，还有一些研究集中在子宫和胎盘上，对胎儿影响较小。本章描述了基本的 EI 概念和术语，并简要地阐述了其在产科的应用潜力。

二、弹性成像

弹性用来描述物体或材料在受到外力作用变形（拉伸或压缩）后恢复原状的能力。如果应力（单位面积作用力）和应变（形变）都是已知的，则弹性可被量化。描述弹性的典型模量是杨氏模量（E）和剪切波模量（G）。由于应力在体内的分布比较复杂，甚至通常是未知的，而且软组织边界复杂，因此弹性成像模型需要根据组织的弹性特征，具体到应力的类型和组织的类型，来推导出精确的方程作为度量标准。因

此，理解 EI 的原理对于其应用于临床实践十分重要。目前 EI 成像方式主要有三种：应变（静态）弹性成像（SE）、动态弹性成像和瞬时弹性成像。它们的区别在于施加力的类型和测量的方法，如表 170.1 所示。

表 170.1 弹性成像方法的概述和说明

方法	说明
应变弹性成像（静态的）	相对应变的定性图像 比较探头按压皮肤表面或利用生理性位移前后的帧频，计算应变值
动态弹性成像：声辐射力成像	相对位移的定性图像 利用脉冲式聚焦超声产生局部位移并追踪位移
动态弹性成像：剪切波弹性成像	目标点定量测量（左侧）或 SWS 图像（右侧） ARF 脉冲产生剪切波，利用峰值位移计算传播速度
瞬时弹性成像	利用 SWS 定量测量 剪切波由机械装置产生，组织内的传播速度被转换为杨氏模量（目前仅用于肝脏）

注：ARF，声波辐射；SWS，剪切波速度。

（一）应变弹性成像 SE 起源于 19 世纪 70 年代，通过机械或手动的方式按压超声探头或者利用正常的生理运动，如脉搏，作用于组织表面。SE 通常由一张图像表示（弹性图），通过比较按压前后的超声帧频来发现组织的位移，即应变。因为应变是与硬度有

关的测量值,这个值随施加压力的大小变化而变化,所以弹性图像是定性而不是定量的。可以通过增加应变力周期,计算累积应变(持续存在)来增强弹性图像质量,因为多帧频超声图像的累积可以减少超声图像的噪声。显示器可以并排显示灰阶图像和应变图像进行直接比较或者通过在灰阶超声图像上覆盖应变彩色图像来比较。灰阶超声图像是标准应变图像的基础,可以通过调整按压速度和力度来显示感兴趣区域的应变。超声系统一般有辅助调整最佳应变成像的量化指标,而这个度量标准经常被错误地认为是量化操作者用探头施加应变力的指标。

有些情况无法提供诊断信息,如比较小或不一致(如非均匀的)的力施加于组织表面,力的作用深度有限,应力的均匀性较差。另一个使弹性图像复杂化的原因是:应变的大小取决于探头按压深度。此外,临近较硬组织的软组织应变偏大,人为的探头与组织间的滑动也会使组织边缘部分应变偏大。

为了使应变定量更为准确,引入应变比,比较目标组织与参照物之间的应变值,或者量化应变的异质性。对于这种方法,目标组织与参照物在相同的应力作用下评估至关重要。因为肿瘤组织与周围正常组织通常有不同的应变特性,这种情况下评估相对应变是有用的,该技术可以较好地评估如乳腺此类的组织[1]。但这种方法对宫颈的应用效果不太理想,因为宫颈弹性评估的目的是评估宫颈整体硬度。

1. 宫颈应变弹性成像 迄今 SE 在产科最为成熟的临床应用是评估宫颈硬度,用来衡量早产的风险和引产的成功率[8-14]。2006 年最早报道了一项宫颈研究,但该研究未能发现妊娠期间宫颈弹性的明显变化。Swiatkowska 和 Preis 研究显示,弹性成像可以预测引产的成功率,但测量无法标准化导致其在病例之间的比较存在一定局限性[10]。Molina 等尝试重复之前的研究结果,认为 SE 值可能仅仅是外力作用的一个反映,而不是基于组织硬度的度量单位[11](图170.1)。

许多学者试图量化宫颈应变力。例如,Hernandez-Andrade 等在一项对 189 名孕妇的研究中,报道了妊娠 16~24 周时宫颈弹性对后续早产的预测能力[14]。超声医师通过探头手动对宫颈施加持续振动的压力,通过三个切面对宫颈进行量化分析(宫颈内口横切面、宫颈外口横切面、测量宫颈长度的矢状面)。应变值代表连续帧频中组织位移百分比的平均值。平均位移百分比小于第 25 百分位数(即形变较小、组织较硬)的女性早产发生率较低。具体来说,应变值大

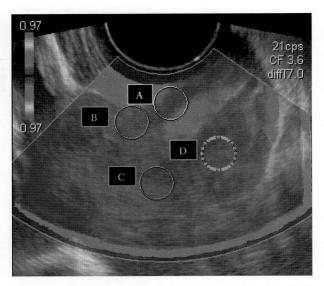

图 170.1 宫颈弹性成像选择感兴趣区域进行量化。区域 A:宫颈外口前唇;区域 B:宫颈内口前唇;区域 C:宫颈内口后唇;区域 D:宫颈外口后唇。(引自 Molina FS, Gomez LF, Florido J, et al. Quantification of cervical elastography: a reproducibility study. Ultrasound Obstet Gynecol 39:685-689,2012)

于第 25 百分位数的妇女早产发生率为 15%(20/135),而应变值小于第 25 百分位数妇女的早产发生率为 2%(1/50)。

目前还有一些其他关于宫颈弹性的研究,主要集中于一个共同问题是力的量化[15]。

2. 胎盘应变弹性成像 少数研究使用 SE 来评估胎盘。例如,Cimsit 等[16]使用 SE 评估了 119 例胎盘组织(其中子痫前期 28 例、有子痫前期病史 15 例、101 例健康对照者),发现早发子痫前期患者胎盘应变比明显升高。因此,如果超声探头的应变力可以标准化,SE 技术可以有更好的应用前景。

(二)动态弹性成像

1. 声辐射力成像 动态超声弹性成像要求组织在一些类型应力作用下产生位移,如超声脉冲。其中一种方法是声辐射力脉冲(ARFI)成像,使用聚焦、长时间、高强度超声脉冲,使组织产生 $10~\mu m$ 的位移[17]。位移强度与组织硬度相关,较软的组织会比较硬的组织位移大。与 SE 相比,这种方法对操作者的依赖性要小得多,但值得注意的是,探头本身产生的压力(如预应力或前负荷)可能导致组织变硬。此外,当评估高度衰减(即吸收超声波)的组织时,由于组织吸收脉冲压力导致超声穿透力受限,另外产生高功率脉冲所需的热能指数和机械指数的限制会引起帧频减低,都可能产生较差的结果[2]。

2. 剪切波弹性成像　剪切波弹性成像(SWEI)是动态弹性成像的另一种形式,与 ARFI 相似也是用激发脉冲使组织产生位移。不同的是,SWEI 量化的是由激发脉冲产生的剪切波速度。激发脉冲辐射产生推力使剪切波在不同位置移动,可以通过追踪剪切波位移,用来评估剪切波速度(SWS)[17,18]。剪切波在较硬的组织中传播速度较快,在较软的组织中传播速度较慢,在简单条件下,E 和 G 可以直接被计算出来。系统可以进行点测量(评估一个区域的速度,大约 5 mm×5 mm)或者进行多点测量产生一个图像(多点扫描发射脉冲波)。因为追踪距离较远,SWS 点测量具有较高的精确性和准确性,但是不能显示出速度/硬度的空间分布差异。与 SWS 点测量相比,SWS 图像具有较高的变异性,因为后者是显示空间分布差异在较短距离追踪的位移。在 SWS 测量时,要选择组织中局部同质的区域,这一点十分重要,要远离会破坏波形传播的区域(如血管)。由于靠近组织边界(包括探头与组织接触的边界)产生的波是无法预测的,因此靠近组织边界或较薄组织中产生的 SWS 可能导致结果偏差。值得注意的是,尽管 SWEI 技术在不断发展(SWS 更为精确的评估算法),但目前还没有一个可靠的度量值来客观评估数据的准确性。

(1)宫颈 SWEI:已经被应用于妊娠期宫颈评估[19-23],但宫颈 SWEI 是一个严峻的挑战。如前所述,薄的、异质性组织破坏了许多量化弹性模型的假设。宫颈组织微观结构很复杂,所以其具有高度衰减性(剪切波能量迅速消失)。宫颈组织的这些特征,尤其是它的厚度(半径 12～15 mm)对剪切波弹性成像的应用造成了一些困难。由于经阴道超声探头的声学原件较大,导致其产生稳定剪切波受限,因此阴道超声探头应用可能不太理想。

Muller 等[19]在一项对妊娠 24～35 周女性的研究中,发现因早产而住院的实验组(n＝81,12％早产)与对照组(n＝27,4.3％早产)相比,SWS 轻微减低。有趣的是,他们发现妊娠第一阶段和第二阶段的宫颈硬度没有明显差别,这一点不同于其他方法(非弹性成像方法)对宫颈硬度的评估结果。他们提到了研究对象在妊娠早期的宫颈硬度差异性较大,这可以解释他们的结果在两阶段无差异的原因。如前所述,我们可以认为出现这种变异性较大的原因是使用了经阴道超声探头。图 170.2 显示如何将感兴趣区域靠近探头(白圈)。他们还发现妊娠第一阶段和第三阶段宫颈硬度存在明显统计学差异。

另一个与其他研究结果不同的原因可能是其他研究人员评估的位置在宫颈内(external os)。事实上,Hernandez-Andrade 等对宫颈进行多个区域的 SWS 评估(包括宫颈内口和外口),并发现 SWS 随着妊娠时间的延长而降低,但只表现在宫颈内口(图 170.3)。

这些研究着重强调了宫颈硬度评估的复杂性。为减少实验差异和宫颈组织固有的生物学潜在差异,应用了经腹线阵探头对宫颈进行纵切和横切扫查(n＝22)[21,22]。与经阴道超声探头相比,线阵探头的声学原件较小,可以更靠近孔径,产生足够的剪切波。

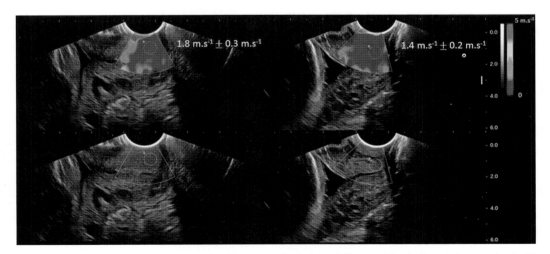

图 170.2　孕妇宫颈弹性成像及 B 型超声图像。左:正常对照组(胎龄 32.6 周),硬度:1.8±0.3 m/s;右:早产子宫活跃状况(PUA)患者(胎龄 32.7 周),硬度:1.4±0.22 m/s。白色圆圈内代表感兴趣区域。(引自 Muller M, Aït-Belkacem D, Hessabi M, et al. Assessment of the cervix in pregnant women using shear-wave elastography: a feasibility study. Ultrasound Med Biol 41;2789 - 2797,2015)

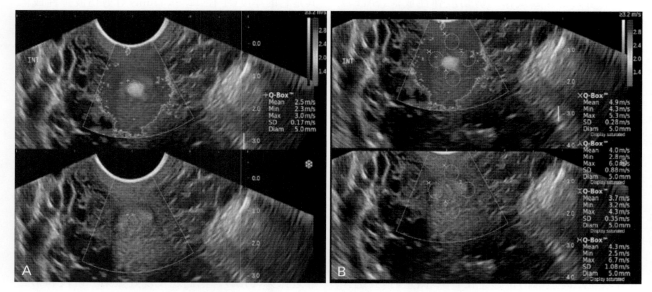

图170.3 经腔内宫颈横断面剪切波成像:(A)宫颈黏膜,(B)前壁、后壁和侧壁区域。彩色弹性图像覆盖于二维超声图像上。颜色条显示与颜色代码相关的剪切波速度。蓝色代表剪切波传播速度较快,与较大密度的组织有关。感兴趣区域(Q-box)大小相似,据中线距离相等。该系统只允许四个区域同时测量,宫颈黏膜单独评估。剪切波传播速度用米每秒表示。(引自 Hernandez-Andrade E, Aurioles-Garibay A, Garcia M, et al. Effect of depth on shear wave elastography estimated in the internal and external cervical os during pregnancy. J Perinatal Med 42:549–557,2014)

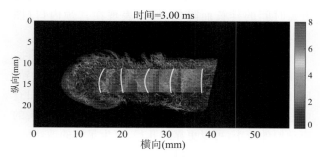

图170.4 声辐射脉冲激发3ms后剪切波位移图像覆盖于宫颈矢状面显微切片上(扫描宫颈后获得)。彩色条代表以 μm 为单位的位移,并且剪切波峰值用白色表示。

图170.4 显示相关剪切波平面覆盖于显微图像上(扫描宫颈后获得)。我们发现 SWS 从宫颈外口到宫颈内口逐渐增大,不仅说明宫颈内口组织更硬,还说明测量点的选择也非常重要。我们还发现成熟宫颈组织(n=13)明显较未成熟宫颈组织(n=9)柔软[21,22]。有趣的是,经体表对未妊娠女性的宫颈研究结果与 Hernandez Andrade 等经阴道对妊娠期女性宫颈的研究结果相似[20]。另一项使用相同方法、相同线阵探头的在体研究,对20名女性宫颈进行评估显示,引产时宫颈成熟前后 SWS 差异明显[23]。

(2)其他妊娠期组织的剪切波弹性成像:动态弹性成像技术已被应用于子宫和胎盘组织。Gennisson 等对6名孕妇宫缩时的子宫进行了研究,并发现宫缩时明显较非宫缩时硬[24]。Kılıç 等使用 SWS 技术对50名孕妇的胎盘进行评估(23名孕妇子痫前期,27名对照组),发现子痫前期孕妇胎盘的 SWS 增加[25]。随着 SWEI 的进一步发展,其产科应用前景将更好。

(三)瞬时弹性成像 瞬时弹性成像从外部产生剪切波(一个可以在皮肤表面产生冲击的活塞)并用超声追踪,这里介绍仅仅是为了弹性成像技术的完整性[26]。目前该技术仅用于肝脏,并且不太可能应用于妊娠组织。

医生须知

如果探头加压可以标准化,SE 评估妊娠组织硬度将更有前景。动态弹性成像技术对操作者依赖较小,应用更有价值,但一项技术广泛应用的前提是对数据的客观评估。一个有临床意义的评估方法需要临床医生、基础科学家和工科领域的合作。

要点

- 虽然触诊是几千年来诊断疾病的关键,最近才被客观量化。
- 由于超声探头标准化施力较困难,SE 可能不适合评估妊娠期宫颈。
- 动态弹性成像技术是一种很有前景的评估妊娠组织的方法,但是在产科方面的应用尚处于早期阶段。
- 弹性成像技术的进一步发展将需要临床医生、基础科学家和工科领域的合作。

参考文献见 *www.expertconsult.com.*

第171章

多普勒超声评估胎儿及胎盘

JENA MILLER | HELEN FELTOVICH | AHMET BASCHAT

孙传青 译，陆彧 任敏 审校

一、引言

多普勒超声可以用来评估各种血管的血流频谱模式，包括孕妇、胎儿和胎盘。结合临床因素对血流频谱进行分析，获取信息可以评估母体对妊娠的适应情况、胎盘阻力和胎儿心血管状况，因此可以在许多情况下指导妊娠管理。多普勒评估可以粗略地分为动脉、静脉和心脏多普勒。多普勒可以通过评估妊娠期子宫动脉、脐动脉（UA）、大脑中动脉（MCA）、降主动脉、静脉导管（DV）、下腔静脉、脐静脉和肝静脉的血流情况，提供胎盘和胎儿循环的重要信息。临床中评估胎盘循环（子宫动脉和脐动脉多普勒）、胎儿大脑中动脉和静脉导管多普勒是最常用的。心脏多普勒主要用于评估心脏舒张功能、整体心肌功能和心脏射血分数或收缩功能，详见于第74～94章。本章主要讨论妊娠期最常检测的血管多普勒和应用（包括子宫动脉、脐动脉、大脑中动脉和静脉导管）。

二、多普勒成像原理

（一）动脉多普勒 动脉多普勒是一种评估动脉血流频谱的简单方法（除冠状动脉外的所有血管床），主要依赖胎儿心脏射血的前向血流、血管弹性特性和血流黏滞度[1]。最相关的测量是收缩期峰值流速（PSV）和舒张末期流速（EDV）。收缩期半月瓣开放血流射血速度达到最大值（PSV），表现为波形中的最高点。舒张期，心脏收缩所产生的正向射血不再能对抗下游血管床的弹性和血液黏度时，血流速度降到最低点（EDV），表现为波形中的最低点。EDV主要依赖下游血管的阻抗，是血管阻力和应变的综合结果，对血压依赖较小，如图171.1正常动脉频谱。

超声束与血流方向夹角为0，是最佳的血流速度测量角度。在这种条件下，超声束的反射强度最高，信噪比高，测得的血流流速与血管内血流的真实速度更相符。多普勒方程描述了频移与实际流速之间的关系，即实际流速乘以超声束与血管夹角的余弦值。因此，超声仪器如果没有角度校正，会导致随着超声束入射角度的增加，血管流速被高估[2]。然而，尽可能减少角度矫正的需求是理想状态，因为一旦入射角超过20°，余弦值会因小的角度变化而迅速下降，从而导致更大的测量误差。相对于半定量多普勒，绝对血流量定量还需要精确测量血管直径。因为声波0°入射角的一致性和血管内径的精确测量是具有挑战性的，所以半定量、非角度依赖的多普勒参数应用于临床。这些参数依赖PSV和EDV之间的关系，与下游血管的阻抗有关。它们包括UA的收缩期（S）与舒张期（D）的比值（PSV/EDV）、搏动指数（PI，PSV－EDV/T_{max}）和阻力指数（RI，PSV－EDV/PSV）。PI提供了最小的变异和误差幅度，因此是最具可重复性的[3]。随着胎龄的增加，这些指标逐渐降低。

胎盘循环可以用子宫动脉多普勒（母体部分）和UA多普勒（胎盘胎儿部分）来评估。子宫动脉多普勒主要测量螺旋动脉和弓状动脉。妊娠早期子宫动脉具有高阻力和高弹性，这些会限制血液进入子宫。随着妊娠的进展和血管网向妊娠滋养层转变，血管壁肌层组织变少，产生了低阻力和高灌注的血管系统[4]。因此，妊娠早期子宫动脉表现为典型的高阻频谱合并舒张早期切迹。妊娠中期，随着胎儿的发育和血管舒张，搏动指数降低，舒张早期切迹也会消失。如果正常进程失败，可以通过子宫动脉持续高阻和持

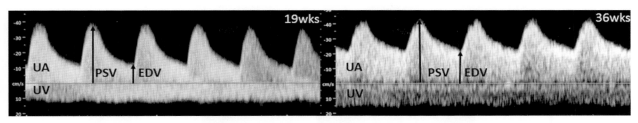

图 171.1 正常动脉频谱。脐动脉(UA)多普勒每个波形代表一个心动周期,最高速度即收缩期峰值流速(PSV),最低速度即舒张末期流速(EDV)。脐静脉无搏动,与脐动脉血流方向相反。妊娠期间 UA 阻力指数下降,主要原因是 EDV 上升。

续存在切迹,提示胎盘发育异常。这会增加孕妇高血压、胎盘功能异常、先兆子痫和胎儿生长受限的风险[5]。

UA 多普勒常用于测量胎儿绒毛血管树的阻抗,它与血管表面积和血管弹性有关。单胎妊娠如果绒毛发芽减少、绒毛萎缩或胎盘血栓形成,阻抗增加[6]。在单绒毛膜双胎妊娠中,直接动脉吻合产生的压力可以产生与胎儿脉压相反的特征波形[1]。

UA 多普勒指数通常随着妊娠进展逐渐下降(表明阻抗下降)。因为绒毛循环的表面积很大,至少 30% 的绒毛血管异常,多普勒指数才会表现为阻抗增加。60%~70% 的胎盘受到影响,UA 多普勒才会表现为舒张末期血流反向或缺失[7,8]。重要的是,认识到脐动脉(和子宫动脉)多普勒指数异常升高的机制是胎盘血管床的组织学特性导致的血流灌注减少。胎儿生长受限、营养不良、酸碱失衡、死胎的风险与多普勒超声异常的程度有关[9]。胎盘功能障碍时,识别 UA 舒张末期血流缺失或反向的是评估胎儿状态重要的第一步。结合 UA 的多条血管多普勒和生物物理参数用于确定胎儿的最佳监测频率,使孕周和神经发育尽可能最大化,确认分娩的时机,同时将胎儿或新生儿死亡的风险降至最低[10,11]。

图 171.2A 正常脐动脉频谱形态。图 171.2B~D 分别是脐动脉阻力增高、EDV 缺失、EDV 反向。

胎儿脑循环可以用 MCA 多普勒评估。MCA 多普勒频谱形态改变需要结合临床进行解释,因为 MCA 多普勒可能受到多种影响其血流阻力指数或血流速度的因素影响,如 PSV。胎儿缺氧时,脑血管扩张,含氧血液优先进入大脑,导致 EDV 升高、多普勒指数下降。这在生长受限的胎儿中被称为脑保护[12]。胎儿心输出量的自动调节和重新分配的早期变化在 UA 频谱出现明显变化前,可以通过脑胎盘比(MCA PI/UA PI)来发现[13]。值得注意的是,胎盘病理主要表现为未成熟的厚壁绒毛,它可能会导致氧气和二氧化碳扩散明显减少,但是绒毛血流灌注变化不

大。这使得 MCA 多普勒在评估胎盘功能方面很重要,因为在脐带血流灌注正常时,孤立的脑保护可能是胎盘功能障碍的唯一征象。这一点在迟发性胎儿生长受限中特别重要,其中心输出量向大脑的重新分布可能是在出现胎儿危害之前胎儿代偿的唯一明显迹象,并且可能预测正常大小胎儿的不良结局[14]。其他因素如胎儿高血压也可以表现为脑血流指数下降[15]。血液黏度变化影响 MCA 的收缩期峰值流速。血流速度加快(PSV 增加)与胎儿贫血有关,反之红细胞增多症时 PSV 下降[16]。生理条件下胎儿的二氧化碳分压($PaCO_2$)是 MCA 收缩期峰值流速的主要调节因子;当胎儿 $PaCO_2$ 增加时,胎盘功能障碍也可能出现 PSV 的增加[17]。

(二)静脉多普勒 典型的静脉频谱特征包括四个时相:S 波(收缩期峰值)、v 谷(心室舒张期)、D 波(舒张早期)和 a 波(心房收缩期),取决于整个心动周期的心房容积压力变化[18]。收缩期血流速度加快达到最大值出现第一个波峰(S 波);随后心室舒张正向血流速度减少出现 V 谷(收缩末期),这标志着此时心房压超过心室压,房室瓣打开;D 波(舒张期正向波)描述舒张早期被动的心室充盈时正向血流速度的增加;接着是一个与心房收缩期相对应的波谷(a 波),作为心室主动舒张的一部分(心房收缩),心房压急剧上升,产生正向血流阻力增加。图 171.3 为正常静脉波形。所有的中心静脉均表现为此波形,且被测量的静脉离心脏越近,搏动性越高。脐静脉是一个例外,它在妊娠 8~12 周后表现为恒定的波形。因为静脉导管弱化了心房压对静脉血管的影响[19]。

尽管新的静脉多普勒指标已被描述,但静脉频谱也可以通过与动脉多普勒相同的原理进行定量和半定量分析[2,16,18]。通常检查的静脉血管、静脉导管表现为整个心动周期中的正向血流,视觉分析可以快速地鉴别波形的缺失或反向,来对波形进行定性分析。中心静脉压升高(前负荷增加)、后负荷增加导致的心

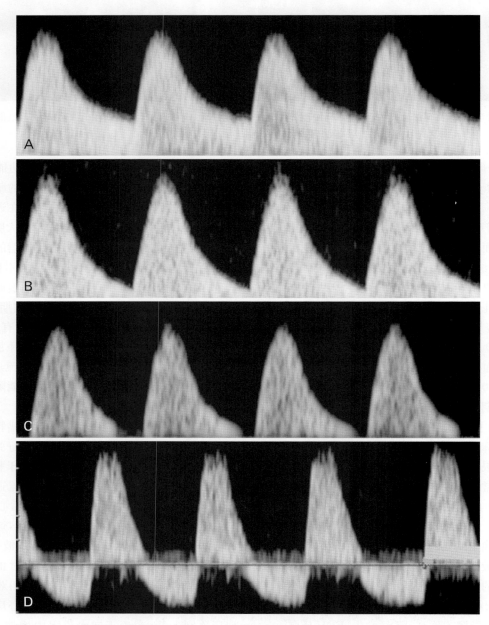

图 171.2 正常的脐动脉频谱：（A）整个心动周期中连续的前向血流；（B）阻力增加表现为 EDV 降低；当至少 $60\%\sim70\%$ 的绒毛血管系统异常时，观察到 EDV 缺失（C）或逆转（D）。EDV 舒张末期流速。

脏正向射血能力减低、血管内径增加、心肌功能障碍或它们同时存在将导致静脉多普勒阻力指数增高[18,20-22]。图 171.4A 显示 a 波缺失，图 171.4B 显示 A 波反向。动脉多普勒指数是描述心脏周期各个阶段正向血流的速度比，与动脉多普勒指数相反，一些静脉多普勒指数包含多重速度（表 171.1）[18,21,23-27]。其中，静脉搏动指数（PIV）是临床上最常用的指标。

DV 将高氧脐静脉血从胎盘输入到胎儿心脏的过程中起着核心作用。监测 DV 血流频谱有助于监测可能的心功能影响因素，其波形与心房的压力-容积变化有关。影响心脏射血功能的因素包括前负荷、后负荷和心肌功能[28]。a 波降低是识别因前负荷或后负荷异常导致的心房收缩期正向血流异常的最敏感和最可靠的指标。心肌功能可以通过 v 波（收缩末期心室舒张）更好评估，因为它与正向血流速度下降有关。

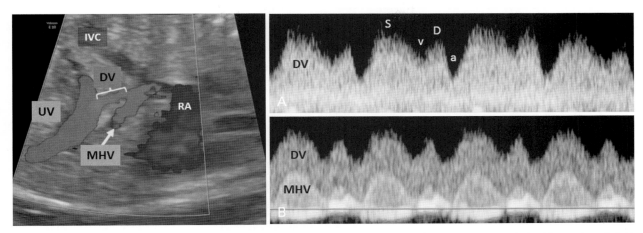

图 171.3 （A）正常静脉导管（DV）波形是正向连续的，并且包括四个时相：收缩期峰值（S）、心室谷（V）、舒张早期（D）和心房收缩期（a）。在实时彩色多普勒混叠的峡部进行测量。如图 B 所示，如果取样框误放或太宽，邻近的血管可能会被无意或同时采样。IVC，下腔静脉；MHV，肝中静脉；RA，右心房；UV，脐静脉。

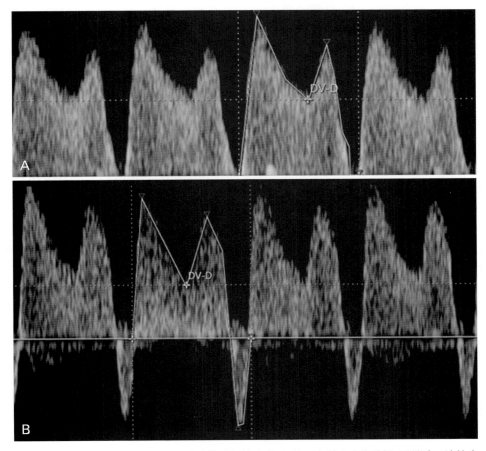

图 171.4 前负荷或后负荷增加，心脏功能进行性障碍，心脏正向射血功能受损，可导致 a 波缺失（图 A）或 a 波反向（图 B）。

表 171.1 静脉导管多普勒指数

DV 前负荷指数	收缩期峰值流速-舒张期峰值流速/收缩期峰值流速
DV 搏动指数	收缩期峰值流速-舒张末期流速/平均最大流速
DV 峰值速度指数	收缩期峰值流速-舒张末期流速/舒张期峰值流速
反向血流百分比	收缩期平均流速/舒张期平均流速×100%
速度比	
S/v	心室舒张期,正向血流进入心房
v/D	舒张早期充盈
D/a	舒张期被动和主动充盈期的正向血流
S/D	心室收缩到早期被动舒张充盈
S/a	心室收缩到主动舒张充盈
v/a	收缩晚期到舒张晚期充盈

注:DV,静脉导管;S,收缩期峰值(S)、心室谷(v)、舒张早期(D)和心房收缩期(a)。
引自 Seravalli V,Miller J,et al. Ductus venosus Doppler in the assessment of fetal cardiovascular health: an updated practical approach. Acta Obstet Gynecol Scand 95:635-644,2016。

(三)评估技术 用于评估母体和胎儿多普勒的基本技术适用于任何血管,理想情况下,测量应在没有胎动或呼吸的情况下进行。一般来说,感兴趣血管的识别可以通过缩小和放大图像来优化视图。调节焦点范围到被测量的血管区域。彩色多普勒取样框置于指定的感兴趣区域。根据血流条件来调节增益和脉冲重复频率。这些调节将最大化地提高多普勒测量帧频。使用脉冲多普勒并将取样框放在血管上,理想状态是取样框与血流方向夹角为 0°。理想扫描速度是显示 4~6 个频谱,并且频谱波形占多普勒屏幕高度的 75% 左右。如有需要,可以通过校正角度,以最佳估测血流速度[29]。

UA 多普勒指数因测量位置在近胎儿侧、胎盘侧还是脐带游离段而不同。胎儿侧 UA 阻力最高。UA 多普勒最好在脐带游离段测量,这使得测量难以标准化并获得准确测量结果。因此,采样位置的选择取决于临床情况。

子宫动脉在跨越髂外动脉靠近宫颈内口,其分支进入弓状动脉前最容易评估。可以通过经腹或经阴道超声进行测量。子宫动脉应该在双侧重复测量,并观察舒张期是否有切迹存在。子宫动脉的收缩期峰值流速通常大于 50 cm/s,这有助于与弓状动脉区分。

MCA 在沿着蝶骨翼通过顶颞窗成像最好。与 UA 不同,MCA 通常与超声束接近平行,这意味着很容易获得与血流方向呈零度的测量角度。MCA 的 PSV 应该在靠近 Willis 环的 1/3 处进行测量,因为 PSV 沿着血管走行逐渐下降。为了评估血管搏动指数和脑胎盘比,参考范围建立在血管远端较直的部分[30]。

DV 可通过上腹部进行纵向或横向观察。峡部是这条喇叭状血管最狭窄的部分,利用彩色多普勒高速正向血流和彩色混叠特性很容易识别。脉冲多普勒取样框入射角尽可能接近 0°,将其放置在 DV 峡部[31]。取样容积宽度应小于等于 2 mm,避免无意中测量到附近的血管。使用超过 48 cm/s 的高速彩色多普勒标尺有助于区分 DV 和其邻近的低速静脉血管[32]。正常的 DV 波形表现为:PSV 范围为 48~71 cm/s,PDV 范围为 31~58 cm/s,与胎龄有关[32,33]。通过非角度依赖的多普勒参数进行定性(a 波缺失和反向)或半定量评估可获得良好的频谱波形。

(四)多普勒超声的临床应用 多普勒超声可用于评估各种母体-胎儿循环间的血管床。因此,它被用于临床诊断和管理多种疾病,包括胎儿生长受限(见第 110 章)、双胎输血综合征(见第 162 章)、胎儿水肿(见第 122 章和第 123 章)和胎儿心律失常(见第 95 章)。经常需要进行一系列的评估来监测胎儿代偿、疾病进展、胎儿失代偿及胎儿对干预和治疗措施的反应情况。

医生须知

应用多普勒评估母体和胎儿循环有助于了解母体对妊娠的适应情况、胎盘功能障碍、胎儿心血管状况,有助于对管理某些妊娠并发症。多血管、非角度依赖的多普勒参数进行定性和半定量评估,比单血管评估更能够获得完整的临床资料。需要将胎儿、母体多普勒参数和评估胎儿健康状况的其他工具相结合,来确定临床管理措施和检查频率。

要点

● 动脉多普勒超声的直接相关测量指标是 PSV 和 EDV。

- 用于描述血流的半定量、非角度依赖的多普勒参数包括 UA 的 S/D（PSV/EDV）、PI（PSV－EDV/T_{max}）和 RI（PSV－EDV/PSV）。
- 胎儿生长受限中，UA 多普勒是明确胎盘功能障碍最有用的参数。
- MCA 多普勒是胎儿贫血的首选非侵入性检查手段。
- DV 波形反映胎儿心脏压力-容积变化，与胎儿心脏正向射血功能相关，可用于管理具有心血管损伤/恶化风险的胎儿。
- 需要整合母胎循环多条血管的多普勒参数，来完成对多种胎儿情况的更完整的临床评估。

参考文献见 *www.expertconsult.com*.

第172章

产科磁共振成像

JENA MILLER | HELEN FELTOVICH | AHMET BASCHAT

孙传青 译,陆彧 任敏 汤丽华 审校

一、引言

胎儿生长发育评估和先天性异常筛查是产前护理的基本要素。超声成像因其便捷、成本低廉、应用广泛,仍然是首要的检查手段,但受一些限制因素的影响,有时会导致超声结果与孕妇期望不符,或遭受误诊相关的法律问题[1-5]。与超声相比,磁共振成像(MRI)较少受胎儿体位、羊水过少、多胎妊娠或孕妇肥胖的限制。它可以在真正的解剖层面上提供高对比度的图像。在过去的10年里,MRI的数据采集时间缩短,消除了胎儿镇静的需要,因而它已从一个高针对性(主要对胎儿大脑进行评估)的检查工具[6-10],变成一个实用性强、可重复检查的方法,多方面应用于胎儿评估[11-12]。

然而,MRI不是标准的筛查工具,而仅是用于解决超声提出的特殊问题,帮助解决某些高危情况。例如,MRI可以识别前次妊娠异常现象轻微的复发迹象,或当怀疑胎儿感染或缺血时可能导致的胎儿脑损伤[13,14]。MRI也可以提供某些功能信息,从而成为评估胎儿大脑或胎盘生理功能的常用方法[15,16]。重要的是,临床医生应该在清晰掌握相关的超声检查、胎儿解剖和病理生理情况的前提下进行MRI评估[17]。

二、成像技术

1983年,Smith等[18]首次报道了将MRI应用于妊娠评估的情况,从此MRI技术发生了巨大的变化。大多数胎儿MRI使用1.5 T。最近一些报道指出,更强磁场(3T)的潜在益处,其优势是信号强度和分辨率的提高,然而也会出现胎儿运动伪影和射频功率沉积增加等问题。

MRI成像速度的提高减少了胎儿运动伪影,从而不再需要对胎儿进行镇静。快速T2加权成像(通常为20~30 s)、单次激发快速自旋回波(SSFSE)或半傅里叶采集单次激发快速自旋回波序列(HASTE)(西门子,埃尔兰根,德国)和快速采集弛豫增强(RARE;布鲁克,埃特林根,德国)主要用于胎儿MRI检查。这些序列提供了良好的分辨率,并且在表面成像(因羊水和脑脊液表现为高信号)和旋转分析方面表现优异。用梯度回波T2加权图像进行回波平面成像(T2*)可以检出慢性出血病变和钙化,如含铁血黄素沉积和钙化会导致长回波时间(TE)序列上信号丢失[21]。

因含水多T1加权序列空间分辨率和对比较低。然而可以作为T2加权成像的补充,如脑皮质层状坏死和钙化型白质软化[22]。一般来说,T1加权序列使用梯度回波序列,有助于评估出血、脑垂体轴、甲状腺和肠道中的胎粪,还可以帮助定位膈疝胎儿的肝脏。

弥散加权成像(DWI)序列,可以发现早期缺血性病变,可用于评估高危病例[23]。DWI可定位肾脏,功能正常的肾实质成像为明亮的DWI信号[24]。功能性成像序列应用更为普遍,尤其是中枢神经系统,包括示弥散张量神经纤维束示踪成像、脑代谢单体素波普成像和血氧水平依赖(blood-oxygen-level dependent,BOLD)成像[25-29],功能成像也是新兴的活体胎盘评估手段[15]。

三、检查时间

任何阶段的妊娠均可应用MRI[30],但通常用于妊娠 20~22 周及之后的胎儿,因为妊娠 18 周之前胎儿较小,运动伪像往往会影响检查结果。它在妊娠管理方面起到至关重要的作用,如果检查目的是确认胎儿发育不良,注意当地关于终止妊娠的法律可能会有规定的时间。然而,如脑皮质发育是否完善和分娩时相关气道影响等问题只能在妊娠后期处理。

四、胎儿结构评估

(一)脑 由于 MRI 具有良好的软组织对比分辨率,能够区分胎儿的大脑结构,如脑皮质沟/回、颅后窝结构和脑脊液腔。然而大脑发育是一个动态的过程,因而识别不同妊娠期大脑的正常 MRI 表现很重要,可以避免假阳性或假阴性诊断。例如,妊娠中期胎儿颅脑畸形导致的形态学特征与大脑发育更成熟的形态学特征不同[31-34]。因此,应连续动态观察脑沟回形态(图 172.1),并与发布的参考范围相对比[35]。重要的是,MRI 不仅能评估颅骨,还能评估发育中的大脑,从而避免了因大脑周围间隙异常而引起的误差。

MRI 时不同的组织结构产生不同的信号,因此可以描绘胎儿的大脑结构。例如,生发基质中致密的神经元(紧靠脑室的致密细胞层)在 T2 加权图像上表现为低信号,T1 加权图像上表现为较高信号。而胎儿脑白质因含水量较高,且缺乏髓鞘的形成,故表现为相反的信号特征(T2 高信号和 T1 低信号)。妊娠中期,源自生发基质的神经元从脑室壁迁移至大脑表面,在妊娠 20~28 周时,由迁移细胞形成 5 层结构(图 172.1)[35]。髓鞘形成主要发生于出生后,但是也可以通过 T1WI 高信号在胎儿的某些结构中检测到。

胎儿大脑 MRI 常见适应证包括:①脑室扩张;②中线缺陷,如胼胝体发育不全;③颅后窝异常;④大脑皮质异常;⑤有结节性硬化症、胼胝体发育不全、无脑畸形等脑结构异常家族史胎儿的筛查[17,36-38]。尽管大多数异常可以由超声诊断,但是 MRI 似乎具有更高的重复性和敏感性,可以提高超声的诊断水平。

1. 脑皮质 胎儿正常大脑组织 MRI 成像特点是早期表现为表面光滑,后期逐渐成熟出现皮质沟。胎儿 MRI 上的脑沟发育程度是与孕龄相关的皮质发育指标。其主要的标志是大脑外侧裂通常在妊娠 28~30 周发育,因此在此孕周前不能排除脑皮质发育异常[22,39,40]。大脑皮质沟回异常类似早产表现时,应怀疑脑皮质发育异常。皮质病变根据病理生理过程来定义,大致可分为迁移不足、迁移过度和结构异常[41,42]。迁移不足导致 1 型无脑回畸形(巨脑回、浅脑沟)和脑灰质异位(T2 表现为脑室壁下低信号病灶)。脑灰质异位需与结节性硬化症中室管膜下结节进行鉴别。异位结节在 T2 加权像上表现为低信号,T1 加权像上表现为高信号。室管膜下巨细胞星形细胞瘤比较罕见,通常发生在侧脑室壁靠近脑室间孔处(图 172.2)。迁移过度导致具有典型 Z 形脑干的 2 型无脑回畸形(Walker-Warburg 综合征)[43-45]。神经元细胞结构异常引起多小脑回,由于大脑皮质表面过度折叠,形成大量小而浅的脑回。相关原因有感染(通常是巨细胞病毒)、基因异常和缺血[13,14]。最常发生在大脑外侧裂周围。

2. 脑室 妊娠期的胎儿脑室与大脑皮质发育一样也会发生变化[46,47]。早期因脑实质发育相对薄弱,脑室结构比较凸显。妊娠 23 周以前,生理上侧脑室后角相对于前角表现为不成比例的宽大,在胎儿 MRI 上表现明显,之后侧脑室后角逐渐缩小。妊娠 15~35 周,正常侧脑室宽度保持不变(≤10 mm),且表现为外侧缘呈凹面向内的弧形[48,49]。

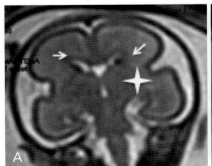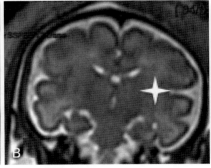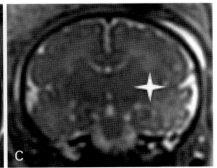

图 172.1 单次激发快速自旋回波 T2 加权冠状面,动态显示正常胎儿脑成熟过程。(A)妊娠 26 周;生发基质(白色箭头)T2 呈低信号带,位于脑室壁下方;(B)妊娠 31 周;(C)妊娠 36 周:注意脑沟回的形成。大脑外侧裂(星形)是评估脑沟的主要标志(白色星标位于左侧大脑外侧裂)。

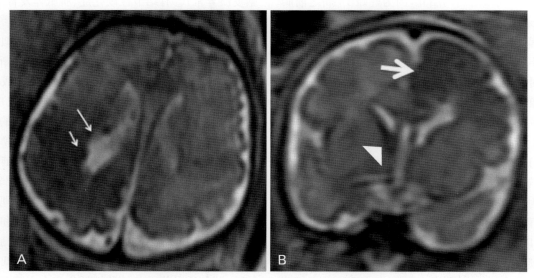

图 172.2　妊娠 33 周胎儿结节性硬化症。(A)横断面单次快速自旋回波 T2 加权像:室管膜下结节位于侧脑室壁,表现为 T2 低信号(白色细箭);(B)冠状面单次快速自旋回波 T2 加权像:室管膜下的巨细胞星形细胞瘤通常发生在侧脑室壁靠近室间孔处(白色箭头),表现为 T2 低信号伴有脑皮质发育不良(白色粗箭)。

超声发现脑室扩张是进行胎儿 MRI 检查的主要指标之一,以发现相关的大脑病变[10,49-53]。脑室的形状可以提供重要的信息:侧脑室后角增宽与胼胝体发育不全有关,侧脑室后角尖锐常伴 Chiari Ⅱ 型畸形。中脑导水管狭窄与侧脑室后角、第三脑室扩张和脑外液减少有关。脑室出血是中脑导水管闭塞的一个潜在原因,可以由 MRI 诊断(T1 高信号)。缺血或感染导致的脑室扩张,引起脑萎缩时,可能与脑穿通畸形有关,可以由 MRI 诊断。

3. 脑中线结构　透明隔是一层纵向的薄膜,将上面的胼胝体和下面的穹窿隔开,并分隔侧脑室前角(图 172.3)。透明隔发育与胼胝体密切相关。在胎儿发育过程中,透明隔充满脑脊液,称为透明隔腔[31,54]。在正中矢状面 T2 加权像上,胼胝体位于透明隔腔上缘,呈"C"形低信号结构。它的长度、宽度和厚度随胎龄增长而增长[55,56]。

胼胝体发育不全或发育不良(图 172.4)(见第 34 章)是最常见的先天性脑畸形,超声发现侧脑室后角平行、透明隔缺失是胼胝体发育不全的可疑征象。此时,MRI 应该用于排除相关的颅内或颅外异常,如脑皮质发育异常、脑实质病变、脑干或小脑异常。可伴发半球间脂肪瘤和半球间囊肿等病变[55,57,58]。

4. 颅后窝　脑桥曲与小脑半球同时发育。妊娠 25 周后,大脑正中矢状面评估脑桥的初级曲是必不可少的。小脑横径随妊娠时间的延长不断增加,可以

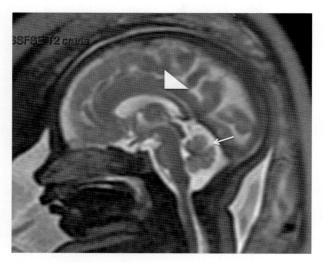

图 172.3　妊娠 31 周正常胎儿大脑的正中矢状面单次激发快速自旋回波 T2 加权像。胼胝体是完整的,表现为 T2 低信号(白色箭头)。注意颅后窝,内有正常的小脑蚓部和原裂(白色箭)。

在 MRI 横断面和冠状面上测量。妊娠 20 周后,可以在 MRI 横断面和正中矢状面上观察到小脑蚓部。因为妊娠 24 周后髓鞘形成,中脑背侧和脑桥在 T2 加权上表现为低信号,T1 加权上表现为高信号[31,59-61]。

进行 MRI 检查一个常见的原因是小脑颅后窝扩张(>10 mm)(见第 37 章)。MRI 在评估和全面分析小脑、小脑实质、小脑蚓部和脑干方面,明显优于超声。如小脑横径明显减小,常见于小脑发育不全或发

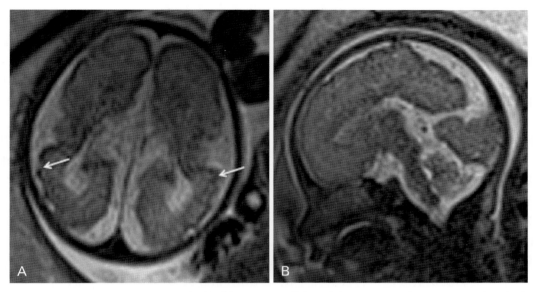

图 172.4　妊娠 31 周胎儿非孤立性胼胝体发育不全。(A)横断面单次激发快速自旋回波 T2 加权像:双侧多小脑回(白色箭);(B)矢状面单次激发快速自旋回波 T2 加权像:无胼胝体。

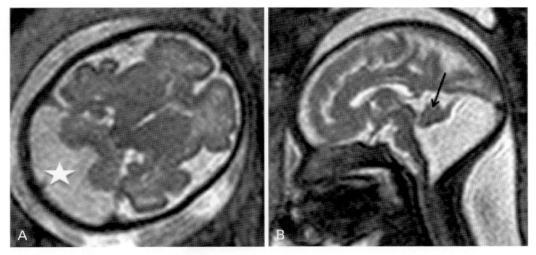

图 172.5　妊娠 31 周胎儿 Dandy-Walker 畸形。(A)横断面单次激发快速自旋回波 T2 加权像:颅后窝池增大(白色星形),小脑蚓部缺失;(B)矢状面单次激发快速自旋回波 T2 加权像:小脑幕抬高,同时小脑蚓部位置升高并且受压(黑色箭)。小脑蚓部的大小和形状将决定预后。

育不良,蛛网膜囊肿时小脑可受压,小脑幕的位置和第四脑室的形态可以诊断 Dandy-Walker 畸形(图172.5)。其他导致颅后窝池扩张的原因包括 Blake 囊肿,定义为原始第四脑室退化失败。颅后窝池缩小见于 Arnold-Chiari 畸形,此时应检查是否存在脊膜膨出,提示进一步行 MRI 检查[62]。

5. 获得性脑损伤　胎儿获得性脑损伤的原因包括缺血性梗死、出血、肿瘤或感染。产前感染颅内的主要征象是脑室扩张、脑室周围钙化、小头畸形、多小脑回和小脑发育不全。对于证实为胎儿感染的病例

应进行系统的 MRI 检查,可以检测出脑皮质病变和脑白质中的高信号,尤其是颞叶[63]。脑缺血病变会导致脑组织损伤,伴有脑穿通畸形或脑裂畸形[64]。MRI 可以诊断脑损伤,包括双胎输血激光治疗后的并发症[13]。

出血灶可以通过 T1 加权序列和回波平面序列诊断[65]。出血性和实质性萎缩最常见的病因是血管病变、Galen 畸形[66](见第 42 章)。

(二)胸腔和肺脏　胎儿最常见的肺部病变是先天性膈疝(congenital diaphragmatic hernia, CDH)、支

气管肺隔离症、先天性肺囊腺瘤样畸形、支气管囊肿、先天性高位气道阻塞综合征及支气管闭锁。因为正常胎儿的肺和气道主要被羊水充满,T2加权像表现为相对高信号,便于评估肺容量和解剖形态[67](图172.6)。MRI可以区分胎儿肺内的囊性扩张与囊肿、隔离肺,识别血管与支气管树的关系。囊性扩张与支气管树相通,由肺循环的动脉供血和静脉引流,可与囊肿和肺隔离症区别(与肺隔离症相反)。肺囊腺瘤的亚型不同,囊肿的大小不同,MRI可以更好地描述不同亚型的肺囊腺瘤。在支气管闭锁或堵塞的情况下,节段或亚节段的闭塞在T2成像上很容易发现,表现为扩张的高信号管状结构。肺隔离症起源于副肺芽,由功能不全的肺组织组成,与气道没有正常沟通,由异常的体动脉血供,可以通过MRI评估。

　　MRI评估胎儿肺脏疾病较超声检查有几个优势:有助于确诊、评估气管解剖结构和肺部病灶大小、发现伴发的细微异常,并提高胸部异常的检出率[34,68,69]。MRI最大的贡献可能是在CDH的诊断上(图172.6)。实际上,MRI可以帮助确定肝脏位置,评估疝出的内容物,发现常见的相关异常,评估正常肺容积。肺容积反映了肺发育不全的程度,与胎儿出生预后直接相关。肺容积必须按照胎龄进行标准

化测量,使用肺头比和/或实际肺容积与预期值比值进行量化[70-72]。MRI也可以发现疝内容物中的囊性结构,与更好的预后有关[73]。最后,基于弥散加权成像和光谱成像,MRI有助于评估肺成熟度[74,75]。

　　(三)颈部和面部　颈部肿块很少见,MRI特别有助于发现相关的大脑异常,并评估病变的程度,以帮助制定分娩计划(例如,是否需要分娩后治疗)[76]。

　　(四)胃肠道和泌尿生殖畸形　MRI可以通过在动态序列上囊袋征,提高食管闭锁的产前诊断率,也可检测其他相关畸形,包括气管食管瘘[77-79]。因为MRI视野广阔,组织对比优于超声,胎粪在T1序列表现为高信号,故MRI可以辅助评估扩张肠管,鉴别近端和远端梗阻(图172.7和图172.8)。

　　对于腹壁缺损的病例,如腹裂(见第20章)和脐膨出(见第21章),仅凭超声很难识别这些体外结构。MRI可以评估腹壁缺损大小,计算肺容积,还可用来筛查可能被超声忽视的脐膨出病例的其他相关异常[80-82]。

　　胎儿MRI的另一个应用是识别腹部囊性包块[83],如囊性淋巴管畸形中的卵巢囊肿。MRI可以帮助识别囊性淋巴管畸形邻近受压的结构,并鉴别胆总管囊肿、肠重复囊肿或肾/肾上腺囊肿[83]。

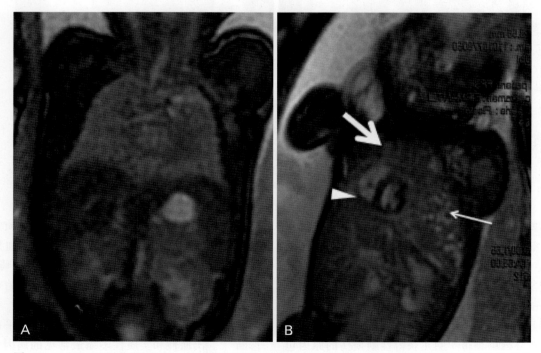

图172.6　妊娠28周胎儿的肺脏。(A)冠状面单次激发快速自旋回波T2像:28周正常肺脏在T2为高信号;(B)冠状面:28周胎儿左侧孤立性先天性膈疝:肠袢突出(白色细箭),左肺未显示。心脏移位至右侧(白色箭头),右肺稍受压(白色粗箭)。

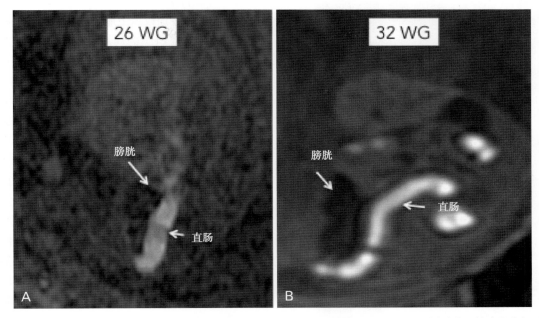

图 172.7 正常肠道：矢状面 T1 加权梯度回波成像。(A)妊娠 26 周胎儿；(B)妊娠 32 周胎儿。结直肠在妊娠早期(结肠 MRI)可根据妊娠 20 周后肠内胎粪(一种蛋白液体)在 T1 加权序列上产生的高信号进行特征性诊断。

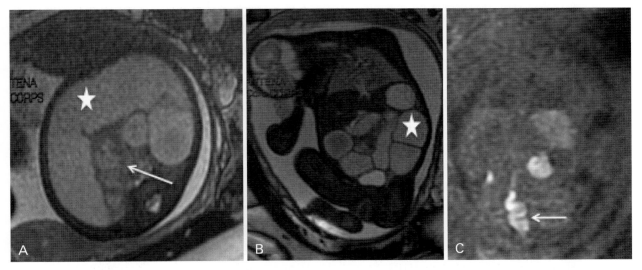

图 172.8 妊娠 29 周胎儿远端肠闭锁。(A)横断面单次激发快速自旋回波 T2 图像：扩张的肠管呈 T2 高信号(白色星形)，与正常肠管(白色箭)相邻；(B)冠状面 SSFSE T2 图像：肠管扩张(白色星形)；(C)冠状面 T1 梯度回波图像：小结肠、小直肠 T1 呈高信号(白色箭)。

涉及胎儿肾脏和膀胱最常见的异常，超声是主要的检查方式，但容易受羊水过少的影响，而这对 MRI 无显著影响。事实上，由于 MRI 为多平面成像，可以用于分析肾实质、肾盂扩张的程度和范围、输尿管扩张、输尿管膨出、男性胎儿的后尿道和消化系统(图 172.9)[84,85]。

最后，泌尿生殖系统异常是复杂的，尽管它们预后明显不同，但它们常有相似的临床表现。当超声无法区分永存泄殖腔、泌尿生殖道窦、单纯性生殖道梗阻、畸胎瘤及骶前脊髓脊膜膨出等畸形时，MRI 可以帮助评估这些畸形[86]。具体来说，MRI 可以通过确认直肠(T1 高信号)、阴道积液、子宫和膀胱的存在来区分泄殖腔和泌尿生殖窦[87]。

(五)心脏 先天性心脏缺陷是最常见的先天性

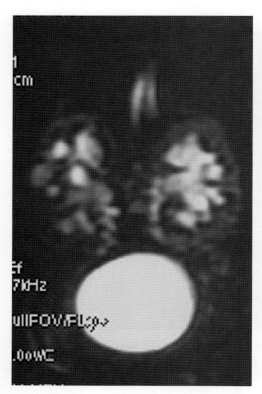

图 172.9 妊娠 33 周胎儿的尿路 MRI:冠状面。特定的 T2 序列(Haste 序列)呈现整个扩张的泌尿系统。

异常,且常与心外畸形有关[88]。胎儿超声心动图仍然是评估的金标准,但 MRI 可以发现心脏以外的病变和/或大脑发育异常[89,90]。胎儿心脏 MRI 需要进一步的技术发展克服如需要门控、胎儿心脏快速运动、胎儿运动影响的问题[88]。

(六)骨骼 通常超声可以更好地评估胎儿骨骼,但是当需要评估软骨和肌肉时,MRI 可能更有助于评估骨骼发育不良[9]。

四、其他方面应用

(一)胎盘 MRI 检查视野宽阔,对比分辨率高,主要用于评估胎盘异常性浸润、胎盘肿瘤或胎盘血肿。正常胎盘组织 T1 加权像表现为低信号,T2 加权像表现为相对高信号。妊娠晚期出现的不均质区域可能与胎盘梗死、坏死或纤维化有关[91]。绒毛膜下出血在 TI 加权像上可见信号增强。在过去的几年里,人们对 MRI 诊断胎盘异常性浸润的兴趣越来越大,MRI 功能成像也被用于胎盘血管特性的研究。

胎盘异常附着定义为一系列胎盘组织异常附着于子宫肌层的疾病,包括前置、植入、穿透性胎盘(图172.10)(见第 97 章)。产前评估制定分娩计划,可以

降低产妇发病率[92]。根据文献报道,胎盘植入应满足以下特征:T2 加权像上胎盘内信号强度不均,肌层边界与外生胎盘组织的局部性中断,T2 加权像上胎盘暗带、异常子宫膨出、子宫肌层与胎盘之间整个界面在 T2 加权像上呈低信号和胎盘侵犯邻近器官(如膀胱壁不规则或隆起)[93,94]。近期研究表明,造影剂可以提高诊断准确性,特别是对缺乏经验的放射科医生,但只能用于妊娠 30 周以上不能确诊或仅靠常规MRI 检查序列不能排除者[30]。

最近 MRI 技术的发展为胎盘成像提供了新的视角,基于功能 MRI(fMRI)工具来探索血管化、氧合和代谢[15]。DWI 和体素内不相干运动 MRI 研究提供了胎盘组织血管化信息和结构信息。与正常妊娠相比,宫内生长受限(IUGR)表现为表观弥散系数和灌注分数(f)明显降低。BOLD 和氧增强 MRI 使用血红蛋白作为内源性造影剂。当感兴趣器官的氧合状态发生改变时,T2* 信号强度会发生改变。BOLD MRI 可作为检测胎盘功能不全的无创性诊断工具,用于鉴别 IUGR 和正常胎儿。1998 年,动脉自旋标记 MRI 依靠磁化标记水分子来量化血流,这是第一个用于研究人类胎盘的功能 MRI 技术[95]。最后,动态增强 MRI 可以量化胎盘灌注、渗透性和血容量分数,但是需要钆造影剂,其应用仅限用于益处大于风险的情况下。功能 MRI 仍在发展中,其在胎盘功能不全的检测和管理方面很有前景[15]。

(二)尸检 MRI 可能为常规尸检提供一种可接受的替代方案。微创尸检将 CT/MRI 与靶向活检相结合,与常规尸检在确定死亡原因和检测重大异常方面具有相似的准确性。因此,MRI 有助于提高死产和异常终止妊娠胎儿的尸检的检出率[96]。

(三)阵痛和分娩 MRI 已被用于正常分娩[97],可以用来测量胎儿体积、体重[98]和产妇的骨盆大小[99],有助于监测胎儿出生[100],但目前因成本、便捷性和准入问题使 MRI 完全用于胎儿筛查还不切实际。

五、安全问题

MRI 不会让胎儿暴露于电离辐射,但构建图像的磁场和梯度是有潜在危害的。美国放射学会指南声明"目前的数据没有任何关于磁共振成像对发育中的胎儿产生有害影响的结论",但病例数量不足以得出明确的结论,尤其是使用高强度(大于 1.5 T)磁场时[19,101,102]。影像诊断指南建议,妊娠和哺乳期不要使用钆造影剂增强,除非益处明显大于风险[103]。吸

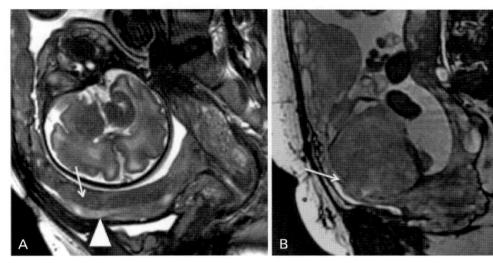

图 172.10 前置胎盘的 MRI。(A)矢状面稳态自由序列:前置胎盘无植入,可见子宫肌层(白色箭头)和清晰的胎盘(白色细箭);(B)矢状面稳态自由序列:胎盘植入,伴有胎盘不均质和突起。值得注意的是,子宫肌层和相邻的胎盘之间没有明确的界限。

收率(与组织吸收必要的射频能量产生 MR 信号时潜在的升温有关)也应密切监测,因为系统限制并不总是针对妊娠期设定的。胎儿 MRI 的优点和安全性,包括对长期预后的影响,应该在大规模的研究中进行评估。

医生须知

　　MRI 已经成为一种越来越常规的产前成像方法。当超声发现异常但无法证实时,MRI 可能有助于提供有用帮助,并提供功能信息。开放或半开放磁场的发展,能够容纳体重超过250 kg 患者检查,将扩大产科适应证。一个开发和解释胎儿 MRI 程序的团队是必要的,此外,还包括提供产科护理人员、超声、MRI、高危妊娠和儿科影像等方面的专家。

要点

- 胎儿 MRI 尚未纳入标准,仅用于解决超声发现的特定问题,或者用于某些高危情况(如确定胎儿颈部肿块的范围以制定分娩计划)。
- 最近,胎儿 MRI 的适应证有所增加,而且在不久的将来很可能进一步扩大。
- 执行和解释 MRI 检查要求对超声检查发现的转诊病例有清晰的认识,包括相关的胎儿解剖学和病理生理学。
- 胎儿 MRI 在围产期护理中的优势、安全性和它对远期结果的影响需要大规模地研究评估。

参考文献见 *www.expertconsult.com*.

第173章

三维超声：技术和临床应用

BORIS TUTSCHEK

杨宏宇 译，陆彧　任敏 审校

一、引言

胎儿解剖结构是三维立体的。实时超声检查获得的横切面是对解剖结构的人工还原，形成一个静态图像，来捕捉标准切面或特定病理学本质。获取良好的超声立体成像并非易事，与单个横断面图相比，立体成像可以提供更详细的检查信息，这类似于可显示多个相邻区域的视频。

二、容积成像

三维超声容积成像可以通过两种主要方式呈现，即断面成像或表面渲染成像。横断面（容积成像中的任意平面）是在一个单一平面或两个/三个平面（通常是正交面）成像，后者通常称为多平面显示（图173.1）。在检查解剖结构之前，应使用标准的多平面显示模式对准体积数据（图173.2，面部采集，对齐）。对于不在直线平面上的解剖结构扫查可以使用曲面扫查，如胎儿上颚（图173.3）。多平面显示通常称为断层成像（图173.4）。表面渲染成像特定地用于显示组织表面，包括软组织（如透过羊膜腔显示面部）、骨骼（如从外部或内部显示颅骨）或两者的混合（图173.5）。

三、成像技术

任何包含感兴趣区域的容积数据都能够提取诊断信息，这种说法是一种错误或者过于简单的理解。决定三维超声诊断质量三个主要因素包括容积数据的采集和一致化、容积成像对比增强和表面渲染。每一项都需要物理知识和仔细操作。

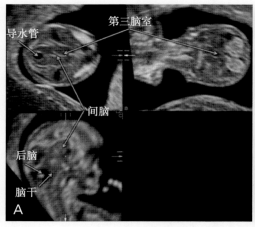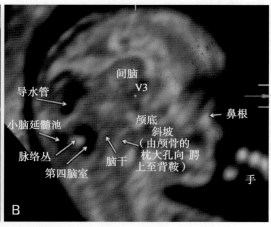

图173.1　头臀长44mm的正常胎儿头部的多平面成像（对应于停经11周）。容积数据是经阴道超声于正中矢状面获取，并与解剖结构对齐。参考点置于第三脑室，并使用容积对比度增强（1mm切片厚度）。（A）横切、冠状和矢状面的多平面显示；（B）矢状面，从同一容积数据中获取（标记选定解剖结构）。

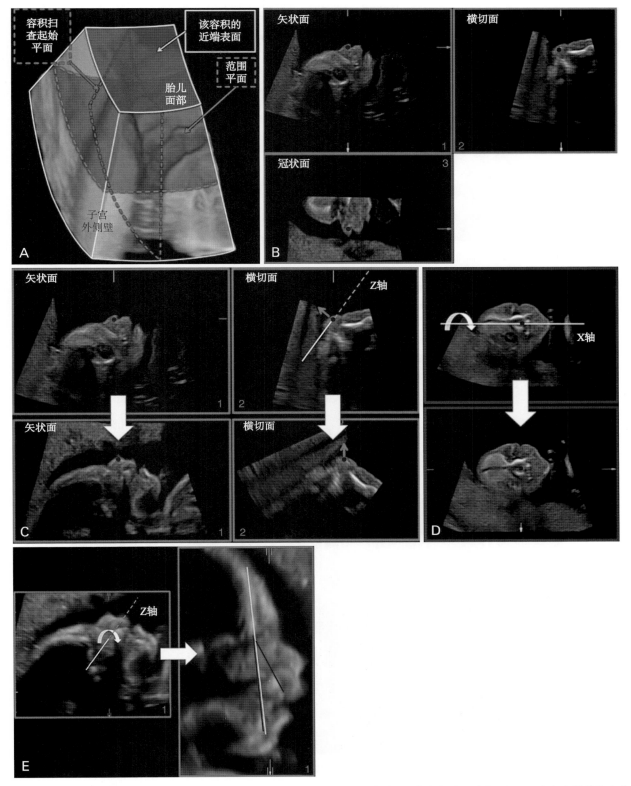

图 173.2 通过容积采集、逐步对齐和旋转的系统方法，以获取妊娠 21 周正常胎儿面部的标准正中切面(3)。这个容积采集来自一个胎儿，由于胎儿面向侧面，无法使用实时扫描获得其轮廓。首先，选择与轮廓最接近的部分作为扫描起点。图 B～E 显示了逐步提取和最终的轮廓分析过程。(A)容积采集后，存储数据，但通常不显示。为了更好地理解对齐，显示了整个容积图像，并指示了容积扫描起始平面(图 1)和扫描范围平面(图 2)。(B)参考点是三个正交平面的交点(在图 1～3 的近矢状面、横切面和冠状面上用红点标记)。在多平面显示中，参考点被置于一个易于识别的结构上，如鼻尖。(C)使用图 B 中的容积旋转，通过围绕 Z 轴旋转(箭头)，使鼻的方向直立旋转(称为平面内旋转)。(D)调整图 C 中的明显不对齐的地方，使用图 C 的 X 轴旋转，以显示冠状面。(E)最后，使用上颌-鼻根-下颌角(黑线)和面部轮廓线(白线)垂直旋转获得完全对齐的正中轮廓来进行研究。

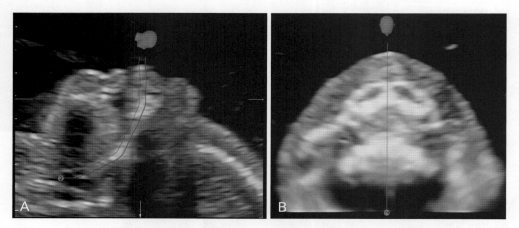

图173.3　使用曲面重建正常胎儿上颚。使探头平行于胎儿上颌骨和下颌骨前缘对胎儿轮廓进行正面超声扫查来获取体积。弯曲的重建平面[由矢状面（A）中的线所示的位置]显示了（B）中整个硬腭和软腭至腭垂。[引自 Tutschek B，Blaas HG，Abramowicz J，Baba K，Deng J，Lee W，et al. Three-dimensional ultrasound imaging of the fetal skull and face. Ultrasound Obstet Gynecol（Epub ahead of print），2017]

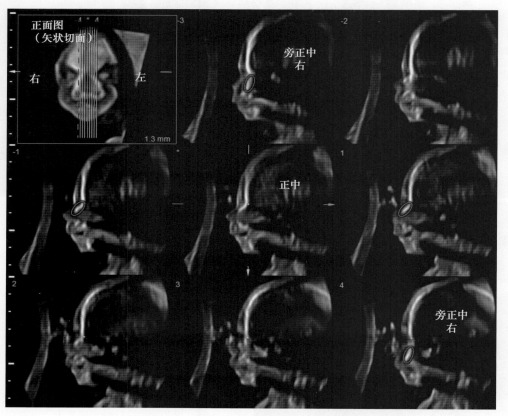

图173.4　正常胎儿轮廓的断层成像。相邻断层间距允许区分两侧的鼻骨（圆圈，图像-1和1）和上颌突（圆圈，图像-3和4）。[引自 Tutschek B，Blaas HG，Abramowicz J，Baba K，Deng J，Lee W，et al. Three-dimensional ultrasound imaging of the fetal skull and face. Ultrasound Obstet Gynecol（Epub ahead of print），2017]

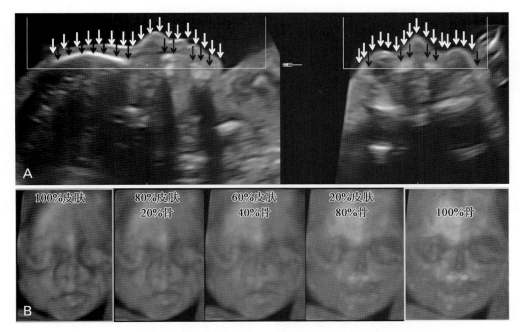

图 173.5 胎儿面部的三维超声表面渲染成像。图中所有图像都是于正中声束扫查获得的相同容积中重建获取的。对于这种容积数据采集,理想情况至少应有少量羊水衬托于面部和探头下方的其他结构之间。(A)矢状面和横切面:可调整的渲染框(白线)决定了三维超声显示的内容。黑线(非必要,但在本例中代表观察方向)代表本例中从前面的渲染方向。白色箭头表示在(B)中显示的软组织,黑色箭头表示骨骼。(B)相同的容积可以"渲染"(表面重建)皮肤表面("100%皮肤",最左边)或骨骼表面("100%骨骼",最右边),或两个兼有的情况。请注意,在(B)的最右侧图像中,这个 21-三体综合征胎儿的两侧鼻骨的骨化明显缺失。[引自 Tutschek B, Blaas HG, Abramowicz J, Baba K, Deng J, Lee W, et al. Three-dimensional ultrasound imaging of the fetal skull and face. Ultrasound Obstet Gynecol(Epub ahead of print), 2017]

(一)容积数据的获取和调整 成功的三维超声成像首先需要对二维图像进行优化。对于获得感兴趣区结构,正确的起始角度至关重要。并非所有从三维容积数据中重建(提取)的切面都具有相同的分辨率。在诊断性超声中,横向分辨率(垂直于探头的轴面)优于侧向分辨率。因此,采集平面(也称为方位平面)的分辨率最好,该平面通常是容积数据采集后直接显示在平面 A 中。所谓的扫描平面(图 173.2A),在实时扫查中无法通过简单地旋转探头获得,它分辨率最低,通常包含无法通过操控探头在产妇腹部或在阴道内进行经阴道扫查获得的有价值的信息。

容积采集的起始平面应尽可能地显示感兴趣区的结构。然后获取容积,并以多平面模式进行初始显示(显示三个正交平面:A、B 和 C;图 173.6)。每个平面都可以分别使用围绕 X、Y 和 Z 轴旋转来调整,通常是在标准解剖切面中,以实现预期的定位。胎儿面部成像流程的临床实例如图 173.2 所示。

(二)容积对比增强 与简单的实时二维超声成像相比,超声容积对比增强是鉴别组织结构的一个很好的工具。其原理是比较容积数据中相邻的平行断面("切片")信息,以识别真正的信号和"噪声"。然后只显示其中几个断面的信号,从而提高对比度。容积对比增强的"切片厚度"可以根据胚胎或胎儿的大小调整,通常在妊娠早期 1 mm(图 173.1);从妊娠中期开始 2~5 mm 或更多,也可根据目标解剖区域进行调整,如大脑、躯干(图 173.7)或四肢(图 173.8)。

容积对比增强即适用于静态容积成像,也适用于实时扫描。对比增强分析的静态容积成像对于检查早期妊娠(经腹和经阴道扫查)和胎儿大脑特别有用。动态容积对比增强对于相邻但不同平面中的相关解剖结构的区域很有用,如手、足中的小骨头或胎儿心脏附近的血管。

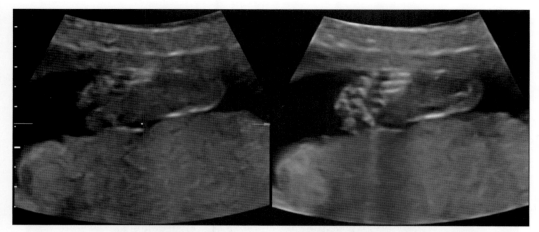

图 173.6　容积对比增强实时扫描获取 20 周正常胎儿足部的静态图像。左图为常规横切面图像,右图为容积对比增强的三维超声图像。左图中,可以看到足及其内的部分小骨头。实时容积对比增强(右图)显示了所有相邻趾间和足中部的软组织,以及强化的骨骼。本例切片厚度为 5 mm。

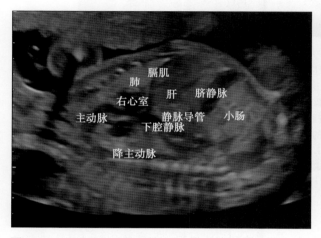

图 173.7　三维容积对比增强显示正常胎儿躯干的正中切面。该静态图像是从视频中提取的,视频为实时序列,切片厚度为 5 mm。

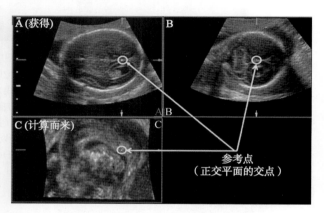

图 173.8　基于耳朝向探头的侧面图进行容积重建获得正常胎儿头部的多平面图像。(A)表示容积扫描的起始切面,本例为经侧脑室水平的横切面。(B)可以在实时横截面扫描中将探头绕轴线旋转而获得。(C)是最终的"计算"平面,本病例是无法使用经腹扫查直接获得的胎儿头部矢状面。

(三)表面渲染　渲染视图为使用三维超声数据显示外在表面或内部表面。渲染框定义了进行空间重建的结构的特定范围(图 173.5),确定进行重建结构的观察方向。渲染框应包含整个感兴趣的解剖结构。"骨骼模式"用于显示骨骼结构,如胎儿头骨或骨骼的其他部分[1,2]。后处理调节模式可以获得相同容积数据的皮肤和/或骨骼的表面成像(图 173.5)。

四、胎儿解剖学评估

(一)脑　即使在妊娠早期,胚胎和胎儿的大脑结构也可使用经阴道和经腹探头进行检查,通常可显示出惊人的细节(图 173.1)。

早期妊娠之后,标准横切面的典型起始切面是耳朝向探头的侧面图(图 173.6)。然后,通过参考点

(三个正交平面的交点)导航,进行旋转和滚动每个平面,由此生成的多平面显示用于在三个平面上进行解剖结构的调整,类似于对胎儿面部成像的描述(图 173.2)。

利用乳突囟门和人字缝,以胎儿头部略背侧为起始切面可以显示颅后窝及其内容物(图 173.9)。与容积对比增强相结合,可对小脑蚓部进行详细分析。获得良好的小脑蚓部容积图像的理想起始切面是正中切面。虽然正中切面通常更难获得,但囟门可以作为声窗(图 173.10)。在二维和三维超声的正中切面上,中线结构和颅后窝能得到更好的显示[3]。如果胎儿不是头位,通常可以利用矢状缝和前后囟门(图 173.10)获得正中切面,如果胎儿是头位,可采用经阴道超声扫查[4]。

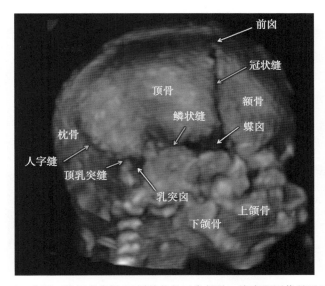

图 173.9 应用三维超声分析 19 周胎儿的正常颅骨。该容积图像是通过经腹部胎儿耳朝向探头的横切面上开始扫描获得的,针对骨骼进行表面渲染。[引自 Tutschek B, Blaas HG, Abramowicz J, Baba K, Deng J, Lee W, et al. Three-dimensional ultrasound imaging of the fetal skull and face. Ultrasound Obstet Gynecol (Epub ahead of print), 2017]

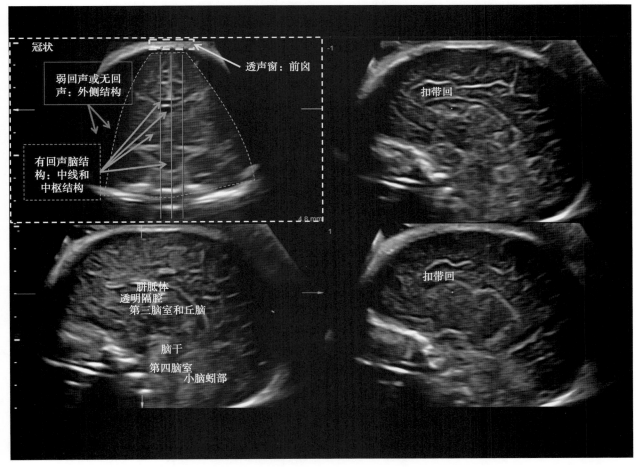

图 173.10 应用经腹三维超声经囟门对 33 周胎儿进行详细的脑部分析。其显示了胎儿脑的容积对比增强多平面图,该图像为将探头放置在胎儿颅顶上方通过大囟门和矢状缝所获得。三维超声较好地显示了大脑内侧表面的裂隙和脑回。

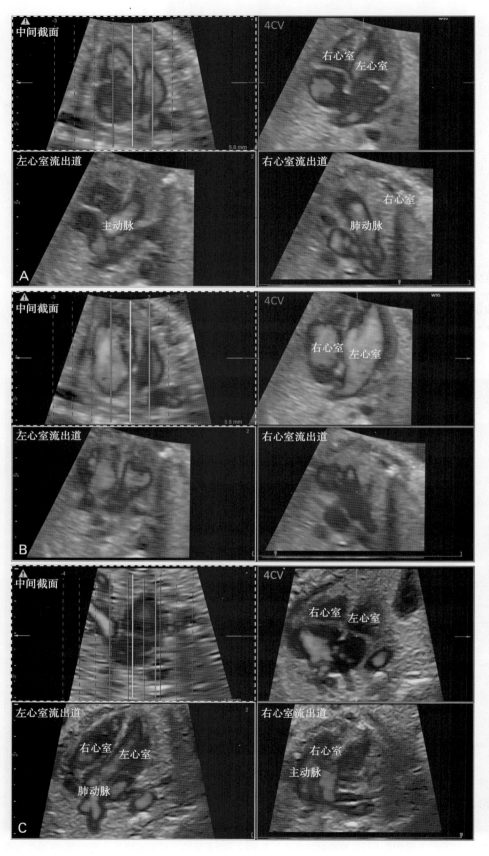

图 173. 11 正常和异常的妊娠中期胎儿心脏的彩色多普勒断层扫描图像。(A)23周胎儿心脏收缩期四腔心切面(4CV)和左、右心室流出道(LVOT/Ao，RVOT/PA)切面。注意在23周时，正常心脏的 4CV、LVOT、RVOT 几乎处于平行的平面，这些平面间距约5 mm；(B)为同一心脏舒张期。(C)对23周右转位型大动脉转位(d-TGA)的胎儿心脏进行同样的显示。从左心室发出的血管经过短距离走行即出现分支，即转位的肺动脉。第二条血管是发自右心室的主动脉，它与肺动脉平行，不与肺动脉交叉。

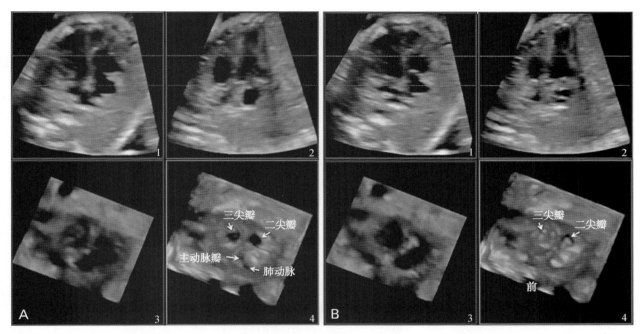

图 173.12 妊娠中期正常胎儿心脏的多平面成像及表面渲染。平面 1~3 为左上角四腔心切面的三个正交平面。灰阶图像 4 是房室瓣平面的渲染正面观切面。(A)为房室瓣开放;(B)为房室瓣关闭。

妊娠晚期由于颅骨进行性骨化,后方声影越来越多。使用颅骨缝线和囟门作为观察脑部结构的透声窗(图 173.9 和图 173.10)有助于在一定程度上克服这一限制。图 173.10 是一妊娠 33 周正常横位胎儿,通过其大囟门和矢状缝获得的脑部容积对比增强多平面图。在这一胎儿的体位中,将三维探头置于胎儿颅顶上方是可能的。对于研究大脑内侧表面的裂隙和脑回来说,适当使用三维超声相较于二维超声会取得更好的分辨率。

胎儿脑部三维超声分析的详细说明已经被提出[4-7]。具有特定技术专长的操作员已经证明,远程复查胎儿脑部三维超声容积图像可以提供准确可靠的胎儿脑部异常诊断[8]。

三维超声也非常适合教学、自学及提供正常和异常解剖结构的参考资料或图谱。

(二)心脏 捕获胎儿心脏的图像增加了另一个复杂因素,即"第四"维度:运动。现在的诊断系统还不能获得可以详细评估胎儿心脏在一个心动周期内的时间分辨率的容量序列。目前重建超声心动图的标准:探头几秒钟内自动扫描胎儿心脏期间,会采集一系列相邻的横断面图像,然后,通过数百个断面的自动空间和时间重排[时空关联成像(STIC)],将其重建为一虚拟心跳作为一个容积序列[10]。目前市面

上的临床系统大多使用 STIC 进行灰阶和彩色多普勒成像[11-13](参见 Tutschek 等[14]的综述)。

心脏容积或容积序列可用于提取单个的诊断平面,或产生多平面或断层显示,或表面(内部)重建,包括用彩色多普勒检测充满血流的空间。图 173.11 显示了妊娠中期正常和异常的胎儿心脏,并使用断层成像进行了相同的分析。内表面的重建有助于评估房室瓣的解剖结构或瓣口的关系。例如,类似于心脏外科医生从心房看向房室瓣平面的视角的重建平面(图 173.12)。

血流可与周围组织一起显示,可用于描述小血管或分流特征(图 173.13)。心动周期各个阶段的血池可渲染为一个"内表面",这也可能增加了来自彩色多普勒的血流信息(图 173.14)。

医生须知

诊断医生当然应该了解解剖学的三维结构。目前,二维超声仍是胎儿筛查的基础,但是由于三维超声具有增强胎儿结构可视化的潜力,使用三维超声的门槛应该较低。

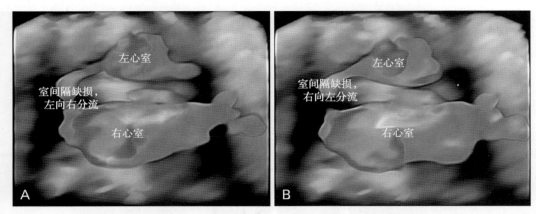

图 173.13 妊娠 27 周时胎儿肌性室间隔缺损（VSD）的彩色多普勒三维成像，仅显示心室和 VSD。这种 VSD 在正四腔心切面上不明显，因为它穿过间隔，靠近膈面。注意双向血流：（A）左向右分流；（B）右向左分流，在心脏周期的不同时段都很明显。

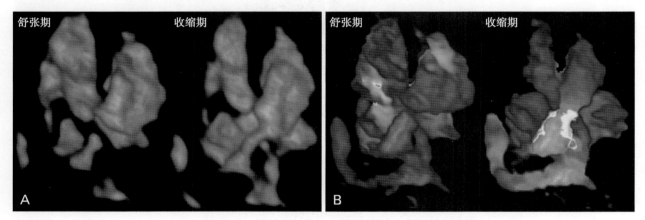

图 173.14 重建妊娠 29 周时正常胎儿心脏的血流和血池作为"内表面"，从头侧可以看到全容积渲染。（A）血池，表面渲染；（B）血池加上来自流动血液的彩色多普勒信号，表面渲染。[引自 Tutschek B, Sahn DJ. Three-dimensional echocardiography for studies of the fetal heart: present status and future perspectives. Cardiol Clin 25(2):341-55,2007]

参考文献见 *www.expertconsult.com*.

要点
● 获得三维容积虽然不简单，但肯定是可能的，并且容易学习。
● 三维超声可以为胎儿解剖检查增加重要价值，特别是对于某些结构，如中枢神经系统、面部和心脏。
● 三维超声应该被认为是普通产科超声中一个组成部分。